U0189192

原书第 3 版
3rd Edition

Oculoplastic Surgery

眼部整形美容学

原著　[英] Brian Leatherbarrow

主审　马显杰　彭　湃　夏文森

主译　宋保强　李　杨　张　曦　樊　星

中国科学技术出版社
·北 京·

图书在版编目（CIP）数据

眼部整形美容学：原书第 3 版 /（英）布莱恩·莱瑟巴罗（Brian Leatherbarrow）原著；宋保强等主译. — 北京：中国科学技术出版社，2023.1

书名原文：Oculoplastic Surgery, 3e

ISBN 978-7-5046-9709-7

Ⅰ.①眼… Ⅱ.①布… ②宋… Ⅲ.①眼－整形外科学 Ⅳ.① R779.6

中国版本图书馆 CIP 数据核字（2022）第 129207 号

著作权合同登记号：01-2022-3666

策划编辑	王久红　焦健姿
责任编辑	方金林
装帧设计	华图文轩
责任印制	徐　飞

出　　版	中国科学技术出版社
发　　行	中国科学技术出版社有限公司发行部
地　　址	北京市海淀区中关村南大街 16 号
邮　　编	100081
发行电话	010-62173865
传　　真	010-62179148
网　　址	http://www.cspbooks.com.cn

开　　本	889mm×1194mm　1/16
字　　数	1100 千字
印　　张	42.75
版　　次	2023 年 1 月第 1 版
印　　次	2023 年 1 月第 1 次印刷
印　　刷	运河（唐山）印务有限公司
书　　号	ISBN 978-7-5046-9709-7/R·2940
定　　价	498.00 元

（凡购买本社图书，如有缺页、倒页、脱页者，本社发行部负责调换）

译者名单

主　审　马显杰　彭　湃　夏文森
主　译　宋保强　李　杨　张　曦　樊　星
副主译　董立维　殷　悦　易成刚　张兆祥　肖　博　刘超华
译　者　（以姓氏汉语拼音为序）

曹　姣　陈淑强　陈永军　程小晢　程安清　楚菲菲

崔江波　丁健科　董　琛　董立维　窦文婕　杜　靖

樊　星　耿　健　郭　鹏　郝冬月　何　强　侯萌萌

黄　晨　黄兆松　江从航　金长鑫　李　潼　李　杨

刘超华　刘恒鑫　刘士强　刘　维　裴蛟淼　屈凌寒

权　鑫　荣向科　宋保强　孙　峰　唐银科　王　凯

王　钠　王占统　魏思明　肖　博　肖博夫　熊绍恒

薛　萍　杨继忠　杨　青　姚文德　易成刚　殷　悦

张　娟　张　曦　张　钰　张兆祥　张　喆

原书编著者

原　著　Brian Leatherbarrow, BSc, MBChB, DO, FRCS, FRCOphth

Honorary Consultant Ophthalmic, Oculoplastic & Orbital Surgeon

Manchester Royal Eye Hospital

Manchester, United Kingdom

绘　图　Philip Ferguson Jones, MMAA, RMIP

Medical Illustrator

内容提要

　　本书引进自 Thieme 出版社，由英国曼彻斯特皇家眼科医院荣誉顾问 Brian Leatherbarrow 编写。书中总结了著者近 30 年的经验，详细阐述了各种眼整形、眼眶和泪腺相关问题的诊疗事宜。全书共七篇 29 章，从基础和应用解剖学入手，分别阐述了眼睑手术、整容手术、眼眶手术、泪道手术、眼窝手术及创伤重建手术。新增皮肤填充剂并发症的预防和处理、继发性上睑下垂患者治疗的新方法，以及视神经鞘开窗的手术方法等内容。本书图片丰富，附赠 42 个手术视频，堪为实用与视觉的盛宴，是眼部整形医生的必备资料，适合整形外科、颌面外科、耳鼻咽喉科、皮肤科、放射科和神经外科医师及相关从业人员参考阅读。

原 书 序

　　很荣幸为 Brian Leatherbarrow 主编的 *Oculoplastic Surgery, 3e* 作序。关于眼周手术的著作有很多，但对于想要更新专业知识，更全面了解这些手术方法的读者来说，全新第 3 版显得尤为必要。Brian Leatherbarrow 在英国接受了 Richard Collin 的培训，又在美国接受了我及 Jeffrey Nerad 博士的培训，这些经历令其拥有了独特的视角。在我们共同学习的那段时间里，他总是采用基于面部和眶周解剖关系的系统方法进行患者的诊治。我采用了他的一些方式，在我的临床实践中改善了患者的手术效果。Brian 总结了他的学习经历，在书中分享了他近 30 年的外科实践经验。

　　第 3 版继续采用实用的方法来诊断和处理各种眼部整形、眼眶和泪腺的难题。Brian 通过完整的解剖学手术方法的描述，分享了他的经验，多年来，这些手术方法给他的患者带来了满意的结果。书中各章详细描述了临床表现、患者选择、手术适应证、手术步骤的技术要点、关键步骤的显著特征及潜在的并发症。他的叙述丰富多彩，不仅有示意图及大量患者的彩色照片，还有手术相关视频。每章的结尾都有推荐阅读的内容，以供读者进一步参考和研究。这样的编写形式为感兴趣的读者展示了引人入胜的内容，并提供了一种简明的教学方法，指导读者成功地进行外科手术。书中所述可加深我们对眼部整形治疗方法的理解。

　　祝贺 Brian 完成了这部经典教科书第 3 版的修订编写工作。该版本做了大量改进，非常契合各领域读者对眼部整形和重建外科的兴趣。

Keith D. Carter, MD, FACS

Lillian C. & C.S. O'Brien Chair in Ophthalmology

Professor of Ophthalmology and Otolaryngology

University of Iowa

Iowa City, Iowa, USA

译者前言

随着我国整形美容市场的高速发展，人们对眼部整形美容的需求日益增长，重睑术、眼袋整复术等眼部手术已成为最常见的整形美容手术，这也是整形外科医生基本功的重要体现。随着市场需求的不断增长，对于涉及眼部整形领域知识的学习也越来越受到整形外科医生们的重视，尽管如此，大多数医生对眼周解剖知识的掌握并没有眼科医生全面。整形外科医生对眼部整形手术的学习和掌握，除了学习国内前辈和老师们总结的知识外，还借鉴了韩国、日本等东亚国家同行的相关经验，但仍缺少对眼周解剖的系统学习和研究。多年来，我们一直试图寻求一部集应用解剖、手术操作、并发症防治等于一体，涵盖整形美容和修复重建的眼部整形专著。笔者曾翻阅过很多国外优秀的眼部整形相关著作，仍觉得 *Oculoplastic Surgery* 是一部兼顾基础与实践的成熟著作，其前两版口碑很好，可为读者提供帮助。著者 Brian Leatherbarrow 作为享誉国际的眼部整形外科专家，专注于眼部整形领域近 30 年，对眼周解剖的掌握与临床治疗的细节都有全面且独到的见解，参考价值极高。

本书虽为专科著作，但内容全面、详尽，故而翻译工作比较繁重，西京医院整形外科全体医生和部分研究生都参与了本书的翻译，对于一些比较少见的眼科学概念也咨询了眼科专家，同时充分利用了现代便捷、丰富的网络资源，使得本书的翻译更加精准、高效。我们在不断学习中进行翻译审校，虽然有多位拥有欧美留学经验的译者负责主要审校工作，但书中涉及专业术语较多，中文版可能出现偏颇或疏漏之处，如有发现，敬请各位读者及时批评指正。

最后，感谢中国科学技术出版社对本书的引进、出版给予的支持和帮助。希望本书的出版可以提高国内从事眼部整形医生的基础知识、手术技巧和患者的手术满意度，帮助更多医生在该领域不断创新，造福更多国内患者和求美者。

宋保强　李　杨　张　曦　樊　星

原书前言

本书的出版宗旨是为读者提供有关眼部整形、眼眶和泪腺等常见问题及特殊情况的诊断和治疗的实用方法。第 3 版在原有基础上进行了更新、改进和扩展。虽然本书主要是为了对该专业感兴趣的眼科医生编写的，但对眼部整形和重建外科、眼眶和泪腺外科领域有共同兴趣的其他专业各年资的临床医生，如整形外科、颌面外科、耳鼻咽喉外科、神经外科、皮肤科、神经放射科及美容内科医生，也大有裨益。

多数读者应该已经掌握了眼睑、眼眶和面部解剖学的基本知识。由于眼球、眼周区域和眼眶在解剖学上是邻近的关系，希望在该领域有所作为的医生应非常详细地了解该区域及其邻近结构的解剖学知识。在新版的解剖章节中，对具体问题或疾病及手术步骤相关的应用解剖进行了详细阐述，并基于解剖学原理对手术和非手术方法进行了细致介绍。

正文中突出显示的要点框是重要原则的关键点。相关的临床体征、检查、手术适应证、重要的技术分析和并发症管理在每一章中都进行了明确的标注。书中描述的外科技术和步骤不算详尽，但代表著者在实践中最常用的方法。文字配以丰富的高质量彩色照片，并补充了原创示意图及高清手术视频。全文没有引用参考文献，但在每一章的末尾列有推荐阅读的清单，作为那些希望寻求更多信息的读者的参考。

Brian Leatherbarrow

致 谢

在此，我要对许多帮助过我的人表示由衷的感激。倘若没有他们对这项工作的协助、支持与鼓励，我不可能完成这项工作。我的妻子 Angela 对我烦琐的工作表现出了极大的宽容和耐心，从而可以让我在 2014—2018 年的 4 年里腾出时间来完成本书第 3 版的修订及编写工作。

我的医学插画师 Phillip Jones，在第 3 版的工作中做出了重要贡献。其中令我感动的不仅是他的技术和耐心，他在描绘插图时追求细节所展现的热忱、投入和激情同样令我难忘。他一丝不苟地观察我的手术过程以期可以描绘出最佳效果的插图，他的工作出类拔萃。

Roger Slater 医生是我的麻醉顾问，也是我非常亲密的朋友。他在手术当中帮助我们拍摄了许多照片。令我感激的不只是 Roger Slater 医生在工作中的精湛技艺，他在与我的团队合作的长达 18 年时间里所展现的奉献、耐心和宽容也感染了我们。无论是局部麻醉手术还是全身麻醉手术，他的卓越技术和丰富经验使我及我的患者受益匪浅。他为书中接受各种手术方式的患者提供了稳妥的麻醉技术。在完成这项工作前的最后几年里，我的朋友兼麻醉顾问 Paul Lancaster 医生开始承担麻醉任务。此外，他还负责手术中的录像工作。我对 Paul Lancaster 医生对本书第 3 版的付出表示衷心感谢。

我同样要对我的指导老师们表达深深的感激之情，他们是 JRO Collin 先生、JA Nerad 医生和 KD Carter 医生。他们的孜孜教诲和堪称典范的临床及手术技术使我获益良多，他们对该领域的治疗理念和手术方式的影响更是举足轻重。我还要感谢我的整形外科指导医生 John Lendrum 先生。在我去英国伦敦 Moorfield 眼科医院和美国爱荷华大学进行眼部整形进修培训之前，总共 1 年多的时间里他都会非常慷慨地允许我观摩或辅助他完成头颈部手术。

对于多年来可以一直与其他专业的优秀同事密切合作，我感到十分荣幸。他们在合作中也一直不吝与我分享各自的知识、技术和经验。在此我要特别感谢 Peter Richardson 先生（神经外科顾问）、Scott Rutherford 先生（神经外科顾问）、Roger Laitt 医生（神经放射学顾问）、Nick Telfer 医生（皮肤病学和 Mohs 显微成像外科顾问）、David Whitby 先生（整形外科顾问）、Richard Bonshek 医生（眼科组织病理学顾问）及 Elgan Davies 先生（耳鼻咽喉科顾问）。

我要特别感谢 Robin Brammar 先生、Louise Edwards 女士、Andrea Morris 女士和 Mojgan Abbariki 女士等朋友和同事的襄助，还要感谢我助理团队的 Rachel Kay、Sarah Day、John Cooper、Marian Platts、Jane Wray、Jenni Carruthers、Linda Kelly、Ruby Ruby 和 Tracey Locke 等成员，他们凭借着高超的技能为眼整形的护理工作做出了突出贡献，让我在过去近 30 年的工作中如虎添翼。

我同样要感谢我大方和体贴的患者们，他们准许我可以在书中使用有关他们的照片和视频。我尤其要对遍及英国乃至全世界的同仁们道谢，他们提供了许多充满挑战性的素材。若非诸位同仁的鼎力相助，本书将很难面世。

献　词

谨以本书献给我的妻子 Angela、儿子 Michael 和女儿 Erin。

视频资源列表

补充说明：本书配套视频已更新至网络，读者可通过扫描右侧二维码，关注出版社"焦点医学"官方微信，后台回复"眼部整形美容学"，即可获得视频网址，请使用 PC 端浏览器在线观看。

目　录

第二篇　眼睑手术

第三篇　整容手术

第四篇　眼眶手术

第五篇　泪道探通术

第六篇　眼窝手术

第七篇　创伤重建

第一篇
基本原则

Basic Principles

目录　CONTENTS

I

第1章
手术原则
Surgical Principles

摘要	"手术原则"部分从患者的术前评估到术后护理，逐步概述了眼整形外科的手术治疗方式。成功的眼整形手术必须掌握的基本原则和技术与其他外科基本一致。其中，高度注意细节、手术技术精湛和最大限度尊重患者眼部的功能需求是最为重要的。外科医生如果能熟练掌握基本的外科手术原则和技术，可有效避免术后不必要的并发症，或需要进行二次手术等情况。

关键词： 眼整形手术、术前评估、麻醉、外科手术器械、止血、重建、术后护理

一、概述

眼整形手术取得成功所必需的基本原则和技术与其他外科手术的要求一致。其中，高度注意细节、手术技术精湛和对眼部的功能需求给予最大限度的尊重至关重要。外科医生熟练掌握手术基本原则和技术可有效避免术后不必要的并发症，或减少二次手术的需要。

二、患者的术前评估

外科医生可以通过制订常规流程，包括询问病史、体格检查等，以避免遗漏重要的问题或忽略关键的体格检查。从患者那里获得详细的病史至关重要。此外，还应了解患者过去的眼科治疗史、内外科治疗史、当前用药情况、过敏情况、家庭情况和社会史等内容。花费时间获得相关病史的好处包括以下方面：①可帮助外科医生了解患者的潜在期望；②可帮助外科医生与患者建立和谐的关系；③外科医生可借此机会简单地对患者进行观察，以寻找细微的体征，如面神经支配异常、眼睑痉挛、面肌痉挛、头部姿势异常、额肌亢进及面部不对称等，否则这些体征可能会被忽略。

患者的体格检查应有条不紊地进行。每位患者的评估记录应包括矫正视力，基本眼科检查，以及眼睑、眼眶或泪腺疾病等。不同情况下的详细检查将分别在各个章节中进行讨论。任何实验室辅助检查或影像学检查都应基于患者临床评估的结果进行选择，而不能是盲目进行的。

获取患者先前在其他机构接受治疗的病情记录复印件可能有帮助。此外，应对所有与此次病情相关的信息进行回顾，包括之前手术步骤的细节、辅助检查和影像学检查的结果、原始组织切片等。与以往的病例报告相比，这些原始的影像学资料和组织学切片具有更高的参考价值。

三、记录

外科医生必须确保仔细、准确地进行记录，内容包括病史、检查结果、诊断、治疗计划和术前讨论部分。

拍摄的术前照片应该始终保持较高质量。这对于要进行眼整形和重建术的患者来说至关重要。其重要作用包括以下几点：①可为外科医生提供学习和教学帮助；②可帮助医疗保险公司核实患者疾病情况；③可在需要法医学鉴

定时，为辩护提供帮助；④可在发生意外和攻击后的法律诉讼中，为患者提供帮助；⑤可帮助健忘患者感知术后效果。

> **要 点**
>
> 应在拍摄照片前获得患者的书面知情同意。向患者清楚地说明这些照片可能的使用情况和目的。

医生应与患者共同讨论治疗方案，这里应包括做出不予治疗的选择。应尽可能地与患者及其亲属讨论手术的益处、缺陷、风险和潜在的并发症。在向患者说明并发症的风险和发生率时，必须保持坦诚和公开。对于严重风险或常见风险，必须与患者进行讨论并记录。过程中应采取既无恐吓也不会冒犯患者的态度。此外，还应对并发症的后果和处理进行说明。如果患者表示不想了解此类信息，则必须明确记录。结束面诊后，应完成一份详细的总结文件，在患者允许的情况下将其发送给患者的家庭医生，并将副本发送给患者。如果患者是儿童，则应发送给其父母。

任何眼周手术步骤都可能导致严重的眼科并发症。因此，外科医生应避免将任何眼周手术描述为"基础的""容易的""简单的""不重要的"或"常规的"。

> **要 点**
>
> 对于择期手术，应鼓励患者在决定手术前仔细考虑这些问题。这可能需要在预评估诊所中进行二次咨询或面诊，以获得患者的完全知情同意并回答其任何剩余的疑问。这对于寻求美容手术的患者尤为重要。不应要求患者在择期手术当天签署知情同意书。已经讨论过的风险和潜在并发症应记录在患者的病历中。

完全熟悉手术性质及流程，并且有资格征得患者知情同意的外科医生应填写手术知情同意书。同意书必须清晰易懂，必须详细、正确地记录手术的准确细节，不得使用缩写。所有已知风险，特别是严重的风险或常见的风险，都必须记录在同意书及患者的病历中，明智的做法是将这些风险同时记录在面诊后的诊疗意见中。

四、选择合适的手术方案

医生应选择最适合患者个人需求的手术方案；例如，如果患者另一只眼睛的视觉功能较差，则不应接受 Hughes 睑板结膜瓣手术以重建下睑缺损，而应选择其他手术方法。

无论操作多么熟练，不符合适应证的手术都不会使患者受益。例如，因上睑未能翻动而被忽视的与巨乳头结膜炎有关的上睑下垂患者，将不会从任何外科手术中受益。

医生必须考虑患者的年龄及基本健康状况，在某些情况下，可以建议患者不进行手术治疗。

五、手术计划与沟通

每次手术前都应仔细计划。手术干预的时机对结果可能是至关重要的（例如，对于眶底爆裂骨折并伴有眶组织残留的儿童，应立即处理，而对于成人，面对同样的临床情况时，通常建议延迟 10～14 天甚至更长时间再处理）。任何对于儿童的延迟治疗都可能会导致下直肌缺血性挛缩，造成预后不良，从而无法恢复满意的双眼单视功能。

术前计划可确保手术团队了解手术所需要的器械和材料。对于择期手术，理想的情况是与一位专业的眼整形护士一起进行术前预评估，其可以协调术前各项检查，从而确保将检查结果传达给麻醉师，将潜在的问题（如未诊断的高血压）传达给全科医生，并且与手术室护理团队联系相关需求，如所需的眶植入物和适形器的尺寸范围。手术清单应详细，并且不应包含涉及手术内容的缩写。

洗手护士需要了解患者手术所需要做的准备工作及覆盖情况，包括获取皮肤移植物或真皮脂肪移植物的位置。这样可以确保手术能够有条不紊地进行，最大限度地减少组织显露、手术及麻醉时间，从而最大限度地降低患者的风险。当与其他外科团队合作时，术前计划更显得尤为重要。

负责协调手术准备工作的主刀医生应事先确定好。计划手术方法的详细信息应告知麻醉师，麻醉师是团队中的重要成员，应了解以下详细信息。

- 预计手术时间。
- 特殊体位，如从臀部获取真皮脂肪移植物。
- 采集自体组织的潜在部位（如上臂内侧可能影响静脉导管和血压袖带的位置）。
- 是否需要降压麻醉。
- 潜在失血情况。
- 眼心反射的潜在风险（例如，在眼球摘除或二次眼眶植入手术期间）。
- 术中要使用的血管活性药，包括其浓度和体积（例如，皮下注射局部麻醉药可用肾上腺素，鼻内局部麻醉用可卡因）。
- 术后疼痛的可能性（例如，在摘除眼眶植入物后可能会出现严重疼痛，需要阿片类药物镇痛；在侧眼眶切开术后出现严重疼痛，则可能表明发生了眼球后出血，应对此进行研究，而不仅仅是用药物镇痛）。
- 进行眶内手术后的患者应避免使用抗炎药。
- 是否需要咽部填塞。
- 是否要将气管导管放置在特定位置（例如，在获取黏膜移植物或硬腭移植物时，放在嘴的一侧或鼻内）。

这些细节也应在手术开始前，在核对世界卫生组织（World Health Organization，WHO）的手术安全检查清单时进行讨论，并在开始麻醉前再次针对每名患者分别进行讨论。

六、选择最合适的麻醉方法

有以下几种麻醉方法可供选择：①表面麻醉；②局部麻醉；③局部麻醉 + 镇静；④区域麻醉；⑤全身麻醉。

对于不同的患者，麻醉方式的选择取决于多种因素：①患者的年龄；②患者的基本健康状况及情绪状态；③手术范围及预计时间；④对患者进行术中合作的要求。

所选择的麻醉方式应使外科医生以安全和可控的方式完成手术，同时为患者提供最佳的舒适度，这应事先与患者讨论决定。

1. 表面麻醉　可以表面应用局部麻醉药（例如，在下穹窿中用小剂量丙美卡因纱布来进行被动牵拉试验）。丙美卡因引起患者的不适程度

最小，并且起效非常快。因此，在角膜和结膜的表面麻醉中，它比其他表面麻醉药更受欢迎。表面麻醉药只能维持很短的时间，应在手术期间定期给清醒的患者注射。还应注意确保在手术过程中保护已麻醉的角膜（例如，如果没有使用牵引线帮助闭眼，则应在使用表面麻醉药后将乳状液软膏注入双眼）。

应用于皮肤的表面麻醉药对于减轻注射的疼痛非常有用，例如含有利多卡因和丙胺卡因的 EMLA 乳膏，在注射局部麻醉药之前，可将其预先用于眼睑。注射前应至少延迟 10～15min，并应格外小心，确保乳膏不会进入眼睛。相同的表面麻醉用药对于其他手术也可能非常有效，例如，为改善伴有面中部下垂的鼻唇沟而注射软组织填充物。但是，表面麻醉药在皮肤较厚的面部区域至少需要 30～45min 才有效。

5% 可卡因是一种非常有效的表面麻醉药，可用于鼻内手术，如泪囊鼻腔吻合术（dacryocystorhinostomy，DCR）。Co-Phenylcaine（去氧肾上腺素 - 利多卡因的混合物）鼻喷雾剂也是一种非常有效的表面麻醉药，可用于鼻内检查及临床中较小的鼻内操作。

2. 局部麻醉　局部麻醉最常见的方法是局部浸润，对于时间相对较短的手术，使用含有 1∶80 000U 肾上腺素的 2% 利多卡因，对于时间较长的手术，使用含有 1∶200 000U 肾上腺素的布比卡因（成人为 0.5%，儿童为 0.25%）。对于某些手术，最好使用利多卡因和布比卡因 50∶50 混合物。局部麻醉药和肾上腺素生效需要 5～10min。利多卡因的作用时间为 45～60min，而布比卡因的作用时间为 2～3h。应根据患者的年龄和体重决定局部麻醉药的用量，并应注意不要超过安全水平，尤其是儿童。麻醉药在使用前应加热，从而减轻患者与注射有关的疼痛。

眼睑皮下注射的位置应该在皮肤正下方，避免注入眼轮匝肌。这降低了引起血肿的风险，血肿会扭曲组织平面，并且引起上睑机械性下垂，使眼睑下垂手术更难进行。在大多数手术中，眼睑所使用的麻醉药体积几乎不超过每侧眼睑 1ml。使用 25 号 24mm 针头能够避免多次注射，

因为多次注射更容易导致出血和血肿。如果只需要注射眼睑的一小部分中央区域，则最好使用 30 号针头。眼睑注射应从患者颞侧开始进行，针头应平行于眼睑而不是朝向眼睑，这可减少在患者突然移动时发生眼球穿孔的风险。注射后，应立即按压和按摩注射部位 5min。

额外的局部麻醉药应保存在无菌注射器中，放置于洗手护士的推车上，以备手术中使用。

对于某些手术（如后路 Müller 肌切除术），最好使用结膜下注射，因为这样可以最大限度地减少上睑血肿的风险，但是在此注射过程中必须格外小心地保护眼睛。

3. 局部麻醉联合镇静　联合使用局部麻醉药和抗精神病类镇静药，可以安全、令人满意地完成许多眼整形手术。麻醉师可提供安全的清醒镇静，并在需要时对各种状况（如高血压、心律失常）进行监测和管理，同时提供安全的静脉镇静，可根据患者需要进行调整并迅速停药。最常用的此类药物是丙泊酚。对于需要进行上睑提肌筋膜成形或 Müller 肌切除术的焦虑成人患者来说，丙泊酚是非常理想的药物。患者在注射过程中被镇静，在术中评估和调整眼睑高度和轮廓时，处于完全配合的状态。对于老年患者而言，如果是更具侵入性，并且可能会带来痛苦的手术，如眼球摘除术，还可使用咪达唑仑和阿片类药物（如瑞芬太尼，一种有效的超短效合成阿片类镇痛药）。麻醉师选择药物还应考虑患者是在门诊进行手术还是住院进行手术。

对镇静患者进行眼周局部麻醉药注射时必须格外小心。因为这样的患者可能会在痛苦的注射过程中失去所有抑制作用，变得具有攻击性。我们应在术前考虑到这一点，并且防止患者将手伸向面部，这对于年轻且强壮的患者尤其重要。对于此类患者，只能进行轻度镇静。此外，手术团队和麻醉师应充分意识到喷嚏反射带来的风险。这种反射影响了大部分使用咪达唑仑和丙泊酚镇静的患者。深度镇静或额外使用阿片类制剂（如瑞芬太尼）可抑制该反射。该反射可能在没有任何征兆的情况下发生，导致在眼睛周围进行局部麻醉时造成危险。

> **要　点**
>
> 眼整形手术的安全清醒镇静，一方面需要麻醉师自己的技能和经验，另一方面要求其对手术过程及外科医生的要求有充分的了解。在泪道引流手术中，应谨慎使用静脉镇静药，因为这可能无法充分保护气道免受出血或使用冲洗液的影响。

4. 区域麻醉　在一小部分局部麻醉手术中，区域神经阻滞可用于补充皮下注射局部麻醉药的效果。在泪囊鼻腔吻合术（DCR）中，滑车下神经阻滞可与局部组织浸润及鼻内可卡因联合使用。在眼球的周围注射 0.5% 布比卡因、1∶200 000U 肾上腺素及透明质酸酶混合液，是眼球摘除术较为理想的麻醉方法。除了这种眼球周围注射以外，针对眶上、滑车上、滑车下、眶下、颧面、颧颞及泪神经的区域神经阻滞，结合安全的静脉镇静，可以允许对不适合全身麻醉的清醒患者进行眶内容摘除术。

5. 全身麻醉　儿童及不合作的患者需要进行全身麻醉，建议用于时间较长、更为复杂的手术，如眶外侧壁切开术。进行全身麻醉时，还需要保护患者的气道，因为手术中可能造成患者鼻腔或口腔内出血。患者的基本健康状况将决定患者是否适合全身麻醉。有疾病史的患者如果需要进行择期手术，则应在预评估面诊时向麻醉师确认。

含有肾上腺素的布比卡因注射液（1∶200 000U）与全身麻醉联合使用，可以辅助止血并缓解术后疼痛。在眼球摘除术之前，将此类注射剂与透明质酸酶联合使用可非常有效地阻断眼心反射的作用。麻醉师应意识到发生该反射的可能性，因为这种反射会导致严重的心动过缓，甚至发生心搏骤停。

七、手术器械

眼整形手术中所使用的各种精密手术器械证明了该区域手术的特殊需求。一套基本的眼整形外科手术器械应适用于眼整形病例（图 1-1A）。眼球摘除术（图 1-1B）、外路 DCR（图 1-1C）、内镜下 DCR 和内镜提眉术（图 1-1D）及眼眶手术（图 1-1E）应使用单独的器械套件，并应同时准备好各种辅助器械（图 1-1F）。这些器械必须妥善维修，应予以爱护及正确使用。或者，可以考虑使用现在质量非常好的一次性器械。器械使用不当会损坏精密仪器并对组织造成损伤。在手术过程中，护士助手应确保将干燥的血液、组织和焦痂小心地从器械上清除。外科医生应确保将器械小心地交给护士助手，以免锋利的刀片和针头造成伤害。

> **要 点**
>
> 外科医生应确保手术器械永远不会穿过患者的面部。

许多基本原则同样适用于眼科手术器械的使用。使用齿镊或皮钩可避免压碎或损坏组织。有各种大小不同的镊子可供使用，应根据要处理的组织类型来选择。Paufique 镊是最常用的

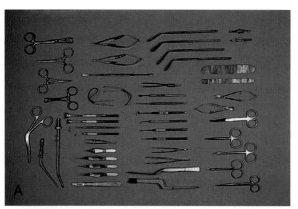
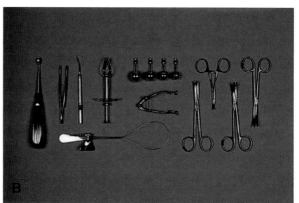
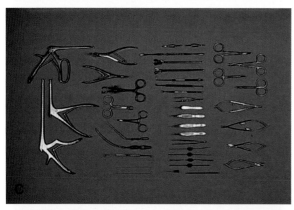
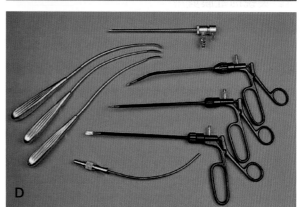
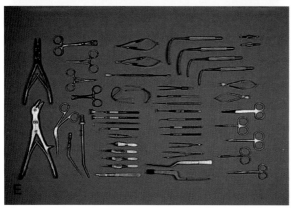
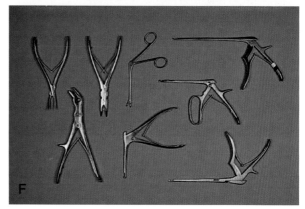

▲ 图 1-1 **基本器械配置**

A. 基本的眼整形器械套件（非一次性）；B. 眼球摘除术器械套件；C. 外路泪囊鼻腔吻合术器械套件；D. 内镜提眉术器械，其中许多器械目前已经很少使用，因为内镜使用次数明显减少；E. 基本的眼眶切开器械套件；F. 各种用于眼眶手术的辅助骨钳和镊子

齿镊，可协助剥离眼睑。Castroviejo 0.12 镊非常适合在缝合时处理较薄的眼睑皮肤。使用皮钩时必须非常小心，以防止对眼球造成意外损伤。眼睑的皮肤非常薄，最好握住并提起下面的眼轮匝肌而不是皮肤，来解剖其下面的组织平面。Adson 镊更坚固耐用，可用于处理面颊、面下部及头皮组织。

手术期间可能会用到各种剪刀。剪刀的类型包括弯的、直的、锋利的或钝头的。弯曲钝头的 Westcott 剪用来解剖眼睑手术和结膜手术中的组织平面，它们不应该用来钝性剥离组织平面，而 Stevens 肌腱剪则更适合用于此目的，也适合解剖较厚的组织，如眉间皮瓣。虹膜直剪用于眼睑楔形切除术。应使用 Stallard 直剪在下睑成形术中去除皮肤。

应使用钝头的 Stevens 肌腱剪来大体分离组织平面，这样可以最大限度地减少出血的风险，例如，它在眼球摘除术中用来从眼球上钝性分离 Tenon 筋膜，在外路 DCR 中钝性分离眼轮匝肌。尖锐的虹膜剪用在眼睑楔形切除术中，小的线剪用来剪线。

Colorado 针式电刀或 Megadyne 短针电刀是比较有效的工具，可用来精确、细腻且无出血地解剖眼睑组织平面。首先，必须在患者身上安装一个接地板，并且确保患者已将所有金属物件从衣服上取下。针头具有切割和单极电凝 2 种模式，它与 Valleylab 电热疗机（图 1-2）一起使用。在笔者的实践中，除了常规的眼睑解剖外，笔者还经常使用该仪器来做皮肤皱褶切口、睫状下切口和结膜切口（如做眼睑成形术或显露上睑提肌筋膜及眼眶下缘）。其次，它也可在 15 号 Bard-Parker 刀片于皮肤上切开第 1 个切口以后，用于眼睑的软组织剥离。使用该器械要求手术区域比较干燥，并且要解剖剥离的组织应保持一定的张力。当器械开始工作时，针尖应不断地在被解剖的组织上移动，以免灼伤组织，使用动作应轻柔，不能对组织施加压力。

动脉夹通常用于将牵引线和 Jaffe 牵开器固定于手术单上。平放于手术单表面的夹子比直立放置的夹子更可取。为了固定缝合线或带子，在夹子夹闭之前，夹子的一端应置于手术单折面下。

当圈套器不适合使用时，如在需要长段视神经的情况下，在存在软化眼球、前角膜切除或全层角膜移植术时，应使用各种曲率及尺寸不同的摘除剪。圈套器可能会横穿眼球的后侧面，并可能导致因既往手术而变脆弱的眼球破裂，进而导致眼内液在压力下喷出。圈套器在眼球摘除手术中是非常有用的，它的使用可以最大限度地减少出血（图 1-3）。

弹簧手柄持针器有多种尺寸，可以是弯的，也可以是直的。这些器械都非常适合在眼科整

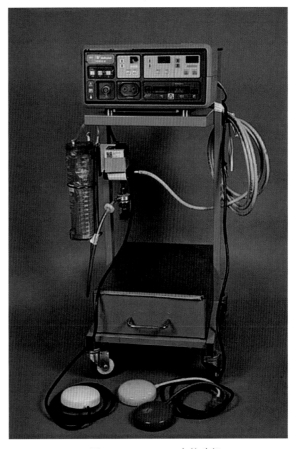

▲ 图 1-2 Valleylab 电热疗机

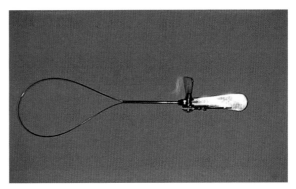

▲ 图 1-3 眼球摘除圈套器

形手术中使用，要根据所使用针的尺寸来选择。设计成适合夹持小针的持针器，如果不适当地夹持大针，则容易损坏，如 7-0 Vicryl 缝针。最好使用 Castroviejo 持针器，因为它们具有简单的锁定机制，可在缝合时保持针夹持牢固。环柄持针器（如 Webster 持针器）用于夹持大于 4-0 的缝针。

各种类型的咬骨钳可用于去除骨头，如用于外路 DCR（图 1-1F），所以正确使用它们是很重要的。可以使用 Hardy sella 咬骨钳等精细的咬骨钳去除泪窝底的脆弱骨。然而，当要去除泪前嵴及鼻骨时，就要用逐渐增大的 Kerrison 咬骨钳。因为对于较厚的骨头，继续使用脆弱的 Hardy sella 咬骨钳将对该仪器造成损坏。

八、正确的手术部位标记及过敏检查

外科医生有责任确保其在手术前看望患者，并在仔细检查患者的手术知情同意书及患者的识别腕带后，清楚地标记正确的手术部位。如前所述，当患者到达麻醉室后，外科医生应短暂停留。麻醉和手术前的这种短暂接触，使得每个人放慢脚步，并再次核对他们将要做什么。

外科医生应遵循医院的规章，以确保患者不出错，手术团队的每位成员都应该保证手术部位正确，适当地核对查看，并且准备好所有必需的手术器械、植入物及一次性用品。另外，需要病理冰冻切片时，核对交叉配血并向病理医生确认，完成清单并签名。

在给患者注射前及术前准备时，外科医生应该检查患者的过敏史，并且在注射任何药物之前，将患者的过敏情况告知麻醉师。外科医生应时刻做好患者的术前准备，在这个非常重要的过程中，保证不让自己分心。

外科医生还应确保在手术开始之前，手术团队的所有成员都戴好护目镜，并且有吸引器来吸除手术烟雾。

要　点

外科医生应确保在麻醉和手术开始前短暂"停留"。

九、患者的术前准备及铺巾

采用联合或不联合镇静的局部麻醉，应用无菌水或盐水稀释 50∶50 的聚维酮碘溶液清洗患者的整个面部，从眼睑开始，逐渐向外侧移动。如果患者对聚维酮或碘过敏，可以改用氯己定，然后应将面部擦干。如果采用全身麻醉，应清洁手术区域，但如果需要检查眼球位置的对称性，则应将双眼都显露在外。如果需要植皮，可能需要清洁其他额外的区域，如耳后区域或上臂内侧。眼应填入不含防腐剂的润滑剂软膏。在进行上睑下垂手术时，外科医生铺巾应注意不能限制局部组织瓣的移动或对眉部产生压力。

十、手术切口及显露范围

术前应设计好手术切口，从而提供足够的切口长度，同时将术后瘢痕最小化。在可能的情况下，应将手术切口沿着松弛皮肤张力线（relaxed skin tension lines，RSTL）进行设计。这些张力线位于正常的皮肤折痕或皱褶内，从而可以自然地隐藏或掩盖切口（图 1-4）。这些线对应于松弛皮肤中存在的方向性张力，是由其基础结构及皮下组织和脂肪的深度决定

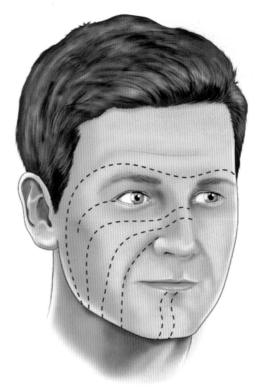

▲ 图 1-4　松弛皮肤张力线

的。平行于 RSTL 的切口在伤口闭合后，瘢痕往往会比较狭窄，而垂直于 RSTL 的切口则更容易裂开。

应避免设计会切断淋巴引流的手术切口（如在眶下缘上部直接切开的切口），因为它们会导致术后持续的淋巴水肿。在注射局部麻醉药前应标记皮肤手术切口，而这可能会掩盖解剖标志，如上睑皮肤皱褶，因此最好用沾有甲紫的标记棒进行标记（图 1-5A），这样会产生一条细线（图 1-5B）。应使用少量酒精先清除皮肤表面的油脂，以免在用聚维酮碘溶液清洁面部时，无意间清除这些标记。

对于非常年轻的或者容易形成增生性瘢痕或瘢痕疙瘩的患者（图 1-6），在某些手术中可以避免使用皮肤切口。例如，可以在内镜下进行 DCR，并且可以通过结膜切口处理眶底爆裂性骨折。

图 1-7 中显示了眼整形手术中常用的皮肤切口。Stallard-Wright 眶外侧切开切口常用于老年患者，而对于年轻患者，则改用上睑皮肤皱褶切口，切口延伸至外眼角的"微笑"线。

皮肤切口应垂直于皮肤表面，但在眉部或头皮区域例外，因为切口应设计成斜向。对于眼睑皮肤切口，Colorado 针式电刀是一种非常有效的替代 15 号 Bard-Parker 刀片的选择，它可减少出血，可一层一层地分离组织，并在切割组织前提前电凝血管。

当用刀片或 Colorado 针式电刀切开皮肤时，切口应该保持连贯，以避免形成锯齿状的切口边缘。皮肤应该保持绷紧。眼睑的皮肤切口通过穿过灰线的 4-0 丝线牵引来切开。反向切割针上的 4-0 黑色丝线穿过眼睑灰线，随着针的曲度前进，直到针再次从灰线中穿出。处理眼睑等脆弱的皮肤时，应使用 Bishop Harmon 镊等细齿镊来固定。皮钩在眼周区域使用时应格外小心，因为可能会意外损伤眼球。

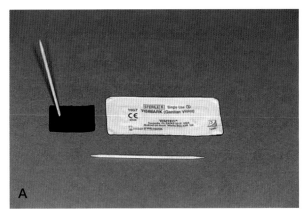
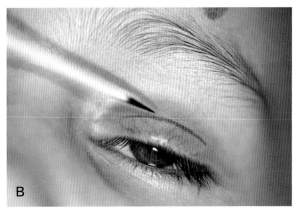

▲ 图 1-5 **A.** 与牙签一起使用的甲紫垫；**B.** 用牙签标记上睑皮肤皱褶切口，该牙签已插入过甲紫标记垫

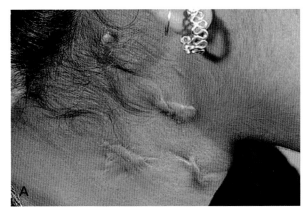
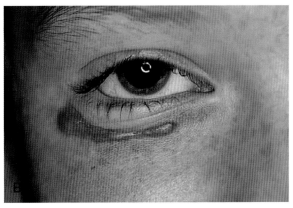

▲ 图 1-6 **A.** 1 例亚洲患者的瘢痕疙瘩；**B.** 1 例下睑增生性瘢痕

沿眼睑灰线切开的切口，例如，作为上睑内翻手术的一部分切开上睑灰线，或者作为睑缘缝合术的一部分切开上、下眼睑的灰线，应使用安装在 Beaver 解剖刀上的 Beaver 微型锐刀片（7530）（图 1-8）。

手术区域的显露可借助于各种牵开器或牵引线。与 Desmarres 牵开器不同，在上睑提肌手术或眶底骨折修复术中，自固定 Jaffe 牵开器使得外科医生无须助手帮忙即可操作（图 1-9）。Desmarres 牵开器非常有用，并且有不同的尺寸，

还可在后路手术中与灰线牵引线联合用于外翻上、下睑，如后路 Müller 肌切除术。在使用过程中，重要的是使用尺寸合适的 Desmarres 牵开器来翻开眼睑，并且避免在翻开上睑时，牵开器向眶上缘施加不当的压力。

在眼眶骨折修复、眼眶减压或眶内容摘除时，可使用 Sewall 牵开器（图 1-10）拉开眶内容物。牵开器有不同尺寸，应根据需要适当选择。在某些手术中，其可以与一片 Supramid 结合使用，以加强眶脂的收缩。通常，这些牵开

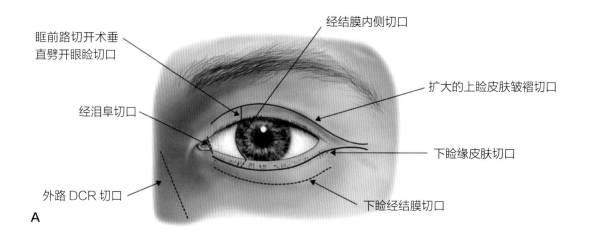

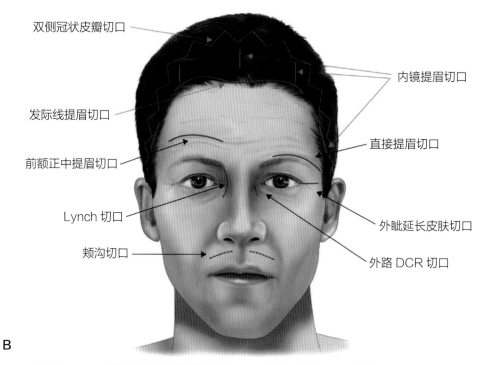

▲ 图 1-7　**A.** 眼整形手术中常用的眼周切口；**B.** 眼整形手术 DCR 中常用的眼周和面部切口

DCR. 泪囊鼻腔吻合术

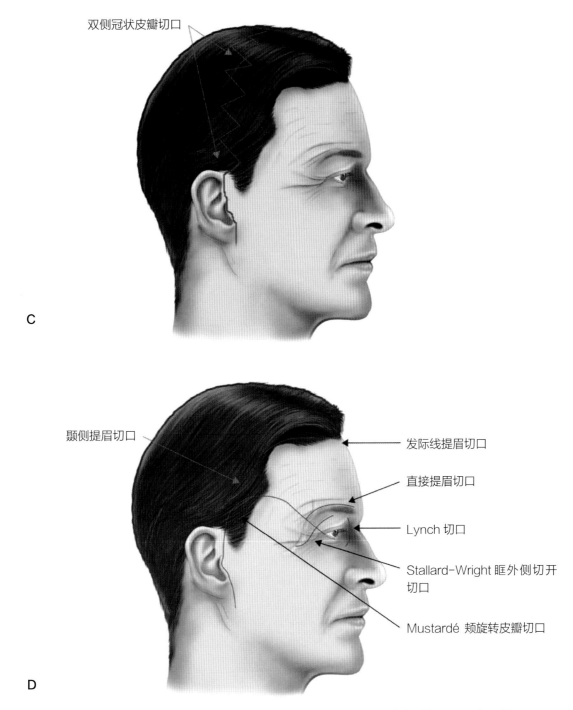

双侧冠状皮瓣切口

C

颞侧提眉切口

发际线提眉切口

直接提眉切口

Lynch 切口

Stallard-Wright 眶外侧切开切口

Mustardé 颊旋转皮瓣切口

D

▲ 图 1–7（续）　**C.** 双侧冠状皮瓣切口延伸为面部提升切口；**D.** 眼整形手术中常用的眼周和面部手术切口

器放置在骨膜下。但是，在使用这些牵开器时，手术助手必须格外小心，因为其可能会对眼球施加很大的压力。此外，牵开器的尖端很容易"拉弯"并撕裂眶周，从而可能导致视神经直接损伤。

Wright 牵开器（图 1–11）是一种更精细的牵开器，用于在眼眶肿块探查或视神经鞘膜开窗过程中牵开眶内组织。可延展的牵开器主要用于保护眶内容物免受钻头和锯子的损伤。在第 19～20 章中，将详细讨论在眼眶手术中使用牵开器的情况。

牵引缝合线不仅可以改善手术区域的显露，而且还可以辅助止血，如在外路 DCR 中（图 1–12）。

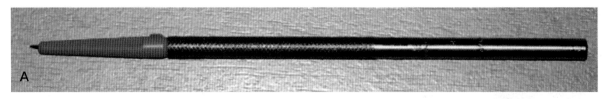

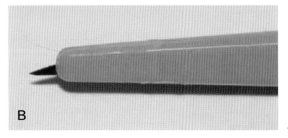

▲ 图 1-8 **A. Beaver** 刀柄上的微型锐刀片；**B.** 一次性刀片特写

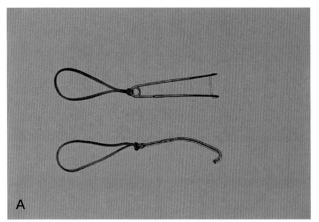

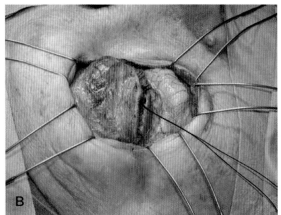

▲ 图 1-9 **A. Jaffe** 牵开器；**B.** 使用 **Jaffe** 牵开器进行眶内容摘除术

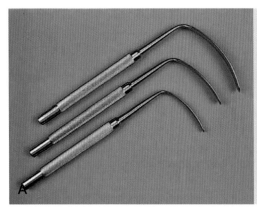

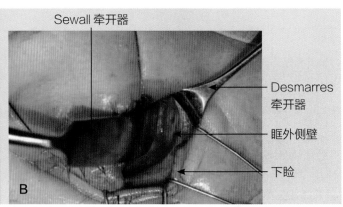

Sewall 牵开器

Desmarres
牵开器

眶外侧壁

下睑

▲ 图 1-10 **Sewall** 牵开器

适当放大和照亮手术视野可大大促进手术解剖的安全进行。外科医生应佩戴手术专用放大镜，这样不会过度限制视野。放大镜应舒适且无须调整，通常，它们提供 2.5～3.5 倍的放大倍率，并且应装有侧面防护罩（图 1-13A）。

与手术室无影灯相比，使用头灯具有许多优势。例如，光线始终聚焦在手术区域，不会被主刀医生或助手的手遮挡于阴影中。在外路 DCR 或眼眶减压之类的腔内手术中，使用头灯至关重要。可以将现代照明灯安装到手术放大镜上，并由外科医生通过一个开关来控制，该开关通过肘部内侧操作，并佩戴在手术衣下面（图 1-13B）。

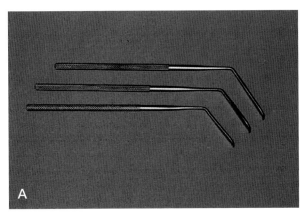
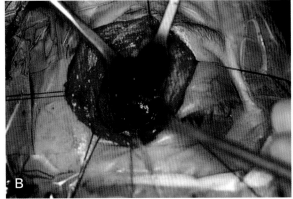

▲ 图 1-11　**A.** Wright 牵开器；**B.** 使用 Wright 牵开器来进行眶内分离

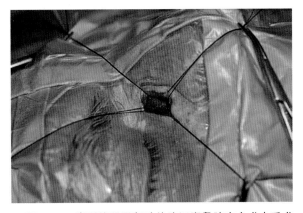

▲ 图 1-12　牵引线用于帮助外路泪囊鼻腔吻合术中手术视野显露和止血

十一、止血

在眼整形手术中，对止血的细致关注至关重要。止血过程在术前开始，并在术后继续进行。术中出血会掩盖组织平面并使组织平面变形，难以进行外科解剖，延长手术时间。眼睑血肿的形成会妨碍在提肌手术中对术中眼睑高度和轮廓的准确评估。血肿阻碍伤口愈合，促进瘢痕形成，并充当微生物生长的培养皿。眼眶术后出血可导致压迫性视神经病变，甚至导致失明。

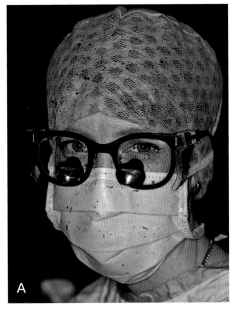
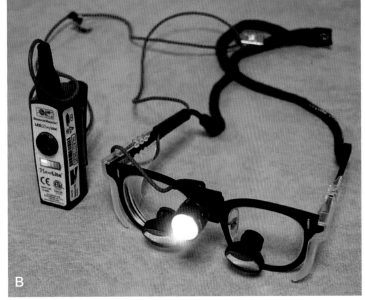

▲ 图 1-13　**A.** 带有侧面防护罩的手术放大镜，提供眼部保护，防止意外溅血；**B.** 带有可充电电池的轻型手术头灯

1. **术前评估** 术前，医生应当仔细查看患者病史，以查明会导致患者发生术中和术后出血的疾病，如系统性高血压。应采取措施以确保在进行手术前，尤其是择期手术前，能够充分控制这些问题。应询问患者有无出血性疾病史，或有无术中出血史。

确定患者是否装有心脏起搏器很重要，因为此类患者禁止使用射频设备。有心律失常、心肌梗死、脑血管意外或高血压病史的患者可能禁忌使用拟交感神经药（如肾上腺素和可卡因）。

术前还应仔细询问患者的用药史。除非停药是禁忌，如放置了心脏支架或既往有短暂性脑缺血发作的患者不能停用阿司匹林，否则应在手术前停用阿司匹林、非甾体抗炎药（NSAID）和其他抗血小板药至少 10 天。与患者的全科医生或内科医生就此类药物的使用保持联系是极其重要的。必须权衡停药的风险与术中和术后出血的风险及其影响。应特别询问患者阿司匹林的服用情况，因为患者很少主动提供此类信息。对于服用抗凝血药的患者，最好咨询一下血液科医生。曾接受过心脏瓣膜手术，目前服用华法林或类似抗凝血药的患者应入院治疗，并在血液科专家的协助下，术前改用肝素。眼整形外科医生需要熟悉较新的抗凝血药，如通常用于心房颤动患者的直接凝血酶抑制药和直接 Xa 因子抑制药。达比加群是一种直接凝血酶抑制药，Xa 因子抑制药包括利伐沙班、阿哌沙班和依多沙班。

医生还应建议患者服用具有抗血小板或抗凝血作用的草药和膳食补充剂，包括大蒜、生姜、银杏叶、人参、葡萄糖胺和 ω-3 脂肪酸。

2. **术前注射** 皮下或黏膜下注射含有肾上腺素（1∶80 000U 或 1∶200 000U）的局部麻醉药对减少术中出血非常有帮助。然后，外科医生应该 5min 清洁表面，再用 5min 进行准备及铺巾，这样就有 10min 的时间让肾上腺素发挥作用。需要注意的是，在使用任何肾上腺素之前，必须告知麻醉师。

3. **鼻腔填塞** 对于涉及鼻部的手术（如外路或内镜下 DCR），应在术前用小纱条或用 5% 可卡因溶液润湿的鼻卫生棉塞来填充鼻部，这对减轻鼻黏膜充血非常有效。然而，对于儿童或者患有心血管疾病的患者，则禁止使用这种方法。对于这些患者，应使用羟甲唑啉代替，在没有表面使用肾上腺素禁忌证的患者中，以 1∶1000U 肾上腺素湿润的小纱布直接放置在鼻黏膜出血处。

4. **患者体位** 选择正确的体位可以帮助止血。在外路 DCR 中保持轻柔的头朝下位置，能够在标记手术皮肤切口之前识别外部内眦血管。然后，在麻醉师允许的情况下，应立即将患者置于反 Trendelenburg 体位，这样可以降低头部和面部的静脉压力，从而明显减少出血。

5. **手术技术** 细致而柔和的手术技术对于防止术中出血至关重要。外科医生必须熟悉眼周和眼眶区域的血管解剖结构（图 1-14）。

眼整形手术中通常会涉及以下血管：①眼睑手术中的睑缘和周围区域血管；②外路 DCR 中的内眦血管；③眶底爆裂性骨折手术或眼眶减压术中的眶下血管分支；④眶内容摘除、眶内侧壁减压或骨折修复中的筛前、后血管；⑤眶外侧壁切开术及眶外侧壁减压术中的颧面部及颧颞部血管；⑥眉提升术中的眶上及滑车上血管。

Colorado 针式电刀的使用有助于细致的手术解剖，并且易于识别组织平面。处理组织时必须非常小心，以防止撕裂和浸渍。注意避免牵拉眶内脂肪，否则眶内深层血管会有破裂的危险。手术解剖应仅限于在手术所需的显露区域中。

钝性分离解剖可防止术中不必要的出血。例如，在二次眼眶植入手术中，最好使用钝头 Stevens 肌腱剪钝性剥离眼眶深部纤维带，并且最好在数字化剥离的帮助下进行。

6. **外部压力的应用** 术中加压填塞有助于促进在电凝灼烧前的止血，该止血方法在眶内容摘除后特别有用。术后使用加压填塞会阻止毛细血管的渗出，起到止血作用，这在无眼球的眼窝手术后特别有用。然而，当术后出血可能导致视神经压迫性病变时，必须非常谨慎地使用，如在眶前入路进行眶内切开活检后。

7. **抽吸** 术中抽吸是止血的重要辅助手段，必须正确使用。有许多不同的吸引器头可用，使用哪种吸引器头取决于具体的手术步骤。在

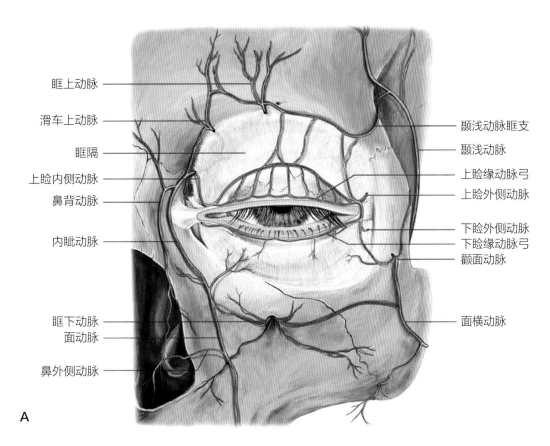

眶上动脉
滑车上动脉
眶隔
上睑内侧动脉
鼻背动脉
内眦动脉
眶下动脉
面动脉
鼻外侧动脉

颞浅动脉眶支
颞浅动脉
上睑缘动脉弓
上睑外侧动脉
下睑外侧动脉
下睑缘动脉弓
颧面动脉
面横动脉

A

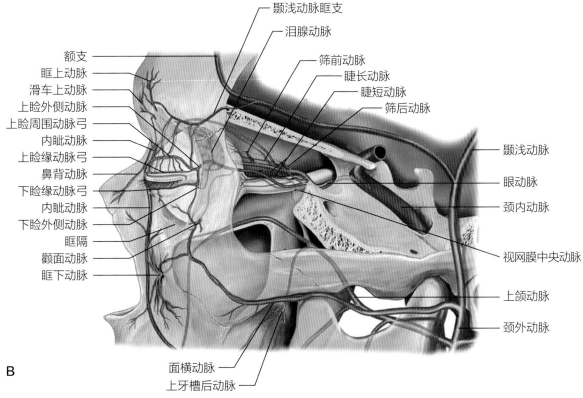

颞浅动脉眶支
泪腺动脉
筛前动脉
睫长动脉
睫短动脉
筛后动脉

额支
眶上动脉
滑车上动脉
上睑外侧动脉
上睑周围动脉弓
内眦动脉
上睑缘动脉弓
鼻背动脉
下睑缘动脉弓
内眦动脉
下睑外侧动脉
眶隔
颧面动脉
眶下动脉

颞浅动脉
眼动脉
颈内动脉
视网膜中央动脉
上颌动脉
颈外动脉

面横动脉
上牙槽后动脉

B

▲ 图 1-14　眼周和眼眶区域的血管解剖

15

外路 DCR 中，当使用骨膜剥离子进行解剖时，一个小的 Frazier 吸引器头非常适合用于非优势手的操作。Baron 吸引器头更小，在更精细的手术中非常有用，例如在精细的眼眶手术过程中，为了防止眼眶脂肪被吸入吸盘，可以先在眼眶脂肪上盖上湿润的棉签或脑棉片，然后再对棉签或棉片进行抽吸。如有必要，可通过采用外科医生的示指堵住吸管上的 1 个端口来增加吸力。

Yankauer 扁桃体抽吸导管可用于泪道手术和口腔内手术（如硬腭黏膜瓣切除术）后的口咽抽吸。

8. 仪器　止血方法的选择对止血也有很大影响，例如，在眼球摘除术中使用圈套器有助于止血。但是，必须重视使用圈套器的禁忌证，包括软化眼球、前角膜切除或全层角膜移植术。

9. 电凝　Colorado 针式电刀既有切割模式，又有单极止血装置，这对眼睑纤细血管的止血非常有用。对于较大的血管，采用双极电凝法，细尖的电凝头将组织破坏的范围控制在仪器尖端之间的区域，刀式电凝头用于烧灼眼眶或眼窝内更深层的血管。镊子应该轻轻地钳夹，直到组织被烧灼，一个常见的错误是用镊子的两个尖端相互挤压，抓得太紧。在使用双极或单极烧灼止血之前，外科医生应确保自己熟悉的机器上所需的设置，烧焦的组织不应堆积在镊子的尖端，应及时清理。

烧灼应该非常小心，过度使用烧灼可能会损害眶周皮瓣的血供。然而，烧灼不充分又可能会危及植皮，如果皮肤或黏膜移植物下有出血，植皮可能会失败。

能量更大的电切割刀（图 1-15）可用于眶

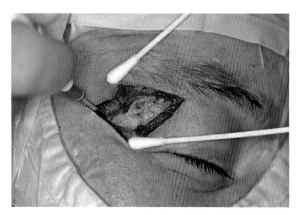

▲ 图 1-15　电切割刀进行切开

周区域的快速无出血切开，如在眼球摘除术中。电刀也可用于电凝模式，以防止或终止从骨面的出血。

使用一次性热丝烧灼器，在靠近眼部或在眼眶内时应非常注意，必须充分保护眼部。这个工具适合治疗简单的眼周皮肤损伤，特别是在临床环境中。必须将不可燃的湿棉签与此类烧灼装置一起使用，并且同时必须非常小心地使用氧气。

出血应先压迫止血，小血管出血用棉签头反复滚动，直到血管可以被识别和烧灼。纱布或棉签不应在组织上擦拭，这会清除血栓并引发更多出血，对于更大量的出血，应使用纱布轻轻蘸血，直到出血血管可以识别为止。

在眼整形手术中几乎不需要使用二氧化碳激光辅助止血。二氧化碳激光器的大多数优点可通过 Colorado 针式电刀获得，所以不必考虑使用二氧化碳激光器，因为其具有许多缺点，如高额的费用、对不可燃敷料的要求、对相邻组织的意外伤害风险、对非反射仪器的要求、需要避免补充氧气，并需要手术室人员佩戴防护眼镜。

10. 局部止血药　眼整形手术中常用的几种局部止血药，即肾上腺素、凝血酶、Surgicel（译者注：可吸收止血纱布）、骨蜡、Tisseel/Artiss 纤维蛋白密封胶、Floseal 止血基质。

在烧灼止血之前，使用 1∶1000U 肾上腺素棉片浸润在黏膜或硬腭黏膜瓣上，这可以防止黏膜渗出，可更保守地使用双极电凝进行烧灼，减少组织破坏。

凝血酶是一种蛋白酶，通过将纤维蛋白原转化为纤维蛋白促进凝血反应。凝血酶是以吸收性明胶海绵为载体来使用的。其在眼眶肿瘤组织活检后阻止创面出血的过程中特别有用。一旦止血成功，凝胶泡沫就应该从眼眶中取出。

Surgicel 是一种氧化纤维素，干燥后与血液发生局部反应，促进人工血栓的形成。其无毒，几乎不会引起局部组织反应。虽然 Surgicel 可以留在原位，但最好在手术完成时取出，因为其可以加重局部肿胀和眼眶的间隔综合征。

骨蜡用于阻止骨内小穿孔血管的出血。蜡被涂在棉签上或在骨膜剥离子的钝端以堵塞出血部位。重要的是先干燥周围的骨，使蜡黏附。

　　Tisseel 是一种局部应用的纤维蛋白封闭剂，含有人纤维蛋白原、牛抑肽酶、氯化钙、人凝血酶、纤维粘连蛋白因子Ⅻ。它既是一种组织黏附剂，也是一种局部止血剂。它事先被装在一个现成的双腔注射器内以便使用。它非常有效，在眼整形手术中有许多潜在的应用，例如，Tisseel 被提倡用于辅助全层皮肤移植，节省缝合手术时间，以及在整形手术中辅助额头止血和固定。不过它的潜在优势必须与传播疾病、过敏反应的成本和非常小的潜在风险相权衡。Artiss 是另一种局部应用的纤维蛋白封闭剂，可用于辅助止血和结膜伤口闭合，如经结膜下睑成形术。Artiss 反应更慢，允许更长的时间进行调整。纤维蛋白封闭剂也可用作喷雾，以帮助接受眶内容摘除术的患者放置部分厚皮片移植物。

　　Floseal 止血基质可为眶内容摘除术的患者提供快速止血，也可以用来治疗严重的术后鼻出血。

　　眼整形医生应了解各种药物的优点，并应熟悉其使用时相关的小风险，使用时应获得患者的知情同意。

　　11. 术后止血　术后全天保持抬头姿势有助于防止术后出血，术后尽量减少活动也很重要。应指导患者避免在 DCR 或眼眶减压术后擤鼻涕。手术引流可以在某些手术后使用，例如，它可以帮助防止 Mustardé 颊旋转皮瓣转移术后的血肿。然而，值得注意的是，任何引流都替代不了术中的良好止血。

十二、伤口关闭

　　尽管一些眼周伤口可以通过良好的护理自行愈合，并且有良好的功能和美容效果，避免了与皮瓣修复相关的额外瘢痕；但大多数眼周、头皮、面部伤口和组织移植供区都需要一期关闭。

　　1. 伤口缝合　细致的伤口缝合是获得良好美容和功能效果的关键。虽然外科医生的技术和技巧很重要，但伤口缝合材料的选择也很重要。这些材料的目的是保持伤口闭合，直到伤口足够牢固，能够承受日常的拉力，并在伤口最脆弱时维持伤口的闭合状态。

　　许多因素对伤口成功闭合有着重要影响，包括：①组织正确的解剖对位；②避免切口腔隙或张力；③非创伤性组织处理；④消除死腔；⑤缝针的选择；⑥缝合材料的选择。

　　伤口内的死腔必须消除，因为它可能是血肿和微生物的温床；它可能阻止组织的重新解剖对位，并可能延迟或损害伤口愈合。伤口适当深度的闭合可减少皮肤伤口的张力，减少伤口破裂或瘢痕增宽的风险。

　　深部伤口应采用 5-0 或 4-0 Vicryl（polyglactin 910）缝合线缝合，例如，在大腿外侧自体阔筋膜切除后，皮下组织用 4-0 Vicryl 缝合线间断缝合，缝合应使伤口边缘轻微外翻。缝合时将针头插入皮下组织，使针头从伤口边缘向后延伸 2～3mm，缝合线结埋入深层，防止皮肤闭合受到干扰或术后缝合线通过皮肤伤口受到侵蚀。埋结时，针头在伤口上先从深到浅，然后从浅到深。缝合线的两端应位于环的同一侧，缝合线应沿着伤口拉动将其两端进行捆绑（图 1-16）。

　　在愈合过程中，伤口强度会逐渐增强，2 周后，伤口的最终愈合强度不足 10%。这时，大部分皮肤缝合线都已去除，除非提供额外的支持，否则此伤口几乎没有力量可依，很容易被外力撕开。伤口强度在 3 周内增加到大约 20%，在 4 周内增加到 50%。3～6 个月时，皮肤伤口达到最大强度，为正常皮肤的 70%～80%。

　　2. 缝针的选择　根据缝针的大小、弯曲度、切割特点及缝合组织的特点和位置选择缝针。眼部整形手术中常用的针头有常规切割针（图 1-17A）、反向切割针（图 1-17B）、侧面切割针（图 1-17C）和锥形针（图 1-17D）。

　　这些针头通常是 3/8 弧、1/4 弧或 1/2 弧：3/8 弧针头（如 5-0）常用于上睑提肌腱膜与睑板的缝合；1/2 弧针头（如 5-0）用于更狭窄的空间，如用于内路 DCR 手术中的黏膜瓣缝合，或固定外侧睑板瓣至眶外侧缘骨膜。常规切割针和反向切割针很容易穿过组织，特别适合皮肤闭合和一般用途。

　　反向切割针是眼整形手术中最常用的针头。反向切割针具有位于针的外凸曲率上的第三切割边，这提供了几个优势，如下所示。

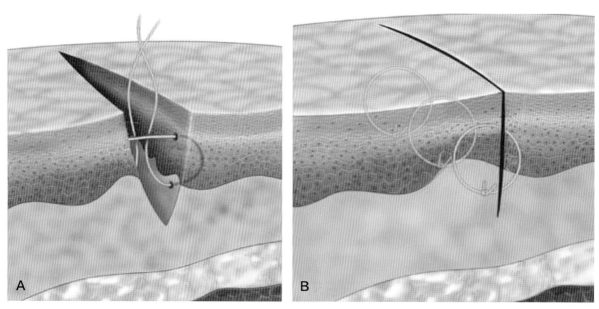

▲ 图 1-16　**A.** 埋没式皮下缝合；**B.** 该缝合技术确保线结被深深地埋在伤口里

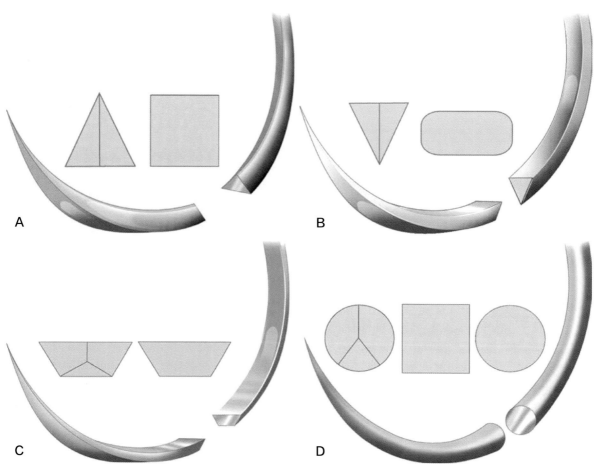

▲ 图 1-17　**A.** 常规切割针；**B.** 反向切割针；**C.** 侧面切割针；**D.** 锥形针

- 反向切割针比类似大小的传统切割针更有韧度。
- 组织损伤的危险大大降低。
- 针头留下的洞形成了1个宽大的组织腔隙，缝合线将在此腔隙内穿过并打结。
- 侧面切割针的侧刃设计用于眼科手术。它们允许用针头分离组织或穿过薄薄的组织层（如巩膜）。它们适合穿过具有一定厚度的睑板。
- 锥形针头的设计将切割面限制在针尖，使其更适合通过具有更多血管的组织（如眼外肌）。它们在组织中造成的洞最小，并且对最少的组织进行切割。

如果操作不当，针头在患者组织中的实际位置可能会造成不必要的创伤。应考虑以下原则。

- 力的施加方向应顺着针的弧度。
- 不能用小针头一次性穿过过多的组织。
- 不能用钝针强行穿过组织，应及时更换。
- 为了达到穿过组织的目的，针头不应过度用力或扭曲。
- 缝合时针头不能用于桥接或对合组织。
- 如果组织比预期的更坚硬，则使用强度更大的针缝合。
- 如果术区深度较深使缝合受限，则应该换成强度更大的针或不同弯曲度的针。

3. 缝合材料的选择　缝合材料的选择是根据要缝合组织的类型、伤口位置、伤口张力程度，以及患者是否适合拆线来决定的。缝合线型号表示缝合材料的直径。一般来说，选择能充分拉拢伤口的直径最小的缝合线，以尽量减少缝合线穿过组织造成的创伤。缝合线的尺寸用数字表示，随着缝合线尺寸中0的数量增加，缝合线的直径减小，因此尺寸7-0的直径小于尺寸6-0。

让外科医生了解可用缝合材料的各种特性，对术中缝合线的选择非常重要。没有一种缝合线具有所有理想的特性。最佳的缝合线应易于操作，具有较高的抗拉强度和线结的安全牢固性，组织反应应是最小的，材料应抵抗感染，并有良好的弹性和可塑性，以适应伤口肿胀。低成本显然是首选。尽管一些新材料具有许多以上特性，但没有一种材料是最理想的，必须做出选择。

缝合材料的物理特性决定了其用途。这些特性包括结构、直径、毛细作用和液体吸收、拉伸强度、线结强度、弹性、可塑性和记忆。

缝合线的结构基于制造缝合线的线股数量。单股缝合线是由单股材料制成，遇到的阻力比多股缝合线小。它们也能抵抗微生物的藏匿，较少造成缝合线感染，并引起很轻微的组织反应，缝合线很容易打结，但这种类型的缝合线容易被压扁或卷曲，从而会形成薄弱点，易导致断裂。多股缝合线由几根细丝编织而成。这提供了更大的拉伸强度、柔韧性和灵活性。它们可以外附涂层以帮助顺利通过组织。

可塑性是指缝合线在拉伸后保持其新的形状和长度的能力。可塑性使缝合线能够适应伤口肿胀，从而降低组织被切割的风险。然而，随着肿胀消退，缝合线仍保持其新尺寸，可能无法继续充分支撑伤口边缘。

弹性是指缝合线在拉伸后恢复其原始形状和长度的能力。伤口肿胀消退后，缝合线恢复到原来的长度，并使伤口得到良好的支撑。大多数缝合线都有弹性，很少是"可塑的"。

记忆是指缝合线在被牵拉捆扎后恢复原来形状的能力。记忆也与可塑性和弹性有关。记忆度高的缝合线，特别是单股缝合线，僵硬且难以打结。因此，单股缝合线的结的安全性较低，可能需要额外打结以防止松动（如聚丙烯）。

柔韧性是指缝合线弯曲的容易程度。缝合线越柔软，就越容易打结。

缝合线有可吸收的或不可吸收的。可吸收缝合线的定义是放置后60天内其大部分拉伸强度丧失，合成可吸收缝合线被水解。其主要用于缝合真皮和皮下组织，减少伤口的粘连。唯一可用的天然可吸收缝合线是外科肠线，在英国已不再使用。合成的复丝材料包括聚乙醇酸（Dexon；Syneture）和聚乳酸910（Vicryl；Ethicon）。单股缝合线包括聚二氧烷（PDS；Ethicon）、聚三甲基碳酸酯（Maxon；Syneture）、聚己内酯（monocyl；Ethicon）、糖基化物631（Biosyn；Syneture）和聚碱基6211（Caprosyn；Syneture）。

不可吸收缝合线的定义是它们具有对人

体酶消化或水解的抵抗力。它们最常用于缝合皮肤。手术用丝线是一种天然材料，合成型不可吸收单股缝合线最常用于皮肤手术，包括尼龙和聚丙烯。由尼龙和聚酯组成的不可吸收多股缝合线偶尔用于眼整形手术。最新开发的单股不可吸收缝合线是聚丁酯（Novafil；Syneture）

眼整形手术常用的缝合材料有聚乳酸（Vicryl）、丝线、聚酯（Ethibond）、尼龙、聚丁酯（Novafil）、聚对二氧环己酮（PDS）和聚丙烯。

(1) 聚乳酸 910（Vicryl）：聚乳酸 910（Vicryl）具有良好的抗张强度，皮下缝合后吸收迅速。术后 14 天，其抗拉强度保持在 60% 左右，28 天时仅保持原有强度的 8%，它在 60~90 天内完全水解。聚乳酸的组织反应性低，它很容易在组织中通过，线结牢固且不易滑动。它通常被染成紫色。虽然主要用作皮下缝合线，但也可用于皮肤缝合，而且无不良后果。

Vicryl Rapide 也是聚乳酸 910，其已被伽马线电离，以加快吸收。该缝合线可作为需要短期真皮支撑伤口的皮下缝合。35 天内完全吸收。对儿童眼周皮肤创面的闭合非常有用。

Coated Vicryl Plus Antibacterial 涂有三氯苯氧氯酚，该缝合线抑制了对甲氧西林敏感和耐甲氧西林的金黄色葡萄球菌和表皮葡萄球菌的定植。这种缝合线对具有感染可能的伤口有用。

4-0 Vicryl 可用于大腿皮下伤口闭合，如去除阔筋膜后；腹壁，如真皮脂肪移植物去除后；眉毛，如直接提眉术后。

5-0 Vicryl 用于眼周皮下伤口闭合，也可用于将上睑提肌腱膜缝合于睑板，将下睑缩肌推进缝合于睑板，外侧睑板条悬吊和内侧下睑楔形切除手术，以及下睑外翻缝合。在 DCR 手术中，它也可用于黏膜瓣的缝合和眼外肌与眼眶植入物的缝合固定。

7-0 Vicryl 通常用于眼睑皮肤伤口闭合，成人可后期拆除缝合线，但在不合作的患者或儿童中，它也可以在温盐水纱布和抗生素软膏的帮助下自行分解。该缝合线不会引起任何明显的炎症反应或留下明显的缝合痕迹。虽然价格更贵，但 Vicryl Rapide 更适合儿童使用。

8-0 Vicryl 通常用于结膜伤口的闭合。

(2) 丝线：丝线是由蚕蛹产生的蛋白质纤维编织而成的材料，尽管丝线被认为是一种不易吸收的材料，但它在 2 年时间内会逐渐被人体降解。丝线具有优良的便于操作和打结的性能，是所有其他缝合材料的标杆。其线结的安全性高，抗拉强度低，组织反应性高。真丝缝合线通常被染成黑色，以便于在组织中看到。

6-0 丝线通常用于闭合睑缘的缺损。

4-0 丝线用于眼睑牵引缝合或协助伤口显露，例如在外路扩张型视网膜病变或外路 DCR 中使用。

2-0 丝线穿过睑缘，用于眼球摘除术中的牵引。

(3) 聚酯（Ethibond）：Ethibond 由未经处理的聚酯纤维紧密编织成多股线，缝合线在使用前浸湿后不会减弱且能够长期保持其强度，并逐渐被包裹在纤维结缔组织中。缝合线的涂层使其易于通过组织，并提供柔韧性、良好的操作性，以及易于平滑打结。缝合线有白色或绿色。然而，Ethibond 在眼整形手术中已不再常见，因为它与肉芽肿形成的风险增加有关。

5-0 Ethibond 通常用于将睑板重新缝合到泪后嵴上。

在内镜提眉术中，2-0 Ethibond 通常用于将头皮组织悬吊固定于骨膜上。

(4) 尼龙：尼龙有单股和多股 2 种形式。它具有很高的拉伸强度，虽然被归类为不可吸收线，但当植入体内时，它会失去拉伸强度。多股线在组织中存在 6 个月后不再保持拉伸强度，而单股线在超过 10 年后仍能保持其原始强度的 2/3。单股尼龙是硬的，操作和打结困难，线结安全性低，不过单股尼龙很容易穿过组织。多股线具有更好的操作性，但组织反应性和成本更高。它们不常用于眼整形手术，单股尼龙（Ethilon）相对便宜。

Ethilon 缝合线因其弹性特别适合皮肤闭合，也有很好的记忆力。因此，要牢固地固定单股尼龙缝合线，需要更大的力量打结。

4-0 Ethilon 可以作为缝合线暂时缝合睑板，它也用于具有张力的伤口闭合，如阔筋膜移植后的大腿皮肤伤口或上臂内侧皮肤移植供区伤口闭合。

6-0 Ethilon 用于面部皮肤伤口闭合。

(5) 聚丁酯（Novafil）：聚丁酯结合了聚丙烯和聚酯的许多理想特性，具有较高的拉伸强度和良好的操作性。它的记忆性比聚丙烯低，因此它的结更安全。聚丁酯不是一种整形缝合线，但它具有独特的弹性，使其能够对伤口水肿做出最佳反应。与聚丙烯一样，聚丁酯具有低摩擦系数，对于皮下伤口闭合是一个良好的选择，聚丁酯类有透明或蓝色缝合线，其成本与聚丙烯相当。

6-0 Novafil 通常用于非张力性皮肤伤口的皮下闭合，如眶外侧缘伤口，它还用于缝合面部各种皮肤伤口。

(6) 聚丙烯（Prolene）：聚丙烯是一种单股合成缝合线，与尼龙不同，它不会在数年内降解，而且可以认为是永久性的，它具有极低的组织反应性。它的操作性、打结和打结的安全性都很差，这是因为它很僵硬和具有高记忆性。线结的安全性需要额外打结来保证，聚丙烯比尼龙贵，此类有透明或蓝色缝合线。

对于有暴露性角膜病变风险的患者来说，4-0 Prolene 缝合线是眉悬吊术的理想材料，因为它可以很容易地被切开，而且眼睑的位置可以立即恢复。它也可以作为皮下缝合线进行缝合，笔者更喜欢 4-0 Prolene 缝合线用于经结膜入路的下睑成形术中的脂肪重置。

(7) 聚对二氧环己酮（PDS）：4-0 PDS 还可用于阔筋膜切除后大腿伤口的皮下闭合或眼轮匝肌下脂肪（suborbicularis oculi muscle fat, SOOF）悬吊。

(8) 关闭伤口的辅助材料。

①皮肤钉合器：皮肤钉合器由优质不锈钢制成，它们相对容易操作，可以节省手术时间。钉合器是一次性的，大多数普通钉合器宽 4~6mm，高 3.5~4mm。它们的使用导致伤口的精确程度降低，其成本通常高于缝合材料。

为了放置缝合钉，钉合器被固定在皮肤表面，垂直于伤口，挤压手柄，将缝合钉注入皮肤，形成一个不完整的矩形。穿透深度取决于钉合器对皮肤施加的压力，松开手柄再次挤压就可以逐个钉合。钉合器有 1 个弹簧释放装置，按下装置后就可以从皮肤上垂直提起钉合器。

正确放置钉合器对防止组织绞窄很重要，钉合器应以 45° 或 60° 角插入。当伤口肿胀时，以锐角放置的钉旋转成垂直位置，在钉合器横梁和皮肤表面之间留出空隙以适应肿胀。然而，如果以 90° 角放置，钉就不能移动，没有可塑性或弹性，并且很可能在组织膨胀时造成组织绞窄。通过使用一套专门的拔除器，可以毫无痛苦地取出缝合钉。

钉合器的主要用途是闭合躯干、四肢和头皮张力比较大的伤口。在眼整形手术中，主要的用途是在颞肌筋膜移植物切除后闭合颞部伤口，以及在内镜下提眉术后闭合中央头皮伤口。

②组织黏合剂：氰基丙烯酸酯黏合剂（Dermabond Ethicon）对儿童单纯性面部裂伤的闭合很适用，但对大多数眼周伤口的闭合不太适用。可应用于外路 DCR 的皮肤伤口，节省手术缝合时间。

③外科胶布（Steri-Strip Skin Closures, 3M）：外科胶布是一种微孔透气性材料，由带有丙烯酸聚合物黏合剂的薄膜支撑整个胶布。它们作为伤口闭合的辅助材料很有用，在眼整形手术中，最常用于缝合后加固伤口（例如，在直接提眉术后支撑伤口）。

使用安息香酊剂使胶带最大限度地黏附在皮肤上是至关重要的。

4. 皮肤缝合技术　大多数皮肤伤口应该采用轻微外翻的缝合方法，以防止伤口内翻。有些情况例外，如果伤口隐藏在皮肤的自然皱褶中，伤口的轻微内翻是可取的，如在提眉术中。

伤口边缘不应受到不必要的损伤，如果不能做到这一点，在缝合的时候可能需要修剪组织边缘。缝合应避免过于紧密，因为缝合线会切割组织或损害供血，导致伤口裂开。

外科医生应使用与针头大小相适应的持针器，Castroviejo 持针器最适于使用。持针器应正确使用，应在近端 2/3 和远端 1/3 的接合处抓住针头，持针器与针头重叠大约 1 mm（图 1-18）。这将防止针头旋转或针头从持针器的钳口向下弹跳。

当针穿过组织时，应顺应其弯曲度，当夹住针头将其从组织中取出时，应避免钳夹针尖。为了提高缝合速度，可用持针器对针头重新夹持，这样外科医生可以在连续缝合时为下一针做好准备。

标准的间断皮肤缝合有助于面部小伤口的无张力闭合，针头应稍微向外插入，使伤口边缘略微外翻（图 1-19）。在上睑皮肤缝合时，应抓住皮下的上睑提肌腱膜，以重新形成上睑皮肤皱褶。连续缝合有助于闭合无张力的较长伤口，如下睑缘切口（图 1-20）。

皮肤的连续锁边缝合有助于快速闭合伤口，例如，在皮肤移植后的耳后供区的伤口闭合（图 1-21）。

在皮肤相对较厚的部位，如前额或眉部，在最小张力下，可使用 6-0 Ethilon 连续皮内缝合。这种缝合线与埋入皮下的缝合线一起使用，以达到深层次缝合的目的，伤口最后可用无菌拉力胶布增加强度。缝合时针头应穿过切口一端约 1cm 处的皮肤，为了防止线的末端被带入伤口，血管钳钳夹于缝合线的自由端，以防止缝合线不小心被拉过伤口。然后，针头进入皮

肤边缘，同时用齿镊轻轻地将伤口边缘翻出来，针在皮肤上弯曲大约 1cm。整个缝合过程中线都在皮内，在缝合线离开皮肤的同一处，缝合线在此进入而从皮肤另一侧出来。两边以这种方式交替，直到伤口完全闭合（图 1-22）。缝合后用无菌拉力胶带贴在皮肤上。

垂直褥式缝合为伤口提供浅层和深层的支持，并帮助外翻皮肤边缘。这项技术有利于用 7-0 Vicryl 缝合线闭合 DCR 的外部伤口，但在面部其他地方可能会留下不必要的缝合痕迹。这样的闭合在皮肤边缘受损的植皮供区，如上臂内侧非常有用，或者对于腹部真皮脂肪瓣移植供区伤口的闭合非常有用（图 1-23）。

缝合线打结应牢固，所需结的张力应通过

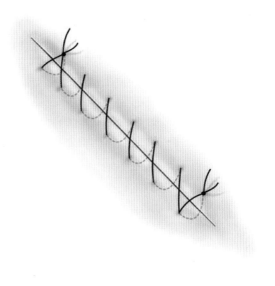

▲ 图 1-20　经皮连续缝合

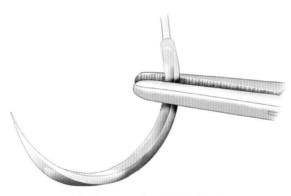

▲ 图 1-18　持针器的正确使用

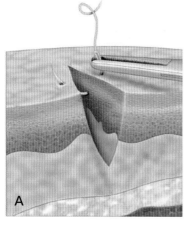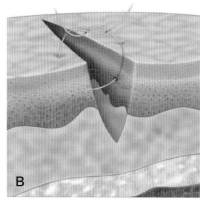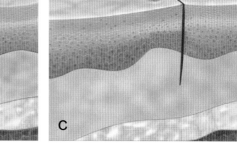

▲ 图 1-19　简单的间断缝合技术

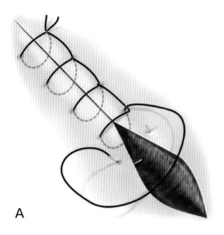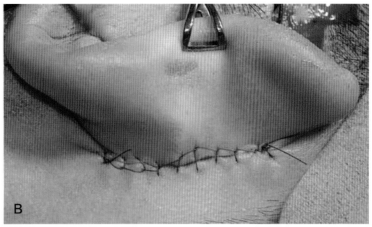

▲ 图 1-21 **A.** 经皮连续锁边缝合；**B.** 用于闭合耳后皮瓣供区伤口的经皮连续锁边缝合

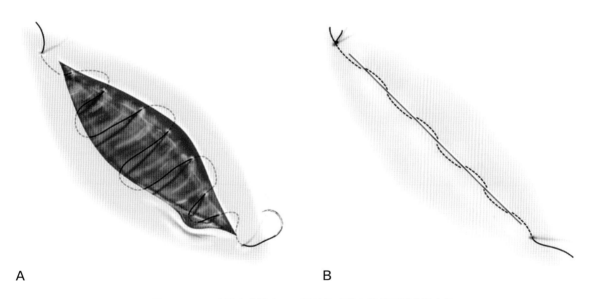

▲ 图 1-22 **A.** 连续皮内缝合；**B.** 通过拉动缝合线的两端来闭合伤口

缝合初始时的双结获得，重要的是避免缝合线太紧，因为这可能将组织勒死。额外的单结用来保持这种紧张感。不应通过额外的打结再调整张力。缝合线应该被拉出剪短，留下一个短的末端来抓住，利于拆线，这样可以防止不必要的缝合材料浪费，避免打结时出现缝合环。额外的打结并不能增强正确打结的线结的强度，只会增加线结的体积。

> **要 点**
>
> 避免缝合线太紧，"额外的打结"并不能增强线结的强度，只会增强线结的体积。

拆线的时机取决于所使用的缝合技术、所用缝合线的类型和伤口的张力。例如，睑缘缝合线不应在术后 14 天内拆除，皮下缝合线通常可以在 5～7 天后拆除，伤口用免缝胶布进一步支撑。

5. 皮瓣技术 皮瓣技术主要是在必要时动员邻近组织，以关闭组织缺损。皮瓣技术比植皮更快，术后应用敷料加压包扎需要的时间更短，并且更适合在受区创面植皮不太可能存活的情况下。

眼整形手术中使用的皮瓣不是"任意皮瓣"就是"轴型皮瓣"，任意皮瓣从真皮下血管网获得血供，而轴型皮瓣是基于皮肤的知名动脉，前

23

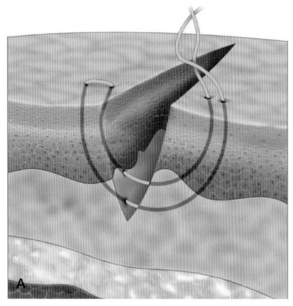

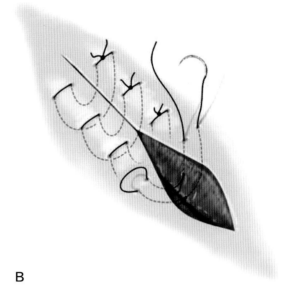

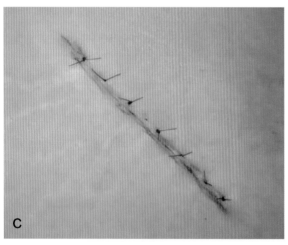

▲ 图 1-23　**A.** 垂直褥式缝合进出针位置；**B.** 一组间断垂直褥式缝合闭合伤口；**C.** 垂直褥式缝合（**4-0** 尼龙线）用于闭合腹部真皮脂肪移植物供区

额皮瓣是以眼动脉额支为基础的轴型皮瓣。

局部皮瓣可按转移方法进一步分类为推进皮瓣、旋转皮瓣、易位皮瓣。

推进皮瓣通常是矩形的，直接推进到缺损部位。下睑推进皮瓣就是个例子，它与上睑睑板结膜瓣联合应用以重建下睑缺损。这通常与切除 Burow 三角相结合（图 1-24）。

旋转皮瓣围绕一轴点旋转修复相邻组织缺损，如 Mustardé 颊旋转皮瓣（图 1-25）。

将易位皮瓣转移到非邻近组织缺损，如 Limberg 菱形皮瓣和双叶皮瓣。菱形皮瓣是一种用途非常多的皮瓣，特别适用于外眦和内眦缺损的闭合（图 1-26）。在设计皮瓣时应注意，要考虑到瘢痕的形态，双叶皮瓣也是一个多功能皮瓣（图 1-27）。

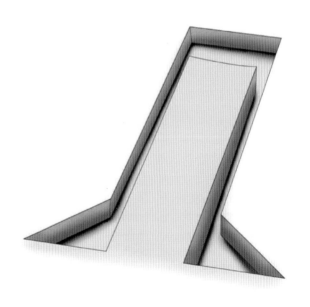

▲ 图 1-24　推进皮瓣中 Burow 三角的切除

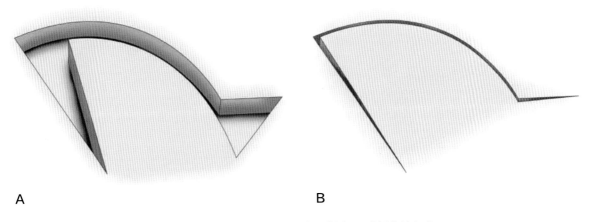

▲ 图 1-25 **A.** 正在移动的旋转皮瓣；**B.** 皮瓣旋转完成

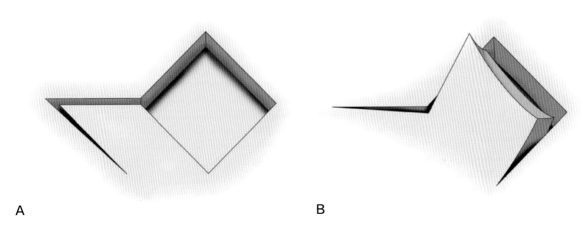

▲ 图 1-26 **A.** 菱形皮瓣设计；**B.** 完成转位

Z 成形术在眼整形手术中很少有实际应用，这项技术是基于 2 个三角皮瓣的转位（图 1-28）。其目的是沿着线性瘢痕的方向延长皮肤，通过张力线重新定向瘢痕来实现瘢痕的美容改善，并减少瘢痕牵引的效果（如"弓状"DCR 后瘢痕）。Z 的每一个边与瘢痕中心线的夹角通常为 60°（图 1-29）。

游离皮瓣用于重建大的缺损，如根治性眶内容物去除术后的眼窝，将带有供血动静脉的皮瓣（如腹直肌或前臂桡侧游离皮瓣）移植到缺损处并和受区血管（如颞浅血管）相吻合。

皮瓣的处理要非常小心，因为它们的血液供应很脆弱。应小心使用电凝止血，缝合时，

间距要适当，避免张力过大，并确保皮瓣蒂部没有扭转，也应避免敷料产生过大压力。

6. 猫耳畸形 猫耳畸形通常发生在直接缝合圆形或椭圆形缺损时，或椭圆形缺损的一侧比另一侧长时。畸形的处理方法是，抬高猫耳，用直的锋利剪刀沿着猫耳的一侧顺着原切口向前切开，然后抬高形成三角形的多余皮肤，再用同一把剪刀沿着它的底部剪除（图 1-30）。

许多情况下，猫耳畸形可以通过在伤口闭合处设计 Burow 三角来避免（图 1-24）。使用肌皮瓣推进修复下睑缺损时最适合使用 Burow 三角设计。

对半缝合可用于闭合一个椭圆形伤口，其中一个伤口的边缘比另一个长，如上睑成形术

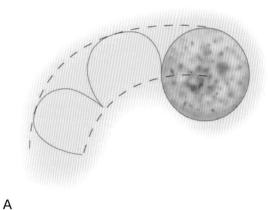

A

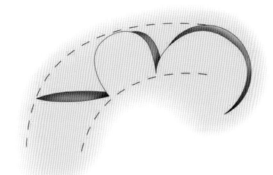

B

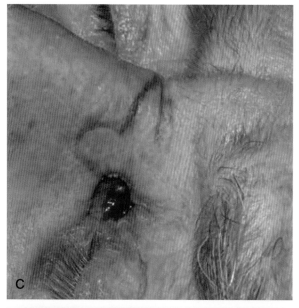

C

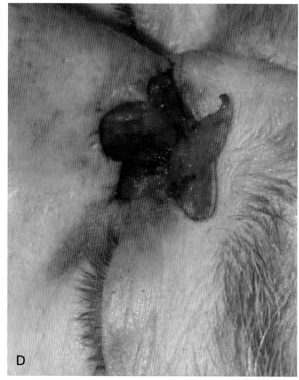

D

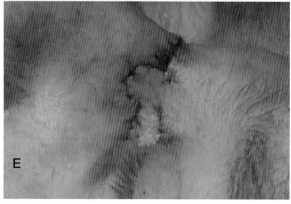

E

▲ 图 1-27　**A.** 双叶皮瓣标记；**B.** 皮瓣转位；**C.** 用甲紫标记出的双叶皮瓣；**D.** 双叶皮瓣的分离；**E.** 重建缺损后的外观

的伤口。利用缝合线将伤口平分缝合直到闭合，椭圆形伤口两端的牵引力有助于闭合伤口。另一种可供选择的方法在伤口远端切除三角形皮肤使伤口边缘的长度相等，如在下睑楔形切除术后（图 1-31）。

十三、术后疼痛管理

　　大多数眼整形医生所做的手术在疼痛程度上较低，但有几个明显的例外，如眼球摘除术后眼眶植入物置入和二次眼眶植入物手术。术中动作应轻柔，尽量减少医源性组织损伤，减

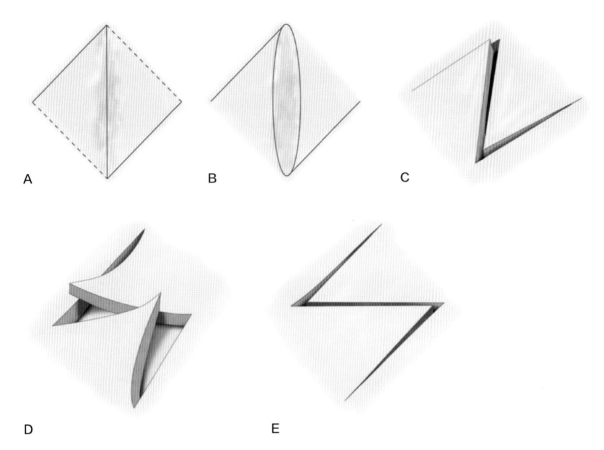

▲ 图 1-28 **A** 和 **B.** 根据垂直瘢痕线设计 **Z** 成形术，并切除瘢痕；**C.** 切开皮瓣；**D** 和 **E.** 皮瓣转位

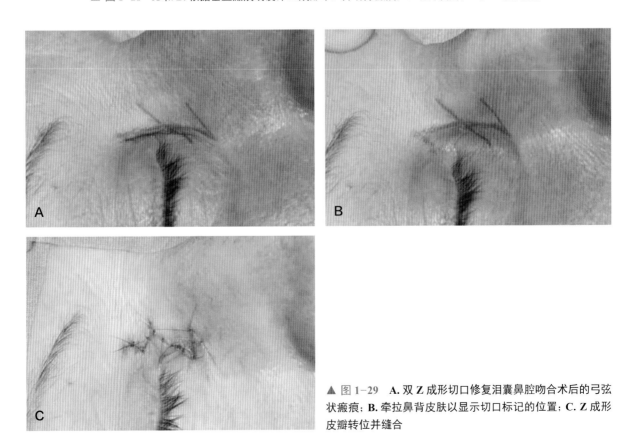

▲ 图 1-29 **A.** 双 **Z** 成形切口修复泪囊鼻腔吻合术后的弓弦状瘢痕；**B.** 牵拉鼻背皮肤以显示切口标记的位置；**C. Z** 成形皮瓣转位并缝合

27

少术后疼痛。

手术医生将术后疼痛的预期水平告知麻醉师是非常重要的，麻醉师通常负责在住院期间制订术后镇痛方案。同样重要的是，要确保让负责术后镇痛管理的护理人员意识到，根据所执行的操作，每位患者术后疼痛的潜在意义。

术后镇痛的处理方案应当既能缓解术后疼痛，又能将不良反应的风险降到最低。应注意的是，老年患者或全身性疾病患者可能需要较低剂量的镇痛药，一般来说，焦虑的患者需要更多的术后镇痛药。

在术后 24～48h 使用冰袋冰敷伤口有助于减少肿胀和出血。然而，这对于儿童或使用敷料进行加压包扎的伤口来说并不实用。应特别注意避免过度使用冰袋，因为冰袋可能导致低温冻伤，特别是在局部麻醉的效果尚未消失的情况下。冰袋不应直接敷在眼睑上，而应敷在无菌纱布上。

对于全身麻醉手术，额外注射长效局部麻

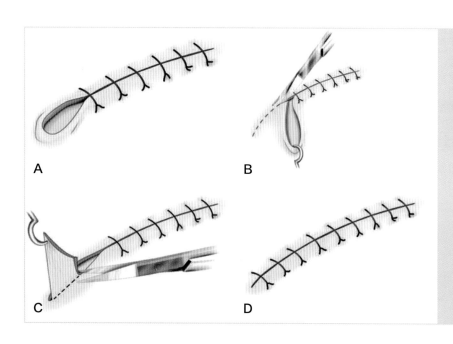

◀ 图 1-30　**A.** 猫耳畸形；**B.** 用皮钩将猫耳从伤口线上拉开，并沿伤口线切开；**C.** 三角形皮肤和皮下组织拉过切口，修剪掉多余的组织；**D.** 缝合伤口

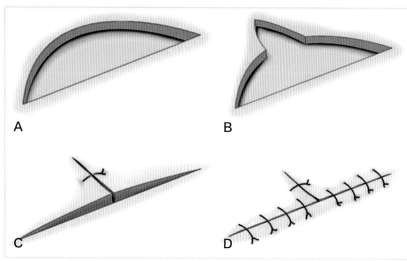

◀ 图 1-31　**A.** 椭圆形伤口；**B.** 从椭圆的顶端切除三角形组织；**C.** 三角形皮肤伤口的闭合；**D.** 缝合剩余的伤口

醉药（如布比卡因）作为局部浸润或局部阻滞都非常有帮助。适用于眼眶植入物摘除或二次眼眶植入术，建议在手术完成时，于眼眶深部注射布比卡因。

中至重度的疼痛通常在术后用麻醉药控制，包括吗啡或非甾体抗炎药，如酮醇。非甾体抗炎药可避免阿片类药物的不良反应，但可能引起胃肠道刺激和肾功能下降，并且在大多数眼科手术中禁用，因为术后出血可能导致视力下降。肌注酮咯酸或静脉注射对乙酰氨基酚对门诊全身麻醉手术后即刻止痛非常有效，此药出院后可继续口服 4～5 天。对于轻微的术后疼痛，通常使用可待因和对乙酰氨基酚即可。

> **要 点**
>
> 在给患者开具镇痛药前应考虑患者的药物过敏史、药物的相互作用、禁忌证或患者的全身状况。

十四、术后护理

清晰有效的沟通是必不可少的，护理记录应详细、清楚。在理想情况下，签字后的护理记录单应立即打印，术后指导也应在患者记录中明确说明，手术完成后，还应提供出院证明和一份出院证明副本给患者。

负责患者术后即刻护理的护理人员注意以下几个方面：①局部和全身抗生素的应用；②敷料；③引流管；④头部位置；⑤视力检测；⑥出血的处理（如术后鼻出血）；⑦活动限制；⑧术后护理；⑨定期拆线；⑩饮食控制；⑪使用头孢类药物；⑫术后镇痛。

患者出院后也应得到明确的书面指示，并应得到紧急联系电话，特定手术的术后指导特别有用。手术的成功及无并发症的发生很大一部分取决于高质量的术后护理。

手术结束后，护理人员核查患者无过敏史后，应在伤口上涂抹局部抗生素软膏，在需要眼部保护的结膜囊中也可涂抹。全身性抗生素的使用应限制在有特定指标的病例，如免疫功能低下的患者接受泪道引流手术或接受义眼植入术后。

上睑下垂手术中应使用缝合线进行缝合。儿童可使用 4-0 尼龙线，因为它更容易拆线。成人最好用 4-0 丝线，如果眼睑牵引缝合线要放置超过 48h，缝合线应该放在小橡胶管或硅胶垫上。将安息香酊剂涂在皮肤上后，用无菌胶带将缝合线粘在额部。

根据手术类型的不同，敷料可以保留一段时间，如果需要加压包扎，如在眼球摘除后，最好在前额和面颊上先涂上安息香酊剂，放眼垫前，在伤口上敷上凡士林纱布，然后使用微孔胶带粘住敷料，最后绷带包扎。

在眼整形手术中很少使用引流管，引流管主要用于骨膜下脓肿引流术后或 Mustardé 颊旋转皮瓣术后。一旦无引流液引出，引流管应该立即拔出。

医生应建议患者在眼整形手术后保持头部抬高，这有助于减少术后水肿。

在某些手术后进行常规的术后视力检查是很重要的，这些手术有术后眶内出血的风险，如眼外侧眶切开术和眼眶肿瘤切除术。护理人员必须掌握定期查看伤口出血情况的间隔时间（眼眶手术后每小时 1 次）和应遵循的处理原则（例如，出血达到一定程度，应立即呼叫值班医生查看病情）。

某些手术后可能会出现术后出血，如内镜下 DCR 术，在术后的最初几小时内限制活动可降低出血风险。

进行口腔黏膜切除或硬腭黏膜瓣切除后，需要限制饮食，患者需要几天流质饮食，并应使用漱口液消毒口腔。术后应仔细指导冰袋的使用，以确保冰袋不会过度使用，这有造成低温冻伤的风险。

术后伤口的护理对手术效果也有很大影响，在接触任何伤口之前，必须指导患者彻底洗手。伤口周围所有分泌物均应轻轻地用开水或无菌盐水浸泡的湿润棉签擦拭。应指导患者使用无防腐剂润滑剂软膏涂抹伤口并按摩，这样可以减少伤口水肿，软化瘢痕，防止伤口挛缩（图 1-32），避免二次手术。例如，在下睑切口治疗眼眶骨折术后 48～72h 进行按摩可以防止下睑退缩。

出现伤口增厚和挛缩的患者（如在内眦植

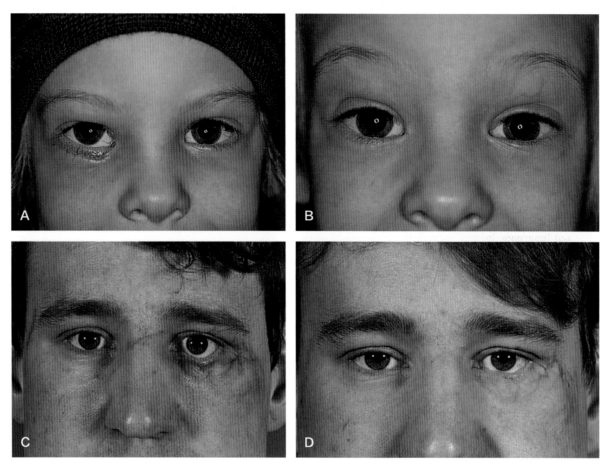

▲ 图 1-32 **A.** 1 例儿童伤口修复后的右下睑退缩；**B.** 定期按摩 3 个月后下睑位置满意；**C.** 1 例年轻成人眼周瘢痕和不规则裂伤修复后左下睑退缩；**D.** 术后 3 个月定期伤口按摩，恢复良好

皮后）可以考虑采取其他措施进行干预，包括应用硅胶制剂（如 Dermatix）、类固醇注射（如曲安奈德）和肉毒毒素注射。有研究称，肉毒毒素在非常小的剂量时，可能有抗炎作用，且能抑制成纤维细胞活性。

十五、结论

虽然眼整形手术成功所必需的基本原则和技术与其他外科的基本原理和技术相似，但是眼球和眼附件组织的功能要求及其复杂的解剖结构要求精确的操作和细致的手术技术。一名精通基本外科原理和眼部手术技术的外科医生能够有效地防止不必要的并发症和二次手术，使手术取得成功。

推荐阅读

［1］ Albert D, Lucarelli M, eds. Clinical Atlas of Proce-dures in Ophthalmic Surgery. Chicago, IL: AMA Press;
2004:241–247
［2］ Backster A, Teo A, Swift M, Polk HC, Jr, Harken AH. Transforming the surgical "time-out" into a compre-hensive "preparatory pause". J Card Surg. 2007; 22 (5):410–416
［3］ Bloom LH, Scheie HG, Yanoff M. The warming of local anesthetic agents to decrease discomfort. Ophthalmic Surg. 1984; 15(7):603
［4］ Borges AF. Relaxed skin tension lines (RSTL) versus other skin lines. Plast Reconstr Surg. 1984; 73(1):144–150
［5］ Christie DB,Woog JJ. Basic surgical techniques, tech-nology, and wound repair. In: Bosniak S, ed. Principles and Practice of Ophthalmic Plastic and Reconstructive Surgery. Philadelphia, PA: WB Saunders; 1996:281–293
［6］ Dortzbach RK, Ed. Ophthalmic Plastic Surgery: Preven-tion and Management of Complications. Philadelphia, PA: Lippincott, Williams & Wilkins; 1993
［7］ Egerton MT. The Art of Surgical Technique. Baltimore, MD: Williams and Wilkins; 1988
［8］ Gauglitz GG. Management of keloids and hypertrophic scars: current and emerging options. Clin Cosmet Inves-

tig Dermatol. 2013; 6:103–114

[9] Ing E, Douketis J. New oral anticoagulants and oculoplastic surgery. Can J Ophthalmol. 2014; 49(2):123–127

[10] Lai A, Davidson N, Galloway SW, Thachil J. Perioperative management of patients on new oral anticoagulants. Br J Surg. 2014; 101(7):742–749

[11] Linberg JV, Mangano LM, Odom JV. Comparison of nonabsorbable and absorbable sutures for use in oculoplastic surgery. Ophthal Plast Reconstr Surg. 1991; 7(1):1–7

[12] McCord C Jr, Codner MA. Basic principles of wound closure. In: McCord C, ed. Eyelid Surgery: Principles and Techniques. 3rd ed. Philadelphia, PA: Lippincott-Raven; 1995:23–28

[13] McCord CD Jr, Codner MA. Eyelid & Periorbital Surgery. 2nd ed. New York: Thieme Medical; 2016

[14] McGregor IA. Fundamental Techniques of Plastic Surgery. 8th ed. Edinburgh: Churchill Livingstone; 1989

[15] Nerad JA. Techniques in Ophthalmic Plastic Surgery—A Personal Tutorial. London, UK: Elsevier; 2010:1–24

[16] Parkin B, Manners R. Aspirin and warfarin therapy in oculoplastic surgery. Br J Ophthalmol. 2000; 84(12):1426–1427

[17] Peralta E. Overview of topical hemostatic agents and tissues adhesives used in surgery. Retrieved Jan 2018 from http://www.uptodate.com/contents/overview-of-topical-hemostatic-agents-and-tissues-adhesives-used-in-surgery#H709637319

[18] Sherman DD, Dortzbach RK. Monopolar electrocautery dissection in ophthalmic plastic surgery. Ophthal Plast Reconstr Surg. 1993; 9(2):143–147

[19] Sierra CA, Nesi FA, Levine MR. Basic wound repair: surgical techniques, flaps and grafts. In: Levine MR, ed. Manual of Oculoplastic Surgery. Boston, MA: Butterworth-Heinemann, 2003:23–29

[20] Tandara AA, Mustoe TA. The role of the epidermis in the control of scarring: evidence for mechanism of action for silicone gel. J Plast Reconstr Aesthet Surg. 2008; 61(10):1219–1225

[21] Tanenbaum M. Skin and tissue techniques. In: McCord CD, Tanenbaum M, Nunery WR, eds. Oculoplastic Surgery. 3rd ed. New York: Raven Press; 1995:1–49

[22] Younis I, Bhutiani RP. Taking the 'ouch' out - effect of buffering commercial xylocaine on infiltration and procedure pain - a prospective, randomised, double-blind, controlled trial. Ann R Coll Surg Engl. 2004; 86(3):213–217

第2章
应用解剖
Applied Anatomy

摘要	"应用解剖"介绍了详细而实用的解剖学，可直接应用于本书中描述的外科手术流程和各种临床问题。外科医生必须很好地认识眼睑、眼眶、鼻腔和面部的解剖结构及潜在的神经血管结构，这是外科医生进行眼部整形、眼外伤、眼眶或泪道手术的必要条件。外科医生对该部位解剖学的知识掌握得越好，就越容易理解本书中的手术，并且更有可能成功地应用。

关键词： 眼整形手术、解剖学、眼睑、眉毛、眼眶、泪腺系统、鼻、面部

一、概述

扎实的眼睑、眼眶、鼻腔和面部解剖学知识，对于外科医生进行眼部、面部、眼眶和泪道手术至关重要。掌握了良好的解剖学知识后，本书中所描述的手术操作就更容易理解，更能成功地应用。本章展示了详细而实用的解剖学描述，这些描述可直接应用于手术操作和各种临床问题。

二、眼睑

成人正常睑裂的垂直高度在 8～11mm。上睑的顶点通常位于瞳孔中线鼻侧。睑裂的水平长度为 30～32mm。上下睑之间的夹角约为 60°。眼睑的外侧面与眼球接触，但在内侧，眼睑与眼球分离，从而形成了一个空间——泪湖。泪湖内有泪阜，在泪阜的外侧有半月皱襞（图 2-1A）。在泪阜和半月皱襞之间的平面通常用于进入眶内侧壁（如排出骨膜下脓肿）。这就是所谓的经泪阜入路（图 2-1B 和 C）。

外眦角通常比内眦角高出 2～3mm（图 2-2）。在对外眦角进行手术时应考虑该角度及其位置（例如，通过下睑成形术将眼睑侧向拉紧）。

眼睑后缘被结膜上皮覆盖，并在灰线处与被皮肤覆盖的前缘相接。睑板腺孔位于结膜上皮内，睫毛出现在皮肤内。眼睑可分为 5 个结构平面，即眼睑皮肤和浅筋膜、眼轮匝肌、眶隔、眼睑缩肌、睑板和结膜。

上睑皮肤皱褶由上睑提肌腱膜的表面附着在眼轮匝肌和皮下组织中而形成（图 2-3）。

上睑皮肤皱褶在高度上各有差异，男性的皱褶一般位于睑缘上方 5～6mm 处，而女性的皱褶一般位于睑缘上方 7～8mm 处。皱褶向内侧延伸至睑缘 3～4mm 上方处；外侧位于睑缘上方 5～6mm 处（图 2-4）。当进行上睑下垂或上睑成形术，标记上睑皮肤皱褶的理想位置时，应考虑到这一点。

在亚裔中，上睑皮肤皱褶通常发育不良或缺失，因为眶隔插入上睑提肌腱膜的位置较低（图 2-5）。这种解剖结构使得腱膜前脂肪进一步延伸到眼睑。

1. 眼睑皮肤　眼睑皮肤是人体最薄的皮肤，其独特之处在于不含皮下脂肪（图 2-6）。再加上与下睑皮肤颜色的匹配，使得上睑可作为重建下睑小块全厚植皮物理想的供区。与从其他供体部位获取的皮肤不同，可以轻松、快速地去除皮肤，并且不需要修薄。当外科医生将上睑用作植皮供区时，必须小心，以免引起兔眼（眼

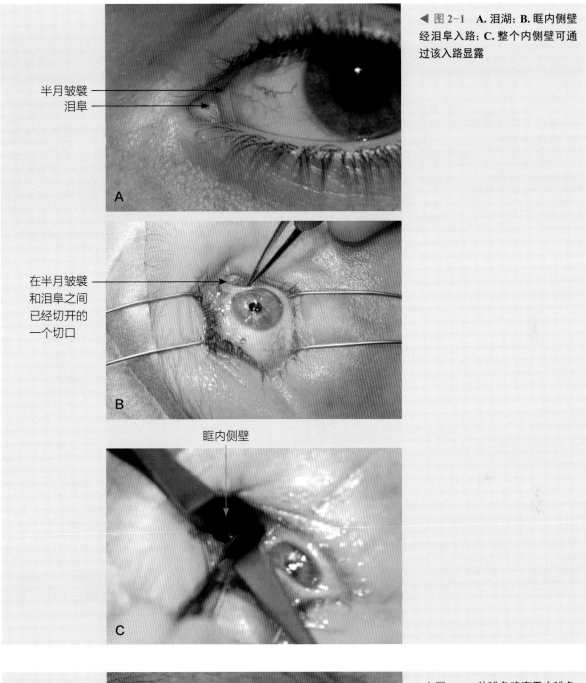

◀ 图 2-1　**A.** 泪湖；**B.** 眶内侧壁经泪阜入路；**C.** 整个内侧壁可通过该入路显露

半月皱襞

泪阜

在半月皱襞和泪阜之间已经切开的一个切口

眶内侧壁

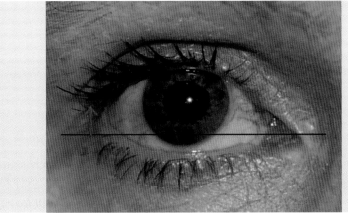

◀ 图 2-2　外眦角略高于内眦角

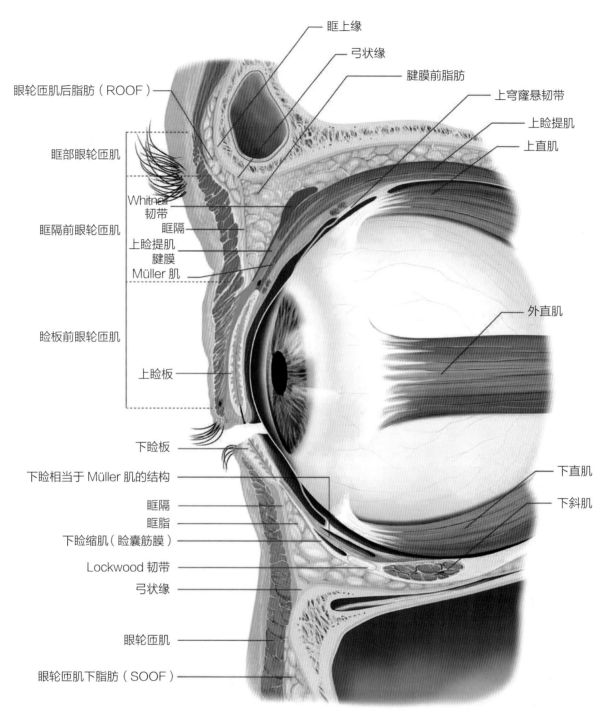

眶上缘

弓状缘

腱膜前脂肪

眼轮匝肌后脂肪（ROOF）

上穹窿悬韧带

上睑提肌

上直肌

眶部眼轮匝肌

Whitnall 韧带

眶隔

上睑提肌

腱膜

Müller 肌

眶隔前眼轮匝肌

睑板前眼轮匝肌

上睑板

外直肌

下睑板

下睑相当于 Müller 肌的结构

眶隔

眶脂

下睑缩肌（睑囊筋膜）

Lockwood 韧带

弓状缘

下直肌

下斜肌

眼轮匝肌

眼轮匝肌下脂肪（SOOF）

▲ 图 2-3　上、下睑及其邻近结构的解剖

睑闭合不全）。

2. 眼轮匝肌　眼轮匝肌的解剖分为三部分（图 2-7），即眶部、眶隔前和睑板前部。

眼轮匝肌的眶部位于骨性眶缘之上。它起始于泪前嵴前方的上颌骨额突、额骨眶突和内眦韧带。眼轮匝肌的纤维绕过眶缘，在外眦处没有中断，骨性止点恰好位于起点的下方。

眼轮匝肌的睑部从眶缘延伸到睑缘。肌纤维绕眼睑周围分布，内、外侧分别锚定于内、外眦韧带。眼轮匝肌的睑部进一步细分为眶隔前眼轮匝肌和睑板前部眼轮匝肌。

眼轮匝肌的眶隔前部分位于上、下睑眶隔的浅面。其肌肉纤维以垂直的方式从内眦韧带的上、下缘起始。上睑的肌肉从前、后头起始。

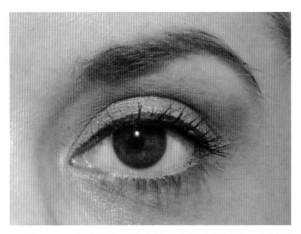

▲ 图 2-4　1 例典型的西欧女性的上睑皮肤皱褶。内侧皱褶延伸至睑缘上方 3～4mm 处，中央至睑缘上方 7～8mm 处，外侧在睑缘上方 5～6mm 处

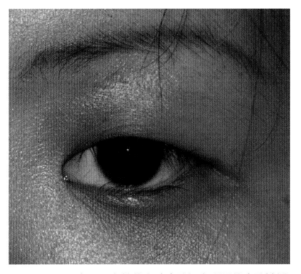

▲ 图 2-5　1 名亚洲女性的上睑皮肤没有明显的皮肤皱褶

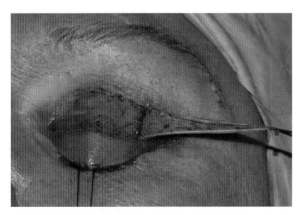

▲ 图 2-6　在上睑整形术中，分离睑眼轮匝肌前皮肤。同时还进行了颞部的提眉术。眼睑的皮肤很薄，没有皮下脂肪

较宽的前头从内眦韧带共同部分的上表面起始。后头起始于内眦韧带的上支和后支。下睑的眶隔前眼轮匝肌起始于共同的整个全长内眦韧带所形成的一个单头。

内眦韧带上支通过一层纤维血管筋膜与泪囊底部融合（图 2-8）。当眶隔前眼轮匝肌深头通过这个筋膜拉动泪囊时，就形成了泪泵机制。眶隔前眼轮匝肌在眼睑周围呈弧形伸展，终止于外侧水平缝。

睑板前眼轮匝肌位于睑板浅层。上、下睑的肌肉纤维都是从内眦韧带通过浅头和深头起始。浅头从眼睑延伸，并继续向前延伸至内眦韧带的上、下支。内眦韧带和泪小管周围的肌肉增厚，分别位于上、前、下。这些肌肉纤维的收缩也有助于泪泵机制的形成。

在靠近泪总管的地方，睑板前眼轮匝肌的深头融合在一起形成一个突出的肌肉纤维束称为 Horner 肌，延伸到内眦韧带后支的后面（图 2-8）。Horner 肌向后继续延伸，止于泪后嵴，紧靠内眦韧带后支。少数纤维沿眶内侧壁向后延伸 3～5mm，当 Horner 肌进入泪后嵴时，与上睑提肌腱膜内角、眶隔后腱膜层和内直肌的支持韧带融合。

要　点
Horner 肌的作用是在眼睑闭合过程中维持内眦角的后位，使眼睑紧贴眼球而收紧，普遍认为这个功能也是形成泪泵的机制。

睑板前眼轮匝肌纤维沿外眦韧带与外侧水平缝表面连接在一起。另外一束细肌纤维沿着上、下睑缘延伸。这些被称为 Riolan 肌肉。它们牢牢地固定在睑板上，止于内侧的泪液排泄系统的泪点和壶腹。一些较深的纤维向后穿行，并与睑板前眼轮匝肌的深头融合。这些肌肉纤维向不同方向延伸，不同于眼轮匝肌的其他部分。

要　点
对眼轮匝肌解剖结构的详细了解，是保守性或根治性眼轮匝肌切除术治疗原发性眼睑痉挛成功的关键。

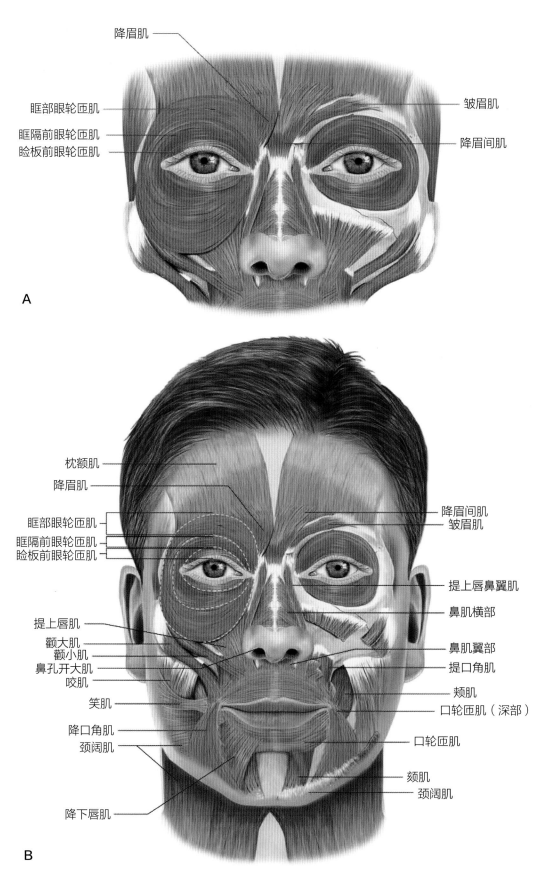

降眉肌

眶部眼轮匝肌
眶隔前眼轮匝肌
睑板前眼轮匝肌

皱眉肌

降眉间肌

A

枕额肌
降眉肌

眶部眼轮匝肌
眶隔前眼轮匝肌
睑板前眼轮匝肌

提上唇肌
颧大肌
颧小肌
鼻孔开大肌
咬肌
笑肌
降口角肌
颈阔肌

降下唇肌

降眉间肌
皱眉肌

提上唇鼻翼肌

鼻肌横部

鼻肌翼部
提口角肌

颊肌

口轮匝肌（深部）

口轮匝肌

颏肌
颈阔肌

B

▲ 图 2-7　A. 使眉下降的肌肉；B. 面部表情肌

位于眼轮匝肌和眶隔提肌筋膜复合体之间的，是一个由疏松网状组织构成的无血管筋膜层。该筋膜层延伸到睑缘形成灰线。灰线本身标志着皮肤肌肉前板层与睑板结膜后板层的解剖分离。

> **要 点**
>
> 眼轮匝肌后筋膜平面是手术中的重要层次，因为分离过程中出血少，可在上睑下垂手术的初始阶段就能仔细分辨出下方的眶隔。通过此平面可分离至眶上缘和眶下缘，并且出血少（图 2-6）。

眼轮匝肌后筋膜平面可使眼轮匝肌和眶隔之间有轻微滑动，同时保持完整的板层结构。在上睑手术中，眼轮匝肌后筋膜平面上纤维连接的中断会导致前入路提肌前徙术或上睑成形术后前板下滑。前板下滑可通过在手术结束关闭皮肤时用 7-0 Vicryl 缝合线将眼轮匝肌和皮缘固定在上睑提肌腱膜上来预防。

在眶部眼轮匝肌后的上方和下方有一层深层脂肪，即眼轮匝肌下脂肪（suborbicularis oculi fat，SOOF），位于眶下缘上方。眼轮匝肌后脂肪（retroorbicularis oculi fat，ROOF）位于眶上缘上方（图 2-9）。

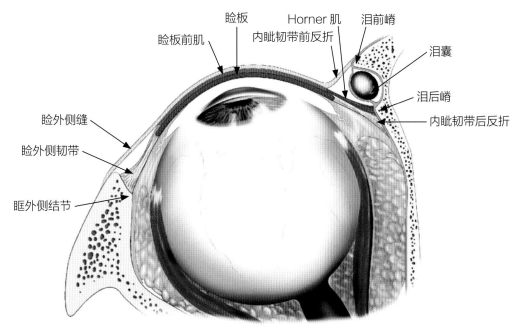

睑板前肌　睑板　Horner 肌　泪前嵴
内眦韧带前反折　　泪囊
睑外侧缝　　泪后嵴
睑外侧韧带　　内眦韧带后反折
眶外侧结节

▲ 图 2-8　**Horner 肌**

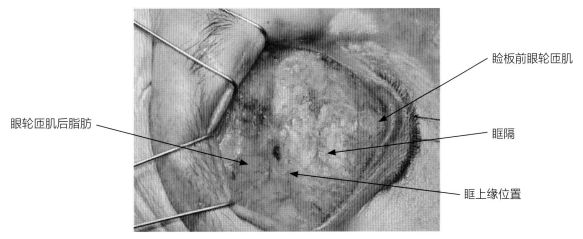

睑板前眼轮匝肌
眼轮匝肌后脂肪　　眶隔
眶上缘位置

▲ 图 2-9　该患者为了控制眼睑痉挛，行必要的眼轮匝肌切除手术，显露眶隔和眼轮匝肌后脂肪

要 点

颧骨微突的患者行 SOOF 提升可以改善下睑成形术的效果。认识到 ROOF 的下降会导致眉毛下垂是非常重要的。

---

3. 眶隔　眶隔是沿着眶上缘和眶下缘的弓状缘延续而成的一层不同厚度的纤维性多层膜，在视频 2-1 的下睑经结膜睑成形术中展示该结构。年轻患者的眶隔通常相对较厚，在术中很容易识别（图 2-10）。

相反，老年患者的眶隔可能很薄，并且可能出现裂缝。眶隔与眶骨膜内层延续。在眶内，眶骨膜贴于骨性眶壁上，由骨膜外层和与眶筋膜相连的内层组成。2 层在弓状缘处分离，骨膜外层越过眶缘移行为前额和面部骨骼的骨膜。在上睑处，内层筋膜在弓状缘处进一步分成 2 层。浅层越过眉部，与额肌的深筋膜和眉部上方的帽状腱膜延续，深层形成上睑眶隔。在下睑处，内层筋膜延续至眼睑，形成眶隔（图 2-11）。

在外侧，眶隔止于外眦韧带，并从外眦韧带后面越过，止于外侧支持带及上睑提肌外侧角。在眼眶的上内侧，眶隔沿泪后嵴向下方和后方延伸。在这里止于 Horner 肌和内眦韧带后支。眶隔绕过泪孔边缘，与泪囊筋膜融合（图 2-12）。在内侧，下眶隔在泪前嵴与上眶隔相连接。

在眶缘上内侧，眶隔变薄并裂开，使得滑车下神经血管束及眼上静脉分支通过。在上睑中部，眶隔下极与上睑提肌腱膜前表面融合。眶隔与上睑提肌腱膜融合的位置距睑板上极 3～5mm 至 10～15mm。在下睑，眶隔与睑板筋膜囊融合在距睑板下极几毫米的地方。该筋膜整体止于下睑板下缘。

眶隔在手术过程中很容易识别，因为它与弓状缘相连，对牵拉有很强的阻力。腱膜前脂肪团位于上、下睑眶隔的后方。很重要的一点是，不要把延伸到上睑筋膜后平面的眉部脂肪团与腱膜前脂肪团相混淆。在这类患者中，眶隔可能被错误地识别为上睑提肌腱膜，该隔层的不

慎推进将导致明显的眼睑闭合不全。同样重要的是，在没有先分离眶隔的情况下，不要推进下睑的睑囊筋膜，以防止下睑退缩。眼睑手术后不能缝合眶隔，这可能会不慎导致眼睑的缩短，从而导致眼睑闭合不全或眼睑退缩。

要 点

很重要的一点是，不要把延伸到上睑的筋膜后平面的眉部脂肪团和筋膜前脂肪团相混淆。

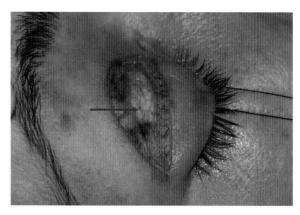

▲ 图 2-10　上睑成形术
一条皮肤连同中间部分眼轮匝肌被去除，显露眶隔（箭）

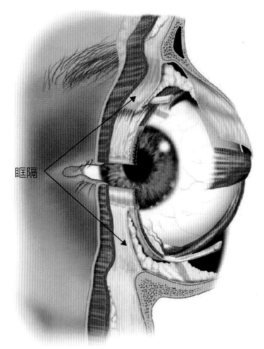

眶隔

▲ 图 2-11　眶隔及其与眶骨膜的关系

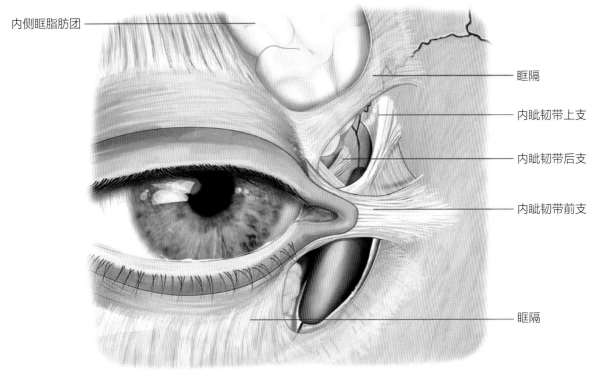

内侧眶脂肪团

眶隔

内眦韧带上支

内眦韧带后支

内眦韧带前支

眶隔

▲ 图 2-12 内眦韧带的解剖结构

在下睑手术中，如果不先打开眶隔而先推进睑囊筋膜，可能会导致下睑退缩。

4. 睑板 睑板由致密的纤维组织组成，为眼睑提供主要的结构完整性。上睑板和下睑板的水平长度约 25mm，并且轻微弯曲。睑板厚 1～1.5mm，上睑睑板的垂直高度为 8～12mm，下睑睑板为 3.5～4mm。睑板的内侧和外侧在内、外眦韧带处逐渐变细至 2mm。一排约 25 个睑板腺位于上睑板，约 20 个位于下睑板。睑板腺是多分叶的全分泌皮脂腺，由一根微小的中央导管排空。导管开口于灰线后的睑缘后部。该腺体生成角膜前泪膜的脂质层。

5. 眦韧带 睑板在内侧继续形成纤维带，形成内眦韧带的脚。这些脚位于前面的眼轮匝肌和后面的结膜之间。上、下脚融合形成内眦韧带总腱。韧带通过前、后、上 3 支止于邻近的骨骼。前支止于泪前嵴前上方的上颌骨眶突（图 2-12）。

止点处韧带宽度为 4～5mm，前支为内眦角提供主要支撑。后支起始于邻近上、下脚交界处的总腱，在上、下泪小管之间的后部穿行。后支沿泪囊后外侧延伸，继续向后延伸呈扇形

展开，形成一个垂直高度为 6～9mm 的宽片。后支止于 Horner 肌前面的泪后嵴，在内眦角形成向后的力来维持眼睑和眼球的紧密贴合。

<table>
<tr><td>要 点</td></tr>
</table>

内眦韧带的后支止于泪后嵴，这对于在内眦角形成向后的力十分重要，以保持眼睑与眼球的紧密贴合。这点必须被重视（如下睑撕脱），以防止下睑的前向错位。

内眦韧带上支起于前支和后支，向上 7～10mm 止于额骨眶突（图 2-8）。上支可以在垂直方向上稳固内眦角，也可在泪泵机制的形成中起作用（图 2-8）。

睑板向外延伸成界限不清的纤维束，成为外眦韧带的上、下脚。外眦韧带长 5～7mm。在上、下脚融合处约 3mm，其止于眶外侧结节 1.5mm 处，增宽至 6～7mm（图 2-13A）。上睑提肌腱膜的外角与外眦韧带的上缘融合。外眦韧带和上睑提肌外侧角向上延伸至额颧缝下 4～5mm 处，形成宽的腱样止点（图 2-13B）。

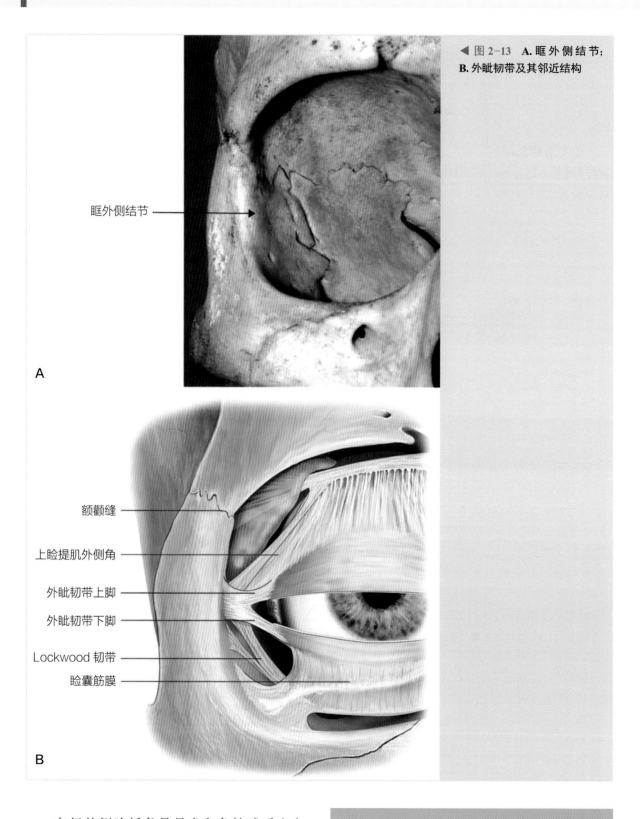

▲ 图 2-13　A. 眶外侧结节；
B. 外眦韧带及其邻近结构

眶外侧结节

额颧缝

上睑提肌外侧角

外眦韧带上脚

外眦韧带下脚

Lockwood 韧带

睑囊筋膜

A

B

在行外侧睑板条悬吊术和急性球后出血的快速眼眶减压术中，需离断外眦韧带下脚。由于邻近重要的结构（如上睑提肌外侧角、Whitnall 韧带和泪腺），外眦韧带上脚的离断可能会导致明显的病变（图 2-9）。

要　点

外眦韧带上脚必须仔细分离，因为上睑提肌和 Whitnall 韧带的外侧角可能受损，导致外侧上睑下垂，泪腺也可能会受损。

下脚的纤维沿着眶外侧壁向后延伸，与外侧抑制韧带的纤维融合。沿着外眦韧带复合体，Whitnall 上悬韧带的下外侧纤维和 Lockwood 下悬韧带的外侧部分止于外侧结节，形成外侧支持带（图 2-14）。

睑囊前脂肪团的一个小分叶向上延伸到眶隔与外侧韧带之间。这就是"Eisler 袋"。它类似于滑液囊的作用，使得外侧韧带在眼睑活动时可有独立的动度，尤其在侧视时。

6. 腱膜前脂肪团 上睑腱膜前脂肪团和下睑囊前脂肪团是眶外脂肪向前的延伸。脂肪团被眼前眶隔系统向前延伸的薄纤维鞘包裹着。脂肪囊内的脂肪小叶被细小的小叶间隔包围。脂肪团周围的纤维鞘通过非常细的纤维带与上覆的眶隔和下面的上睑提肌腱膜相连。眼睑脂肪团是识别位于其后面的眼睑缩肌的重要外科标志（图 2-2）。

> **要 点**
>
> 眼睑脂肪团是识别位于其后面的眼睑缩肌的重要外科标志。

上睑有 2 个脂肪团，即内侧脂肪团和中央脂肪团（图 2-15）。它们被细小的筋膜带分开，筋膜带与滑车相连。内侧脂肪团较中央脂肪团苍白，小叶间隔较厚且丰富，在上睑外侧，泪腺位于眶缘后方的泪腺窝（图 2-13B）。

泪腺位于独立的自身筋膜室内。如果泪腺的筋膜支撑系统变松弛，腺体可能会脱垂到眼睑的外侧，一定不要误认为是腱膜前脂肪（图 2-16）。

泪腺外观表现为非常特别的粉红色（图 2-17）。不同于腱膜前脂肪，它显得很紧实。

下睑有 3 个脂肪团，每个脂肪团由纤维隔隔开，纤维隔与眼眶结缔组织系统相连（图 2-18）。中央脂肪团和外侧脂肪团由被称为弓状扩张的结缔组织带分隔开，从 Lockwood 韧带延伸到下外侧眶缘（图 2-19）。下斜肌在内侧脂肪团和中央脂肪团之间走行（图 2-20）。

7. 眼睑缩肌 上睑提肌起始于 Zinn 环上方的蝶骨小翼和视神经管上外侧（图 2-21）。该肌约 35mm 长，在它的起始处约 4mm 宽，在眼眶的中段增宽至约 8mm 宽。该肌向前延伸，与上直肌密切相邻（图 2-2）。上睑提肌和上直肌

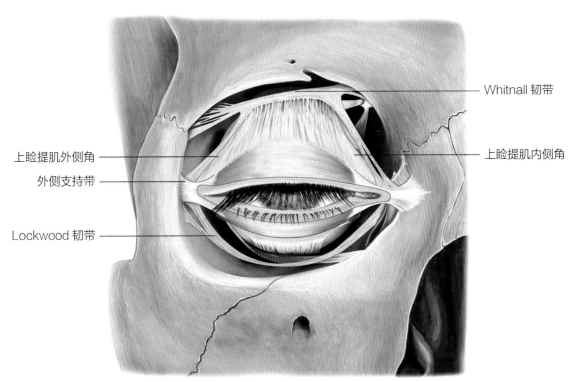

外侧支持带标注：
- Whitnall 韧带
- 上睑提肌内侧角
- 上睑提肌外侧角
- 外侧支持带
- Lockwood 韧带

▲ 图 2-14 外侧支持带

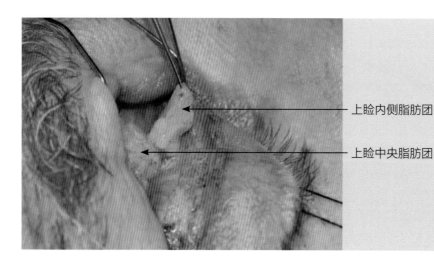

◀ 图 2-15　上睑内侧和中央脂肪团，内侧脂肪团比中央脂肪团更苍白

上睑内侧脂肪团

上睑中央脂肪团

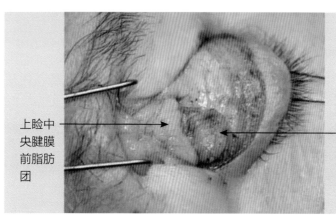

◀ 图 2-16　脱垂的泪腺与上睑中央腱膜前脂肪团形成对照

上睑中央腱膜前脂肪团

脱垂的泪腺

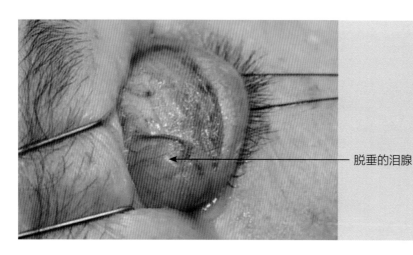

◀ 图 2-17　脱垂的泪腺显示其独特的颜色

脱垂的泪腺

由眶上筋膜系统的纤维束连接。广泛的纤维组织束将上睑提肌鞘和下面的上直肌相连，并将 Whitnall 韧带后的上结膜穹窿和 Tenon 囊（译者注：即眼球筋膜囊）连接起来。

这些纤维组织束起着抑制韧带的作用，但允许上睑协调运动和垂直眼注视位置的改变。上睑提肌在眶上缘后增宽至约 18mm。在该位置，可以看到不同厚度和密度的肌肉沿着肌鞘水平方向走行。这就是 Whitnall 上横韧带（图 2-22）。

Whitnall 韧带在内侧与滑车相邻的筋膜连接，在外侧止于泪腺囊和额骨下部的眶骨膜（图 2-14）。

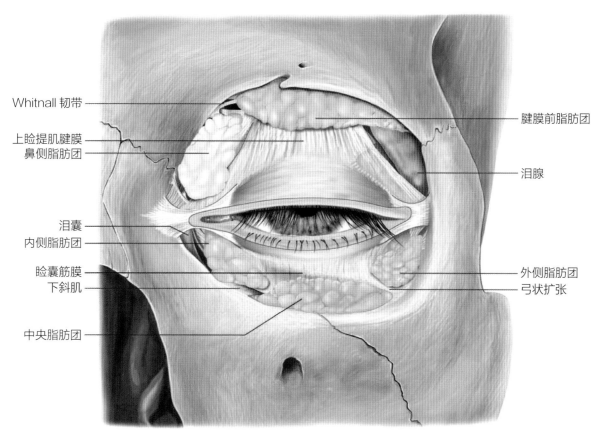

Whitnall 韧带

上睑提肌腱膜
鼻侧脂肪团

泪囊
内侧脂肪团

睑囊筋膜
下斜肌

中央脂肪团

腱膜前脂肪团

泪腺

外侧脂肪团
弓状扩张

▲ 图 2-18 上、下睑脂肪团

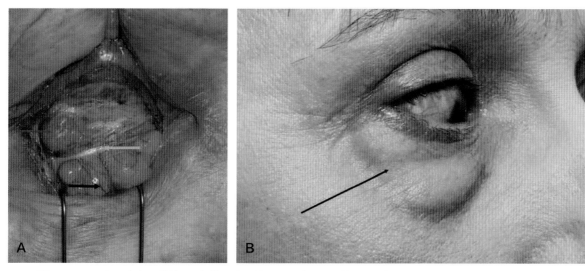

▲ 图 2-19 **A.** 右下睑由弓状扩张（绿箭）分隔的外侧脂肪团（红箭）和中央脂肪团（黑箭）；**B.** 该患者弓状扩张（箭）的位置，其外侧脂肪团和中央脂肪团已脱垂

韧带在内、外侧紧紧地附着在上睑提肌鞘上，但在中间非常松散地附着在上睑提肌上。一层非常薄的筋膜层从 Whitnall 韧带经过，止于眶上缘。

Whitnall 韧带似乎起到抑制韧带的作用，以限制向后移动的上睑提肌和上直肌。Whitnall 韧带与 Lockwood 韧带共同形成一个眶周的筋膜环。在上睑下垂手术中，Whitnall 韧带应尽

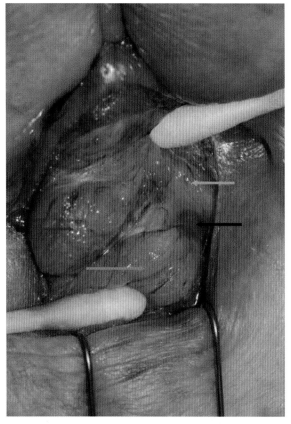

▲ 图 2-20　外侧脂肪团（红箭）、中央脂肪团（蓝箭）和内侧脂肪团（绿箭）及下斜肌（黑箭），下斜肌位于内侧和中央脂肪团之间

可能保持完整。切断 Whitnall 韧带会导致上睑提肌脱垂。失去该支撑，会导致比需要的更广泛的切除。该韧带在上睑下垂手术中也可作内悬吊处。

> **要　点**
>
> 在上睑下垂手术中，Whitnall 韧带应尽可能保持完整。

　　上睑提肌附着在纤维状的上睑提肌腱膜上，紧靠 Whitnall 韧带（图 2-2）。上睑提肌腱膜继续向下 15～20mm 止于前睑板表面上 2/3 处（图 2-2）。纤细的纤维继续从上睑提肌腱膜向前延伸止于睑板前轮匝肌及皮肤的间隔上（图 2-2）。上睑提肌腱膜的纤维后拉睑板前皮肤、肌肉和眼轮匝肌，防止这些结构在眼睑抬高时悬垂。上睑皮肤皱褶标记着这些层次附着的上限。上睑提肌腱膜断裂会导致上睑皮肤皱褶明显上移（图 2-23）。

　　上睑提肌腱膜从 Whitnall 韧带向下延伸变宽，形成上睑提肌内、外侧角（图 2-24）。

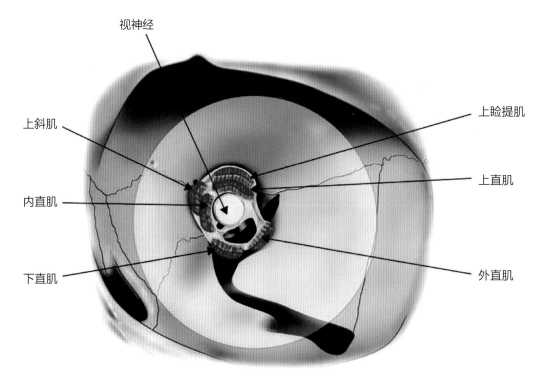

▲ 图 2-21　上睑提肌的起始

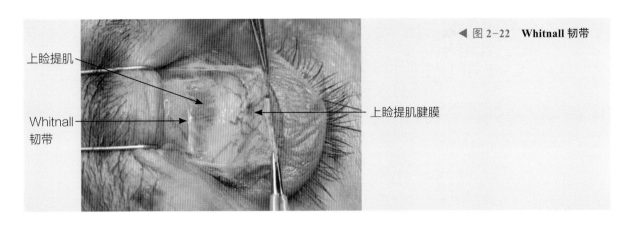

上睑提肌

Whitnall
韧带

上睑提肌腱膜

◀ 图 2-22 **Whitnall 韧带**

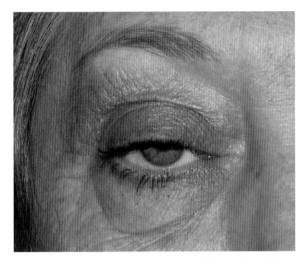

▲ 图 2-23 该患者的上睑下垂是上睑提肌腱膜断裂的结果。皮肤皱褶明显上移是这种上睑下垂典型的症状

老年患者内侧角较为纤细，是导致上睑向外侧移位的原因。外科医生必须小心，避免在术中对内侧角造成进一步损伤，这会导致上睑板进一步的外移，以及眼睑最高点的暂时性移位。外侧角是个更清晰的结构，它将泪腺分为眼眶叶和眼睑叶（图 2-25）。

在外侧支持带水平，外侧角止于颧骨的眶外侧结节（图 2-14）。它还与下睑的睑囊筋膜的纤维相连。

上睑提肌腱膜的内侧角止于内眦韧带的后脚和泪后嵴上（图 2-24）。内、外侧角协助上睑提肌产生的力量沿着上睑提肌腱膜分布，使眼睑中间部分能够最大限度地抬高。在进行上

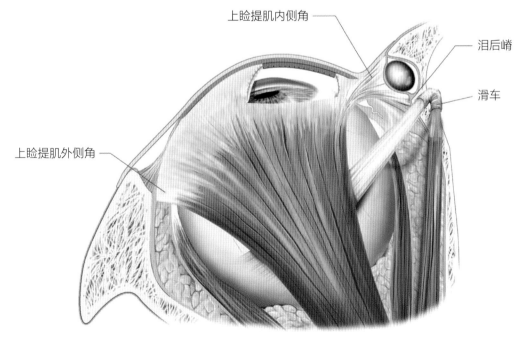

上睑提肌内侧角

泪后嵴

滑车

上睑提肌外侧角

▲ 图 2-24 上睑提肌的内、外侧角

45

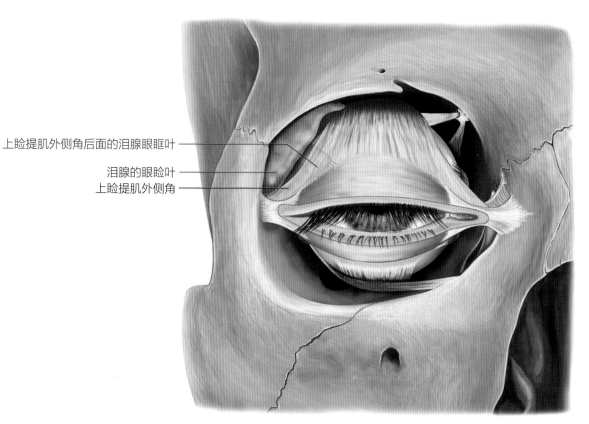

上睑提肌外侧角后面的泪腺眼眶叶 ——
泪腺的眼睑叶 ——
上睑提肌外侧角 ——

▲ 图 2-25　上睑提肌外侧角将泪腺分为眼眶叶和眼睑叶

睑提肌腱膜短缩术治疗甲状腺相关眼睑退缩时，上睑提肌腱膜外侧角被切断。相反，在处理上睑下垂行上睑提肌腱膜前徙术中，提肌角应尽可能保留。

要　点
上睑提肌腱膜前徙手术中，上睑提肌的内、外侧角应保留。老年患者上睑提肌内侧角的损伤将导致睑板向外侧移位。

　　Müller 肌通过一个非常松散的结缔组织层与其上的上睑提肌腱膜连接。在上睑下垂手术中，这个无血管平面通常可以很容易地剥离开（图 2-26）。

　　Müller 肌起始于上睑提肌下表面，在 Whitnall 韧带的远端（图 2-2）。Müller 肌在上睑提肌腱膜后方向下延伸。它长 8～12mm，厚 0.1～0.5mm，止于睑板上界的前缘（图 2-2）。在肌内侧有 1 个小脂肪团，不应误认为是随着

年龄的增长或由甲状腺眼病引起的肌肉脂肪变性（图 2-27）。

　　Müller 肌由交感神经纤维支配，交感神经纤维通过颈内神经丛进入眼眶。这些交感神经纤维起源于下丘脑（图 2-28）。支配 Müller 肌

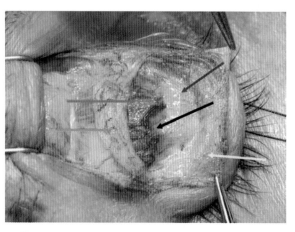

▲ 图 2-26　翻开上睑提肌腱膜，显示上睑提肌腱膜与下方的 Müller 肌之间的无血管平面。绿箭示上睑提肌腱膜；蓝箭示 Müller 肌；红箭示睑板；黑箭示上睑板血管弓；黄箭示向前翻开睑板前眼轮匝肌

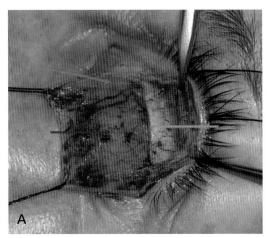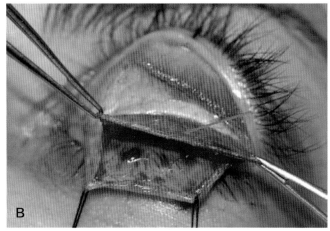

▲ 图2-27 **A**. 后入路 **Müller** 肌切除过程中的初始剥离，内侧显露小脂肪团。可见 **Müller** 肌附着在结膜上，回缩的上睑提肌腱膜可视为"白线"。蓝箭示小脂肪团；红箭示 **Müller** 肌；绿箭示提肌腱膜反折。**B. Müller** 肌从结膜分离，并附着在上睑提肌腱膜上，如后入路 **Müller** 肌（蓝箭）切除术中所见

的交感神经破坏会导致 Horner 综合征，出现上睑下垂。

下睑的睑囊筋膜起始于 Lockwood 韧带、下直肌和下斜肌鞘的纤维层（图 2-2）。向上延伸至睑板下缘 4～5mm 处与眶隔融合（图 2-2）。在此处开始，形成共同筋膜层向上延伸，止于睑板下缘。细纤维从该筋膜层连接眶隔和皮肤，形成类似于上睑的下睑皱褶。

类似于上睑 Müller 肌的平滑肌纤维位于睑囊筋膜后方，形成一个非常薄的肌层（图 2-2）。这些纤维还受到交感神经的支配。由于此原因，交感神经支配的这些肌纤维中断可导致下睑轻微上升，见于 Horner 综合征（图 2-29）。上睑下垂和下睑上升是 Horner 综合征患者出现明显眼球内陷的原因。

8. 结膜　结膜是一种黏膜，可大概分为睑部、穹窿部和球部。眼睑部分非常紧密地附着在上、下睑板的后表面，无法与之分离。这部分也紧贴上睑 Müller 肌和下睑平滑肌纤维（图 2-3）。

眼睑部分延续至穹窿部分。上穹窿位于上角膜缘上方约 10mm 处。上穹窿由细纤维悬韧带支撑，该纤维悬韧带来自上睑提肌和上直肌的筋膜。下穹窿位于下角膜缘下约 8mm 处，由起始于 Lockwood 韧带的悬韧带支撑。它位于睑囊筋膜后方，具有向下凝视时收缩穹窿的功能。

结膜含有一系列小副泪腺。淋巴管和感觉神经分布在黏膜下层。内眦角内由皮脂腺、汗腺和细毛组成的小而隆起的结构是泪阜。结膜的垂直皱褶，即半月皱襞，位于泪阜的外侧。通过在这 2 个结构之间的切口可以进入眶内侧壁（例如，经泪阜入路骨膜下眶内脓肿合并眼眶蜂窝织炎的引流术）。

9. 眼睑感觉神经分布　眼睑的感觉神经支配是由三叉神经的眼支和上颌支提供。上睑由眶上神经、滑车上神经和泪腺神经支配（图 2-30）。

上、下睑内侧由滑车下神经支配，同时滑车下神经的分支也支配相邻眉部、前额和鼻的部分（图 2-30）。上睑和颞外侧由上颌神经的颧-颞支支配（图 2-30）。下睑的中央部分由上颌神经的眶下支支配，下睑的外侧由上颌神经的颧支支配。眶周感觉神经支配的更详细描述将在本章的后面部分介绍。

10. 眼睑血管分布　眼睑有着非常丰富的血液供应和多个吻合支（图 2-31A）。眼睑前层由颈外动脉分支供应，即面横动脉、颞浅动脉和内眦动脉与通过眼眶的血管多处吻合（图 2-31）。眼睑后层由血管弓提供。上睑睑缘血管弓在睑缘上方约 2mm 水平走行（图 2-31）。其外围的血管弓沿着睑板上缘在上睑提肌腱膜与 Müller 肌之间走行（图 2-26 和图 2-31B）。

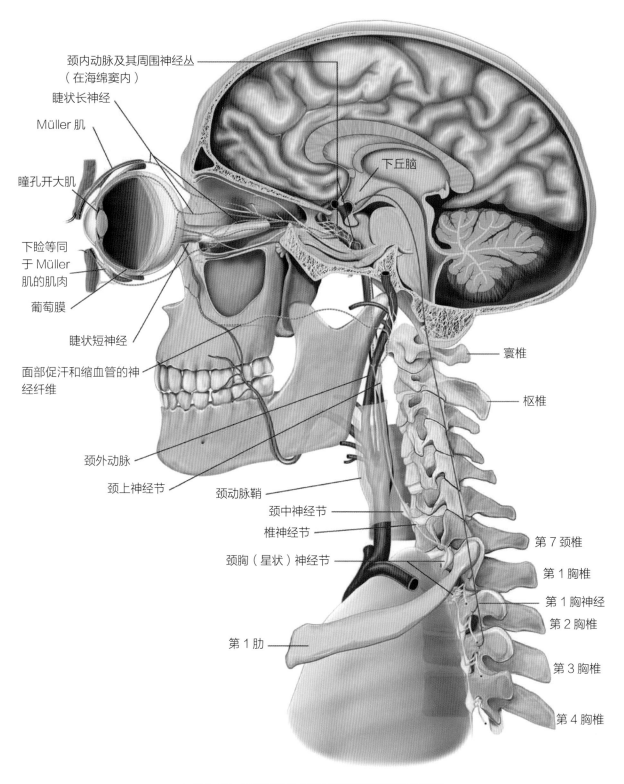

颈内动脉及其周围神经丛
（在海绵窦内）

睫状长神经

Müller 肌

瞳孔开大肌

下睑等同
于 Müller
肌的肌肉

葡萄膜

睫状短神经

面部促汗和缩血管的神
经纤维

颈外动脉

颈上神经节

下丘脑

寰椎

枢椎

颈动脉鞘

颈中神经节

椎神经节

颈胸（星状）神经节

第 1 肋

第 7 颈椎

第 1 胸椎

第 1 胸神经

第 2 胸椎

第 3 胸椎

第 4 胸椎

▲ 图 2-28　交感神经从大脑下丘脑到眼和眼睑的路径

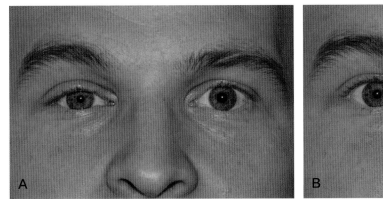
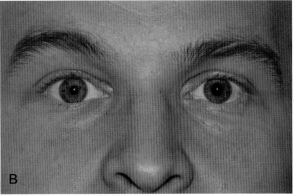

▲ 图 2-29　**A. 1** 例患有右侧 Horner 综合征的患者。右下睑的位置明显抬高，再加上上睑下垂，给人一种右眼球内陷的印象。患者还有代偿性不自主右额肌过度活动。**B.** 滴注 **1%** 肾上腺素 **2min** 后，右眼上睑下垂消失，下睑已恢复至正常位置

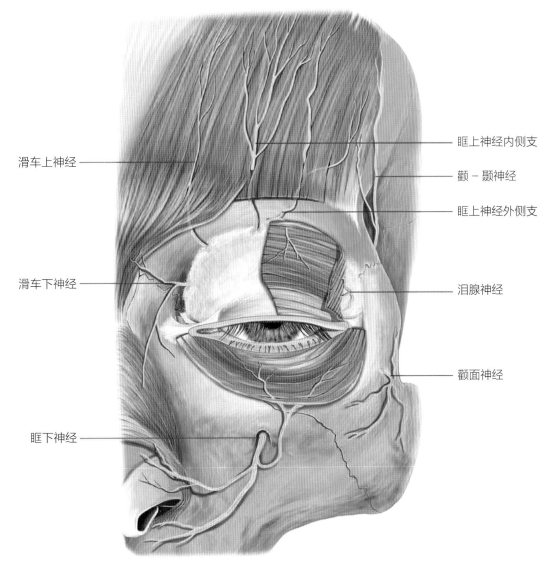

滑车上神经

滑车下神经

眶下神经

眶上神经内侧支

颧 - 颞神经

眶上神经外侧支

泪腺神经

颧面神经

▲ 图 2-30　眼睑和眶周区域的感觉神经支配

49

这些血管弓在内侧由上睑内侧动脉，即眼动脉的终末分支供应；在外侧，血管弓由上睑外侧动脉，即泪腺动脉的分支供应（图 2-31）。更多眶周血管供应的详细描述将在本章后面介绍。

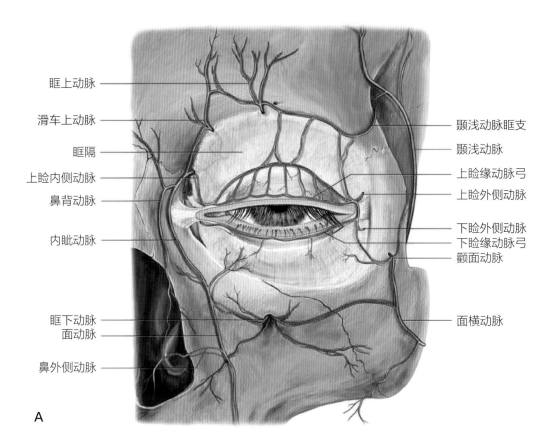

眶上动脉
滑车上动脉
眶隔
上睑内侧动脉
鼻背动脉
内眦动脉
眶下动脉
面动脉
鼻外侧动脉

颞浅动脉眶支
颞浅动脉
上睑缘动脉弓
上睑外侧动脉
下睑外侧动脉
下睑缘动脉弓
颧面动脉
面横动脉

A

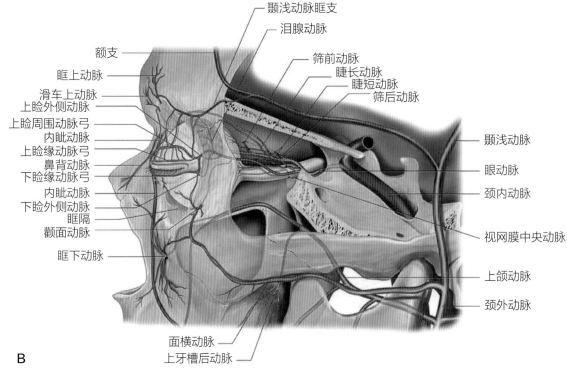

颞浅动脉眶支
泪腺动脉
筛前动脉
睫长动脉
睫短动脉
筛后动脉

额支
眶上动脉
滑车上动脉
上睑外侧动脉
上睑周围动脉弓
内眦动脉
上睑缘动脉弓
鼻背动脉
下睑缘动脉弓
内眦动脉
下睑外侧动脉
眶隔
颧面动脉
眶下动脉

颞浅动脉
眼动脉
颈内动脉
视网膜中央动脉
上颌动脉
颈外动脉

面横动脉
上牙槽后动脉

B

▲ 图 2-31　A. 眼睑的血管解剖；B. 眼睑和眼眶的血管解剖

11. 眼睑淋巴管　眼睑的淋巴引流管广泛且发达，位于眶隔前。上睑外侧 2/3 和下睑外侧 1/3 的淋巴向外下汇入腮腺深部淋巴结、腮腺浅表淋巴结、下颌下淋巴结。上睑内侧 1/3 和下睑内侧 2/3 的淋巴汇入颈部前淋巴结（图 2-32）。这些淋巴通道的广泛破坏将导致淋巴水肿。

三、眉毛

眉毛由眶上突起表面的增厚皮肤组成，眉毛与眶上突之间为眉部脂肪团（图 2-3）。眉毛包含从皮肤表面斜向长出的粗糙毛发。眉毛的上抬由额肌带动，其下降由降眉间肌、皱眉肌、降眉肌和眼轮匝肌活动带动（图 2-4、图 2-33 和图 2-87）。提眉肌和降眉肌都由面神经分支支配。

男性的眉毛往往更重、更平坦，女性则更高、更弯曲，个体差异也很大。眉毛随着年龄的增长逐渐下垂，特别是外侧。

额肌的肌纤维垂直走行于前额，形成枕额肌筋膜复合体的前腹。枕肌和额肌被帽状腱膜分开（图 2-34 和图 2-87）。

额肌与冠状缝区域的帽状腱膜相连，向下延伸至眶上缘。帽状腱膜形成一个狭窄的延伸

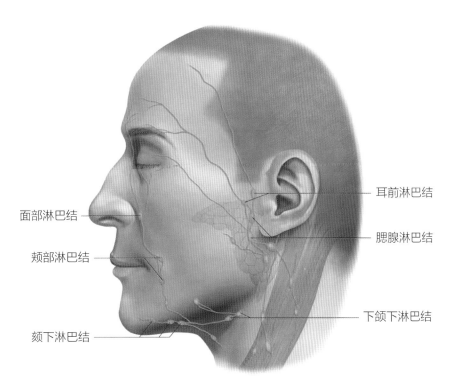

面部淋巴结

颊部淋巴结

颏下淋巴结

耳前淋巴结

腮腺淋巴结

下颌下淋巴结

▲ 图 2-32　眼睑的淋巴引流

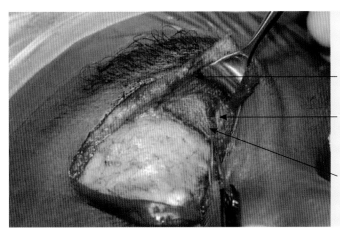

反折的眼轮匝肌

眶上神经血管束

皱眉肌

◀ 图 2-33　因眼睑痉挛而接受上睑眼轮匝肌切除术的患者，眼轮匝肌已从睑板和眶隔分离出来，显露出皱眉肌和眶上神经血管束

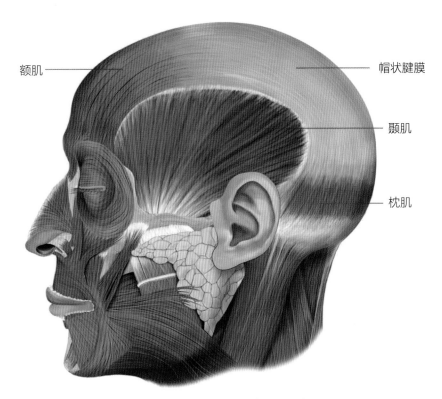

额肌

帽状腱膜

颞肌

枕肌

▲ 图 2-34　额肌和枕肌由帽状腱膜相连

带，这个延伸从额肌的腹部延伸至鼻梁。额肌没有骨性附着，内侧的肌纤维与降眉间肌肌纤维相互交错，外侧的额肌纤维与皱眉肌和眶部眼轮匝肌相互交错。在眶上缘区域，深部脂肪层将额肌与下面的深筋膜隔开。该前额脂肪层延伸至上睑，与位于眼轮匝肌下的筋膜层融合。一些患者，特别是 50 岁以上的患者，脂肪层可能会下降到眼睑，这些不应该与中间的腱膜前脂肪团相混淆。

额肌是眉毛的提肌，同时也是上睑的辅助提肌。额肌过度收缩可见于上睑下垂患者。因此在测量患者的提肌功能时，应该牢固地固定额肌。

> **要　点**
>
> 额肌是前额的提肌，也是上睑的辅助提肌。额肌过度收缩可见于上睑下垂患者。因此在测量患者的提肌功能时，应牢固地固定额肌。肉毒毒素注射到额肌以减少水平额纹，可能会暴露出以前未被怀疑的上睑下垂。

皱眉肌呈锥体形，位于额肌和眼轮匝肌眶部的下方内侧（图 2-4）。它起始于眶上缘额骨的内侧端，斜着向上、向外延伸。皱眉肌通过一系列肌纤维束，沿着眉毛外 1/3 止于额肌的深筋膜。在该区域，深筋膜包括几个不同的层次，皱眉肌的纤维在这些层次间交错。皱眉肌的收缩使眉毛向内、向下活动，并在眉间形成垂直的皱褶。

降眉肌不同于皱眉肌和眼轮匝肌眶部内侧头。大多数人有 2 个不同的肌肉头，来自内眦韧带上方 1cm 的上颌骨额突，内眦血管穿过 2 个肌肉头之间。它在内眦韧带上方 13~14mm 止于真皮（图 2-4）。

降眉间肌也呈锥体形，起始于覆盖鼻骨下部和上外侧鼻软骨的筋膜。它垂直延伸到眉毛之间，止于前额下部的皮肤中（图 2-4）。降眉间肌的纤维与额肌的部分内侧纤维融合。降眉间肌的收缩将眉毛内侧向下拉，并在鼻梁上产生横纹。

眼轮匝肌眶部为圆形，位于骨性眶缘之上（图 2-4）。在眉区内，眼轮匝肌纤维与额肌和浅筋膜的纤维交叉。眼轮匝肌眶部的收缩使眉毛向下，产生外侧鱼尾纹。

额肌是额头皮肤出现水平皱纹的原因。由于美观原因，注射肉毒毒素可以减少这些皱褶，但是在注射时应小心，因为削弱了额肌的作用会导致不满意的眉下垂。皱眉肌和降眉肌是眉间区皱眉的主要原因。在这些肌肉中注射肉毒毒素可以去除或软化这种皱纹，这种皱纹会造成面部错觉的产生，给人不必要的愤怒印象。这在甲状腺眼疾病患者中特别明显（图 2-35）。

眼轮匝肌的上外侧部分会导致外侧鱼尾纹和眉毛颞部的凹陷。将肉毒毒素注射至这部分肌肉可以去除或软化这些皱纹，也可以提升颞部眉毛，这是由于额肌的无对抗作用导致的。然而，在部分个体中，这种作用会导致难看的

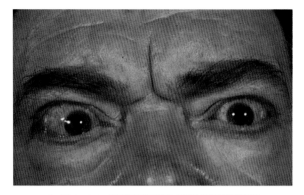

▲ 图 2-35 甲状腺眼病患者明显的眉间皱纹

吊梢眉。

四、面神经

很好地理解面神经及其分支，对于进行面部外科手术是至关重要的。面神经从茎乳孔发出耳后神经及其分支，支配二腹肌后腹和茎突舌骨肌。在腮腺的中后缘分为上支（颞颧支）和下支（颈面支）。面神经通过腮腺的浅叶和深叶时分出几个重要的末梢分支（颞或额支、颧支、颊支、下颌缘支和颈支），有多种变异（图 2-36）。

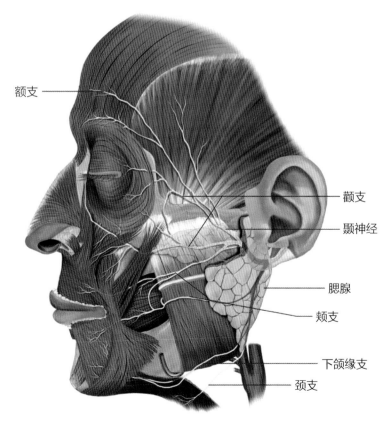

额支

颧支

颞神经

腮腺

颊支

下颌缘支

颈支

▲ 图 2-36 面神经分支

在腮腺前缘，这些分支在咬肌表面至腮腺咬肌筋膜中走行。面神经颞支是最小的终末分支，几乎与其他分支无交通支，主要表现在面神经麻痹后很难恢复。

面神经颞支越过颧弓处比较表浅，容易受到损伤，图 2-37 中指出了该分支的大致位置。

要　点

在大多数个体中，面神经颞支是终末分支，主要表现在面神经麻痹时很难恢复。

面神经有 3～5 个分支越过颧弓，最后面的分支总是走行于颞浅血管的前面，在外眦水平的发际前缘处为后支与中间支的交叉点。最前面的分支在眶外侧缘后约 2cm 的颧弓处越过（图 2-36）。额部的分支主要走行于眉上约 2cm 范围内。神经在颞部主要走行于颞顶筋膜表面，并支配额肌、上部眼轮匝肌、降眉间肌和皱眉肌。在颞深筋膜至颞顶筋膜之间的区域进行手术分

离时，需要注意反光的纤维组织，避免损伤神经（例如进行内镜提眉手术时）。

面神经的颞支和颊支在腮腺咬肌筋膜中走行，相对于其他神经分支，受到较好的保护，在咬肌前缘分支穿过颊脂垫向前支配下部的眼轮匝肌、颧大肌和颧小肌及上唇提肌。

要　点

了解面神经分支经过不同的解剖结构平面是非常重要的，这样可以避免损伤它们。安全解剖平面如下。
- 耳前区：位于腮腺表面。
- 颧弓上方：在皮下脂肪层。
- 颧弓上方 1cm 处：在皮下脂肪或深至颞深筋膜的表层。
- 颞区：仅在颞筋膜深层的表面。
- 额肌上方：在皮下脂肪或深部至帽状腱膜。
- 面中部：在皮下脂肪。
- 面下部：在皮下脂肪。

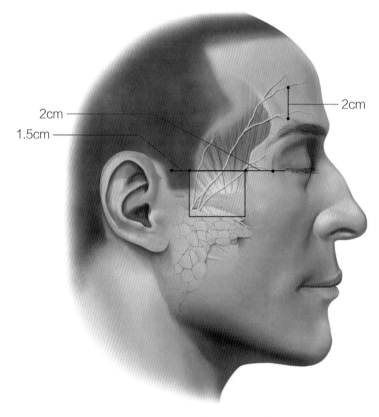

▲ 图 2-37　面神经颞支的走行

面神经下颌缘支从腮腺下极向下延伸至下颌骨区域，在距面动脉后下缘1～2cm处走行（图2-36）。年龄较大的人由于颈部组织松弛，仰卧位时神经走行位置更低。与面神经额支一样，下颌缘支也是终末分支，非常容易受损。其损伤后因降下唇肌麻痹会导致明显的临床症状。它沿颈筋膜浅层进入颈阔肌，在做上颈部颈阔肌提升和剥离时容易受到损伤。10%～15%的患者下颌缘支与颊支存在交通支，在这些患者中，即使下颌缘支被切断，局部功能在很大程度上也能恢复。

颈支是面神经的最下端分支。在腮腺下面，它深入至颈阔肌深面并支配颈阔肌。

五、面部骨骼

面部的骨骼由以下组成（图2-38）：①上方的额骨；②面中部骨骼，即上颌骨、颧骨、腭骨、鼻骨、颞骨颧突、泪骨和筛骨、鼻甲；③下颌骨。

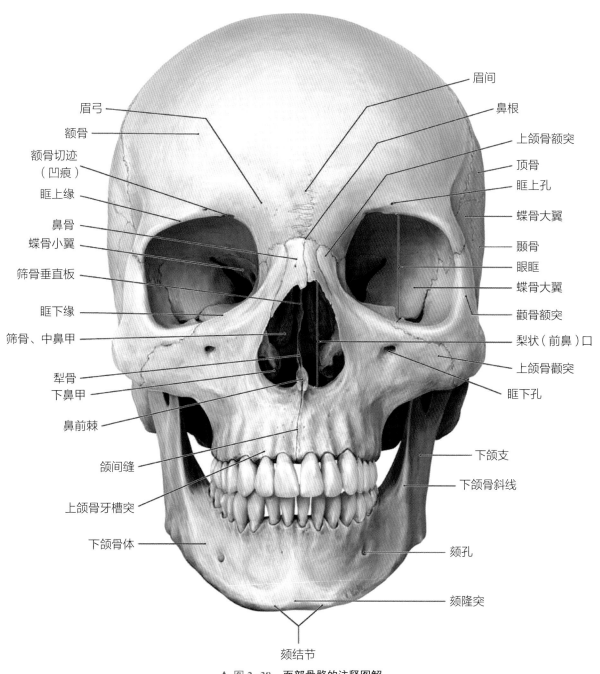

▲ 图 2-38　面部骨骼的注释图解

上颌骨参与构成鼻腔、鼻背、眶底及颧骨。下颌骨构成了面部的下半部分,在中线处,颏部的突起使上覆的软组织向前突出。在外侧,下颌支位于咬肌的下方,并继续向上通过下颌冠状突和髁突与颅骨相连。颏神经起始于下颌骨的颏孔,与眶下神经和眶上神经垂直排列。

除了提供结构支持、覆盖和保护包括眼球在内的感觉器官外,面部骨骼还为面部表情肌和咀嚼肌提供附着处。

1. 骨性眼眶　成人的骨性眼眶呈锥体形。平均体积约为 30cm³。眼球占了约 7.5cm³。眼眶的前入口形成一个成宽 4cm、高 3.5cm 的长方形,眼眶最宽处距离眶前缘约 1cm。眼眶的前后轴形成 45° 夹角,眶外侧壁形成 90° 夹角(图 2-39)。

眼眶的大小因人而异。所以,外科医生不能依靠任何特定的测量确定视神经管或眶上裂孔的精确位置。因此,当将脂肪注射到无眼症患者的后眼眶时,要特别小心,因为套管可能穿透眼眶进入颅内腔。

手术前不能准确定位筛前孔和筛后孔的位置。因此,在眼眶减压手术过程中,对内、后眼眶的解剖或眶内侧壁爆裂性骨折进行的探查必须十分小心,眶下裂可能在距眶前缘 10～15mm 的距离,需要注意的是,眶底止于上颌窦后壁,并不延伸至眶顶(图 2-40)。

> **要　点**
>
> 眼眶的大小因人而异。所以,外科医生不能依靠任何特定的测量确定视神经管或眶上裂孔的精确位置。

2. 眶缘　眶前缘呈圆形增厚。眶上缘是最突出的,因其下方的额窦扩张。眶上神经血管束在眶上缘内侧 1/3 处形成一个凹陷或小孔(图 2-41)。

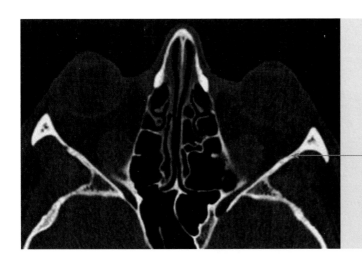

◀ 图 2-39　眼眶轴位 CT 扫描显示眶外侧壁间成 90°（明显的双侧眶尖肿块是甲状腺眼病患者肿大的下直肌）

眶外侧壁

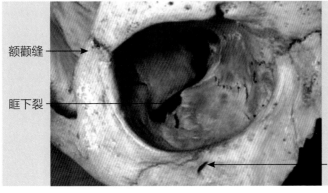

◀ 图 2-40　眶底

额颧缝

眶下裂

眶下孔

在眼眶约 2/3 的位置上有一个凹陷，而在其 1/3 的位置可见一个小孔。对眶上切迹或眶孔位置的认识是非常重要的，在做提眉术、冠状皮瓣入路进入眶上内侧壁、上内侧眶前切开术及眼轮匝肌切除术时，都要注意避免对神经造成损伤。在眶上切迹或孔与内眦韧带之间，可见滑车上、滑车下血管神经束及鼻背动脉（图 2-31）。上斜肌肌腱的软骨滑车位于眶缘内该位置（图 2-42）。眶上缘内侧向下延伸至泪道入口处的泪后嵴（图 2-43）。

眶下缘内侧向上延伸到达内眦韧带止点上方的泪前嵴位置。由于泪囊窝的存在，眶内缘是不连续的。在泪前嵴的前面可以看到一个垂直的凹槽，眶下动脉分支通过此处骨缝（图 2-44）。

这是外路泪囊鼻腔吻合术（DCR）中一个重要且恒定的标记，不应误认为是泪前嵴的内侧边缘。

上颌骨内侧和颧骨外侧形成眶下缘（图 2-45）。眶下孔位于眶下缘中间下 4～8mm 处，眶下血管神经束穿过眶下孔（图 2-45）。在眼眶减压术、眶底爆裂性骨折修复术和面中部除皱术中，将骨膜剥至眶下缘前面时，应注意避免损伤眶下神经血管束。

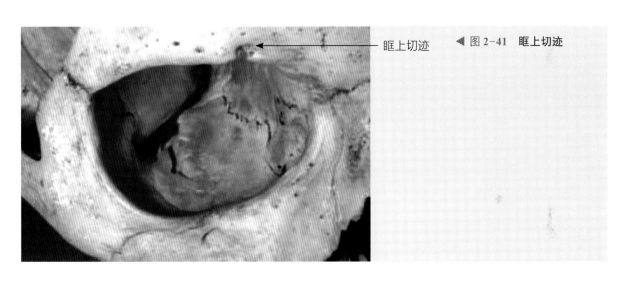

眶上切迹

◀ 图 2-41　眶上切迹

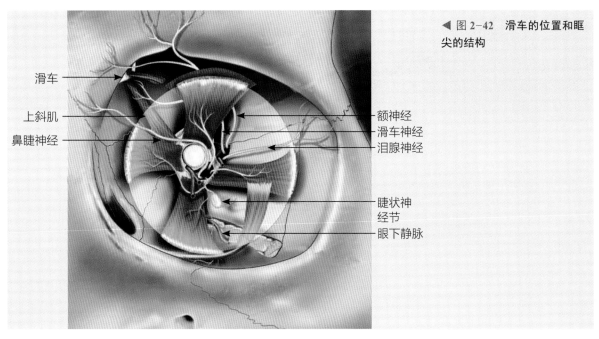

◀ 图 2-42　滑车的位置和眶尖的结构

滑车

上斜肌

鼻睫神经

额神经

滑车神经

泪腺神经

睫状神经节

眼下静脉

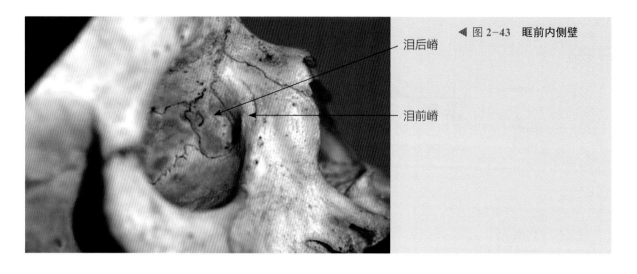

◀ 图 2-43　眶前内侧壁

泪后嵴

泪前嵴

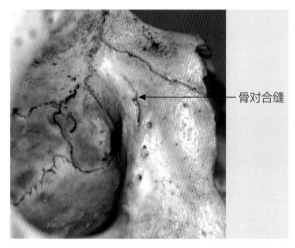

骨对合缝

▲ 图 2-44　骨对合缝

眶外侧缘由上方额骨颧突和下方颧骨额突形成（图 2-46）。这 2 块骨头在眼眶颞上方的额颧缝处交汇。这是一个重要的手术标记，因为颅前窝位于该骨缝上方 5～15mm 处。该骨缝相对较薄弱，是颧上颌复合体（zygomaticomaxillary complex，ZMC）骨折常见的分离点。眶外侧结节位于眶外侧缘内侧边缘的一块光滑隆起的骨头区域，是外眦韧带后脚的止点、Lockwood 下悬韧带、上睑提肌腱膜外侧角、眼直肌外侧限制韧带及眶隔最深层的位置（图 2-47）。在 ZMC 骨折修复过程中，未能修复这些结构会导致典型的外观畸形（图 2-48）。

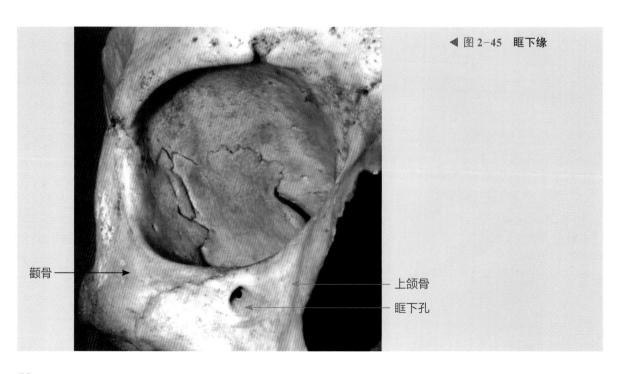

◀ 图 2-45　眶下缘

颧骨

上颌骨

眶下孔

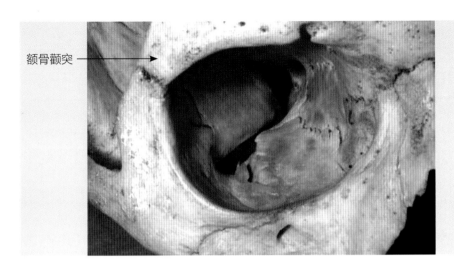

额骨颧突

◀ 图 2-46　眶外侧缘

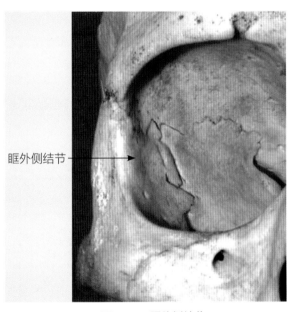

眶外侧结节

▲ 图 2-47　眶外侧结节

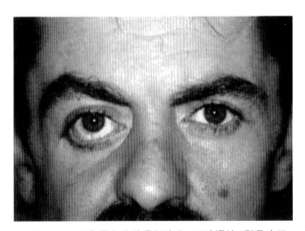

▲ 图 2-48　右颧骨复合体骨折患者，下睑退缩，颧骨扁平，外眦下移

3. 眶内侧壁　眶内侧壁由 4 块骨组成，即上颌骨、泪骨、筛骨和蝶骨（图 2-49）。眶内侧壁从眶内缘到眶顶长 45～50mm。上颌骨额突含有泪前嵴，形成泪囊窝前部。泪囊窝后部由泪骨组成，这是一个非常小、薄、脆弱的骨头（图 2-44）。泪后嵴沿泪骨中点垂直延伸。大多数患者的上颌泪骨缝垂直位于泪囊窝中心，但少数患者的上颌泪骨缝位于后方。在此类患者中，进行外路 DCR 时，截骨更加困难，并且可能需要使用粗金刚石钻来使骨头变薄，然后再用咬骨钳将其去除。

筛骨眶板位于泪后嵴的后面，其形成筛窦的外侧壁。这块骨头很薄，很难抵抗钝器伤。对于从筛窦到眼眶的感染扩散，也没有什么抵抗力。

眶内侧壁上部由额骨形成，通过额筛缝与筛板相连（图 2-49）。这是一个重要的手术标志，位于筛窦顶部、颅底和颅前窝水平上。筛板位于筛窦顶部内侧（筛小凹），可延伸到额筛缝以下 5～10mm（图 2-50）。

在沿眶内侧壁进行手术时，尤其是在眶减压术中，必须牢记这种关系。在进行眶减压术和使用经鼻导丝重建内眦手术之前，应该先做冠状位 CT 扫描确定筛板的位置。

筛前孔和筛后孔的位置变化很大。他们有
可能位于额筛缝之内，但也可能位于该缝之上
（图 2-49）。后孔可能缺失，或者 2 个孔都是多
孔状的。眼动脉和鼻睫神经的分支通过这些孔。
大多数患者的筛前孔位于泪前嵴后 20～25mm
处，但也可能位于泪前嵴后约 16mm 处，最

远可达 42mm 处。筛后孔位于视神经管前方
5～10mm 处。筛骨动脉的损伤可导致严重出血
和骨膜下血肿的形成。这些神经血管束应在眶
内容物摘除术中仔细鉴别和止血。眶内侧壁减
压术中应避免损伤神经血管束。

眶内侧壁的最后面部分是由蝶骨形成的。
视神经管位于眶顶内侧，内侧被蝶骨体包围，
上方为蝶骨小翼，外下方为视柱（图 2-51）。

4. 眶底　眶底由 3 块骨组成，即上颌骨、
颧骨和腭骨（见图 2-40）。上颌骨的眶板对眶
底的贡献最大。这也形成了上颌窦的顶部。颧
骨位于眶底前外侧的一小部分，而腭骨位于眶
底的最末端，在眶尖部。眶板向内侧延伸至上
颌筛骨缝，向前外侧延伸至颧上颌缝。在眼眶
的中后部，眶底止于眶下裂和上颌窦的后部。
应当指出，眶底并不延伸至眼眶顶点，而是在

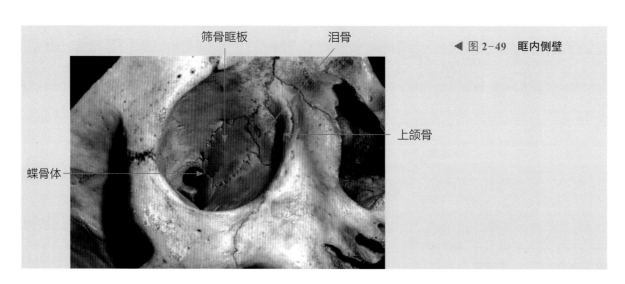

图 2-49　眶内侧壁

（筛骨眶板　泪骨　上颌骨　蝶骨体）

翼腭窝处结束。眶底在眶壁中最短，从下缘向
上延伸 35～40mm。在治疗爆裂性眶底骨折时，
手术解剖不应超过上颌窦后壁。

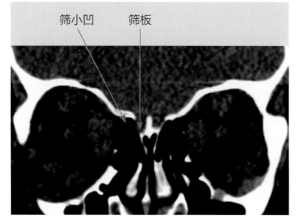

（筛小凹　筛板）

▲ 图 2-50　甲状腺眼病患者的冠状位 CT 扫描显示筛小
凹和筛板的位置

眶底最薄的部分位于眶下管的内侧。这是
眶底常受爆裂性骨折影响的部位。眶下沟包含
眶下神经，是三叉神经上颌支的一个分支，与

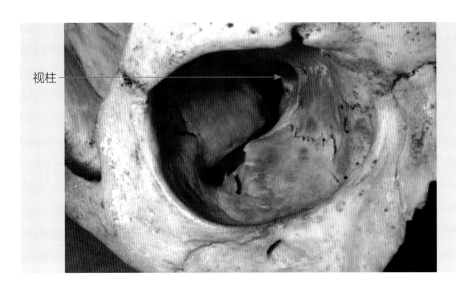

视柱 ◀ 图 2-51 眶尖

之相关的是翼腭窝的眶下动静脉，从眶底后部集中地以从后向前的方向走行。在大多数患者中，上颌骨覆盖眶下沟形成眶下管。该骨被1个或多个小孔穿通，这些小孔中通过了眶下动脉和眼动脉肌下支的吻合支。在眶底手术探查中，于眶下缘后5~10mm处可见这些恒定血管。未能识别并彻底烧灼这些血管可能导致突然的大出血。

眶下管继续向前延伸至眶下缘，形成眶下孔。对眶下管位置的识别很重要，因为这块骨头比较薄，要避免在眶底探查时损伤眶下神经。眶下神经血管束相当粗。眶下神经损伤可导致面颊、下睑、鼻外侧、上唇和前牙的麻木。这种损伤常见于眶底爆裂性骨折患者。眶下血管意外损伤可导致严重出血。

眶底通过眶下裂与眶外侧壁分开。裂缝沿前外侧向后内侧方向延伸，长度约为20mm。眶下裂在视神经管下面的眶尖处与眶上裂相连（图2-40）。眶下裂从翼腭窝向后，从颞下窝向前允许血管和神经穿过。眼下静脉的分支通过眶下裂到达翼静脉丛（图2-52）。

三叉神经的上颌骨分支由圆孔经过眶下裂到达眶下沟，成为眶下神经。翼腭神经节节后副交感神经和血管运动神经分支经眶下裂进入眼眶。此处，它们与上颌神经合并，然后到达泪腺。

5. 眶外侧壁 眶外侧壁由颧骨前突和蝶骨大翼构成（图2-53）。眶下裂将眶外侧壁与眶底分开。眶上裂将眶外侧壁与眶顶分开。眶外侧壁是眶壁最厚的部分，最薄部位于眶外侧缘后约10mm处的颧蝶缝处。蝶骨在颧蝶缝后约10mm处开始增厚。这是颅中窝的前面。此处可见脑膜中动脉和眼动脉分支之间有吻合支穿过颅眶孔。

在眶外侧壁的后缘和下方可见2个或2个以上的孔，这些孔中通过了颧颞和颧面神经血管束（图2-31）。颧颞神经和颧面神经是三叉神经上颌支的分支。神经在眶外侧壁手术中被切断（如眶外侧切开术），会导致颧颞区在术后出现部分感觉减退，但与眶下神经受损后的感觉丧失相比，这通常是微不足道的。颧颞动脉和颧面动脉是泪腺动脉的分支，泪腺动脉是眼动脉的一个分支。从眶外侧壁剥离眶骨膜时可见这些血管。在切断这些血管前应该彻底电凝止血。

眶上裂位于眶顶和眶外侧壁之间，以及蝶骨大、小翼之间。该裂由起始自直肌的Zinn纤维环分为上、下两部分。裂隙的上半部通过泪神经、额神经和滑车神经、眼上静脉，以及泪腺动脉返支和脑膜中动脉的吻合支；而下半部分通过动眼神经的上下支、鼻睫神经、外展神经、交感神经（图2-42）。

6. 眶顶 眶顶呈三角形，主要由额骨眶板构成，其中一小部分由蝶骨后侧的小翼构成（图2-51）。眶顶前上外侧面可见一个浅凹陷，其中包含泪腺。在眶顶上内侧，上内侧眶缘后3~5mm处，有滑车结构。在这个区域进行手

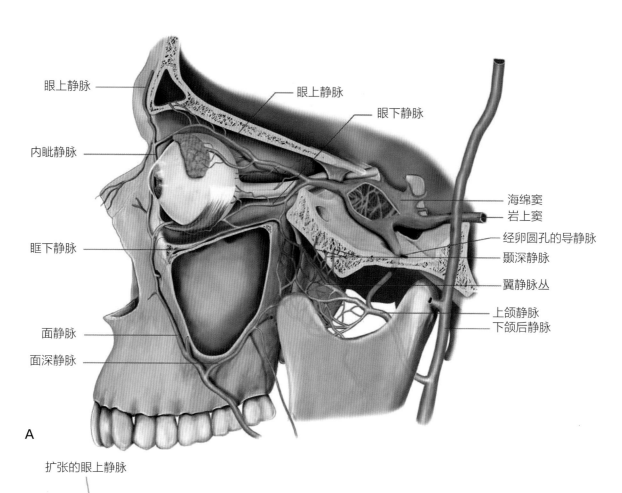

眼上静脉

眼上静脉

眼下静脉

内眦静脉

海绵窦
岩上窦
经卵圆孔的导静脉
颞深静脉
翼静脉丛
上颌静脉
下颌后静脉

眶下静脉

面静脉

面深静脉

A

扩张的眼上静脉

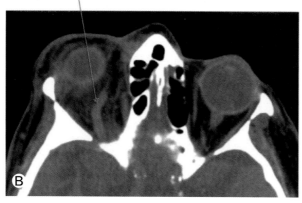

B

◀ 图 2-52　眼眶的静脉回流
A. 眼眶静脉回流图解；B. 颈动脉海绵窦瘘患者轴位增强 CT 扫描，可见眼上静脉明显扩张

术时要格外小心，因为滑车容易受到医源性损伤，这可能导致获得性 Brown 综合征（上斜肌腱鞘综合征）。眶顶骨很薄，尤其是老年患者，可能有骨裂区（图 2-54）。

由于该原因，在眶顶剥离骨膜时必须非常小心，因为骨膜剥离子可能会引起硬脑膜显露并穿孔，导致脑脊液漏。沿眶顶进行的手术应在直视下进行，不应"盲目"进行。

要　点
眶顶骨很薄，尤其是老年患者，可能有骨裂区。由于该原因，在眶顶剥离骨膜时必须非常小心，因为骨膜剥离子可能会引起硬脑膜显露并穿孔，导致脑脊液漏。这也是为什么那些上睑穿透性创伤患者，尤其是老年患者，在没有得到证实之前，会经验性诊断创伤性脑损伤的原因。

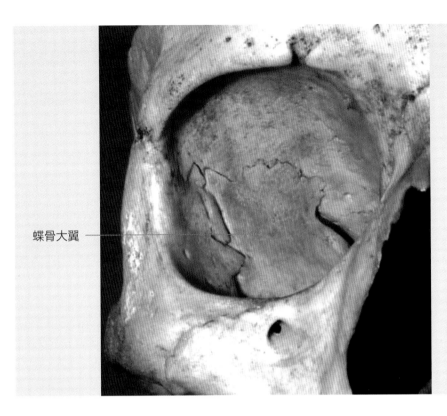

◀ 图2-53 眶外侧壁

蝶骨大翼

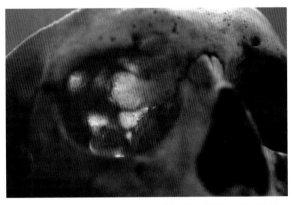

▲ 图2-54 眶顶透视显示骨质薄弱，特别是老年患者

额窦位于眶顶前部的额骨内。额窦的大小变化很大，可向外侧延伸至泪腺窝，向后至视神经管的后方。

7. 视神经管　视神经管位于眶尖顶部，视神经管从眼眶向颅内腔延伸时形状发生变化。在眼眶末端，视神经管在垂直平面上呈椭圆形，直径为5～6mm。视神经管的中心是圆形的。在颅内端，视神经管在水平面上呈椭圆形。视神经管长8～12mm，眼动脉通过其从颅内腔至眼眶。

在视神经所在的整个小管中，与其邻近坚硬的结构紧紧地连接在一起。当其从眶部进入

管部时，可见Zinn纤维环围绕视神经形成一个紧密狭窄的结构。在视神经管内，硬膜鞘紧紧地附着在骨膜上。当视神经进入颅内时，上方会被硬脑膜皱褶所限制。颅内视神经继续向视交叉延伸。在颅内要显露视神经部分，必须打开硬脑膜。

为了便于进行手术解剖，视神经管可以看作一个三角形：①内侧壁与后筛窦和蝶窦相连；②视神经管的外侧壁由视柱骨构成，视柱将视神经管与眶上裂分开；③顶部与颅底相邻。

在评估CT扫描时，回想一下眶上裂正好位于视神经管的侧面是很有帮助的，这是轴位和冠位图像上恒定的特征。在CT图像上，眶上裂可能容易与视神经管相混淆，许多发现有助于区分它们：①眶上裂与视神经管在轴位上的位置不同；②眶上裂与海绵窦位于同一平面，CT上常可见海绵窦侧壁；③视神经管通常与上直肌位于同一水平。

8. 眶骨膜　眶骨膜覆盖了眶内所有骨骼。除了眶缝和眶缘的骨膜紧贴眶骨外，眶骨膜松散地附着在眶壁上，很容易从其下的骨面上剥离。

9. 眼眶的外科手术间隙　在解剖学上，眼眶间隙分为以下几部分：①眼球筋膜囊下间隙；

②肌锥内间隙；③肌锥外间隙；④骨膜下间隙。

充分了解眼眶手术间隙对于选择最合适的手术方法和指导眶内手术是非常重要的（图 2-55）。

(1) 眼球筋膜囊下间隙：眼球筋膜囊下间隙是一个潜在的腔隙，位于眼球筋膜与眼球巩膜之间。它通常不参与病理过程。该间隙在后巩膜炎的回波描记检查中可见液性区，由创伤后空气进入导致（图 2-55B），或由眼内肿瘤（如脉络膜黑色素瘤）蔓延浸润至眼外导致。

(2) 肌锥内间隙：肌锥内间隙位于直肌及其肌间隔内，内间隙包括以下部分，即视神经、眶内脂肪、神经、血管。

视神经肿瘤位于该间隙。可以通过多种手术入路进入肌锥内间隙。例如，在进行视神经鞘开窗术时，为了到达视神经，在上内侧，可通过上睑皮肤皱褶切口；在内侧，可通过结膜切口切断内直肌；或者在外侧，可通过眶外侧切开术，去除或不去除骨质。

在去除骨质的眶外侧切开术中，通常通过泪腺和外直肌之间的解剖间隙进入肌锥内间隙。

(3) 肌锥外间隙：肌锥外间隙位于直肌及其肌间隔外，包括以下内容物，即泪腺，斜肌，滑车，眶外脂肪，眼上、下静脉，神经和其他血管。

眶外脂肪包括腱膜前脂肪，这对识别其下的眼睑缩肌很重要。眶外脂肪可以通过上睑皮肤皱褶切口去除。内侧、外侧和下方眶外脂肪可通过结膜切口去除。

眼上静脉的前部位于肌锥外间隙。可以通过上睑皮肤皱褶切口进入。在某些行动静脉分流的患者中，扩张的静脉可以为介入放射科医生插入铂金线圈提供替代入路。

(4) 骨膜下间隙：骨膜下间隙是位于眶骨膜和骨性眶壁之间的潜在腔隙。除了眶缝和眶缘的骨膜紧贴眶骨外，眶骨膜松散地附着在眶壁上，很容易从其下的骨面上剥离。骨膜下间隙可充血（骨膜下血肿）或积脓（骨膜下脓肿）。在这种情况下，眶骨膜周围以特有的圆顶形状从眶壁上隆起，并受到眶缝的限制（图 2-56）。

术中通过该间隙，可修复眶壁爆裂性骨折，引流骨膜下脓肿或血肿，行骨性眶减压术，或用于无眼患者骨膜下眼眶假体置入。该间隙可通过各种经皮或结膜切口进入。

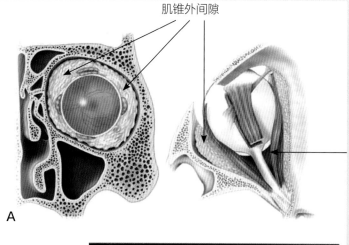

肌锥外间隙

肌锥内间隙

◀ 图 2-55　A. 眼眶肌锥内和肌锥外间隙；B. 轴位 CT 扫描显示创伤发生后，在眼球筋膜囊下间隙存在空气

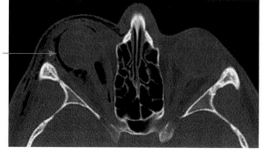

眼球筋膜囊下间隙的空气

A

B

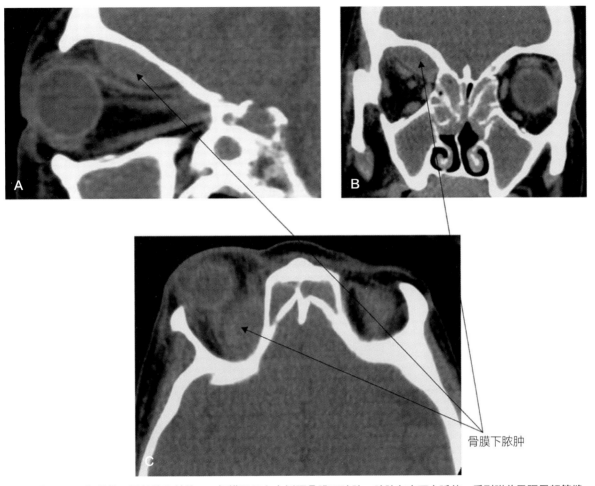

骨膜下脓肿

▲ 图 2-56　矢状位、冠状位和轴位 CT 扫描显示上内侧眶骨膜下脓肿。脓肿向内下方延伸，受到附着于眶周额筛缝骨膜的限制

六、眶神经

1. 视神经　视神经自视交叉至眼球视神经盘走行（图 2-57A），全长 45～50mm。其分为 4 个部分：①眼内段（1mm）；②眶内段（30mm）；③管内段（5mm）；④颅内段（10mm）。

视神经在眶内通常呈 S 形弯曲，对于眼球突出患者，则呈直线形。自视神经管至眼球，视神经外被硬脑膜、蛛网膜及软脑膜。蛛网膜下腔也随之延伸至眼球，内含脑脊液，该腔隙在眼球后极视神经球部扩大，此部位常作为颅内高压患者行视神经鞘开窗的位置。通常视网膜中央动脉在距眼球后内侧约 10mm 处入视神经，其位置多变。

视神经管骨膜与硬脑膜鞘融合，因此其管内部分的视神经无法活动。当头部受到钝性伤时，可能导致供应该段视神经的软脑膜血管被阻断，容易使神经受到损伤。同时该段管腔内视神经也易水肿。

视神经颅内段从视交叉处延伸至视神经管。分离时必须打开颅前窝的硬脑膜才能接触到此部位的神经。该段视神经与额叶、大脑前动脉、前交通动脉、大脑中动脉、颈内动脉及海绵窦关系密切（图 2-57B）。

2. 眶周感觉神经分布　眶周区域的感觉是由三叉神经的眼支和上颌支支配的，这 2 个神经分支在面部有相当大的重叠区域（图 2-58）。

三叉神经的眼支和上颌支由位于颅中窝底部颞骨岩尖 Meckel 腔的半月神经节（三叉神经节）发出，向前走行，途经海绵窦的外侧壁（图 2-57）。

3. 三叉神经眼支　眼神经经海绵窦发出 3 个主要分支，即泪腺神经、额神经和鼻睫神经。

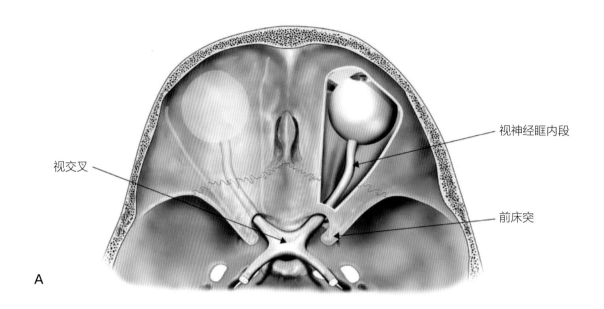

视交叉

视神经眶内段

前床突

A

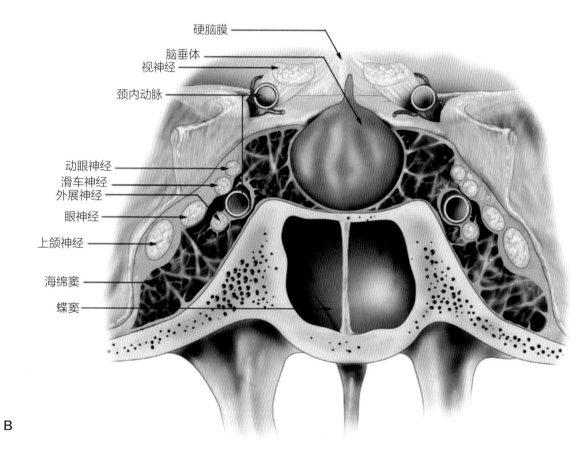

硬脑膜

脑垂体
视神经

颈内动脉

动眼神经
滑车神经
外展神经
眼神经
上颌神经
海绵窦
蝶窦

B

▲ 图 2-57　A. 视神经的走行；B. 海绵窦的解剖

这些神经在眶上裂处的分布如图 2-42 所示。其中最大的分支是额神经。它自眶尖向前移动，位于上睑提肌和眶周之间（图 2-59）。

当从上方打开眶骨膜时，额神经清晰可见。其在眼眶周围发出 2 个分支，即滑车上神经和眶上神经（图 2-59C）。

滑车上神经经过滑车上方，支配前额下部和上睑内侧组织。眶上神经穿过眶上孔或切迹，支配前额至头皮顶部、上睑及上结膜（图 2-60）。

眶上神经有时会发出 1 个或多个分支，这

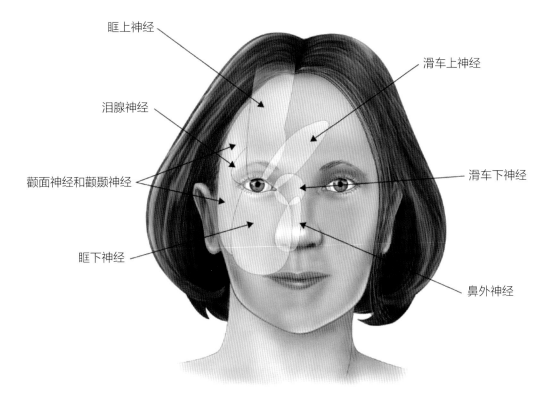

眶上神经

滑车上神经

泪腺神经

颧面神经和颧颞神经

滑车下神经

眶下神经

鼻外神经

▲ 图 2-58　眶周感觉神经支配重叠区域

些分支通过眶上孔或眶顶上外侧小孔出眶。当进行颞部直接提眉术时，可能会导致前额感觉丧失；或者当使用植入装置（如 Endotine 植入物或永久缝合线）协助固定眉毛时，会导致严重的持续性疼痛。

鼻睫神经分布于眼球，进入眼眶后从视神经外侧穿过（图 2-59）。其发出数条分支，即睫状短神经、睫状长神经、筛前神经和筛后神经。

鼻睫神经一个小的感觉根分支沿着视神经的外侧，进入位于视神经和外直肌之间眼眶顶点附近的睫状神经节。之后，从睫状神经节发出的睫状短神经（5~20）与睫状短动脉一起走行至眼球后部，经巩膜，支配角膜、虹膜和睫状体的感觉。同时，该神经及血管还携带副交感神经纤维至睫状体和瞳孔括约肌。

睫状长神经（2~3）起始于鼻睫神经，从眼球后方进入巩膜，并沿着内、外两侧向前延伸，支配角膜、虹膜和睫状体的痛觉。这些神经从颈上神经节到瞳孔开大肌与交感神经纤维伴行。越过视神经后，分离出筛后神经，筛前神经继续向前延伸（图 2-59），依次发出鼻内、外侧

支和鼻外神经，主要支配鼻腔和鼻背部的感觉。在分离出筛前神经分支后，鼻睫神经继续向前延伸形成滑车下神经（图 2-59）。滑车下神经沿着眼内直肌的上半部，在滑车下穿过眶隔，支配眼睑内侧、鼻外侧、泪囊和毛囊区的感觉。因此行外路 DCR 时，对该神经局部阻滞，即可取得良好的麻醉效果。

泪腺神经沿着外直肌上方的眶外侧壁走行（图 2-59），在延伸到泪腺后，与颧颞神经分支的副交感神经纤维相交通。

4.三叉神经上颌支　三叉神经的上颌支通过蝶骨圆孔离开颅中窝，进入翼腭窝。在翼腭窝有多个分支（图 2-61），即颧神经、蝶腭神经、上牙槽后神经。

颧神经通过眶下裂进入眶内，沿眶外侧走行，分为颧面神经和颧颞神经。上牙槽后神经支配上磨牙、牙龈和上颌窦黏膜的感觉。

上颌神经通过眶下裂的中央进入眼眶，通过眶下沟和眶下管后，形成眶下神经继续向前延伸（图 2-62）。在眶下管中可形成以下分支，即上牙槽中神经、上牙槽前神经、上唇神经。

> **要 点**
>
> 许多患者的眶下神经并不位于骨管内，因此这些患者在进行眶底手术的过程中易损伤眶下神经。

上牙槽中神经支配上前磨牙感觉。上牙槽前神经支配上切牙、尖牙、上颌窦黏膜和鼻腔

下黏膜的感觉。上唇神经支配面颊部皮肤及上唇的皮肤与黏膜。这些区域受到眶下神经损伤的影响，常见于眶底爆裂性骨折患者。

5. 眼外肌的运动神经

(1) 动眼神经（第Ⅲ对脑神经）：动眼神经支配以下肌肉的运动，即上睑提肌、上直肌、内直肌、下直肌、下斜肌的运动。

动眼神经为副交感神经纤维提供了通向睫

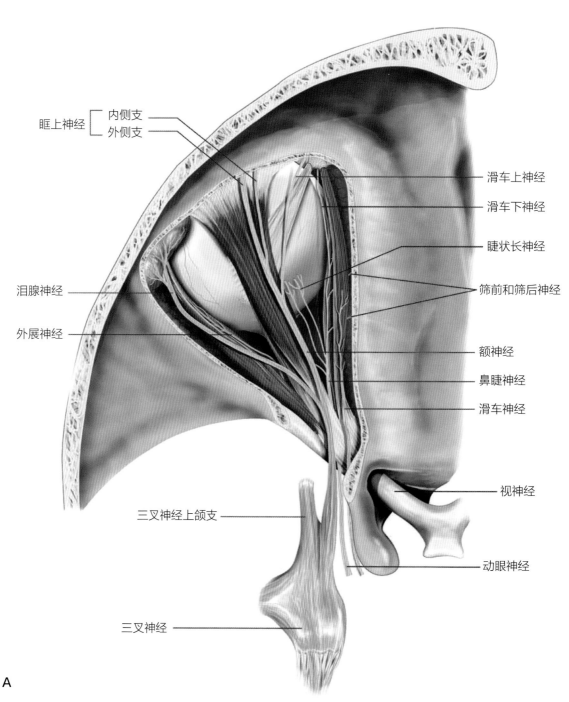

眶上神经 { 内侧支 / 外侧支 }

泪腺神经

外展神经

三叉神经上颌支

三叉神经

滑车上神经

滑车下神经

睫状长神经

筛前和筛后神经

额神经

鼻睫神经

滑车神经

视神经

动眼神经

A

▲ 图 2-59 A. 额神经走行

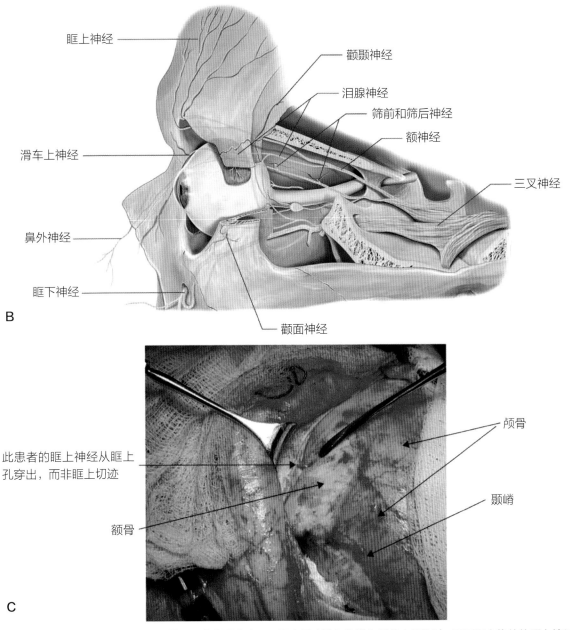

眶上神经

滑车上神经

鼻外神经

眶下神经

颧颞神经

泪腺神经

筛前和筛后神经

额神经

三叉神经

颧面神经

B

此患者的眶上神经从眶上孔穿出，而非眶上切迹

额骨

颅骨

颞嵴

C

▲ 图 2-59（续） B. 矢状面三叉神经眶内主要分支；C. 行全冠皮瓣入路进入眶前上部位时，可见眶上缘处的眶上神经

状肌和瞳孔括约肌的通路。动眼神经经海绵窦外侧壁后入眶，分为上、下两支。这些分支通过眶上裂和 Zinn 环进入眼眶（图 2-42）。上支在视神经外侧上行，于上直肌中后 1/3 处，从下方进入上直肌。上支神经的一个分支穿过或绕过上直肌内缘，进入上睑提肌。下支分出 3 个分支，分别支配内直肌、下直肌和下斜肌。最后一个分支分出一支短根，至睫状神经节。

(2) 滑车神经（第Ⅳ对脑神经）：滑车神经支配上斜肌的运动。滑车神经通过眶上裂和 Zinn

环的外侧进入眼眶（图 2-42）。它越过上睑提肌向前内走行，在上斜肌中后 1/3 交界处，以 3～4 支的形式进入上斜肌。滑车神经是唯一从外部进入眼外肌的神经。其他神经从圆锥表面进入眼外肌。

(3) 外展神经（第Ⅵ对脑神经）：外展神经支配外直肌的运动。外展神经进入 Zinn 环，于圆锥表面在其中后 1/3 交界处进入外直肌。

6. 眶内交感神经通路 交感神经元起始于下丘脑，以一条非常迂回的路径通向眼眶。从交感神经元至眼眶共有三级神经元。一级神经元始于下丘脑，在脊髓的第 8 颈椎和第 4 胸椎之间（$C_8 \sim T_4$）下降并移行，与中间外侧细胞柱的二级神经元形成突触连接（图 2-63）。

二级神经元的节前细胞体形成轴突，这些轴突穿过肺尖和第 1 肋的颈部后，上升至颈动脉鞘的后面，之后进入颈部的交感神经链。它们与位于寰椎、枢椎侧前方颈上神经节的三级

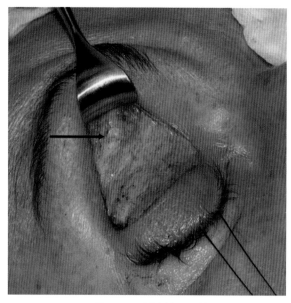

▲ 图 2-60 眶上神经（箭）

神经元形成突触连接。在此部位三级神经元的细胞体组成节后轴突后，通过海绵窦进入眼部。交感神经通过三叉神经的第一、二分支及眼动脉周围的神经丛进入眼眶。这些交感神经纤维向前穿过葡萄膜，与睫状长神经纤维连接，从而支配虹膜和瞳孔开大肌。节后交感神经纤维也支配上睑的 Müller 肌（相当于下睑的平滑肌），通过鼻睫神经和泪腺神经在眶内向前运动。交感神经节后纤维沿着颈外动脉及其分支到达颈部、面部和头部的汗腺和血管，调节面部汗液的分泌（图 2-28）。

Horner 综合征可能是交感神经元从下丘脑至眼眶的神经通路受损所致。

七、眼眶和眼周动脉系统

颈内动脉是大脑、眼眶和眼球的主要供血动脉。颈外动脉是面部、头皮和部分颈部组织的主要供血动脉（图 2-64）。

眼眶的主要供血动脉起源于眼动脉。眼动脉末梢与颈外动脉末梢吻合交通，在眼周形成丰富的动脉侧支循环网络，使该区组织对缺血和感染具有耐受、抵抗能力。

1. 颈外动脉　颈外动脉在甲状软骨上缘水平处发自颈总动脉，其起始段在颈内动脉前内

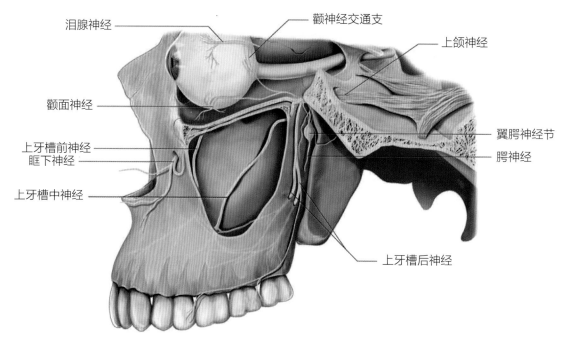

泪腺神经

颧神经交通支

上颌神经

颧面神经

上牙槽前神经

眶下神经

上牙槽中神经

翼腭神经节

腭神经

上牙槽后神经

▲ 图 2-61　三叉神经上颌支

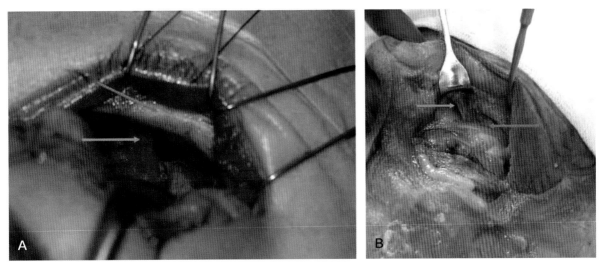

▲ 图 2-62 **A.** 眶底爆裂性骨折患者术者视野下的眶下神经显露；**B.** 尸体解剖显露眶下孔穿出的眶下神经。蓝箭示眶下缘；绿箭示眶下神经

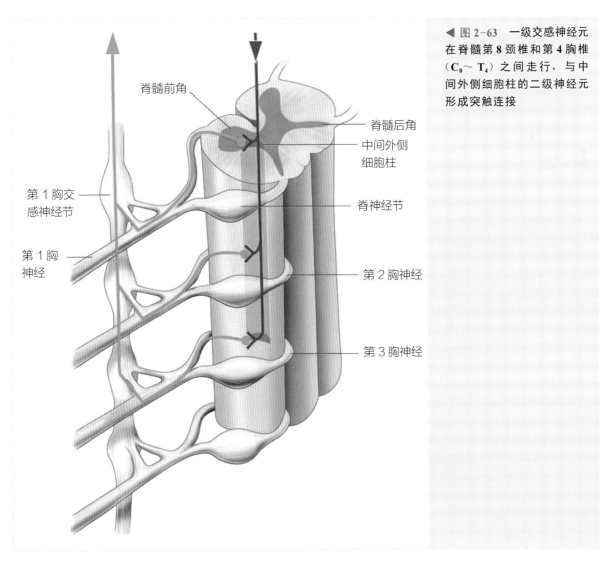

脊髓前角

第1胸交感神经节

第1胸神经

脊髓后角
中间外侧细胞柱

脊神经节

第2胸神经

第3胸神经

◀ 图 2-63 一级交感神经元在脊髓第 8 颈椎和第 4 胸椎（$C_8 \sim T_4$）之间走行，与中间外侧细胞柱的二级神经元形成突触连接

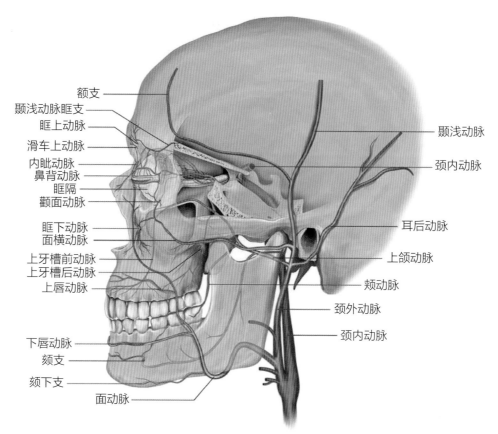

额支
颞浅动脉眶支
眶上动脉
滑车上动脉
内眦动脉
鼻背动脉
眶隔
颧面动脉
眶下动脉
面横动脉
上牙槽前动脉
上牙槽后动脉
上唇动脉
下唇动脉
颏支
颏下支
面动脉

颞浅动脉
颈内动脉
耳后动脉
上颌动脉
颊动脉
颈外动脉
颈内动脉

A

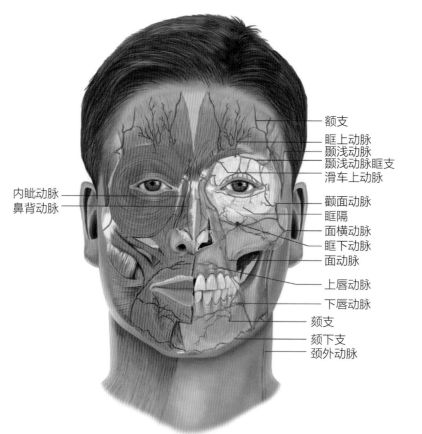

内眦动脉
鼻背动脉

额支
眶上动脉
颞浅动脉
颞浅动脉眶支
滑车上动脉
颧面动脉
眶隔
面横动脉
眶下动脉
面动脉
上唇动脉
下唇动脉
颏支
颏下支
颈外动脉

B

▲ 图 2-64　A. 眼睑、眼眶和面部动脉供应的侧面观；B. 面部动脉供应的正面观

侧上升，在下颌后间隙即转至其外侧，穿过腮腺到达下颌颈后方，于腮腺内分为颞浅动脉和上颌动脉。颈外动脉沿途于颈部发出许多分支，其中最重要的分支为面动脉。面动脉绕过咬肌正前方的下颌骨，于鼻唇沟深处向鼻外侧走行，延伸为内眦动脉。通常在行外路 DCR 时可见此动脉。

上颌动脉是颈外动脉终末支，有 3 个主要分支，即眶下动脉、颊动脉、颏动脉。

同时，上颌动脉也发出脑膜中动脉和蝶腭动脉。上颌动脉供血区包括下颌、上腭和鼻内部。其在翼腭窝移行为眶下动脉，与眶下神经共同向前走行，经过眶下裂、眶下沟和眶下管进入眼眶，最后经眶下孔至面颊，供应下睑、面颊和鼻外侧。眶下动脉与面横动脉、眼动脉、颊动脉和面动脉的分支相吻合。

颞浅动脉是颈外动脉的终末支。其穿过颧弓至耳前部的颞顶筋膜区域（与面神经颞支处于相同平面），于颧弓上方发出颞中动脉，贯穿颞深筋膜，供应颞肌；并发出额动脉、颧动脉和面横动脉。

面横动脉于颞浅动脉出腮腺前发出，向前走行，穿过腮腺实质，在侧面部穿行于腮腺导管和颧弓下缘之间，后分出若干分支，分别供应腮腺及其导管、咬肌和周围组织。最后与颌外动脉、咬肌动脉、颊动脉和眶下动脉相吻合。面横动脉位于咬肌上，并与面神经的 1 个或 2 个分支相伴行。

颞浅动脉耳前支供应耳前部、耳垂和部分外耳道，与耳后动脉吻合。额支弯曲向前上方穿过前额，与眶上动脉吻合。顶支在头部侧面于颞浅筋膜表面向后上方弯曲走行，与对侧同名动脉、耳后动脉及枕后动脉相吻合。

2. 颈内动脉　颈内动脉于颈动脉鞘中垂直向上，经颈动脉管入颅，穿过海绵窦，通过靠近视神经管颅内开口的硬脑膜时，发出分支形成眼动脉。

3. 眼动脉　眼动脉是颈内动脉的主要分支（图 2-31A）。其分为颅内段、管内段和眶内段，颅内段位于视神经下方，管内段位于视神经下硬膜鞘内。眼动脉由眶下外侧至视神经，在视神经上方或下方，向眶内侧壁走行。眼动脉发

出许多分支，即视网膜中央动脉，内、外侧睫状后动脉，视神经侧支，多支肌动脉，泪腺动脉，眶上动脉，滑车上动脉，鼻背动脉，筛前动脉和筛后动脉，滑车下动脉及睑内侧动脉。

4. 泪腺动脉　泪腺动脉沿眶外侧壁在外直肌上方走行，发出以下分支，即脑膜返支动脉、颧动脉、至泪腺的终末支及睑外侧动脉。

颧支（颧颞动脉和颧面动脉）穿过颧骨内孔，与颞深动脉和面横动脉吻合（图 2-31A）。

5. 眶上动脉　眶上动脉为眼动脉经视神经上方时发出。其沿着上直肌和上睑提肌的内缘向前，穿过眶上孔，供应前额、眉毛和上睑区域。

6. 滑车上动脉　滑车上动脉是眼动脉的终末支之一，供应额部、头皮内侧和内眦区上部。眼动脉另一终末支为鼻背动脉。

7. 鼻背动脉　鼻背动脉从内眦韧带上方穿出，在泪囊上缘发出一个小分支后，分成 2 个分支：其中一支穿过鼻根，与内眦动脉吻合；另一支沿鼻背走行，供应其外表面皮肤，与对侧的同名动脉及面动脉鼻外侧支相吻合。

8. 滑车下动脉　滑车下动脉是眼动脉的另一终末支。经过内眦韧带上方，与内眦动脉吻合。其供应鼻背、头皮、前额内侧和内眦区。

9. 睑内侧动脉　睑内侧动脉也是眼动脉的终末支，起始于滑车下方的动脉。进入眼睑后与睑外侧动脉分支相吻合。

10 筛动脉　筛前动脉和筛后动脉是重要的手术标志。其经眶周的筛窦孔出眶。若损伤了这些动脉，将会导致大量出血，从而快速进展为眶骨膜下血肿（图 2-65）。

要　点

眼动脉末梢与颈外动脉末梢吻合，形成丰富的眼周区侧支循环动脉网，使组织具有一定的耐受缺血和抵抗感染的能力，但易导致眼周皮下填充物或脂肪注射的意外栓塞。当皮下注射真皮填充剂时，眉间是一个特别危险的区域，有失明、眼眶和（或）眼球缺血的风险（尽管很小），最后导致眼球痨，甚至当进行脂肪注射时会发生脑血管意外。当填充鼻唇沟时，意外注射到动脉内也会导致失明。终末支（如鼻背动脉）的栓塞可导致局部皮肤和软组织的坏死。

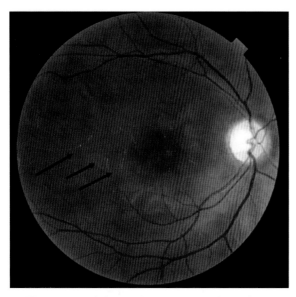

▲ 图 2-65　1 例年轻男性患者的视网膜照片，其鼻整形术后，再次接受鼻背脂肪注射时，右眼突然失明。黄斑附近血管可见多发性脂肪栓塞。最终该患者没有恢复视力，并出现了视神经萎缩

八、眼眶静脉系统

　　静脉血通过 3 个主要系统从眼眶回流，即海绵窦、翼状丛和前静脉系统。眼上部的静脉回流至海绵窦。眼下部的静脉回流至眼上静脉和翼状丛。静脉系统通过面部和前额的内眦静脉及其支流相交通。

　　1. 眼上静脉　眼上静脉由眶上静脉和内眦静脉汇合而成。其从眶内侧向后延伸至上直肌内侧缘。然后经上直肌下方，沿其外侧缘，一直延伸到眶上裂和海绵窦。

　　眶上静脉可插管注射不透光染料行眼眶静脉造影。如果介入医生无法经血管内途径行硬脑膜栓塞分流术，则可通过上睑皮肤皱褶切口进行分离和插管（图 2-66）。

　　2. 眼下静脉　眼下静脉来源于眶底的静脉丛。其向后延伸，通过一条分支与眼上静脉相交通，另一条较小的分支穿过眶下裂，与翼状丛相交通。

　　3. 视网膜中央静脉　视网膜中央静脉离开视神经后通常直接进入海绵窦，其解剖位置离眼球的距离不定。

九、泪腺系统

　　1. 泪腺　泪腺系统包括泪腺、结膜和眼睑的泪腺和副泪腺、泪膜及泪液排泄系统。眼睑通过眨眼的动作将泪液分布在眼球上，也可通过"泪液泵"机制帮助泪液排出。泪腺系统这些组成的任何异常都会引起"水样"眼外观。

　　2. 泪膜　泪膜由 3 层组成，即黏液层、水液层、脂质层。黏液层由结膜上许多杯状细胞所产生。水液层由泪腺和副泪腺共同产生。脂质层由眼睑和泪阜的皮脂腺产生，起到延缓水分蒸发的作用。泪膜可用荧光素条带染色，在眨眼时观察其稳定性。正常情况下，泪膜应保持稳定时间为 10～12s。

　　泪腺位于眶上外侧的泪腺窝内。上睑提肌外侧腱膜将其分成眶部和睑部两部分。眶部位于睑部上方的眶内。睑部紧贴着穹窿上外侧结膜，许多上睑外翻的患者可见此部（图 2-67）。

　　泪管从泪腺眶部穿过睑部入穹窿上外侧（图

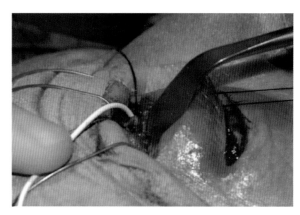

▲ 图 2-66　通过上睑皮肤皱褶切口显露出扩张的眼上静脉，已插管

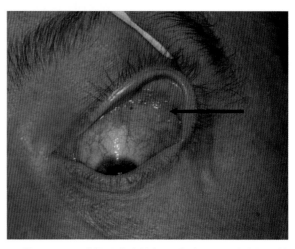

▲ 图 2-67　上睑松弛患者抬起上睑时可见泪腺睑部。箭指向泪腺睑部

2-68）。在穹窿上外侧结膜涂上荧光素条后，用高倍镜在裂隙灯下可见到泪管。

3. 泪道系统　泪道系统包括上、下泪点，上、下泪小管，泪总管，泪囊和鼻泪管（图2-69）。

(1) 泪点：泪道系统始于泪点，其位于距离内眦角约5mm处。泪点位于睑缘稍隆起的泪乳头上。下泪点位于泪新月的同侧，正常情况下裂隙灯检查不应看到，除非外翻下睑。泪点内侧无睫毛。

(2) 泪小管：泪点通向泪小管，开始垂直走行约2mm，然后转为水平走行约8mm（图2-69）。泪小管的平均直径为1～1.5mm。泪小管的垂直和水平部分的交界处称为壶腹，此处泪小管略膨大。大多数人上、下泪小管在进入泪囊前汇合成泪总管。但少数患者上、下泪小管单独开口于泪囊。故采用猪尾形探针行泪道探查时需注意该点。泪小管在进入泪囊前位于内眦韧带的前支正下方（图2-69），这种解剖关系在进行泪小管 -DCR 时很重要。

(3) 泪囊：泪囊位于泪囊窝内。泪囊窝前后界分别为泪前嵴和泪后嵴。泪囊窝底部由部分上颌骨（通常为前2/3）和泪骨组成。两骨连接处存在一条垂直的骨缝。骨缝处为薄弱区域，在行 DCR 时，造骨窗的同时可破坏该部分。偶有前筛窦小室位于非常靠前的位置，甚至延伸到泪前嵴。因而认识到这一点，并将易碎的筛窦黏膜与正常的鼻黏膜相鉴别是很重要的。

泪囊的垂直高度为12～15mm，在无扩张的半凹陷状态下，宽度为2～3mm。泪囊底部高于内眦韧带前支水平。囊体形成一个狭窄的颈部，与鼻泪管相连。内眦韧带的前支是行外路 DCR 中造骨窗的上限标志。有些患者，筛板可位于内眦韧带2～3mm 的范围内。内眦韧带前支是一个坚固的结构，在鼻泪管阻塞的情况下，可防止液体或黏液使囊底扩张。因此，在泪囊囊肿时，会使泪囊扩张至内眦韧带以下（图2-70）。

内眦韧带不能限制泪囊肿瘤的生长。因此，韧带上方的泪囊扩张都应提示泪囊肿瘤的发生。对于婴儿，还应考虑其他的内眦病变 [如脑膜脑膨出、皮样囊肿（图2-71）、毛细血管瘤或横纹肌肉瘤]。

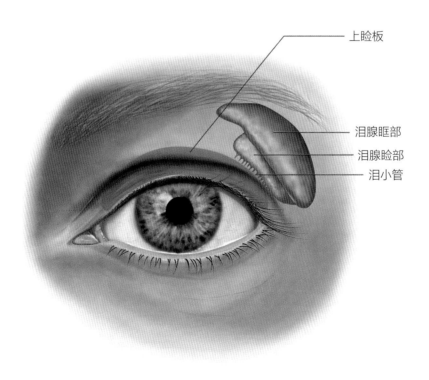

上睑板

泪腺眶部

泪腺睑部

泪小管

▲ 图 2-68　泪腺和泪小管的位置

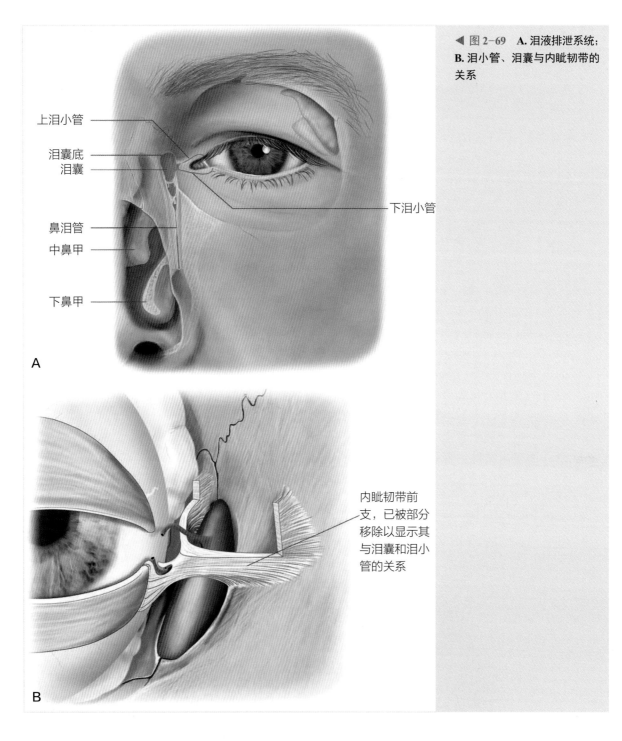

◀ 图 2-69 **A.** 泪液排泄系统；
B. 泪小管、泪囊与内眦韧带的
关系

上泪小管

泪囊底
泪囊

鼻泪管

中鼻甲

下鼻甲

下泪小管

内眦韧带前
支，已被部分
移除以显示其
与泪囊和泪小
管的关系

要　点

任何扩张的泪囊延伸到内眦韧带上方，都应提示
有肿瘤性病变，除非有证据提示为其他病变。

（4）鼻泪管：鼻泪管的膜部从泪囊的下方延
伸，在骨性鼻泪管内行进，开口于下鼻道的下
鼻甲下方（图 2-69）。鼻泪管口位于下鼻道的前、

中 1/3 交界处（图 2-72）。

成人的鼻泪管开口高出鼻腔底约 1.5cm。
鼻泪管长约 15mm。术者常误认为鼻泪管很长，
结果导致在行探查术时探头在鼻泪管中行进太
远，使探针紧贴鼻底或进入鼻咽。

泪道系统内有许多瓣膜，可防止泪液或空
气向上逆行。最重要的瓣膜有 Rosenmüller 瓣和
Hasner 瓣。

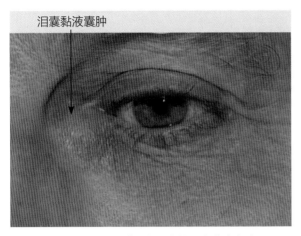

泪囊黏液囊肿

▲ 图 2-70　内眦韧带下方的泪囊黏液囊肿

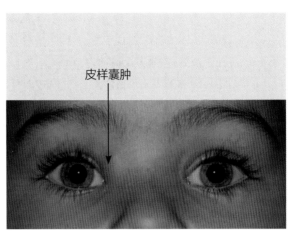

皮样囊肿

▲ 图 2-71　位于右侧内眦韧带上方的内眦皮样囊肿

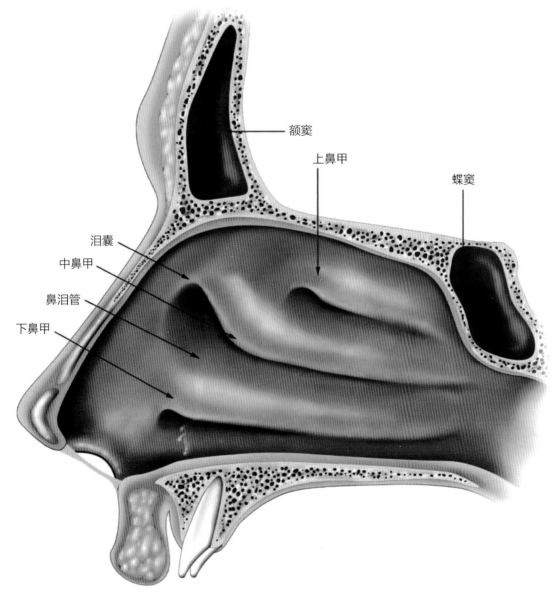

额窦

上鼻甲

蝶窦

泪囊

中鼻甲

鼻泪管

下鼻甲

▲ 图 2-72　鼻泪管的走行及下鼻甲下开口

Rosenmüller 瓣位于泪囊和泪小管的交界处。虽然不是真正的瓣膜，但它的作用是防止泪液从泪囊逆流到结膜囊。如果此瓣膜功能正常，当发生黏液囊肿或急性泪囊炎且鼻泪管阻塞时，局部则会肿胀明显。

局部肿胀压迫泪囊会引起疼痛。相反，如果瓣膜功能不全，黏液囊肿可以通过将压力传导至泪囊以减压，黏液会通过泪小管逆流至结膜囊。

Hasner 瓣膜位于鼻泪管的下方。这个区域是泪道系统胚胎发育的最后一部分。新生儿此区域较常出现膜性梗阻，但绝大多数在 2 岁时可自愈。2 岁以上未自愈者，则需要通过简单的鼻泪管探查进行手术治疗。

鼻泪管口的解剖位置及结构较多变。可有 2 种不同的变化，如下所示。

- 顶端：开口于下鼻道的最上点，开口处无 Hasner 瓣。
- 侧壁：开口于下鼻道外侧壁的斜沟，开口处可见 Hasner 瓣。

鼻泪管同时也存在着瓣膜，但无临床意义。

十、鼻

具备良好的鼻部解剖知识很重要，以溢泪为表现的患者，鼻部评估是临床检查的一部分，同时该部分的解剖知识也可运用至鼻内泪道系统的手术。

1. 鼻中隔　鼻腔被鼻中隔分成两半。由前面的软骨部分和后面的骨性部分所组成。最前面部分（鼻小柱）由 2 个鼻翼软骨的内侧脚组成，并通过膜性鼻中隔与鼻中隔软骨的游离尾侧端相连。方形的鼻中隔软骨与后上方的筛骨垂直板及后下方的犁骨相接。筛骨垂直板及犁骨构成鼻中隔的骨性部分。筛骨垂直板前缘与鼻骨和额骨鼻棘相接，上接筛骨筛状板，后接蝶嵴。犁骨下接上颌骨鼻嵴和腭骨（图 2-73）。

鼻腔的血供来源于颈外动脉和颈内动脉的分支动脉。鼻的前上象限由筛前动脉和筛后动脉供应，筛前、筛后动脉是眼动脉的分支。面动脉和上唇动脉供应前庭区。蝶腭动脉供应后象限和下象限。蝶腭动脉是颌内动脉的分支，而颌内动脉又是颈外动脉的分支。所有这些动脉于鼻中隔的前下部形成吻合区，称为 Little 区或 Kiesselbach 静脉丛，是鼻出血最常见的部位。

鼻中隔有轻微的偏曲很常见。当有较大程度的偏曲（如在鼻骨骨折后）时可导致鼻腔阻塞，影响通气（图 2-74）。手术矫正 [黏膜下切除术（submucosal resection，SMR）] 这种偏曲时，可能需要进行泪液排泄术（如放置 Lester Jones 管），也可在行泪液排泄系统手术时内镜下矫正。

2. 鼻甲　中、下鼻甲是泪液排泄术的重要标志（图 2-75）。

上鼻甲在泪液排泄术中无任何作用。鼻甲是鼻腔侧壁的突出部分，其生理功能是温暖和湿润鼻腔吸入的空气。在每个鼻甲下方都有一个间隙，即鼻道。鼻泪管于下鼻甲下方进入下鼻道。一些婴儿的下鼻道特别狭窄，需要行下鼻甲不全骨折矫正才能使下鼻道通畅。在缓解鼻黏膜阻塞后，可使用小儿内镜（直径 2.7mm）直接观察该区域。

中鼻甲可见于鼻内较高的位置，其前端与泪囊相邻。有时筛窦气房侵入中鼻甲，这种情况被称为泡状鼻甲（图 2-76）。如果中鼻甲阻塞 DCR 的通道，偶尔需要切除小部分中鼻甲。由于中鼻甲顶端与筛板连接，在对中鼻甲进行手术时应特别小心，以免造成脑脊液漏。中鼻甲的功能应得到重视，不应行常规切除（如行内镜下眶减压术时）。鼻额管从额窦引流至中鼻道。同时筛前窦、筛中窦及上颌窦也引流至中鼻道。

> **要　点**
>
> 有时筛窦小气房侵入中鼻甲，这种情况被称为泡状鼻甲。

十一、鼻旁窦

额窦、筛窦、蝶窦和上颌窦的大小和形状因个体而异。大多数在出生时都处于原始状态，甚至缺失。它们在恒牙萌出时和青春期后显著增大，这种生长是导致该时期面部大小和形状改变的一个因素。鼻旁窦黏膜与鼻腔黏膜相延续，这是与感染传播有关的一个重要因素。鼻旁窦黏膜与鼻腔呼吸道黏膜相似，但较薄，血

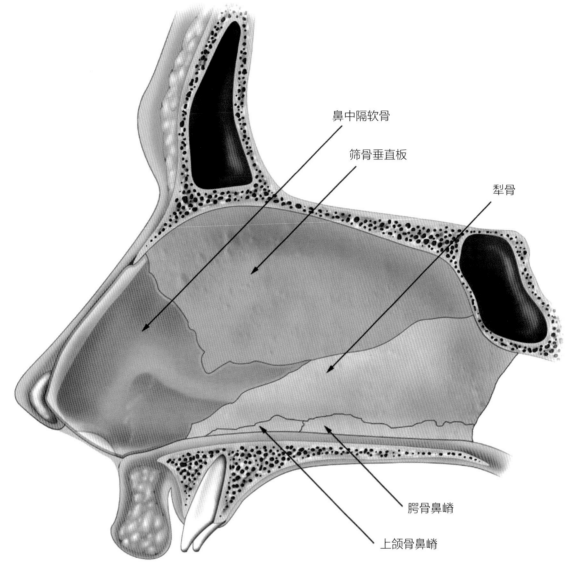

鼻中隔软骨

筛骨垂直板

犁骨

腭骨鼻嵴

上颌骨鼻嵴

▲ 图 2-73　鼻中隔矢状面观

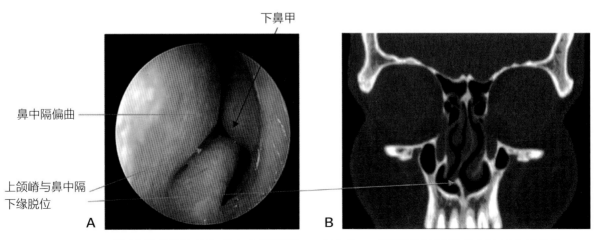

下鼻甲

鼻中隔偏曲

上颌嵴与鼻中隔
下缘脱位

A

B

▲ 图 2-74　**A.** 鼻中隔偏曲伴鼻中隔下缘与上颌嵴脱位；**B.** 冠状位 **CT** 扫描显示鼻中隔左偏和鼻中隔下缘脱位

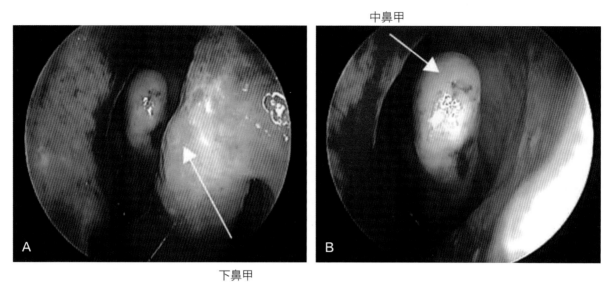

中鼻甲

下鼻甲

▲ 图 2-75　**A.** 使用鼻腔减充血药后的鼻内镜视图。箭示下鼻甲，下鼻道和鼻泪管开口位于下鼻甲下。**B.** 箭示中鼻甲，中鼻道在此下方

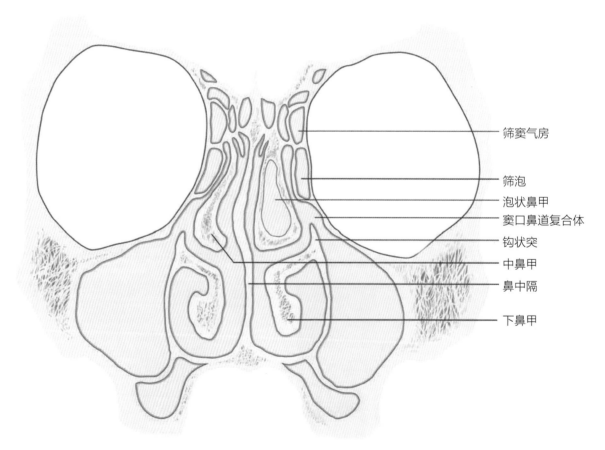

筛窦气房

筛泡
泡状鼻甲
窦口鼻道复合体
钩状突
中鼻甲
鼻中隔
下鼻甲

▲ 图 2-76　中眶部水平的冠状位鼻旁窦解剖，图中还显示了泡状鼻甲

管较少，更松散地附着在鼻旁窦的骨壁上。这些黏膜腺体分泌的黏液，通过覆盖于鼻窦黏膜表面的纤毛运动，自鼻窦进入鼻腔。

1. 额窦　两侧额窦位于眉弓的后方，在额骨的外板和内板之间。由于两侧额窦之间的隔膜经常偏离中线，因此很少对称（图 2-77）。

额窦有时被不完整的骨壁分割成许多交通凹槽。一侧或双侧额窦缺失较罕见，而眉弓的突出程度并不能代表额窦的存在或大小程度。若额窦在额骨中向上延伸的部分较小，则眶部可能较大，反之亦然。有时窦与窦之间会产生重叠。额窦可向后延伸至蝶骨小翼，但不侵入其中。额窦通过筛骨漏斗或者鼻额管，穿过筛窦迷路的前部，每个开口都通向相应的中鼻道前部。额窦在出生时不发育或缺失，一般在 7—8 岁时已发育相当良好，但只有在青春期后才发育完全。

男性的额窦通常较大，使其头部轮廓相对于儿童及女性的垂直或凸出的头部轮廓更为倾斜。额窦的动脉血供来自眶上动脉和筛前动脉，静脉回流进入位于眶上切迹的眶上静脉和眼上静脉的吻合静脉。淋巴引流至下颌下淋巴结。神经支配来源于眶上神经。

2. 筛窦　筛窦由筛窦迷路中的薄壁腔组成。其数量和大小各异，从每侧的 3 个大窦腔至 18 个小窦腔不等，这些窦腔通向鼻腔的开口位置也非常多变。筛窦位于鼻腔上部与眼眶之间，

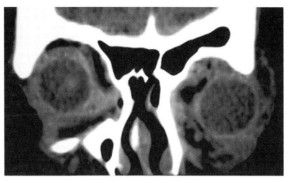

▲ 图 2-77　冠状位 CT 扫描可见不对称额窦（该患者有左颈动脉海绵窦瘘）

从筛窦的极薄眶板（筛骨纸板）与眼眶分离（图 2-78）。

感染很容易从鼻窦扩散至眼眶，并产生眼眶蜂窝织炎。

筛窦每侧分为前、中、后三组。三组之间没有明确的界限，其中一组可能延伸至另一组的位置。组群之间只能根据它们与鼻腔联系的部位来区分。每组筛窦均被不完整的骨间隔部分隔开。前组气房数目不等，可达 11 个，通过 1 个或多个孔进入筛骨漏斗或鼻额管；其中 1 个气房通常位于鼻丘，最前面的窦可能位于额窦。中间组通常包括 3 个气房，通过筛泡上方的 1 个或多个孔进入中鼻道。后组气房的数目为 1~7 个，通常由 1 个孔进入上鼻甲下的上鼻道；当存在最高鼻道时，开口可能进入其中；有时由 1 个或多个开口进入蝶窦。后组与视神经管、视

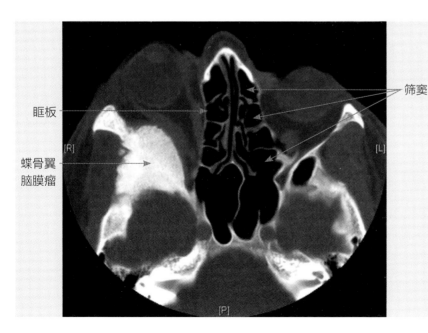

◀ 图 2-78　右蝶骨翼脑膜瘤的轴位 CT 扫描，筛窦显示良好

筛窦

眶板

蝶骨翼脑膜瘤

神经关系密切。

筛窦在出生时很小，在 6—8 岁时及青春期之后生长迅速。其供血来源于蝶腭动脉、筛前动脉、筛后动脉，并经相应的静脉回流。前、中淋巴管汇入下颌下淋巴结，后淋巴管汇入咽后淋巴结。筛窦由筛前神经、筛后神经和翼腭神经节眶支支配。

要 点

鼻丘气房是最前面的筛窦气房，位于前外侧，额筛隐窝下方，中鼻甲附着处的前上方。其位于泪骨内，因此眼眶、泪囊和鼻泪管在其外侧。90%的患者有此解剖特征。

Onodi（蝶筛）气房是指位于蝶窦后部的气房，位于蝶窦后部，很少高于蝶窦。其解剖位置与视神经和颈内动脉关系密切。Onodi 气房的感染可引起相关的视神经病变。当通过内镜进入蝶窦时，可能会对视神经和颈内动脉造成误伤，常被认为是最后面的筛窦气房，但其实是 Onodi 气房（图 2-79）。

3. 蝶窦　两侧蝶窦位于鼻腔上部的后方。其位于蝶骨体内，与上方的视交叉、垂体、两侧的颈内动脉及海绵窦解剖关系密切（图 2-57B）。若蝶窦较小，其一般位于垂体前。蝶窦的大小和形状各不相同，而且由于中间隔的侧向位移，两侧通常是不对称的。一侧蝶窦常比另一侧大，并越过中线，至对侧蝶窦后。一侧蝶窦可能与另一侧蝶窦重叠，两侧之间很少有融合。偶尔一侧或两侧蝶窦可能延伸到视神经管附近，甚至部分包绕视神经管。因此，蝶窦炎可能是视神经病变的原因。当其异常大时，可能延伸至翼状突根部或蝶骨大翼，并可能延伸至枕骨基底部。有时骨壁上有间隙，黏膜可直接贴在硬脑膜上。

由颈内动脉和翼状管产生的骨嵴，可分别从侧壁和基底板伸入蝶窦。在伴有骨折且压迫视神经导致其病变后，通过蝶窦对视神经管减压时，必须记住其靠近颈动脉。后筛窦可延伸

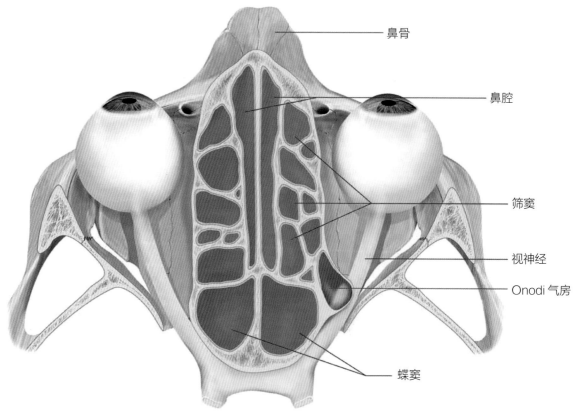

鼻骨

鼻腔

筛窦

视神经

Onodi 气房

蝶窦

▲ 图 2-79　Onodi 气房

至蝶骨体内，并在很大程度上取代蝶窦。每个窦通过前壁上部的孔与蝶筛窦隐窝相连。蝶窦在出生时为蝶窦始基，主要在青春期之后发育。其血供是由一条筛后血管提供的，淋巴管回流至咽后淋巴结。神经支配来自筛后神经和翼腭神经节的眶支。

4. 上颌窦　两侧上颌窦是最大的鼻旁窦，为上颌骨体内的锥形空腔（图2-80）。

上颌窦每侧基底由鼻腔外侧壁构成，尖端深入上颌骨的颧突，顶部为自眶下管隆起的眶底。上颌窦的大小因个体而异，甚至同一个体的两侧大小也不同。一些个体有些较大的上颌窦，可能延伸至颧骨。上颌窦开口于半月裂孔下半部分底部的前上部分，第二个开口通常在半月裂孔内或紧靠其下方。开口处均靠近上颌

窦的顶部，而不是底部。上颌窦直到所有恒牙萌出后才完全发育。上颌窦的血供来自于面动脉、眶下动脉和腭大动脉，淋巴引流至下颌下淋巴结。神经支配来源于眶下神经和上牙槽的前、中、后神经。

十二、面部

了解面部组织层次非常重要，有利于安全地进行各种修复重建和美容手术。面部软组织可分为5个层次：①皮肤层；②皮下层；③肌肉腱膜层；④疏松的网状组织层；⑤深筋膜和骨膜层。

1. 额头和眉毛　前额皮肤是面部最厚的皮肤，其含有自真皮延伸至下方额肌的横向隔膜。这些隔膜被认为在随年龄增长而出现的额头横纹的形成过程中起着明显的作用。额肌是面部上缘

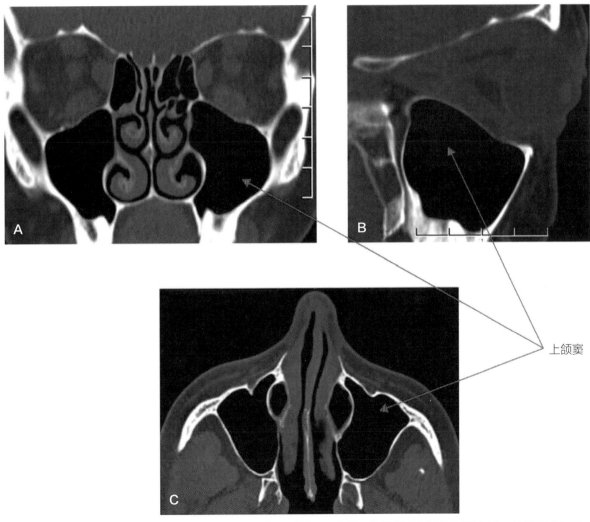

上颌窦

▲ 图2-80　A. 冠状位 CT 扫描；B. 矢状位 CT 扫描；C. 轴位 CT 扫描。扫描显示上颌窦的解剖结构，注意眶底的正常结构和形状

的主要牵拉肌，主要功能是提升前额和眉部。

额肌纤维起源于帽状腱膜，止于眉部和鼻部的皮肤。帽状腱膜分为浅层(包括额肌)和深层(附着于眶上缘，合并到上睑的球后筋膜平面)。在视觉上有明显上睑下垂或皮肤松弛的患者中，常见额肌慢性收缩，并伴继发性前额皱纹。

2. 面中部 "面中部"为面部的一个区域，上界为内、外眦之间的连线，下界为两侧耳屏软骨下缘至口连合处正下方。年轻人面中部圆润丰满。

鼻颊沟也被称为"泪沟"或内侧睑颊交界，是一种自然的凹陷，从内侧眼角向下延伸至瞳孔中线。其位于眶颧韧带、提上唇肌和提上唇鼻翼肌所围成的区域内。当颧部脂肪随着年龄的增长而下降时，泪沟在这些肌肉之间形成一个三角形槽，延伸到面颊中上部。

颧骨区是位于睑颊交界处和鼻唇区之间的一个三角形中间区域。该区域由眶颧韧带在眶下缘的上界、颧弓韧带(作为外侧界)和经从颧弓韧带颧大肌和颧小肌划出的斜线所构成。SOOF 位于颧区的上缘，骨膜上的眼轮匝肌深层表面。

颧骨前间隙是覆盖颧骨和上颌骨的三角形空间，其顶点朝向鼻子，上方受眶颧韧带限制。它包含以下成分：①覆盖在眼轮匝肌眶部的脂肪；②眼轮匝肌眶部；③ SOOF；④上唇提肌起始深面的骨膜前脂肪；⑤支持韧带。

3. 头皮 头皮由 5 层组成（图 2-81），即皮肤、皮下纤维脂肪组织、帽状腱膜、疏松结缔组织及颅骨骨膜。

帽状腱膜连接额肌和枕肌。腱膜下平面相对无血管，全冠状切口可于此平面向前剥离。颅骨骨膜周围血管丰富，骨膜瓣可与全厚皮片联合重建内眦深部缺损。颅骨骨膜可轻易从骨面剥离，骨与骨膜间层次无血管。行内镜提眉术时可于该层次进行。

4. 颞部 颞部的解剖结构易混淆，因为描述颞部筋膜层的命名各有不同。颞部由以下几层构成，即皮肤、皮下组织、颞浅筋膜（颞顶筋膜）、颞深筋膜及颞肌。

颞浅筋膜是帽状腱膜的延续，包含面神经额支和颞浅动脉。颞深筋膜因其致密的白色反光表面而容易辨认。可以在颞深筋膜上做一个切口，显露出下方的颞肌从而确认解剖层次的特性。为避免损伤位于其上方的颞浅筋膜（颞顶筋膜）中的面神经额支，从颞部到眶缘（如行内镜提眉术）的分离应沿着这一层进行。

于颧弓上方几厘米处，颞深筋膜分 2 层，即颞深筋膜的浅层和深层。它们分别止于颧弓的前上方和后上方。2 层之间是颞脂肪团（图 2-81 和图 2-82）。

5. 浅表肌肉筋膜系统 浅表肌肉腱膜系统（superficial musculoaponeurotic system，SMAS）是面部和颈部一个浅层连续的纤维肌层，覆盖

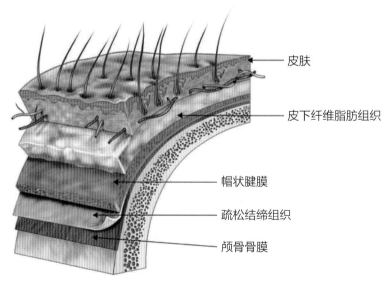

皮肤

皮下纤维脂肪组织

帽状腱膜

疏松结缔组织

颅骨骨膜

▲ 图 2-81 中部头皮的分层

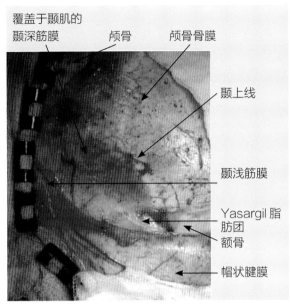

覆盖于颞肌的
颞深筋膜　　颅骨　颅骨骨膜

颞上线

颞浅筋膜

Yasargil 脂
肪团
额骨

帽状腱膜

▲ 图 2-82　全冠皮瓣解剖展示右颞部筋膜层的术中照片

并连接所有浅层的面部表情肌（图 2-83），由 Mitz 和 Peyronie 于 1976 年描述。SMAS 从颧骨区向上延伸与帽状腱膜相连续，向下与颈阔肌相连续，两侧与腮腺上方的腮腺筋膜相连。在颞区，SMAS 与颞浅筋膜融合。

　　SMAS 通过皮下的支持韧带牢固地附着于皮肤上。SMAS 包括颈阔肌、眼轮匝肌、枕额肌、颧肌和上唇提肌等浅层表情肌。SMAS 呈扇形展开，其功能是将面部肌肉收缩传递和分布至皮肤。SMAS 与面部骨骼连接有限。SMAS 的纤维网覆盖眼轮匝肌，通过眶颧韧带附着于眶缘。

　　尽管存在这样的解剖结构，SMAS 层次并不分明。它的厚度因人而异。当其向鼻唇沟方向延伸时，会变得更薄、更不明显。颧脂肪层是覆盖在颧突上的一组脂肪组织，位于 SMAS 前表面。

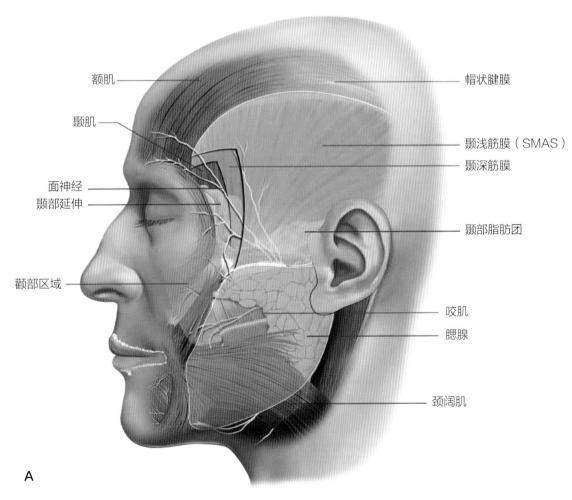

额肌

颞肌

面神经

颞部延伸

颧部区域

帽状腱膜

颞浅筋膜（SMAS）

颞深筋膜

颞部脂肪团

咬肌

腮腺

颈阔肌

A

▲ 图 2-83　A. 浅表肌肉筋膜系统（SMAS）

85

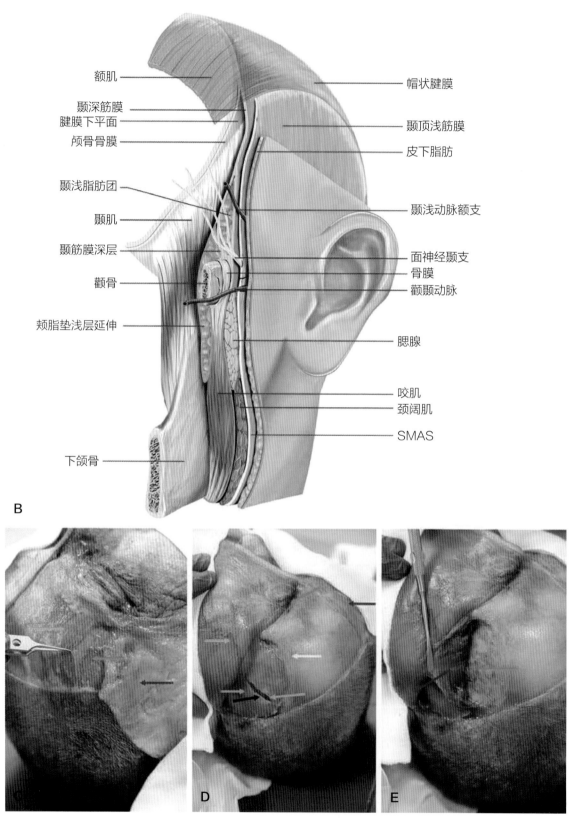

额肌
颞深筋膜
腱膜下平面
颅骨骨膜
颞浅脂肪团
颞肌
颞筋膜深层
颧骨
颊脂垫浅层延伸
下颌骨

帽状腱膜
颞顶浅筋膜
皮下脂肪
颞浅动脉额支
面神经颞支
骨膜
颧颞动脉
腮腺
咬肌
颈阔肌
SMAS

B

D

E

▲ 图 2-83（续）　B. SMAS 层及其与周围结构的关系。C. 尸体解剖中可见颞浅筋膜内的颞浅动脉（蓝箭）。绿箭示颞肌，红箭示皮下脂肪。D. 尸体解剖中可见颞肌上方颞筋膜层（灰箭）。颞深筋膜（黑箭）做个切口，显露下方的颞肌。蓝箭示眶上神经，绿箭示颞浅动脉，红箭示颅骨骨膜，黄箭示颞上嵴，橙箭示颞浅筋膜。E. 尸体上，颞肌（红箭）从与颞骨（蓝箭）牢固连接处分离

面下部的面神经分支深至 SMAS，并从肌肉深面进入，支配面部肌肉群。面部深层肌肉则不同，面神经从浅面进入来支配口角提肌、颊肌和颏肌。如果分离层次位于 SMAS 表面，将不会损伤到这些面神经分支。

SMAS 可被分离和复位，部分切除并缝合，或按需求进行折叠以增加或调整颊脂肪团的高度。收紧 SMAS 在面部下 1/3 区域的面部年轻化手术中起着重要作用。收紧 SMAS 也提供了一个合适的支撑构架，从而可改善颈部皱褶。

6. 支持韧带　支持韧带是纤维组织的凝缩，纤维组织从深层结构延伸到上覆真皮，有助于将皮肤和可移动的软组织固定到下层骨骼上（图 2-84）。支持韧带有 2 种类型，即真性支持韧带和假性支持韧带。真性支持韧带是从骨膜到真皮、短而粗壮的纤维带，分布在面中下部的 4 个位置，即眶、颧、颊上颌及下颌。

假性支持韧带将 SMAS 固定在深筋膜上，起到抗重力下降的作用。它们分布于 3 个区域，命名为颈阔肌 - 耳韧带、咬肌皮肤韧带、颊上颌韧带。颊上颌韧带也有真、假两种成分。

眶支持韧带随着轮匝肌支持韧带增厚延续出现，位于颧额缝上方。

颧弓韧带（"McGregor's patch"）起源于颧弓和颧骨体，穿过颊脂肪团的上部，止于皮肤真皮层，韧带轮廓分明。眶颧韧带起始于眶下缘下几毫米处的骨膜增厚区，通过浅表肌腱膜系统及其上覆脂肪止于真皮。

"颧丘"是颧骨前间隙脂肪水肿的结果（图 2-85）。颧脂肪团位于皮下，呈三角形，与"颧丘"不同。颧脂肪团有助于面中部的丰满。

> **要　点**
>
> 眶颧韧带、提上唇肌和提上唇鼻翼提肌用以确定泪沟的位置。随着年龄的增长，颧骨区脂肪量下降，在这些肌肉之间形成一个三角形的凹槽，泪沟延伸至上中面颊部。

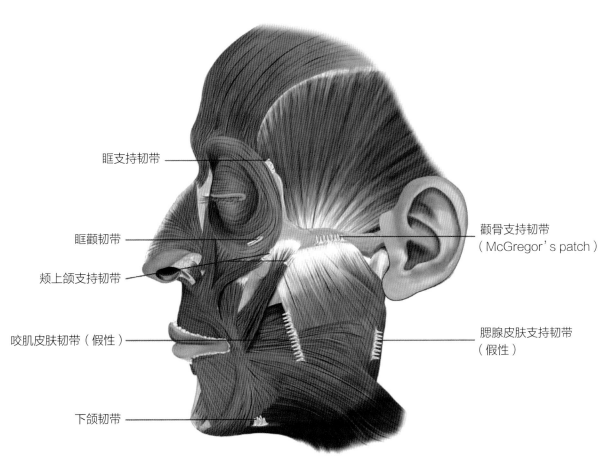

眶支持韧带

眶颧韧带

颊上颌支持韧带

咬肌皮肤韧带（假性）

下颌韧带

颧骨支持韧带（McGregor's patch）

腮腺皮肤支持韧带（假性）

▲ 图 2-84　真性支持韧带

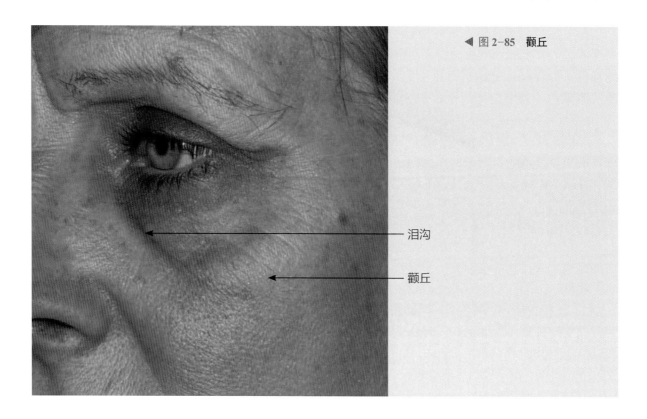

◀ 图 2-85　颧丘

泪沟

颧丘

随着年龄的增长，这些韧带变得松弛，颧部组织下移，出现特征性的颧骨下凹陷。这种软组织下垂发生在沿鼻唇沟的固定线附近，从而导致鼻唇沟的突出与老化。咬肌皮肤韧带的衰退导致下颌缘以下颊部软组织下降，形成多层下颏。

颈阔肌 – 耳韧带构成一个致密的腱膜，附着在颈阔肌的后上缘至耳垂。此韧带为耳前皮下区域提供了可直接与颈阔肌外表面相连的分离层次。

年轻人支持韧带呈绷紧状态，使活动的面部浅层组织可稳固地固定于下方的骨骼或深筋膜上。长期的肌肉活动和重力作用导致筋膜和韧带松弛，再加上皮肤具有一定的弹性，会导致面部的软组织下垂。

> **要　点**
>
> 在进行面部年轻化过程中，真性和假性支持韧带均能遇到，经常需要游离韧带以动员和重塑组织平面。松解韧带时应格外小心，因为重要的面神经分支与面部支持韧带密切相关，尤其是颧弓及下颌支持韧带。

7. 面中、下部肌肉　口周的肌肉负责上唇、下唇和嘴角的运动（图 2-86）。这些肌肉位于两个层面，即浅层和深层。SMAS 将浅表肌肉分为以下部分（图 2-87），即颧大肌、颧小肌、笑肌、降口角肌、口轮匝肌浅层及颈阔肌。面神经分支沿着肌肉深层支配这些肌肉。

> **要　点**
>
> 由于面神经经过颧大肌深面，这为扩展至面中部分离的安全性提供了可靠的指导。

颧大肌和颧小肌是产生微笑的主要肌肉，临床上表现为一个复合体，例如微笑时，向上外侧牵拉口角。

以下是口周深层肌肉（图 2-88），即提上唇肌、提口角肌、颊肌、颏肌、降下唇肌及口轮匝肌深层。

面神经分支沿着这些肌肉的表面走行并支配。颊脂垫位于颊肌的深层。提唇肌群是鼻唇沟形成的原因，而降唇肌群（降口角肌）是唇下颌皱褶形成的原因。

颈阔肌融入 SMAS 的下段。该浅表肌肉由

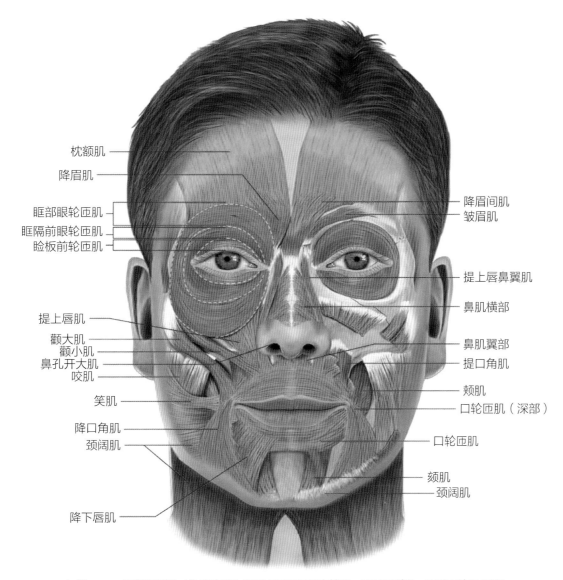

枕额肌

降眉肌

眶部眼轮匝肌

眶隔前眼轮匝肌

睑板前轮匝肌

提上唇肌

颧大肌

颧小肌

鼻孔开大肌

咬肌

笑肌

降口角肌

颈阔肌

降下唇肌

降眉间肌

皱眉肌

提上唇鼻翼肌

鼻肌横部

鼻肌翼部

提口角肌

颊肌

口轮匝肌（深部）

口轮匝肌

颏肌

颈阔肌

▲ 图 2-86　面部表情肌（注意咬肌和颞肌不属于面部表情肌，而是咀嚼肌，不受面神经支配）

2 块扁平的肌肉组成，在颈部中央连接在一起。脂肪组织位于颈阔肌的浅表面，可于颈部中央进行脂肪抽吸或直接切除。肌肉深处也有脂肪组织。颈阔肌可用缝合线折叠及悬吊，或根据需要部分切除，从而进一步获得良好的颏颈角。

掌握耳大神经的解剖位置十分重要，因为该神经在整形手术中容易受到损伤。耳大神经位于外耳道下方约 6.5cm 处，横穿胸锁乳突肌（图 2-89）。耳大神经位于颈浅筋膜（颈部 SMAS 的延续）深层，只要颈外侧皮瓣的皮下损伤未侵及该筋膜，则耳大神经是安全的。耳大神经的损伤会导致外耳的感觉丧失。

8. 面部脂肪　面部脂肪分成多个独立的脂肪区，可根据其与面部肌肉的关系分成浅层和深层。

(1) 浅层脂肪：面部有几处明显的浅层脂肪，这些脂肪通过精细的面部组织和隔膜彼此隔开。Rohrich 和 Pessa 利用染色技术和尸体解剖验证了这一点。浅层脂肪位于皮下平面的面部表情肌上方。

面部浅层脂肪包括（图 2-90）：①额部中央、中部及外侧的颞颊垫；②内侧、中部和外侧颊颊脂肪团；③眶上、眶下和外侧眶脂肪团；④鼻唇脂肪区。

通常所说的颊脂垫由 3 个独立的浅层脂肪区组成，即内侧、中部和外侧颊颊脂肪。眼睑

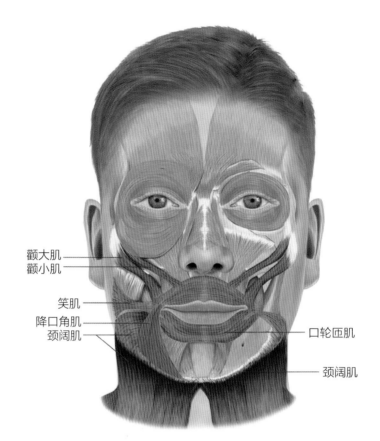

颧大肌
颧小肌

笑肌
降口角肌
颈阔肌

口轮匝肌

颈阔肌

▲ 图 2-87　面中、下部浅层肌肉

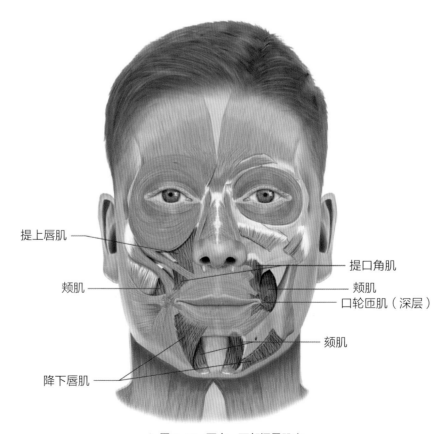

提上唇肌

颊肌

降下唇肌

提口角肌
颊肌
口轮匝肌（深层）

颏肌

▲ 图 2-88　面中、下部深层肌肉

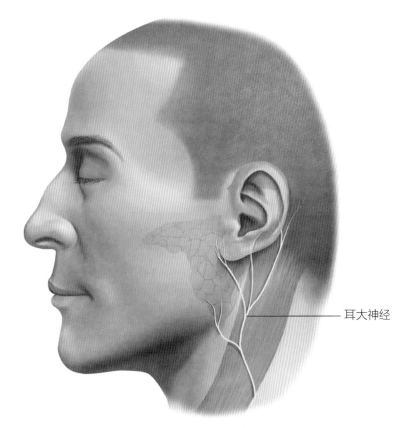

耳大神经

▲ 图 2-89　耳大神经

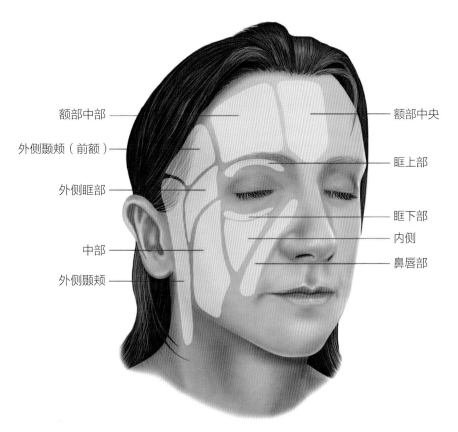

额部中部

外侧颞颊（前额）

外侧眶部

中部

外侧颞颊

额部中央

眶上部

眶下部

内侧

鼻唇部

▲ 图 2-90　面部浅层脂肪区

的上、下眶周脂肪区在眼睑的上、下方，处于眼轮匝肌限制韧带的边界内。眼睑处无皮下脂肪。眶周的内、外侧脂肪团被内、外眦分开。

鼻唇脂肪区位于颊脂垫室的内侧，有助于鼻唇沟的突出。眶下缘下方的眼轮匝肌限制韧带为鼻唇脂肪区和颊内侧脂肪区的上缘。中部颊脂垫位于内侧和外侧颞颊脂肪团之间。

外侧颞颊脂肪团从前额一直延伸至颈部。在面部的下 1/3 处，下颊脂肪区附着于降口角肌上，中间与降下唇肌相连，下方与颈阔肌相连。颏前脂肪和颈阔肌前脂肪位于邻近的下颌脂肪区。

(2) 深层脂肪：面部深层脂肪由以下部分组成，即帽状腱膜脂肪团，眼轮匝肌后脂肪（ROOF），眼轮匝肌下脂肪（SOOF），颊脂肪团（也称为 Bichat 脂肪团）和内、外侧的延伸。

帽状腱膜脂肪团位于额肌的深面，从眶上缘向前额上方延伸约 3cm，包裹着皱眉肌和降眉间肌。ROOF 形成了帽状腱膜脂肪团的一部分，位于眶缘的上外侧。其位于眼轮匝肌隔前和眶部上外侧肌纤维的深面。ROOF 保持着年轻人的眶周软组织容积，而对于老年人，导致外侧眉部和上睑的软组织下垂（图 2-91）。

在面中部，SOOF 和深层脂肪团在颊部构成深部脂肪层，在年轻时维持面部的体积和形状，并为面部表情肌的移动充当滑动平面。SOOF 分内、外侧两部分。内侧沿眶下缘从下睑内侧延伸至外眦，外侧从外侧眼角延伸到颞脂肪团。

提肌下脂肪团位于内侧 SOOF 层的内侧，代表眶下深层脂肪团的最内侧。此脂肪团位于提上唇鼻翼肌后，是颊脂垫的延伸，在其下外侧与颊脂垫的鼻唇部和颊部相延续。颊脂垫是重要的美学结构，位于上颌后外侧颊肌的浅层，深至咬肌前部。在功能上，颊脂垫有助于周围咀嚼肌的自由滑动，其翼突向外侧延伸（图 2-92）。面神经的颊支和腮腺导管在离开腮腺后沿颊脂垫表面在腮腺咬肌筋膜内走行。

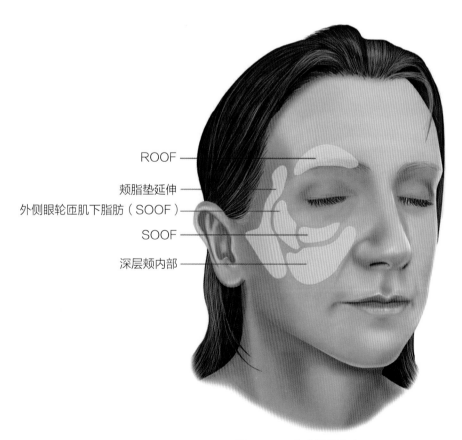

ROOF

颊脂垫延伸

外侧眼轮匝肌下脂肪（SOOF）

SOOF

深层颊内部

▲ 图 2-91　面部的深层脂肪
ROOF. 眼轮匝肌后脂肪；SOOF. 眼轮匝肌下脂肪

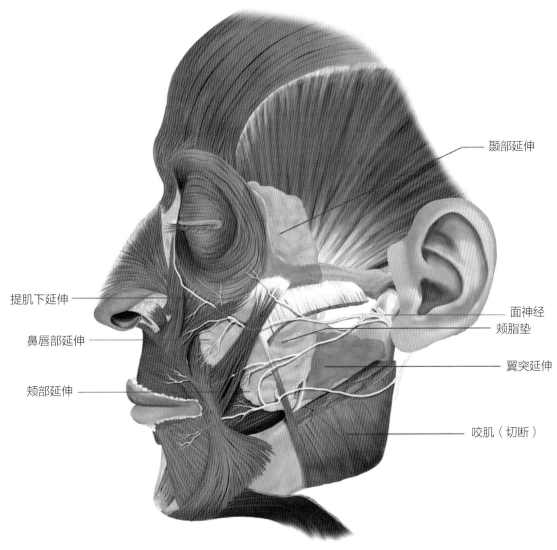

颞部延伸

提肌下延伸

鼻唇部延伸

颊部延伸

面神经
颊脂垫

翼突延伸

咬肌（切断）

▲ 图 2-92 颊脂垫

十三、面部衰老的解剖学

在对求美者进行外科和非外科治疗当中，全面了解面部衰老的解剖学基础是必不可少的。面部衰老是一个多维度、多因素的过程，涉及面部所有解剖结构的相互作用，可导致以下情况：①皮肤和皮下组织松弛；②面部浅层和深层脂肪萎缩；③面部脂肪袋下垂；④面部脂肪袋重新分布；⑤骨的吸收和重塑；⑥出现韧带松弛而失去软组织支撑。

内在和外在的因素均可影响面部老化的速度和程度。内在因素包括生理年龄、激素水平变化及肌肉收缩生理学。外在因素也会影响衰老，其包括重力、日光照射、吸烟、暴露于环境因素。

年轻人的面部具有以下几个特征：①容貌丰满；②脂肪分布均匀；③无任何审美单元分界；④柔和的弧线和凸面。

老年人的面部特征如下：①容量丢失；②脂肪分布不均；③有明显的审美单元分界；④断续起伏的曲线。

随着面部软组织容量的丢失，下方的骨骼和筋膜结构变得更加突出。

面部典型的与年龄的相关变化如图 2-93 所示。审美单元分界在眼周区域尤为明显。腮腺皮肤韧带、咬肌皮肤韧带、下颌皮肤韧带的牵拉及伴随的皮肤松弛导致下颌曲线起伏。

同时应该认识到，面部的衰老程度可能是不对称的。然而，这种不对称性也可能是潜在的病理过程（如一侧上睑沟的存在可能是"隐匿性鼻窦综合征"的表现）导致。

面部脂肪的变化很大程度上影响面部衰老。面部脂肪区域发生萎缩，特别是颞部、眶周、面颊中部和口周区域。此外，面部起支撑结构的韧带松弛及重力的影响，也会导致面部脂肪重新分布。面部脂肪倾向于积聚在鼻唇沟外侧区和颏下区。

面部骨骼在个体整个生命进程中，也经历着重塑的变化，存在面上部骨沉积和面下部骨吸收的趋势（图 2-94）。眼眶上内侧至下外侧轴的轮缘延长，并伴有一些下外侧眶骨的吸收。这可能会导致外眦角变宽，出现外侧泪沟畸形或眶颧沟。

十四、结论

在进行眼部整形、眼面部、眼眶和泪腺手术之前，掌握眼睑、眼眶、鼻和面部良好的解剖知识至关重要。外科医生在接受培训时，或经验不足的外科医生应仔细学习本章的相关内容，为相关手术做好充足准备。知识结合临床经验，从而识别因病理情况而发生改变的解剖学结构。

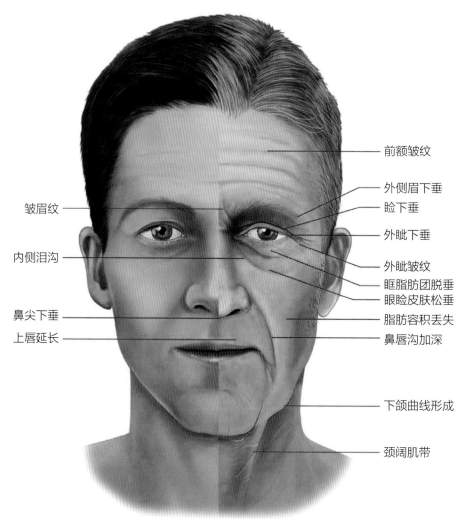

前额皱纹

外侧眉下垂
睑下垂
外眦下垂

外眦皱纹
眶脂肪团脱垂
眼睑皮肤松垂
脂肪容积丢失
鼻唇沟加深

下颌曲线形成

颈阔肌带

皱眉纹

内侧泪沟

鼻尖下垂
上唇延长

▲ 图 2-93　年轻人和老年人的面部对比

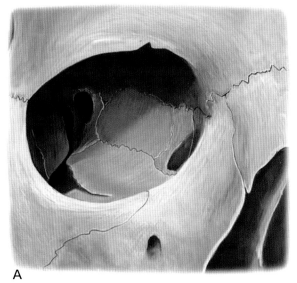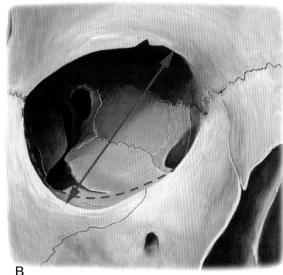

▲ 图 2-94　**A.** 年轻人眼眶；**B.** 老年人眼眶，表现出典型的眶缘延长，见于随年龄增长在上内侧至下外侧轴

推荐阅读

[1] Anderson RL, Beard C. The levator aponeurosis. Attachments and their clinical significance. Arch Ophthalmol. 1977; 95(8):1437–1441

[2] Codère F, Tucker NA, Renaldi B. The anatomy of Whitnall ligament. Ophthalmology. 1995; 102(12):2016–2019

[3] Cook BE, Jr, Lucarelli MJ, Lemke BN. Depressor supercilii muscle: anatomy, histology, and cosmetic implications. Ophthal Plast Reconstr Surg. 2001; 17 (6):404–411

[4] Doxanas MT, Anderson RL, eds. Clinical Orbital Anatomy. Baltimore: Williams & Wilkins; 1984

[5] Doxanas MT, Anderson RL. Oriental eyelids. An anatomic study. Arch Ophthalmol. 1984; 102(8):1232–1235

[6] Dutton J. Clinical anatomy of the orbit. In Yanoff M, Duker J, eds. Ophthalmology. London: Mosby, 2004:744–751

[7] Dutton JJ. Atlas of Clinical and Surgical Orbital Anatomy. Philadelphia, PA: WB Saunders; 1994

[8] Ettl A, Priglinger S, Kramer J, Koornneef L. Functional anatomy of the levator palpebrae superioris muscle and its connective tissue system. Br J Ophthalmol. 1996; 80(8):702–707

[9] Horner WE. Description of a small muscle at the internal commissure of the eyelid. J Med Phys. 1823; 8:70–80

[10] Kanize DM, Ed. The Forehead and Temporal Fossa: Anatomy and Technique. Philadelphia, PA: Williams & Wilkins; 2001

[11] Koornneef L. Orbital septa: anatomy and function. Ophthalmology. 1979; 86 (5):876–880

[12] Larrabee WF Jr, Makielski KH. Surgical Anatomy of the Face. New York: Raven Press; 1993

[13] Lucarelli MJ, Khwarg SI, Lemke BN, Kozel JS, Dortzbach RK. The anatomy of midfacial ptosis. Ophthal Plast Reconstr Surg. 2000; 16(1):7–22

[14] Mendelson BC, Jacobson SR. Surgical anatomy of the midcheek: facial layers, spaces, and the midcheek segments. Clin Plast Surg. 2008; 35(3):395–404, discussion 393

[15] Mendelson BC, Muzaffar AR, Adams WP, Jr. Surgical anatomy of the midcheek and malar mounds. Plast Reconstr Surg. 2002; 110(3):885–896, discussion 897–911

[16] Meyer DR, Linberg JV, Wobig JL, McCormick SA. Anatomy of the orbital septum and associated eyelid connective tissues. Implications for ptosis surgery. Ophthal Plast Reconstr Surg. 1991; 7(2):104–113

[17] Muzaffar AR, Mendelson BC, Adams WP, Jr. Surgical anatomy of the ligamentous attachments of the lower lid and lateral canthus. Plast Reconstr Surg. 2002; 110(3):873–884, discussion 897–911

[18] Seery GE. Surgical anatomy of the scalp. Dermatol Surg. 2002; 28(7):581–587

[19] Shorr N, Hoenig JA, Cook T. Brow lift. In: Levine MR, ed. Manual of Oculoplastic Surgery, 3rd ed. Boston: Butterworth-Heinemann; 2003:61–75

[20] Tucker NA, Tucker SM, Linberg JV. The anatomy of the common canaliculus. Arch Ophthalmol. 1996; 114 (10):1231–1234

[21] Tucker SM, Linberg JV. Vascular anatomy of the eyelids. Ophthalmology. 1994; 101(6):1118–1121

[22] Wobig JL, Dailey RA. Surgery of the mid face, lower face and neck. In: Wobig JL, Dailey RA, eds. Oculofacial Plastic Surgery, Face, Lacrimal System and Orbit. New York: Thieme; 2004:103–125

[23] Wobig JL, Dailey RA. Surgery of the upper eyelid and brow. In: Wobig JL, Dailey RA, eds. Oculofacial Plastic

Surgery, Face, Lacrimal System and Orbit. New York: Thieme; 2004:34–53

[24] Zide BM, Jelks GW. Surgical Anatomy of the Orbit. New York: Raven Press; 1985

[25] Pessa JE, Rohrich RJ. Facial Topography Clinical Anatomy of the Face. St. Louis: Quality Medical Publishing; 2012

[26] Rohrich RJ, Pessa JE. The fat compartments of the face: anatomy and clinical implications for cosmetic surgery. Plast Reconstr Surg. 2007; 119(7):2219–2227, discussion 2228–2231

[27] Tolleth H. Concepts for the plastic surgeon from art and sculpture. Clin Plast Surg. 1987; 14(4):585–598

[28] Farkas LG, Hreczko TA, Kolar JC, Munro IR. Vertical and horizontal proportions of the face in young adult North American Caucasians: revision of neoclassical canons. Plast Reconstr Surg. 1985; 75(3):328–338

[29] Lemke BN, Stasior OG. The anatomy of eyebrow ptosis. Arch Ophthalmol. 1982; 100(6):981–986

[30] Freund RM, Nolan WB, III. Correlation between brow lift outcomes and aesthetic ideals for eyebrow height and shape in females. Plast Reconstr Surg. 1996; 97(7):1343–1348

[31] Westmore M. Facial cosmetics in conjunction with surgery. Paper presented at the Aesthetic Plastic Surgical Society Meeting, Vancouver, BC, May 1974

[32] Biller JA, Kim DW. A contemporary assessment of facial aesthetic preferences. Arch Facial Plast Surg. 2009; 11(2):91–97

[33] Lemke BN, Stasior OG. Eyebrow incision making. Adv Ophthalmic Plast Reconstr Surg. 1983; 2:19–23

[34] Matros E, Garcia JA, Yaremchuk MJ. Changes in eyebrow position and shape with aging. Plast Reconstr Surg. 2009; 124(4):1296–1301

[35] Troilius C. Subperiosteal brow lifts without fixation. Plast Reconstr Surg. 2004; 114(6):1595–1603, discussion 1604–1605

[36] Putterman AM, Urist MJ. Surgical anatomy of the orbital septum. Ann Ophthalmol. 1974; 6(3):290–294

[37] Seiff SR, Seiff BD. Anatomy of the Asian eyelid. Facial Plast Surg Clin North Am. 2007; 15(3):309–314, v

[38] Kakizaki H, Leibovitch I, Selva D, Asamoto K, Nakano T. Orbital septum attachment on the levator aponeurosis in Asians: in vivo and cadaver study. Ophthalmology. 2009; 116(10):2031–2035

[39] Chen WP. Asian blepharoplasty. Update on anatomy and techniques. Ophthal Plast Reconstr Surg. 1987; 3(3):135–140

[40] Jordan DR, Anderson RL. 1996

[41] Malik KJ, Lee MS, Park DJ, Harrison AR. Lash ptosis in congenital and acquired blepharoptosis. Arch Ophthalmol. 2007; 125(12):1613–1615

[42] Murchison AP, Sires BA, Jian-Amadi A. Margin reflex distance in different ethnic groups. Arch Facial Plast Surg. 2009; 11(5):303–305

[43] Tarbet KJ, Lemke BN. Clinical anatomy of the upper face. Int Ophthalmol Clin. 1997; 37(3):11–28

[44] Persichetti P, Di Lella F, Delfino S, Scuderi N. Adipose compartments of the upper eyelid: anatomy applied to blepharoplasty. Plast Reconstr Surg. 2004; 113(1):373–378, discussion 379–380

[45] Johnston MC, Noden DM, Hazelton RD, Coulombre JL, Coulombre AJ. Origins of avian ocular and periocular tissues. Exp Eye Res. 1979; 29(1):27–43

[46] Neely KA, Ernest JT, Mottier M. Combined superior oblique paresis and Brown's syndrome after blepharoplasty. Am J Ophthalmol. 1990; 109(3): 347–349

[47] Gausas RE. Advances in applied anatomy of the eyelid and orbit. Curr Opin Ophthalmol. 2004; 15(5):422–425

[48] Korn BS, Kikkawa DO, Hicok KC. Identification and characterization of adult stem cells from human orbital adipose tissue. Ophthal Plast Reconstr Surg. 2009; 25(1):27–32

[49] Most SP, Mobley SR, Larrabee WF, Jr. Anatomy of the eyelids. Facial Plast Surg Clin North Am. 2005; 13(4): 487–492, v

[50] Karesh JW. Diagnosis and management of acquired blepharoptosis and dermatochalasis. Facial Plast Surg. 1994; 10(2):185–201

[51] Kakizaki H. Modified marginal myotomy for thyroid-related upper eyelid retraction. Eur J Plast Surg. 2008; 31:9–13

[52] Kakizaki H, Zako M, Nakano T, Asamoto K, Miyaishi O, Iwaki M. The levator aponeurosis consists of two layers that include smooth muscle. Ophthal Plast Reconstr Surg. 2005; 21(5):379–382

[53] Hawes MJ, Dortzbach RK. The microscopic anatomy of the lower eyelid retractors. Arch Ophthalmol. 1982; 100(8):1313–1318

[54] Kakizaki H, Zhao J, Nakano T, et al. The lower eyelid retractor consists of definite double layers. Ophthalmology. 2006; 113(12):2346–2350

[55] Kakizaki H, Malhotra R, Madge SN, Selva D. Lower eyelid anatomy: an update. Ann Plast Surg. 2009; 63(3):344–351

[56] Lockwood CB. The anatomy of the muscles, ligaments, and fasciae of the orbit, including an account of the capsule of Tenon, the cheek ligaments of the recti, and of the suspensory ligament of the eye. J Anat Physiol. 1885; 20(Pt 1):i2–i25

[57] Camirand A, Doucet J, Harris J. Anatomy, pathophysiology, and prevention of senile enophthalmia and associated herniated lower eyelid fat pads. Plast Reconstr Surg. 1997; 100(6):1535–1546

[58] Yaremchuk MJ, Kahn DM. Periorbital skeletal augmentation to improve blepharoplasty and midfacial results.

Plast Reconstr Surg. 2009; 124(6):2151–2160

[59] Yousif NJ, Mendelson BC. Anatomy of the midface. Clin Plast Surg. 1995; 22 (2):227–240

[60] Haddock NT, Saadeh PB, Boutros S, Thorne CH. The tear trough and lid/cheek junction: anatomy and implications for surgical correction. Plast Reconstr Surg. 2009; 123(4):1332–1340, discussion 1341–1342

[61] Ghassemi A, Prescher A, Riediger D, Axer H. Anatomy of the SMAS revisited. Aesthetic Plast Surg. 2003; 27(4):258–264

[62] Furnas DW. The retaining ligaments of the cheek. Plast Reconstr Surg. 1989; 83(1):11–16

[63] Rohrich RJ, Arbique GM, Wong C, Brown S, Pessa JE. The anatomy of suborbicularis fat: implications for periorbital rejuvenation. Plast Reconstr Surg. 2009; 124(3):946–951

[64] Kikkawa DO, Lemke BN, Dortzback RK. Relations of the SMAS to the orbit characterization of the orbitomalar ligament. Ophthal Plast Reconstr Surg. 1996; 12(2):77–78

[65] Korn BS, Kikkawa DO, Cohen SR. Transcutaneous lower eyelid blepharoplasty with orbitomalar suspension: retrospective review of 212 consecutive cases. Plast Reconstr Surg. 2010; 125(1):315–323

[66] Owsley JQ, Fiala TG. Update: lifting the malar fat pad for correction of prominent nasolabial folds. Plast Reconstr Surg. 1997; 100(3):715–722

[67] Kawai K, Imanishi N, Nakajima H, Aiso S, Kakibuchi M, Hosokawa K. Arterial anatomical features of the upper palpebra. Plast Reconstr Surg. 2004; 113(2): 479–484

[68] Park SH, Sun HJ, Choi KS. Sudden unilateral visual loss after autologous fat injection into the nasolabial fold. Clin Ophthalmol. 2008; 2(3):679–683

[69] Knize DM. Anatomic concepts for brow lift procedures.

Plast Reconstr Surg. 2009; 124(6):2118–2126

[70] Mitz V, Peyronie M. The superficial musculo-aponeurotic system (SMAS) in the parotid and cheek area. Plast Reconstr Surg. 1976; 58(1):80–88

[71] Wong CH, Mendelson B. Newer understanding of specific anatomic targets in the aging face as applied to injectables: aging changes in the craniofacial skeleton and facial ligaments. Plast Reconstr Surg. 2015; 136(5) Suppl:44S–48S

[72] Cotofana S, Fratila AA, Schenck TL, Redka-Swoboda W, Zilinsky I, Pavicic T. The anatomy of the aging face: a review. Facial Plast Surg. 2016; 32(3):253–260

[73] O'Brien JX, Ashton MW, Rozen WM, Ross R, Mendelson BC. New perspectives on the surgical anatomy and nomenclature of the temporal region: literature review and dissection study. Plast Reconstr Surg. 2013; 131(3):510–522

[74] Mendelson BC, Freeman ME, Wu W, Huggins RJ. Surgical anatomy of the lower face: the premasseter space, the jowl, and the labiomandibular fold. Aesthetic Plast Surg. 2008; 32(2):185–195

[75] Mendelson BC, Wong CH. Surgical anatomy of the middle premasseter space and its application in sub-SMAS face lift surgery. Plast Reconstr Surg. 2013; 132(1):57–64

[76] Wong CH, Mendelson B. Facial soft-tissue spaces and retaining ligaments of the midcheek: defining the premaxillary space. Plast Reconstr Surg. 2013; 132(1):49–56

[77] Rohrich RJ, Pessa JE, Ristow B. The youthful cheek and the deep medial fat compartment. Plast Reconstr Surg. 2008; 121(6):2107–2112

[78] Malhotra R, Mahadevan V, Leatherbarrow B, Barrett AW. The post-levator aponeurosis fat pad. Ophthal Plast Reconstr Surg. 2015; 31(4):313–317

第二篇

眼睑手术

Eyelid Surgery

目录　CONTENTS

第3章
下睑内翻
Lower Eyelid Entropion

摘要	"下睑内翻"是指下睑缘朝向眼球翻转的一种眼睑异位。睑缘的角质化皮肤和睫毛与角膜下方和球结膜摩擦，引起刺激、炎症和分泌物。下睑内翻的患者往往会因为令人烦恼的症状而提前就医。这种情况可能是由于下睑缩肌复合体的功能丧失（最常见于老年人）、瘢痕或痉挛，也可能是先天性的。本章详细介绍了每种情况下的所有手术方法和术后护理。

关键词： 下睑、睑内翻、缩肌复合体前徙、眼睑外侧带、楔形切除术

一、概述

下睑内翻是指下睑缘朝向眼球翻转的一种眼睑异位。睑缘的角质化皮肤和睫毛与角膜下方和球结膜摩擦，引起刺激、炎症和分泌物。下睑内翻的患者往往会因为令人烦恼的症状而提前就医。下睑内翻可分为4种类型。

二、分类

1. **退行性睑内翻** 大多数内翻是退行性的，因此见于老年患者。在下睑，退行性改变通常导致下睑内翻或外翻，而在上睑，同样的改变却可导致上睑下垂。一系列综合因素会导致眼睑异位（图3-1）：①下睑缩肌复合体的松弛、裂开或断裂（图3-1A）；②睑板前眼轮匝肌被眶隔前眼轮匝肌压迫；③水平方向的眼睑松弛；④眼球内陷。

除眼球内陷外，任何外科治疗都应针对如何解决这些因素。眼球内陷并不是引起退行性下睑内翻的重要因素。下睑缩肌复合体的松弛、裂开和断裂是导致退行性下睑内翻的主要原因。下睑缩肌复合体的问题让睑板下缘转位，与眼球分离。水平方向的眼睑松弛导致眼睑稳定性下降。眶隔前眼轮匝肌压迫可能导致下睑缘内翻。

> **要 点**
>
> 眼睑缩肌复合体的松弛是导致退行性下睑内翻的主要原因。

2. **瘢痕性睑内翻** 任何引起结膜瘢痕挛缩的情况都会导致瘢痕性内翻（图3-2）。这些情况包括化学烧伤、手术或意外性创伤、局部应用青光眼药物、眼部瘢痕性类天疱疮、沙眼和Stevens-Johnson综合征，也可发生在眶底植入物在下睑穹窿处突出时。

3. **急性痉挛性睑内翻** 急性痉挛性睑内翻见于眼部刺激引起的眼睑痉挛易感者。虽然治疗引起眼部刺激的潜在原因可以恢复眼睑异位，但永久性睑内翻需要手术干预。

4. **先天性睑内翻** 先天性下睑内翻较罕见，它与较为常见的先天性眼睑赘皮不同，其睑板是翻转的（图3-3）。这种眼睑异位不能自行缓解，需要通过手术干预来预防角膜疾病。据推测，下睑缩肌复合体的异常插入是根本原因。

三、应用解剖学

深入了解下睑解剖对下睑内翻的手术治疗

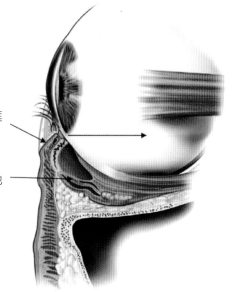
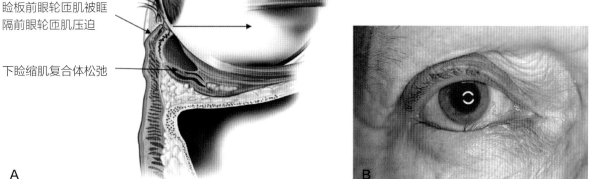

睑板前眼轮匝肌被眶隔前眼轮匝肌压迫

下睑缩肌复合体松弛

A

B

▲ 图 3-1　**A.** 下睑缩肌复合体松弛和眶隔前眼轮匝肌压迫睑板前眼轮匝肌，导致下睑内翻；**B.** 1 例典型的下睑退化性内翻

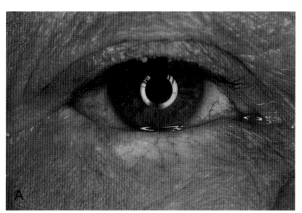
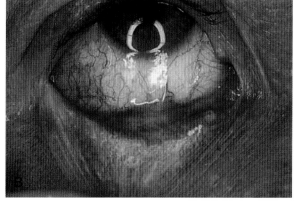

A

B

▲ 图 3-2　**A.** 下睑瘢痕性内翻，下睑睫毛已在先前的冷冻治疗中移除；**B.** 外翻的下睑可显示结膜瘢痕

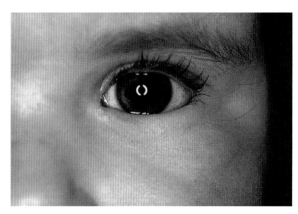

▲ 图 3-3　先天性下睑内翻

至关重要（图 3-4）。有关下睑解剖的详细说明，请参阅第 2 章。

下睑可以被认为是由 3 层组成，如下所示：①前层，即皮肤和眼轮匝肌；②中层，即眶隔和下睑缩肌复合体；③后层，即睑板和结膜。

下睑睑板高 3～4mm，厚约 1mm。正常下睑缘表面平坦，前后唇成直角。正常睑缘后唇是皮肤黏膜交界处，即眼睑结膜的止点和睑缘角化皮肤的起点。睑板腺孔位于皮肤黏膜交界处的前面。灰线位于睑板腺孔的前面。灰线被用作分离眼睑前后唇的手术标志。睫毛在灰线的前面。它们在下睑不规则地排成 1 或 2 行，在上睑不规则地排成 3 行或 4 行。

睑板结膜与睑板结合紧密，不容易分离。相反，穹窿结膜与其下方的缩肌复合体连接比

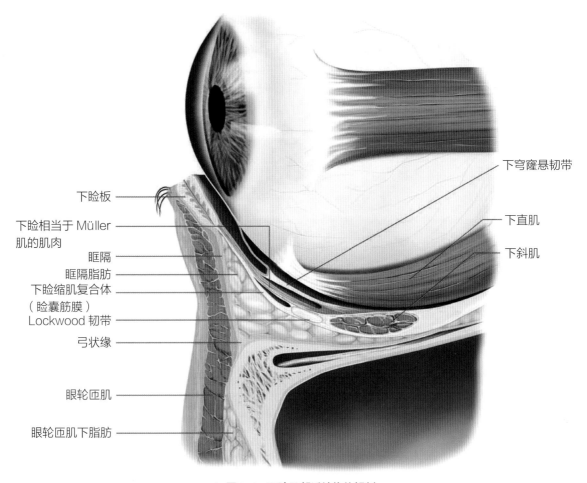

下睑板

下睑相当于 Müller
肌的肌肉

眶隔

眶隔脂肪

下睑缩肌复合体
（睑囊筋膜）

Lockwood 韧带

弓状缘

眼轮匝肌

眼轮匝肌下脂肪

下穹窿悬韧带

下直肌

下斜肌

▲ 图 3-4　下睑及邻近结构的解剖

较松散。下睑皮肤皱褶位置不定，但通常位于睑缘下 4～5mm 处。外眦角通常比内眦角高约2mm。

　　下睑缩肌复合体由下直肌的腱膜延伸组成。这种腱膜的延伸，即被称为睑囊筋膜，它向前延伸包绕下斜肌，与下悬韧带（Lockwood 韧带）相融合。筋膜还含有纤维，分别嵌入睑板下缘、下睑皮肤皱褶水平的眶隔前眼轮匝肌，以及下穹窿。筋膜也伴行有一些平滑肌纤维。向下看时，缩肌复合体向下牵引下睑，与下直肌收缩同步。下睑缩肌复合体的正常张力对保持下睑稳定至关重要。

　　眶隔与筋膜在睑板下 4～5mm 处融合。眶隔从弓状眶下缘一直延伸至睑板下缘。眶隔后是 3 个下睑脂肪袋。

　　下睑的解剖结构与上睑相似。虽然睑板要小得多，但睑囊筋膜类似于上睑提肌腱膜的功能。与筋膜伴行的平滑肌纤维类似于 Müller 肌。Lockwood 韧带类似于 Whitnall 韧带。下睑中的脂肪位于隔膜后睑囊筋膜前，类似于上睑腱膜前脂肪。下睑有 3 个脂肪垫，即内侧、中央和外侧脂肪垫。它们位于睑囊筋膜和眶隔之间。下斜肌位于内侧和中央脂肪垫之间。中央和外侧脂肪垫被弓状扩张部分开。

　　在下睑，位于睑缘下 4～5mm 处的眼轮匝肌平面上有一个吻合动脉弓走行。

　　弄清楚手术分离过程中遇到的下睑的各个层次，是非常有用的。在睑板下 4～5mm 处通过眼睑的全层水平切口可见以下结构，即皮肤、眼轮匝肌、眶隔、腱膜前脂肪、下睑缩肌复合体及结膜。

　　腱膜前脂肪常出现在该位置以下几毫米处，特别是老年患者。这个年龄组的眶隔很薄弱，所以应该在更低的位置打开眶隔以显露脂肪。

这样可以确保隔膜已被打开并释放，并且可以正确识别缩肌复合体（睑囊筋膜）。下睑缩肌复合体位于脂肪下和结膜上。

退行性睑内翻为学习眼整形的医生提供了一个学习眼睑解剖、提高眼睑手术技能的机会，也提供了练习 Colorado 针式电刀和双极电凝止血、练习缝合，以及改进局部麻醉手术中与患者的沟通技巧的理想机会。

四、患者评估

1. 病史　下睑内翻的患者常抱怨刺激、畏光和红眼。有时他们会抱怨眼部的分泌物。患者可能只会出现间歇性症状，且即使症状出现时也不一定伴有器质性的异常。有这种病史的老年患者，应怀疑间歇性内翻是患者抱怨的原因。一些患者发现眼睑可以手动复位来暂时缓解症状。另一些患者则在眼睑-面颊交界处贴上胶带，以防止内翻复发。

退行性睑内翻患者通常是合并有多种疾病的老年人。在确定适当的治疗措施时，必须考虑患者的年龄、病史和用药史。大部分年老虚弱的患者最好给予单纯的下睑外翻缝合处理。这种处理快速而简单，且非常有效，并且在内翻复发时也易于再次重复。当存在明显的下睑松弛时，可以使用横向缝合，因为外翻缝合可导致这种眼睑松弛严重的患者出现继发性睑外翻。

> **要　点**
>
> 许多退行性下睑内翻的患者都是合并有系统性疾病的老年人。这样的患者更适合进行单纯的下睑外翻缝合。

2. 检查　患者应接受仔细的裸眼和裂隙灯检查，以确定内翻的原因（如角膜异物导致痉挛性内翻），并确定最合适的治疗方法。检查结膜以排除后板层上的瘢痕、睑球粘连或角质化（图3-5）。

用手指将下睑重新复位。如果在不眨眼时眼睑能保持在正常位置，则原因可能是退行性的而不是瘢痕性的，但也可能存在其他原因。如果眼睑内翻并未表现出来，但病史显示眼睑

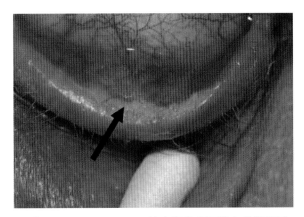

▲ 图 3-5　Stevens-Johnson 综合征患者下睑向外翻开后，可见后板层上的角质化层，箭指向角质化层

存在间歇性内翻，应要求患者向下看并强行闭上眼睛，然后让患者慢慢睁开眼睛，并仔细观察眼睑。此时可能出现睑内翻或眶隔前眼轮匝肌向上翻转（隔前眼轮匝肌的翻转压迫）。

向下看时应注意睑缘。下睑缩肌复合体松弛、裂开或断裂与患者向下看时睑缘移动减弱有关。可见睑缘压在下角膜缘上。

应评估眼睑水平方向的松弛度。眼睑应向内侧和外侧牵引，以确定内、外眦韧带松弛的程度（"牵张"试验）。下睑内翻时，明显的内眦韧带松弛不常见，极少需要手术矫正。这与下睑外翻形成对比。应牵引眼睑远离眼球，以确定睑板松弛的程度。牵引眼睑应该只能离开眼球 2～3mm。这是"夹捏"试验（图 3-6A 和 B）。向下牵拉眼睑并释放，这是"下拉释放"试验（图 3-6C 至 E）。在不眨眼的情况下，眼睑应恢复至与试验前相同的位置。如果无法恢复，就意味着严重的眼睑松弛。

五、治疗

1. 医学处理　在急性痉挛性睑内翻的情况下，治疗针对的是刺激因素（如倒睫、睑缘炎或干眼症）。虽然角膜绷带镜或注射肉毒杆菌毒素可以暂时改善症状，但这些很少被证实。在等待眼科医生检查患者之前，可以建议在基层医疗机构中使用下睑胶带。

2. 外科治疗

(1) 退行性睑内翻：虽然已经有 100 余种术式用于下睑退行性睑内翻的治疗，但能经受时

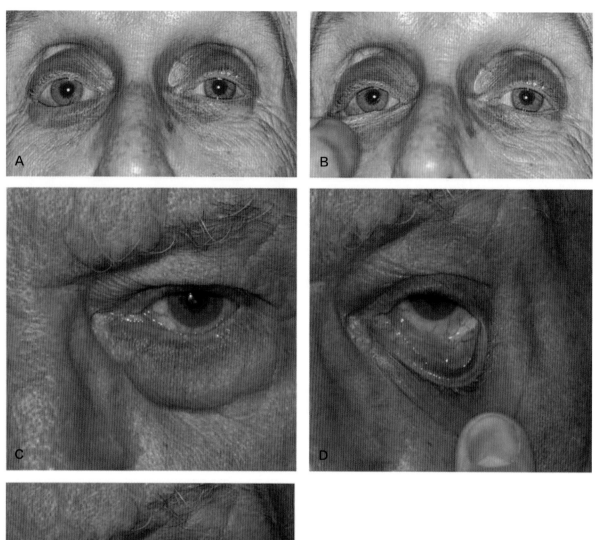

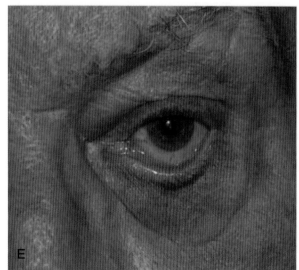

▲ 图 3-6　**A.** 右下睑退化性内翻；**B.** 下睑夹捏试验；**C. 1**
例左下睑退化性内翻的患者；**D.** 在左下睑进行下拉释放试
验；**E.** 在不眨眼的情况下，下睑未能恢复至与眼球的正常
相对位置，这表明患者有明显的眼睑松弛

间考验的方法却寥寥无几，并且大部分方法已
被摒弃。主要是因为这些手术方法未能解决导
致睑内翻的潜在因素。

　　尽管还有许多外科医生仍在使用各种手术
方法，但在此只叙述笔者临床实践中使用的那
些手术方法：①外翻或横向缝合；②下睑缩肌复
合体前徙与外侧睑板剥离悬吊术；③下睑缩肌
复合体前徙与下睑楔形切除术。这些手术通常
在局部麻醉下完成，也可辅以镇静。

　　外翻缝合对所有 70 岁以上的首诊患者实

施，并且作为以下患者的唯一选择：①伴有并发症和手术禁忌的老年患者；②拒绝更进一步手术治疗的患者；③有出血倾向或服用抗凝血药的患者；④无法配合长时间手术的患者；⑤在手术期间不能半卧位的患者；⑥愿意接受外翻缝合治疗临床试验的患者。

外翻缝合通常被认为是一种临时的治疗方法，但许多患者仅通过缝合就可以获得持久或永久的效果。如果内翻在相对较短的时间内复发，则进行进一步的手术治疗，除非存在手术禁忌证。这种缝合方式在医疗机构中可以简单而快速地进行，可以为患者提供即刻的缓解。根据需要重复这种治疗也很容易。如果患者有明显的眼睑松弛，则进行横向缝合而不是外翻缝合，以避免引起继发性外翻的可能性。对于一些下睑松弛的患者，外翻缝合可以结合外侧睑板条悬吊术。

> **要　点**
>
> 下睑外翻缝合操作简单，缝合速度快，成功率高。它们可以作为老年患者下睑内翻的可靠治疗方案，也可以作为考虑更具侵袭性手术术前的试验治疗。

对于所有其他患者，下睑缩肌复合体的前徙常与外侧睑板条悬吊术相结合，在一些不常见的情况下，与下睑楔形切除术相结合。在适当的情况下，如对于有非常明显的眼轮匝肌肥厚或过度活动的患者，或在下睑成形术中，这些手术可以与眼轮匝肌修薄相结合［例如，对于有明显脂肪垫脱垂和（或）明显皮肤松弛的患者］。

> **要　点**
>
> 如果缩肌复合体的前徙不与水平方向的眼睑收紧术相结合，即使下睑松弛程度不明显，内翻复发的可能性也很高。

由于术后不需要拆线，所以下睑缩肌复合体的前徙和外侧睑板条悬吊术对于患者来说是一个非常方便的手术。然而，对于上睑松弛明

显的患者，最好避免这种手术，以防止上睑在外眦处悬垂。对于不能在术前停止使用阿司匹林的肥胖、高血压患者，最好避免这种手术。对于这些患者，下睑楔形切除更容易控制出血。下睑缩肌复合体前徙结合下睑楔形切除术需要更长的时间，并且缺点是患者必须在术后 2 周返回进行拆线。这种术式还存在楔状切口裂开、睑缘切口凹陷或继发倒睫的风险。

(2) 外翻缝合。
①手术步骤。

- 向结膜下穹窿滴入丙美卡因。
- 取 0.5% 布比卡因与 1 : 200 000U 肾上腺素的混合溶液，2% 利多卡因与 1 : 80 000U 肾上腺素的混合溶液，进行等比例混合后，取 2～3ml 紧贴下睑皮肤注入，以防止眼轮匝肌出血和血肿的发生。
- 3 根或 4 根双臂 5-0 Vicryl 缝合线从下穹窿穿过眼睑，在睫毛线下方出针，两处出针位置间隔 2mm（图 3-7A 和 B）。缝合线要系得足够紧，以产生微小的外翻（图 3-7C 和 D）。如果眼睑松弛，则缝合线应从睑板下方穿过眼睑，在睫毛线下方 2～3mm 处出针，两处出针位置间隔 2mm（横向缝合）（图 3-7E）。见视频 3-1。
- 抗生素药膏涂抹眼睛。

②术后护理：患者出院后，嘱患者在眼睛和缝合处局部涂抹抗生素软膏，每天 2 次，持续 2 周。冷敷可以间歇使用 24～48h，以减轻肿胀。如果缝合线仍然存在的话，大约在术后 3 周于门诊拆除。

(3) 下睑缩肌复合体前徙和外侧睑板条悬吊术。
①手术步骤：缩肌复合体前徙。

- 向结膜下穹窿滴入丙美卡因。
- 取 0.5% 布比卡因与 1 : 200 000U 肾上腺素的混合溶液，2% 利多卡因与 1 : 80 000U 肾上腺素的混合溶液，进行等比例混合后，取 2～3ml 紧贴下睑和外眦皮肤注入，以防止眼轮匝肌出血和血肿的发生。
- 4-0 丝线做牵引缝合线，水平穿过下睑灰线中部，用一个小弯动脉夹固定于头部的手术巾上。
- 然后在睑缘下 3～4mm 处做一个皮肤切

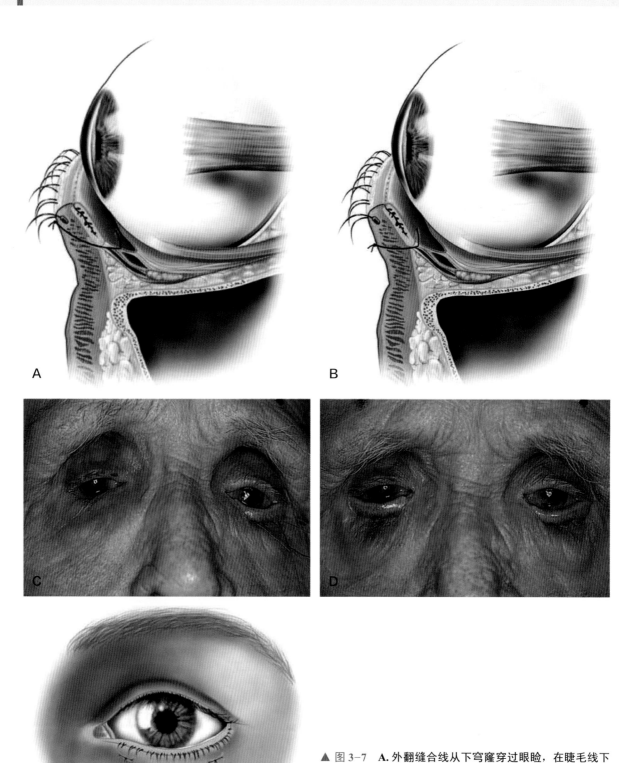

▲ 图 3-7　**A.** 外翻缝合线从下穹窿穿过眼睑，在睫毛线下方出针，两处出针位置间隔 **2mm**；**B.** 横向缝合；**C.** 右下睑退化性内翻的老年患者，左下睑进行了外翻缝合；**D.** 在两侧下睑都进行了缝合，并且线结打得足够紧以产生微小的外翻；**E.** 显露横向缝合在眼睑外表面的位置

口，切口用 Colorado 针式电刀（针样电刀头）从泪点的正下方延伸至下睑的外侧（图 3-8A）。或者，可以使用 15 号刀片和 Westcott 剪进行手术。在年轻患者身上可以做睫下皮肤切口，或在下睑皮肤切除处做切口。

- 用双极电凝止血。
- 再用 Colorado 针式电刀切开眼轮匝肌，显露眶隔。之后，将眼轮匝肌自深面的眶隔剥离 2mm。

- 用 Colorado 针式电刀或 Westcott 剪在睑缘以下 6～8mm 处打开隔膜，显露腱膜前脂肪（图 3-8B）。
- 在脂肪下面辨认下睑缩肌复合体。
- 没有特意显露睑板。
- 用 Westcott 剪小心地从睑板下 1～2mm 处将缩肌复合体自深面的结膜下剥离开，避开睑板下血管弓（图 3-8C）。见视频 3-2。
- 提起缩肌复合体，让患者往上看（图 3-8D 和 E）。应能感觉到睑囊筋膜的下拉。

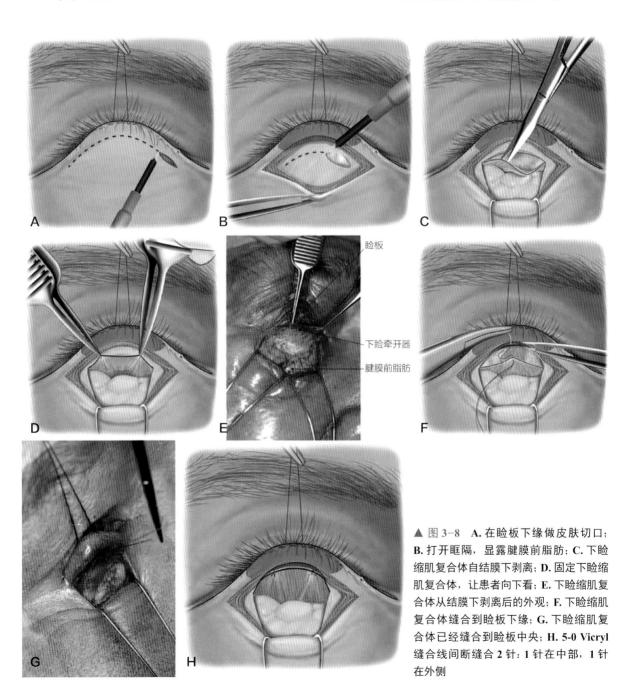

▲ 图 3-8 **A.** 在睑板下缘做皮肤切口；**B.** 打开眶隔，显露腱膜前脂肪；**C.** 下睑缩肌复合体自结膜下剥离；**D.** 固定下睑缩肌复合体，让患者向上看；**E.** 下睑缩肌复合体从结膜下剥离后的外观；**F.** 下睑缩肌复合体缝合到睑板下缘；**G.** 下睑缩肌复合体已经缝合到睑板中央；**H. 5-0 Vicryl** 缝合线间断缝合 **2 针：1** 针在中部，**1** 针在外侧

107

- 用 Westcott 剪剪取 1mm 长的筋膜条，在垂直方向上缩短缩肌复合体。

- 5–0 Vicryl 缝合线间断缝合 2～3 针，将下睑缩肌复合体重新缝合到睑板下缘，避开眼睑内侧，以避免引起内侧泪点外翻（图 3–8F 至 H）。打结后，下睑的中央和外侧轻微外翻。如果不做睑板条悬吊术，要避免眼睑位置过矫而外翻。拆除牵引线。

- 接下来进行外侧睑板条悬吊术（见后面的讨论）。眼睑应充分收紧，使眼睑恢复与眼球的正常位置关系。
  ②手术步骤：外侧睑板条悬吊术。

- 用直钝剪刀进行外眦切开术（图 3–9A）。外眦切开延伸到眶外侧缘（如果可以的话，可以用 Colorado 针式电刀代替）。见视频 3–2。

- 然后将下睑向颞侧提起，用钝尖的 Westcott 剪剪断外眦韧带下脚（图 3–9B 和 C）。

- 用 Westcott 剪松解眶隔，直到眼睑松弛为止。用双极电凝仔细操作，避免过度出血。在患者头侧进行该手术的前几步更方便。然后，最好移到患者侧面来完成剩下的步骤。

- 一旦下睑与其外眦附着处分离，即用 Westcott 剪沿着灰线将前后板层分离（图 3–9D）。这

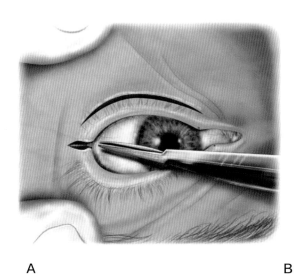

A

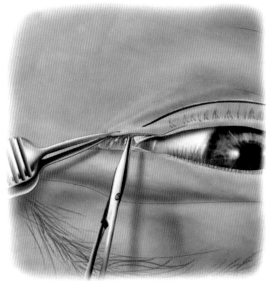

B

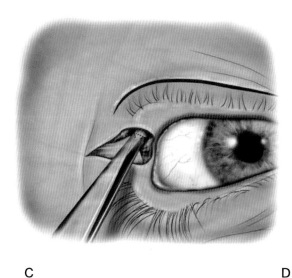

C

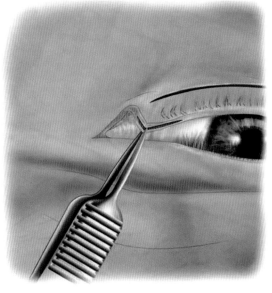

D

▲ 图 3–9　**A.** 进行外眦切开术；**B.** 将眼睑向颞侧牵引，切断眼睑与眶外侧缘的附着；**C.** 离断外眦韧带下脚；**D.** 分离灰线

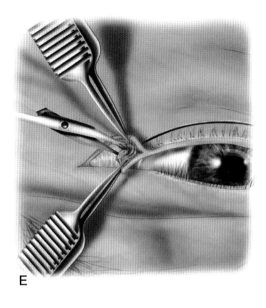

E

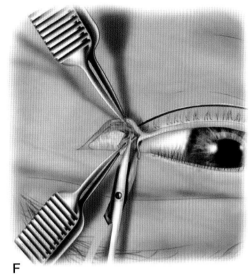

F

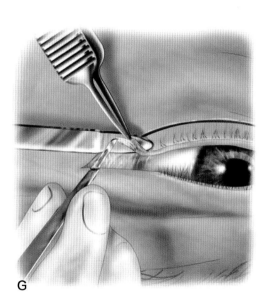

G

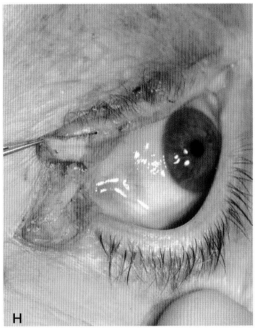

H

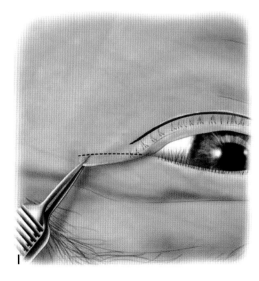

I

▲ 图 3-9（续）　**E.** 然后，沿睑板下缘切开形成外侧睑板条；**F.** 接下来，切除睑板表面的睑缘组织；**G.** 结膜侧外露的睑板条置于 Paufique 镊柄上，用 15 号刀片将结膜从睑板条上刮除；**H.** 结膜刮除后的睑板条外观；**I.** 从侧面牵引眼睑，确定多余的前板层组织量

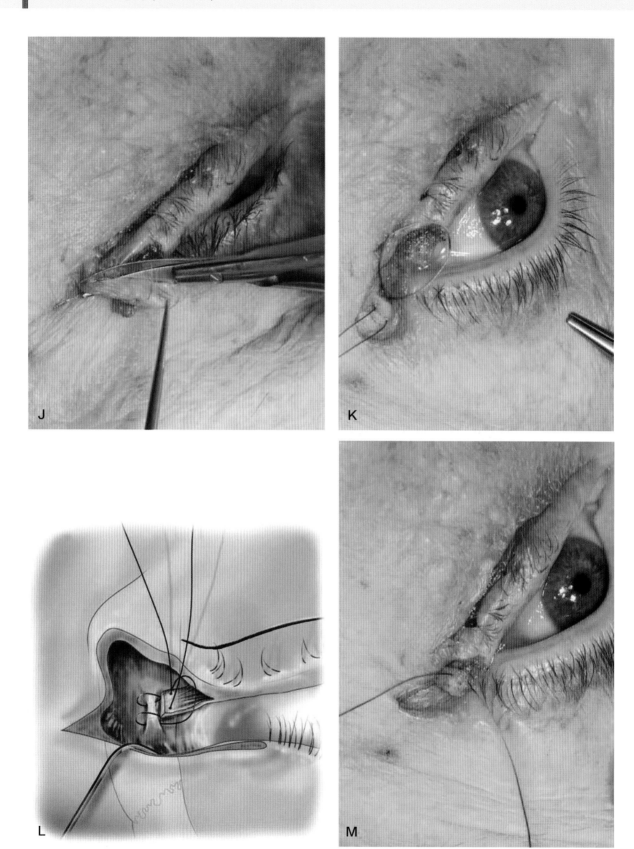

▲ 图 3-9（续） J. 切除多余的前板层；K. 半圆双针 5-0 Vicryl 缝合线穿过眶外侧结节处眶外侧缘内侧的骨膜，形成一个缝合环；L. 睑板外侧带已穿过缝合环，缝针从下面穿过睑板条；M. 当缝合线被拉紧时，眼睑受到侧向和后向的拉力，与眼球接触，如果眼睑被向前拉，则缝合线位置不正确，应拆除并重新缝合

是用 Paufique 镊在眼睑外侧端夹持皮肤和绷紧眼轮匝肌来实现的。

- 沿睑板下缘切开形成外侧睑板条（图 3-9E）。接下来，切除其睑缘部分（图 3-9F）。
- 然后将睑板条向眶外侧缘牵拉，以确定多余的睑板条范围。然后将其切除。
- 睑板条放置在 Paufique 镊柄上，将其结膜面外露，用 15 号刀片将结膜从睑板条上刮除（图 3-9G 和 H）。或者，可以用双极电凝动作轻柔地扫除来实现。
- 用 Westcott 剪切除多余的前板层（图 3-9I 和 J）。
- 接下来，半圆双针 5-0 Vicryl 缝合线穿过眶外侧壁的骨膜，每根针从眶缘内侧穿过，从眶缘穿出，形成一个环（图 3-9K）。
- 睑板条的末端穿过环。再将针尖反向穿过睑板条的下表面，从前表面外侧穿出到环里。用第 2 根针重复这个过程。当缝合线被拉起时，环被拉紧，将睑板条拉向眼球后方（图 3-9L 和 M）。如果这不能使眼睑达到一个良好的位置，可以进行两针间断缝合代替，避免缝合成环。
- 将缝合线打结，避免张力过大。
- 1 根 7-0 Vicryl 缝合线穿过上下睑外缘灰线，重塑外眦接合的角度。
- 下睑皮肤切口用 7-0 快吸收缝合线间断缝合。然后，使用 1 根或 2 根 7-0 快吸收缝合线皮下闭合外眦伤口，确保 5-0 Vicryl 缝合线被埋入，然后对皮肤切口用 7-0 快吸收缝合线间断缝合。对于年龄较大的患者，可以用 5-0 Vicryl 缝合线缝合皮肤，但这些缝合线需要在门诊拆除。
- 抗生素软膏涂抹眼睛，如果有较多渗出，可使用敷料加压包扎，确保眼部紧闭。

③术后护理：患者出院时，嘱患者在下睑和外眦伤口上涂抹抗生素软膏，每天 3 次，持续 2 周。如果使用了敷料，则第 2 天将其去除。指导患者 2 周内于头抬高的体位下睡觉。冷敷袋可间断使用 24～48h 以减轻肿胀。术后 2～3 周，如仍有缝合线残留，可在门诊拆除。患者术后可以出院，因为缝合线最终会在 3～4 周内溶解。

(4) 下睑缩肌复合体前徙与下睑楔形切除术。

①手术步骤。

- 向结膜下穹窿滴入丙美卡因。
- 取 0.5% 布比卡因与 1∶200 000U 肾上腺素的混合溶液，2% 利多卡因与 1∶80 000U 肾上腺素的混合溶液，进行等比例混合后，取 2～3ml 紧贴下睑皮肤注入，以防止眼轮匝肌出血和血肿的发生。
- 缩肌复合体剥离的方式与前面描述的相同，直至下睑缩肌复合体从下结膜剥离的步骤。
- 接下来，用 15 号 Bard-Parker 刀片在眼睑中 - 外侧 1/3 交界处垂直切开下睑边缘 2mm 长（图 3-10）。刀刃应调整角度，避开眼睛。
- 直虹膜剪刀垂直切开睑板。
- 眼睑伤口的边缘用 Paufique 镊夹住，并在没有过度张力的情况下重叠。
- 待切除的多余眼睑用甲紫标记。
- 睑缘用 15 号 Bard-Parker 刀片切开，然后用直虹膜剪刀垂直切开睑板。
- 剪刀调整角度为 45° 角，完成楔形切除。
- 双极电凝止血。
- 使用 1/2 弧针 5-0 Vicryl 缝合线间断缝合修复睑板，确保缝合线不会穿过睑板结膜并擦伤角膜。
- 第 1 根 Vicryl 缝合线刚好穿过睑缘下方，打单结并确定睑缘是否正确对齐。若未对齐，则拆除重新缝合。
- 然后，将 Vicryl 缝合线向上拉，并用弯曲的动脉夹固定在头部手术巾上。这样可以更容易地进行剩余的睑板缝合。
- 其余的睑板用 5-0 Vicryl 缝合线重新间断缝合。
- 睑板下方的眼轮匝肌也可以使用 5-0 Vicryl 缝合线进行再次间断缝合。
- 下一步，上方 Vicryl 缝合线打结。
- 睑缘用 2 根 6-0 丝线沿睫毛线和睑板腺孔线进行垂直褥式缝合修复。
- 丝线缝合打结后造成睑缘伤口边缘轻微外翻。两端留长。
- 接下来，用 Westcott 剪切除 1mm 长的眼睑缩肌复合体筋膜，在垂直方向上缩短缩肌复合体。

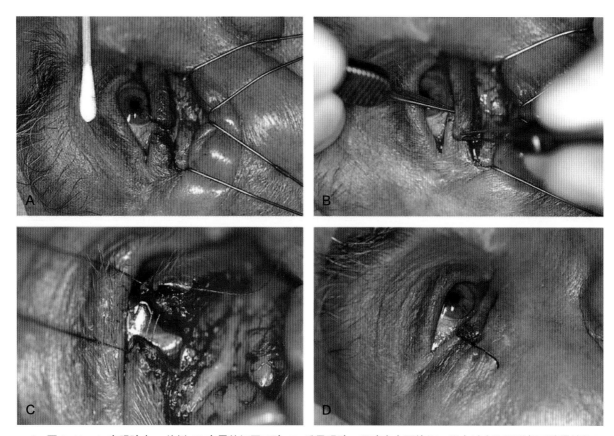

▲ 图 3-10　A. 在眼睑中 - 外侧 1/3 交界处切开下睑；B. 重叠眼睑，以确定在不使切口张力过大和不引起下睑退缩的情况下，可以安全移除的眼睑组织量；C. 最上面的 Vicryl 缝合线用于牵引，而其余的 Vicryl 缝合线缝合在睑板上；D. 手术完成时的眼睑外观

• 5-0 Vicryl 缝合线间断缝合 2～3 针，以将下睑缩肌复合体重新连接到睑板下缘，避开眼睑内侧，以避免产生内侧泪点外翻。当这些缝合线打结时，下睑应与眼球处在正常的解剖位置关系上，不得有外翻。

• 睫下皮肤切口用 7-0 Vicryl 缝合线间断缝合，剩余的也可以用 6-0 丝线缝合。

• 皮肤垂直切口用同样的缝合线缝合。

• 睑缘的丝线用盐水湿润，置于下睑皮肤表面。然后将其并入垂直的皮肤切口缝合线，以确保丝线在术后远离角膜。

• 用敷料加压包扎。

②术后护理：患者出院时，嘱患者在下睑伤口上涂抹抗生素软膏，每天 3 次，持续 2 周。24～48h 后去除加压敷料。指导患者 2 周内应在头抬高体位下睡觉。冷敷袋可间断使用 24～48h 以减轻肿胀。

（5）并发症：这些手术在有经验的眼整形外科医生手中具有极低的复发率和很低的并发症发生率。通过仔细选择患者、熟悉手术解剖、注意适当的止血和细致的手术技术，可以避免这些手术许多潜在的并发症，如缝合线肉芽肿、伤口裂开、血肿、感染、外翻、外眦不适、上睑重叠、眼睑切口凹陷、倒睫、角膜溃疡、内翻复发及外眦角畸形。

外眦缝合线肉芽肿常发生在外侧睑板条悬吊术后以永久性缝合线（如 Ethibond 缝合线）固定睑板条且未完全埋入时。当使用可吸收缝合线（如 Vicryl 缝合线）时，很少会出现这个问题。肉芽肿的发生通常需要去除引起激惹的缝合线。

在进行楔形切除术之前，外科医生应确定在使伤口处于无张力下的情况下可以安全切除的准确组织量。如果眼睑伤口张力过大或缝合线系得太紧，导致伤口边缘绞窄，伤口更容易裂开。术后感染也会导致伤口裂开。如果伤口裂开，伤口应留待二期愈合，只有在伤口不能令人满意地愈合时才进行修复手术。如果可能的话，应推迟修复手术，直到所有术后肿胀和炎症消退。

血肿或术后过度水肿有使伤口破裂的危险。这些都是通过术前处理高血压、避免使用抗血小板药物、细致的解剖、谨慎使用双极电凝和术后使用加压敷料来预防的。

切口凹陷和倒睫可通过对切缘位置的调整和穿过睑缘的垂直褥式缝合来避免。仔细调整睑缘缝合线的位置可以预防角膜溃疡。

在外侧睑板条悬吊术中，眶周固定缝合线的放置需要非常小心。固定缝合线应使眶外侧壁内侧的眶骨膜与上睑连接点相接，以防止眼睑的任何前移位和外眦异位。如果上睑非常松弛，而外侧睑板条过紧，上睑可能与下睑有不美观的重叠。术前应提醒患者，在术后的前几周内，外眦区会有疼痛和肿块，直到深层缝合线溶解。缝合线会引起局部骨膜炎和切口敏感。

3. 瘢痕性睑内翻 治疗瘢痕性下睑内翻，手术方法的选择取决于内翻和眼睑退缩的严重程度及其潜在原因。对于由眼部瘢痕性类天疱疮引起的瘢痕性内翻，手术应尽可能局限于前板，以避免加重结膜疾病。

有3种手术方法可供选择，即缩肌复合体前徙、睑板离断、后板层移植。

(1) 缩肌复合体前徙：缩肌复合体前徙尤其适用于活动性结膜疾病或眼部瘢痕性类天疱疮患者。缩肌复合体的前徙是单独使用的，不进行任何水平方向眼睑的缩短。如果内翻复发，可以重复缩肌复合体的前徙。

①手术步骤：手术步骤同下缩肌复合体前徙和外侧睑板条悬吊术所述。

②术后护理：术后护理按下缩肌复合体前徙和外侧睑板条悬吊术进行。

(2) 睑板离断：睑板离断适用于轻度瘢痕性睑内翻伴轻度下睑退缩的患者。

①手术步骤。

- 向下结膜穹窿滴入丙美卡因。
- 取 0.5% 布比卡因与 1:200 000U 肾上腺素的混合溶液，2% 利多卡因与 1:80 000U 肾上腺素的混合溶液，进行等比例混合后，

取 2～3ml 紧贴下睑皮肤注入，以防止眼轮匝肌出血和血肿的发生。注射少量的局部麻醉药溶液到睑板下方的结膜下。

- 将 4-0 丝牵引缝合线水平穿过下睑灰线中部，然后将眼睑外翻以 Desmarres 牵开器固定。
- 在眼睑内面做水平切口，贯穿睑板全长，切口深面至眼轮匝肌层（图 3-11A）。
- 3 根或 4 根双针 5-0 Vicryl 缝合线穿过切口下方的睑板，穿过眼睑，自睫毛线下方的皮肤出针（图 3-11B）。这些缝合线系在一起可产生中度外翻（图 3-11C 和 D）。

②术后护理：患者出院时，嘱患者在伤口上涂抹抗生素软膏，每天 3 次，持续 2 周。指导患者 2 周内应在头抬高体位下睡觉。冷敷袋可间断使用 24～48h 以减轻肿胀。缝合线于术后 3 周在门诊拆除。

(3) 后板层移植：后板层移植术适用于瘢痕性睑内翻程度更严重、眼睑退缩更明显的患者。硬腭移植物较好。手术通常在全身麻醉下进行，但在仔细筛选的患者中，可使用局部麻醉结合镇静方式进行手术。

①手术步骤。

- 取 0.5% 布比卡因与 1:200 000U 肾上腺素的混合溶液，2% 利多卡因与 1:80 000U 肾上腺素的混合溶液，进行等比例混合后，取 2～3ml 紧贴下睑皮肤注入，以防止眼轮匝肌出血和血肿的发生。注射少量的局部麻醉药溶液到睑板下方的结膜下。
- 1 根 4-0 黑色丝线牵引缝合线水平穿过下睑灰线中部，然后将眼睑外翻，并以 Desmarres 牵开器固定。
- 用 15 号刀片在眼睑内面做水平切口贯穿睑板全长，切口深面至轮匝肌层。
- 用钝头 Westcott 剪将睑板下缘从眼睑缩肌复合体和眶隔中分离出来。
- 测量形成的缺损，取一个稍大的硬腭移植物。
- 硬腭移植物以 Westcott 剪去除任何不均匀或过多的黏膜下组织来精心准备。
- 3 根或 4 根双针 5-0 Vicryl 缝合线穿过部分硬腭移植物，并穿过眼睑全层。缝合线

113

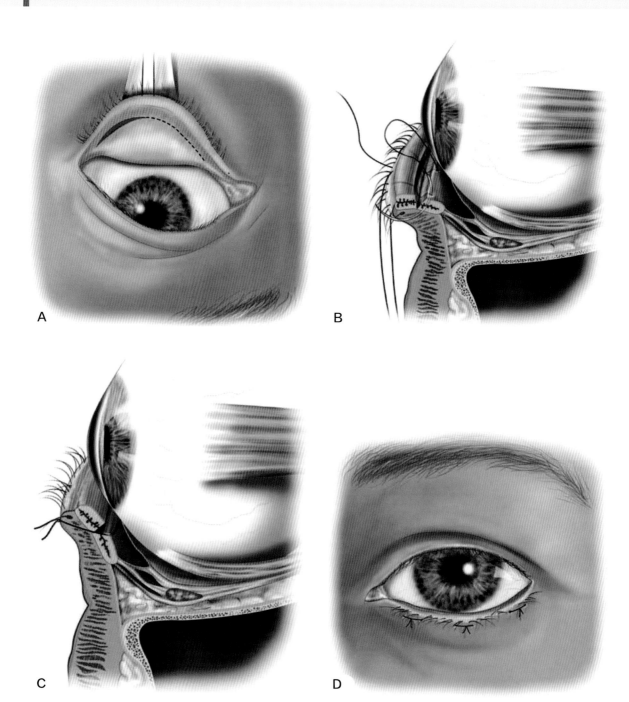

▲ 图 3-11　**A.** 切口贯穿睑板结膜和睑板向下至眼轮匝肌；**B.** 双针 **5-0 Vicryl** 缝合线穿过切口下方的睑板，穿过眼睑，自睫毛线下方的皮肤出针；**C** 和 **D.** 缝合线打结可产生中度外翻

在睫毛线以下打结，使睑缘外翻，并保持移植物与受区的相对位置。

- 移植物的边缘用 8-0 Vicryl 缝合线间断缝合到睑板断端的前面和下方结膜的凹陷处，确保缝合线埋入以防止角膜刺激或角膜磨损。
- 眼睛和眼睑局部使用抗生素软膏，敷料加压包扎。

②术后护理：患者出院，口服广谱抗生素 1 周。患者应在术后 5 天进行复查，此时应取下敷料并仔细清洁眼睑。外用抗生素软膏应每天 3 次滴眼，持续 2 周。冷敷可以间歇使用 24～48h，以减轻肿胀。指导患者 2 周内在头抬高体位下睡眠。术后 2 周拆除 5-0 Vicryl 缝合线。

(4) 并发症。

- 角膜擦伤。
- 角膜溃疡。
- 血肿。
- 硬腭移植物坏死。
- 感染。
- 内翻复发。

这些潜在的并发症在很大程度上可以避免。术中应保护角膜，并经常进行充分的润滑。如果担心缝合线磨损的潜在发展，可以使用角膜绷带镜。移植物应牢固地附着在受区，以防止血肿在移植物和受区之间积聚。血肿或移植物移动可导致移植失败。

4. 先天性睑内翻　先天性睑内翻在全身麻醉下治疗（图 3-12）。

(1) 缩肌复合体前徙。

①手术步骤。

- 紧贴皮肤，在下睑皮下注射 2～3ml 0.25% 布比卡因，以防止眼轮匝肌出血和血肿形成。
- 4-0 丝线牵引缝合线水平穿过下睑灰色线中部，用小动脉夹固定于头部手术巾上。
- 接着，在睫毛下做一个皮肤切口，就像在下睑成形术中那样，用 Colorado 针式电刀自泪点下方切开，一直延伸到下睑侧面。
- 用双极电凝法止血。
- 然后用 Colorado 针式电刀切开眼轮匝肌以显露眶隔。然后将眼轮匝肌与其下方的眶隔分离 4～5mm。
- 用 Colorado 针式电刀头或 Westcott 剪在睑缘以下 5～6mm 处打开隔膜，显露出腱膜前脂肪。

- 确认下睑缩肌复合体在脂肪下方。可能会见到缩肌复合体从睑板的连接处断开。
- 不用刻意显露睑板。
- 再用 Westcott 剪小心地从睑板下 2～3mm 的结膜下切开缩肌复合体，避开睑板下血管弓。
- 无须缩短缩肌复合体。
- 接下来，5-0 Vicryl 缝合线间断缝合 2～3 针，将下睑缩肌复合体重新连接到睑板下缘，避开眼睑内侧，以避免产生内侧泪点外翻（图 3-13A）。打结后，下睑不应有任何程度的外翻。
- 可能需要非常保守地切除 1 条皮肤和眼轮匝肌（图 3-13B）。一般不需要做眼睑缩短。
- 皮肤用 7-0 Vicryl Rapide 缝合线间断缝合（图 3-13C 和 D）。

②术后护理：不需要敷料。建议家长每天 3 次用无菌生理盐水或凉开水湿润棉签后清洁伤口，并每天外敷抗生素软膏 3 次，直到所有缝合线都自动脱落。这通常需要 2～3 周。

(2) 先天性睑赘皮：先天性睑赘皮是指下睑内侧皮肤和眼轮匝肌形成额外的皱襞（图 3-14）。睑赘皮可导致睫毛倒向眼球，可以是单侧或双侧的。这种情况的处理应该是保守的，因为通常会随着年龄的增长而发生自发性的改善，而且婴儿的睫毛往往非常柔软。然而，如果患儿因睫毛引起的流泪、畏光和角膜擦伤而感到不适，手术治疗是必要的。手术在全身麻醉下进行。

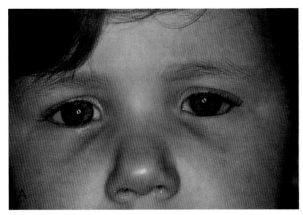
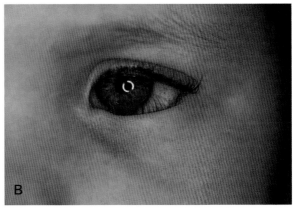

▲ 图 3-12　A. 左下睑先天性内翻；B. 下睑内翻的特写照片，这应该区别于下睑先天性睑赘皮

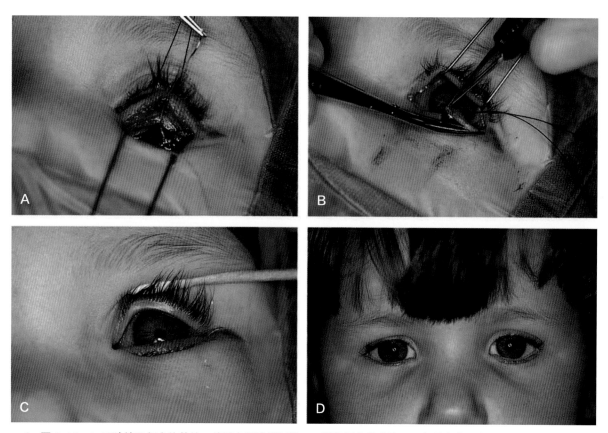

▲ 图 3-13　**A.** 下睑缩肌复合体前徙，并固定于睑板下缘；**B.** 进行保守的皮肤 - 肌肉眼睑成形术；**C.** 手术完成时眼睑的外观；**D.** 术后 2 周眼睑外观

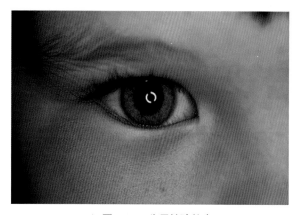

▲ 图 3-14　先天性睑赘皮

① 手术步骤。

- 使用 30G 针头将 0.25% 的布比卡因紧贴皮肤注入皮下，以防止轮匝肌出血和血肿形成。
- 4-0 丝线牵引缝合线水平穿过下睑灰线的中部，用一小弯动脉夹固定于头部的手术巾上。
- 然后，紧贴睫毛下方做一个皮肤切口，用 Colorado 针式电刀从泪点的正下方延伸到眼睑中 - 外 1/3 处。

- 用双极电凝止血。
- 再用 Colorado 针式电刀从眶隔分离出 1 个 4～5mm 的皮肤 - 肌肉瓣。
- 松开牵引缝合线，并再次以非常温和的张力牵引。
- 皮肤 - 肌肉瓣覆盖在睑缘，多余的皮肤和肌肉非常小心地用 Westcott 剪切除，注意不要切除太多的组织。
- 如果睑缘仍然是内翻的，将眼睑缩肌复合体游离，前移，并用 1 根 6-0 Vicryl 缝合线缝合到睑板的下缘，直到睑缘位置正常为止。
- 最后用 7-0 Vicryl 快吸收缝合线对皮肤边缘进行间断缝合。

　② 术后护理：先天性内翻的术后护理如前所述。

推荐阅读

[1]　Albert DM, Lucarelli MJ. Entropion. Clinical Atlas of Procedures in Ophthalmic Surgery, Chicago, IL: AMA

Press; 2004:257–260

［2］ American Academy of Ophthalmology. Basic and Clinical Science Course: Orbit, Eyelids, and Lacrimal System, section 7. San Francisco, CA: The American Academy of Ophthalmology; 2006;7:201–205

［3］ Anderson RL, Gordy DD. The tarsal strip procedure. Arch Ophthalmol. 1979; 97(11):2192–2196

［4］ Dutton JJ. Atlas of Clinical and Surgical Orbital Anatomy. Philadelphia, PA: WB Saunders; 1994

［5］ Wobig JL, Dailey RA, eds. Oculoplastic Facial Plastic Surgery: Face, Lacrimal System, and Orbit. New York, NY: Thieme, 2004: 91–97

［6］ Hawes MJ, Dortzbach RK. The microscopic anatomy of the lower eyelid retractors. Arch Ophthalmol. 1982; 100(8):1313–1318

［7］ Jones LT, Reeh MJ, Wobig JL. Senile entropion. A new concept for correction. Am J Ophthalmol. 1972; 74(2): 327–329

［8］ Katowitz JA, Heher KL, Hollsten DA. Involutional entropion. In: Levine MR, ed. Manual of Oculoplastic Surgery. 3rd ed. Boston, MA: Butterworth-Heinemann; 2003:137–44

［9］ Kersten RC, Kleiner FP, Kulwin DR. Tarsotomy for the treatment of cicatricial entropion with trichiasis. Arch Ophthalmol. 1992; 110(5):714–717

［10］ Martin RT, Nunery WR, Tanenbaum M. Entropion, trichiasis, and distichiasis. In: McCord CD, Tanenbaum M, Nunery WR, eds. Oculoplastic Surgery. 3rd ed. New York, NY: Raven Press; 1995:221–248

［11］ Nerad JA, Carter KD, Alford MA. Rapid Diagnosis in Ophthalmology—Oculoplastic and Reconstructive Surgery. Philadelphia, PA: Mosby Elsevier, 2008:92–95

［12］ Penne RB. Entropion. Color Atlas and Synopsis of Clinical Ophthalmology: Oculoplastics. New York: McGraw-Hill; 2003:56–61

［13］ Wesley RE. Cicatricial entropion. In: Levine MR, ed. Manual of Oculoplastic Surgery. 2nd ed. Boston, MA: Butterworth-Heinemann; 1996:129–134

［14］ Wesley RE. Cicatricial entropion. In: Levine MR, ed. Manual of Oculoplastic Surgery. 3rd ed. Boston, MA: Butterworth-Heinemann; 2003:145–150

［15］ Wright M, Bell D, Scott C, Leatherbarrow B. Everting suture correction of lower lid involutional entropion. Br J Ophthalmol. 1999; 83(9):1060–1063

117

第 4 章
上睑内翻
Upper Eyelid Entropion

摘要

"上睑内翻"指的是一种上睑边缘向内翻转朝向眼球的眼睑异位，可能导致严重的眼部疾病。上睑内翻在发达国家并不常见，但是在沙眼流行的发展中国家很常见。上睑内翻在标准的眼整形教材中很少受到关注，尽管其治疗可能很困难且具有挑战性。上睑内翻可概括地分为先天性及获得性的，本章节介绍各种病例的所有手术步骤及术后护理。

关键词：上睑、内翻、沙眼、Stevens-Johnson 综合征、睑板翻转、耳软骨移植、黏膜移植

一、概述

"上睑内翻"指的是一种上睑边缘向内翻转朝向眼球的眼睑异位，可能导致严重的眼部疾病。上睑内翻在西方国家并不常见，相反的在一些沙眼流行的第三世界国家很常见。上睑内翻在标准的眼整形教材中很少受到关注，尽管其治疗可能很困难且具有挑战性。上睑内翻可概括地分为先天性及获得性的。

二、分类

1. 先天性上睑内翻　真正的先天性上睑内翻是非常少见的。水平方向的睑板扭曲是与其相似但不同的另一类问题。感染患者的上睑板常表现为不规则且缩短的形态（图 4-1）。

2. 获得性上睑内翻　获得性上睑内翻可进一步根据下列成因进行分类。任何导致结膜瘢痕的原因均可引起获得性上睑内翻。根据内翻的严重程度可进一步分为轻、中、重度。

- 沙眼（图 4-2A 和 B）。
- 慢性睑结膜炎。
- 化学烧伤。
- 瘢痕性结膜炎。
  - 局部应用青光眼药物。

- Stevens-Johnson 综合征（图 4-2C 和 D）。
  - 带状疱疹性眼病（图 4-2E 和 F）。
  - 眼部瘢痕性天疱疮（图 4-2G 和 H）。
- 医源性，如 Fasanella-Servat 手术的并发症（图 4-2I）。
- 无眼球眼窝慢性炎症（图 4-2J）。
- 重度眉下垂（图 4-2K 和 L）。
- 甲状腺眼病（图 4-2M 和 N）。

三、患者评估

对患者进行细致的既往史及临床医学检查对于确定眼睑内翻的原因非常重要。除了完整的眼部检查外，应翻转眼睑后进行后板层及结膜上穹窿的检查。注意区别上睑内翻和单纯的倒睫，早期的上睑内翻表现为睑板腺管口的后移。确定角化层是否出现在后板层是很重要的。应评估是否有眼睑退缩及睑裂闭合不全及其程度。如果有义眼，应取出义眼后再进行结膜上穹窿的检查。

四、手术治疗

一些会影响眼睑异位手术治疗的因素见框 4-1。

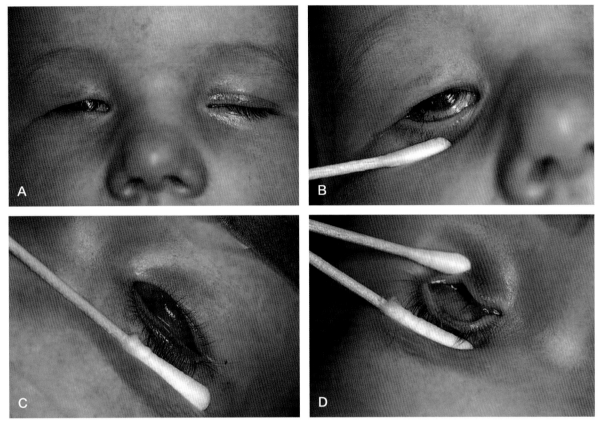

▲ 图 4-1　**A.** 先天性右上睑内翻；**B.** 右上睑内翻特写；**C.** 翻转的右上睑，可见小睑板；**D.** 翻转的左上睑，可见正常睑板

框 4-1　上睑内翻手术治疗的影响因素

- 眼睑内翻严重程度
- 睑板厚度
- 后板层是否出现角化层
- 眼睑退缩的程度
- 眼睑闭合不全的程度
- 根本的病因
- 存在角膜移植物
- 计划进行角膜移植
- 存在义眼

---

1. 先天性上睑内翻　一些患者的上睑内翻可自行好转，但出现不适或眼部并发症时，需要通过手术来矫正上睑异位。手术在全身麻醉下进行。

上睑耳软骨移植。

①手术步骤。

- 皮肤以酒精去脂后，用甲紫标记上睑皮肤皱褶。

- 0.25% 布比卡因与 1∶200 000U 肾上腺素的混合溶液 2～3ml 沿上睑皮肤皱褶并紧贴皮肤注入，防止眼轮匝肌出血及血肿形成。

- 在上睑中央灰线处以 4-0 丝线缝合 1 针作为牵引线，以 Desmarres 牵开器牵引使眼睑翻转。

- 少量局部麻醉药注射于结膜下、睑板表面。去除 Desmarres 牵开器。

- 15 号 Bard-Parker 刀片做切口，切开皮肤皱褶。

- 切口中央用钝头 Westcott 剪分离延伸至睑板。

- Westcott 剪剥离显露整个睑板前表面，直至睫毛根部。注意不要损伤睫毛根。

- 将眼睑缩肌复合体（上睑提肌腱膜和 müller 肌）自睑板表面及前缘剥离出来。

- 从患者耳郭取下一片耳软骨移植物（参见第 13 章）

- 对耳软骨移植物进行塑形，以模仿正常睑板大小及形状。

- 将塑形完成的耳软骨移植物置于患者睑板表面，延伸其上缘至结膜（图 4-9）。可使用 7-0 可吸收缝合线进行间断缝合，将移植物与睑板进行固定。

- 以 5-0 可吸收缝合线做间断缝合，将上睑提肌腱膜固定于软骨移植物的上 1/3 处。
- 皮肤皱褶处切口以 7-0 快吸收缝合线做间断缝合，将切口下缘皮缘、上睑提肌腱膜及切口上缘皮缘缝合起来，这样可形成牢固的上睑皮肤皱褶。

- 抗生素软膏搽眼。

②术后护理：患者出院后，以抗生素软膏涂抹于眼睑伤口处，每天 3 次，至缝线合脱落。局部使用润滑剂 3~4 周。

患者术前、术后情况如图 4-1 和图 4-3 所示。

2. 获得性上睑内翻　与下睑内翻处理相比，对于不同患者上睑内翻手术方式的选择基于以下一些因素（框 4-1 和框 4-2）。

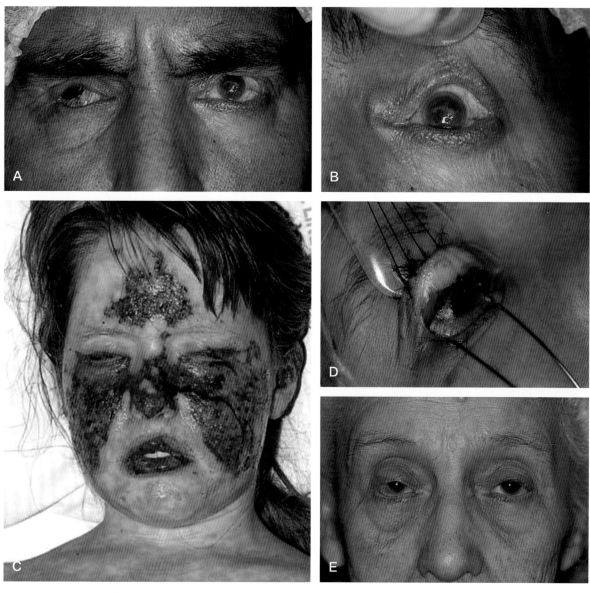

▲ 图 4-2　**A.** 1 例沙眼导致并发严重的右上睑内翻、右下睑瘢痕性内翻、左上睑内翻的亚洲患者。右侧角膜可见末期的瘢痕化，左侧角膜可见中央区的瘢痕。左上睑内翻的程度被眉下垂所掩盖。**B.** 牵拉左侧眉部的左眼睑特写，可见左上睑的内翻程度。**C.** 急性 Stevens-Johnson 综合征的患者。**D.** 患者出现严重的右上睑内翻及广泛的后板层角化。**E.** 带状疱疹性眼病导致的右上睑内翻

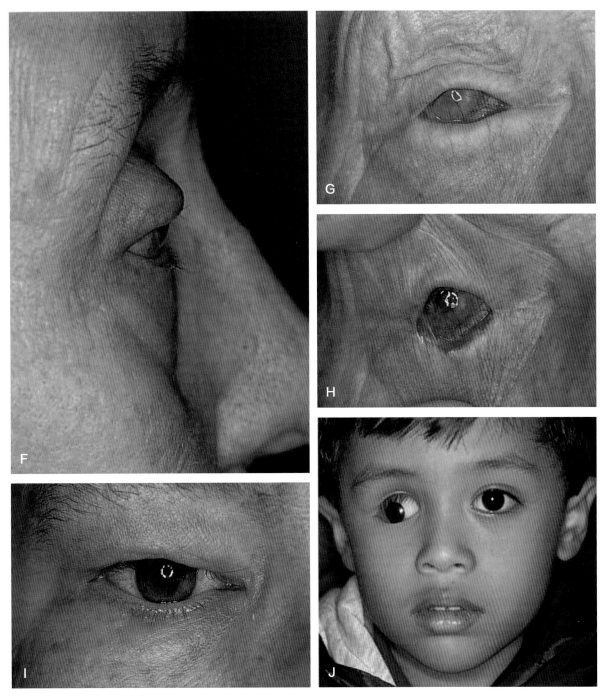

▲　图 4-2（续）　**F.** 右上睑内翻的侧面观。**G.** 眼部瘢痕性天疱疮导致的右侧上下睑内翻。早期广泛的冷冻疗法导致所有睫毛丧失。**H.** 广泛的睑球粘连和穹窿闭锁。**I.** Fasanella-Servat 手术的并发症导致的右上睑内翻。**J.** 1 例无眼球患儿结膜囊挛缩导致的右上睑内翻

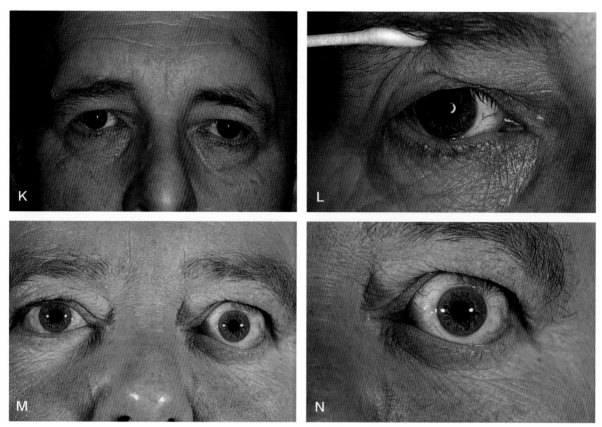

▲ 图 4-2（续） **K.** 双侧显著的眉下垂导致的双侧上睑内翻。**L.** 右侧特写显示右眉与睑缘的接近程度。**M.** 甲状腺眼病导致的左上睑内翻。**N.** 左侧特写显示上睑内翻合并明显的上睑退缩，眼球突出，眉下组织增厚

框 4-2 获得性上睑内翻的术式选择

- 睑前板层重置联合睑缘灰线切开
- 睑板楔形切除
- 睑板切开及后板层推进
- 睑板末端翻转
- 后板层移植
- 耳软骨移植

（1）睑前板层重置联合灰线切开：睑前板层重置联合睑缘灰线切开相对较简单，可在局部麻醉下完成，可镇静辅助。常用于慢性睑缘结膜炎导致的轻度上睑内翻（图 4-4）。

①手术步骤。

- 丙美卡因滴入下睑结膜囊。
- 上睑皮肤皱褶切口以甲紫标记。
- 取 0.5% 布比卡因与 1 : 200 000U 肾上腺素的混合溶液，2% 利多卡因与 1 : 80 000U 肾上腺的混合溶液，进行等比例混合后，

取 2～3ml 沿上睑皮肤皱褶注入。

- 牢固固定眼睑并使睑缘轻度外翻。
- Beaver 微型刀片配合 Beaver 刀柄切开灰线，形成 1～2mm 深度的切口（图 4-5A 至 C）。切口应保持平顺，避免形成不规则的切缘。
- 上睑皮肤皱褶切口用 Colorado 针式电刀切开，显露睑板上半部分（图 4-5D）。
- 眼睑缩肌复合体自睑板前表面的上缘剥离开，剥离 5～6mm 为止。
- 以 1/4 弧针的 5-0 可吸收线，在位于灰线切开处前面贯穿皮肤及眼轮匝肌缝合，再水平穿过睑板（图 4-5E）。这一针缝合的高度决定了睫毛外翻的程度。
- 缝合线自前面穿过眼轮匝肌及皮肤，与前面的缝针位置保持 2～3mm 的距离，并以夹子固定（图 4-5F 和 G）。
- 沿睑板长度进行一系列的缝合并打结
- 皮肤以 7-0 可吸收缝合线间断缝合，缝合需包括上睑提肌腱膜（图 4-5H 和 I）。

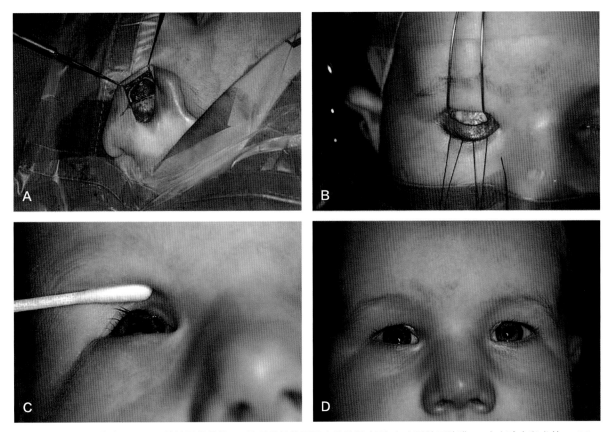

▲ 图 4-3　**A.** 自左耳取下一片软骨移植物；**B.** 软骨移植物置于患儿睑板表面，向上延伸至结膜；**C.** 右上睑内翻术前；**D.** 耳软骨移植术后 6 周右上睑外观

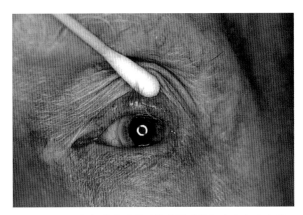

▲ 图 4-4　慢性葡萄球菌睑缘炎导致的轻度左上睑内翻

- 抗生素眼膏搽眼。

②术后护理：伤口局部应用抗生素软膏涂抹，每天 3 次，共持续 2 周。术后 24～48h 可间断使用冰袋冷敷以减少肿胀。应当告知患者术后睡觉时将头垫高至少 2 周。如缝合线未脱落，则在术后 3～4 周拆线。

(2) 睑板楔形切除：睑板楔形切除一般用于中度上睑内翻且合并有睑板增厚，但无后板层

角化及眼睑闭合不全的情况。常用于沙眼导致的上睑内翻患者。

①手术步骤：本术式与睑前板层重置联合睑缘灰线切开的不同之处在于，仅进行沿睑板前表面增厚最多的位置的水平楔形切除。眼睑缩肌复合体结构需分离得更多，使得后板层得以推进，以补偿眼睑的退缩。眼睑缩肌复合体分离不足将导致术后眼睑退缩更加严重。楔形切除的切口以 5-0 可吸收缝合线间断缝合，再进行外板层重置及灰线切开的外翻缝合固定（图 4-6）。

②术后护理：术后护理方法与睑前板层重置联合睑缘灰线切开术后护理方法相同。

(3) 眼睑切开及后板层推进：眼睑切开及后板层推进常用于睑板较薄的中度睑内翻患者，且不合并后板层角化及眼睑闭合不全的情况。这种情况，常见于无眼球合并上睑内翻的患者。手术可在全身麻醉或者局部麻醉结合镇静下完成。

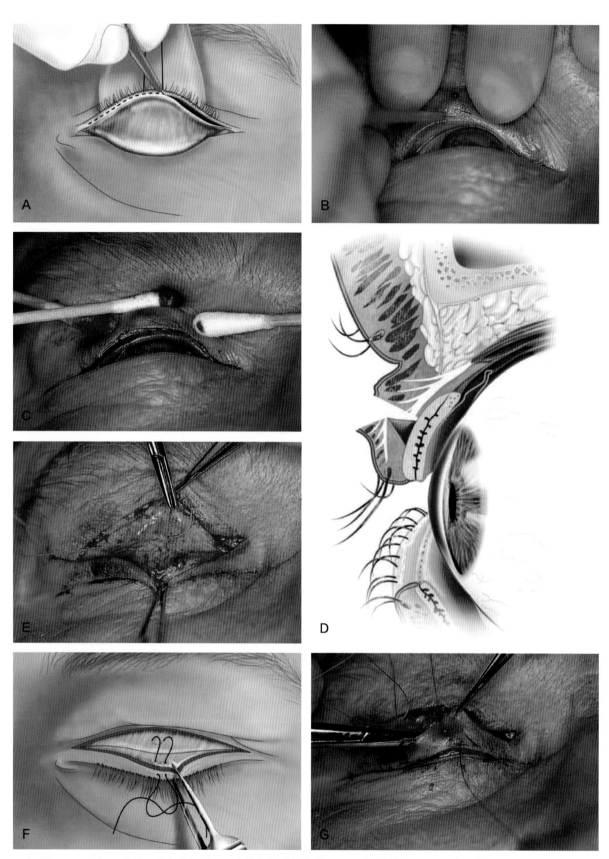

▲ 图 4-5　**A** 和 **B.** 微型刀沿灰线切开。**C.** 灰线切开后的外观。**D.** 经皮肤皱褶切口显露睑板前面。**E.** 上睑缩肌复合体分离。**5-0** 可吸收缝合线在靠近睑板上缘处水平缝合。**F.** 线尾穿过皮肤及眼轮匝肌瓣组成的复合组织瓣。**G.** 缝针穿出皮肤的位置略高于灰线切开处约 **2mm**

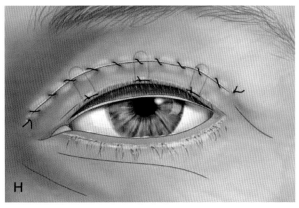

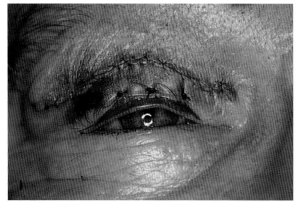

▲ 图 4-5（续）　**H.** 缝合线位置。**I.** 对于这位患者，灰线切开的宽度宽于一般要求。连续缝合伤口以避免明显的皮肤皱褶，维持良好的对称性

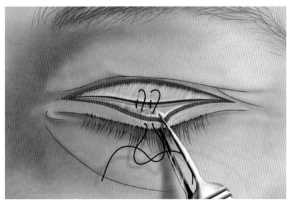

▲ 图 4-6　**1** 条楔形组织自增厚的睑板切除，该楔形切口用 **Vicryl** 缝合线缝合，同时用于拉开灰线切口上的组织

①手术步骤：手术步骤的第 1～5 步与睑前板层重置联合睑缘灰线切开一致。

- 灰线切口以 Westcott 剪加深，将眼睑分为前板层及后板层两部分，分离深度至结膜上穹窿。

- 睑缩肌复合体分离 5～6mm，并将结膜下瘢痕与结膜剥离开，使得后板层可推进前徙。

- 4 根 4-0 双针可吸收缝合线自上穹窿处起穿过眼睑全层并穿出皮肤，在皮肤皱褶处打结。

- 后板层推进前徙的幅度应超过前板层下缘约 4mm。后退的前板层边缘以 7-0 可吸收缝合线间断缝合于推进前徙的睑板表面。

- 睑板表面创面显露待其肉芽化（图 4-7）。

- 下睑缝合 1 根 4-0 尼龙 Frost 缝合线作为牵引线，加压包扎，以减轻水肿及擦伤。

②术后护理：眼部包扎术后 48h 去除。局部应用抗生素软膏涂抹，每天 3 次，持续 2 周。术后 24～48h 间断冷敷，以减轻水肿。应告知患者术后睡觉时将头垫高至少 2 周。术后 3～4 周拆线。

（4）睑板末端翻转术：睑板末端翻转术应用于上睑内翻合并睑板下方角化的患者，这种情况常见于 Stevens-Johnson 综合征的一种并发症（图 4-8）。手术可在全身麻醉或者局部麻醉结

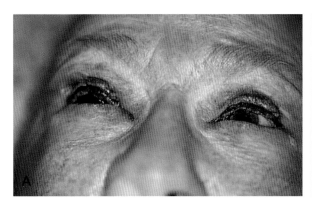

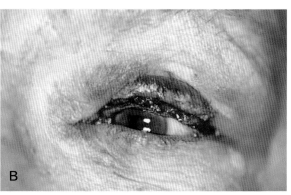

▲ 图 4-7　**A.** 1 例完成双侧眼睑切开及后板层推进的患者；**B.** 左眼特写

合镇静下完成。

①手术步骤。

- 丙美卡因滴入下结膜穹窿。
- 取 0.5% 布比卡因与 1 ∶ 200 000U 肾上腺素的混合溶液，2% 利多卡因与 1 ∶ 80 000U 肾上腺的混合溶液，进行等比例混合后，取 2～3ml 沿上睑皮肤皱襞注入。
- 在下睑灰线中央处以 4-0 丝线缝合 1 针作为牵引线，以 Desmarres 牵开器牵引使眼睑翻转。
- 少量局部麻醉药注射于结膜下、睑板下方。
- 以 15 号 Bard-Parker 刀片在位于角化部位上缘的睑板处切开睑板（图 4-9A 和 B）。
- 用 Westcott 剪向上分离睑板前缘和结膜至上穹窿，直至后板层可自由推进为止。
- 在睑缘做垂直的松弛切口，起自泪点旁至眼睑外侧（图 4-9C）。
- 用 Westcott 剪潜行分离睑板下部表面，直至睑板下部可翻转 180° 为止（图 4-9D 和 E）。
- 3 根 4-0 双针可吸收缝合线自上穹窿处穿过眼睑全层，从皮肤皱褶合适位置处穿出并打结（图 4-9E 至 G）。
- 后板层推进幅度应超过前板层与切口下缘的睑板组织下缘约 4mm。
- 外翻的睑板组织以 7-0 可吸收缝合线间断缝合于推进的睑板表面。睑板表面创面显露待其肉芽化（图 4-9F 和 G）。
- 下睑缝合 1 根 4-0 尼龙 Frost 缝合线作为牵引线，加压包扎，以减轻水肿及擦伤。

②术后护理：术后护理方法与眼睑切开及后板层推进术后护理方法相同。

尽管术后早期睫毛处于过度矫正的状态，但随着创面肉芽化会逐渐恢复至满意的位置（图 4-10）。

（5）后板层黏膜移植：后板层黏膜移植物常用于同时合并有明显睑球粘连的重度眼睑内翻、重度眼睑闭合不全及眼睑退缩。如患者要进行后期的全层角膜移植术，则有黏膜移植的指征。在患者同意的前提下，来自捐赠者的羊膜是一种可选择的方案。尽量避免在上睑采用硬腭移植，因角膜表面常已经受过损伤，硬腭的粗糙表面可能进一步损伤角膜。

手术通常在全身麻醉下进行。咽部应进行填塞，并与麻醉师沟通，将气管插管置于一侧口角，以便于显露下唇的黏膜供区。

①手术步骤。

- 取 0.5% 布比卡因与 1 ∶ 200 000U 肾上腺素的混合溶液，2% 利多卡因与 1 ∶ 80 000U 肾上腺的混合溶液，进行等比例混合后，取 2～3ml 沿上睑皮肤皱襞注入。
- 在上睑灰线中央处以 4-0 丝线缝合 1 针作为牵引线，以 Desmarres 牵开器牵引使眼睑翻转。
- 睑球粘连均以 Westcott 剪进行分离。
- 切开睑板上缘的结膜，将结膜下瘢痕完全松解至结膜上穹窿及球结膜表面。
- 同时将眼睑缩肌复合体自睑板完全游离，以改善眼睑退缩。
- 比照结膜缺损取模板。
- 下唇黏膜以 0.5% 布比卡因与 1 ∶ 200 000U 肾上腺素的混合溶液进行局部注射。
- 无创的 Babcock 肠钳用于将下唇外翻。
- 纱布擦干唇黏膜。

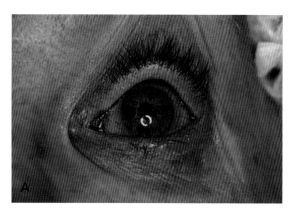
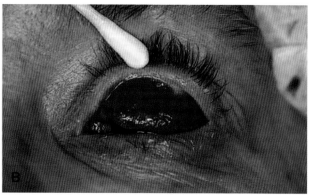

▲ 图 4-8　**A.** 1 例 Stevens-Johnson 综合征患者的左上睑缘角化的表现；**B.** 可见角化层延伸至睑板下方

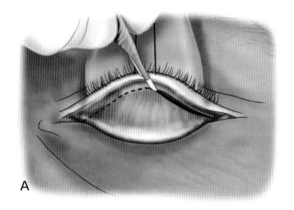
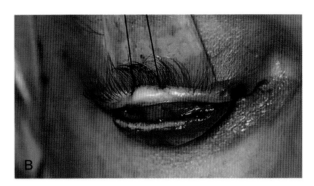
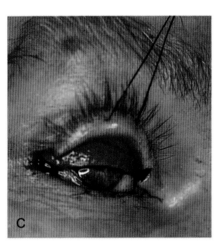
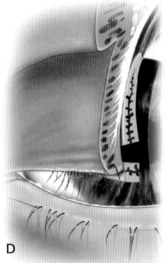
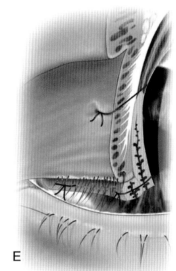
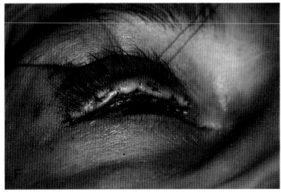
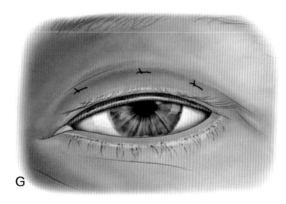

▲ 图 4-9　A. 以 15 号 Bard-Parker 刀片切开睑板全层；B. 切开的睑板外观；C. 在眼睑内侧缘及外侧缘做减张切口；D. 睑板下部向前分离，至可旋转 180° 为止；E. 末端的睑板组织翻转后缝合于睑板前表面；F. 末端的睑板组织翻转 180° 后缝合于睑板前表面；G. 3 根 4-0 Vicryl 缝合线固定于皮肤皱褶处以保持后板层处于推进的位置

- 将比照结膜缺损取下的模板置于下唇黏膜处，注意避开唇红缘。
- 消毒记号笔按照模板边缘进行标记。
- 黏膜以 15 号刀片及 Westcott 剪切取。
- 取下肠钳，以 1 : 1000U 肾上腺素盐水纱布压迫供区创面。如有出血，用双极电凝止血。

- 黏膜以 Westcott 剪修整形态后以 8-0 可吸收缝合线间断缝合于受区创面（图 4-11A 和 B）。
- 置入一个大小及形态合适的预防睑球粘连的环状物（图 4-11C 至 F）。
- 抗生素眼膏搽眼。
- 丝线缝合于面颊侧皮肤，作为固定线。

127

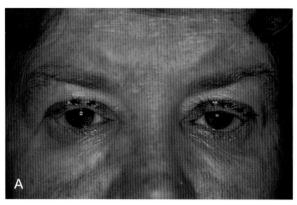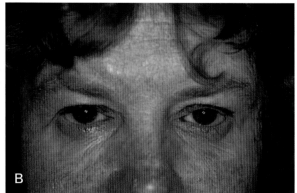

▲ 图 4-10　**A.** 睑板末端翻转术后 2 周外观；**B.** 同一患者术后 6 个月外观

- 加压包扎。

②术后护理：应告知患者在术后 2 周内注意避免过热的饮食。患者出院时继续口服 1 周广谱抗生素，同时应用抗菌漱口液 5 天。4～5 天后缝合的固定线与敷料一起取下。以不含防腐剂的抗生素滴眼液滴眼，每天 4 次，持续 2 周，润滑剂每 2～3 小时使用 1 次。应当告知患者术后睡觉时将头垫高 2 周。防粘连环应至少放置 6～8 周，每周患者应复诊 2 次，避免防粘连环导致角膜损伤。

(6) 耳软骨移植：耳软骨移植常用于眼睑重建及上睑下垂手术时过度切除睑板导致的中度睑内翻（图 4-12A 和 B）。手术步骤与先天性上睑内翻描述的方法一致（图 4-12C 和 D）。

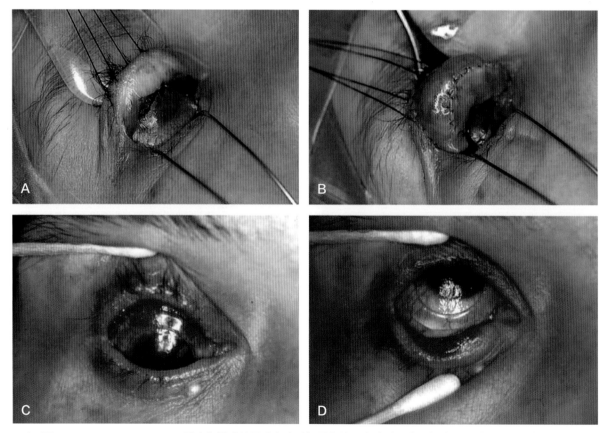

▲ 图 4-11　**A.** Stevens-Johnson 综合征导致的严重上睑后板层角化及上睑结膜穹窿闭塞。**B.** 睑球粘连松解，角化组织切除，黏膜移植完成后。**C.** 术后 6 周，防粘连环放置到位。**D.** 向上看时可见防粘连环

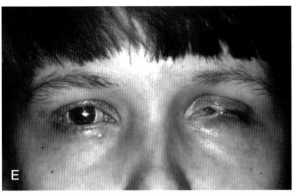
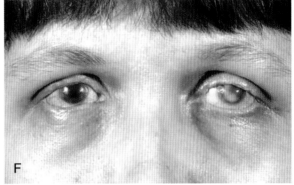

▲ 图 4-11（续）　**E.** 右侧角膜再上皮化。左侧角膜中心严重溃疡，需要进行左侧眼睑缝合术。**F.** 同一患者，**15** 年后

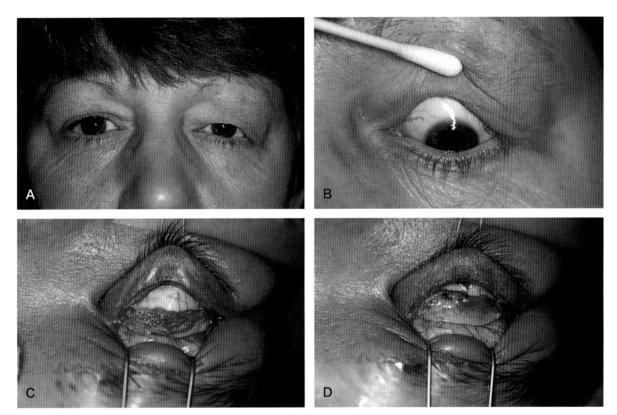

▲ 图 4-12　**A. Fasanella-Servat** 术中过多切除了睑板导致的左上睑严重内翻。**B.** 左上睑内翻特写。早期曾行不恰当的冷冻治疗来处理倒睫。**C.** 耳软骨移植物以 **15** 号 **Bard-Parker** 刀片垂直划痕，使其可弯曲形成一定的凸度。将软骨移植物置于原有睑板表面，向下延伸于略高于睫毛根部的合适位置。**D.** 提肌腱膜固定于耳软骨移植物上

推荐阅读

［1］ Collin JRO. A Manual of Systematic Eyelid Surgery. New York, NY: Churchill Livingstone; 1989

［2］ Goldberg RA, Joshi AR, McCann JD, Shorr N. Management of severe cicatricial entropion using shared mucosal grafts. Arch Ophthalmol. 1999; 117(9): 1255–1259

［3］ Jackson WB. Blepharitis: current strategies for diagnosis and management. Can J Ophthalmol. 2008; 43(2):170–179

［4］ Rhatigan MC, Ashworth JL, Goodall K, Leatherbarrow B. Correction of blepharoconjunctivitis-related upper eyelid entropion using the anterior lamellar reposition technique. Eye (Lond). 1997; 11(Pt 1):118–120

［5］ Tyers AG, Collin JRO. Colour Atlas of Ophthalmic Plastic Surgery. 3rd ed. Oxford, UK: Butterworth-Heinemann Elsevier; 2008:108–115

［6］ Yaqub A, Leatherbarrow B. The use of autogenous auricular cartilage in the management of upper eyelid entropion. Eye (Lond). 1997; 11(Pt 6):801–805

第5章
睫毛异常
Abnormal Eyelashes

摘要 "睫毛异常"是指在没有睑内翻的情况下出现睫毛接触并刺激眼球的情况：若睫毛生长位置正常但其方向倒向眼球，称之为倒睫，若睫毛异位生长于非正常睑缘处则称为双行睫。睫毛接触或摩擦角膜，患者常感到刺痛、畏光和流泪。因睫毛内向性生长造成的持续角膜磨损会导致严重的视力障碍（类似于沙眼导致的角膜瘢痕）。简单地拔除异常睫毛是不可行的，因为它会再度长出，而且会变得更短、更硬，所造成的角膜损伤比拔除前更为严重。本章将详述电解治疗、氩激光治疗、冷冻及楔形切除等治疗方法及术后护理要点。

关键词： 睫毛、倒睫、双睫、电解、氩激光、冷冻治疗

一、概述

倒睫是指在没有眼睑错位的情况下，向内异常生长的睫毛倒向眼球（图5-1A）。倒睫常与慢性睑结膜炎或结膜炎后的瘢痕愈合有关（如眼瘢痕性类天疱疮），也可因睑缘外伤或睑缘手术操作不当、修复效果欠佳导致（如眼睑病变楔形切除后）。与倒睫不同，双行睫的异常睫毛是从非睫毛生长区域的睑缘长出，如睑板腺开口处（图5-1B）。异常生长的睫毛若接触并摩擦角膜，患者会经常感到眼部刺痛、畏光和流泪，久之角膜将会着色。持续性的睫毛内向性生长可造成角膜损伤、进而导致严重的视力障碍，如同沙眼后期造成的角膜瘢痕。极少数情况下，睫毛可异位生长于睑缘以外部位（图5-1C）。

由于眼睑错位导致睫毛方向异常的治疗详见第3、4章。

二、治疗

睫毛异常的治疗方法有以下几种，即睫毛拔除、佩戴角膜接触镜、电解治疗、氩激光消融、冷冻、手术切除。

1. 睫毛拔除　睫毛拔除虽然可以暂时缓解症状，但随着睫毛的再生，症状往往加重。再次生长出的睫毛早期短而硬，对角膜会造成严重的损伤。睫毛拔除后会影响电解治疗的效果，医生只有在异常睫毛再次长出时才能区分正常与异常睫毛的位置。

2. 角膜接触镜　在明确治疗方案的同时，可以通过佩戴角膜接触镜暂时性缓解患者的不适症状。角膜接触镜需持续佩戴，这会增减罹患细菌性角膜炎的风险。

3. 电解治疗　如果异常睫毛数量少且于睑缘处较为分散，电解是一种恰当的治疗方式。Ellman-Surgitron射频治疗可用于没有佩戴心脏起搏器的患者（图5-2）。

(1) 手术步骤。

- 用表面麻醉药物滴眼麻醉。
- 将1～2ml的2%利多卡因混合1∶80 000U肾上腺素注射于患侧眼睑皮下和结膜下。
- 电极板置于患者肩胛骨之间。
- 用Paufique镊固定眼睑，手术显微镜下操作，将电解针沿睫毛方向插入2～3mm深

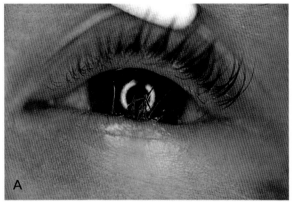
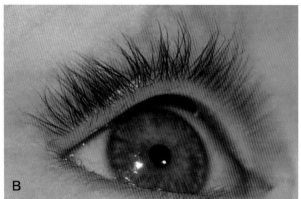
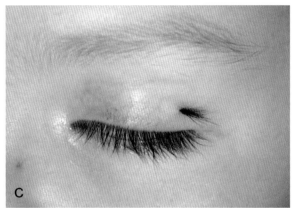

▲ 图 5-1 异常睫毛的临床表现
A. 倒睫; B. 双行睫; C. 上睑异位睫毛

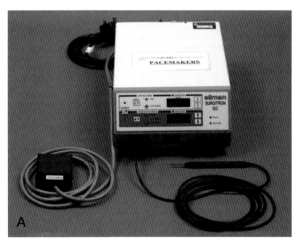
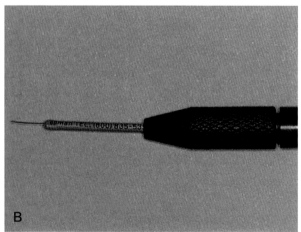

▲ 图 5-2 A. Ellman 射频装置; B. 带电解针的 Ellman 探头

的毛囊根部。

- 脚踏板通电 2~3s, 初始电流设置以设备最低设置值为准。
- 当观察到小气泡产生时, 睫毛与电解针一同抽出, 或者使用镊子将睫毛于睑缘处轻松拔出, 此过程不应有阻力, 如果出现阻力, 应该再次行电解治疗。

(2) 术后护理: 治疗后用含抗生素眼药膏于

睑缘处涂抹: 3 次 / 天, 持续 1 周。应告知患者部分异常睫毛一次治疗可能无法完全清除, 数周后可能需行进一步治疗。

4. 氩激光消融　氩激光消融治疗对少量深色睫毛效果佳。

(1) 手术步骤。

- 用表面麻醉药物滴眼麻醉。
- 将 1~2ml 2% 利多卡因混合 1 ∶ 80 000U

肾上腺素注射于患侧眼睑皮下和结膜下。

- 遵循常规激光治疗安全措施。
- 医生用示指将眼睑外翻。
- 激光瞄准光束应垂直对准外翻睑缘的睫毛长轴。
- 应采用直径 50μm 光斑，初始功率设置为 300mW、持续时间 0.5s，根据实际情况酌情逐步增加。
- 将射击孔烧至 1.5～2mm 的深度。操作时需要非常小心，避免损伤周围的眼睑组织。
- 镊子将睫毛于睑缘处轻松拔出，此过程不应有阻力，如果出现阻力应重复治疗。

(2) 术后护理：用含抗生素的眼药膏于睑缘处每天涂抹 3 次，持续 1 周。告知患者部分睫毛可能对治疗不敏感，几周后可能需要再次行激光治疗。

5. 冷冻疗法　冷冻疗法适用于较大范围的倒睫或双行睫，治疗前应排除上、下睑内翻畸

形（详见第 3、4 章）。液氮局部应用于受累及区域是冷冻治疗的最有效的方法，此外，应用含有块状探头的一氧化氮冷冻治疗单元时（图 5-3），每次治疗睑缘处的范围相较于视网膜冷冻探针更大，治疗效率也更高。治疗过程中用热电偶实时监测睫毛毛囊温度，治疗目标温度为 -25℃，此温度既可以破坏睫毛毛囊又可以避免周围组织发生坏死，治疗采用 2 次冻融循环，但是该温度环境下，皮肤中的色素细胞也会被破坏，进而导致色素脱失。治疗前告知患者色素脱失、治疗后复发，以及后期可能需多次治疗是非常重要的。

(1) 手术步骤。

- 用表面麻醉药物滴眼麻醉。
- 将 1～2ml 2% 利多卡因混合 1 ∶ 80 000U 肾上腺素注射于患侧眼睑皮下和结膜下。
- 眼球表面涂抹润滑膏，再用塑料保护罩轻轻地盖在其表面以保护眼球（图 5-4）。

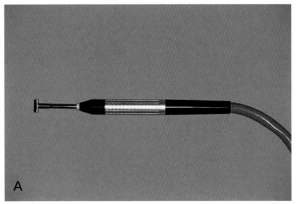
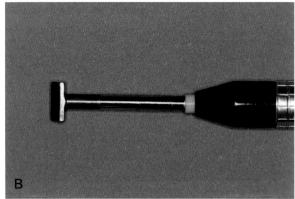

▲ 图 5-3　A. 眼睑冷冻探头；B. 冷冻探头的末端

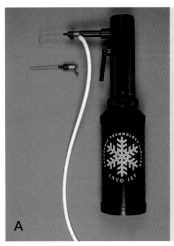
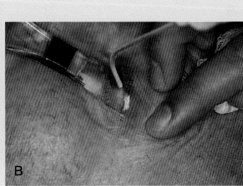

◀ 图 5-4　A. 使用液氮的 **Cryo Jet** 冷冻仪（**Cryogenic Technology Limited, UK**），提供多种规格的可更换式探头；B. 冷冻治疗时塑料保护罩保护眼球

- 将无菌热电偶小心插入眼睑患处。
- 用细小的导入头将液氮涂抹在睑缘的受累区域，确保精准的治疗（图5-4）。
- 注入液氮直至治疗区域变白。
- 眼睑组织缓慢解冻后再次注入液氮，而后再让组织缓慢解冻（即2次冻融循环完成）。
- 如果改用冷冻探针，治疗时将探针靠在受累睑缘处同时下调温度。上睑的治疗时间通常为30s，下睑的治疗时间为25s。对于菲薄或萎缩的眼睑，应该缩短冷冻时间，以避免局部组织坏死。
- 探头应在移除前缓慢解冻。再次使用双冻融循环。
- 睫毛应轻松地用镊子拔出，不应伴有阻力。

(2) 术后护理：用含抗生素的眼药膏于睑缘处每天涂抹3次，持续1周。告知患者部分睫毛可能对治疗不敏感，几周后可能需要再次行冷冻治疗。

要 点

冷冻治疗过程中应用塑料护眼罩而非金属罩保护眼球，因为塑料护眼罩可避免冷冻治疗时低温传导对眼球的影响和损伤。

---

6. 手术切除 对于眼睑皮肤松弛且倒睫范围较小的患者，可采用楔形切除倒睫区域后直接拉拢缝合的治疗手段（见第3章楔形切除的讨论）。虽然通过上睑皮肤皱褶或下睑睑状下切口显露并逐个切除睫毛根和毛囊是可行的，但这种方法非但繁琐费力，而且是不必要的。

双行睫的治疗方法是沿着灰线切开眼睑，并对眼睑后板层进行冷冻治疗。手术可以在局部麻醉下进行（可同时给予镇静药），也可在全身麻醉下进行。应告知患者术后可能会出现严重的眼睑水肿并持续数周后消退。

(1) 手术步骤。
- 用表面麻醉药物滴眼麻醉。
- 用2%利多卡因1～2ml混合1：80 000U肾上腺素沿上睑皮肤皱褶和下睑睑状缘皮下注射。
- Beaver刀柄上安装一个有角度的微型尖刀片，沿睑缘灰线切开眼睑。
- 然后用钝头Westcott剪仔细地将眼睑分为前板和后板（图5-5A）。
- 剥离范围为上睑至上穹窿，下睑至下穹窿处。
- 然后用前述方法选择性地对眼睑后板进行冷冻治疗（图5-5B）。
- 眼睑牵开器嵌入创缘几毫米。
- 将后板向前推进约2 mm，再将前板缝合于后板的前表面，以防止继发性的挛缩、眼睑退缩或睑内翻。

上述方法的目的是避免对正常睫毛的损伤，但多数睫毛很难幸免，特别是下睑部位的治疗（图5-6），因此术前告知患者尤为重要。

(2) 术后护理：用含抗生素的眼药膏每天3次涂抹在睑缘术区，持续1周。

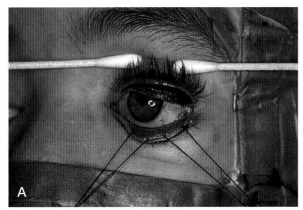
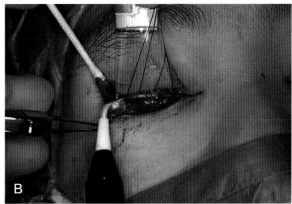

▲ 图5-5 **A.** 上睑剥离后形成前板和后板；**B.** 下睑后板的冷冻治疗

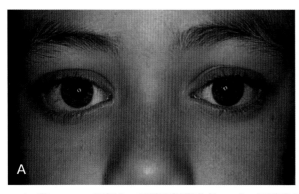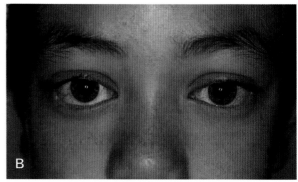

▲ 图 5-6　**A.** 双侧上、下睑双行睫患者；**B.** 上、下睑缘切开后行后板冷冻治疗，上睑睫毛多数存活，但下睑睫毛广泛脱落

推荐阅读

［1］American Academy of Ophthalmology. Basic and Clinical Science Course: Orbit, Eyelids, and Lacrimal System, section 7. San Francisco, CA: The American Academy of Ophthalmology; 2006;7:201–205

［2］Anderson RL, Harvey JT. Lid splitting and posterior lamella cryosurgery for congenital and acquired distichiasis. Arch Ophthalmol. 1981; 99(4):631–634

［3］Wood JR, Anderson RL. Complications of cryosurgery. Arch Ophthalmol. 1981; 99(3):460–463

［4］Bartley GB, Lowry JC. Argon laser treatment of trichiasis. Am J Ophthalmol. 1992; 113(1):71–74

［5］Boynton R, Naugle T. Trichiasis and distichiasis. In: Levine MR, ed. Manual of Oculoplastic Surgery. 3rd ed. Boston, MA: Butterworth Heinemann; 2003:181–189

［6］Jeffrey AN. Techniques in Ophthalmic Plastic Surgery—A Personal Tutorial. Philadelphia, PA: Elsevier; 2010:113–126

［7］Martin RT, Nunery WR, Tanenbaum M. Entropion, trichiasis and distichiasis. In: McCord CD, Tanenbaum M, Nunery WR, eds. Oculoplastic Surgery. 3rd ed. New York, NY: Raven Press; 1995:230–248

［8］Nerad JD, Carter KD, Alford MA. Trichiasis, marginal entropion, and other causes. In: Rapid Diagnosis in Ophthalmology: Oculoplastic and Reconstructive Surgery. Philadelphia, PA: Mosby Elsevier; 2008:96–99

［9］Rose GE, Collin JRO. Management of entropion and trichiasis. In: American Academy of Ophthalmology Monographs, Surgery of the Eyelid, Orbit, and Lacrimal System, Vol. 2. 1994:34–52

［10］Sullivan JH, Beard C, Bullock JD. Cryosurgery for treatment of trichiasis. Am J Ophthalmol. 1976; 82(1):117–121

第 6 章
下睑外翻
Lower Eyelid Ectropion

摘要	"下睑外翻"是指下睑皮肤组织错位，表现为下睑缘脱离与眼球的正常对位和贴合关系，较上睑外翻更常见。其致病因素包括常见的生理性改变，即随年龄增长而发生的衰老，或是病理性，如 Ehler-Danlos 综合征、眼睑瘢痕、眼睑病变切除、机械性损伤或面瘫。每个患者都存在至少 1 种以上的致病原因，明确其病因是确定睑外翻类型和制订治疗方案的前提。在没有明确病因的情况下会影响手术方式的正确选择及治疗效果。本章将详细讲解手术方法及术后护理要点。

关键词： 睑外翻、下睑、楔形切除、睑板

一、概述

眼睑外翻是指眼睑位置异常，其特点是睑缘与眼球脱离了正常解剖学位置，不能贴附。睑外翻常发生在下睑，而上睑外翻较为少见，根据不同病因可分为 4 类。

二、分类

眼睑外翻可分为退行性睑外翻（图 6-1A）、瘢痕性睑外翻（图 6-1B）、麻痹性睑外翻（图 6-1C）、机械性睑外翻（图 6-1D）4 类。

值得我们注意的是单个患者可能存在多种病因。例如，在慢性面瘫伴下睑外翻的患者中，所有 4 种病因可能同时存在（图 6-2A）。上睑外翻较为少见，多发生在眼睑外伤、眼部带状疱疹、鱼鳞病和烧伤后（图 6-2B）。

对眼睑外翻类型的正确判断至关重要，以便针对病因进行正确有效的治疗。目前，退行性的老年下睑外翻最为常见，但导致的下睑外翻常被忽视（图 6-3A）。瘢痕性的下睑外翻需要动员额外组织以补充下睑皮肤组织量的缺失，进而矫正外翻畸形，主要包括全厚皮片移植、局部皮瓣转移、面中部提升术或皮肤软组织扩

张术，增加或补充皮肤到下睑方可纠正外翻畸形，倘若对此没有充分的认识将会导致手术方式选择不当、手术效果欠佳（图 6-3B）。

要　点
瘢痕因素导致的下睑外翻应当引起足够的重视。

下睑外翻的最初表现是下泪点外翻（图 6-4A），出现这种情况时如不及时治疗可能导致病情进一步发展，甚至形成恶性循环。下泪点的外翻可导致泪点暴露和干燥，继而泪点发生狭窄，进而发生溢泪、表皮剥脱及组织挛缩，加重下睑外翻。此外，患者会不停地擦拭眼泪，导致眼睑和内眦韧带松弛，从而进一步加剧下睑外翻，如未予重视，睑结膜会暴露，并发生增厚和角化（图 6-4B）。下睑外翻经常导致角膜上皮病变，特别是角膜的下 1/3 部分。

三、患者评估

患者病史中可能存在导致瘢痕性下睑外翻的皮肤病，如湿疹、板层状鱼鳞病、接触性皮

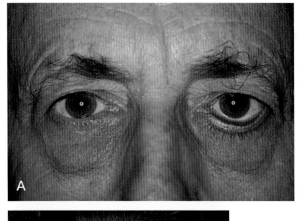
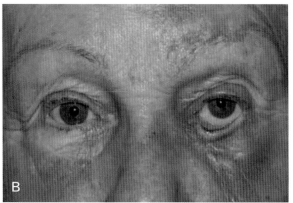
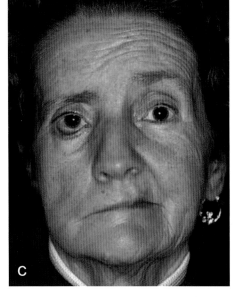
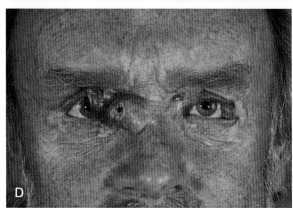

▲ 图 6-1　**A.** 退行性左下睑外翻；**B.** 瘢痕性左下睑外翻；**C.** 右下运动神经元性面瘫导致的麻痹性右下睑外翻；**D.** 眶周多发性黄瘤患者的机械性左下睑外翻

炎或过敏性皮炎（图 6-5A）。用药史可能显示患者对某些局部药物过敏，导致继发性慢性皮炎，如局部青光眼药物的使用（图 6-5B）。这种情况导致下睑外翻在眼科就诊的老年患者中并不少见，但又常被忽视或误诊。

有的患者曾接受过外入路眼袋成形术、激光皮肤磨削术或化学剥脱术，但患者在询问病史时不愿透露这些信息。外入路眼袋成形术术后造成的下睑外翻可发生在术后多年，患者自身可能都无法将下睑外翻的起因和眼袋手术联系起来（图 6-6）。

> **要　点**
>
> 在眼科就诊的青光眼老年患者中，慢性接触性皮炎或过敏性皮炎是引起下睑外翻的常见原因，常被漏诊或误诊。

行体格检查时，应仔细检查患者的面部，包括是否存在皮肤病、结缔组织疾病、面瘫、手术或外伤导致的瘢痕及皮肤恶性病变可能（图 6-7）。下睑松弛度的判断是将眼睑向下牵拉离开眼球后放开，观察其复位情况来评估的（即下睑牵拉复位试验）（图 6-8）。

用拇指和示指将眼睑从眼球牵拉离开，判断下睑松弛度，用尺子进行测量，单位为毫米，即夹捏试验。

将眼睑向外侧牵拉，观察泪点的位置（即横向牵拉试验）。如果泪点可被牵拉至内侧角膜缘并且眼球保持原位，在治疗下睑外翻时需注意内眦韧带的处理（图 6-9）。外眦角圆钝提示外眦韧带松弛或断裂。

如果瘢痕区对下睑外翻的牵拉不显著，则应在患者眨眼时观察皮肤张力线。嘱患者眼球向上看并张嘴，观察是否会加重下睑外翻（图 6-10）。

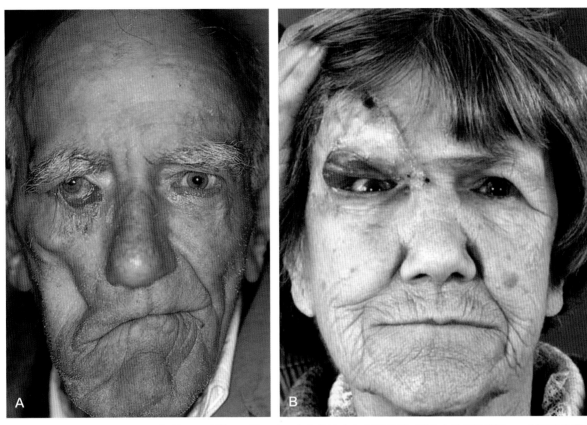

▲ 图 6-2　**A.** 右下睑外翻伴慢性下运动神经元性面瘫，患者的治疗应全面考虑可能存在的多种病因；**B.** 右眼带状疱疹导致的瘢痕性上睑外翻

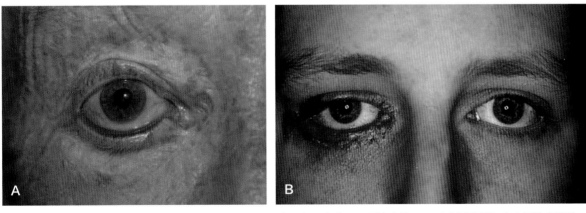

▲ 图 6-3　**A.** 右下睑瘢痕性外翻，与光损伤、老龄、皮肤老化有关；**B.** 不恰当的 **K-Z** 手术导致溢泪和内侧睑外翻的严重后果，患者的轻度瘢痕由湿疹导致

> **要　点**
>
> 未能判断瘢痕因素导致的下睑外翻是手术治疗失败的常见原因。

四、治疗

　　治疗的要点在于意识到瘢痕性下睑外翻可能存在的皮肤疾病因素，这种潜在病因只需进行药物治疗即可改善，如慢性过敏性或接触性皮炎及严重湿疹（图 6-11）。

　　停止局部继续使用刺激性药物，如用不含防腐剂的制剂取代局部治疗青光眼药物，同时在眼睑皮肤上局部短期使用弱的类固醇软膏即可改善症状。

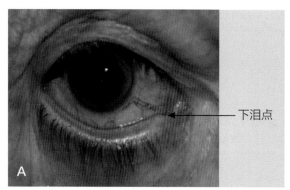
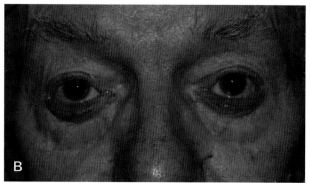

下泪点

▲ 图 6-4　**A.** 下泪点外翻造成右下睑畸形；**B.** 患者双侧完全性睑板外翻同时伴有长期结膜暴露导致的异常角化

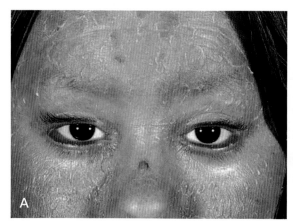
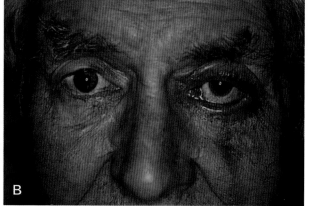

▲ 图 6-5　**A.** 板层状鱼鳞病患者双侧瘢痕性下睑外翻。**B.** 瘢痕性左下睑外翻患者，患者对左眼局部使用的治疗青光眼的药物过敏。下睑外翻和上睑下垂在短期局部类固醇药物治疗后完全消失

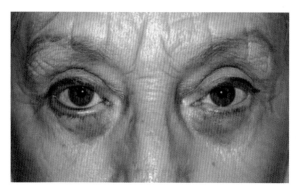

▲ 图 6-6　右下睑外翻患者，曾于 10 年前由整形外科医生进行了双侧上、下睑手术及激光皮肤重建术。过度去除脂肪组织导致继发性下睑凹陷，下睑光滑的皮肤与眶周皮肤质地形成鲜明对比，这些表现都可以佐证瘢痕性下睑外翻的成因

　　手术方式的选择取决于多种因素：①睑外翻的程度；②睑外翻的位置；③内、外眦韧带松弛程度；④眼睑水平方向松弛度；⑤轮匝肌的肌张力；⑥瘢痕的牵拉力；⑦是否存在机械性外力；

⑧患者的年龄以及全身健康状况。

　　对于每一位患者都应针对上述情况及病因选择合适的手术方式来治疗。尽管有关治疗下睑外翻的手术方式报道很多，但是对于大多数患者来说在临床应用中可供选择的术式有限。笔者常采用的手术方式如下所示。

- 泪点烧灼术。
- 睑内侧梭形切除。
- 睑内侧梭形切除联合内侧睑板楔形切除术。
- 内眦韧带折叠术。
- 内眦切除术。
- 外侧睑板楔形切除术。
- 外侧睑板楔形切除联合眼睑皮肤肌肉成形术。
- 外侧睑板条悬吊术。
- Z 成形术。
- 外侧睑板楔形切除或外侧睑板条悬吊联合植皮术。

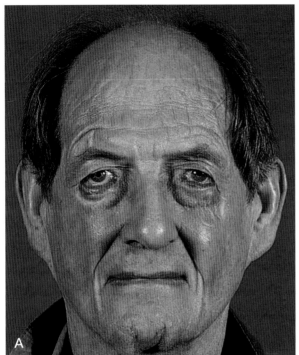

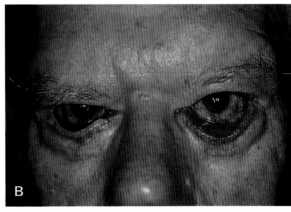

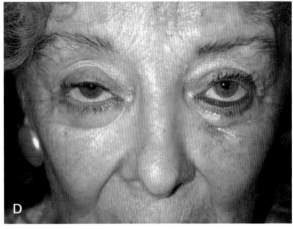

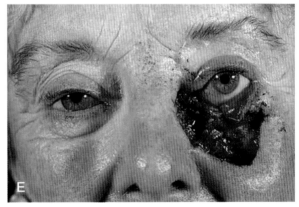

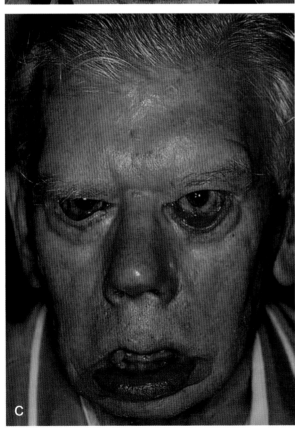

▲ 图 6-7　**A.** 1 例患有 **Ehlers-Danlos** 综合征伴双侧下睑外翻的患者；**B.** 严重双侧下睑外翻患者同时伴有双侧眉下垂；**C.** 该患者患有 **Möbius** 综合征，对其面部进行检查时发现双侧面下部肌无力伴双眼外展无力；**D.** 下睑基底细胞癌导致左下睑外翻的患者；**E. Mohs** 显微图像手术肿瘤切除的术后观

- 内入路下睑缩肌插入联合内侧梭形切除及外侧睑板条悬吊。
- 阔筋膜悬吊术。
- 切除导致下睑外翻的病变组织。

- 局部组织瓣转移。
- 面中部提升术。
- 皮肤软组织扩张术结合局部组织瓣转移术。

1. 退行性睑外翻　退行性睑外翻可进一步

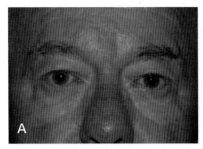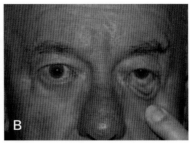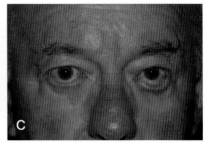

▲ 图 6-8　**A.** 泪点外翻患者；**B.** 行下睑牵拉复位试验；**C.** 下睑牵拉复位试验阳性，即不眨眼则下睑无法复位贴紧眼球

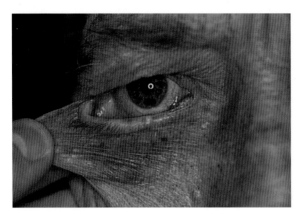

▲ 图 6-9　外侧牵拉试验示内眦韧带松弛

分为以下亚型：①泪点外翻；②内侧睑外翻不伴有水平方向眼睑松弛；③内侧睑外翻伴水平方向眼睑松弛；④内侧睑外翻伴内眦韧带松弛；⑤下睑全长外翻；⑥完全性睑板外翻。

（1）泪点外翻：在下睑外翻早期，简单易行的治疗方式是用点状烧灼法重新定位外翻的泪点，即泪点后灼烧术。

①手术步骤。

- 2% 利多卡因 1～2ml 混合 1 ： 80 000U 肾上腺素于皮下和结膜下层浸润麻醉。

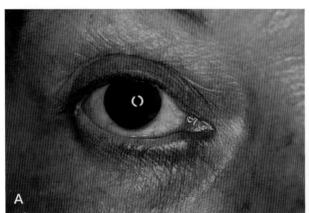

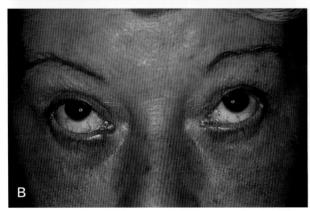

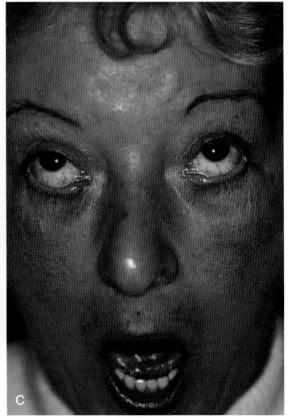

▲ 图 6-10　**A.** 患者下睑泪点外翻并致溢泪；**B.** 嘱患者向上看时泪点外翻加重；**C.** 嘱患者张嘴时，泪点外翻进一步加重

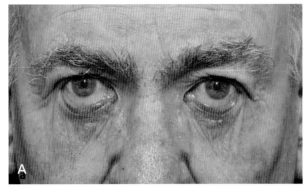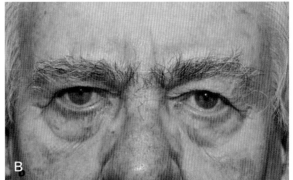

▲ 图 6-11 **A.** 患者由湿疹和银屑病导致瘢痕性双侧下睑外翻；**B.** 患者局部使用类固醇软膏 1 个疗程后的照片，无须手术治疗

- 使用一次性烧灼装置，在泪点下方 3～4mm 结膜面处采用深度烧灼模式，通过烧灼的深度和点数来判断治疗效果。由于距离眼球很近，手术时应当非常小心，操作时使用的棉签易燃，应远离术区。
- 用含有抗生素的眼药膏点患眼。

②术后护理：使用抗生素滴眼液每天 3 次，持续 1 周。

(2) 内侧睑外翻不伴水平方向眼睑松弛：如果存在明显的泪点外翻情况，则应进行内侧眼睑棱形切除手术。因常伴有泪点的狭窄，手术时可联合使用 Nettleship 小点扩张器进行泪点扩张。通常不对泪点采用破坏性手术（如三剪法泪点成形术），因为当泪点重新恢复与眼球的正常接触后，其外观和功能也均可恢复正常，此外可临时置放有孔的泪点塞或行 Crawford 单泪小管或双泪小管置管术以维持泪点通畅。如果泪点狭窄需要手术治疗，可采取 Kelly 穿刺术。内侧眼睑棱形切除术如下所示。

①手术步骤。

- 2% 利多卡因 1～2ml 混合 1∶80 000U 肾上腺素于下睑内侧皮下和结膜下浸润麻醉。
- 将 00 号 Bowman 泪道探针插入下小管，若术者经验丰富此步骤可省略。
- 用 Paufique 镊将泪点下方结膜提起，将结膜面部分行菱形切除，Westcott 剪由内侧向外侧将镊子提起的结膜所形成的帐篷剪开即形成菱形创面（图 6-12A 至 D）。
- 1/4 弧 5-0 Vicryl 双针缝合线将其双针分别穿过结膜菱形创面深面的下睑缩肌两端，

进针方向朝向眼球。

- 然后针持反向夹针，背离眼球于菱形创面上缘两侧双针分别进针穿透结膜层。
- 如上述针持反向夹针，双针穿过菱形创面下缘的结膜层后于眼睑和颊部皮肤的交界处穿出下睑（图 6-12E 至 O）。该缝合目的在于将下睑缩肌固定于菱形创面的上缘，这样就可以将泪点向后方牵拉并与眼球面贴合，同时也可关闭伤口。缝合线的牵拉力度根据泪点位置变化来调整，以泪点向内翻转贴合眼球、轻度矫枉过正为宜，见视频 6-3。

②术后护理：术后使用含抗生素的眼药膏每天 3 次、连续使用 2 周，叮嘱患者点眼药时不要向下牵拉下睑。眼药仅需涂抹在内侧眼睑即可。术后 2～3 周拆线。

(3) 内侧睑外翻伴水平方向的眼睑松弛：对于伴有水平方向眼睑松弛的内侧睑外翻，适用下睑内侧棱形切除结合楔形切除术（图 6-13）。楔形切口应设计用于角化增厚的结膜处并将其一并去除。应当注意在切除时内侧应保留有一定的眼睑组织，以便行垂直褥式缝合时睑缘有足够的组织量附着，避免了损伤泪点或下泪小管的风险。下睑内侧楔形切除联合棱形切除手术如下所示。

① 手术步骤。

- 2% 利多卡因 1～2ml 混合 1∶80 000U 肾上腺素于下睑内侧皮下、结膜下浸润麻醉。
- 先进行下睑内侧棱形切除术，但在楔形切除完成之前缝合线不要打结。

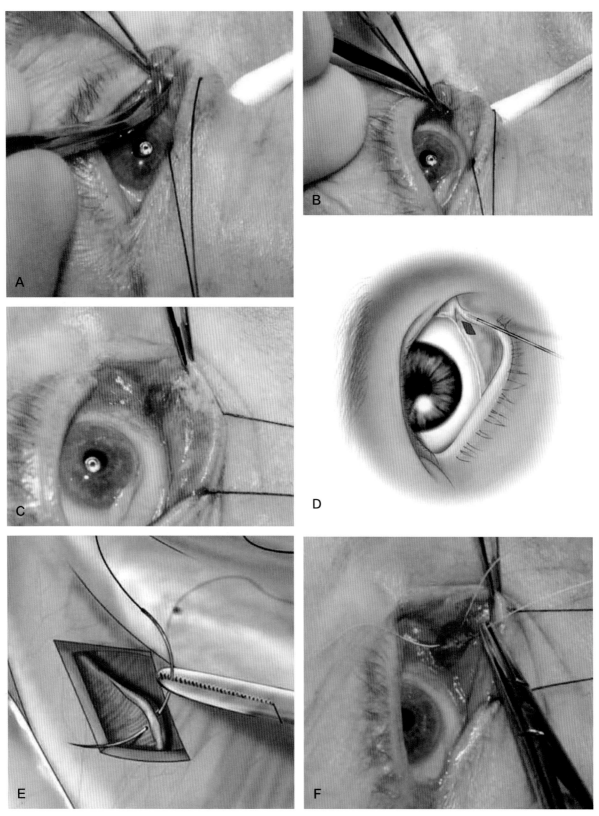

▲ 图 6-12　**A.** 用 **Paufique** 镊提起结膜并予以剪除；**B.** 再次用镊子提起结膜后向创面另一侧剪除结膜组织；**C.** 形成菱形结膜层创面；**D.** 菱形创面所在的位置，在结膜切除术中用 **00** 号 **Bowman** 泪道探针插入下泪小管予以保护；**E 和 F. 5-0 Vicryl** 双针缝合线穿过下睑缩肌

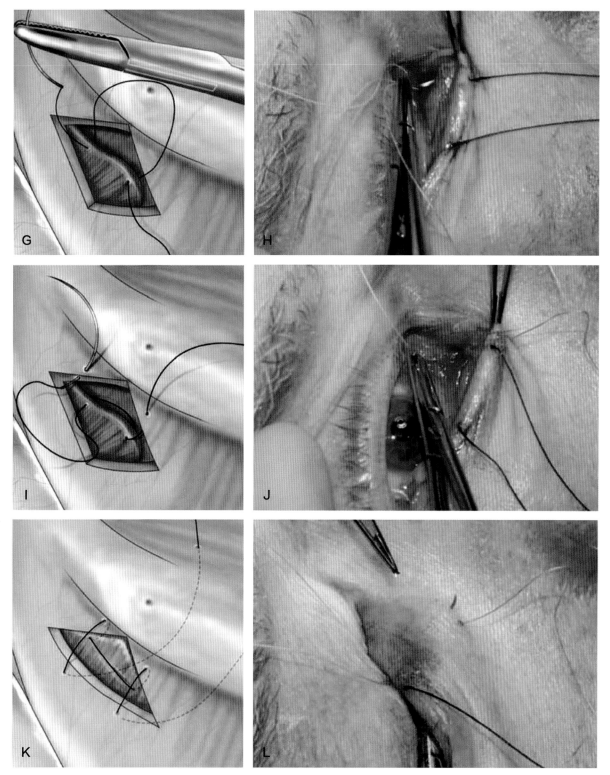

▲ 图 6-12（续） **G. 5-0 Vicryl** 双针缝合线穿过下睑缩肌；**H** 和 **I.** 反向进针穿过菱形创面上缘结膜层；**J** 和 **K.** 反向进针，穿过菱形切口下缘的结膜层；**L.** 缝针于下睑与面颊交界处穿出

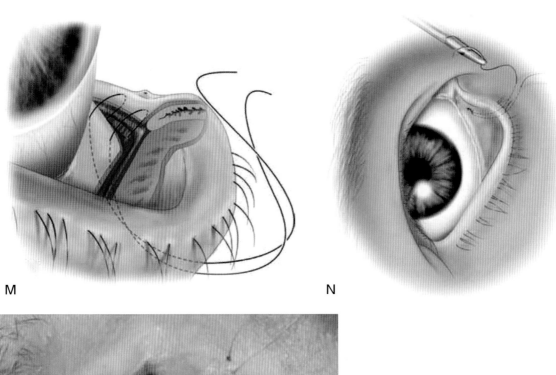

M

N

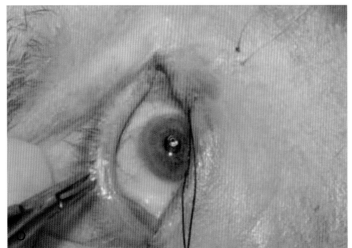

▲ 图 6-12（续） **M.** 缝针于下睑与面颊交界处穿出；**N 和 O.** 缝合线收紧至菱形切口闭合，同时泪点内收，与泪湖重新贴合

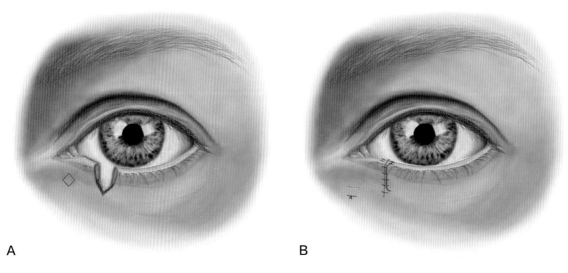

A

B

▲ 图 6-13 **A.** 在梭形切口外侧行楔形切除手术；**B.** 梭形切除术切口缝合后关闭楔形伤口

- 用 Paufique 镊夹住眼睑边缘，用 15 号 Bard-Parker 刀片经眼睑边缘作垂直切口，深度约 2 mm。安全起见刀刃方向应远离眼球。
- 然后用直虹膜剪在睑板基底部做垂直切口。
- 双极电凝止血。
- 镊子将眼睑切口内、外缘重叠，以评估在切口无张力的前提下安全切除眼睑的组织量。
- 镊子夹住眼睑切缘，于确定好的重叠线处用 15 号 Bard-Parker 刀片做另一个垂直切口。
- 再用直虹膜剪在睑板底部做垂直切口。
- 用虹膜剪以 45° 方向于睑缘切口处向内下方及外下方剪开，完成楔形切除。
- 1/2 弧针的 5-0 Vicryl 缝合线于睑缘下方穿过睑板，应确保缝合线在前层位于皮肤下方，在后层位于结膜层上方，缝合线打结 1 次，检查睑缘的对齐情况，若对合欠佳则重新缝合。若切缘对合满意则松开线结，用动脉夹将缝合线固定于无菌单上进行牵引，牵开切口以显露睑板便于缝合。
- 将 5-0 Vicryl 缝合线水平穿过睑板下方并与眼轮匝肌缝合。
- 将最初的缝合线打结。
- 6-0 丝线在距切口边缘 2～3mm 的灰线处进针，水平方向走针后于距离切口同样边距处出针，而后反向以同样方式操作，完成行水平褥式缝合，缝合线打结并保持切口轻度外翻。6-0 黑丝线以此方式将灰线处切口缝合完毕，缝合线末端留长剪断，并与皮肤间断缝合线汇合，以保持缝合线末端远离角膜。
- 皮缘用 7-0 Vicryl 缝合线或 6-0 丝线间断缝合。
- 含抗生素的眼药点眼。

② 术后护理：术后使用含抗生素的眼药，每天 3 次，持续 2 周。叮嘱患者点眼药时切勿向下牵拉眼睑。眼药只需涂抹在内侧眼睑即可。术后至少 2 周方可拆线。

(4) 内侧睑外翻伴中度内眦韧带松弛：多数患有内眦韧带松弛的老年患者并不需要采取特殊治疗措施，多数患者对于轻中度的泪点移位是可以耐受的，可能并不需要接受手术治疗。但是，如果患者出现明显的内眦韧带松弛则需

要手术来解决。内眦韧带折叠术适用于少数条件允许的患者，而多数患者术后不能维持足够持久的手术效果。内眦韧带折叠术如下所示。

①手术步骤。

- 将 2% 利多卡因混合 1：80 000U 肾上腺素备用，1～2ml 分别于下睑内侧和半月皱襞皮下、结膜下行局部浸润麻醉，再用 1～2ml 行滑车神经阻滞麻醉。
- 于泪阜和半月皱襞之间向睑板内侧端方向剪开结膜（图 6-14A）。
- 用 Stevens 肌腱剪钝性向下剥离至泪后嵴，小号 Wright 牵开器协助显露骨膜。
- 1/2 弧、5-0 Ethibond 双针缝合线穿过泪后嵴骨膜（图 6-14B）。
- 缝合线的双针分别穿过显露出的内侧睑板，缝合线打结，眼睑拉向眼球并与之贴合（图 6-14C）。
- 7-0 Vicryl 缝合线缝合结膜面切口，避免内层 Ethibond 缝合线显露。
- 抗生素眼药滴眼。
- 颊部及前额皮肤涂抹安息香酊后加压包扎，面部用胶布固定并向内上方加压以减小切口张力。

② 术后护理：术后 4～5 天内勿拆除敷料；使用含抗生素眼药膏，每天 3 次、持续 2 周，嘱患者用药时切勿下拉眼睑，眼药只需涂抹在眼睑内侧。无须拆线（图 6-14D 和 E）。

(5) 内侧眼睑外翻伴重度内眦韧带松弛：内眦韧带切除如下所示。

①手术步骤。

- 配制 1～2ml 0.5% 布比卡因混合 1：200 000U 肾上腺素及 2% 利多卡因混合 1：80 000U 肾上腺素；两者 50：50 混合后于下睑内侧皮下和结膜下浸润麻醉。
- 眼睑内侧泪阜旁开处行垂直全层切开（图 6-15A）。
- 眼科剪在泪阜和半月皱襞间向睑板内侧端剪开结膜。
- 肌腱剪向下钝性剥离至泪后嵴，小号 Wright 牵开器辅助显露骨膜。
- 1/2 弧、5-0 Ethibond 双针缝合线穿过泪后嵴骨膜（图 6-14B）。

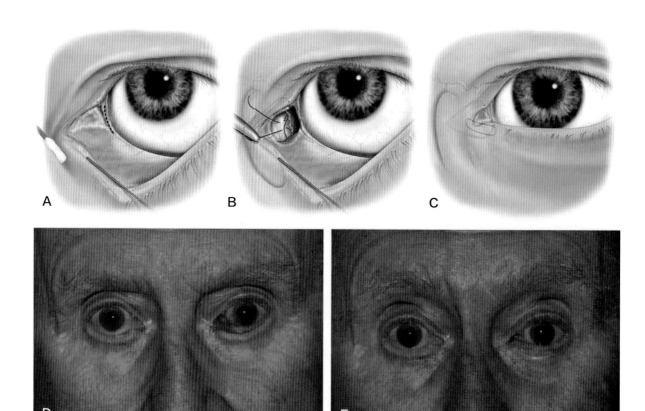

▲ 图 6-14 **A.** 在泪阜和半月皱襞间结膜面做切口；**B.** 1/2 弧、5-0 Ethibond 双针缝合线穿过泪后嵴骨膜和内侧睑板；**C.** 缝合线打结，内侧眼睑与眼球再次贴合；**D.** 患者左眼内侧下睑外翻伴内眦韧带松弛，眼睑皮肤干燥伴瘢痕性改变；**E.** 内眦韧带折叠联合小面积下睑植皮术后观

- 下睑内侧行三角形切除术，注意保留足够的组织量避免切口张力（图 6-15B）。
- 8-0 Vicryl 缝合线间断缝合，将开放的泪小管汇入结膜囊。
- Crawford 硅胶单管支架置入泪小管。
- Ethibond 缝合线的双针分别穿过睑板内侧端并打结，缝合线拉拢使眼睑和眼球贴合。
- 7-0 Vicryl 线缝合结膜面切口，避免内层的 Ethibond 缝合线显露。
- 6-0 丝线间断缝合皮肤关闭切口。
- 抗生素眼药滴眼。
- 颊部及前额皮肤涂抹安息香酊后加压包扎，面部用胶布固定并向内上方加压以减小切口张力。

②术后护理：术后 4～5 天内勿更换敷料；术区使用含抗生素眼药膏，每天 3 次，持续 2 周，嘱患者用药时切勿下拉眼睑，眼药只需涂抹在眼睑内侧。术后 2 周拆线。

(6) 全下睑外翻伴外眦韧带松弛：对于累及

范围大的下睑外翻手术方式的选择取决于以下因素：外眦的圆钝程度；下睑皮肤组织的冗余量；水平方向上睑的松弛程度；上睑松弛程度；患者的全身健康状况。

如果外眦韧带明显松弛伴外眦圆钝、睑裂横径变窄，楔形切除眼睑外侧组织只会使症状更加明显，并不能从根本上解决解剖学异常。对于这样的患者，外侧睑板条悬吊术更合适，此方法无须拆线，但如果上睑组织过度松弛，可能会在上睑外眦角处形成影响美观的组织重叠和不平整。外侧睑板条悬吊术不适用于肥胖、高血压或术前不能停止使用阿司匹林的患者。如果患者下睑皮肤过多，外侧楔形切除或外侧睑板条悬吊可结合下睑肌皮瓣法或皮肤夹捏眼睑成形术。

上述方法也可与内侧梭形切除术相结合，用于改善下睑外侧加固术后仍存在的泪点外翻。内侧梭形切除术应当在下睑外侧加固手术完成之前进行。

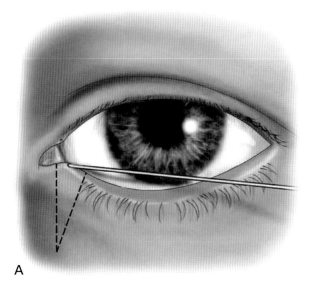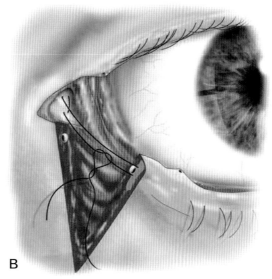

▲ 图 6-15　**A.** 示内眦切除的范围；**B.** 示内眦切除术深层的缝合定位

① 外侧楔形切除术：楔形切除应在眼睑外侧 1/3 和内侧 2/3 交界处进行，应当注意术中去除过多的下睑组织会导致下睑退缩。

手术步骤：如前所述。

② 外侧楔形切除联合肌皮瓣睑成形术：通过肌皮瓣转移将楔形切除切口埋藏其下，可避免下睑单纯行楔形切除所遗留的垂直皮肤瘢痕。手术步骤见下。

- 将含 1 : 200 000U 肾上腺素的 0.5% 布比卡因，与含 1 : 80 000U 肾上腺素的 2% 利多卡因按 50 : 50 比例配制成 2~3ml，作眼睑全长的皮下注射。
- 用 4-0 丝线穿过灰线缝合牵引，并用动脉夹固定在头巾上。
- 用 15 号刀片或 Colorado 针式电刀作睫毛下皮肤切口，沿外眦皮肤皱褶向下延伸。
- 在眶隔下方切开长 8~9mm 的肌皮瓣，并向外侧延伸。
- 移除牵引缝合线。
- 然后，楔形切除后下睑板，用前述方法闭合切口。
- 肌皮瓣牵向外侧，切除呈倒三角形的多余皮肤和肌肉。
- 7-0 Vicryl 缝合线间断缝合睫毛下皮肤切口（图 6-16）。
- 6-0 丝线缝合下睑皮肤切口。

术后护理：术后外用抗生素软膏 3 次 / 天，持续 2 周，嘱患者用药时勿下拉眼睑，药膏涂在睑缘即可。术后 2 周拆除缝合线。间断冰袋冷敷 24h。

③ 外侧睑板条悬吊术：手术步骤见下。

- 将含 1 : 200 000U 肾上腺素的 0.5% 布比卡因，与含 1 : 80 000U 肾上腺素的 2% 利多卡因按 50 : 50 比例配制成 3~4ml，皮下注射到上、下睑外侧和外眦。
- 用直钝剪刀剪开外眦并延伸至眶外侧缘（图 6-17A），也可用 Colorado 针式电刀替代。
- 将下睑向颞上方提起，用钝头 Westcott 剪剪开外眦韧带下支（图 6-17B 至 E）。
- 继续松解隔膜，使眼睑松弛。为避免出血过多，使用双极电凝彻底止血。手术的初始步骤医师坐在患者头侧操作更为容易，而后移至患者的侧面完成剩余步骤。
- 一旦下睑从外眦附着处游离，用 Paufique 镊夹持外侧端使皮肤和眼轮匝肌绷紧，眼科剪沿着灰线分开前后睑板（图 6-17F 至 G）。
- 沿睑板下缘切开，形成外侧睑板条（图 6-17H），再切除睑板条处的睑缘组织（图 6-17I）。
- 将睑板条牵拉至眶外侧缘，确定需切除的多余部分的范围，然后切除（图 6-17J 和 K）。
- 再将睑板条放在 Paufique 镊的手柄上，显

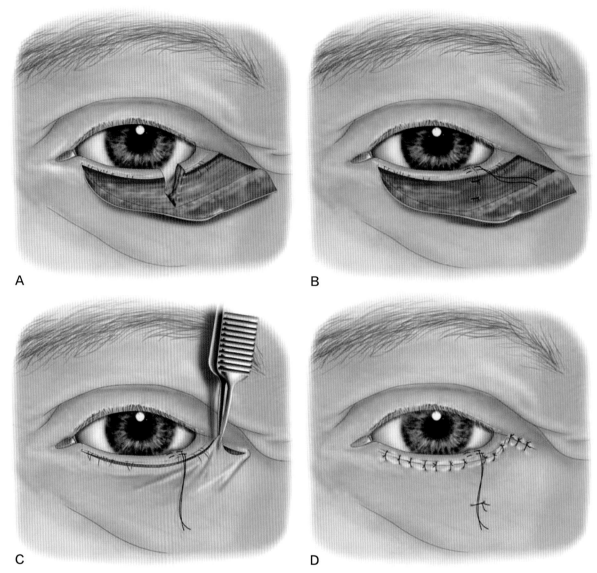

▲ 图 6-16　A. 提起肌皮瓣，行外侧楔形切除；B. 修复楔形切除的切口；C. 将肌皮瓣牵向外侧，切除呈倒三角形的多余皮肤和肌肉；D. 7-0 Vicryl 缝合线缝合外侧皮肤伤口和睫毛下切口

露结膜面，用 15 号刀片刮除结膜（图 6-17L 和 M）。或者可以通过双极电凝轻柔地扫除。

• Westcott 剪剪除多余的前板层（图 6-17N 和 O）。

• 1/2 弧双针 5-0 Vicryl 缝合线穿过眶外侧壁骨膜，每根针从眶缘内侧经眶缘穿出，形成一个线环（图 6-17P 至 S）。

• 将睑板条的末端穿过线环，缝针反转从睑板条下面穿入，穿过睑板条从线环外侧穿出。第 2 根针重复此操作。牵起缝合线，收紧线环，睑板条向后被拉向眼球（图 6-17T 和 U）。

• 也可以用 2 根 1/2 弧单针 5-0 Vicryl 缝合线穿过睑板条，再穿过眶外侧壁骨膜，从外侧眶缘内面进针，穿过外侧眶缘外骨膜出针。然后收紧缝合线，确保眼睑与眼球贴合，避免外侧睑球分离。

• 将缝合线打结，避免过紧。

• 单根 7-0 Vicryl 缝合线穿过上下睑外侧面边缘的灰线，重新形成外眦角。

• 确保 5-0 Vicryl 缝合线被埋入后，7-0 Vicryl 缝合线间断皮下缝合外眦切口，继之缝合皮肤（视频 6-3）。

• 必要时，外侧睑板条悬吊术也可以与肌

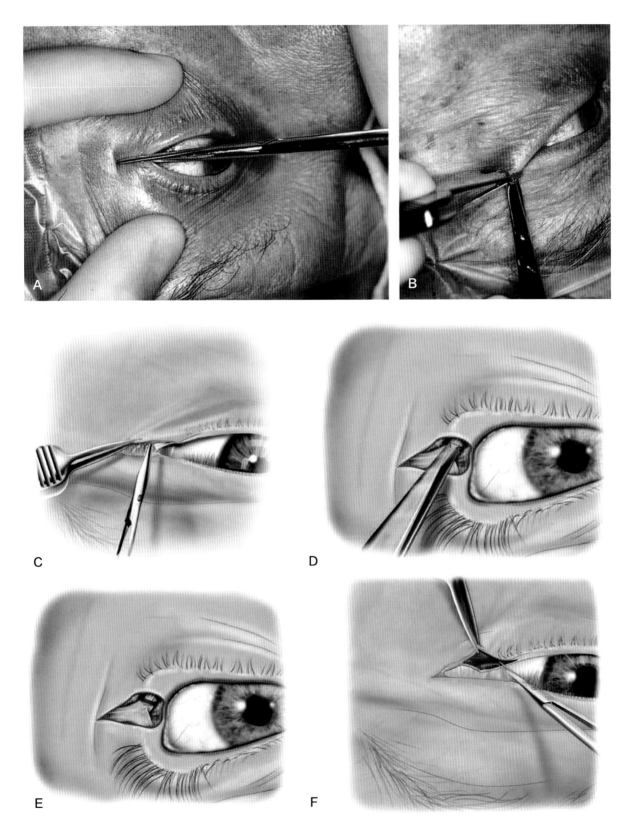

▲ 图 6-17　**A.** 使用直钝剪刀进行外眦切开术（术者视图）；**B.** 将下睑向颞上方提起，并用钝头 **Westcott** 剪剪断外眦韧带下支；**C.** 切开皮肤和结膜之间的所有组织，将眼睑从眶外侧缘附着处完全分离；**D.** 切断外眦韧带下支；**E.** 示外眦松解术的效果，此时眼睑应该是松弛的，并且向外侧牵拉时可以自由移动；**F.** 用尖头剪刀沿灰线分开前后睑板

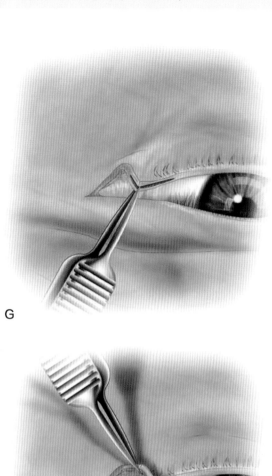

G

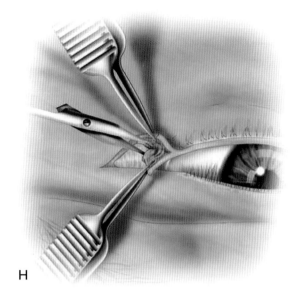

H

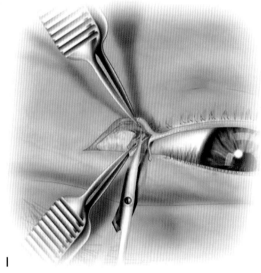

I

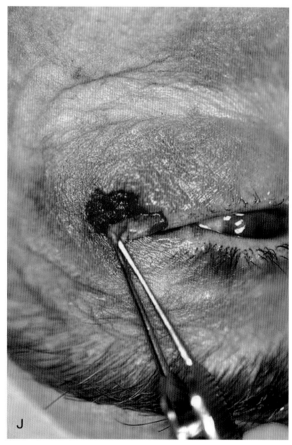

J

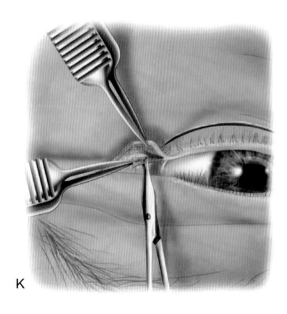

K

▲ 图 6-17（续） G. 已沿灰线劈开；H. 沿睑板下缘剪开，形成外侧睑板条；I. 从睑板条上切除睑缘组织；J. 向外侧牵拉睑板条，以确定需要切除的多余部分；K. 根据需要缩短睑板条

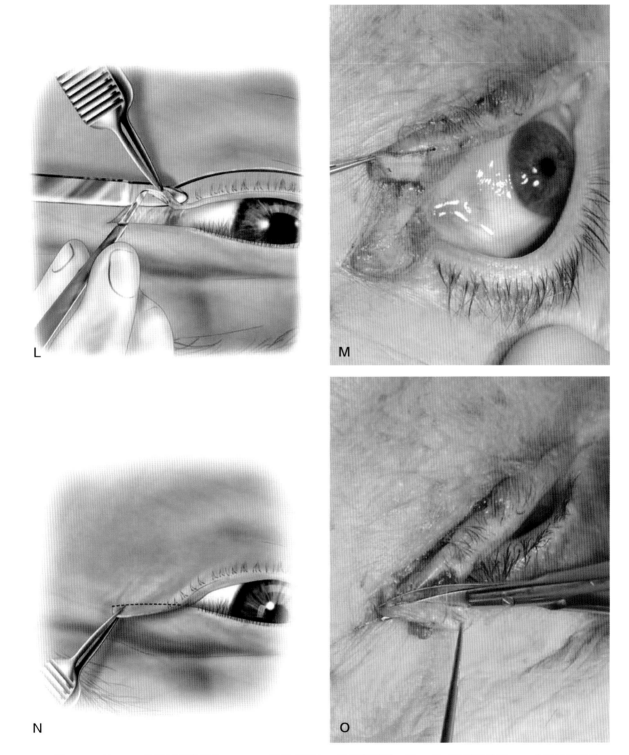

▲ 图 6-17（续）　L. 将睑板条放置在 Paufique 镊的手柄上，显露结膜面，用 15 号刀片刮除结膜；M. 去除结膜后的睑板条的外观；N. 向外侧牵拉眼睑，确定多余的前板层量；O. 去除多余的前板层

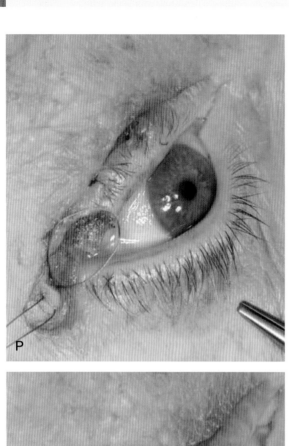

P

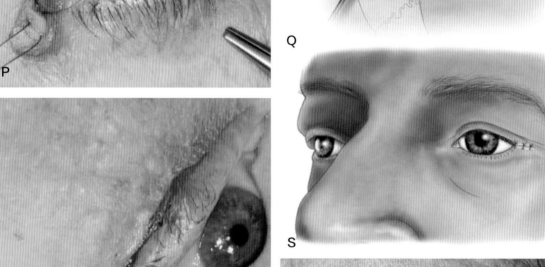

Q

S

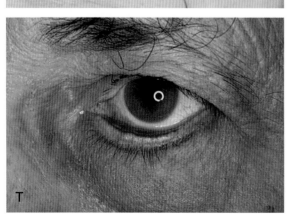

R

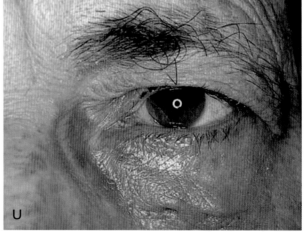

U

T

▲ 图 6-17（续）　**P.** 在眶外结节处，用 **1/2** 弧双针 **5-0 Vicryl** 缝合线穿过眶外侧缘内侧面的骨膜，形成了一个线环；**Q.** 外侧睑板条已穿过线环，缝针再从睑板条下面穿过；**R.** 当拉紧缝合线时，眼睑被拉向外后方，与眼球接触。如果眼睑被拉向前方，说明缝合线定位不准确，需重新缝合；**S. 7-0 Vicryl** 缝合线间断缝合外眦切口；**T.** 退行性下睑外翻；**U.** 外侧睑板条悬吊术后 **2** 周的外观

皮瓣法睑成形术或外侧皮肤紧缩睑成形术相结合。

术后护理：术后外用抗生素软膏，每天3次，连续2周，并嘱患者用药时勿下翻眼睑。药膏只需涂抹在眼睑边缘即可。2周后可拆除所有剩余缝合线。冰袋间断冰敷24h。

（7）完全性睑板外翻：在下睑外翻的类型中，完全性睑板外翻较为罕见。诊断仅限于无瘢痕因素和轻度水平方向眼睑松弛的患者。这种情况与下睑缩肌复合体从睑板下缘断裂有关。该错位可以通过内入路缩肌重置、内侧梭形切除术和外侧睑板条悬吊术相结合的方式矫治。

①内入路缩肌重置、睑内侧梭形切除和外侧睑板条悬吊术。手术步骤如下所示。

- 将含1∶200 000U肾上腺素的0.5%布比卡因，与含1∶80 000U肾上腺素的2%利多卡因按50∶50比例配制成3～4ml，皮下注射到下睑全长。
- 单根4-0丝线穿过灰线作牵引，用中号Desmarres牵开器外翻眼睑。
- 15号Bard-Parker刀片从泪点外侧2～3mm处至外眦作结膜切口。钝头Westcott剪将结膜向下游离6～7mm。
- 显露下睑缩肌复合体，并用Westcott剪从眶隔和眼轮匝肌上将其分离。
- 将缩肌复合体向前推进，5-0 Vicryl缝合线间断缝合，将其重新附着到睑板下缘（图6-18A至C）。
- 重新定位结膜瓣并用7-0 Vicryl缝合线间断缝合，注意将缝合线埋在结膜切口深面（图6-18D）。
- 随后分别实施内侧梭形切除术及外侧睑板条悬吊术（图6-19）。将抗生素软膏缓慢挤入眼睛，敷料加压包扎。

②术后护理：术后48h取下敷料。外用抗生素软膏，每天3次，连续2周，并嘱患者用药时勿下拉眼睑，只需涂抹在睑缘即可。2周后拆除缝合线，冰袋间断冰敷24h。

2.瘢痕性睑外翻　瘢痕性下睑外翻是由皮肤和（或）眼轮匝肌的瘢痕挛缩引起，导致眼睑纵向缩短。病因如下。

- 长期日光暴露造成的光化学损害。

- 急性或慢性皮炎（如外用青光眼药物过敏或湿疹）。
- 基底细胞癌导致的下睑或内眦变形（图6-7D和E）。
- 肿瘤放射治疗。
- 热烧伤或化学烧伤。
- 特殊的皮肤病，如板层状鱼鳞病（图6-5）。
- 创伤。
- 医源性，如下睑成形术、皮肤激光磨削术或化学剥脱术、眶底爆裂性骨折修复术、伴有眼轮匝肌或眶隔至眶缘的瘢痕，或下睑内翻修复术矫正过度（图6-20）。

针对诸多瘢痕性下睑外翻中的部分病因，可单独使用药物治疗，例如停用引起过敏性皮炎的外用青光眼滴剂和短期使用的外用类固醇乳膏。对于非常明确的局部瘢痕，部分患者可通过软组织重置术得到改善，如"Z"成形术，但这种情况并不常见，常需要全厚皮片移植。对于一些面中部下垂的患者，面中部提升可以补充下睑皮肤。这也更适合于不能接受皮片移植术后外观的患者。

下睑内侧较小面积的外翻通常需要单独的皮片移植，也可以与内侧梭形切除术相结合。对于更大范围的睑外翻，眼睑水平短缩术，无论是楔形切除或外侧睑板条悬吊术，都应联合皮片移植，以防止睑外翻复发。这一原则不适合于儿童瘢痕性睑外翻。

移植皮肤供区可取自不同的部位，即上睑、耳前区、耳后区、锁骨上窝、上臂内侧。

每个部位有其优缺点。上睑皮肤质量最佳，几乎无色差，容易切取，皮下无脂肪。因此，获取非常快捷，而且伤口容易闭合。然而，对于一些患者来说，上睑并非合适供区。例如上睑皮肤广泛的光化学损伤，没有足够的皮肤可供利用。勉强切取有继发性睑裂闭合不全的风险，还可能导致明显的不对称，加重眉下垂。

耳前区皮肤无毛发生长且无明显色差，且容易获取。但是该部位所能提供的组织量有限，耳前区也可能受到光化学损害的影响。对于皮脂腺增生的患者来说，它也不是理想的供区。耳后区可提供良好的皮肤，但不适合佩戴外置助听器的患者。取皮后由于切口闭合存在张力，

153

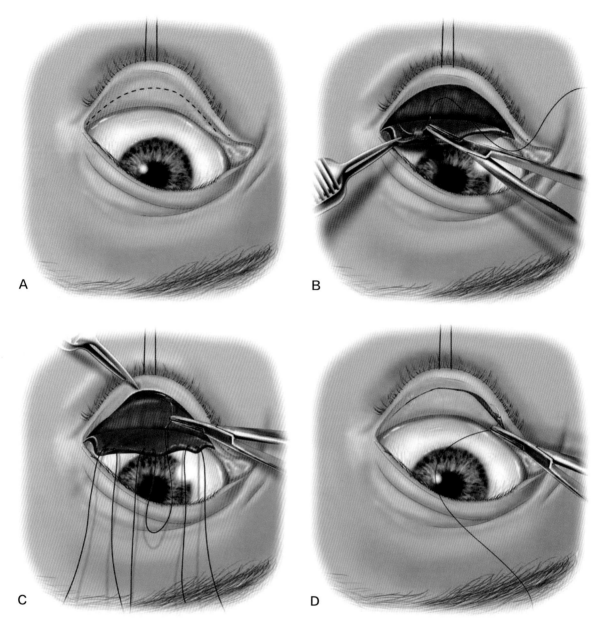

▲ 图 6-18 **A.** 在睑板下缘作结膜切口；**B.** 如图所示，切断、分离下睑缩肌复合体，并用缝合线穿过；**C.** 下睑缩肌复合体向前推进并缝合到睑板下缘；**D.** 闭合结膜切口，确保线结无外露

强行关闭可能会改变耳朵的位置，导致切口闭合更加困难。

　　锁骨上窝皮肤白皙，切取后会留下明显的瘢痕，喜爱穿开领服装的女性患者应避免。

　　上臂内侧皮肤较为白皙，对于需要双侧移植的患者较为适用。皮肤位置隐蔽而未受日光损害。此区皮肤容易获取，而且切取范围较大，可游离切缘以便于闭合切口。此外在术者处理眼睑的同时，可以由助手完成皮片的切取和切口的闭合。可大量节省宝贵的手术时间。

　　如果没有合适的供区皮肤可切取（如板层状鱼鳞病），可注射透明质酸真皮填充剂改善瘢痕性下睑外翻。

　　①外侧楔形切除或外侧睑板条悬吊术联合植皮：手术步骤如下所示。

- 将含 1 : 200 000U 肾上腺素的 0.5% 布比卡因，与含 1 : 80 000U 肾上腺素的 2% 利多卡因按 50 : 50 比例配制成 3～4ml，作下睑全长和上睑外侧皮下注射。
- 以相同的麻醉药 7～10ml 注射至供皮区皮下。

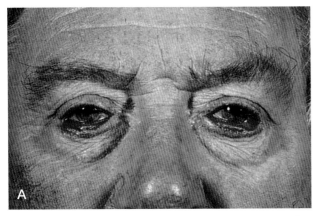 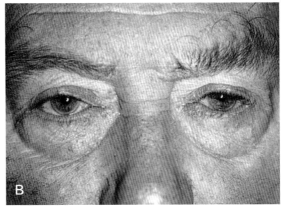

▲ 图6-19 **A.** 双侧下睑睑板外翻；**B.** 内路缩肌前徙、内侧梭形切除和外侧睑板条悬吊术的术后外观

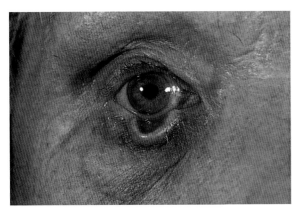

▲ 图6-20 退行性下睑外翻 Wies 术后，典型的瘢痕性外翻

- 2根 4-0 丝线穿过灰线缝合牵引，并用动脉夹固定在头巾上。
- 用 15 号 Bard-Parker 刀片从泪点内侧 2～3mm 处至外眦外 3～4mm 处作睫毛下皮肤切口。
- 用钝头 Westcott 剪从眼轮匝肌下方剪开形成一个长 7～8mm 的皮瓣，牵拉牵引线使睑缘上提。如果深层组织有瘢痕，眼睑不易被拉动。如果下睑缩肌瘢痕化，用 Westcott 剪将瘢痕组织从眼睑或结膜上剥离。
- 松开牵引线。
- 楔形切除深层的后板或者施行如前所述的外侧睑板条悬吊术。
- 用动脉夹再次轻轻收紧牵引线，凸显前板缺损。
- 按皮肤缺损大小，用甲紫记号笔和无菌布片画出样板（图6-21A）。
- 将样板转移到供皮区，并用记号笔勾勒出

轮廓（图6-21B）。
- 用 15 号 Bard-Parker 刀片沿标记切开皮肤。
- 用皮肤拉钩或镊子将移植皮片的一端提起，同时反向牵引。然后用刀片将皮片剥离（图6-21C），或者可以使用 Westcott 剪。
- 供区用 4-0 尼龙线连续褥式缝合。如果伤口缝合有张力，则游离创缘，4-0 尼龙缝合线间断垂直褥式缝合。对于较大的伤口，可先用 5-0 Vicryl 缝合线间断缝合皮下，再缝合皮肤。伤口处涂抗生素软膏，无菌敷料包扎。
- 将切取的皮肤置于术者的示指末节，Westcott 剪小心剪除皮下脂肪组织，至出现"钉突"为止（图6-21D）。
- 将修薄皮片转移至下睑，7-0 Vicryl 缝合线与受区间断缝合（图6-21E；视频6-1和视频6-2）。
- 植皮区依次覆盖外用抗生素软膏、1个卷状 Jelonet 敷料，1个片状 Jelonet 敷料和2块无菌眼垫。
- 安息香酊涂于前额，自然晾干。用无菌胶布将下睑牵引线固定于前额，依次将缝合线向下向上折叠，分别贴无菌胶布固定。
- 眼睑应用足量的外用抗生素软膏。
- 敷料妥善加压包扎并用绷带缠缚。

术后护理：术后 48h 患者自行拆除绷带，术后 4 天再拆除下层和供区敷料。小心拆除下睑牵引线。外用抗生素软膏每天 3 次，持续 2 周，并要求患者涂抹整个移植皮片。术后 10～14 天拆除供、受区 Vicryl 缝合线，然后用

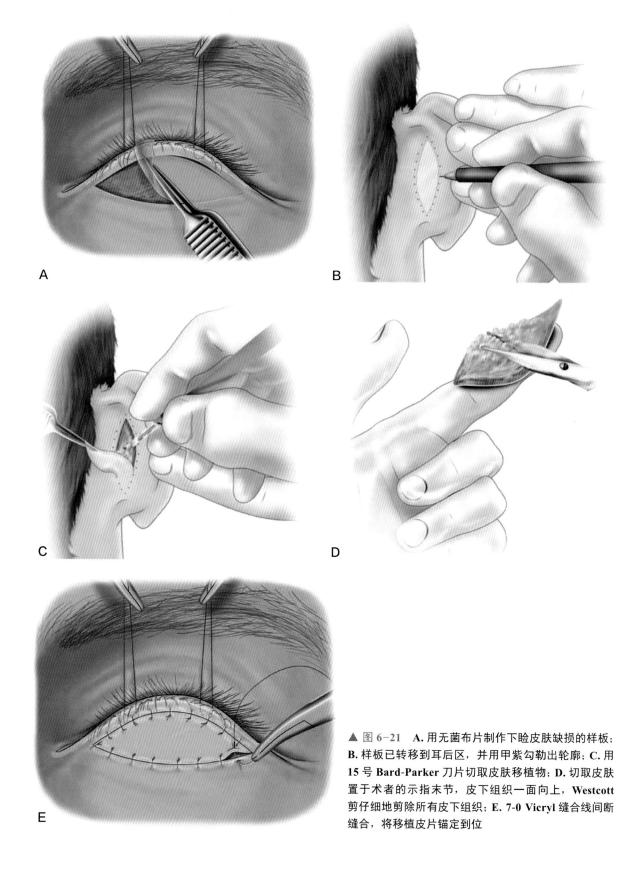

▲ 图 6-21　A. 用无菌布片制作下睑皮肤缺损的样板；B. 样板已转移到耳后区，并用甲紫勾勒出轮廓；C. 用 15 号 Bard-Parker 刀片切取皮肤移植物；D. 切取皮肤置于术者的示指末节，皮下组织一面向上，Westcott 剪仔细地剪除所有皮下组织；E. 7-0 Vicryl 缝合线间断缝合，将移植皮片锚定到位

无防腐剂润滑眼膏涂抹移植皮肤，开始水平及向上方的按摩，每天3次，至少6~8周（图6-22）。结合硅凝胶使用,避免移植皮片增厚（如Kelocote 或 Dermatix）。

②面中部提升术：在第15章眼睑整形术中介绍。

③皮肤软组织扩张术：在第12章"眼睑和眼周重建"中介绍。

3. 机械性睑外翻　机械性下睑外翻是指肿物或面中部下垂挤压或牵拉眼睑导致其脱离正常位置，应针对根本病因来治疗（图6-23）。

与慢性面瘫相似，面中部下垂所引起的睑外翻可根据个体情况，通过多种方式矫正。治疗可采用面部悬吊术（如阔筋膜瓣悬吊或颞肌转位）或神经替代技术（由整形外科或耳鼻喉科医生行面部舌下神经吻合术或跨面神经移植联合股薄肌或胸大肌移植术）。也可以通过眼轮匝肌下脂肪（SOOF）提升或骨膜下面中部提升术提升面颊，通过下睑皮瓣旋转法联合外侧睑板条悬吊术实施（见第15章）。

在老年患者中，面中部下垂可接受，而睑外翻不能被接受，其病因可能是多方面的，仅能通过联合眼睑手术来解决，如内侧眼睑梭形切除术、内入路缩肌后徙术、全厚皮片移植和外侧睑板条悬吊术（图6-24）。

4. 麻痹性睑外翻　麻痹性睑外翻的手术治疗取决于外翻的程度和可能导致外翻的其他病因，如慢性溢泪引起的瘢痕化改变或面中部下垂引起的机械性改变。暴露性角膜病变患者轻度的麻痹性外翻可通过单纯的外侧睑裂缝合术改善。单纯轻度麻痹性睑外翻可通过外侧睑板条悬吊术矫治。慢性麻痹性睑外翻伴内眦韧带松弛，最好采用内眦韧带切除手术。轻度麻痹性内侧外翻可以通过简单的内眦成形术

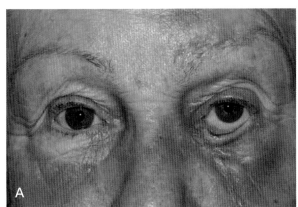 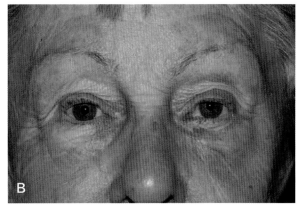

▲ 图 6-22　**A.** 1 例外伤导致左下睑瘢痕性外翻患者；**B.** 患者左下睑皮片移植和外侧睑板条悬吊术术后 3 个月的照片，移植皮片经过了一段时间的按摩

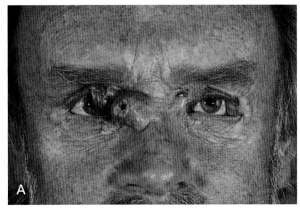 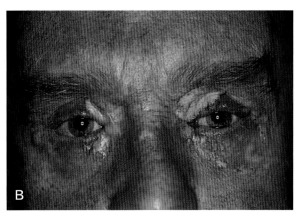

▲ 图 6-23　**A.** 1 例眼周黄瘤引起左下睑机械性外翻的患者；**B.** 黄瘤切除、皮片移植术后 3 个月的外观，还施行了左下睑睑板条悬吊术

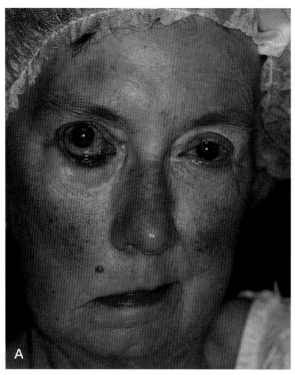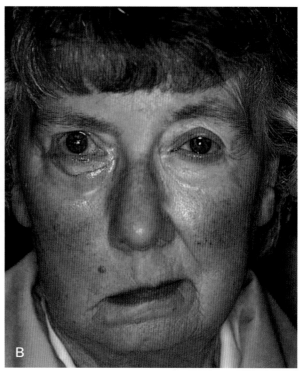

▲ 图 6-24　**A.** 1 例慢性右侧面神经麻痹和右下睑外翻的患者。外翻是多种因素共同作用的结果。这些因素有麻痹性、退行性、瘢痕性和机械性的。**B.** 可通过内入路下睑缩肌后徙、下睑植皮和外侧睑板条悬吊术及内侧梭形切除术来矫正睑外翻。这例患者的面中部下垂未得到矫正

来治疗。内眦成形术手术步骤如下所示。

- 用甲紫色记号笔在内眦内侧标记垂直切口（图 6-25A）。
- 将含 1 : 200 000U 肾上腺素的 0.5% 布比卡因，与含 1 : 80 000U 肾上腺素的 2% 利多卡因按 50 : 50 比例配制成 1~2ml，作上、下睑内侧皮下注射。
- 用 15 号 Bard-Parker 刀片和 Paufique 镊在泪点内侧和泪小管前切开眼睑皮肤。通过插入 00 号 Bowman 探针来保护泪小管（图 6-25B）。
- 钝头 Westcott 剪皮下分离。
- 在下方皮瓣内侧面下方作垂直减张切口。
- 2 根 7-0 Vicryl 缝合线穿过泪小管周围组织并扎紧（图 6-25C）。

- 将下方皮瓣向内侧牵拉，用 Westcott 剪剪除猫耳朵（图 6-25D）。
- 用 7-0 Vicryl 缝合线间断缝合，闭合皮肤切口（图 6-25E）。

术后护理：术后外用抗生素软膏每天 3 次，持续 2 周，2 周后可拆除缝合线。

5. 先天性下睑外翻　多数先天性下睑外翻的患者还合并其他面部畸形，如唐氏综合征（图 6-26A），小睑裂、上睑下垂和倒转型内眦赘皮综合征（图 6-26B），Möbius 综合征（图 6-7B 和 C）或板层状鱼鳞病（图 6-5），病因通常为瘢痕性或麻痹性。这类患者大多数需同时行全厚皮片移植和外侧睑板条悬吊术。与成人相比，这种手术在年轻患者中的美容效果较差，后期皮肤移植物趋于增厚且更为显眼。

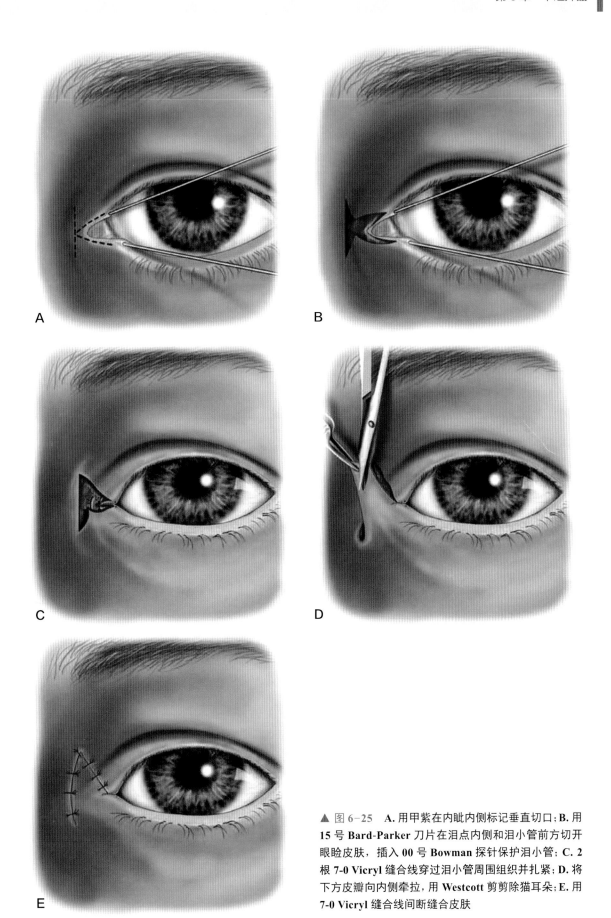

▲ 图 6-25　**A.** 用甲紫在内眦内侧标记垂直切口；**B.** 用 **15 号 Bard-Parker** 刀片在泪点内侧和泪小管前方切开眼睑皮肤，插入 **00 号 Bowman** 探针保护泪小管；**C. 2** 根 **7-0 Vicryl** 缝合线穿过泪小管周围组织并扎紧；**D.** 将下方皮瓣向内侧牵拉，用 **Westcott** 剪剪除猫耳朵；**E.** 用 **7-0 Vicryl** 缝合线间断缝合皮肤

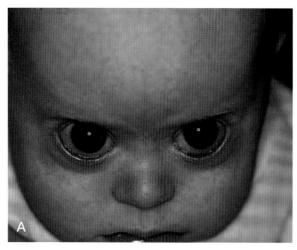
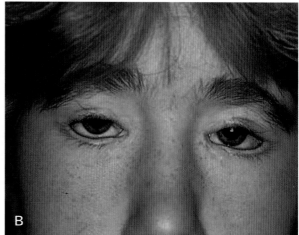

▲ 图 6-26 **A.** 因纵向皮肤缩短，双侧先天性下睑外翻的婴儿。该婴儿患有唐氏综合征。**B.** 1 例双侧外下睑瘢痕性外翻患者，患有小睑裂综合征。该患者曾于外院接受过内眦赘皮和上睑下垂矫正术

推荐阅读

［1］ American Academy of Ophthalmology. Basic and Clinical Science Course: Orbit, Eyelids, and Lacrimal System. San Francisco: The American Academy of Ophthalmology; 2006/2007:201–205

［2］ Anderson RL, Gordy DD. The tarsal strip procedure. Arch Ophthalmol. 1979; 97(11):2192–2196

［3］ Bosniak SL, Zilkha MC. Ectropion. In: Nesi FA, Lisman RD, Levine MR, eds. Smith's Ophthalmic, Plastic and Reconstructive Surgery, 2nd ed. St. Louis: Mosby; 1987: 290–307

［4］ Dutton JJ. Atlas of clinical and surgical orbital anatomy. Philadelphia: WB Saunders; 1994

［5］ Fong KCS, Mavrikakis I, Sagili S, Malhotra R. Correction of involutional lower eyelid medial ectropion with transconjunctival approach retractor plication and lateral tarsal strip. Acta Ophthalmol Scand. 2006; 84(2):246–249

［6］ Gilbard SM. Involutional and paralytic ectropion. In: Bosniak S, ed. Principles and Practice of Ophthalmic Plastic and Reconstructive Surgery, Vol 1. Philadelphia: WB Saunders; 1996:422–437

［7］ Gioia VM, Linberg JV, McCormick SA. The anatomy of the lateral canthal tendon. Arch Ophthalmol. 1987; 105(4):529–532

［8］ Goldberg, et al. Ectropion repair. In: Wobig JL, Dailey RA, eds. Oculofacial Plastic Surgery, Face, Lacrimal System, and Orbits. New York, NY: Thieme; 2004:97–102

［9］ Jordan DR, Anderson RL. The lateral tarsal strip revisited. The enhanced tarsal strip. Arch Ophthalmol. 1989; 107(4):604–606

［10］ Kahana A, Lucarelli MJ. Adjunctive transcanthotomy lateral suborbicularis fat lift and orbitomalar ligament resuspension in lower eyelid ectropion repair. Ophthal Plast Reconstr Surg. 2009; 25(1):1–6

［11］ Marshall JA, Valenzuela AA, Strutton GM, Sullivan TJ. Anterior lamella actinic changes as a factor in involutional eyelid malposition. Ophthal Plast Reconstr Surg. 2006; 22(3):192–194

［12］ Nerad JA, Carter KD, Alford MA. Ectropion. In: Rapid Diagnosis in Ophthalmology: Oculoplastic and Reconstructive Surgery. Philadelphia: Mosby Elsevier, 2008:80–91

［13］ Nowinski TS, Anderson RL. The medial spindle procedure for involutional medial ectropion. Arch Ophthalmol. 1985; 103(11):1750–1753

［14］ Penne RB. Ectropion. In: Color Atlas and Synopsis of Clinical Ophthalmology: Oculoplastics. New York, NY: McGraw-Hill; 2003:62–69

［15］ Robinson FO, Collin JRO. Ectropion. In: Yanoff M, Duker J, eds. Ophthalmology. Philadelphia: Mosby; 2004:676–683

［16］ Tse DT. Ectropion repair. In: Levine MR, ed. Manual of Oculoplastic Surgery, 2nd ed. Boston, MA: Butterworth-Heinemann; 1996:147–156

［17］ Fezza JP. Nonsurgical treatment of cicatricial ectropion with hyaluronic acid filler. Plast Reconstr Surg. 2008; 121(3):1009–1014

［18］ Romero R, Sanchez-Orgaz M, Granados M, et al. Use of hyaluronic acid gel in the management of cicatricial ectropion: results and complications. Orbit. 2013; 32(6):362–365

摘要

睑下垂（blepharoptosis）主要指上睑下垂（"ptosis"即下垂，可指身体任何部位的下垂），包括先天性和获得性，可累及任何年龄段人群。造成上睑下垂的原因有很多，医者充分认识到下垂只是一个体征，而非诊断非常重要，因此，在对上睑下垂患者进行手术治疗之前，必须确定其根本原因。上睑下垂可能是某种严重的或危及生命的系统性疾病的表现。另外，假性上睑下垂是类似上睑下垂的一种状态，在进行上睑下垂手术之前，明确区分假性上睑下垂和真性上睑下垂尤为重要，并应排除需要进一步评估或需行其他治疗的神经性或肌源性上睑下垂。

关键词：睑下垂、下垂、假性上睑下垂、Horner 征、重症肌无力、连带运动

一、概述

"ptosis"可指身体任何部位的下垂，如眉下垂（eyebrow ptosis）、面中部下垂（midface ptosis）、睫毛下垂（lash ptosis）。在本章节中，这个词特指上睑下垂（Blepharoptosis）。不论是否从事此领域。几乎所有眼科医师都遇到过上睑下垂病例。上睑下垂有先天性和获得性 2 种，可见于各种年龄。

导致睑下垂的原因很多，眼科医师充分认识到下垂只是一个体征，而非诊断非常重要。因此，在对上睑下垂患者进行手术治疗之前，必须确定其根本原因。特别重要的是一定要考虑到上睑下垂可能是某种严重的或危及生命的系统性疾病的表现（图 7-1）。

可根据病因将上睑下垂进行分类（框 7-1），在检查上睑下垂患者时需要记住。

上睑下垂可能是某种严重的或危及生命的系统性疾病的表现。

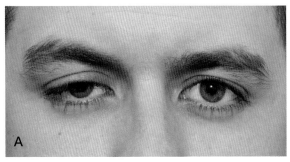
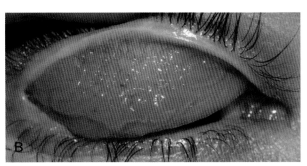

▲ 图 7-1　**A. 1** 例 **30** 岁男性患者，出现右侧进行性上睑下垂，无其他症状；**B.** 该患者右上睑翻开后的外观，病理切片显示为淋巴瘤

框 7-1　上睑下垂分类

- 假性上睑下垂
- 真性上睑下垂
  - 神经源性上睑下垂
  - 肌源性上睑下垂
  - 腱膜性上睑下垂
  - 机械性上睑下垂

二、分类

上睑下垂根据其病理过程可分为假性上睑下垂、真性上睑下垂。

假性上睑下垂应与真性上睑下垂相区分。真性上睑下垂可依次分为神经源性（由支配提上睑肌或 Müller 肌的神经异常引起），肌源性（上睑提肌本身异常所致），腱膜性（由上睑提肌腱膜内缺陷或腱膜与睑板附着处的缺陷引起），或机械性（上结膜穹窿粘连或眼睑 / 前上眼眶肿块导致的机械性下垂）。这些发病机制可见于任何年龄段，但发生率各不相同。目前临床中最常见的类型是先天性"营养不良性"上睑下垂和退化性腱膜性上睑下垂。

1. 假性上睑下垂　假性上睑下垂（框 7-2）是一种类似于真性上睑下垂的状态。

框 7-2　假性上睑下垂

- 对侧眼睑萎缩
- 半侧面部痉挛
- 面神经异常再支配
- 眼球摘除术后眼窝综合征
- 双侧提肌麻痹
- 皮肤松垂 / 眉下垂
- Duane 眼球后退综合征

要　点

在术前明确区分假性和真性上睑下垂至关重要，并且应排除需要进一步评估或改用其他方法治疗的神经性、肌源性或机械性因素所致的上睑下垂。

(1) 对侧眼睑萎缩：对侧眼睑萎缩使得正常

侧的眼睑看似下垂，可能导致误诊。出现单侧眼睑萎缩的患者（如未确诊的甲状腺眼病）可能会诉及另一侧眼睑下垂（图 7-2）。

同样重要的是，要区分单侧真性上睑下垂患者在用最大力量睁眼时导致的对侧上睑退缩，这种情况在上睑下垂累及主导眼时很常见。

(2) 半侧面部痉挛：半侧面部痉挛的特征是单侧面部表情肌间歇性无规律的不自主收缩（图 7-3）。眼轮匝肌通常是最先被累及的面部肌肉。一些患者的早期症状十分轻微，患者通常主诉

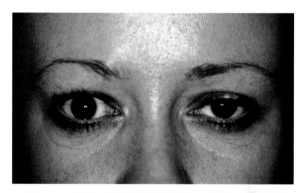

▲ 图 7-2　1 例右侧上睑退缩的患者，主诉左侧上睑下垂。该患者有不明原因的甲状腺功能亢进

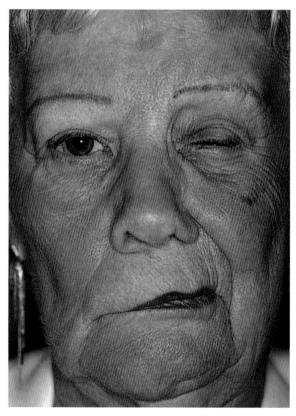

▲ 图 7-3　1 例左侧面部痉挛的患者

眼睑下垂，但除了明显的上睑下垂外，下睑的位置会高于对侧，使得垂直向的睑裂变窄更为明显。某些病例中，这是由于面神经在颅后窝处被变异的动脉压迫所致，如症状严重可通过神经减压术来控制痉挛，但这是一种侵入性的外科干预措施，需充分考虑手术风险。在上、下睑的内外侧分别注射肉毒毒素（每点注射 2～3 U Azzalure）可以很好地控制眼睑痉挛，但可能导致明显的眼轮匝肌无力，需要频繁使用局部润滑剂来预防暴露性角膜炎。另外，毒素弥散至下斜肌或上睑提肌有引发复视和真性上睑下垂的风险。

(3) 面神经异常再支配：周围下运动神经元性面神经麻痹可引起面神经的异常再支配。其特征是由其他面部肌肉的运动（如微笑或吹口哨）导致非自主性眼睑闭合（图 7-4）。这种情况是上睑下垂手术的禁忌证，可通过上述局部注射肉毒毒素的方法来控制非自主的眼睑闭合。

> **要 点**
>
> 对于曾有面瘫病史且有上睑下垂表现的患者，排除其神经异常再生的可能性很重要，此类患者常有眉下垂，与上睑下垂的表现非常相似（图 7-5）。

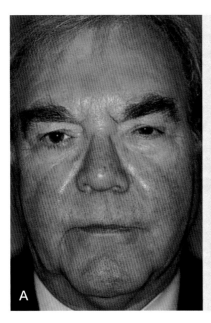
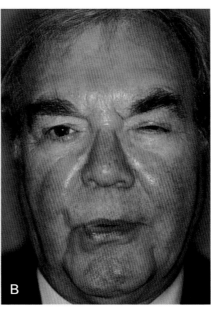

◀ 图 7-4 **A.** 1 例 **Bell** 麻痹康复的患者，有明显的左侧上睑下垂，同时左下睑位置抬高导致睑裂变窄；**B.** 该患者的面神经异常再支配表现为，当其做噘嘴吹气动作时，加重了睑裂变窄

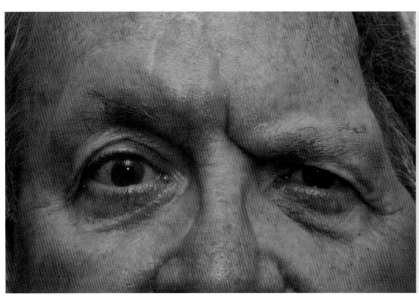

◀ 图 7-5 1 例颅底巨大脑膜瘤切除术后损伤左侧面神经额支的患者，左侧眉下垂引发的假性上睑下垂

(4) 眼球摘除术后眼窝综合征：上睑下垂（或某些患者实际上是眼睑回缩）可被视为眼球摘除术后眼窝综合征的典型特征之一（图 7-6），被认为与上睑提肌活动支点缺失有关，可通过眶内种植体填充眶内容积不足和佩戴合适义眼来改善（此类患者也可出现真性上睑下垂）。未经治疗的眶底爆裂性骨折后眼眶体积增大的患者也会出现类似的情况。

(5) 下斜视：与下斜视（如双侧提肌麻痹）同时出现的上睑下垂可通过 Knapp 术复位眼球来解决（图 7-7）。

Knapp 术治疗双侧提肌麻痹很有效，尤其是没有机械因素限制的时候，该手术将内直肌和外直肌向上移位，使之靠近上直肌附着点的边缘。

所有先天性上睑下垂病史的患者均应行遮盖试验，以排除假性上睑下垂的可能性（图 7-8）。

(6) 皮肤松垂和眉下垂：皮肤松垂（年龄相关性的上睑皮肤松弛和冗余）和（或）眉下垂所致的上睑下垂可通过重睑成形术或提眉术进行矫正（图 7-9）。

(7) Duane 眼球后退综合征：睑裂缩小可能与眼球水平运动有关。患者通常主诉上睑下垂，但对眼球运动进行详细检查可明确诊断（图 7-10）。

2. 真性上睑下垂

(1) 神经源性上睑下垂：分类见框 7-3。

框 7-3　神经源性上睑下垂

- 动眼神经麻痹
- Horner 综合征
- 重症肌无力
- 联动性上睑下垂
- Marcus-Gunn 现象（下颌 - 瞬目综合征）
- 动眼神经异常再支配
- Guillain-Barré 综合征
- 脑性上睑下垂
- 眼周肉毒毒素注射后弥散至上睑提肌
- 肉毒毒素中毒

---

(2) 动眼神经麻痹（第 Ⅲ 对脑神经麻痹）。

①临床特点：第 Ⅲ 对脑神经麻痹的特征是不同程度的上睑下垂，同时伴有眼内收、上抬障碍及眼凹，其中眼凹与上睑提肌、上直肌、下直肌、内直肌和下斜肌无力相关（图 7-11）。第 Ⅲ 对脑神经支配瞳孔的神经纤维可能受影响

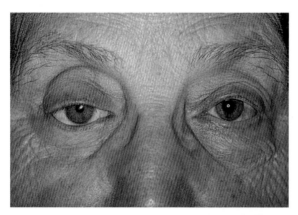

▲ 图 7-6　1 例右侧眼球摘除术后眼窝综合征的患者

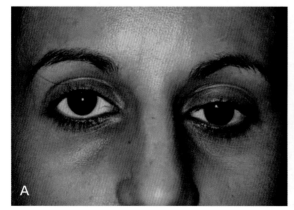

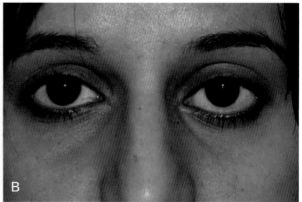

▲ 图 7-7　A. 1 例患有左侧下斜视和假性上睑下垂的患者；B. 该患者行左侧 Knapp 术后，上睑下垂完全矫正（但术后存在下睑退缩）

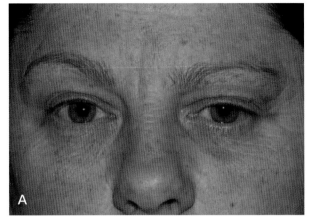
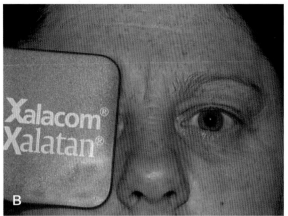

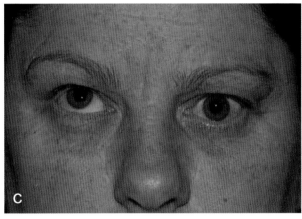

▲ 图 7-8　**A.** 1 例左侧轻度上睑下垂的患者，角膜反射检查显示患者有左侧下斜视；**B.** 该患者正在行遮盖试验，左侧上睑下垂已恢复，患者正试图固定住左眼；**C.** 患者双侧眼球偏差在进行遮盖 - 揭开试验时更为明显

◀ 图 7-9　**A.** 1 例双侧上睑下垂的患者，仅有明显的上睑皮肤松垂；**B.** 该患者行保守的双侧重睑成形术后 1 个月

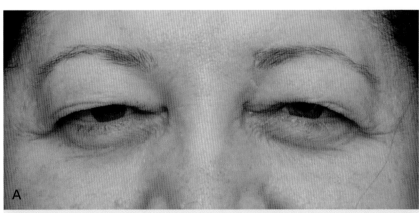

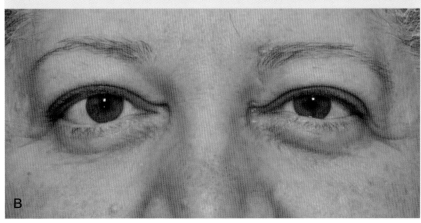

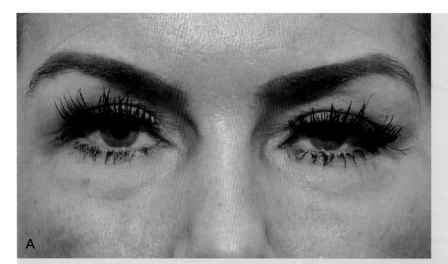

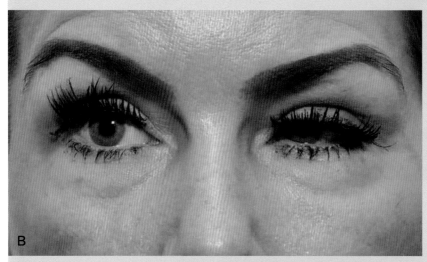

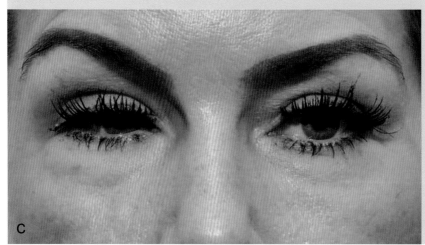

◀ 图 7-10　A. 1 例表现为左侧上睑下垂的患者。B. 患者向右看时。C. 患者向左看时。该患者患有 1 型 Duane 眼球后退综合征，眼外展受限，当看向对侧时睑裂明显变小

或不受影响，这取决于神经麻痹的根本原因。局限于动眼神经上段的病变仅导致上直肌无力和上睑下垂，患者 Bell 征通常较弱或不存在。当第Ⅲ对脑神经麻痹不累及瞳孔时，需要考虑到其表现可能与肌无力非常相似。

循环动眼神经麻痹是一种罕见现象，其特点是眼外肌和眼内肌交替麻痹和痉挛，这种情况常在儿童时期甚至出生时就能被发现。

②病因：第Ⅲ对脑神经麻痹可能由以下原因引起：肿瘤性病损；炎症性病损；血管性病损；

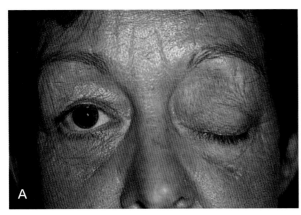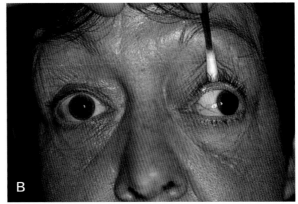

▲ 图 7-11　**A. 1** 例由动眼神经麻痹所致的完全性左侧上睑下垂患者；**B.** 用外力将该患者左上睑上提，可见由于外直肌未受累，且无肌肉与之拮抗，使得其左眼球外展

外伤性病损。

以上任何病变都可影响从中脑至眼眶的神经活动，相关症状和体征有助于确定病变的位置。蛛网膜下腔内的第Ⅲ对脑神经损伤可致孤立的第Ⅲ对脑神经麻痹。

造成第Ⅲ对脑神经麻痹的血管性因素主要是后交通动脉或基底动脉扩大的动脉瘤压迫神经所致。

动脉瘤压迫的典型症状是疼痛和瞳孔功能受累，偶尔也有不伴瞳孔异常的病例。缺血性第Ⅲ对脑神经麻痹通常无疼痛症状，瞳孔正常且有反应，3～6 个月后症状可逐渐自行消退。

海绵窦、眶上裂及眶后有其他结构存在，这些部位的损伤不太会造成孤立的第Ⅲ对脑神经损伤。当损伤累及海绵窦时，常伴随滑车神经、外展神经和三叉神经眼支的轻度麻痹，以及同侧 Horner 综合征。这些区域损伤的常见原因有：转移性肿瘤疾病；眼眶炎症性疾病；带状疱疹；颈动脉瘤；垂体瘤；垂体卒中；蝶骨翼脑膜瘤。

在伴有其他神经结构受累的复杂性动眼神经麻痹病例中，患者需进行磁共振检查（MRI）。当孤立性动眼神经麻痹不累及瞳孔，且患者年龄超过 50 岁时，需要行 MRI 检查血管性病变的原因，并每日观察瞳孔。

③流行病学调查：对于表现为不累及瞳孔的孤立性动眼神经麻痹的 50 岁以下患者，需行颅内动脉造影检查，因为缺血性病变在该年龄段的发生率远低于动脉瘤。任意年龄段的成年患者表现为完全或不完全的动眼神经麻痹，同时累及瞳孔者，可能是蛛网膜下腔出血所致，会危及生命，需要作为紧急情况处理，急诊行颅内动脉造影。多数儿童动眼神经麻痹是先天性或创伤性所致。

> **要　点**
>
> 任意年龄段的成年患者表现为完全或不完全的动眼神经麻痹，同时累及瞳孔者，需要作为紧急情况处理，急诊行颅内动脉造影。

④处理：由于动眼神经麻痹的患者缺乏 Bell 现象，术后暴露性角膜炎的风险较大，因此需慎重对此类患者进行治疗。在行斜视矫正术复位眼球后，可以行额肌悬吊术。对于婴幼儿来说，在治疗斜视前，可通过额肌悬吊来改善弱视。术中可使用 4-0 聚丙烯缝合线来悬吊额肌，如果患者术后出现暴露性角膜炎，该缝合线易取出，可以逆转手术结果，增加角膜保护。

> **要　点**
>
> 重症肌无力的症状可与任何脑神经病变的表现非常相似，包括不累及瞳孔的孤立性动眼神经麻痹。因此，当动眼神经麻痹的临床表现多变且不典型时，需要考虑重症肌无力的诊断。

(3) Horner 综合征（眼交感神经麻痹）：Horner 综合征是支配头颈部的交感神经受损所致，较为罕见。在法国通常被称为 Bernard-Horner 综合征。

①临床特点：Horner 综合征包括以下特征。

- 轻度上睑下垂（1～2mm），上睑提肌功能良好，皮肤皱褶线较高。
- 瞳孔缩小。
- 明显眼球内陷。

由于病变位置不同，偶尔可有面部潮红及无汗。额部中间和外侧汗腺的神经支配也是不同的，中间由来自于颅内动脉交感神经丛的纤维支配，外侧由来自于围绕颅外动脉的神经丛支配。

眼睑的症状是由于支配 Müller 肌、下睑平滑肌及瞳孔开大肌的交感神经受损所致，由此而产生的瞳孔不等大在光线暗时更为明显。眼球内陷是由睑裂变小所致（图 7-12）。若 Horner 综合征在 2 岁前发生，还可伴有虹膜异色症。由交感神经控制的虹膜着色在 2 岁前完成，因此虹膜异色症在后期发生的 Horner 综合征中比较罕见。临床医师可通过患者以往的照片记录查看虹膜异色出现的时间，来判断其 Horner 综合征是先天性的还是获得性的。

②神经解剖：交感神经自下丘脑起点至眼眶走行的任意部位神经元受损均可引发 Horner 综合征（图 7-13）。

交感神经经三级神经元下传至眼眶。第一级神经元始于下丘脑，下行至脊髓第 8 颈椎和第 4 胸椎（C_8～T_4）水平之间，在中间外侧核与第二级神经元形成突触（图 7-14）。第二级神经元的节前细胞在此处产生轴突，越过肺尖，在第 1 肋平面穿过颈部，于颈动脉鞘后方上行，进入颈部交感神经链（图 7-14），在位于寰、枢椎侧块前方的颈上神经节中与第三级神经元形成突触。第三级神经元在此产生节后轴突，经由海绵窦行至眼部。交感神经经三叉神经的 1、2 分支和眼动脉周围神经丛，穿过眶上裂入眶，这部分交感神经走行于葡萄膜前方，汇入睫状长神经，支配虹膜扩张肌和瞳孔开大肌。交感神经节后纤维在眶内走行于鼻睫神经和泪腺神经前方，支配上睑的 Müller 肌及位于下睑的平滑肌。支配面部汗腺的交感神经节后纤维与颈外动脉及其分支伴行，分布于头部、面部、颈部的汗腺及血管。任何部位（节前或节后）的交感神经损伤均可导致同侧的 Horner 综合征。

③病因。导致获得性中枢性（第一级神经元）Horner 综合征的因素包括脑血管意外、多发性硬化症、颅底肿瘤、基底脑膜炎、颈部创伤（如椎动脉破裂）、脊髓空洞症、Arnold-Chiari 畸形、脊髓肿瘤。

导致获得性节前（第二级神经元）Horner 综合征的因素包括创伤、主动脉夹层、颈动脉夹层、结核、肺尖肿瘤（如 Pancoast 肿瘤）、淋巴瘤、纵隔肿瘤、下臂丛损伤、颈肋综合征、主动脉、锁骨下动脉或颈总动脉的动脉瘤、颈部或胸部手术、神经母细胞瘤。

导致节后（第三级神经元）Horner 综合征的因素包括密集偏头痛、带状疱疹、颈内动脉夹层、Raeder 综合征（三叉神经交感神经综合征）、颈海绵窦瘘。

④重点。孤立的 Horner 综合征是典型的血管性疾病。

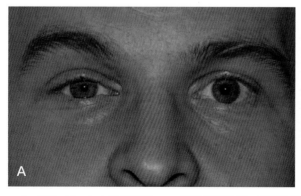
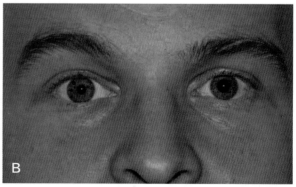

▲ 图 7-12　A. 1 例右侧 Horner 综合征的患者，值得注意的是，该患者右侧抬高的下睑和上睑下垂一起造成了右侧眼球内陷的外观，患者还有右侧额肌代偿性过度活动；B. 患者右眼滴入 1% 去氧肾上腺素 2min 后，右侧上睑下垂好转，下睑恢复正常位置，额肌的过度活动也减轻

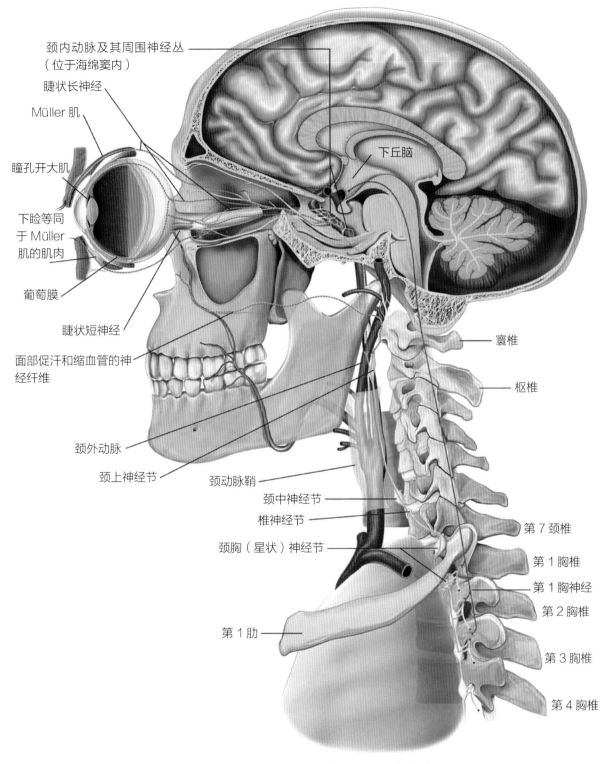

颈内动脉及其周围神经丛
（位于海绵窦内）

睫状长神经

Müller 肌

瞳孔开大肌

下睑等同
于 Müller
肌的肌肉

葡萄膜

睫状短神经

面部促汗和缩血管的神
经纤维

颈外动脉

颈上神经节

下丘脑

寰椎

枢椎

颈动脉鞘

颈中神经节

椎神经节

颈胸（星状）神经节

第 7 颈椎

第 1 胸椎

第 1 胸神经

第 2 胸椎

第 1 肋

第 3 胸椎

第 4 胸椎

▲ 图 7-13　交感神经在眼、眼睑、眼眶和面部的走行

Horner 综合征伴随疼痛症状时需进一步检查。伴肩部、上肢及手部疼痛需考虑 Pancoast 肿瘤的可能；伴有面部和颈部疼痛的患者需考虑颈动脉夹层的可能；疼痛伴一过性黑矇可能与颈动脉夹层有关。

所有存在获得性 Horner 综合征的儿童，除非有明确产钳损伤病史者，均需要进一步检查，可能有像神经母细胞瘤之类的潜在风险。

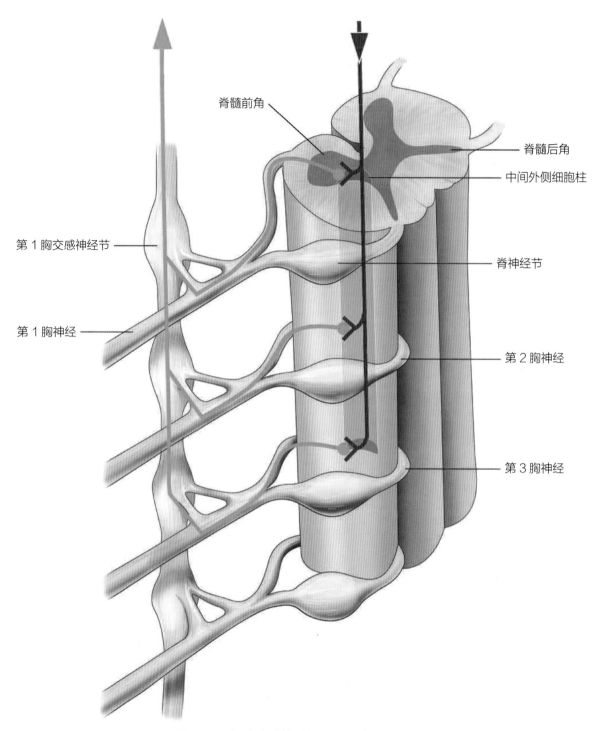

脊髓前角

脊髓后角

中间外侧细胞柱

第 1 胸交感神经节

脊神经节

第 1 胸神经

第 2 胸神经

第 3 胸神经

▲ 图 7-14　头颈部交感神经第一、二级神经元的连接

节前病变不常见，但通常为恶性。
⑤检查。

如果若存在可疑病因，则需要进一步检查：胸部 X 线片可显示肺尖癌；CT 和 MRI 可确诊脑血管病变；血管造影或超声可显示颈动脉夹层。

⑥诊断性试验：Horner 综合征通常为临床诊断，可通过 5% 可卡因滴双眼进行确诊。可卡因通过抑制去甲肾上腺素在神经末梢的再摄取而间接起到拟交感神经的作用。由于神经末梢缺乏内源性去甲肾上腺素，患侧瞳孔与正常瞳孔相比，无法扩大或扩大程度很低。为保准确，滴眼 30min 后方可对瞳孔进行评估。可卡

因试验可用来确诊或排除 Horner 综合征，然而，阳性结果并不能确定病变位置。如果无法使用可卡因或患儿家属拒绝，可用 1% 安普乐定（Lopidine, Novartis Pharmaceuticals UK Ltd），一种 α 肾上腺素受体阻滞药来代替。48h 后可用 1% 羟基苯丙胺溶液滴眼来定位病变在节前或节后（延迟该测试很重要，因为可卡因会抑制突触前囊泡对羟基苯丙胺的吸收）。羟基苯丙胺会取代突触前囊泡中的去甲肾上腺素，如果第三级神经元受损，则无法产生内源性去甲肾上腺素，瞳孔不能扩大，从而判断病变在节后；如果瞳孔扩大，则说明第一级或第二级神经元受损。目前尚无药物试验能区分第一级和第二级神经元的病变，只能通过是否存在第一级神经元损伤的体征来进行鉴别。

Horner 综合征滴入去氧肾上腺素稀释液（1%）可表现去神经超敏反应，暂时减轻上睑下垂，形成正常上睑皮肤皱褶（图 7-12），下睑位置也可能恢复正常。

要 点

区分节前或节后病变所致的 Horner 综合征很重要，因为相对于节前病变来说，节后病变通常为良性病变（常为血管性病变）。总的来说，Horner 综合征的治疗方法取决于病因，在很多情况下都无法改善或消除症状。对于获得性的病例，治疗方法主要是针对性地根治导致综合征的病变。

上睑下垂可通过后入路 Müller 肌切除术或提上睑肌前徙术进行改善，但轻度的下睑抬高难以通过手术恢复。笔者认为治疗 Horner 综合征患者上睑下垂的手术方法是后入路 Müller 肌切除术。

要 点

治疗 Horner 综合征患者上睑下垂的手术方法是后入路 Müller 肌切除术切除 Müller 肌。

---

(4) 重症肌无力：重症肌无力是由随意肌运动终板乙酰胆碱受体的抗体引起的自身免疫性疾病。抗体阻止了神经递质乙酰胆碱进入受体，其特点是在运动中出现肌肉疲劳和无力。肌无力可以是全身性的，可能威胁到呼吸肌（重症肌无力），也可能局限于眼部（眼部肌无力）。

①临床特征：约 30% 的患者有眼部症状和体征（上睑下垂和复视），而 80%～90% 的患者在诊断时有眼部症状。10% 的重症肌无力患者可出现甲状腺功能紊乱，甲状腺功能亢进和甲状腺功能减退都可能存在。若症状和体征仅局限于眼部且持续 3 年，不大可能进展为全身性重症肌无力。上睑下垂是肌无力最常见的临床表现，可为单侧或双侧。上睑提肌运动或持续向上凝视可能引起或加重上睑下垂。当眼球自下方凝视快速回复正常位置时，可能引起上睑缘上方的眼睑动作过大，然后慢慢回落至正常位置（Cogan 抽动征），然而这并非特异性的。可能同时伴有眼轮匝肌无力和不伴 Bell 现象。

②诊断测试：对于任何获得性上睑下垂且瞳孔正常的患者须考虑肌无力的诊断，可通过 Tensilon（依酚氯铵）试验确诊（图 7-15）。Tensilon 是一种短效抗胆碱酯酶制剂，静脉注射可增加运动终板的乙酰胆碱含量，绝大多数情况下能够暂时显著地改善肌无力症状，但即使结果阴性也不能排除诊断。由于依酚氯铵偶尔会引起明显的心动过缓、传导阻滞，甚至心搏骤停，进行该试验前需准备复苏设备，建立静脉通路等措施，且试验前及试验中均需监测生命体征。还需备好阿托品，以便在发生以上任何不良反应时使用。试验时应先注射测试剂量（2mg）的 Tensilon，并观察反应，然后再注射 8mg，以确保没有不良反应。

可通过其他诊断性试验，如乙酰胆碱受体抗体测定、标准肌电描记术、单纤维肌电描记术和重复神经刺激肌电描记术来评估递减反应。

冰袋试验是一个十分简单的临床测试，降温可能改善神经肌肉传导。在外科手套中放入碎冰，在重症肌无力患者的上睑敷 2min，可出现上睑下垂的改善。

③治疗：肌无力应由神经科医师进行治疗，方法可能包括抗胆碱酯酶药物、全身性类固醇、免疫抑制药的使用及血浆置换。胸部 CT 或 MRI 对于筛查胸腺瘤较为准确，每个重症肌无

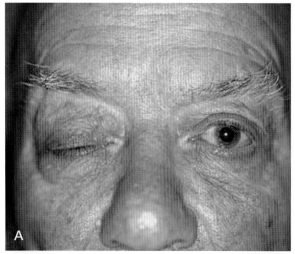

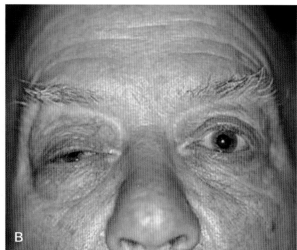

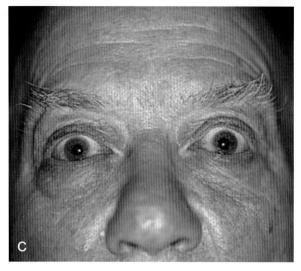

▲ 图 7-15　**A**. 1 例有获得性右侧上睑下垂和斜视的患者；**B**. 该患者行 Tensilon 试验后；**C**. 该患者注射 10mg Tensilon 后

力患者都需进行，部分患者可能从胸腺切除术中获益。

对药物治疗无效的上睑下垂和复视患者应由眼科医师处理。当 Bell 现象缺乏或眼轮匝肌功能减弱时，可通过上睑支撑来治疗上睑下垂。很少有眼轮匝肌功能正常的患者能耐受上睑支撑。

应根据上睑提肌功能判断是否行手术治疗。若肌力＞ 4~5mm，可采用提肌前或后腱膜前徙术；若肌力＜ 4mm，则需要行额肌悬吊术。术前需考虑暴露性角膜炎等风险。

> **要　点**
>
> 任何获得性上睑下垂且瞳孔正常的患者需考虑肌无力的可能。

(5) 联动性上睑下垂：连带运动是不同神经支配的或同一神经不同分支支配的肌肉同时运动，可以是先天性或获得性的。

(6) Marcus Gunn 下颌－瞬目现象（先天性三叉－动眼神经综合征）：在此疾病中，三叉神经和动眼神经之间存在异常的中枢神经支配，导致下颌关节与眼睑联动。典型症状是出生后不久即发现不同程度的单侧上睑下垂，婴儿进食时出现患侧眼睑睁开闭合。这种现象约占先天性上睑下垂的 5%，可能与以下因素有关，即弱视、双侧屈光不正、斜视。也可能与上直肌麻痹或双侧提肌麻痹有关（图 7-16）。

三叉－动眼神经综合征主要分为两种：①翼外肌－提肌联动，当下颌向对侧运动、向前运动或张大嘴时，眼睑上提；②翼内肌－提肌联动，当牙齿咬合时眼睑上提。

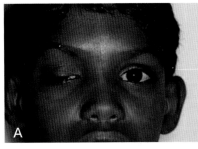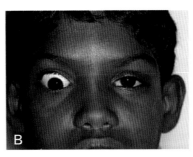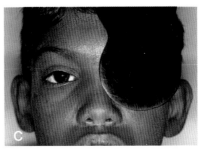

▲ 图 7-16　**A.** 1 例右侧上睑下垂和下斜视的患者；**B.** 该患者将下颌骨向左移动，出现了翼外肌 - 上睑提肌联动；**C.** 由于患者伴有右侧双上转肌（译者注：上直肌和下斜肌）麻痹，在静息位遮挡左眼时，右侧上睑下垂消失

某些患者仅在吮吸时引发异常运动，另一种罕见情况被称为反下颌 - 瞬目现象，表现为在张口时眼睑向下运动。

通常认为这种情况会随年龄增长而改善，但这可能与患者学习如何最小化这种现象有关。在与患者和患儿父母讨论治疗方案时应记住这一点。

这种现象的治疗十分困难，重点是与患者或家属确认对于眨眼、上睑下垂，哪项更令其困扰，或两者皆有。若眨眼较轻微，且非主要困扰，可根据常规上睑下垂的选择标准（即根据上睑提肌功能判断）进行手术矫正。若眨眼是主要困扰，可行单侧上睑提肌切除 + 额肌悬吊术，或者行双侧上睑提肌切除 + 额肌悬吊术，或行 Lemagne 术，但后两者存在争议。Lemagne 术的成功要求患者术前具有良好的上睑提肌功能。

向患儿家属解释此项手术的利弊可能会十分困难，大多数家长不愿在正常侧做手术。尽管双侧额肌悬吊术在没有其他并发症的情况下可以提供对称的外观，但家属必须认识到，这种对称是不正常的，当双眼向下凝视时可出现双眼睑迟滞。上睑提肌切除术既可从前入路进行，直接将悬吊材料（如自体阔筋膜）与睑板缝合，也可通过后入路，使用悬吊材料来关闭伤口。

（7）动眼神经异常再支配：随着动眼神经异常再支配，眼睑与动眼神经的其他靶点之间的神经鞘内存在神经支配异常，特点是眼睑和眼外肌的不协调联动。这种情况常见于创伤或动眼神经受压，治疗起来十分困难。可通过上睑提肌切除 + 额肌悬吊来解决眼睑的异常运动。但由于患者缺乏 Bell 现象，暴露性角膜炎的风险很高，因此术中可选择聚丙烯缝合线，在发现异常时易于去除而逆转手术结果。

（8）Guillain-Barré 综合征：Guillain-Barré 综合征常继发于发热性疾病，可能是全身性的，也可能表现为延髓变异。上睑下垂发生于快速进展的双侧眼肌麻痹和双侧面瘫的情况之下，通常程度较轻且对称发生。典型特征为脑脊液（cerebrospinal fluid，CSF）中蛋白水平升高而无细胞反应。Miller-Fisher 变异是 Guillain-Barré 综合征的一种，表现更为局限，包括双侧上睑下垂和眼肌麻痹，伴共济失调和反射消失，但不伴随全身无力。

（9）脑性上睑下垂：右侧大脑半球急性损伤后可能发生双侧中重度上睑下垂，而上睑下垂可能为不对称性的。这种情况下也可出现眼球共轭扭转（图 7-17）。

（10）肉毒毒素中毒：肉毒毒素中毒是由食物中毒引发的罕见神经系统疾病，其特征是上睑下垂和眼肌麻痹，随后出现吞咽和发音困难，最终出现四肢无力。

肉毒毒素能够阻断神经肌肉传导，常用于特发性眼肌痉挛的治疗。其也被大量医疗或非医疗从业者用于美容领域，以减轻眼周皱纹及达到非手术提眉的效果。上睑下垂是眼周注射肉毒毒素的一个潜在并发症，常为单侧不完全性的，但这种上睑下垂是暂时的，在 3～4 个月后，当肉毒毒素效果逐渐消退后可完全恢复。对接受眼周肉毒毒素注射的患者要告知可能有此风险。临时局部使用安普乐定（Lopidine）可缓解上睑下垂，安普乐定是一种 α 肾上腺素受体激动药，可刺激 Müller 肌，但需告知患者使用这种治疗青光眼药物的潜在不良反应。

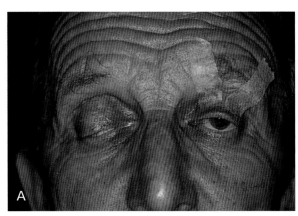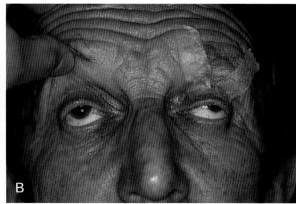

▲ 图 7-17　A. 1 例脑性上睑下垂患者；B. 该患者用透气胶带使其能视物

　　(11) 肌源性上睑下垂：肌源性上睑下垂的分类见框 7-4。

框 7-4　肌源性上睑下垂

- 先天性上睑提肌 "营养不良"
- 强直性肌营养不良
- 慢性进行性眼外肌麻痹
- 眼咽型肌营养不良
- 创伤性肌病
- 年龄相关性上睑提肌肌病

　　(12) 先天性上睑提肌 "营养不良"：在先天性上睑提肌 "营养不良" 中，上睑提肌退化并不同程度地被纤维和脂肪组织取代，功能也从好到差不等。上睑下垂的程度从轻到重，且可能影响视力发育。先天性上睑下垂相关的弱视可能与眼睑遮挡视轴有关，也可能与未确诊的屈光不正或斜视有关。典型表现为向下凝视时患侧眼睑迟滞（图 7-18）。
　　先天性 "营养不良" 性上睑下垂可单独发生（单纯性先天性 "营养不良" 性上睑下垂），可伴发上直肌无力（图 7-19），也可见于小睑裂综合征（blepharophimosis-ptosis-epicanthus-inversus syndrome，BPES）或先天性眼纤维化

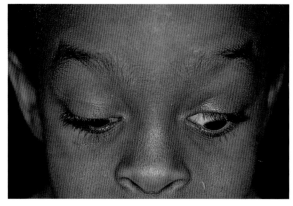

▲ 图 7-18　1 例先天性 "营养不良性" 上睑下垂患者，向下凝视时左侧眼睑迟滞

综合征。
　　BPES 是常染色体显性疾病，有以下特点（图 7-20）：①双侧上睑下垂，通常提肌功能较差；②小睑裂；③内眦距离增宽；④反向内眦赘皮（自下睑向上向内折叠的皮肤皱褶）；⑤高拱形眉。
　　BPES 有 2 种临床亚型，其中 1 型（而非 2 型）与原发性卵巢衰竭所致的不孕有关。患者常伴有外侧下睑外翻和上睑外侧皮肤不足（图 7-20和图 7-21）。这部分患者需要矫正内眦距离增宽和反向内眦赘皮，随后行双侧额肌悬吊术矫正上睑下垂。由于患者通常可独立控制每侧眉毛，额肌悬吊术后可能出现特殊的美容困扰（图7-22），因此这一点及眉峰的位置都需在术前充分考虑。
　　眼外纤维化综合征是由动眼神经、滑车神经、三叉神经和（或）由它们所支配的肌肉功能紊乱所引起的先天性眼球运动障碍，表现为伴或不伴上睑下垂的限制性麻痹性眼肌麻

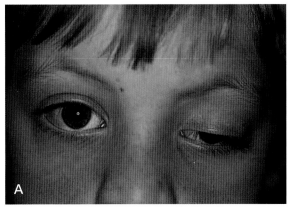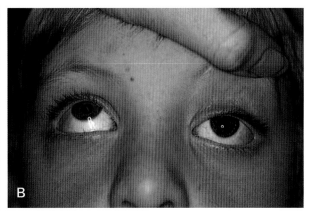

▲ 图 7-19 **A.** 1 例左侧先天性营养不良性上睑下垂患者；**B.** 该患者伴有左侧上直肌无力

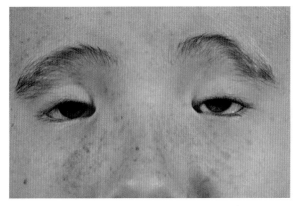

▲ 图 7-20 **1 例具有典型表现的小睑裂综合征（BPES）患者**

这些患者在额肌悬吊术后有暴露性角膜炎的风险。

(13) 强直性肌营养不良：强直性肌营养不良是一种罕见的常染色体显性肌源性疾病，可能表现为轻度对称性上睑下垂，并可伴有中至重度提肌功能障碍（图 7-23）。该病具有以下特征：①进行性对称性眼外肌麻痹；②肌强直；③累及面部、颈部和四肢的萎缩性肌病；④典型的后囊下白内障。

白内障由小的有色晶体混浊物，或后方皮层下、辐条样混浊物组成。这些患者的典型表

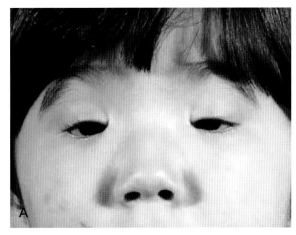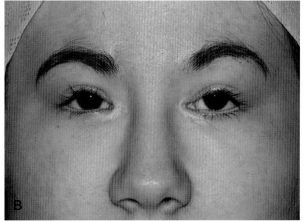

▲ 图 7-21 **A.** 1 例婴幼儿小睑裂综合征患者；**B.** 该患者行双侧 Mustardé 颊旋转皮瓣下睑修复术、经鼻放置钢丝、自体阔筋膜额肌悬吊术术后 15 年

痹的特殊形式。典型的先天性眼外肌纤维化（congenital fibrosis of the extraocular muscles，CFEOM1）患者出生时患有双侧上睑下垂和限制性眼外传导性肌麻痹。由于缺乏 Bell 现象，

现为肌强直，肌肉在收缩后延迟松弛，握手时尤为明显（紧握性肌强直）。用叩诊锤敲击肌肉（如鱼际肌）可引发肌强直（叩击性肌强直）。男性患者可伴有额部秃发和睾丸萎缩。

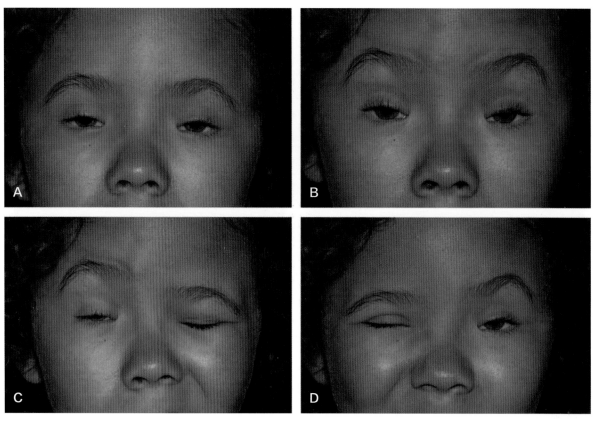

▲ 图 7-22　A 和 B. 1 例小睑裂综合征患者，在抬眉时双侧眉峰都在同侧瞳孔的外侧；C 和 D. 患者可分别控制每侧额肌运动

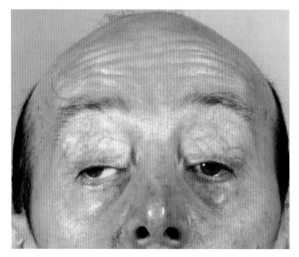

▲ 图 7-23　1 例强直性肌营养不良的男性患者

> **要　点**
>
> 强直性肌营养不良的患者典型表现为 Bell 现象减弱和眼轮匝肌无力。术后有暴露性角膜炎的风险。由于眼轮匝肌无力，他们较其他患者更能耐受上睑支撑物。

其他强直性肌营养不良的眼部症状包括：①瞳孔近光分离；②低眼压；③干眼症；④视网膜色素变性。

(14) 慢性进行性眼外肌麻痹：慢性进行性眼外肌麻痹（chronic progressive external ophthalmoplegia, CPEO）是一种罕见的慢性进展性疾病，其特征是眼外肌进行性对称性麻痹，头眼运动反射消失，对冷热刺激无反应。患者在任何年龄段均可发病，但典型表现出现在青年时期。在线粒体肌病中，CPEO 最常见，约占所有线粒体相关肌病的 2/3。

①临床特点：患者的典型表现为上睑下垂，这也是其主要症状（图 7-24）。早期出现的上睑下垂通常不被注意，直至下垂遮挡视线。患者常常表现出抬高下颌的不正常头部姿势，以抵消上睑下垂的影响。随着症状加重，患者将出现额肌的过度活动。上睑下垂常为双侧，但也可能是单侧，持续数月至数年才累及另一侧。

由于眼肌麻痹是对称性的，一般会有复视的症状，患者常经别人告知才注意到眼球运动

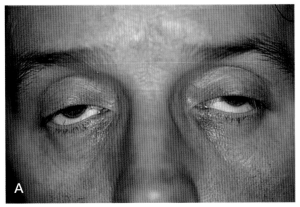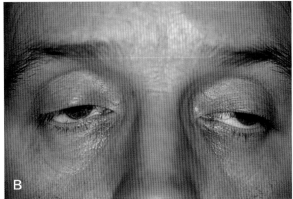

▲ 图 7-24　**A.** 1 例慢性进行性眼外肌麻痹（CPEO）患者；**B.** 该患者尝试向左侧尽力凝视

受限，甚至直到影响视野时才发现进行性眼肌麻痹。由于水平眼肌麻痹会导致边缘视觉丧失，患者需要通过转动头部来调整受限的视野。所有方向的凝视都会受到影响，但向下凝视的影响最小。多达 25% 的 CPEO 患者存在其他肌群的无力，包括眼轮匝肌、面部肌肉和四肢肌肉。额肌无力可加重上睑下垂；面部肌无力可导致面部瘦削和无表情；部分患者可出现轻重不等的颈、肩、肢端肌无力伴肌萎缩。

线粒体脱氧核糖核酸（DNA）是母系遗传的，编码的蛋白质对产生腺苷三磷酸（ATP）所需的呼吸链至关重要。线粒体 DNA 片段的缺失或突变会导致氧化磷酸化功能缺陷，这一点在骨骼肌和心脏组织等高氧化性组织中尤为明显。然而，眼外肌中的线粒体含量是其他肌群中的数倍，这导致了 CPEO 中严重的眼部症状。

②诊断：CPEO 可通过肌肉活检确诊。用 Gomori 三色染色法对肌肉纤维进行染色，可显示增大的线粒体聚集，肌纤维被染成深红色，称为破碎红纤维。在正常衰老过程中可见破碎红纤维，但超出正常衰老水平则可诊断线粒体肌病。此外，对患者的血液或肌肉组织样本进行聚合酶链反应（PCR）检测，可以确定线粒体 DNA 的突变。

③治疗：目前没有明确的改善 CPEO 肌无力的治疗方法。若上睑提肌功能完好，可通过前入路或后入路的上睑提肌腱膜前徙术治疗 CPEO 相关的上睑下垂，也可能需要行额肌悬吊术。由于眼外肌无力呈进行性，且 Bell 现象缺乏，使得患者暴露性角膜炎的风险很高，手术要十分谨慎。

> **要　点**
>
> 行上睑提肌腱膜前徙术治疗 CPEO 时最好通过眼睑后入路进行，因其术后早期眼睑位置较低，且睑裂闭合不全程度小于前入路，可以更大程度地控制眼睑最终位置，并在术后早期为角膜提供更好的保护。

（15）眼肌麻痹附加病：眼肌麻痹附加病（ophthalmoplegia plus）特指慢性进行性眼肌麻痹患者中出现的一系列异常，这些异常可能是神经退行性疾病的表现。Kearns-Sayre 综合征（Kearns-Sayre's syndrome，KSS）是一种以慢性进行性眼肌麻痹、视网膜色素变性、心脏传导缺陷（常导致完全性心脏传导阻滞）和 CSF 蛋白升高为特征的疾病，年轻人可发病。进行散瞳眼底检查以确定是否有色素性视网膜病变很重要，这往往意味着 KSS，同样，心电图（ECG）检查也十分重要，若出现心脏传导阻滞，起搏器可以挽救生命。

（16）眼咽型肌营养不良：眼咽型肌营养不良是一种常染色体显性遗传疾病，它的特点是患者在 60 岁后出现 PABPN1 基因突变，表现为双侧上睑下垂和进行性眼外肌麻痹，随着疾病发展，可出现吞咽困难、面部及近端肢体肌无力。这类患者中大部分为法裔加拿大人。对于上睑下垂的治疗与 CPEO 上睑下垂的治疗相同（见上文）。

（17）肌肉损伤：眼睑或眶部外伤可造成肌

源性上睑下垂（如眶顶部击入性骨折）。若上睑提肌在贯穿性损伤中被切断，导致无提肌功能的完全性上睑下垂，则很难与神经源性上睑下垂进行区分。

(18) 年龄相关性上睑提肌 /Müller 肌肌病：大多数年龄相关性的上睑下垂是由上睑提肌腱膜断裂造成的，但一些老年患者的上睑提肌和（或）Müller 肌会逐渐发生脂肪变性而导致提肌功能迟缓。

3. 腱膜性上睑下垂　腱膜性上睑下垂的分类见框 7-5。腱膜性上睑下垂是由上睑提肌与睑板连接处的腱膜缺损而导致的，可能是腱膜直接从睑板脱离，或者更常见的是，腱膜裂开或退行性拉伸冗余。

框 7-5　腱膜性上睑下垂

- 退行性（即年龄相关的）
- 手术所致（如白内障术）
- 眼睑外伤所致
- 眼睑水肿所致（如眼睑皮肤松弛）
- 长期佩戴隐形眼镜后
- 眼睑松弛综合征
- 慢性眼睑摩擦

临床特点：腱膜性上睑下垂的典型临床特征如下（图 7-25）：①任何方向凝视时持续的上睑下垂；②向下凝视时眼睑垂落（图 7-25A）；③提肌功能良好；④高重睑皱褶线。

患者的眼睑可能会变得很薄，透过眼睑可以看到虹膜（图 7-26）。有这种虹膜可视征的患者，特别是那些伴有上睑脂肪萎缩致凹陷的患者，很难通过前入路上睑提肌腱膜前徙术来治疗。这样的手术会导致眼睑位置明显的矫正过度，外形异常，以及明显的瘢痕。根据上睑下垂的程度，这些患者更适合行后入路 Müller 肌切除术或后入路上睑提肌腱膜前徙术进行治疗。患者上睑下垂的症状有晨轻暮重的特点，与肌无力相似，需加以鉴别。

要　点

腱膜性上睑下垂患者由于菲薄的上睑，在术中切开皮肤时要十分小心，需使用角膜保护器。虹膜可视征明显的患者最好采用后入路 Müller 肌切除术或后入路上睑提肌腱膜前徙术。

---

4. 机械性上睑下垂　机械性上睑下垂的分类见框 7-6。多种眼睑病变可导致继发性机械

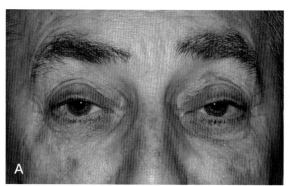
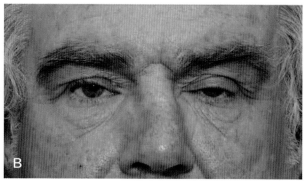
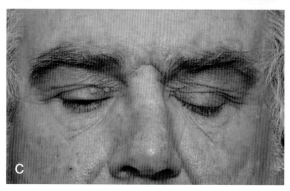

▲ 图 7-25　**A. 1** 例隐形眼镜致双侧非对称性上睑提肌腱膜裂开的患者，重睑皱褶增宽，额肌过度活动；**B. 1** 例左上睑皱褶抬高的不对称腱膜性上睑下垂患者；**C. B** 图同一患者，向下凝视时，左上睑过度下垂

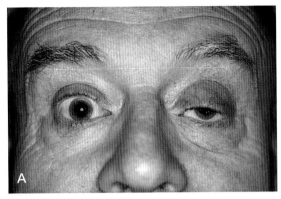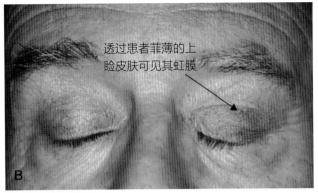

透过患者菲薄的上
睑皮肤可见其虹膜

▲ 图 7-26　**A.** 1 例左侧上睑提肌腱膜断裂的患者，左侧上睑皱褶抬高；**B.** 该患者左上睑皮肤菲薄，透过上睑可看到其蓝色的虹膜

性上睑下垂（图 7-27A 和 B），其治疗方法取决于病变的性质（例如，全身使用普萘洛尔对上睑毛细血管瘤可能有效）（图 7-27C）。眼眶病变可导致继发性机械性上睑下垂（图 7-27D 至 I）；眼睑和眼球之间的粘连，如黏膜类天疱疮，也可能导致机械性上睑下垂（图 7-27J 和 K）。

框 7-6　机械性上睑下垂

- 眼睑肿瘤
- 眼眶病变
- 结膜瘢痕性疾病
- 异物

要　点

对患者检查时要进行眼周触诊，翻开眼睑，检查上穹窿，以排除可能导致机械性上睑下垂的因素。

三、患者评估

为了给上睑下垂患者进行准确的诊断和分型，需要对患者进行良好的病史采集和体格检查，在某些情况下，还要进行特殊的实验室检查，从而为患者制订最合适的治疗措施。

1. 病史　医生应确定上睑下垂患者的发病年龄，是否存在任何已知的诱发因素（如外伤史或眼、眼睑手术史），是否存在任何变异及其他相关症状（如颌动瞬目、复视、肌无力或吞咽困难）和家族史（表 7-1）。既往的眼科病史，包括配戴隐形眼镜或既往的屈光手术史，以及内科病史

和手术史都是不容忽视的。对于获得性上睑下垂的患者应该询问是否接受过眼周肉毒毒素注射，因为患者可能不愿主动提供这样的信息。

表 7-1　病史

内　容	上睑下垂类型
发病年龄	先天性或获得性
已知的眼睑运动异常	下颌 – 瞬目现象
眼科手术史	腱膜性上睑下垂
变异	肌无力
复视、肌肉萎缩	肌无力
接触性镜片佩戴史	腱膜性上睑下垂或巨乳头性结膜炎（GPC）所致机械性上睑下垂
外伤史	腱膜性上睑下垂
特异反应	巨乳头性结膜炎（GPC）所致机械性上睑下垂
面瘫史	异常神经再支配 / 眉毛下垂

2. 检查　患者应该做全面的眼科检查。在适当的情况下，还应进行一般的身体和神经系统检查。在所有情况下，都应进行以下检查、观察和测量。

(1) 患者观察：在病史采集过程中，应观察患者是否有异常的头部姿势、异常的面部或眼睑不自主运动或痉挛，或者可能提示上睑下垂原因的面部异常，如牛奶咖啡斑（图 7-28）、

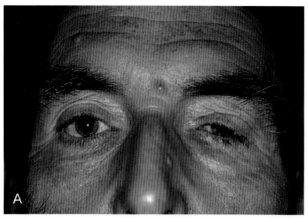
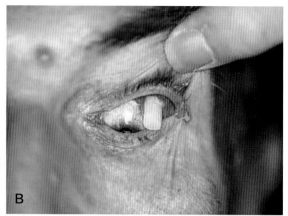
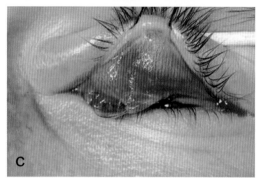
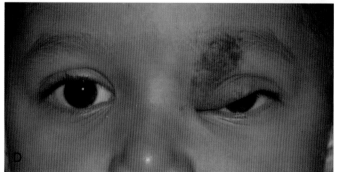
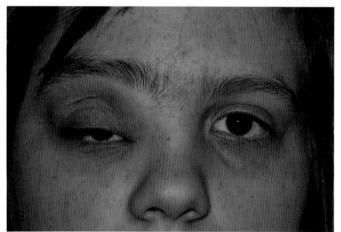
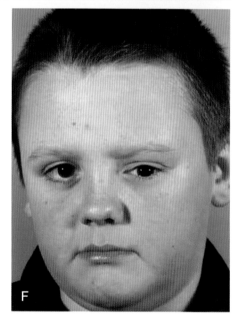
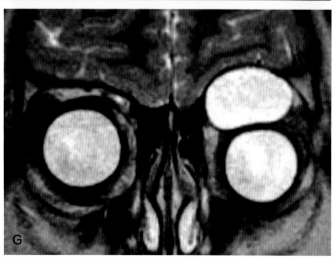

▲ 图 7-27　A. 1 例左侧获得性上睑下垂的患者；B. 翻开上睑可见导致上睑下垂的原因是视网膜植入物外露；C. 1 例缓慢发生左上睑下垂的医学生上睑内发现了"丢失"的透气性角膜接触镜；D. 1 例继发于左上睑毛细血管瘤的机械性上睑下垂患儿；E. 1 例神经纤维瘤患者，右侧上睑下垂，双眉明显不对称；F. 1 例要求治疗左侧"先天性"上睑下垂的患者，可见左侧眼球下移，之前未注意到此症状；G. 术前 MRI 检查显示左上睑有一处较大肿块，边缘光滑，内部成像特点符合皮样囊肿的诊断

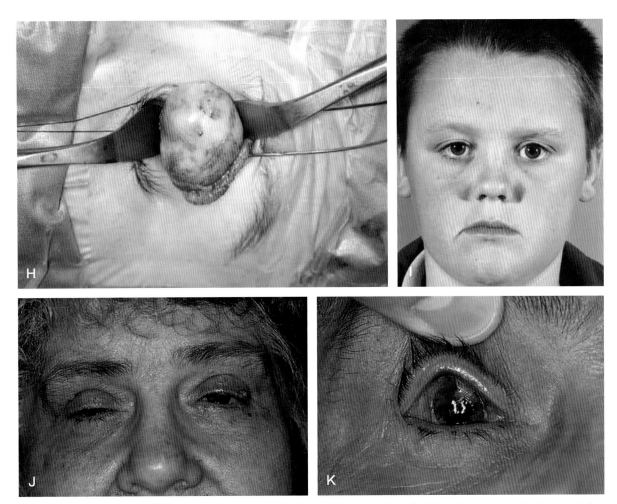

▲ 图 7-27（续） **H.** 通过眶前入路切除皮样囊肿；**I.** 术后外观；**J.** 1 例右侧重度上睑下垂患者；**K.** 翻开上睑可见睑球粘连

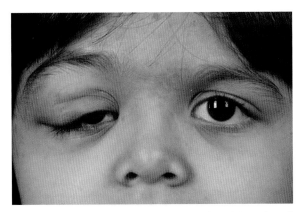

▲ 图 7-28 上睑和眼眶丛状神经纤维瘤导致的上睑下垂患者。患者面部可见牛奶咖啡斑，双眉明显不对称

眼球搏动或既往创伤或手术留下的瘢痕。

(2) 睑裂高度与边缘反射距离：患者自然睁眼状态下，测量睑裂高度以确定上睑下垂的程度（图 7-29A）。然而，如果下睑位置不正常，可以通过测量边缘反射距离（margin reflex distances，MRD）来反映上睑下垂的程度。MRD1 是指眼睛注视前方时瞳孔光反射中心与上睑边缘之间的距离，正常范围是 4～5mm。MRD2 是指眼睛注视前方时瞳孔光反射中心与下睑边缘之间的距离（图 7-29B）。

测量时应用拇指直接压在患者眉毛上来防止其额肌过度收缩。某些患者，特别是双侧上睑下垂的患者，额肌收缩非常明显。

> **要 点**
>
> 在单侧患病的病例中，应提起患侧上睑，并观察对侧眼睑，根据 Hering 均等神经支配定律可以看到对侧眼睑下垂（图 7-30；视频 7-1）。

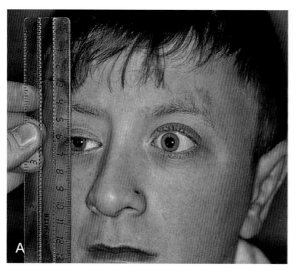

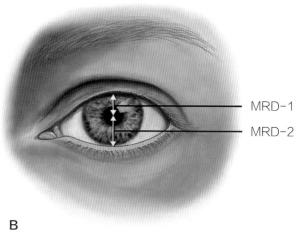

MRD-1

MRD-2

▲ 图 7-29　A. 正在测量睑裂高度与边缘反射距离（MRD1 和 MRD2）的患者；B.MRD1 和 MRD2

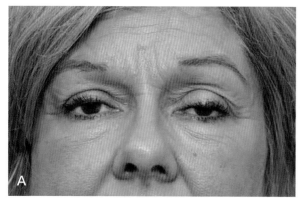

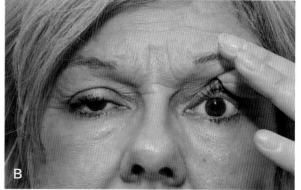

▲ 图 7-30　A. 角膜接触镜引起的左上睑下垂和代偿性左侧额肌过度收缩的患者；B. 该患者抬起左上睑，出现右侧上睑下垂

　　这一手法可能会显露不对称的双侧上睑下垂。对一些患者使用 2.5% 去氧肾上腺素滴眼液，滴入眼睑下垂的一侧，可能会导致眼睑抬高及显露对侧的上睑下垂。如果没有反应，可以使用 10% 去氧肾上腺素滴剂。这一现象尤其见于退行性腱膜性上睑下垂，重要的是要在手术前引起患者的注意。未能观察到这一现象可能会导致术后效果不佳和"跷跷板"效应，即术后对侧眼睑相对下垂，而当这一侧眼睑被抬起时，原来一侧又会变得下垂。出于这个原因，这类患者往往需要通过双侧同期手术以取得更好的治疗效果。如果改为进行分期的单侧手术，在这类患者中，对下垂更严重一侧过度矫正 1~1.5mm 非常重要。在最初的评估中应向患者充分解释治疗方法的基本原理。

　　(3) 遮盖试验：遮盖试验可排除下斜视和假性下垂，应该观察患者是否有任何异常的头部姿势。患有先天性上睑下垂的婴儿接受完整的视轴矫正评估和睫状肌麻痹验光是非常重要的，上睑下垂的婴儿发展成弱视主要是由于未被及时发现的斜视和未经治疗的屈光不正（图 7-31）。患有先天性上睑下垂的婴儿中有 20% 并发斜视，其中 50% 会并发垂直偏斜。

　　(4) 上睑提肌功能：应仔细评估上睑提肌的功能，但在 4 岁以下的婴幼儿中很难实施。在测量睑缘从向下凝视到向上凝视的最大位移时，应使用拇指紧紧按压眉部，以防止额肌协助眼睑移动（图 7-32）。提肌功能正常时最大位移为 15~18mm，提肌功能分为良好（9~18mm）、一般（5~8mm）、较弱（1~4mm）或无（0mm）。

除了眼睑的位移，其运动的质量也应该注意，眼睑运动可能非常迟缓，提示肌病过程，但这只能作为定性评估。

(5) 向下凝视时上睑缘位置：对于先天性"营养不良"上睑下垂，眼睑会出现运动滞后，在

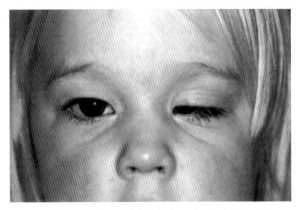

▲ 图 7-31　1 例先天性左上睑下垂和左内斜视患儿

这种情况下，"营养不良"的肌肉既不正常收缩，亦不正常松弛（图 7-33）。如果有手术史，或有外伤引起的瘢痕或粘连，也可能出现眼睑运动滞后。相反，腱膜性上睑下垂患者向下凝视时的上睑位置低于对侧上睑（图 7-25）。

(6) 重睑皱褶线高度：上睑重睑皱褶线至睑缘的距离也应测量。患者可能存在多个重睑皱褶。在患有上睑下垂的婴儿中，出现良好的重睑皱褶线通常表明至少存在部分提肌功能；相反，没有重睑皱褶往往意味着提肌功能较差（图 7-34）。高重睑皱褶线则提示腱膜缺损（图 7-25B）。

(7) 上睑皮肤冗余：评估睑板前皮肤的量时应注意上睑皮肤冗余的情况。若存在明显或不对称皮肤冗余，上睑下垂手术需要与睑成形术相结合。

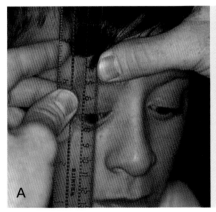

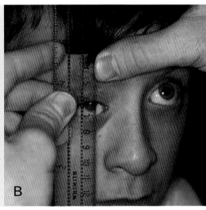

◀ 图 7-32　A. 正在接受提肌功能测量的患者。检测者的拇指固定患者的眉毛，嘱患者尽可能向下看。B. 嘱患者尽可能向上看

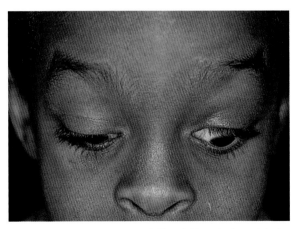

▲ 图 7-33　左侧先天性"营养不良性"上睑下垂患者，表现为俯视时患侧上睑迟滞

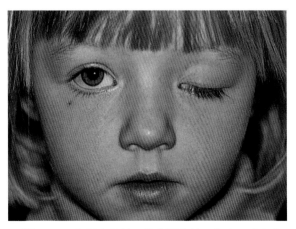

▲ 图 7-34　左侧先天性"营养不良性"上睑下垂患者，提肌功能很差。注意其患侧上睑无任何皮肤皱褶

(8) 眉毛位置：任何程度的眉毛下垂、抬高或不对称都应引起注意。在眼睑下垂的患者中，不自主的额肌过度运动非常常见。

(9) Bell 现象：如果存在 Bell 现象缺失，上睑下垂手术后角膜暴露的风险将显著增加，术前应充分考虑这一点。

(10) 眼轮匝肌功能：在评估 Bell 现象时，应同时判断眼轮匝肌功能，如有任何睑裂闭合不全，应记录其程度（图 7-35）。

(11) 眼睑闭合：医师还应通过裂隙灯检查评估瞬目反射的程度，上睑沟较深的老年患者可能有瞬目反射不完全。上睑下垂手术可能使较差的瞬目反射更加恶化，从而导致角膜暴露的症状。

(12) 眼球运动：医师应评估患者的眼球运动情况，特别要注意有无上直肌无力、异常眼睑运动，或 Duane 综合征（图 7-36）。

(13) 下颌 - 瞬目现象：检查患者是否有下颌 - 瞬目现象的方法是嘱患者张口闭口、咀嚼、左右移动下颌（图 7-16）。婴幼儿也可通过喂奶、吮吸糖果来观察。在一些患者中，这种现象只会在做出吸吮动作时表现出来（图 7-37）。

(14) 瞳孔：医师应仔细检查患者瞳孔，以排除 Horner 综合征的可能性。

(15) 外翻上睑检查：翻开上睑检查非常重要，睑板的宽度应详细记录。任何巨乳头性结膜炎、淀粉样病变、瘢痕、肉芽肿、淋巴瘤沉积或异物均应进行排除（图 7-38A 至 I）。上睑过度松弛伴随乳头性结膜炎和睫毛下垂的应怀疑"眼睑松弛综合征"或"巨穹窿综合征"（图 7-38F 和 G）。睑板缩短表明患者可能接受过 Fasanella–Servat 手术，这意味着进一步的上睑下垂手术将更加困难（图 7-38J 和 K）。

(16) 上穹窿检查：应检查上穹窿以排除睑球粘连或其他病变，如结膜眼眶淋巴瘤（图 7-38C）中常见的 salmon 斑块，或皮脂瘤（图 7-39A

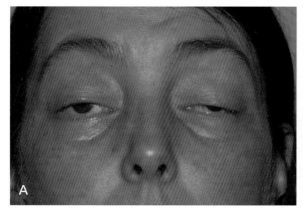 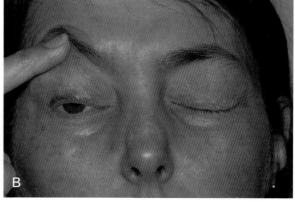

▲ 图 7-35　A. 慢性进行性眼外肌麻痹（CPEO）患者，表现为双侧上睑下垂和明显的额肌过度收缩；B. 检测者上提患者上睑，嘱患者尽力闭眼，可见无 Bell 现象且患者眼轮匝肌功能欠佳

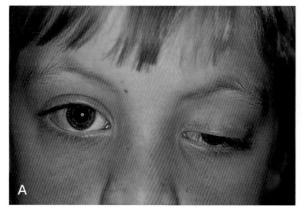 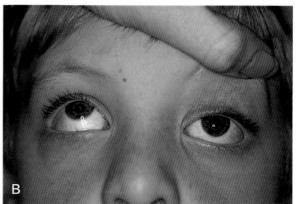

▲ 图 7-36　A. 左侧先天性上睑下垂患者；B. 该患者表现为左上直肌功能减退

和 B）。小梁切除术后形成的囊性滤过泡的泡壁菲薄，有穿孔的风险，因此在上睑下垂手术中应非常小心（图 7-39C 和 D），对有这样滤过泡的患者，矫正不足的治疗可能是明智的。

(17) 眼睑和眼眶触诊：应通过触诊上睑和泪腺以排除任何肿块、震颤或眼球搏动（图 7-27E 和 F 及图 7-40）。

(18) 眼底检查：眼底应该检查是否有色素

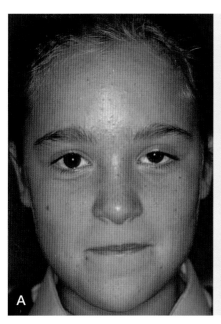
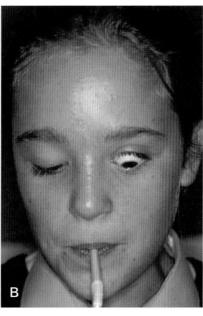

◀ 图 7-37 A. 轻度左侧上睑下垂患者；B. 患者吸吮吸管引起左上睑的同步运动

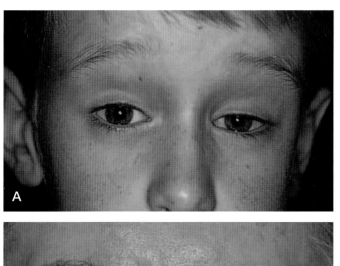
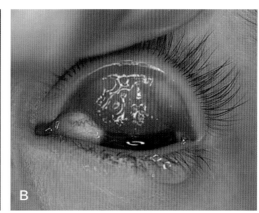
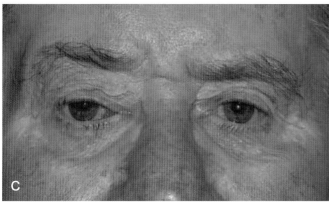
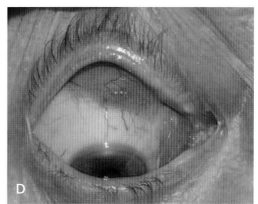

▲ 图 7-38 A. 1 例双侧上睑下垂患儿。B. 翻开患儿上睑可见春季卡他性结膜炎表现。C. 1 例右侧获得性上睑下垂患者。D. 将上睑提起，可见"鲑鱼斑"病变，活检结果为淋巴瘤

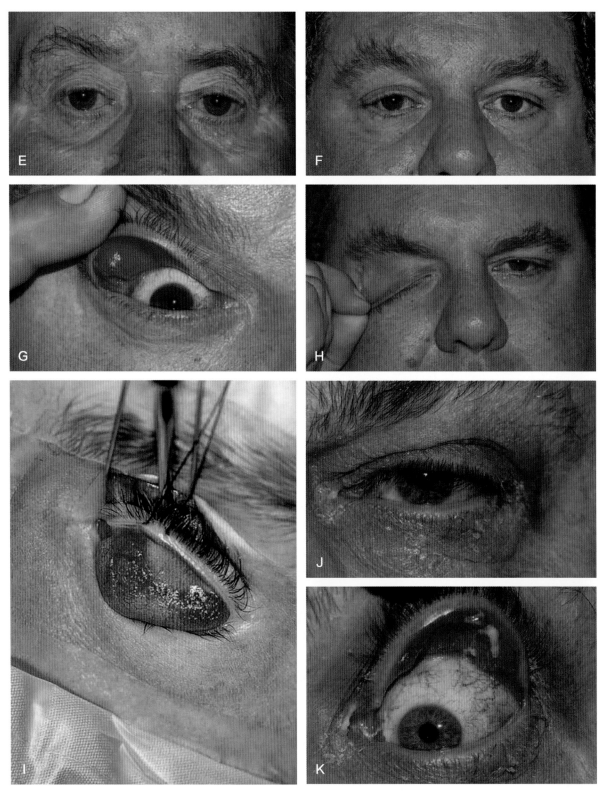

▲ 图 7-38（续） **E.** 该患者接受 1 个疗程的眼眶放射治疗后。**F.** 右侧获得性上睑下垂患者，主诉眼部过敏伴黏液样分泌物。患者体重 **110kg**。注意其典型的睫毛下垂。**G.** 图 7-38F 所示同一患者，右上睑极易翻开，睑板下可见乳头性结膜炎并伴有黏液分泌物。**H.** 右上睑松弛，可轻易牵拉而与眼球分离。此患者有典型的眼睑下垂综合征，可实施外侧上睑楔形切除术，然后采用前入路上睑提肌腱膜前徙术治疗上睑下垂。患者应转诊至呼吸内科，以评估可能的阻塞性睡眠呼吸暂停。**I.** 单侧获得性上睑下垂患者的多发性假乳头，这是局限性结膜淀粉样变性，是自发性眼睑出血的原因之一。**J.** 此患者有左侧上睑下垂、睫毛下垂和眼部慢性分泌物。**K.** 翻开上睑可见明显的上睑松弛，并伴有"巨穹窿综合征"

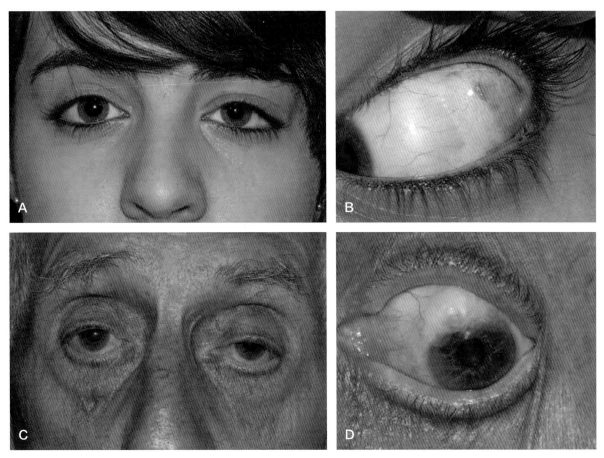

▲ 图 7-39　**A. 1** 例患有左侧轻度上睑下垂的患者。**B.** 将患者左上睑掀起，可见左侧脂肪瘤，表面可见细小的毛发生长。上睑下垂手术会使脂肪瘤更加明显。手术剥离此病变可能会加剧已存在的上睑下垂，可能由于无意中损伤上睑提肌外侧角而导致上睑下垂，由于损伤外直肌导致复视，损伤泪腺导管导致干眼，以及结膜瘢痕导致眼球运动受限。此类病变的处理应非常谨慎。**C. 1** 例患有左侧退行性上睑下垂的老年患者。**D.** 将此患者左上睑提起，可见一个囊壁菲薄的囊性滤过疱侵袭角膜

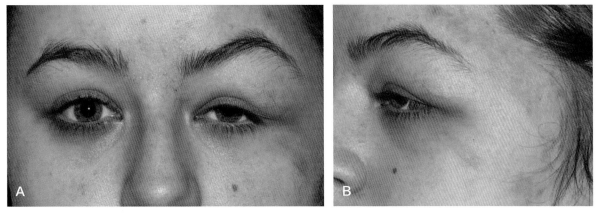

▲ 图 7-40　**A. 1** 例患左侧后天性上睑下垂的患者，触诊上睑可及柔软肿块，注意左侧眉尾的延长；**B.** 侧面可见牛奶咖啡斑，患者患有 **1** 型神经纤维瘤病

性视网膜病变，在一些 CPEO 附加综合征的患者中可以看到。

　　(19) 角膜知觉：在滴注任何用于眼压测

量的表面麻醉药之前应该评估角膜知觉是否正常。

　　(20) 泪液膜（泪河）：医师应当对泪液膜进

行检查。向眼内滴入荧光素以检查泪膜，记录泪膜破裂时间。任何角膜染色都应详细记录，干眼问题在上睑下垂手术后可能会加重。

(21) 术前照片：不论何时，检查患者以前的照片都有助于病情的判断，应嘱患者在就诊时携带以前的照片，还应及时拍摄上睑下垂患者的术前照片。拍照时应拍摄患者的自然向前平视照、向上和向下看，以及稍仰头和低头的照片，最好对每名患者拍摄标准化照片。

(22) 去氧肾上腺素试验：对于成人应考虑进行去氧肾上腺素测试。将 1 滴 2.5% 去氧肾上腺素滴入患侧眼睛，如果有阳性反应和眼睑上提，那么可以向患者展示可能的最终手术效果及其对患者视力、舒适度、重睑皱褶、眉毛位置和对称性的影响（图 7-41）。

上睑快速上提到正常体位的阳性结果往往表明患者对适度的后路法 Müller 肌切除术反应良好。阴性结果则往往表明需要更激进的后路法 Müller 肌切除术或后路法提肌腱膜前徙术。

要　点

去氧肾上腺素试验对评估成年患者的上睑下垂非常有用。

阳性反应可以向患者展示对侧上睑位置下降的效果，这一现象与 Hering 均等神经支配定律相关（图 7-42）。如果对侧上睑出现明显的下垂，最好同时进行双侧上睑下垂手术，如果由于患者的选择等多种原因，双侧手术需要分期进行，先手术的一侧则需要过度矫正，这样

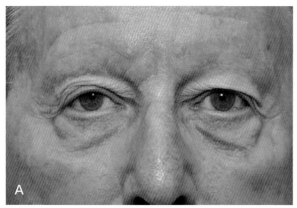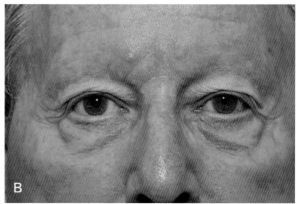

▲ 图 7-41　**A.** 1 例患有右侧轻度上睑下垂的患者。**B.** 在右眼滴入 **2.5%** 去氧肾上腺素后，右侧上睑下垂缓解，左上睑略有下垂，患者眼睑高度和轮廓对称，重睑线也较对称。右侧瞳孔由于去氧肾上腺素的散瞳作用而半扩张

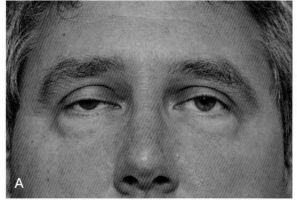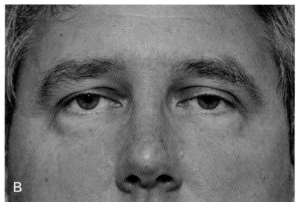

▲ 图 7-42　**A.** 双侧不对称性上睑下垂的患者；**B.** 右眼滴入 **2.5%** 去氧肾上腺素后，右侧上睑下垂有所改善，眉毛不对称也有改善，但左侧上睑略有下降，遮盖了角膜反射

在对侧手术后其位置将会下降以达到对称。

要 点

获得性上睑下垂应考虑肌无力的可能性。如果肌无力可能是上睑下垂的原因，则应该检查患者的上睑疲劳性和 Cogan 抽动征，还可以进行冰袋测试。在适当的情况下考虑进行 Tensilon 测试（在获得知情同意并采取所有必要的安全预防措施之后），或将患者转诊至神经科医师或神经眼科医师以寻求专科意见。

---

3. 应用解剖　见第 2 章，建议对相关解剖学进行详细学习。

要 点

在实施上睑下垂手术之前，深入了解眼睑和眼眶解剖是必不可少的。

四、治疗

上睑提肌功能分级是决定上睑下垂手术方式的主要因素（框 7-7）。大多数上睑下垂的病例可通过后入路的 Müller 肌切除术或前入路的提肌腱膜前移术来得到充分改善。成人上睑下垂手术最好在局部麻醉下进行，根据患者的焦虑程度决定是否进行静脉镇静，患者在术中的配合可以让手术达到最精确稳定的效果，儿童上睑下垂手术应在全身麻醉下进行。

框 7-7　治疗上睑下垂的手术方式

- Müller 肌切除术
- 上睑提肌腱膜前徙术
- 上睑提肌切除术
- Whitnall 韧带悬吊术
- 额肌悬吊术
- Lemagne 术

儿童腱膜的前移程度，或提肌的切除程度，已经由多年来不同外科医师提倡的各种公式确定。虽然大量的公式用来辅助估算要进行切除的程度，但是这些公式通常与不保留 Whitnall 韧带的上睑提肌切除有关。在这种情况下，这种侵略性的切除破坏了眼睑的解剖结构和眼睑的支撑，因此需要更积极的提肌切除术。一个简单的经验法则是对于术前提肌功能约为 8mm 的患者，手术中达到的眼睑高度在术后能够趋于保持相对稳定。如果提肌功能为 4～7mm，术后眼睑位置将下降，因此应在术中进行过度矫正。如果提肌功能为 9mm 或更好，术后眼睑位置将会略高，术中眼睑位置应根据具体情况做出相应调整。

如果提肌功能良好，上睑下垂的程度为 1～3mm，可以进行后入路 Müller 肌切除术。Fasanella-Servat 术是一种破坏性的外科手术，虽然多年来被许多外科医师所提倡，但我们应该避免。对于上睑提肌功能处在边缘（3～4mm）的儿童，可以考虑采用前入路 Whitnall 韧带悬吊术。对于提肌功能不佳的患者，应行额肌悬吊术，可使用自体材料（通常为阔筋膜）或非自体材料（如聚丙烯、硅胶管、聚酰胺纤维，或 Vicryl/ 聚丙烯网片）。

在患获得性肌病患者中，如无 Bell 现象及眼轮匝肌功能不良和（或）存在干眼，应该考虑上睑下垂支撑物（图 7-43）。部分患者如果耐受的话，带有水平杆的透氧巩膜接触镜可以用作上睑下垂支撑物。这需要专业的角膜接触镜适配和随访护理。

要 点

对于上睑下垂手术有潜在危险的患者，如那些患有强直性肌营养不良伴 Bell 现象缺失、伴有眼轮匝肌功能不良和（或）有发展为危及视力的角膜溃疡风险的干眼症患者，应考虑使用上睑下垂支撑物。一些患者能够耐受带水平杆的巩膜接触镜作为上睑下垂的支撑物。

---

1. Fasanella-Servat 术　自 1961 年 Fasanella-Servat 术被首次描述以来，许多外科医师一直主张采用 Fasanella-Servat 术及其多种改进术式，以治疗提肌功能良好（如 Horner 综合征）患者

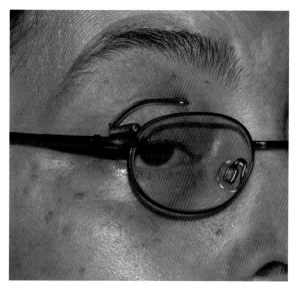

▲ 图 7-43　使用上睑下垂支撑物的慢性进行性眼外肌麻痹患者

的轻度上睑下垂。Fasanella-Servat 术是一种简单粗暴的手术，最好避免使用，因为它牺牲了对上睑结构完整性很重要的睑板的一部分和结膜泪腺（图 7-44）。

术中会将 2 个弯动脉夹放置在距离睑缘至少 4mm 处，夹住等量的睑板和睑结膜（图 7-44A 和 B）。这些动脉夹稍微倾斜偏离睑缘。1 根 6-0 尼龙缝合线穿过内侧眼睑，紧贴动脉夹上缘穿出，缝合 5~6 针。使用钝头 Westcott 剪沿着动脉夹产生的挤压痕迹剪开后，缝合线从眼睑侧边皮肤穿出，缝合的末端用胶带粘在皮肤上，术后 7 天取出。

Fasanella-Servat 术步骤的主要缺点是不可分级调整。它没有考虑睑板的不同高度，并且由于其简单性，它经常被综合眼科医生用于不

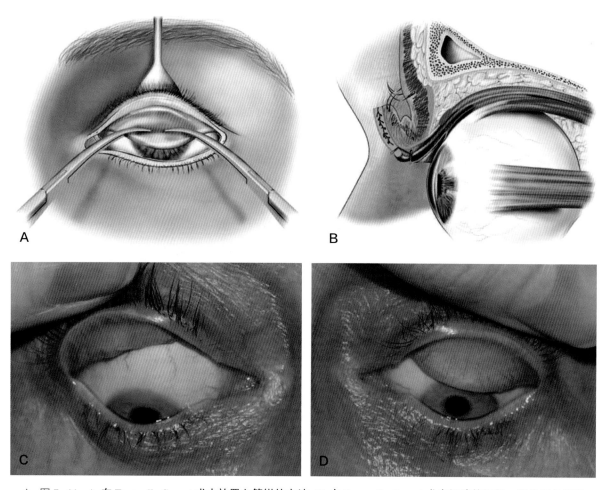

▲ 图 7-44　**A.** 在 **Fasanella-Servat** 术中放置血管钳的方法；**B.** 在 **Fasanella-Servat** 术中切除的组织，通常不包括提肌腱膜；**C.** 1 例接受过 **Fasanella-Servat** 术的患者缩短的右上睑睑板；**D.** 同一患者左侧上睑的正常睑板

合适的病例，复发率可能很高。它显露的后缝合线可能导致角膜问题。术后矫正轮廓缺陷会很困难，由于部分睑板的缺失，使得以后在处理复发时，更难实施必须进行的腱膜手术。对于上睑提肌功能良好的轻度上睑下垂患者，后入路 Müller 肌切除术是更好的治疗方法。

> **要　点**
>
> 应避免 Fasanella-Servat 术。这是一种粗暴且具有破坏性的手术。它牺牲了不同数量的睑板和结膜，且复发率高。由于部分睑板的缺失，使得上睑下垂复发后的再次手术更加困难。

2. 后入路 Müller 肌切除术　后入路 Müller 肌切除术（视频 7-2 至视频 7-5）对具有良好提肌功能的轻中度上睑下垂（1～3mm）患者尤为有效。该手术不切除支配眼轮匝肌的神经，对患者的瞬目反射几乎没有影响，恢复期比前入路手术短。这种手术可以避免睫毛下垂和持续的睑板前水肿，且不会留下明显的外部瘢痕。

该术式是有明显虹膜征或深上睑沟的腱膜性上睑下垂患者的首选手术。对于大多数无眼的上睑下垂患者来说，这也是一个可以考虑的好术式。它比 Fasanella-Servat 术更好，因为只切除了 Müller 肌的一部分和极少量的结膜，且完整保留了上睑解剖结构的其余部分。这种"开天"手术不需要使用任何钳子。在笔者的实践中，这种手术是对上睑提肌功能良好的获得性上睑下垂患者最常用的治疗方式。

术前应用 2.5% 去氧肾上腺素滴眼液试验，可能有助于确定患者是否适合该手术，并向患者展示手术可能达到的效果。眼睑快速上升至正常位置的阳性结果表明，患者将会对适度的后入路 Müller 肌切除术反应良好。阴性结果往往提示需要更积极的后入路 Müller 肌切除术或后入路上睑提肌腱膜前徙术。

手术可以在联合或不联合静脉镇静的局部麻醉下进行，也可以在全身麻醉下进行。麻醉师提供的短效静脉镇静可以很好地解决在术中调整眼睑时需要患者配合的问题。该手术可通过选择性拆除缝合线、选择缝合线移除的时间

及必要时对眼睑施加向下牵引，在术后对上睑的高度和轮廓进行一些调整。

如有必要，该手术可与皮肌睑成形术结合使用。或者，可以推迟上睑成形术，直到 Müller 肌切除术后完全恢复。这对于寻求最佳美容效果的患者来说更合适。

(1) 禁忌证：对于有以下情况的患者，应避免这种手术：①提肌功能不佳；②既往上睑下垂手术失败或部分睑板切除的手术史；③既往外伤遗留的眼睑或上穹窿瘢痕；④后板层异常（如乳头性结膜炎）。

(2) 手术步骤。

- 用甲紫标记上睑重睑皱褶线的理想位置。

- 将丙美卡因和润滑软膏滴入双眼。

- 将含 1∶200 000U 肾上腺素的 0.5% 布比卡因与含 1∶80 000U 肾上腺素的 2% 利多卡因以 1∶1 的比例混合，抽取约 1ml，立即用带 1 英寸橙色针头的注射器沿重睑皱褶线注射到上睑皮下。从重睑皱褶线外侧进针，用示指和中指夹住注射器，拇指置于注射器活塞上，向前推进针头。针头应平行于眼睑表面刺入，以避免患者打喷嚏时对眼球造成意外伤害，并且在针头推进时应缓慢推注麻醉药。避免注射过深和多次注射非常重要，可防止血肿和尽量减少对提肌功能的影响。用棉签在眼睑上按压数分钟。最好能翻开上睑，仅在结膜下方紧贴睑板上方注射局部麻醉药，以避免皮肤穿刺和瘀青的风险，但这要求患者非常配合，且对于联合静脉镇静的患者是不安全的（视频 7-6）。

- 如果下睑要做 Frost 缝合，也要在下睑注射局部麻醉药。

- 患者做好术前准备，铺单，充分显露面部。将一个 4 英寸 ×4 英寸的湿纱布置于非手术眼上。

- 将 1 根 4-0 丝线穿过上睑的灰线，用 1 个中号的 Desmarres 牵开器翻转眼睑。用 1 个小的弯动脉夹将丝线固定在患者前额周围的手术单上。

- 追加 0.5ml 局部麻醉药注射于结膜下，闭合眼睑，用棉签按压眼睑数分钟。

- 用 Desmarres 牵开器重新外翻上睑，用 15 号 Bard-Parker 刀片或 Colorado 针式电刀紧贴睑板浅面切开结膜。

- 用 Paufique 镊夹住结膜并向前拉。用钝头 Westcott 剪剪开或 Colorado 针式电刀穿过 Müller 肌，显露 Müller 肌和提肌腱膜之间的无血管间隙（图 7-45A）。然后用钝头 Westcott 剪向上解剖此平面 8～10mm 的距离，可以看到一条白线，这表示上睑提肌腱膜与眶隔交界处。

- 取下 Desmarres 牵开器，将 2 根 4-0 丝线穿过结膜的内侧和外侧作为牵引线，并用小弯动脉夹将牵引线固定在面部手术单上（图 7-45B）。

- 接着，用蘸有生理盐水的湿棉签垫在结膜下方将其与眼球隔开，向 Müller 肌注射少量局部麻醉药（图 7-45C）。

- 用钝头 Westcott 剪从下方的结膜上剥离

Müller 肌，剪刀的顶端稍微分开。此时 Müller 肌可被视为一个独立的结构，向上在"白线"处（反折的提肌腱膜）附着于上睑提肌腱膜（图 7-46）。

- 然后，根据上睑下垂的程度和术前对去氧肾上腺素试验的反应，在反折的提肌腱膜白线下方 1～4mm 处，将 2 根或 3 根带 1/4 弧圆针的双针 5-0 Vicryl 缝合线穿过 Müller 肌，进针点在预估的眼睑最高点的鼻侧和颞侧（图 7-47）。

- 用双极电凝烧灼止血后，用 Westcott 剪小心地剪除 1 条 5～6mm 长的 Müller 肌。切除时用双极电凝从 Müller 肌一侧边缘先烧灼 3～4mm，然后切除这部分肌肉，重复该过程，直到切下整条肌肉。也可用 Colorado 针式电刀进行切除（图 7-47）。

- 将缝合线穿过睑板上缘，继而穿过眼睑全层和重睑皱褶线上的标记点（图 7-47）。

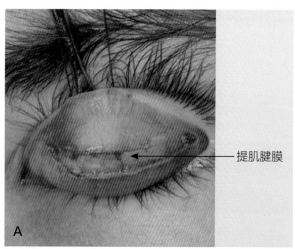

提肌腱膜

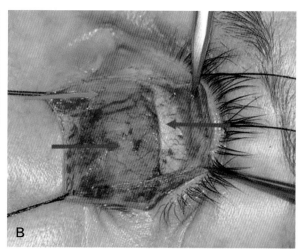

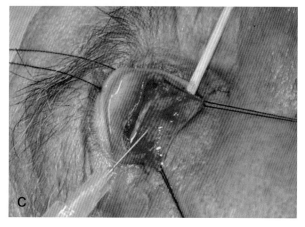

▲ 图 7-45　A. Desmarres 牵开器外翻上睑，切开结膜和 Müller 肌，露出提肌腱膜。B. 术中照片：Müller 肌用红箭标出；反折提肌腱膜的"白线"用蓝箭标出；Müller 肌内的内侧脂肪垫用绿箭标出。C. 向 Müller 肌内注射局部麻醉药，用蘸有生理盐水的棉签将结膜从眼球表面提起

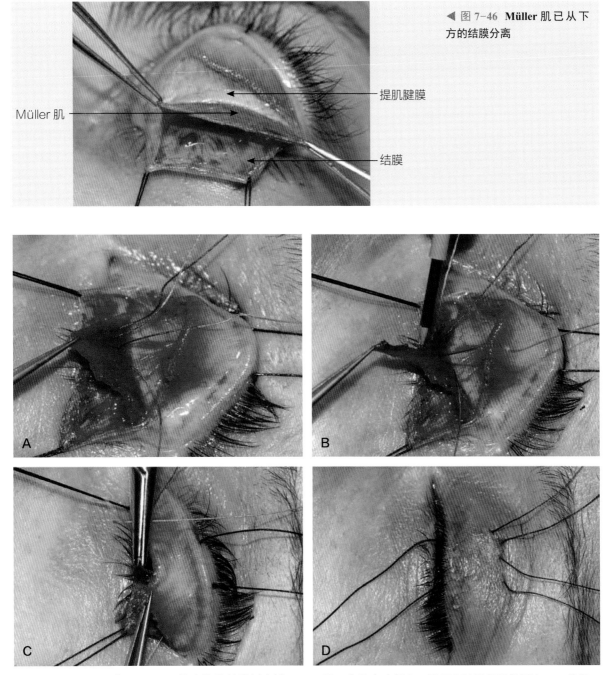

◀ 图 7-46　**Müller** 肌已从下方的结膜分离

Müller 肌

提肌腱膜

结膜

▲ 图 7-47　**A.** 2 根 5-0 Vicryl 缝合线从结膜侧穿过 Müller 肌。在这个病例中，刚好穿过提肌腱膜下方。**B.** 使用 Colorado 针式电刀在缝合线正下方切除 1 条 Müller 肌。**C.** 缝针穿过睑板的上面。**D.** 缝合线穿过上睑重睑皱褶线

- 用 Westcott 剪去除包含牵引缝合线的结膜边缘，仅去除 1mm 即可。
- 如果手术是在局部麻醉下进行的，此时可以拉动 Vicryl 缝合线，并检查眼睑的高度和轮廓。高度和轮廓可以通过下拉眼睑和调整缝合线张力来调整。结膜伤口不缝合，用蘸有生理盐水的棉签轻轻地将结膜复位

回上穹窿。
- 将缝合线穿过非常小的无菌海绵垫，在无过度张力的情况下打结。
- 将局部用抗生素软膏挤入眼内。
- 如果认为有必要，在 24h 内进行加压包扎，先将安息香酊剂涂在眉毛上方的前额皮肤上，用 4-0 Frost 丝线水平穿过下睑缘，用

拉力胶固定在前额上。如果无须加压包扎，则 24h 内用冰袋间歇冷敷。

（3）术后护理：抗生素滴眼液每天滴眼 4 次，持续 2 周。为保证眼部舒适，可使用润滑滴眼液或润滑软膏数天。

如果使用了 Frost 缝合线，应在第 2 天对患者进行检查，以移除缝合线，术后 3 天再次复查。如果上睑有颞侧或鼻侧的成角畸形，或眼睑位置矫正过度，可以去除 1 条或所有缝合线。如果眼睑的高度和轮廓令人满意，应于术后 7～8 天拆除缝合线。术后矫正过度或轮廓缺陷也可以通过向下牵引眼睑来调整。嘱患者在眼睑位于最高点时以拇指和示指捏住睑缘，在向上看的同时向下拉眼睑。这种牵引应至少持续 3～4min，每天 3～4 次，直至达到理想的眼睑高度和轮廓。同时应提醒患者，这可能会引起一些出血，可以通过在闭眼时压迫眼睑来控制出血。该手术允许在术后调整眼睑的高度和轮廓，为患者提供更准确的效果，术后的复发率非常低。

对于轻度上睑下垂的患者，如果不能在上述时间间隔内复诊去除缝合线，可以切除 Müller 肌，并用 7-0 Vicryl 缝合线将残端直接与上睑睑板前侧缝合 2～3 针（图 7-48）。

3. 前入路上睑提肌腱膜前徙手术　如有必要，前入路上睑提肌腱膜手术可与上睑成形术结合（视频 7-7）。只要有可能，成人手术均应在局部麻醉下进行，可给予或不给予镇静药，以便在调节上睑的高度和轮廓时达到更高的精确度。麻醉师提供的短效静脉镇静特别有助于避免在眼睑手术进行调整的过程中，需要患者配合时出现问题。

应建议患者以术中对眼睑高度的过度矫正为目标，因为上睑的位置会在术后下降。并且告知患者在去神经的眼轮匝肌功能恢复正常和瞬目反射恢复（通常在 4～6 周后）之前，有必要进行局部润滑以避免暴露性角膜病变。患者应在可调整体位的手术台或手术推车上进行手术，以便在术中转换为坐姿。手术的时长无法确定，且受术者经验的影响很大。

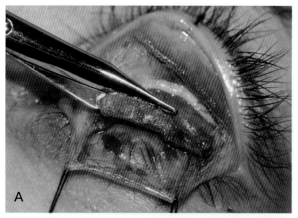

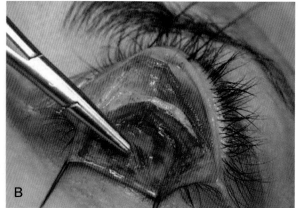

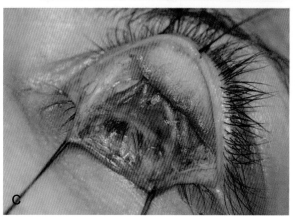

▲ 图 7-48　A. 用 Westcott 剪切除 Müller 肌；B. 7-0 Vicryl 缝合线穿过 Müller 肌残端及上睑板的前表面，并确保缝合线不显露；C. 缝合线穿入后的外观

要　点

术中眼睑位置受多种因素影响，如下所示。
- 局部麻醉对眼轮匝肌的影响。
- 手术切除眼轮匝肌神经的影响。
- 肾上腺素对 Müller 肌的影响。
- 镇静的影响。
- 患者自主性提肌收缩的程度。
- 非自主或自主的额肌运动的影响。
- 手术水肿和出血的影响。

（1）手术步骤。
- 用酒精擦拭掉皮肤表面油脂后，用蘸有甲紫的牙签在上睑设计的位置标记重睑皱褶切口。应特别注意重睑皱褶的正常形状，重睑线外侧通常高于内侧。
- 将丙美卡因和润滑软膏滴入双眼。
- 将含 1∶200 000U 肾上腺素的 0.5% 布比卡因与含 1∶80 000U 肾上腺素的 2% 利多卡因以 1∶1 的比例混合，抽取 1～1.5ml，立即用带 1 英寸橙色针头的注射器沿重睑皱褶线注射到上睑皮下。从重睑皱褶线外侧进针，用示指和中指夹住注射器，拇指置于注射器活塞上，向前推进针头。针头应平行于眼睑表面刺入，以避免患者打喷嚏时对眼球造成意外伤害，并且在针头推进时应缓慢推注麻醉药。避免注射过深和多次注射非常重要，这可防止血肿和尽量减少对提肌功能的影响。用棉签在眼睑上按压数分钟。
- 患者做好术前准备并铺单，注意确保手术单不会对眉毛施加向下的压力。
- 在眼睑最高点的理想位置，将 4-0 丝线穿过上睑灰线作为牵引线，用一个小弯动脉夹固定到面部手术单上（图 7-49）。这样会使标记的切口线变直，更容易切开切口。
- 使用 Colorado 针式电刀切开重睑皱褶线可以减少出血并有助于识别组织层次（图 7-49）。也可以使用 15 号 Bard-Parker 刀片，但会导致更多出血，并且初始切口的深度难以控制。
- 用 Colorado 针式电刀从眼轮匝肌向下解剖至眶隔。与棕色的眼轮匝肌相比，眶隔是一个灰白的结构，容易区分。然后从眶隔

上方切开眼轮匝肌 4～5mm，以避免无意中损伤提肌腱膜（图 7-49）。Westcott 剪可以代替 Colorado 针式电刀使用，但是对于新手外科医师来说，会使组织层次不够清晰，而且会有更多的出血。这种手术应尽量减少术中出血。
- 然后用 Colorado 针式电刀按切口长度打开眶隔，显露提肌腱膜前脂肪（图 7-49C 至 E）。使用 Colorado 针式电刀就能看出眶隔是多层的。为了确认所见的脂肪是筋膜前脂肪，而不是退行性变的上睑提肌或 Müller 肌内的脂肪，可以用手指通过下睑向眼球施加压力，使筋膜前脂肪向前突出。
- 用 Colorado 针式电刀或钝头 Westcott 剪，仔细将筋膜前脂肪从下方的提肌腱膜分离开。用 Paufique 镊将脂肪向上拉，远离下层的腱膜更易解剖。
- 接着，用 Jaffe 眼睑牵开器牵开切口使提肌腱膜完全显露，并用弯动脉夹将弹力带固定在患者前额周围的手术单上（图 7-49）。弯动脉夹平放，不妨碍外科手术操作。
- 用有齿镊提起眼轮匝肌，用 Colorado 针式电刀显露睑板的上 1/3。
- 如果确定有腱膜裂开，用 5-0 Vicryl 缝合线修补；如果无裂开，则找到提肌腱膜的边缘，用钝头 Westcott 剪沿着切口长度将提肌腱膜边缘从睑板上分离，小心避开睑板上方的血管弓。
- 将提肌腱膜与下方的 Müller 肌分离，注意不要损伤提肌腱膜内外侧角或 Whitnall 韧带（图 7-49）。解剖保持在最低限度，目的是尽可能少地破坏相邻的正常结构，这样可将睑板外侧移位的风险降至最低，尤其是在提肌腱膜内侧角非常菲薄脆弱的老年患者中。
- 如果提肌腱膜极薄且松散，可以从结膜解剖出 Müller 肌，如后入路 Müller 肌切除术所述，与提肌腱膜一起推进。
- 双针 5-0 Vicryl 缝合线以层状方式穿过睑板的上 1/3 与下 2/3 处的接合处，横向延伸，注意保护下方的眼球（图 7-49）。针的平面以严格平行的方式穿过睑板，避免用针

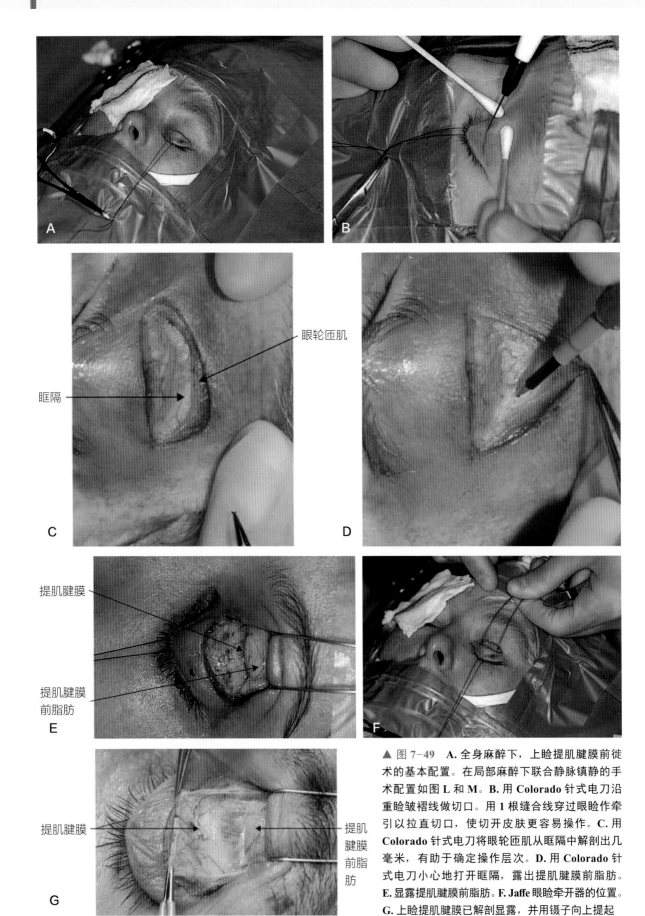

眼轮匝肌

眶隔

提肌腱膜

提肌腱膜
前脂肪

提肌腱膜

提肌
腱膜
前脂
肪

▲ 图 7-49　**A.** 全身麻醉下，上睑提肌腱膜前徙术的基本配置。在局部麻醉下联合静脉镇静的手术配置如图 **L** 和 **M**。**B.** 用 Colorado 针式电刀沿重睑皱褶线做切口。用 1 根缝合线穿过眼睑作牵引以拉直切口，使切开皮肤更容易操作。**C.** 用 Colorado 针式电刀将眼轮匝肌从眶隔中解剖出几毫米，有助于确定操作层次。**D.** 用 Colorado 针式电刀小心地打开眶隔，露出提肌腱膜前脂肪。**E.** 显露提肌腱膜前脂肪。**F. Jaffe** 眼睑牵开器的位置。**G.** 上睑提肌腱膜已解剖显露，并用镊子向上提起

▲ 图 7-49（续）　**H.** 将上睑提肌腱膜反折，露出睑板和下方的 **Müller** 肌、结膜和睑板上血管弓。**I.** 5-0 Vicryl 缝合线在睑板上 1/3 与下 2/3 的交界处以层状方式穿过睑板。操作中应格外注意，需将眼睑提起离开眼球，保护其不被针头意外损伤。**J.** 缝合线从所需的水平面穿过上睑提肌腱膜。**K.** 将缝合线打结，使患者处于坐姿，以确定眼睑的高度和轮廓是否满意。**L.** 患者位于坐姿，检查眼睑的高度和轮廓。注意由于 Herring 定律描述的双侧上睑提肌神经支配相等，该患者左上睑似乎矫正过度，而右上睑变得下垂。**M.** 将右上睑用棉签抬起，则左上睑位置立即出现降低

的侧面切割睑板。在缝合线穿过之前，应使用 Paufique 镊将眼睑从眼球上提起，使用润滑软膏会更容易做到。然后应使用牵引缝合线和 Paufique 镊翻转眼睑，以确保缝合线没有穿过睑板全层。该初始缝合线位于牵引丝线的正上方，以确保最高顶点位于该位置（对于新手外科医生来说，可以放置一个橡胶角膜保护器，但是患者通常会有不适感）。

- 将 5-0 Vicryl 缝合线的双针在距睑板适当

距离处穿过提肌腱膜（图 7-49），并以环形方式打结（图 7-49）。使患者处于坐姿并确保其没有抬眉，检查眼睑的高度和轮廓（图 7-49）。眼睑通常应过度矫正 1～1.5mm。如果进行单侧手术，应观察对另一侧上睑的影响，如果另一侧上睑下垂，也应提起此眼睑观察对手术侧的影响。

- 切除多余的提肌腱膜，另外 2 根 5-0 Vicryl 缝合线垂直穿过睑板和腱膜，再次让患者处于坐姿，检查眼睑位置。

197

- 一旦找到合适的高度和轮廓，即用 7-0 Vicryl 缝合线间断缝合皮缘。如果想要一个明显的重睑皱褶，缝合线需穿过切口下侧皮肤边缘，然后穿过邻近的提肌腱膜，继而穿过切口上侧的皮肤边缘。
- 将局部用抗生素软膏沿着缝合线滴入眼中。
- 如果在手术过程中遇到大量出血，最好用 1 根 4-0 Frost 丝线穿过下睑灰线，并用拉力胶固定在前额皮肤上，确保角膜被完全覆盖和保护。术后以敷料加压覆盖 24~48h，如果不加压覆盖，则间断冷敷 24~48h。替代 Frost 缝合线的一种方法是将无菌过滤空气皮下注射到下睑内，可暂时抬高下睑并保护角膜，直到局部麻醉药对眼轮匝肌的作用消失。

> **要　点**
>
> 新手外科医师在进行眼睑解剖和将缝针穿过睑板时，应放置涂有润滑剂的角膜保护器。

（2）术后护理：术后，要求患者在 2 周内在上睑伤口处涂上局部用抗生素软膏，每天 3 次，并在术后 48h 内每隔 1~2h 和在睡觉前涂一次眼用润滑软膏。之后将润滑软膏换成不含防腐剂的局部润滑滴眼液，白天每小时使用 1 次，并且在睡前继续使用润滑软膏，直到眼睑闭合不全（兔眼）的程度有所改善。在接下来的几周内，逐渐降低使用润滑剂的频率。嘱患者在

2~3 周内将头部抬高睡觉，并在 2 周内避免举任何重物。术后 48h 内用干净冰袋间断轻敷于眼睑上。患者应在 2 周内到门诊复查，并在 4~6 周内再次复诊，2 周后拆除上睑皮肤缝合线。

术后如对高度和轮廓不满意，可以在手术后的前几天内进行调整，但在初次手术中严格注意细节的情况下，通常没有必要。

儿童不需要拆线。每天用无菌生理盐水湿润的棉签清洗 3 次重睑皱褶，并且使用抗生素软膏 2 周。

应告知患者，手术后 2~3 个月内无法看到最终效果，因为手术后的睑板前水肿通常需要这么长的时间才能完全消退（图 7-50）。

4. 后入路提肌腱膜前徙术　后入路提肌腱膜前徙术具有与后入路 Müller 肌切除术相似的优点。它用于更严重的上睑下垂。任何上睑多余的皮肤都可以同时去除，或在稍后阶段，通过上睑成形术去除。

手术步骤如下文后入路上睑提肌切除术所述。

5. 前入路上睑提肌切除术　前入路通常用于先天性"营养不良"上睑下垂的手术治疗，患者上睑提肌肌力处于 5~8mm。该手术不同于提肌腱膜前徙术，因其将提肌腱膜与 Müller 肌一起与结膜分离开，并且上睑提肌被显露于 Whitnall 韧带上方。从结膜分离 Müller 肌时，应一直解剖至显露出上睑提肌和上直肌总鞘。用钝头 Westcott 剪非常小心地剪开提肌腱膜内外侧角，注意不要剪断 Whitnall 韧带，如果可

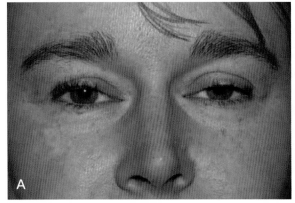
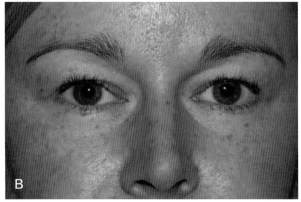

▲ 图 7-50　**A.** 1 例双侧上睑提肌腱膜裂开并有角膜接触镜佩戴史的患者。**B.** 该患者行双侧前入路提肌腱膜前徙术 3 个月后。该患者未行上睑成形术

能的话，在 Whitnall 韧带之下前移上睑提肌。

双针 5-0 Vicryl 缝合线在预期的眼睑最高点处穿过睑板的上 1/3 与下 2/3 连接处，接着，预计能保证上睑可抬至所需高度的位置，穿过前移的上睑提肌和 Müller 肌（取决于术前上睑下垂的程度和患者的提肌功能）。缝合线打 1 个临时活结，并评估眼睑的位置，如果位置满意，用钝头 Westcott 剪切除缝合线下方的 Müller 肌和一部分上睑提肌。用另外 2 条 5-0 Vicryl 缝合线将肌肉复合体的内侧和外侧缘分别缝合到睑板的内侧和外侧。皮肤边缘用 7-0 Vicryl 缝合线间断缝合，如果需要，根据对侧眼重睑皱褶的外观，挂一针提肌，重新形成轮廓分明的重睑皱褶。

在上睑提肌切除术中，很难获得精确的结果，应在术前告知患儿父母，如果对眼睑高度不满意，可能需要在 1~2 周内进行进一步的手术。

6. 后入路上睑提肌切除术　对于没有经验的外科医师来说，后入路可能在技术上要求更高，但是它对有暴露性角膜病变风险的患者（如患有慢性进行性眼外肌麻痹的患者）具有独特的优势。这些患者对局部麻醉药的作用也非常敏感，这导致手术中提肌功能显著下降，使得在局部麻醉下通过前入路调节眼睑高度特别困难。这种方法不涉及横断眼轮匝肌及其运动神经的切口，因此不会引起与前入路手术术后相同程度的眼睑闭合不全（兔眼）。此外，术后即刻的眼睑高度较低，在最初几天眼睑高度逐渐

升高，这也在恢复阶段提供了更好的角膜保护。患者可以在术后早期通过向下牵引眼睑来调节眼睑的高度和轮廓。虽然相关的皮肤松弛症可以同时解决，但一旦上睑下垂手术完全恢复，则最好将其推迟一段时间（图 7-51）。

(1) 手术步骤。

- 步骤 1~12 如上文后入路 Müller 肌切除术所述。
- 用钝头 Westcott 剪沿白线上方剪开，显露出提肌腱膜的前表面和腱膜前脂肪垫（图 7-52A 和 B）。
- 从结膜解剖出 Müller 肌至总鞘，用 Westcott 剪小心地松解上睑提肌的内外侧角，将提肌腱膜和 Müller 肌从 Whitnall 韧带下方前移。
- 3 根双针 5-0 丝线穿过上睑提肌和 Müller 肌、结膜（图 7-52C）、睑板上缘（图 7-52D），以及眼睑的全层进入重睑皱褶（图 7-52E），缝合线松散地打活结。
- 检查眼睑的高度和轮廓。如果存在不满意的地方，则调整穿过眼睑缩肌肌群的缝合线位置。当结果令人满意时，用 Westcott 剪剪除多余的 Müller 肌和上睑提肌。双极电凝从一侧边缘烧灼 3~4mm，然后切除该部分肌肉，重复该过程，直到肌肉被切除。
- 缝合线系在棉球垫上（图 7-52F 和 G）。可以调节缝合线张力以获得理想的眼睑轮廓。
- 在眼内滴入局部抗生素。

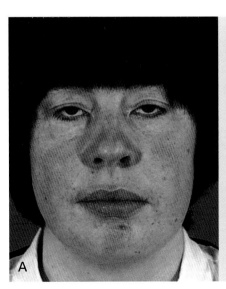
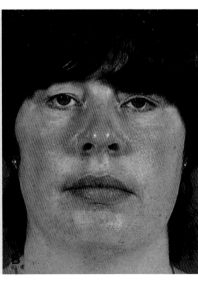

◀ 图 7-51　**A. 1** 例患有强直性肌营养不良和双侧上睑下垂的患者；**B.** 该患者行双侧后入路上睑提肌切除术后的外观

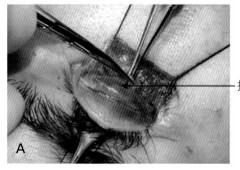

提肌腱膜

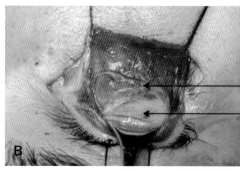

切开提肌腱
膜的切缘

腱膜前脂肪

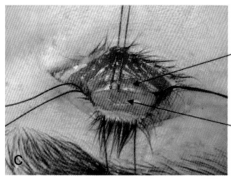

上睑提肌

腱膜前脂肪

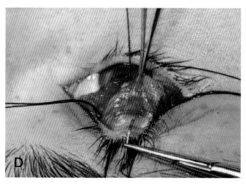

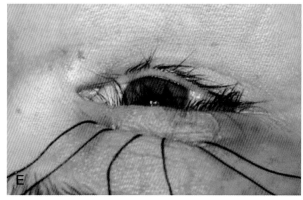

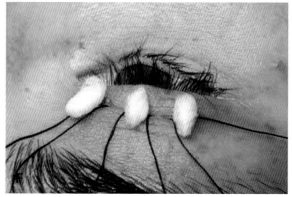

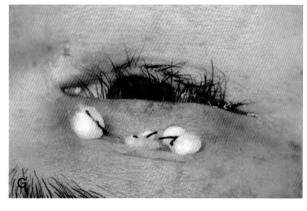

▲ 图 7–52　**A.** 从术者的视角看到在白线水平打开了提肌腱膜；**B.** 切开提肌腱膜，显露腱膜前脂肪；**C.** 1 根双针 6-0 黑色丝线穿过前徙的上睑提肌和 Müller 肌，以及结膜边缘；**D.** 然后将缝合线穿过切口线上方的睑板；**E.** 缝合线经重睑皱褶线穿出；**F.** 准备好小棉球垫；**G.** 将缝合线系在棉球垫上，通过调节缝合线张力来调节眼睑的高度和轮廓

- 放置下睑 Frost 缝合线，并用敷料加压 48h，因为这种手术可能造成术后明显肿胀。在眉毛上方的前额皮肤上涂上安息香酊后，用 4–0 尼龙缝合线水平穿过下睑缘，用无菌胶带将其固定在前额上。

要　点

正确识别反折的提肌腱膜的白线，并小心打开，显露筋膜前脂肪垫，这一点很重要。

(2) 术后护理：术后护理如后入路 Müller 肌切除术所述。

7. Whitnall 韧带悬吊术 Whitnall 韧带悬吊术对不需要额肌悬吊的提肌功能处于"边界线"（3～5mm）的儿童具有潜在优势。在此过程中，如同前入路上睑提肌切除术一样，应非常仔细地解剖眼睑，确保 Whitnall 韧带的附着点保持完整（图 7-53A）。切除多余的提肌腱膜和 Müller 肌后，将睑板直接缝合至 Whitnall 韧带（图 7-53B）。图 7-53C 展示了 1 例接受过该手术的患者，然而该患者术后或多或少地出现了静止状态下的眼睑闭合不全和向下凝视时明显的眼睑迟滞。

8. 额肌悬吊术 额肌悬吊术的目的是利用额肌的活动来提升眼睑。正常额肌的活动度为10～15mm，如果用自体组织或非自体材料连接到眼睑，可以将额肌运动直接转移到眼睑。双侧手术可以产生非常好的功能效果和美容效果，但是单侧手术很少能做到这一点。术前立即检查患者并观察额肌活动是至关重要的。

> **要 点**
>
> 术前立即对患者进行检查并观察额肌活动是至关重要的。前额的手术切口标记应该考虑到眉毛的形状和运动方向，以及任何不对称的地方。

该手术最好使用自体组织，如筋膜，也可以使用非自体材料，如在无法获得阔筋膜的婴儿（通常需要等到大约 5 岁，儿童的大腿要发育到可以获得足够的阔筋膜）和上睑下垂很明显以致有导致弱视风险的婴儿，以及不太可能获得阔筋膜的老年患者（年龄超过 60 岁并且存在引起深静脉血栓风险的全身并发症的患者），以及进行性肌病的患者，因为此类患者手术后发生暴露性角膜病，基本上是不可逆的。

有多种可使用的非自体悬吊材料（表 7-2），但所有这些材料都有潜在的感染、挤压、破裂或异物肉芽肿反应的缺点。对于眼轮匝肌功能较弱的肌营养不良的患者，因其眼睑闭合不全的程度不高，硅胶条搭配可调节的套筒具有一定优势。 与 Mersilene 网相比，聚丙烯的优点是可以快速且轻易地插入，并且在必要时非常容易取出或剪裁，同时不会发生生物降解。它可以尝试用于有术后暴露性角膜病风险的患者。Mersilene 网很难移除并且暴露后会引起明显的炎症反应。笔者从未使用过 Mersilene 网，但用

表 7-2 用于额肌悬吊术的非自体材料示例

材 料	说 明
贮存阔筋膜	辐照或冻干
Prolene 线	单丝聚丙烯
Supramid 线	有护套的聚酰胺纤维
Mersilene 网	柔性交织聚酯纤维网
硅胶管	
Gore-Tex	聚四氟乙烯（PTEE）
聚丙烯 /Vicryl 网	单丝聚丙烯和 Vicryl 的复合网

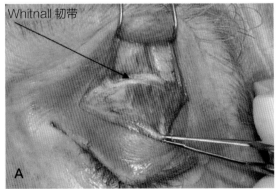
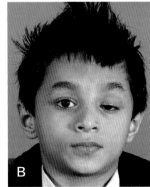
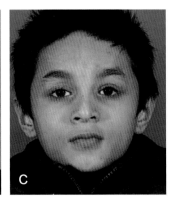

▲ 图 7-53 A. 显露 Whitnall 韧带；B. 左侧先天性上睑下垂患者，提肌功能仅为 3mm；C. 该患者行组织内 Whitnall 韧带悬吊术 4 周后外观

过其他自体材料，包括颞筋膜和掌长肌腱，然而阔筋膜仍然是最受欢迎的选择。在切取掌长肌腱时需要非常小心，以避免无意中损伤正中神经，基于这个原因，笔者认为使用它既不合适，也不合理。

（1）梯形 - 五边形技术：梯形 - 五边形（Fox）技术是最简单的技术之一，需要的材料最少，是非自体材料的首选手术。手术可以在联合或不联合镇静的局部麻醉下进行，也可以在全身麻醉下进行。

①手术步骤：闭合入路如下所示。

- 让患者目视正前方，在睫毛线上方 1～2mm 处用鸡尾酒棒蘸甲紫标记 2 个 1mm 的切口，一个与内侧角膜缘成一直线，另一个与外侧角膜缘成一直线。

- 接着，如图 7-54 所示，在前额标记 3 个 1mm 的眉部切口。将含 1∶200 000U 肾上腺素的 0.5% 布比卡因与含 1∶80 000U 肾上腺素的 2% 利多卡因以 1∶1 的比例混合，抽取约 0.2ml，在每个标记处进行皮下注射。另外，1～2ml 同样的麻醉药皮下注射到睑缘正上方，也注射到下睑。4-0 牵引丝线穿过上睑的灰线，用于牵引。

- 眉部用 15 号刀片作小而深的切口。

- 眼睑切口要刀刃向下小心切开划至睑板，并保护好眼球。

- 当使用聚丙烯缝合线时，针穿过眼睑切口，穿过部分厚度的睑板，并注意用涂抹软膏润滑的保护罩保护眼球。然后翻转眼睑，确保针头没有穿过睑板全层。

- 将针头小心地从眼睑处穿过眶隔的后面，穿至最下方的眉切口。然后，用 Wright 上睑下垂针将缝合线的另一端从眼睑穿入另一个最下方的眉切口（图 7-54）。当使用 Supramid 缝合线时，Ski 针用于穿过睑板，并将缝合线从眼睑穿至眉毛。当使用

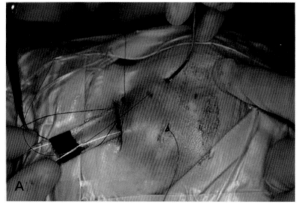

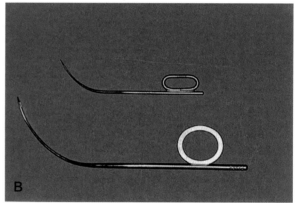

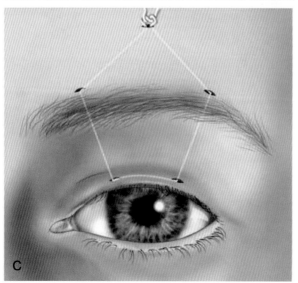

▲ 图 7-54　**A.** 使用梯形 - 五边形（Fox）技术的聚丙烯额肌悬吊术。用涂抹润滑软膏的眼睑保护器保护眼球。用 **Wright** 上睑下垂针将缝合线从眼睑撤至眉毛内侧切口。**B.** Wright 上睑下垂针（成人规格和小儿规格）。**C.** 打结并调整缝合线，确保眼睑高度适当和轮廓满意

Mersilene 网、Vicryl- 聚丙烯网或贮存阔筋膜时，用 Wright 上睑下垂针将材料穿入睑板前面的眼睑皮下，然后用相同的针穿过眶隔后面。硅胶吊带用自带的针头以相同方式穿过。

- 接着，缝合线穿过中间的眉切口。缝合线打1个单结，将眼睑拉至理想的高度，这个高度取决于个体患者的要求，同时要考虑到 Bell 现象和眼轮匝肌功能。例如，在慢性进行性眼外肌瘫痪的患者中，当放松额肌时，患者应能够被动地闭眼，但也应能够通过适当的额肌运动使视轴清晰。
- 然后，通过调整缝合线每条边上的张力来调整轮廓。
- 将1个带锁 Castroviejo 持针器置于单结正下方的缝合线上，打1个外科结。如果使用聚丙烯缝合线，则需要多重打结。剪断缝合线不带针的一侧。
- 用钝头 Westcott 剪从中央眉切口上方打开一个小隧道。
- 将针穿入隧道并从前额皮肤穿出。向上拉缝合线，将线结拉入皮下隧道深部。然后将缝合线与前额皮肤平齐剪断。
- 前额伤口用 7-0Vicryl 缝合线间断缝合。眼睑伤口不缝合。
- 眼内滴入抗生素软膏，眼睑和前额伤口涂抹抗生素软膏。
- 在单侧手术的情况下，下睑使用 Frost 缝合线并用敷料加压 24~48h。如果行双侧手术，则用冰袋冷敷。

> **要 点**
>
> 当使用聚丙烯缝合线时，针必须钩住部分厚的睑板，否则，缝合线会逐渐切割组织而松脱，导致睑下垂很快复发。

②术后护理：术后，给予患者局部抗生素软膏涂抹上睑和伤口，每天3次，持续2周。术后每1~2小时及睡前给眼睛涂1次润滑软膏，持续 48h。之后将润滑软膏改为不含防腐剂的局部润滑滴剂，白天每小时使用1次，睡前继续使用润滑软膏，直到眼睑闭合不全的程度有所改善。在接下来的几周内，逐渐减少润滑剂的使用频率。嘱患者保持头部抬高4周，并在2周内避免提举重物。移除敷料和 Frost 缝合线后，将干净的冰袋间断轻敷在眼睑上，持续 48h。应嘱患者在1~2周内到复诊接受评估，并在4~6周内再次复查。2周后去除眉部皮肤缝合线。对于儿童来说，缝合线可以自行脱落。

③外科手术：开放入路。

如果将硅胶管用于额肌悬吊，可做重睑皱褶切口并显露睑板。硅胶可以用不可吸收的尼龙线直接缝合到睑板下方，以确保硅胶更加稳固，降低移位的风险。此外，还可以更精确地调整眼睑轮廓。然而，这种方法有更明显的肿胀和睫毛下垂的风险。前额上部的切口可以稍微扩大一点以容纳可调节的套筒。虽然该手术具有术后调整的可能性，但必须权衡套管显露和被挤出的风险。术中应小心确保套管埋入前额组织深部。

(2) 双三角技术：双三角（Crawford）技术能最好地控制眼睑轮廓和高度，通常与自体阔筋膜联用，具有最好的远期结果。但是这种技术也能与非自体材料一起使用，在一些经过筛选的病例中也能获得最佳的眼睑轮廓。

Crawford 技术在自体阔筋膜植入术中应用非常广泛。这项技术可用于儿童或成人，但是儿童的大腿必须充分发育到可以获取阔筋膜的程度（通常在5岁以后）。

①外科手术：闭合入路如下所示。

- 在睫毛线上方 1~2mm 处用鸡尾酒棒蘸甲紫标记2个 1mm 的切口，一个与内侧角膜缘成一直线，另一个与外侧角膜缘成一直线。第3个切口在患者目视前方的情况下与瞳孔成一直线。
- 如图 7-55 所示，在额部标记3个 1mm 的眉部切口。做这些标记时应考虑到患者个体的眉毛形状和额肌动作。如前所述，局部麻醉药皮下注射到每个标记处和上下睑。4-0 丝线穿过上睑灰线，用于牵引。
- 眉部用 15 号刀片作小而深的切口。
- 眼睑切口要用刀片向下小心划至睑板，确

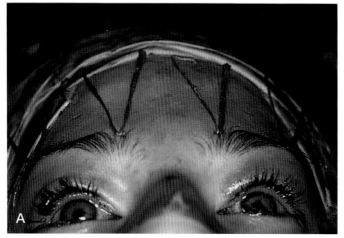

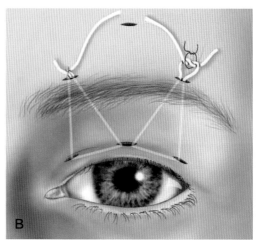

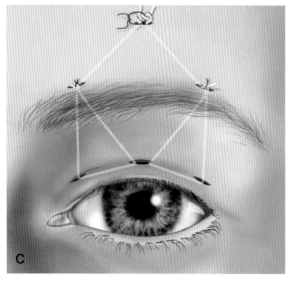

▲ 图 7-55　A. 封闭式 Crawford 双三角技术的自体筋膜眉悬吊术；B. 5-0 Vicryl 缝合线加固筋膜结；C. 5-0 Vicryl 缝合线加固中央前额筋膜结

保眼球得到保护。

- 使用 Wright 上睑下垂针将阔筋膜组织穿入眼睑切口之间的皮下，然后穿入眶隔后方至眉的内侧和外侧切口，注意用涂有润滑软膏的保护罩保护眼球。在将上睑下垂针从眉部切口推向眼睑之前，必须将保护罩推紧至结膜上穹窿的眶上缘处。

- 接着，单结将筋膜系紧，将眼睑调整到与上角膜缘一致的高度，或者直到眼睑离开眼球，并调整轮廓。然后用外科结系紧筋膜，并用 5-0 Vicryl 缝合线加固线结处（图 7-55）。将剩余的最长的筋膜条穿过中央眉切口，并再次打结和加固。

- 小心地将线结埋在皮下。

- 用 7-0 Vicryl 缝合线间断缝合关闭前额伤口。不缝合眼睑切口。

- 用抗生素软膏填入眼内，并涂在眼睑和前额的伤口上。

- 下睑穿 1 根 Frost 缝合线，并用敷料加压 24~48h。

②术后护理：术后护理同前梯形 - 五边形手术所述。

③外科手术：开放入路。另一种可供选择的技术包括做重睑皱褶切口，显露睑板，用 5-0 Vicryl 缝合线直接将筋膜缝合到睑板上。虽然更费时，但这种技术可以打造更自然的重睑皱褶，而且可在必要时通过小的眼睑成形术来调整重睑皱褶（图 7-56）。这种闭合技术会形成很低的重睑皱褶线，且在术中不易调整，可能需要在以后进行眼睑成形修整术。

(3) 手术步骤：获取自体阔筋膜。

- 在大腿外侧，膝关节外侧髁正上方，沿腓

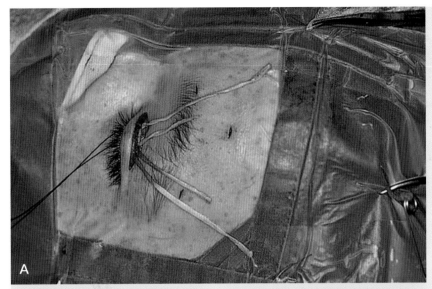

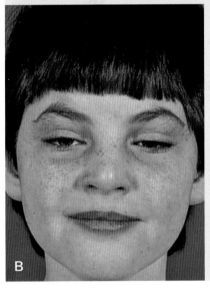

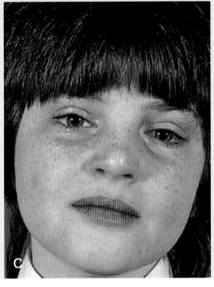

◀ 图 7-56　A. 筋膜条直接缝合至睑板；B. 1 例先天性双侧上睑下垂患者，提肌功能差，额肌活动过度；C. 该患者行开放式重睑皱褶线入路的双侧自体筋膜眉悬吊术后 3 周外观

骨头和髂前上棘的连线标记 1 个 3cm 的切口（图 7-57A）。

- 皮下注射 10ml 混合 1∶200 000U 肾上腺素的 0.25% 布比卡因（成人 0.5%）注射液。
- 用 15 号刀片切开皮肤。
- 用 Stevens 剪钝性分离组织，显露阔筋膜。
- 用齿镊将阔筋膜表面的筋膜钝性分离开。
- 然后，用小钝头直剪在阔筋膜上做 2 个平行的垂直小切口，间隔 10mm。如果使用 Moseley 筋膜刀移除筋膜，则用长直钝头剪刀（Nelson 剪刀）沿大腿皮下将 2 个切口扩大。切口尽可能平行是至关重要的。如果使用 Crawford 剥离器，则无须此步骤。Crawford 剥离器有一个侧切装置，且配有标尺来测量要移除的筋膜的长度（图 7-57B 和 C）。

- 接着在切口下分开筋膜，并将筋膜插入阔筋膜剥离器中，沿大腿向髂前上棘推进剥离器大约 15cm 的距离（图 7-57D 和 E）。
- 打开剥离器的切断器，取下筋膜。
- 随后，腿部皮下组织用 4-0 Vicryl 缝合线缝合，用 4-0 尼龙缝合线间断垂直褥式缝合皮肤。
- 清除筋膜上的所有脂肪，再用 15 号 Bard-Parker 刀片和直虹膜剪小心地把筋膜分成 4 条对称的筋膜条。筋膜用盐水保持湿润备用（图 7-57F）。

(4) 术后护理：抗生素软膏涂抹伤口，无菌敷料覆盖，大腿外侧伤口以大而柔软的敷料覆

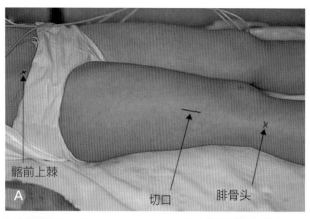

髂前上棘　　切口　　腓骨头

A

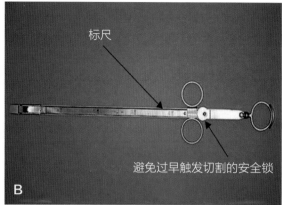

标尺

避免过早触发切割的安全锁

B

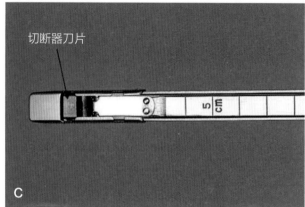

切断器刀片

5 cm

C

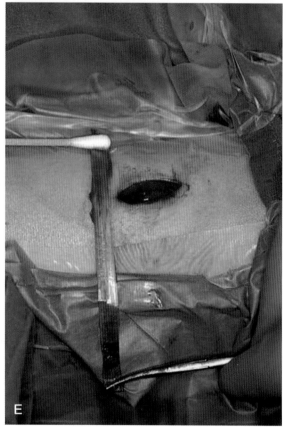

E

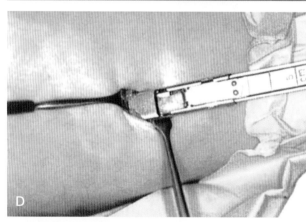

D

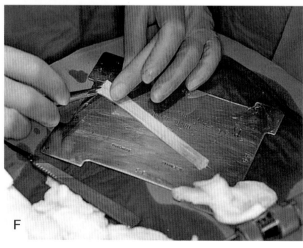

F

▲ 图 7-57　A. 切取阔筋膜的切口位于髂前上棘至腓骨头连线上；B. Crawford 阔筋膜剥离器；C. Crawford 剥离器局部放大照片可看到切断器刀片；D. 筋膜离断端位于剥离器内；E. 切取了一条 1cm×15cm 的筋膜条；F. 在组织板上清理筋膜，然后分为 2mm 宽的筋膜条

盖，用绷带从足趾包扎至腹股沟处，第 2 天移除绷带和敷料。应鼓励患者术后尽早下地走动，术后 10～14 天拆线。

9. Lemagne 手术　Lemagne 手术是一种分两阶段进行的单侧式式，用于治疗具有明显上睑下垂的下颌 – 瞬目（Marcus Gunn）综合征的患者，这些患者的特征是眼睑运动异常且具有中等至良好的上睑提肌功能。一般认为肌肉水平的神经化发生在额肌下方转位的上睑提肌中，可以恢复上睑提肌的一些功能，但结果较为多变。在第一阶段手术后的 12 个月内，可能无法达到提肌功能最大限度的改善。该手术成功地消除了异常眼睑运动，且需要在 12 个月后进行第二阶段上睑提肌前徙术，以达到上睑下垂满意的改善程度。手术步骤如下所示。

- 初始步骤如上睑提肌切除术所述。
- 在眉毛中部沿眉上缘标记 1 个 2cm 的水平皮肤切口。
- 将含 1 : 200 000U 肾上腺素的 0.25% 布比卡因与含 1 : 80 000U 肾上腺素的 2% 利多卡因以 1 : 1 的比例混合，抽取 1～2ml，皮下注射于眉毛上方。
- 在 Whitnall 韧带上方分离上睑提肌，从下方以斜视拉钩拉起，并确保没有无意中将上直肌一并拉起（图 7-58A）。
- 解剖肌肉至眶尖，在该处用钝头 Westcott 剪离断肌肉（图 7-58B）。
- 将双针 5-0 Vicryl 缝合线穿过肌肉切口断端（图 7-58）。提肌腱膜和 Whitnall 韧带无须处理。

- 用 15 号 Bard-Parker 刀片在眉毛中央沿眉上缘切开 2cm。这个切口和重睑皱襞切口之间用 Stevens 肌腱剪进行钝性分离来连通。
- 上睑提肌转位到额肌上方，并与额肌缝合（图 7-58）。12 个月后进行前入路或后入路上睑提肌前徙术。

五、上睑下垂手术的并发症

可以通过以下几点来避免大多数的上睑下垂手术并发症（框 7-8）：①全面的眼睑解剖知识；②对患者进行详细的术前评估；③选择最合适的手术方式；④术前对患者仔细的标记；⑤术前和术中采取措施，预防出血过多；⑥精细的外科操作；⑦在术中适当的保护眼睛；⑧做好术后护理。

框 7-8　上睑下垂手术的并发症

- 矫正不足
- 矫正过度
- 斜视或暴露性角膜炎
- 眼睑轮廓畸形
- 重睑皱褶畸形
- 结膜脱垂
- 上睑内翻或外翻
- 睫毛下垂
- 睫毛缺损
- 后板层肉芽肿或缝合线外露
- 额部悬吊材料感染或外露
- 复视
- 出血

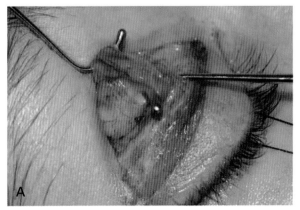 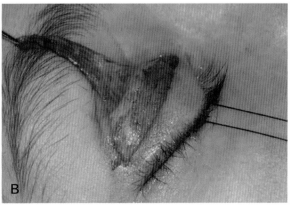

▲ 图 7-58　**A.** 分离上睑提肌并用斜视拉钩提起，图中显示了提肌的全长；**B.** 在眶尖处切断提肌，将双针 5-0 Vicryl 缝合线穿过肌肉切口断端

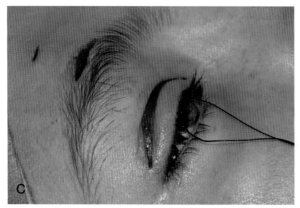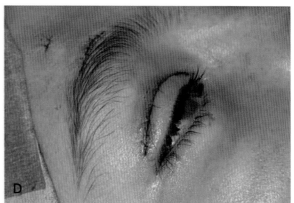

▲ 图 7-58（续） C. 沿眉上缘做眉切口，提肌从眉部皮下穿过与额肌缝合；D. 术后即刻外观

1. 矫正不足

(1) Müller 肌切除术 / 提上睑肌腱膜前徙术 / 提上睑肌切除术：矫正不足对于有暴露性角膜炎高风险的患者来说可能是预期的结果。其他情况的矫正不足有以下原因：①不充分的 Müller 肌切除 / 提上睑肌腱膜前徙 / 提上睑肌切除；②固定睑板太过表浅所致的缝合线切割组织而松脱；③线结松脱或缝合不当；④穿过的上睑提肌太薄所致的缝合线切割组织而松脱；⑤眼睑过度肿胀或血肿导致的缝合线切割组织而松脱。

若成人行这类手术发生矫正不足，可于术后 1 周内在联合静脉镇静的局部麻醉下对 Müller 肌残端、上睑提肌腱膜或上睑提肌进行探查修复，儿童则需要全身麻醉。若术后存在过度肿胀或出血，则需等其完全消退后再次手术，一般需要 4～6 个月。

(2) Whitnall 韧带悬吊：行 Whitnall 韧带悬吊出现的矫正不足在美观和功能上可能比单侧额肌悬吊更易接受。如果没有过度的眼睑肿胀或血肿，术后 1 周内可以再次行 Whitnall 韧带悬吊术。然而，对于手术效果不满意的病例通常需要额肌悬吊术来达到足够的眼睑高度。

(3) 额肌悬吊：额肌悬吊的矫正不足由以下原因导致：①缝合线切割组织而松脱，如未将睑板吻合好的聚丙烯缝合线；②术后眼睑过度肿胀或血肿所致的缝合线切割组织而松脱；③筋膜上的线结加固不足而松脱；④埋置筋膜上的线结之前未能充分提升眼睑。

额肌悬吊术后的矫正不足需要早期修复。

若使用的是阔筋膜 - 额肌悬吊术，需在术后几天内重新切开伤口，将筋膜线结收紧或重新缝合，否则需要将来再次手术。若使用的是聚丙烯缝合线额肌悬吊，则需要拆除缝合线，重新缝合。如果术后出现过度肿胀或血肿，则需在完全吸收消退后再次手术。

2. 矫正过度

(1) 上睑提肌腱膜前徙 / 上睑提肌切除：先天性"营养不良"性上睑下垂术后很少出现矫正过度，若发生矫正过度，只需做好角膜润滑，眼睑位置可以自行改善。若在前入路术中发生了明显的矫正过度，应立即再次手术，不能延误。打开皮肤切口，将上睑提肌重新缝合至更靠后的位置。若上睑提肌或腱膜切除过多，可使用颞筋膜移植物，将其缝合于肌肉与睑板之间作为间隔区。"后挂"缝合线也可作为替代选择，但可靠性较低。

矫正过度在腱膜性上睑下垂术后更常见，尤其是全身麻醉手术（图 7-59）。明显的矫正过度可通过上述手术方法尽早解决。若上睑提肌手术通过后入路完成，则需在拆线后，即刻指导患者下拉眼睑，并仔细讲解下拉眼睑的方法。嘱患者向下看，用拇指和示指在上睑最顶端的位置牢牢捏住上睑缘和睫毛，然后向上看时用力向下拉眼睑。该动作每次数分钟，每天进行 3～4 次，直到达到满意的眼睑外观并能够维持。要向患者说明这个操作不会突然改变手术效果。而前入路手术术后的下拉眼睑不能在术后早期进行，应推迟 4～6 周，以避免伤口裂开的风险。

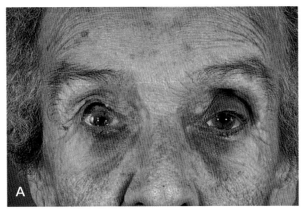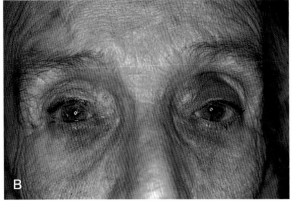

▲ 图 7-59　**A.** 1 例老年患者，全身麻醉下行上睑提肌腱膜前徙术，因矫正过度而致右上睑明显退缩；**B.** 该患者局部麻醉下行后入路提肌腱膜回退

若保守治疗无效则需在术后肿胀完全消退后行上睑提肌腱膜切开术或上睑提肌后缩术。成人尽可能在局部麻醉下进行，可联合或不联合静脉镇静，以确保最准确的结果，但儿童则需要在全身麻醉下完成。用 4-0 丝线在灰线处牵引眼睑并翻转到 Desmarres 牵开器上，并在睑板的上缘经结膜切开。用 Westcott 剪切开上睑提肌腱膜，取下牵开器后，每隔一段时间检查眼睑位置（第 8 章）。由于术后伤口挛缩，眼睑位置应稍微过度矫正，无须缝合伤口。对于成人来说，一旦眼睑位置达到满意的高度，就需进行眼睑牵引以防止复发。对于儿童来说，全身麻醉下很难达到预期的矫正程度，且儿童通常无法配合术后眼睑牵引。因此应告知父母，可能需要进行不止一次手术来达到预期的效果。

(2) Whitnall 韧带悬吊：Whitnall 韧带悬吊手术后矫正过度的处理如同之前上睑提肌腱膜前徙术 / 上睑提肌切除术中所述。

(3) 额肌悬吊：若术中使用了合成材料，则必须对其进行探查和调整，或将其取出，重新手术。若使用的是带套筒的硅胶带，可将套筒显露调整。然而，这种处理会增加感染和压迫的风险。若使用的是自体材料，在术后几周后，一旦瘢痕形成，可在重睑皱褶上方将其分离。用灰线牵引缝合线将眼睑向下拉伸，可以触及索带，用 15 号 Bard-Parker 刀片在索带上方的皮肤上作一个小切口，用 Westcott 剪将索带分离，直至眼睑的高度达到满意的位置。

3. 眼睑闭合不全所致的暴露性角膜炎　术

前需告知患者，上睑下垂术后会出现暂时性的瞬目反射不完整和眼睑主动闭合不全。应经常使用眼膏保持角膜湿润，以预防暴露性角膜炎。当保守治疗无法控制暴露所致的症状时，须按矫正过度的处理方法来降低睑缘高度。高风险患者，如 CPEO 伴 Bell 征阴性者，应在术后密切观察（图 7-60），因这类患者的暴露性角膜炎可能导致角膜溃疡甚至穿孔，应避免过度矫正。可以使用结膜推进皮瓣（Gundersen 皮瓣）保护下方角膜。

少数暴露性角膜炎与复发性单纯疱疹角膜炎有关，对于有非典型暴露性角膜炎表现的复诊患者应避免误诊。

4. 眼睑轮廓畸形　上睑提肌外科手术中睑板缝合不当或额肌悬吊术中材料固定张力不当常导致眼睑轮廓畸形（图 7-61）。轻度畸形可通过选择性按摩矫正过度区域得到改善。后入路（结膜入路）手术可早期行部分缝合线拆除。更严重的畸形需要通过手术矫正，如果眼睑过低，需要调整缝合线位置来修复；如果眼睑位置过高，则需经后入路行上睑提肌退缩术。应用自体筋膜悬吊术后的眼睑畸形可通过之前描述的方法选择性切除悬吊物来纠正。

5. 重睑皱褶畸形　重睑皱褶畸形可导致手术效果不满意（图 7-62A），多种原因可致此并发症：①术前设计欠妥（图 7-62）；②前入路法缝合皮肤时，缝合线经过上睑提肌腱膜或肌肉未能形成重睑皱褶；③上睑皮肤过多而致重睑线形成失败；④重睑线过窄，这是额肌悬吊术

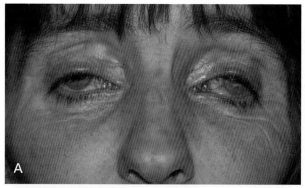

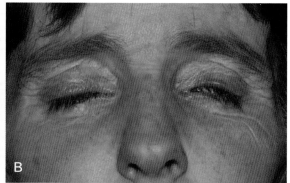

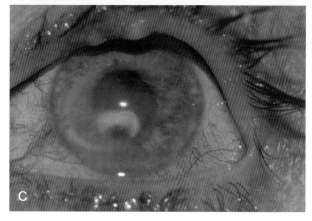

▲ 图 7-60 **A.** 1 例患有进行性眼肌麻痹的患者行双侧额肌悬吊术后数年；**B.** 该患者左侧眼睑闭合不全；**C.** 该患者左眼可见慢性暴露性角膜病变、角膜瘢痕及左上睑缘睑板腺囊肿

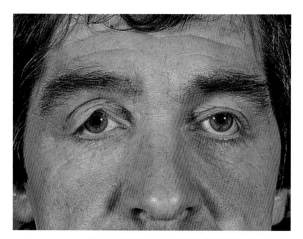

▲ 图 7-61 1 例行上睑提肌腱膜前徙术的患者术后明显的右上睑轮廓畸形

的固有缺点（图 7-62B）；⑤重睑线减少，这是Fasanella–Servat 术的固有缺点。

　　重睑皱褶外观不满意可通过重睑成形术来矫正。某些情况可以用双针 5-0 Vicryl 缝合线分别穿过睑板上缘的结膜表面及皮肤上适当的位置，固定 3～4 针，以产生瘢痕来形成皮肤皱褶（Pang 式缝合）。

　　6. 结膜脱垂　结膜脱垂常发生于严重先天

性"营养障碍"上睑下垂，原因是术中在上穹窿上方进行了剥离，导致结膜穹窿悬韧带被离断（图 7-63）。也有可能是术后严重的组织水肿所致。可使用局部润滑剂进行保守治疗。也可用肌肉吊钩尝试复位脱垂的结膜，若失败可用 Pang 式缝合，将缝合线穿过眼睑全层将脱垂的结膜与眼睑皱褶固定。极少数病例会存在长时间的结膜脱垂，需结合 Pang 式缝合将脱垂结膜切除。

　　7. 上睑内翻或外翻　上睑下垂术后的上睑内翻可由以下情况导致：① Fasanella–Servat 术中睑板切除过多（图 7-64）；②上睑提肌切除过多；③自体筋膜额肌瓣悬吊术中，前板层剥离过度，且筋膜在睑板上的缝合位置过低。

　　当睑板切除过多时，可能需要后板层移植物来改善（第 4 章）。当上睑提肌切除过多时，需要放松睑板缝合线来改善眼睑位置。若上睑内翻发生在额肌瓣悬吊术后，需要进行眼睑探查，松解瘢痕组织，并进行上睑内翻手术（见第 4 章）。

　　上睑下垂术后的上睑外翻很罕见，常因上睑提肌在睑板上固定的位置太低，或额肌悬吊

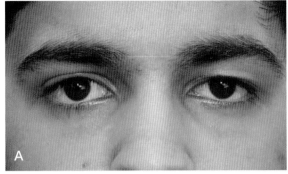

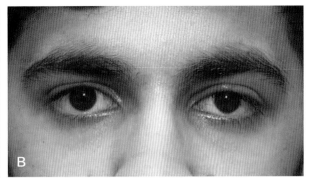

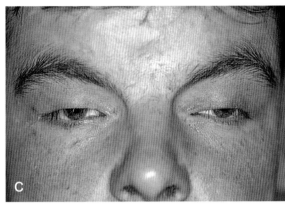

▲ 图 7-62　**A. 1** 例行上睑提肌腱膜前徙术的患者，术后左侧重睑皱褶畸形；**B.** 该患者行左侧上睑重睑成形术后 **2** 周；**C. 1** 例双侧自体筋膜额肌悬吊术术后双侧重睑皱褶缺失及松垂的患者

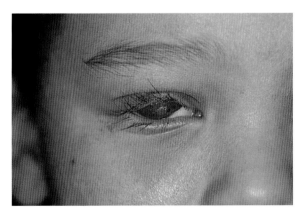

▲ 图 7-63　**1** 例术后结膜脱垂的儿童

时筋膜缝合过紧所致。这种情况可通过按摩或松解缝合线来改善。

　　8. 睫毛下垂　术中过度剥离睑板前眼轮匝肌及上睑提肌或腱膜，在睑板上固定位置过高可致睫毛下垂（图 7-65）。若眼睑肿胀消退后，睫毛下垂仍持续存在，且伴随眼睑下垂，则需要在 Beaver 刀柄上安装带防护器的超锐刀片分离灰线（第 4 章），同时将上睑提肌或腱膜在睑板上固定的位置前徙，确保皮缘与下方的上睑提肌腱膜或睑板固定牢靠并形成重睑皱褶。

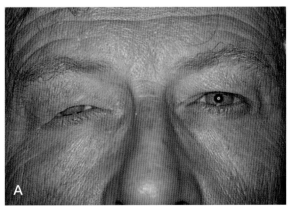

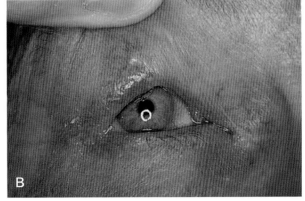

▲ 图 7-64　**A. 1** 例 **Fasanella-Servat** 术术后右侧严重上睑内翻的患者；**B.** 将右眉和上睑提起，显示上睑内翻的严重程度

9. 睫毛缺损　上睑下垂术中只需显露上 1/3 睑板，若睑板前眼轮匝肌过度剥离则会导致睫毛缺损（图 7-66）。严重的睫毛缺损需行睫毛移植术，这是一个困难且费时费力的手术。

10. 后板层肉芽肿和缝合线外露　缝合线所致的异物性肉芽肿是后入路上睑提肌术的并发症，可通过基底烧灼或 Westcott 剪将其去除。当使用不可吸收缝合线时，缝合线偶尔会侵蚀结膜，导致刺激症状和缝合线肉芽肿形成（图 7-67），这将促进对缝合材料的进一步研究。

11. 额肌悬吊材料的外露或感染　使用非自体材料的额肌悬吊术，都具有一定感染、异物反应、外露的风险（图 7-68）。一旦发生这些情况，通常需要去除移植物。术后瘢痕的形成偶尔有助于加强额肌悬吊，避免了再次手术。

术中需确保悬吊材料完全埋置于皮下，并严密关闭伤口。无菌操作要如同行眼球手术一样严格。同样重要的是，应尽可能确保悬吊材料经过眶隔后方，否则通过皮肤可以看到移植的材料（图 7-69A）。然而，这个问题在上睑凹陷的患者中不可避免，可从脐周切取脂肪团移植到上睑处来改善。

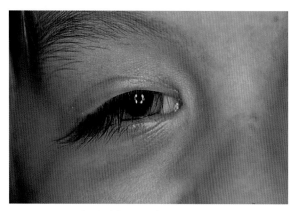

▲ 图 7-65　1 例上睑提肌切除术后右侧严重睫毛脱垂的患者

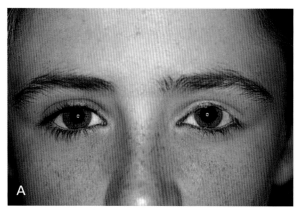
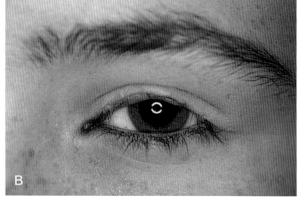

▲ 图 7-66　A. 1 例上睑提肌切除术术后左上睑睫毛缺损的患者；B. 患者的左上睑

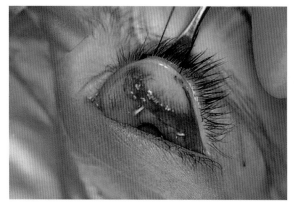
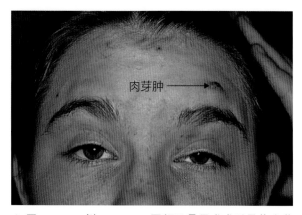

▲ 图 7-67　1 例上睑提肌切除术后 Ethibond 缝合线外露的患者

▲ 图 7-68　1 例 Mersilene 网额肌悬吊术后异物肉芽肿的患者

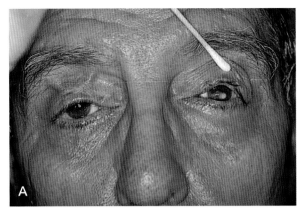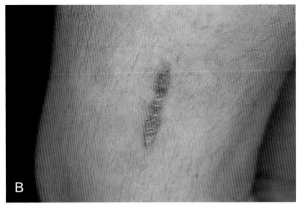

▲ 图 7-69　**A. 1** 例额肌悬吊术术后的患者，右上睑皮下可见硅胶带。左眼因重度进行性暴露性角膜病变及角膜瘢痕，已将硅胶带取出。**B. 1** 例切取阔筋膜后左大腿明显瘢痕的患者

　　自体阔筋膜悬吊术的效果通常很好，但应告知患者腿部伤口会在术后有所增宽，因而遗留较明显的瘢痕（图 7-69B）。

　　12. 复视　复视在上睑下垂术后并发症中十分罕见，常由于术中不慎损伤上直肌或上斜肌肌腱所致，如术者非常熟悉眼周的解剖结构则不会发生。

　　13. 血肿　血肿会影响上睑下垂的手术效果，可在术中和术后采取预防措施，如下所示：①患者术前 2 周应尽可能停用阿司匹林或其他抗血小板药物；②所有使用抗凝血药的患者需咨询血液科医师；③所有高血压患者需在手术当日常规服用抗高血压药，且血压得到控制；④在眼睑注射局部麻醉药时仅能注射于皮下，不能向眼轮匝肌内或更深层次注射；⑤手术时患者应采用反向 Trendelenburg 体位；⑥术中全程需严格止血；⑦术后尽可能使用下睑 Frost 缝合线和加压包扎，尤其是单侧上睑下垂患者。

　　若患者术后出现血肿，应尽早清除，以免血肿机化而影响术后效果。

> **要　点**
>
> 即使最好的医师术后都可能发生并发症。因此，术前要详细告知患者上睑下垂手术可能存在的风险及术后并发症，尤其是仅存眼或仅有的可视物眼存在上睑下垂的患者。

推荐阅读

[1] Albert DM, Lucarelli MJ. Ptosis. In: Clinical Atlas of Procedures in Ophthalmic Surgery. Chicago, IL: AMA Press; 2004

[2] Allen CE, Rubin PAD. Blepharophimosis-ptosis-epicanthus inversus syndrome (BPES): clinical manifestation and treatment. Int Ophthalmol Clin. 2008; 48 (2):15–23

[3] Anderson RL, Beard C. The levator aponeurosis. Attachments and their clinical significance. Arch Ophthalmol. 1977; 95(8):1437–1441

[4] Anderson RL, Dixon RS. Aponeurotic ptosis surgery. Arch Ophthalmol. 1979; 97(6):1123–1128

[5] Anderson RL. Age of aponeurotic awareness. Ophthal Plast Reconstr Surg. 1985; 1(1):77–79

[6] Anderson RL, Jordan DR, Dutton JJ. Whitnall's sling for poor function ptosis. Arch Ophthalmol. 1990; 108(11):1628–1632

[7] Baroody M, Holds JB, Vick VL. Advances in the diagnosis and treatment of ptosis. Curr Opin Ophthalmol. 2005; 16(6):351–355

[8] Beard C. A new classification of blepharoptosis. Int Ophthalmol Clin. 1989; 29 (4):214–216

[9] Beard C. Ptosis. St. Louis, MO: CV Mosby; 1981

[10] Ben Simon GJ, Lee S, Schwarcz RM, McCann JD, Goldberg RA. Muller's muscle-conjunctival resection for correction of upper eyelid ptosis: relationship between phenylephrine testing and the amount of tissue resected with final eyelid position. Arch Facial Plast Surg. 2007; 9(6):413–417

[11] Berry-Brincat A, Willshaw H. Paediatric blepharoptosis: a 10-year review. Eye (Lond). 2009; 23(7):1554–1559

[12] Bowyer JD, Sullivan TJ. Management of Marcus Gunn jaw winking synkinesis. Ophthal Plast Reconstr Surg. 2004; 20(2):92–98

[13] Buckman G, Levine MR. Treatment of prolapsed con-

junctiva. Ophthal Plast Reconstr Surg. 1986; 2(1):33–39

［14］ Carroll RP. Preventable problems following the Fasanella-Servat procedure. Ophthalmic Surg. 1980; 11(1):44–51

［15］ Cetinkaya A, Brannan PA. What is new in the era of focal dystonia treatment? Botulinum injections and more. Curr Opin Ophthalmol. 2007; 18(5):424–429

［16］ Cetinkaya A, Brannan PA. Ptosis repair options and algorithm. Curr Opin Ophthalmol. 2008; 19(5):428–434

［17］ Codère F, Tucker NA, Renaldi B. The anatomy of Whitnall ligament. Ophthalmology. 1995; 102(12):2016–2019

［18］ Collin JR. Complications of ptosis surgery and their management: a review. J R Soc Med. 1979; 72(1):25–26

［19］ Dresner SC. Further modifications of the Müller's muscle-conjunctival resection procedure for blepharoptosis. Ophthal Plast Reconstr Surg. 1991; 7(2): 114–122

［20］ Dutton JJ. Atlas of clinical and surgical orbital anatomy. Philadelphia, PA: WB Saunders; 1994

［21］ Edmunds B, Manners RM, Weller RO, Steart P, Collin JR. Levator palpebrae superioris fibre size in normals and patients with congenital ptosis. Eye (Lond). 1998; 12(Pt 1):47–50

［22］ Fasanella RM, Servat J. Levator resection for minimal ptosis, with indications and reappraisal. Int Ophthalmol Clin. 1970; 10(1):117–130

［23］ Ficker LA, Collin JR, Lee JP. Management of ipsilateral ptosis with hypotropia. Br J Ophthalmol. 1986; 70(10):732–736

［24］ Frueh BR. The mechanistic classification of ptosis. Ophthalmology. 1980; 87 (10):1019–1021

［25］ George A, Haydar AA, Adams WM. Imaging of Horner's syndrome. Clin Radiol. 2008; 63(5):499–505

［26］ Georgescu D, Vagefi MR, McMullan TFW, McCann JD, Anderson RL. Upper eyelid myectomy in blepharospasm with associated apraxia of lid opening. Am J Ophthalmol. 2008; 145(3):541–547

［27］ Jordan DR, Anderson RL. The aponeurotic approach to congenital ptosis. Ophthalmic Surg. 1990; 21(4):237–244

［28］ Juel VC, Massey JM. Myasthenia gravis. Orphanet J Rare Dis. 2007; 2:44

［29］ Khooshabeh R, Baldwin HC. Isolated Muller's muscle resection for the correction of blepharoptosis. Eye (Lond). 2008; 22(2):267–272

［30］ Koursh DM, Modjtahedi SP, Selva D, Leibovitch I. The blepharochalasis syndrome. Surv Ophthalmol. 2009; 54(2):235–244

［31］ Lane CM, Collin JR. Treatment of ptosis in chronic progressive external ophthalmoplegia. Br J Ophthalmol. 1987; 71(4):290–294

［32］ Leibovitch I, Selva D. Floppy eyelid syndrome: clinical features and the association with obstructive sleep apnea. Sleep Med. 2006; 7(2):117–122

［33］ Leone CR, Jr, Shore JW. The management of the ptosis patient: Part I. Ophthalmic Surg. 1985; 16(10):666–670

［34］ Manners RM, Rosser P, Collin JR. Levator transposition procedure: a review of 35 cases. Eye (Lond). 1996; 10(Pt 5):539–544

［35］ Manners RM, Tyers AG, Morris RJ. The use of Prolene as a temporary suspensory material for brow suspension in young children. Eye (Lond). 1994; 8(Pt 3):346–348

［36］ Martin JJ, Jr, Tenzel RR. Acquired ptosis: dehiscences and disinsertions. Are they real or iatrogenic? Ophthal Plast Reconstr Surg. 1992; 8(2):130–132, discussion 133

［37］ McCord C, Ed. Complications of ptosis surgery and their management. In: Eyelid Surgery Principles and Techniques. Philadelphia, PA: Lippincott-Raven; 1995a:144–155

［38］ McCord C, Ed. Decision making in ptosis surgery. In: Eyelid Surgery Principles and Techniques. Philadelphia, PA: Lippincott-Raven; 1995b:139–143

［39］ McNab AA. The eye and sleep. Clin Experiment Ophthalmol. 2005; 33(2): 117–125

［40］ McNab AA. The eye and sleep apnea. Sleep Med Rev. 2007; 11(4):269–276

［41］ Meyer DR, Linberg JV, Wobig JL, McCormick SA. Anatomy of the orbital septum and associated eyelid connective tissues. Implications for ptosis surgery. Ophthal Plast Reconstr Surg. 1991; 7(2):104–113

［42］ Michels KS, Vagefi MR, Steele E, et al. Müller muscle-conjunctiva resection to correct ptosis in high-risk patients. Ophthal Plast Reconstr Surg. 2007; 23(5): 363–366

［43］ Nerad JA, Carter KD, Alford MA. Disorders of the eyelid: blepharoptosis and eyelid retraction. In: Rapid Diagnosis in Ophthalmology-Oculoplastic and Reconstructive Surgery. Philadelphia, PA: Mosby Elsevier; 2008:102–115

［44］ Ortisi E, Henderson HWA, Bunce C, Xing W, Collin JR. Blepharospasm and hemifacial spasm: a protocol for titration of botulinum toxin dose to the individual patient and for the management of refractory cases. Eye (Lond). 2006; 20(8):916–922

［45］ Putterman AM. Müllers muscle-conjunctival resection ptosis procedure. Aust N Z J Ophthalmol. 1985; 13(2):179–183

［46］ Putterman AM. Müller's muscle-conjunctival resection. In: Levine MR, ed. Manual of Oculoplastic Surgery. 3rd ed. Boston, MA: Butterworth Heinemann; 2003:117–123

［47］ Shore JW, Bergin DJ, Garrett SN. Results of blepharoptosis surgery with early postoperative adjustment. Ophthalmology. 1990; 97(11):1502–1511

［48］ Striph GG, Miller NR. Disorders of eyelid function caused by systemic disease. In: Bosniak S, ed. Principles and Practice of Ophthalmic Plastic and Reconstructive Surgery. Philadelphia, PA: WB Saunders; 1996:72–93

［49］ Woog JJ. Obstructive sleep apnea and the floppy eyelid syndrome. Am J Ophthalmol. 1990; 110(3):314–315

［50］ Wong VA, Beckingsale PS, Oley CA, Sullivan TJ. Management of myogenic ptosis. Ophthalmology. 2002;

109(5):1023–1031

［51］Yanovitch T, Buckley E. Diagnosis and management of third nerve palsy. Curr Opin Ophthalmol. 2007; 18(5):373–378

［52］Malhotra R, Salam A, Then S-Y, Grieve AP. Visible iris sign as a predictor of problems during and following anterior approach ptosis surgery. Eye (Lond). 2011; 25(2): 185–191

［53］Fasanella RM, Servat J. Levator resection for minimal ptosis: another simplified operation. Arch Ophthalmol. 1961; 65:493–496

［54］Peter NM, Khooshabeh R. Open-sky isolated subtotal Muller's muscle resection for ptosis surgery: a review of over 300 cases and assessment of longterm outcome.

Eye (Lond). 2013; 27(4):519–524

［55］Putterman AM, Urist MJ. Müller muscle-conjunctiva resection. Technique for treatment of blepharoptosis. Arch Ophthalmol. 1975; 93(8):619–623

［56］Gundersen T. Conjunctival flaps in the treatment of corneal disease with reference to a new technique of application. AMA Arch Opthalmol. 1958; 60 (5):880–888

［57］Rose GE. The giant fornix syndrome: an unrecognized cause of chronic, relapsing, grossly purulent conjunctivitis. Ophthalmology. 2004; 111(8):1539–1545

［58］Malhotra R, Mahadevan V, Leatherbarrow B, Barrett AW. The Post-Levator Aponeurosis Fat Pad. Ophthal Plast Reconstr Surg. 2015; 31(4):313–317

第 8 章
甲状腺相关眼睑退缩的治疗
The Management of Thyroid-Related Eyelid Retraction

摘要　"甲状腺相关眼睑退缩的治疗"解决的是 Graves 病中出现的体征。适当的治疗方案制订取决于对导致眼睑位置异常的病理生理机制的正确理解。关注眼睑位置异常的病理生理学，才能选择最合适的干预措施，并改善预后。几种不同的机制可以单独存在，也可以同时存在，并出现多种不同程度的不对称性。甲状腺眼病眼睑退缩的手术治疗应延迟到疾病进入静止期，除非出现药物治疗效果不好的暴露性角膜病变才需要更紧急的干预。在疾病的进展期进行眼睑退缩的手术可能影响手术效果。一般来说，在进行眼睑手术之前，甲状腺状态和眼睑位置至少要稳定 6 个月。

关键词：甲状腺眼病、Graves 病、眼睑退缩、眼眶减压术、外侧眼睑缝合术、眼睑成形术

一、概述

Graves 病眼睑退缩的适当治疗依赖于对引起眼睑位置异常的病理生理机制的理解。重视眼睑位置异常的病理生理学，才能选择最适当的干预措施，并改善预后。上、下睑的病理生理学机制如下：① Müller 肌和下睑中等效平滑肌的肾上腺素能刺激；②轴性近视引起的假性眼球前凸；③突眼；④上、下睑缩肌肌群出现炎症、纤维化；⑤前层的眶隔筋膜出现炎症和纤维化；⑥肌间张肌纤维化；⑦下直肌出现炎症和纤维化。

这些发病机制可单独发挥作用，也可联合发挥作用，并引起不同程度的不对称。

轻度的眼睑退缩是由 Müller 肌和下睑等效的平滑肌对循环中儿茶酚胺的敏感性增强引起，可以通过治疗甲状腺功能亢进的情况而解决。

轴性近视作为眼睑退缩的原因常被忽视。高度近视会与其他导致眼睑退缩的机制混合存在，给手术治疗带来特别大的挑战（图 8-1）。

眼球突出的表现就像眼睑之间的楔子。对于许多患者来说，通过眼眶减压手术治疗眼球突出可以减轻眼睑退缩的症状，尤其是下睑退缩（图 8-2），但是，眼睑退缩只有在那些以眼球突出为主要原因的患者中才会有所改善。

上、下睑缩肌肌群出现炎症和纤维化会引起明显的眼睑退缩（图 8-3）。检查者向下牵拉上睑缘会碰到明显的阻力。

眶隔前层筋膜出现炎症和纤维化也是导致一些患者眼睑退缩的原因。这种情况术中比较清楚，即使眼睑缩肌已经退回到一个理想的程度时，眼睑仍然保持着退缩的状态。

肌间张肌肌纤维沿着上外侧肌间隔内环形分布，它的纤维化可能是 Graves 病中所见的不均衡的外侧眼睑退缩的原因。

下直肌的炎症和纤维化可引起下斜视，同时由于上直肌 – 上睑提肌复合体代偿性过度收缩而引起眼睑退缩。向下看和向上看时可评估和比较眼睑退缩的程度。下直肌纤维化可导致向上看时上睑退缩加重（图 8-4）。这类患者在向上看时眼内压也会升高，应进行可调节的下直肌后徙术，并且将其安排在眼眶减压术后及眼睑延长术前。下直肌后徙术会加重突眼，并可导致下睑退缩恶化。

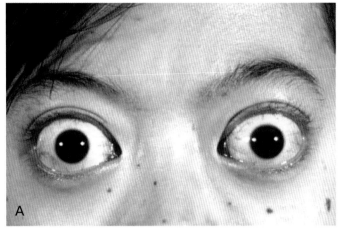
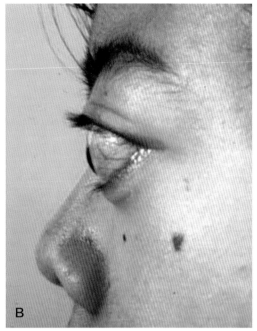

▲ 图 8-1　A. 1 例双侧上、下睑退缩的马来西亚患者，有双侧突眼，合并眼眶变浅、轴型近视（眼轴 29mm）；B. 侧面观可见明显的突眼

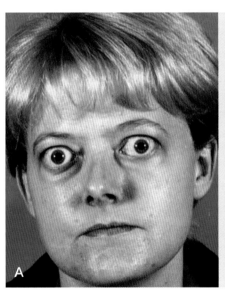
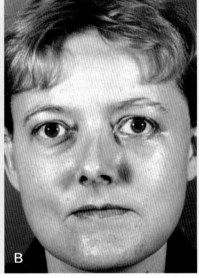

◀ 图 8-2　A. 1 例双侧上睑退缩合并中度突眼的患者；B. 同一患者以经结膜入路外眦切开及外眦松解后行双侧眼眶双壁减压术的早期术后效果。无须再进行眼睑重置手术

二、患者评估

必须通过以下的测定对患者进行仔细地评估：①疾病的活跃程度；②眼睑退缩的发病机制；③所有暴露性角膜病变的严重程度；④眼睑退缩的程度；⑤眼睑退缩的变化。

患者的上睑缘和睫毛应夹在检查者的示指和拇指之间，并向下牵引。应注意阻力的大小。明显的阻力表明上睑缩肌肌群、前层的眶隔筋膜和（或）肌间张肌内有纤维化。对这样的患者进行手术会更难，并且结果也更难以预测。

对于一些存在眉下垂、眼睑皮肤松弛和眼睑水肿的患者，其上睑退缩的程度往往被低估。应将眉毛轻柔地抬高从而明确上睑的实际位置（图 8-5）。

三、手术介入的时机

甲状腺眼病眼睑退缩的手术治疗应推迟到疾病进入静止期时，除非出现药物治疗效果不好的暴露性角膜病变才需要更紧急的干预。在活动期进行的眼睑退缩手术会影响手术效果。

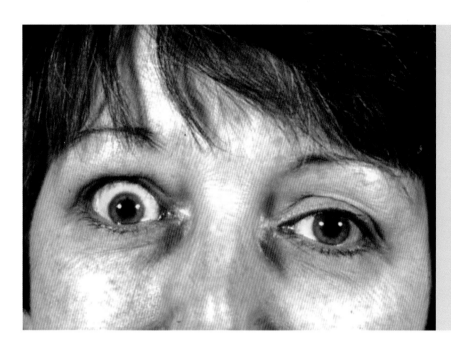

◀ 图 8-3　1 例甲状腺眼病出现重度上睑退缩的患者，向下牵拉眼睑出现明显的阻力

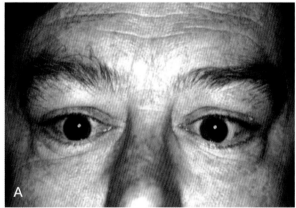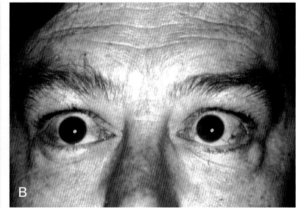

▲ 图 8-4　该患者由于下直肌挛缩，导致向上看时，上睑退缩的程度增加

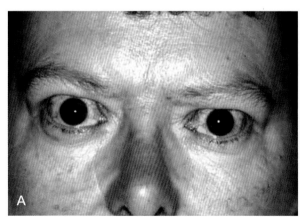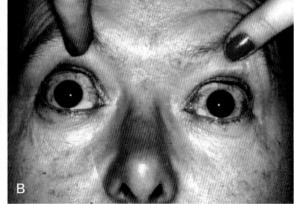

▲ 图 8-5　该患者因双侧眉下垂部分掩盖了上睑退缩的程度

一般而言，在进行任何眼睑手术之前，甲状腺状态和眼睑位置应至少稳定 6 个月。当此手术由于甲状腺眼病活跃期而推迟时，可以考虑注射肉毒毒素进行化学性去神经支配诱导眼睑下垂（用 10～20U 的 Dysport/Azzalure 在睑板上经结膜注射入 Müller 肌，或者经结膜注射至上睑提肌，并于注射后 10 天根据需要再次注射），或者进行临时的外侧睑缘缝合术。

> **要 点**
>
> 一般来说，眼睑手术应该在眼眶减压术和各种斜视术后进行。

四、眼眶减压术与眼睑手术

除了药物治疗无效的压迫性视神经病变，在没有其他明确的眼眶减压术指征的情况下，很难就眼眶减压术与眼睑复位术的相关优劣性给明显突眼的患者提出治疗建议。对于有明显突眼、单侧突眼或不对称的突眼的患者，单独进行眼睑复位手术不足以达到良好的美容效果（图 8-6）。但是，眼眶减压术远比单纯的眼睑手术更具侵入性，而且具有失明和复视等若干风险。应该根据个人情况而做出决定。

关于手术的目的、风险和潜在的并发症，必须对患者进行仔细的建议和忠告。不切实际的期望会导致患者术后不满。为了达到期望的结果，患者应准备好进行多项手术的可能性。许多患者还寻求通过眼睑成形术，希望恢复甲状腺眼病症状出现前的样貌。因为眼睑黏多糖的浸润，以及眉下软组织增厚，都不能通过手术方式完全矫正，这类患者应该明白他们的愿望很难实现。他们还需要认识到，上睑成形术有术后眼睑闭合不全或不完全眨眼的风险，会加剧先前存在的所有干眼症问题。

五、上睑退缩

相对于下睑来说，上睑不需要使用衬垫移植物来达到理想的术后眼睑位置。降低上睑的方法如下所示。

有很多的手术步骤用来治疗 Graves 病引起的上睑退缩。这些手术的目的都是减轻上睑的牵拉张力。手术的选择取决于眼睑的退缩程度和对上睑向下牵引时的阻力大小。目的是使眼睑达到令人满意的下降，而不出现会对美容效果有负面影响的上睑外侧上移，笔者使用下列方法：① Müller 肌切除术（1～2mm 退缩）；② 后入路行上睑提肌退缩、Müller 肌切除术（2～3mm 退缩）；③ 后入路行上睑提肌退缩、外侧角部分离断和 Müller 肌切除术（2～3mm 退缩）；④ 前入路行上睑提肌退缩、外侧角离断和 Müller 肌切除术（3～4mm 退缩）；⑤ 前入路行 Z 形切开、上睑提肌外侧角离断和 Müller 肌切除术（＞4mm 退缩）；⑥ 分级的全层眼睑切开术。

1. Müller 肌切除术 Müller 肌切除术是一种相对简单的外科手术，对于轻度的眼睑退缩（1～2mm）是有效的。可在单纯局部麻醉下进

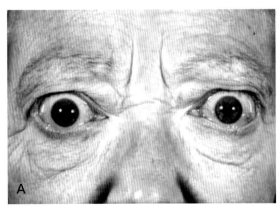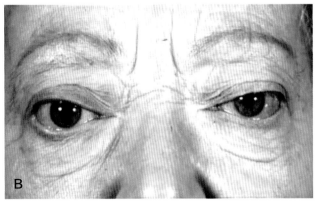

▲ 图 8-6 **A. 1** 例双侧对称性突眼合并双侧上睑退缩的患者。**B.** 该患者进行了上睑退缩手术，但并未处理突眼。不处理突眼而进行上述手术就会不可避免地出现眼睑形态异常、上睑外侧上移的典型表现

行，也可联合静脉麻醉，或在全身麻醉下进行，因为在手术中不需要患者配合来调整眼睑的高度或外形。

(1) 手术步骤。

- 0.5% 布比卡因 1～1.5ml 加 1∶200 000U 肾上腺素与 2% 利多卡因加 1∶80 000U 肾上腺素以 50∶50 比例混合，上睑皮下注射。

- 将 4-0 的丝线穿过上睑的灰线，将上睑翻转到中号 Desmarres 牵开器上。用小弯钳将丝线固定在患者前额周围的手术单上。

- 在结膜下再注射 1ml 局部麻醉药。去掉牵开器，加压 5min。

- 结膜切口用 15 号 Bard-Parker 刀片在睑板上缘切开，横贯整个眼睑（图 8-7A）。

- 用 Paufique 镊提起结膜缘，下面的 Müller 肌用钝头的 Westcott 剪剪开。用 Westcott 剪将上睑提肌腱膜和 Müller 肌之间的手术间隙分离 10～12mm。Müller 肌会携带脂肪组织并出血（图 8-7B）。术者常需用到双极电凝，需要小心保护角膜远离灼伤危害。

- 用 4-0 丝线进行结膜边缘内侧和外侧双线牵引，然后用弯钳将缝合线固定在面部手术单上，确保内侧和外侧牵引的缝合线远离角膜。

- 将 0.5～1.0ml 的局部麻醉药小心地注入 Müller 肌内，等待几分钟起效，注意保护眼睛。盐水浸润的棉签可用来在结膜下移动，在注射过程中抬起组织从而保护眼睛。

- 然后，用钝头的 Westcott 剪在 Müller 肌的缝合线牵引侧剪开（图 8-7C）。

- 采用 Castroviejo 0.3mm 齿镊和钝头 Westcott 剪，自结膜游离缘向上睑提肌上 Müller 肌的起点，通过钝性剥离将 Müller 肌与其下方结膜分离（图 8-7D 和 E）。

- 切除 Müller 肌，仅保留鼻侧一细小残留肌束，避免内侧下垂（图 8-7F）。

- 去除牵引缝合线。

伤口无须缝合线关闭，因为这可能导致不适或者角膜磨损。

(2) 术后护理：术后局部应用抗生素软膏，每天 3 次，持续 1 周。指导患者保持床头抬高 4 周，并在 2 周内避免提任何重物。患者应在 1 周内就医评估，停用抗生素软膏，改用抗生素滴眼液再持续 1 周。如果眼睑出现回缩，高于理想位置，应指导患者开始牵拉眼睑，以保持上睑期望的高度和轮廓。即向下看时，患者捻拉眼睑最突出处的睑缘与睫毛，并在向上看时仍保持眼睑向下稳定的牵拉。每天 3 次，每次 2～3min，持续 4～6 周。

2. 后入路上睑提肌退缩、Müller 肌切除术　该方法可在局部麻醉下进行，术中可监测眼睑位置，可根据需要联合静脉麻醉。

(1) 优点。

① 不需缝合。

② 术后可通过眼睑牵引改变眼睑的高度及形态。

③ 无皮肤切口可减轻术后眼睑的肿胀，从而术后恢复较快。

④ 无眼轮匝肌切口避免了眼轮匝肌的暂时性的失神经支配和继发性的眼睑闭合不全。

(2) 缺点。

① 相对于前入路而言，后入路无法给上睑提肌外侧角提供良好的显露角度。

② 无法调整皮肤皱褶，或去除任何多余的上睑皮肤。

③ 相对于前经皮入路，后入路由于术野更加受限，导致分离外侧角后的术中出血不好控制。

④ 术中分离或双极电凝导致损伤眼球的风险较大。

(3) 手术步骤：这种方法的起始步骤与前面介绍的 Müller 肌切除术步骤 1～10 相同。

- 用钝头的 Westcott 剪从睑板的上缘剥离上睑提肌腱膜（图 8-8）。

- 将患者置于坐姿，并对其上睑的高度和形态进行评估。这是需要反复进行的。

- 继续剥离上睑提肌腱膜纤维，直到达到预期的终点。（通常是 1～1.5mm 的矫枉过正。过度矫正的程度越高，术后上睑下垂的风险越大。矫正不足而需要进一步的上睑提肌退缩比矫枉过正需要进行上睑下垂手术容易得多。）

- 去除牵引缝合线。

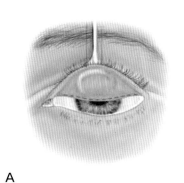

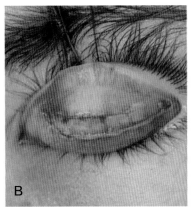

覆盖在结膜上的 Müller 肌

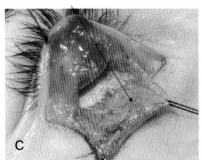

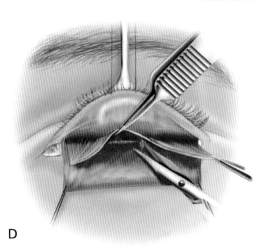

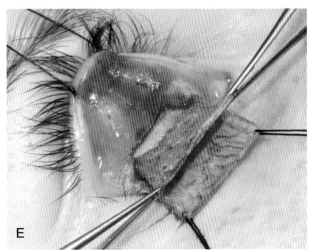

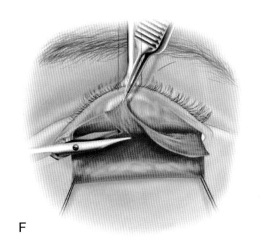

▲ 图 8-7　**A.** 将上睑翻转并以 Desmarres 牵开器牵开，在睑板上缘行经结膜切口；**B.** 切口经 Müller 肌延伸至上睑提肌腱膜；**C.** 可见 Müller 肌有脂肪夹杂其中；**D.** 用钝头的 Westcott 剪将 Müller 肌自下方附着的结膜处轻柔地剥离开；**E.** 将 Müller 肌游离，可见其附着于上睑提肌腱膜的白线处；**F.** 将 Müller 肌切除，保留内侧小部分肌肉不被破坏

伤口无须缝合线关闭，因为这可能导致不适或者角膜磨损。

(4) 术后护理：术后护理详见 Müller 肌切除术。

3. 后入路上睑提肌退缩、外侧角部分离断及 Müller 肌切除术

(1) 手术步骤：此方法的起始步骤与前面在后入路上睑提肌退缩、Müller 肌切除术的步骤 1～11 相同。

- 如果没有达到期望的高度，在白线处将上睑提肌腱膜打开，显露腱膜前脂肪，如后入路上睑提肌退缩术。

- 仔细分离出上睑提肌外侧角，要十分小心避免损伤泪腺。用钝头 Westcott 剪细致分

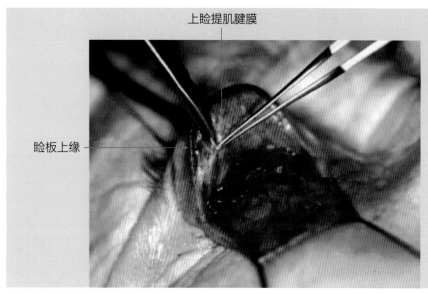

上睑提肌腱膜

睑板上缘

◀ 图 8-8 自睑板上缘小心地将上睑提肌腱膜暂时分离。Müller 肌已被切除，保存一残留肌带（为图示说明）

离上睑提肌外侧角并烧灼。术中要多加小心，因为操作不当会增加术后矫治过度和出血的风险。

- 将患者置于坐姿，并对其上睑的高度和形态进行评估。这需要反复进行直到达到期望的结果。通常是 1～1.5mm 矫枉过正。
- 去除牵引缝合线。

伤口无须缝合线关闭，因为这可能导致不适或者角膜磨损。

(2) 术后护理：术后护理详见 Müller 肌切除术。

在确定最终期望的眼睑位置时，将不对称的或者单侧上睑退缩与对称的上睑退缩做对比很重要。因为上睑遵循 Hering 定律，所以改变一侧眼睑的位置会影响另一侧眼睑的位置。这给获得对称性造成挑战。此外，眼睑位置还会进一步受到患者自己的努力、肾上腺素和水肿的影响。所以更倾向于进行适度的矫正不足（图 8-9）。

> **要 点**
>
> 因矫正不足进行进一步的上睑提肌退缩术与因矫正过度而需进行的上睑下垂手术相比较，前者的手术步骤要简单得多。患者对术后上睑下垂的不满程度要远远大于过度矫正上睑退缩带来的改善。

4. 前入路上睑提肌退缩、外侧角离断和 Müller 肌切除术 前入路上睑提肌退缩、外侧角离断和 Müller 肌切除术适合比较严重的眼睑退缩，并常用来联合上睑提肌腱膜及其肌肉的 Z 形切开术。手术可以在局部麻醉下进行，但

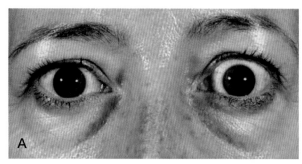

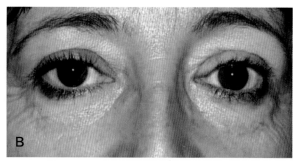

▲ 图 8-9 **A. 1** 例甲状腺功能障碍的双侧不对称上睑退缩的患者；**B.** 同一患者行双侧后入路上睑提肌回退、**Müller** 肌切除和左侧上睑提肌外侧角离断术术后的效果

通常需要静脉镇静。对于比较紧张的患者，可选择全身麻醉，特别是因眼睑纤维化的程度较为严重需要进行这种手术的患者，因为其眼睑纤维化使得提供有效的局部麻醉更加困难。

(1) 优点。

①这种手术入路与用于治疗上睑下垂的前入路上睑提肌手术相似。

②更容易找到上睑提肌外侧角，以及更近端的上睑提肌。

③更容易在术中调整眼睑想要的高度和形态。

④可以将皮肤皱褶定在想要的位置。

⑤可同时进行上睑成形术。

⑥手术过程中能够很好地保护眼球。

(2) 缺点。

①这种手术入路会带来比较长的术后恢复期，并伴有明显的眼睑睑板前水肿。

②上睑切开导致临时的眼轮匝肌去神经支配，引起眼睑闭合不全。

③这种入路需要更长的手术时间。

(3) 手术步骤。

- 用酒精清洁上睑皱褶皮肤，用甲紫在预先设定的位置标记手术切口。如果要做眼睑成形术，必须非常仔细地标记出多余的皮肤，可通过轻柔夹起上睑多余的皮肤时患者仍能被动闭眼而确定。如果要全身麻醉，则在全身麻醉诱导前应做好标记。

- 1～1.5ml 的 0.5% 布比卡因与 1∶200 000U 肾上腺素和 2% 利多卡因与 1∶80 000U 肾上腺素以 50∶50 的比例混合，沿上睑标记的皮肤皱褶切口注射到皮下。这对于避免较深层注射引起的血肿，以及最小化局部麻醉药物对于上睑提肌的影响来说很重要。

- 4-0 丝线经上睑灰线进行悬吊牵引，并用小弯钳固定于面部手术巾。

- 上睑皮肤皱褶切口用 Colorado 针式电刀头切开。如果是上睑成形术，则仅去除皮肤而完整保留眼轮匝肌，以避免加重术后的眼睑闭合不全。

- Colorado 针式电刀头将眼轮匝肌切开，并于下方的眶隔分离。要在眶隔的上方切开眼轮匝肌，防止不慎损伤上睑提肌腱膜。

- 然后用 Colorado 针式电刀头沿着整个切口长度完全打开眶隔，显露腱膜前脂肪。沿着上睑提肌腱膜表面将腱膜前脂肪去除。

- 然后将 Jaffe 牵开器放入切口位置，以完全显露上睑提肌腱膜。

- 自睑板上缘 2～3mm 将上睑提肌腱膜切开，并与下方的 Müller 肌分离。必须十分小心，避免不慎引起睑板上血管弓出血。尽可能保留上睑提肌内侧与睑板结合处，避免眼睑内侧出现下垂和眼睑外侧的上移（图 8-10A 和 B）。

- 将 0.5～1.0ml 含 1∶200 000U 肾上腺素的 0.5% 布比卡因仔细地注射入 Müller 肌，注意保护眼球，待几分钟后麻醉生效。

- 用 Castroviejo 0.3mm 齿镊和钝头的 Westcott 剪，用剪刀的刀锋通过钝性向上分离，将 Müller 肌与下方的结膜轻柔地分开，自睑板上血管弓的上方向上至 Müller 肌在上睑提肌上的起点开始。

- Müller 肌切除。

- 用钝头的 Westcott 剪再次通过钝性向上分离的动作，将结膜下的瘢痕组织去除。

- 将上睑提肌腱膜分离至上直肌鞘。它们共同的鞘被认为是上睑提肌下方的白色组织。

- 如果是在局部麻醉下手术，将患者置于坐姿，并对其上睑的高度和形态进行评估。这需要反复进行。

- 然后将上睑提肌外侧角分离以解决上睑外侧上移，应十分小心，勿损伤泪腺。上睑提肌外侧角应使用钝头的 Westcott 剪慢慢地仔细分离并电凝。此时必须十分小心，因为这种操作会增加术后过度矫正和出血的风险。

- 一旦眼睑达到预期的位置，就将上睑提肌腱膜的游离缘与结膜下组织用 7-0 Vicryl 间断缝合固定，确保缝合线不会贯穿结膜全层，以避免角膜磨损（图 8-10C）。

- 腱膜前脂肪和皮下脂肪根据需要可以用 Colorado 针式电刀头进行仔细的去除，遇到可见的较大血管予以双极电凝仔细处理，确保止血充分。

- 皮肤皱褶切口处的皮缘予以 7-0 Vicryl 缝

合线间断固定于睑板上缘。

- 去除牵引缝合线。

手术最终要达到预期的眼睑高度和形态，因为眼睑应该保持在术中的高度。如果手术是在全身麻醉下进行的，可用可吸收 5-0 Vicryl 缝合线进行缝合，并在当天麻醉恢复后调整眼睑的高度和轮廓。但是，更推荐在局部麻醉下进行术中必要的调整。

同样，矫正不足更可取，矫枉过正风险更高。

(4) 术后护理：术后在上睑伤口上涂抹局部抗生素软膏，每天 3 次，持续 2 周；每隔 1～2h，持续至术后 48h 内及就寝时使用 Lacrilube 软膏

（译者注：即以液状石蜡组成的泪液替代物）保持眼球湿润。然后将 Lacrilube 软膏换成一种不含防腐剂的局部润滑剂凝胶，在白天每小时使用 1 次，就寝夜间仍继续使用 Lacrilube 软膏，直至眼睑闭合不全有所改善。润滑剂的使用频率在接下来的几周内逐渐降低。指导患者保持术后床头抬高 4 周，并在 2 周内避免举提重物。清洁冷敷冰袋间断轻敷于眼睑 48h。患者应在 1 周内复诊，并在 3 周内再次复诊。上睑缝合线在第 2 次复诊时拆除。

图 8-11 是 1 例在眶减压术后进行上述手术的患者的例子。

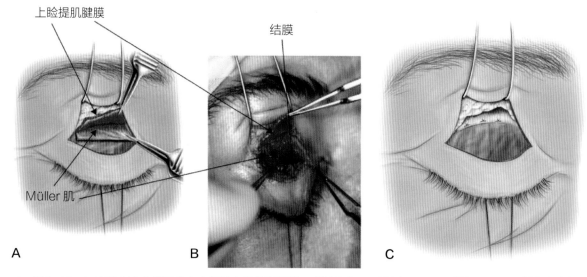

▲ 图 8-10　**A.** 在睑板上血管弓的上方打开上睑提肌腱膜，以防出血；**B.** 显露 Müller 肌并切除；**C.** 回退的上睑提肌腱膜游离缘缝合于结膜

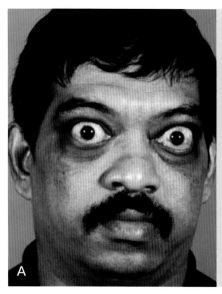

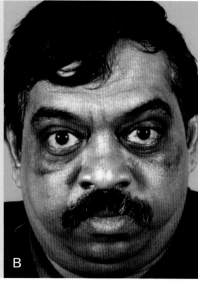

◀ 图 8-11　**A.** 1 例双侧对称性突眼和重度上睑退缩的患者；**B.** 患者经双侧内外眶壁减压术联合脂肪切除、双侧前入路上睑提肌回退、**Müller** 肌切除和上睑提肌外侧角离断术后的效果

5. 前入路 Z 形切开术、上睑提肌外侧角离断和 Müller 肌切除术　前入路 Z 形切开术、上睑提肌外侧角离断和 Müller 肌切除术适合于严重的上睑退缩的患者。因为术中剥离比较困难，手术通常是在全身麻醉下进行。严重的上睑退缩往往与广泛的纤维化、脂肪浸润和上睑组织出血有关。手术的起始部分与前入路上睑提肌退缩术的 1～13 步相同。

- 将上睑提肌外侧角完全离断，小心避免损伤泪腺。上睑提肌外侧角应用钝头的 Westcott 剪慢慢地仔细分离并电凝。这些操作会增加术后过度矫正和出血的风险。
- 将 Whitnall 韧带的内侧和外侧离断。
- 上睑提肌肌腹下方放置 1 个肌肉拉钩，上

睑提肌被向前牵拉（图 8–12A）。

- 上睑提肌一侧部分横行切开，另一侧在较高的位置部分横行切开，用 Colorado 针式电刀头可预防出血。

这个手术完成类似于前入路上睑提肌退缩术。眼睑在术后往往表现为矫正过正，但不应调整。在接下来的 6～12 周眼睑会逐渐上移，直到术后所有的水肿消退和眼睑位置不再改变时，才考虑是否进行进一步的调整（图 8–12B 和 C）。

术后护理：术后护理同前入路上睑提肌退缩、外侧角离断和 Müller 肌切除术。

6. 分级全层前入路睑成形术　分级全层前入路睑成形术是一种较少使用的、适合上睑退缩程度更严重的一种手术步骤。这个相对简单

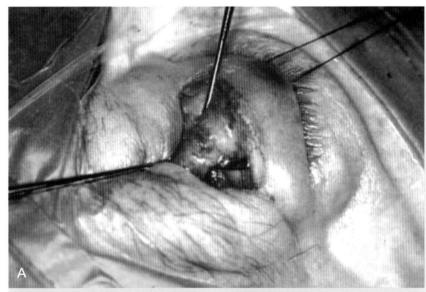

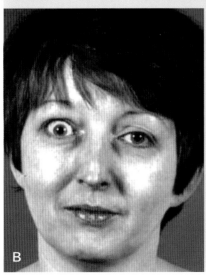

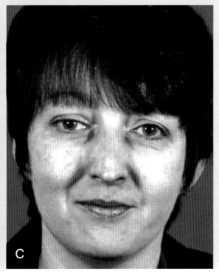

◀ 图 8–12　A. 将肌肉拉钩穿过上睑提肌扩大的肌腹下方；B. 1 例重度右侧上睑退缩（＞5mm）患者，在向下牵拉时出现明显的阻力；C. 行前入路 Z 形切开、上睑提肌外侧角离断和 Müller 肌切除术术后 3 个月，患者表现为轻微残留的上睑下垂和眼睑弧度变平，术后第 1 天她表现为过度矫正 3mm

的手术包括使用皮肤皱褶切口，将眼睑所有层次都离断，仅保留一个完整的小的中央组织桥。然后再分层逐级次进行剥离，直到患者置于坐位时其眼睑的高度和外形满意为止。最后缝合皮肤。这种手术快速简单，但有可能发展成眼睑瘘管，这是很难解决的问题。

六、下睑退缩

下睑退缩手术治疗远没有上睑退缩的需求那么高。患者对上睑退缩的关注远甚于对下睑退缩的关注，上睑退缩对患者的眼功能和外观有更深的影响。下睑退缩手术往往不需要在眼眶减压术成功之后进行。

相对于上睑，下睑往往需要使用衬垫移植物来达到预期的位置。虽然很多手术步骤可以用来治疗 Graves 病的下睑退缩，但是都有以下几点基本的原则：①离断眶隔；②下睑缩肌复合体和结膜的回退；③在已回退的下睑缩肌复合体和结膜、睑板下缘之间植入衬垫移植物。

有许多可用的衬垫移植物。理想的移植物应足够坚硬以抵消重力的作用，且不增加眼睑的厚度，并具有黏膜覆盖，从而能够最大限度地回退结膜及下睑缩肌复合体。

有 2 种类型的衬垫移植物，即硬腭和上睑睑板。这 2 种衬垫移植物都符合要求。耳软骨或鼻中隔软骨移植物，在这种情况下无法满足要求。也有使用真皮移植物的。由于有传播疾病的风险，异体巩膜不再作为衬垫移植物可使用的材料。

检查患者的硬腭确定能否作为衬垫移植物使用。或者将患者的上睑翻转，测量睑板的高度，以确定上睑板是否适合用作衬垫移植物。如果要使用硬腭，手术最好在全身麻醉下进行，而如果要使用上睑板，手术可以在局部麻醉下进行。

一般应先处理上睑退缩，将下睑退缩的手术推迟到上睑手术取得满意的效果之后。

1. 下睑缩肌回退、硬腭衬垫移植物移植术

(1) 手术步骤。

外科医师应该熟悉腭大血管和腭小血管的解剖。在牙列缺失的患者中更容易获得移植物。

首先，取硬腭移植物。要求麻醉师将气管插管置于中线上。放置咽部填塞物并记录，以确保在拔管前将其取出。

- 硬腭注射 3～5ml 含 1∶200 000U 肾上腺素的 0.5% 布比卡因。
- 放置 Boyle-Davies 牵开器，注意不要损伤牙齿或影响气管插管。
- 移植物长 20～25mm，宽 4～5mm 标记于硬腭，避开中线和软腭（图 8-13A 和 B）。
- 用 15 号 Bard-Parker 刀片切开硬腭。
- 用 66 号 Beaver 刀片沿着黏膜下分离移植物，保护下方的黏膜骨膜不受影响（图 8-13C 和 D）。
- 然后，用钝头的 Westcott 剪完成余下操作。
- 用钝头的 Westcott 剪将移植物沿着黏膜下修薄，然后用湿盐水纱布包裹，由护士放在安全的地方，直到需要时才取出。
- 用 1∶1000U 肾上腺素溶液湿润的脑科棉片放在硬腭伤口上 5min。
- 接着检查伤口，用双极电凝处理出血血管。
- 接下来，进行下睑的操作，如下所示。
- 将 2ml 含 1∶200 000U 肾上腺素的 0.5% 布比卡因和含 1∶80 000U 肾上腺素的 2% 利多卡因以 50∶50 比例混合的溶液，注射到下睑结膜下。
- 用 2 根经下睑灰线的牵引缝合线牵拉眼睑，翻转固定于中号的 Desmarres 牵开器上。
- 15 号 Bard-Parker 刀片沿着睑板下界行结膜切开（图 8-14A）。
- 经结膜切开至进入下穹窿，用钝头的 Westcott 剪和 Paufique 镊将结膜分离至眼球表面。（如果有明显的下睑松弛，外眦切开术、下眦切开术可采用同入路进行，以利于进行外侧睑板条剥离悬吊术）。
- 下睑缩肌复合体紧贴着结膜下方，沿着睑板下缘切断，用 Westcott 剪将其与眼轮匝肌分开。
- 然后，将下睑缩肌复合体游离至下穹窿，打开眶隔，显露下睑的腱膜前脂肪（图 8-14B）。现在下睑可通过轻柔的牵拉上升至高于角膜的下缘。
- 将硬腭移植物黏膜面朝向眼球，置于下

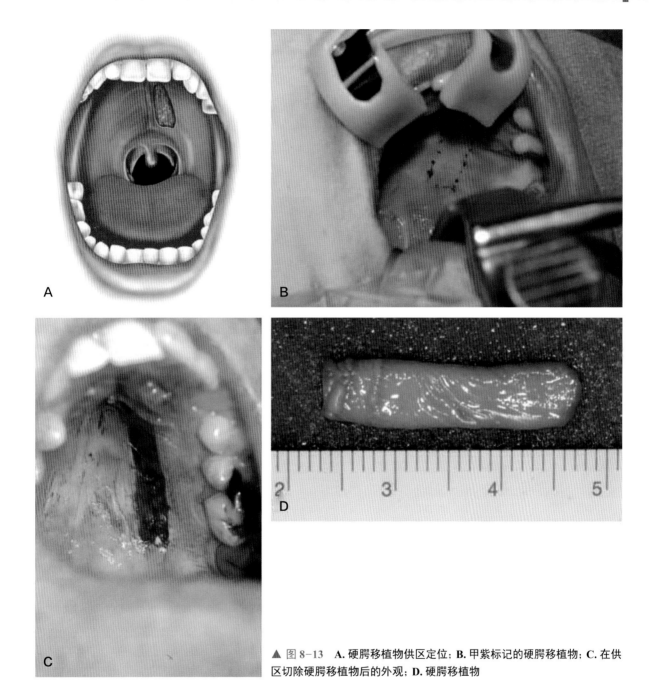

▲ 图 8-13　**A.** 硬腭移植物供区定位；**B.** 甲紫标记的硬腭移植物；**C.** 在供区切除硬腭移植物后的外观；**D.** 硬腭移植物

穹窿，以 8-0 Vicryl 缝合线间断缝合，固定于回退的下睑缩肌复合体和结膜缘（图 8-14C）。

- 用 5-0 Vicryl 缝合线穿过移植物中部的黏膜面及眼睑全层行单纯间断缝合，将缝合线经过硅胶支架打结（图 8-14D）。
- 用 8-0 Vicryl 缝合线间断缝合，固定移植物上缘至睑板下缘，埋藏缝合线防止角膜刺激（图 8-14E 和 F）。

- 去除牵拉缝合线。

(2) 术后护理：术后用处方类的局部抗生素软膏，每天 3 次，持续 2 周。患者应用处方类的抗菌漱口水，每天 2 次，连续 7 天，并进食温和、无刺激的软食，直至硬腭伤口愈合。通常需要 2～3 周。

指导患者保持床头抬高 4 周，并在 2 周内避免抬举重物。清洁冷敷冰袋间歇轻敷眼睑 48h。患者应在 1 周内复诊，并在 2 周内再次复诊。

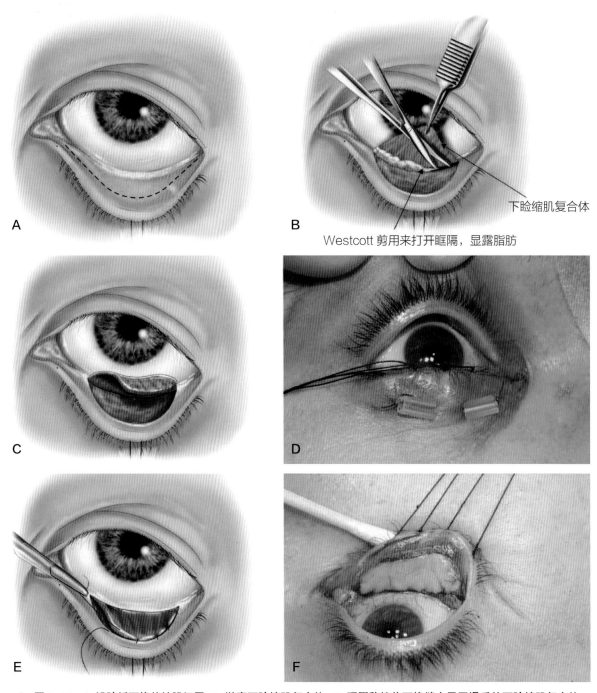

▲ 图 8-14　**A.** 沿睑板下缘的结膜切开；**B.** 游离下睑缩肌复合体；**C.** 硬腭移植物下缘缝合于回退后的下睑缩肌复合体上缘；**D.** 硬腭移植物以双针 **5-0 Vicryl** 缝合线缝合并打结固定于硅胶管上；**E.** 然后将硬腭移植物上缘与睑板下缘缝合；**F.** 硬腭移植物缝合固定于下睑

5-0 Vicryl 缝合线和硅胶支架在 2 周后去除。

图 8-15 是经该手术的患者术后早期的图示。

2. 下睑缩肌回退结合游离睑板衬垫移植物　自上睑睑板切取睑板移植物时，至少保留

睑缘上有 3.5mm 的睑板不受影响。第 13 章对此进行了描述。这种移植物与硬腭移植物的使用方法相似。

这种手术更适合于除甲状腺眼病外的其他原因引起的下睑退缩。

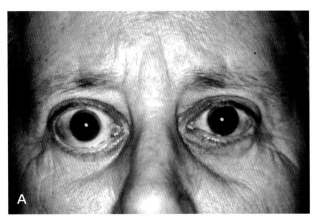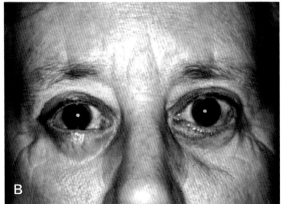

▲ 图 8-15　**A.** 1 例右侧上、下睑退缩的患者；**B.** 经右侧上睑后入路上睑提肌回退、**Müller** 肌切除术，以及下睑缩肌回退联合硬腭移植物移植、外侧睑板条剥离固定术术后 6 周的手术效果

七、外侧睑裂缝合术在甲状腺眼病中的作用

对于患有甲状腺眼病的患者来说，在进行更具明确疗效的手术之前，如眼眶减压术或眼睑延长术，外侧睑裂缝合术可以作为一种紧急的治疗方法来保护暴露的角膜。单独行该手术无法令人满意，因为它会表现出拉拽和不美观，或者引起下睑被牵拉向上，导致外观畸形（图 8-16）。

尽管如此，对于眼眶减压术或者眼睑延长术来说，一个小的外侧睑裂缝合术是非常有用的辅助手段。

为得到最佳的外观，外侧睑裂缝合术最长 3~4mm。虽然对于这种情况下实施的睑裂缝合术有多种方法，但是更推荐采用简单的手术步骤，因为如果有需要，手术结果是可逆的。

1. 手术步骤

- 上、下睑外侧注射：1~2ml 的含 1 : 200 000U 肾上腺素的 0.5% 布比卡因混合溶液，与含 1 : 80 000U 肾上腺素的 2% 利多卡因混合溶液等比例混合。
- 用 Paufique 镊把眼睑从中间向外侧拉紧。
- 在 Beaver 刀柄上安装微型刀片，沿着上、下睑的灰线切开 1 个 4~5mm 长的浅切口。
- 在灰线切口的后方做两个垂直于灰线的切口。接着，用 Castroviejo 0.3mm 齿镊和尖头的 Westcott 剪，小心地从后侧切除 0.5mm 的睑缘组织。
- 用 1/4 弧针带 5-0 Vicryl 缝合线将上、下睑板行间断水平褥式缝合，将线结打在角膜的前方远离角膜处。

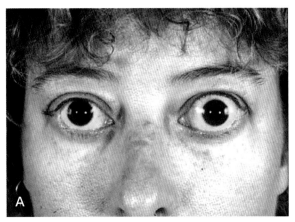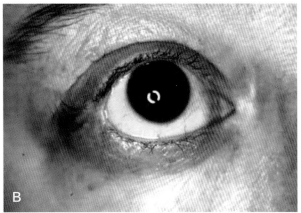

▲ 图 8-16　**A.** 1 例突眼合并双侧上、下睑退缩的患者，进行了单纯的外侧睑裂缝合术这种不恰当的治疗；**B.** 右眼近观可见外侧睑裂缝合术后牵拉的外观

- 7-0 Vicryl 缝合线间断缝合灰线切口的前唇。

2. 术后护理　不需要任何外部支撑。用局部抗生素软膏 2 周。眼睑外侧融合。这个手术不会影响正常的睫毛。

八、甲状腺眼病的睑成形术

上、下睑成形术是 Graves 眼病患者功能性和美容恢复性的最终手术。在上睑进行非常保守的眼睑成形术及眼睑脂肪切除或减薄术，都可以结合上睑下降手术，或者可以在后期眼睑重置术后进行（图 8-17）。第 15 章详细介绍了手术过程。对于这种患者应特别小心，不要加重眼睑闭合不全或不完全眨眼。患者的期望也必须现实，因为眉下软组织浸润和增厚是无法通过手术矫正的。

下睑成形术可以单独进行，也可与眼眶减压手术联合进行。第 15 章详细介绍了手术过程。经皮下睑成形术时应特别小心，须避免过多去皮引起的下睑退缩或外翻的并发症。在没有明显下睑皮肤松弛或过度松弛的情况下，行经结膜入路的下睑脂肪脱垂减容术更适合。

下睑出现"垂坠"特别难处理。对于大多数西方欧洲血统的患者，更倾向于直接切除皮肤垂坠的部分，因为这样做比经皮下睑成形术解决这个问题的效果更好，眼睑退缩或外翻的风险很小（图 8-18）。这种方法在 Fitzpatrick 皮肤Ⅳ～Ⅵ型患者、有营养不良或瘢痕疙瘩病史的患者中应慎重考虑。

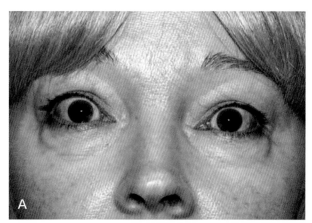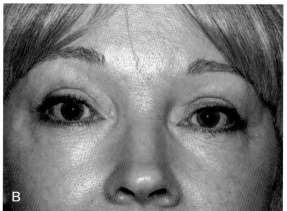

▲ 图 8-17　**A.** 1 例甲状腺眼病患者，出现双侧的上睑退缩，患者要求眼睑美容手术和双侧上睑下降的治疗；**B.** 这位患者接受了双侧前入路上睑提肌回退、外侧角离断和 **Müller** 肌切除术，联合双侧上睑成形术及中央和内侧脂肪团减容术、重睑线重置、双侧经皮下睑成形术和中央及内侧脂肪团在眶下缘重置、保守的外侧脂肪团减容术，以及双侧眼轮匝肌悬吊术，术后 4 个月的效果

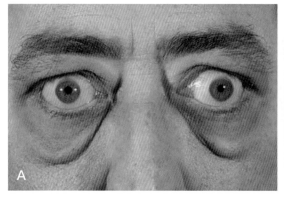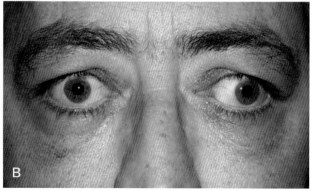

▲ 图 8-18　**A.** 1 例甲状腺眼病患者出现下睑垂坠的表现。**B.** 直接切除皮肤垂坠术后 4 个月。患者左眼的外斜视（和弱视）发生在甲状腺眼病之前，但并没有影响他。患者不关心他的上睑退缩，但是非常关注下睑垂坠的外观

推荐阅读

［1］ Bartley GB. The differential diagnosis and classification of eyelid retraction. Ophthalmology. 1996; 103(1):168–176

［2］ Beatty RL, Harris G, Bauman GR, Mills MP. Intraoral palatal mucosal graft harvest. Ophthal Plast Reconstr Surg. 1993; 9(2):120–124

［3］ Cohen MS, Shorr N. Eyelid reconstruction with hard palate mucosa grafts. Ophthal Plast Reconstr Surg. 1992; 8(3):183–195

［4］ Gardner TA, Kennerdell JS, Buerger GF. Treatment of dysthyroid lower lid retraction with autogenous tarsus transplants. Ophthal Plast Reconstr Surg. 1992; 8(1):26–31

［5］ Goodall KL, Jackson A, Leatherbarrow B, Whitehouse RW. Enlargement of the tensor intermuscularis muscle in Graves' ophthalmopathy. A computed tomographic and magnetic resonance imaging study. Arch Ophthalmol. 1995; 113(10):1286–1289

［6］ Kersten RC, Kulwin DR, Levartovsky S, Tiradellis H, Tse DT. Management of lower-lid retraction with hard-palate mucosa grafting. Arch Ophthalmol. 1990; 108(9):1339–1343

［7］ Lemke BN. Anatomic considerations in upper eyelid retraction. Ophthal Plast Reconstr Surg. 1991; 7(3):158–166

［8］ Putterman AM. Surgical treatment of thyroid-related upper eyelid retraction. Graded Müller's muscle excision and levator recession. Ophthalmology. 1981; 88(6):507–512

［9］ Hintschich C, Haritoglou C. Full thickness eyelid transsection (blepharotomy) for upper eyelid lengthening in lid retraction associated with Graves' disease. Br J Ophthalmol. 2005; 89(4):413–416

［10］ Elner VM, Hassan AS, Frueh BR. Graded full-thickness anterior blepharotomy for upper eyelid retraction. Trans Am Ophthalmol Soc. 2003; 101:67–73, discussion 73–75

第 9 章
面神经麻痹
Facial Palsy

摘要　"面神经麻痹"讨论的是急性发作的面神经麻痹。眼科医师可能是第 1 个接诊出现这种情况患者的临床医师。在这种情况下，眼科医师应尽一切努力明确导致面神经麻痹的根本原因，并应确保患者的角膜得到充分保护。许多临床医师错误地将"Bell 麻痹"与"面神经麻痹"这 2 个名称混为一谈。Bell 麻痹实际上是一种特发性面神经麻痹，是一种排他性诊断。大约 10% 的急性面神经麻痹患者有可治疗的病变。眼科医师应该了解可能导致面神经麻痹的各种疾病，对患者进行详细评估，以及了解多种可行的药物和手术治疗。临床医师之间的有效沟通对患者得到最合理的治疗是至关重要的。

关键词：面神经麻痹、Bell 麻痹、Ramsay-Hunt 综合征、中耳炎、听神经瘤、前庭神经鞘瘤、莱姆病

一、概述

眼科医师可能是首诊出现急性面神经麻痹表现的患者的医师。在这种情况下，眼科医师应尽一切努力确定导致面神经麻痹的根本原因，并应确保患者的角膜得到充分保护。许多出现面神经麻痹的患者会被认为患有 Bell 麻痹，许多临床医师错误地将"Bell 麻痹"作为"面神经麻痹"的同义词。Bell 麻痹实际上是一种特发性面神经麻痹，是一种排他性诊断。

> **要　点**
>
> 大约 10% 的急性面神经麻痹患者有可治疗的病变。

眼科医师需要了解以下内容：①许多其他内科、辅助医学和外科学科都可涉及面神经麻痹患者的治疗，包括耳鼻喉科医师、神经外科医师、神经内科医师、整形外科医师、内科医师、物理治疗师和语言治疗师；②许多种疾病都会导致面神经麻痹（框 9-1）；③对面神经麻痹的患者要进行详细的评估；④可以用的药物和手术治疗有很多。

> **框 9-1　面神经麻痹的常见病因**
>
> - Bell 麻痹
> - Ramsay-Hunt 综合征
> - 中耳炎
> - 乳突炎
> - 胆脂瘤
> - 外伤
> - 听神经瘤手术
> - 结节病
> - 腮腺肿瘤
> - 淋巴瘤
> - 鼻咽癌
> - 转移癌
> - 莱姆病
> - 先天性疾病

对于任何可能在术后出现面神经麻痹的患者，如听神经瘤手术，其相关治疗都应该有眼科医师的参与。在听神经瘤术后早期，即使患者存在完全的面神经麻痹，因为眼眶周围肿胀，这会导致眼睑闭合绝对正常。当肿胀消退时，患者会发展为严重的睑裂闭合不全，并可能伴有角膜感觉下降或缺失、泪液分泌减少，以及 Bell 征不明显。

面神经麻痹可为患者带来严重的不良后果（图 9-1）。它与一些需要个性化处理的潜在问题有关：①角膜显露或对其药物和手术治疗引起的视力缺损；②眼睛疼痛或不适；③角膜暴露、麻痹性睑外翻和泪泵功能障碍引起的慢性流泪和溢泪；④美容缺陷；⑤言语困难或者流涎。

这些问题会影响患者的工作能力、驾驶能力和社交能力。患者可能会失去自尊，变得沮丧和抑郁。

二、病史

医师应进行完整的病史问询和全面的体格检查，以确定面神经麻痹的原因。需要询问的具体问题如下所示。

- 麻痹的发病和持续时间。
- 既往所有的外伤。
- 以往所有耳鼻喉相关的病史。
- 任何有关听觉丧失或听觉过敏的症状。
- 任何有关耳痛或分泌物的症状。
- 其他脑神经功能障碍的所有症状，如复视、嗅觉缺失、吞咽困难或面部感觉缺失。
- 既往的内科疾病病史，包括糖尿病、结节病、肌无力。
- 所有的皮疹。

应注意患者出现的眼部不适。在对患者询问病史的时候需要仔细地观察患者。不完全眨眼、任何面部不对称、鼻唇沟或前额皱纹的消失都应该记录下来。

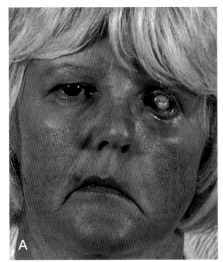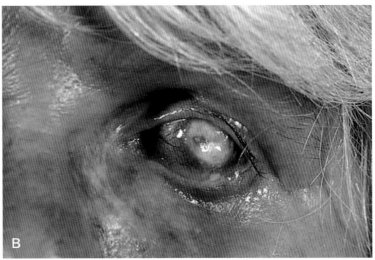

▲ 图 9-1　**A.** 1 例完全性左下运动神经元性面瘫的患者及其疼痛的左眼。**B.** 患者左眼特写。她有明显的眼睑闭合不全和干眼。被她忽视的暴露性角膜病变导致了继发性角膜溃疡、脓肿和眼内炎。该眼需要摘除。这是角膜暴露处理不良的面瘫患者的潜在后果，对于这些患者是一个深刻的教训

三、体格检查

患者需要进行完整的眼科体格检查。应系统性检查的内容如下所示。

- 检查面部表情肌，用来判断患者是面神经不完全麻痹还是完全麻痹。在慢性麻痹的患者中，也可以发现一些异常神经再支配所表现的体征。
- 面部运动神经麻痹的程度可以使用评分进行分级，如 House-Brackmann 评分系统（表 9-1），也可以用来辅助监测面部神经功能的恢复。一般来说，面神经颞支受到的影响往往是最严重的且恢复最慢。

表 9-1　House-Brackmann 评分				
分级	描　述	得　分	功能（%）	功能评估（%）
I	正常	8/8	100	100
II	轻度功能障碍	7/8	76～99	80
III	中度功能障碍	5/8～6/8	51～75	60
IV	中度严重功能障碍	3/8～4/8	26～50	40
V	重度功能障碍	1/8～2/8	1～25	20
VI	完全麻痹	0/8	0	0

House-Brackmann 评分是一种用于评定面瘫时面神经损伤程度的评分方法。分数是通过测量眉毛中间部分的向上运动和口角的横向运动来确定的。每个计分点为每移动 0.25cm 记 1 分，最大可达 1cm。然后把分数加在一起，得到 8 分中的一个数字。

- 检查额肌的运动可区分是上运动神经元损伤（完整的额肌运动）还是下运动神经元损伤（受损的额肌运动）。
- 应确定被动和强迫闭眼的程度，并测量睑裂闭合不全的程度（图 9-2C 和 D）。
- 所有的上睑退缩都应关注（图 9-2A）。慢性面神经麻痹时，上睑退缩是由于上睑提肌无对抗的运动。有一些患者的上睑退缩被眉下垂所掩盖。有一些患者还会出现上睑前层挛缩，从而进一步加重眼睑闭合不全。

- 在滴注任何表面麻醉药之前，必须先测定角膜的感觉；还应该检查三叉神经所支配的皮肤感觉。
- 使用裂隙灯检查角膜，荧光素滴注于结膜囊内（图 9-2B）。记录所有的暴露性角膜病变。
- 对泪膜进行评估，并测定泪膜的破裂时间。记录泪弧面的高度，并通过 Schirmer 试验评估泪液的分泌。
- 观察荧光素染料的消失，并与对侧眼睛相比较。患者的眨眼也应使用裂隙灯观察，注意是完整的还是不完整的。
- 明确 Bell 现象的存在与否（图 9-2C 和 D）。
- 明确下睑有无任何退缩或者症状明显的眼睑外翻（图 9-2E）。
- 确定下泪点的位置和通畅性。
- 应仔细检查眼球运动。这很重要，因为从解剖上来说，外展神经在颅内与面神经核和神经束相邻。
- 应检测患者的听力，并检查所有涉及外耳道的皮肤病变（如带状疱疹或 Ramsay-Hunt 综合征）（图 9-2F）。
- 通过触诊腮腺明确有无肿物。
- 应触诊耳前淋巴结、下颌下淋巴结和颈部淋巴结。
- 应检查口咽部。

虽然应该记录患者的视力，但往往由于先前为了保护角膜覆盖的眼药膏的存在而导致检查结果不准确。

四、一般治疗的注意事项

有暴露性角膜病变和角膜溃疡高危因素的患者应尽早被筛选出来。以下是一些重要的危险因素，即角膜感觉缺失、严重的眼睑闭合不全、Bell 现象缺失、干眼。

患者可能存在不止 1 个风险因素，这使问题进一步复杂化。

> **要　点**
>
> 角膜感觉缺失提示面神经麻痹患者预后严重不佳，需要紧急、积极的治疗。

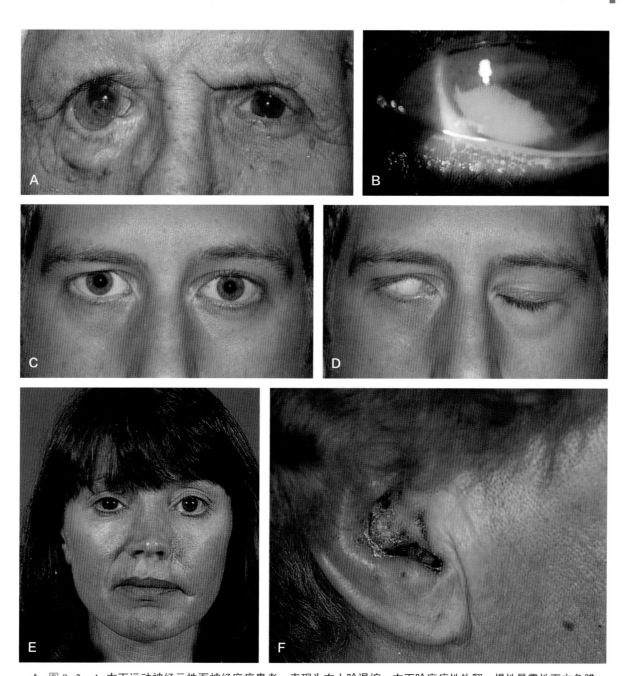

▲ 图 9-2　**A.** 右下运动神经元性面神经麻痹患者，表现为右上睑退缩、右下睑麻痹性外翻、慢性暴露性下方角膜病变；**B.** 使用荧光素明确的暴露性角膜病变患者；**C.** 右面神经麻痹的患者，其右眉下垂遮盖了右上睑退缩；**D.** 明显的眼睑闭合不全但存在很好的 Bell 现象；**E.** 左侧外伤后面神经麻痹患者，她的左侧睑裂增大是上、下睑退缩的结果；**F. Ramsay-Hunt** 综合征患者

其他因素也必须考虑，从而确定对于单个患者来说最适当的内科或外科治疗手段。这些因素包括患者的年龄、一般健康状况、遵守药物治疗方案和频繁随访的依从性。

五、保守治疗

一些相对简单的治疗可短时间应用于对面神经功能恢复，具有良好预后，以及没有发展为暴露性角膜病变危险因素的患者。包括以下方面。

①经常使用不含防腐剂的局部润滑剂。

②避免眼球刺激物。

③使用眼镜防护护翼或湿房镜。

④夜间用胶带关闭眼睑。

⑤上睑注射肉毒毒素。

⑥外置眼睑重物的应用。

对于面神经麻痹，最常见的眼科治疗是使用润滑剂。这些润滑剂应在日间至少每小时使用1次，并且不含防腐剂，从而避免频繁接触防腐剂对角膜的毒性作用。不含防腐剂的润滑剂软膏（如Lacri-Lube软膏或Xailin夜间软膏）比滴眼液能更有效地保护角膜，滴注频率也大大降低，但会使视力模糊。患者应尽可能避免眼部刺激（如吸烟的烟雾）。

大多数患者不能忍受湿房镜或塑料膜封闭敷料，但眼镜防护护翼相对不太显眼，耐受性良好。

上眼睑可以在夜间用医用胶布关闭，但必须确保眼睛完全闭合，以防止胶带对角膜造成进一步的损伤，尤其是对角膜感觉减退或缺失的患者。

对于暂时的面神经麻痹患者，可给予上睑提肌注射肉毒毒素引起上睑下垂（图9-3）。但该治疗花费昂贵，且患者在自发恢复之前有1个8～12周的单眼视力时期。有些患者在使用肉毒毒素后会出现视像融合问题和复视。此外，由于上直肌的力量可能被削弱，Bell现象可能受到不利影响，在恢复阶段由于暴露性角膜病变而产生更多问题。

外置的眼睑重物可以用组织胶带黏合在上睑（图9-4）。重物是肉色的，以使它不太显眼。这样的重量对于暂时性的面神经麻痹是有用的，也可以作为患者接受上睑金植入物或铂金链植入物植入前一段时间的尝试性使用。

明确是Bell麻痹发作的患者应在发病后72h内给予高剂量的口服糖皮质激素治疗，以提高康复率。研究表明，抗病毒药物对Bell麻痹无效。

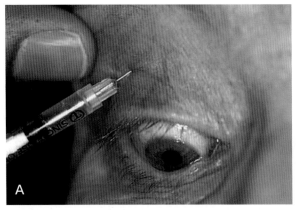
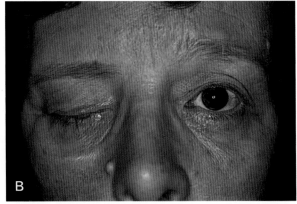

▲ 图9-3　A. 上睑提肌肉毒毒素注射技术；B. 1例上睑肉毒毒素注射后3天出现右侧面神经麻痹的患者，患者出现完全性右上睑下垂

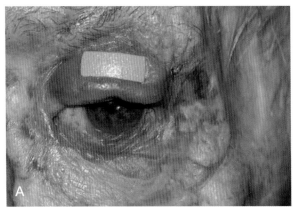
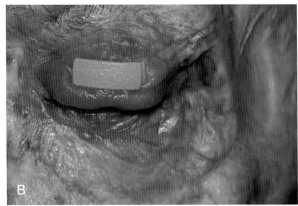

▲ 图9-4　A. Gorlin综合征患者，眼周有明显瘢痕，面神经麻痹伴重度眼睑闭合不全。外置负荷物位于左上睑。B. 在外置负荷物作用下，患者自主完全闭眼

患者可以通过访问 www.facialpalsy.org.uk 获得有关其病情和多种治疗方法选择的额外定期更新的内容。

六、外科治疗

对于面神经麻痹的患者，进行眼整形手术治疗的适应证和目的如下：①预防和治疗角膜显露；②矫正下睑外翻；③治疗眉下垂；④治疗慢性溢泪。

手术计划应将其他医师的所有手术计划考虑在内，如面瘫复原手术。

1.预防或治疗角膜显露

(1) 泪点栓塞：对于泪液分泌减少的患者，单独使用局部润滑剂无法完全解决问题，而泪点栓塞可能是有用的。可通过使用硅胶的泪点栓子达到暂时的效果。如果患者可以耐受且没有继发性的溢泪，则可以长期保留栓子，或在局部麻醉下进行泪点栓塞术。一个简单的一次性电凝装置对泪点进行简洁的操作。这种方法并不会阻止后期泪点的重新开放，如果有必要重新开放的话。更持久的泪道阻塞术是通过将 Colorado 针式电刀的电解针插入下泪小管中几毫米，并按下电凝维持 2～3s。

(2) 暂时性睑裂缝合术：暂时性睑裂缝合术可用于急性面神经麻痹的患者，这类患者往往不适合进行任何其他治疗或不能滴注润滑剂滴眼液或眼膏，例如一名经历了神经系统大手术并将在重症监护下床上躺几天的患者。手术使用 4-0 尼龙缝合线穿过上、下眼睑的灰线并固定于硅胶或橡胶垫上（图 9-5）。缝合线打活结，这样就可以打开缝合线检查眼睛。

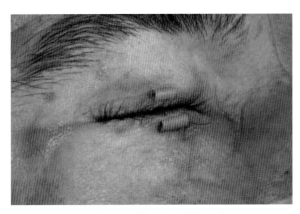

▲ 图 9-5　暂时性睑裂缝合术

(3) 外侧睑裂缝合术：外侧睑裂缝合术是一种历史悠久的简单手术步骤，在治疗面神经麻痹患者时可提供足够的角膜保护。

该术式的优点为：①操作简单、快捷；②便宜；③可逆；④帮助预防和治疗下睑的麻痹性睑外翻。缺点为：①美容缺陷；②视野受限；③继发并发症，如倒睫。

睑裂缝合术的范围最好比认为必要的范围更广一些，因为后期部分打开缝合的睑裂比扩大睑裂缝合术的范围简单得多。对于存在神经营养性溃疡风险的角膜感觉缺失患者，外侧睑裂缝合术的范围应较广泛，且可能是持久的，除非角膜感觉恢复。

> **要　点**
>
> 睑裂缝合术的范围最好比认为必要的范围更广一些，因为后期部分打开缝合的睑裂比扩大睑裂缝合术的范围简单得多。

(4) 手术步骤。

- 取 0.5% 布比卡因与 1 : 200 000U 肾上腺素的混合溶液、2% 的利多卡因与 1 : 80 000U 肾上腺素的混合溶液，以 50 : 50 的比例混合后，取 2～3ml 于上、下睑做皮下注射。
- 下睑需要助手辅助牵拉，用 2 个 Paufique 镊分别捏紧进行睑裂缝合术的最内侧睑缘及眼睑最外侧部（图 9-6A）。
- 用 Beaver 手术刀柄携带 Beaver 手术刀片（7530）沿着下睑灰线做深 2～3mm 的切口（图 9-6B）。
- 使用该刀片，与灰线呈 90° 角，向后做 2 个小的松弛切口。
- 接着，使用 Castroviejo 0.12 齿镊和尖头的 Westcott 剪沿着灰线切口后缘，仔细地去除一条非常浅表的睑缘组织（图 9-6C）。
- 然后，同样的操作在上睑进行。
- 2 根独立的 5-0 Vicryl 缝合线通过 1/4 弧针水平贯穿上、下睑板，并在远离角膜的前方固定打结（图 9-6D 和 E）。这使两侧眼睑的游离缘相互融合。
- 用 7-0 Vicryl 缝合线间断缝合灰线切口的

前唇并打结（图 9-6F）。

• 局部抗生素眼膏涂抹眼睑。

这项手术操作不需要使用任何的外置衬垫。

（5）术后护理：局部抗生素眼膏使用 2 周。7-0 Vicryl 缝合线在 2 周后仔细拆除。眼睑外侧融合（图 9-7）。

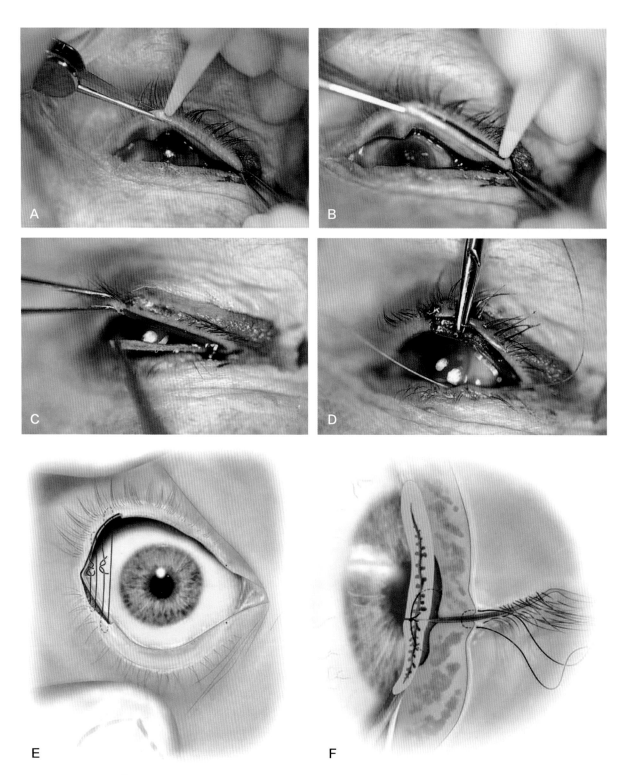

▲ 图 9-6　**A.** 用带齿的镊子夹住上睑；**B.** 眼睑位置使得可以采用微刃刀片作线状切口；**C.** 从眼睑边缘的后部切除一条睑缘组织条；**D.** 5-0 Vicryl 缝合线水平穿过睑板，贯穿部分睑板厚度；**E.** 缝合线打结，确保线结远离角膜；**F.** 用 7-0 Vicryl 缝合线间断缝合灰线前唇切口

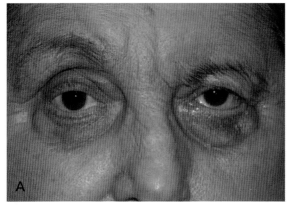

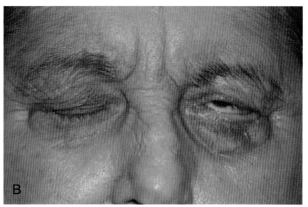

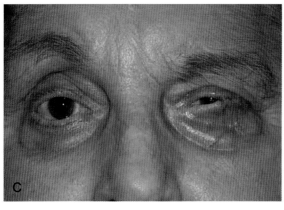

▲ 图 9-7　**A.** 左侧下运动神经元性面神经麻痹患者，左侧眉下垂，早期左侧下睑麻痹性外翻；**B.** 患者有睑裂闭合不全和较差的 Bell 现象；**C.** 患者行左外侧睑裂缝合术的术后外观

通过直剪对眼睑进行简单的分离，即可根据需求逆转部分或者全部的睑裂缝合术。

2. 内眦成形术　这个方法使眼睑内侧至泪点发生融合。这一手术常用于辅助外侧睑裂缝合术，从而进一步改善对于面神经麻痹患者的角膜保护。它还有助于防止内侧下睑外翻的进展。

(1) 手术步骤。

• 取 0.5% 布比卡因与 1∶200 000U 的肾上腺素混合溶液、2% 利多卡因与 1∶80 000U 肾上腺混合溶液，进行等比例混合后，取 2～3ml 行上、下睑皮下注射。

• 用 Beaver 微刀手术刀（7530）沿着泪小管前方，将眼睑内至泪点切开分离（图 9-8B）。泪小管放置 00 号 Bowman 探针进行保护。

• 用钝头的 Westcott 剪做皮下剥离（图 9-8A）。

• 在下部皮瓣内侧部分的下方做垂直松弛切口（图 9-8A）。

• 用 2 根 7-0 Vicryl 缝合线穿过泪小管周围组织并打结（图 9-8B 和 C）。

• 将下方皮瓣向内铺平，并修整"猫耳"畸形（图 9-8D）。

• 用 7-0 Vicryl 缝合线间断缝合皮肤切口（图 9-8E）。

(2) 术后护理：局部抗生素眼膏使用 2 周。7-0 Vicryl 缝合线 2 周后仔细拆除。眼睑内侧融合。

如图 9-9，1 例患者经历了内眦成形术和 1 个小的外侧睑裂缝合术。如有必要可通过直剪对眼睑进行简单的分离，即可逆转部分或全部的内眦成形术。

3. Müller 肌切除术和上睑提肌腱膜退缩术　上睑缩肌复合体的轻度回退可能有利于患有慢性面神经麻痹、存在上睑退缩的患者，该类患者有眼睑闭合不全但存在中度的 Bell 现象，角膜感觉正常，并有正常的泪液产生。这些患者可能表现出的显露只影响角膜的下 1/3。手术可以在局部麻醉下进行，也可以不进行镇静。

(1) 手术步骤。

• 取 0.5% 布比卡因与 1∶200 000U 肾上腺素的混合溶液、2% 利多卡因与 1∶80 000U 肾上腺的混合溶液，进行等比例混合后，取 2～3ml 行上睑皮下注射。

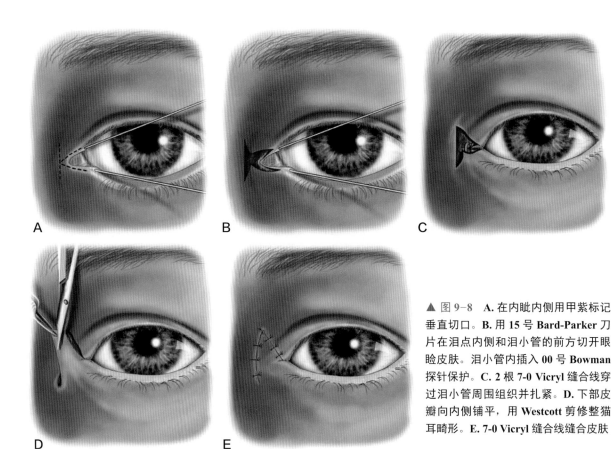

▲ 图 9-8　A. 在内眦内侧用甲紫标记垂直切口。B. 用 15 号 Bard-Parker 刀片在泪点内侧和泪小管的前方切开眼睑皮肤。泪小管内插入 00 号 Bowman 探针保护。C. 2 根 7-0 Vicryl 缝合线穿过泪小管周围组织并扎紧。D. 下部皮瓣向内侧铺平，用 Westcott 剪修整猫耳畸形。E. 7-0 Vicryl 缝合线缝合皮肤

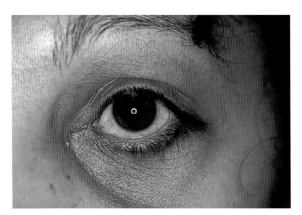

▲ 图 9-9　1 例行内眦成形术和小外侧睑裂缝合术的患者

- 用 4-0 丝线牵引缝合线贯穿上睑灰线。
- 上睑以 Desmarres 牵开器牵拉至外翻，以额外的 1ml 局部麻醉药结膜下注射。去除牵开器。
- 按压眼睑 5min。
- 再次以 Desmarres 牵开器牵拉至眼睑外翻。
- 于睑板上缘用 15 号 Bard-Parker 刀片作结膜切口。

- 结膜被 Paufique 镊夹住并向前拉。
- 用钝头的 Westcott 剪沿眼睑长轴打开 Müller 肌，显露 Müller 肌与上睑提肌腱膜之间的无血管间隙。
- 将 Müller 肌与结膜剥离，行 Müller 肌切除术，即通过钝头的 Westcott 剪将其划开。
- 去除牵开器，在患者坐位时观察。
- 如果眼睑仍退缩，对上睑提肌腱膜进行轻度的力量弱化。再次以牵开器将眼睑外翻固定。
- 用 Westcott 剪在眼睑外 2/3 处垂直轻柔剪开上睑提肌腱膜。
- 去除 Desmarres 牵开器，再次将患者置于坐位。检查眼睑的高度和轮廓。最终要达到的效果是较对侧上睑而言下降 1～1.5mm，但精确的术后效果依赖于术前上睑的退缩程度、任何相关的前板层组织挛缩的发生，以及术后期望的上睑高度。
- 不需要缝合。
- 去除牵引缝合线。
- 抗生素眼膏涂抹进眼内。

- 冰袋冰敷。

(2) 术后护理：处方类的局部抗生素滴眼液 4 次 / 天，使用 2 周。指导患者牵拉眼睑睫毛和睑缘，从而保持所需的眼睑高度和轮廓，直到眼睑上升至所需高度（图 9-10）。

4. 金负荷物植入　对于有良好的 Bell 现象、正常角膜感觉、正常泪液分泌的睑裂闭合不全患者来说，金负荷物植入是一个简单并有效的手术。它特别适用于那些做过外侧睑裂缝合手术，且对术后外观不满意，希望手术能被逆转的患者。金负荷物植入的成功与否取决于仔细地挑选患者。对于有萎缩性眼轮匝肌和上睑凹陷缺陷的皮肤苍白且非常薄的患者，不建议植入金负荷物。在这样的患者身上，负荷物往往非常明显和突出。术前应对患者进行详细的会诊，使他们了解手术的目的、缺点和优点。手术改善了眼睑闭合，但不能恢复正常的反射性眨眼。

(1) 优点。

①简单的手术步骤。

②可逆。

③并发症发生率低。

(2) 缺点。

①完全仰卧位时，眼睑闭合可能受影响。

②金负荷物有可能被看到。

③金负荷物可能移位或者突出。

④患者可能出现过敏反应。

(3) 术前评估：对于以前没有做过任何眼睑手术的患者来说，确定眼睑完全闭合所需要的重量相对比较简单。对于外侧睑裂缝合术后的患者来说，在放置重物后睁开眼睑是比较困难的。可选择一个重量，用胶带固定在皮肤皱褶下方的上睑皮肤上，评估上睑的位置和闭合的程度（图 9-11）。

最佳的重量是创造一个最低程度的上睑下垂，但允许被动地完全自主闭眼。通常，使用 1.0g 或 1.2g 的重量。虽然已有商品化的负荷物，但最好是根据患者的睑板轮廓来塑形。这是一个可以由眼科医师完成的任务。

(4) 手术步骤。

- 皮肤皱褶切口用酒精擦拭后，将切口位置标记在上睑皮肤的合适位置。
- 取 0.5% 布比卡因与 1∶200 000U 肾上腺素的混合溶液、2% 利多卡因与 1∶80 000U 肾上腺的混合溶液，进行等比例混合后，取 1.5～2ml 行上睑皮下注射。

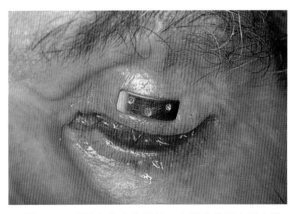

▲ 图 9-11　眼睑金负荷物通过一小段胶带固定于上睑。患者能够进行有效的被动闭眼

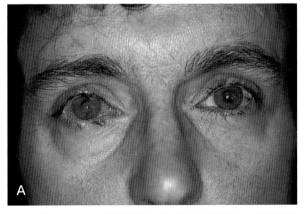

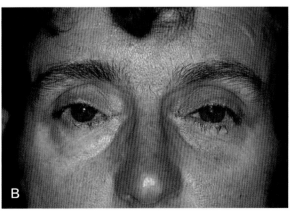

▲ 图 9-10　A. 因双侧面神经麻痹和双侧暴露性角膜病变，导致角膜感觉减退的患者；B. 暴露性角膜病变在双侧上睑缩肌回退术和双侧内眦成形术后均已消失

- 用 4-0 丝线牵引缝合线贯穿上睑灰线，并用动脉夹固定于面部手术单。
- 用 15 号 Bard-Parker 刀片做 7mm 的皮肤皱褶切口（图 9-12A）。
- 用 Westcott 剪剪开眼轮匝肌，向下直至睑板。
- 找到发白闪光的睑板，并在内侧、外侧和下方打开间隙，小心避免损伤睫毛根部。

- 如果患者有明显的眼睑退缩，那么在金负荷物植入前轻度松弛眼睑缩肌。
- 金负荷物植入剥好的腔隙。部分手术医师会用不可吸收缝合线将负荷物固定于睑板（图 9-12B）。在这种情况下，手术切口可能需要扩大，以便为缝合提供有效的入路。应避免让这些缝合线穿过整个睑板厚度，

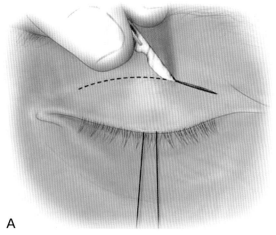

A

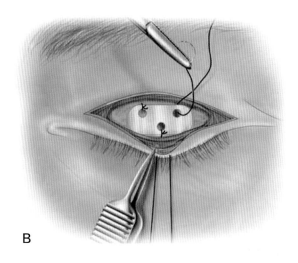

B

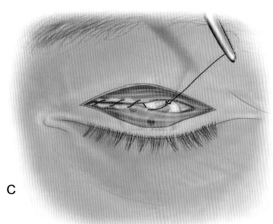

C

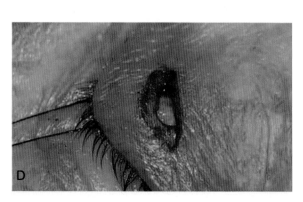

D

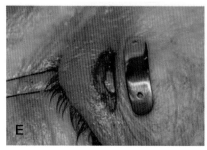

E

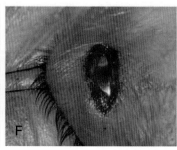

F

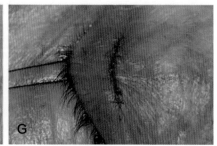

G

▲ 图 9-12 **A.** 做 1 个小的中央切口。这样做减少了移植物术后显露的风险。它还能减少术后睑板前水肿的程度和持续时间，并使术后感觉缺失最小化。**B.** 金负荷物可以用不可吸收缝合线穿过它的孔固定在睑板上。**C.** 在皮肤闭合前重新闭合眼轮匝肌。**D.** 该患者上睑放置牵引缝合线，于皮肤皱褶处做切口。该患者不固定金负荷物至睑板，其睑板前剥离的腔隙足够容纳金负荷物的植入。**E.** 金负荷物已植入睑板前间隙。**F.** 已将眼轮匝肌在金负荷物浅面缝合。**G.** 眼睑皮肤切口已缝合

并避免引起睑板的任何弯曲。

- 在负荷物上方用 7-0 Vicryl 缝合线间断缝合眼轮匝肌（图 9-12C）。
- 用 7-0 Vicryl 缝合线间断缝合皮肤（图 9-12D 至 G）。

(5) 术后护理：局部抗生素软膏使用 2 周。7-0 Vicryl 缝合线于 2 周后拆除。患者应继续使用无防腐剂的局部润滑剂，但是滴注的频率可以降低。

图 9-13 是 1 例金负荷物植入位置良好的患者。

(6) 并发症：并发症的发生率通常较低。对黄金过敏的患者可能会出现明显的慢性蜂窝织炎，重物取出则症状消失。在没有其他症状或体征的情况下，一些上眼睑肿胀和负荷物周围的间歇性红肿不需要移除负荷物。眼睑下垂 1～1.5mm 是常见的，通常在取出金负荷物后会消失。如果负荷物移位或开始外露，选择性取出负荷物（图 9-14）。待伤口成熟和术后水肿消退后，可更换或重置金块。颞肌筋膜移植物可置于金负荷物表面，以减小后期显露和负荷

物突出的风险。

铂金链被认为是一种可供选择的植入物，尤其是对于黄金过敏的患者。

5. 其他眼睑闭合手术　大多数由面神经麻痹导致眼睑闭合不全的患者都可以用上文介绍的方法进行治疗。还有一些其他的手术步骤用来有效的闭合眼睑，即硅胶棒环扎法、眼睑弹簧植入术和颞筋膜移植术。

硅胶棒环扎术包括在上睑和下睑周围放置 1 根硅胶棒。当上睑打开时，肌张力分散在硅胶棒上。当患者的上睑提肌松弛时，伸展的硅胶棒会导致眼睑闭合。

眼睑弹簧由一根正畸用的钢丝制成，并置于上睑外侧。当眼睑被打开时，肌张力分散在钢丝上。上睑提肌一旦放松，弹簧的张力就会导致眼睑闭合。

同样对于颞筋膜移植术，闭合力由附于颞肌上的一条颞筋膜在眼睑周围环扎所构成。当患者咬紧牙关时，眼睑就会受到压力，导致眼睑闭合。

硅胶棒环扎术和眼睑弹簧的方法与金负荷

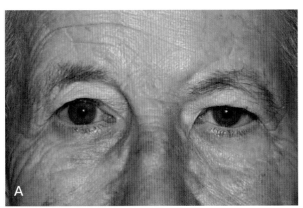

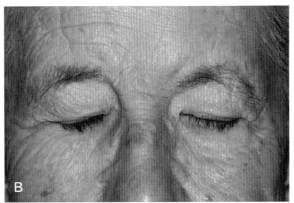

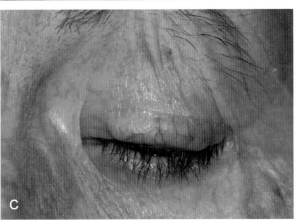

▲ 图 9-13　**A.** 左侧面神经麻痹患者，她植入 1 个金负荷物，还做了左侧提眉术；**B.** 自主眼睑闭合良好；**C.** 抬眉时，上睑金负荷物的位置明显可见

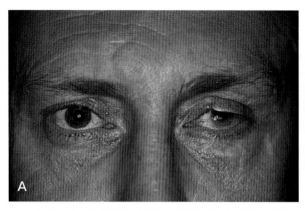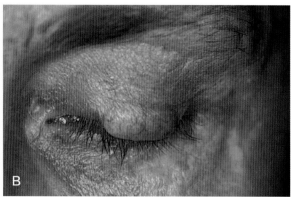

▲ 图 9-14　**A.** 左上睑金负荷物向前移位；**B.** 左上睑特写，显示了金负荷物的异常位置，通过变薄和拉伸的上睑皮肤可以清晰地看到

物植入相比，在技术上要求更高，并更易突出明显（图 9-15）。出于这个原因，笔者不推荐这些方法。

　　颞筋膜移植术依靠患者有意识地用力来咬紧牙关从而闭合眼睑。患者夜间因为颞肌松弛仍会出现眼睑闭合不全。颞筋膜随时间逐渐松弛。笔者不使用这种方法。

　　6. 下睑外翻的矫正　轻度麻痹性睑外翻和眼睑闭合不全的患者通过简单的外侧睑裂缝合术即可获益。对于面神经麻痹且睑外翻较重的患者，治疗取决于对睑外翻病因的评估，例如，慢性溢泪可导致瘢痕变化，甚至可能需要植皮手术（图 9-16）。这在第 6 章中详细讨论。对于一名整形外科专家来说，当患者不适合面瘫

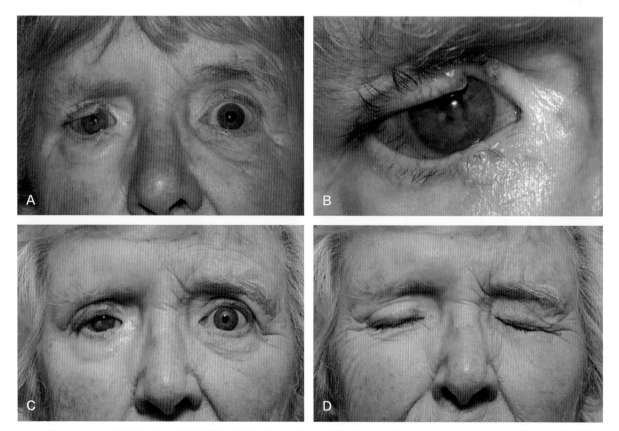

▲ 图 9-15　**A.** 右下运动神经元性面神经麻痹的患者。她被诊断为右上睑缺损。她有 1 个突出的眼睑弹簧和 1 个假性虹膜缺损。**B.** 患者上睑可见眼睑弹簧。她还患有慢性暴露性角膜病变、角膜瘢痕及慢性右上睑前层挛缩。患者还进行了内眦成形术。**C.** 弹簧移除后，回退上睑提肌，行右上睑植皮并植入右上睑金负荷物。**D.** 患者有良好的自主闭眼

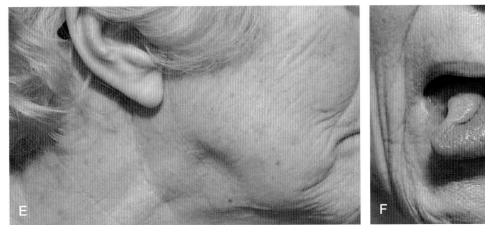

▲ 图 9-15（续）　E. 患者的颈部瘢痕。F. 患者半侧舌萎缩并偏右，曾行右侧舌下 - 面神经吻合术，面下部张力恢复良好，并可有部分运动

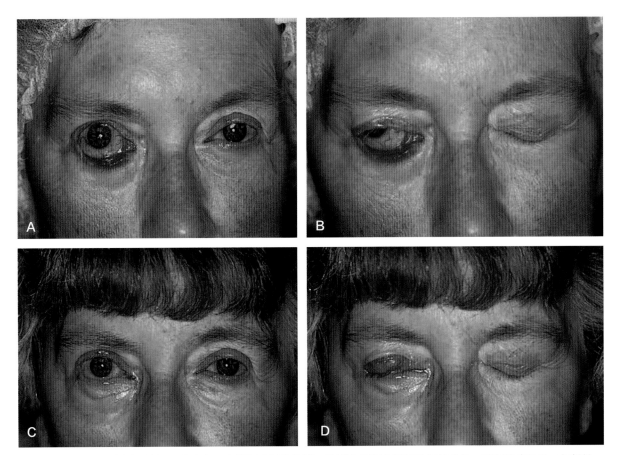

▲ 图 9-16　A. 右侧面神经麻痹患者，合并下睑严重外翻。外翻在病因上不仅有麻痹性的，还有瘢痕性的（与慢性溢泪继发的表皮脱落有关）和机械性的（继发于轻度面中部下垂）原因。B. 患者亦有明显的睑裂闭合不全。C. 同一患者接受下睑全厚皮片移植和外侧睑板条带剥离悬吊术。D. 她的睑裂闭合不全也通过上睑金负荷物植入得到了改善

复原手术时，可通过自体阔筋膜进行静态悬吊牵拉嘴唇及面部向上至颧弓，或眼轮匝肌下脂肪（SOOF），或面中部提升术，从而解决面中部下垂。这些手术有助于减轻下睑对下垂面部向下的牵拉。

在阔筋膜面部悬吊术中，使用 Wright 阔筋膜针将筋膜从口周肌肉和唇部皮下部位嵌入。然后在颧弓附近固定筋膜条，并尽可能地收紧。

在 SOOF 提升手术中，可通过下睑经结膜切口、外眦切开术和下眦切开术到达眼眶下缘。将眶下神经血管束外侧的 SOOF 抬起游离，直至上颌骨的下缘。SOOF 被上提并用不可吸收缝合线重新固定于弓状缘和颞筋膜表面。对于较严重的面中部下垂患者，可进行骨膜下的面中部提升术。在这类患者中，上提的组织用聚丙烯缝合线穿过眶下缘骨的钻孔进行固定，或使用面中部的 Endotine 植入物（锯齿植入物），其用钛钉或生物可吸收螺钉固定在眶骨外缘。这些手术步骤将在第 15 章详细讨论。

尽管下睑外翻矫正成功，眼睑闭合不全和暴露性角膜病变得到改善，但患者仍可能出现与泪泵机制不佳相关的慢性溢泪。在这种情况下，可能有必要采用内镜下结膜泪囊鼻腔吻合术（CDCR），并置入 Lester Jones 管。这将在第 21 章中详细讨论。

7. 眉下垂的治疗　单侧眉下垂可严重到足以让上方视野受损及美学畸形（图 9-17）。它可导致假性上睑下垂，并可能导致继发的上睑睫毛错位，同时伴有持续性的眼球刺激。

虽然有许多不同的手术步骤来处理上睑下垂合并面神经麻痹，但首选的方法是直接提眉术和内镜下提眉术。

(1) 直接提眉术：对于单侧眉下垂来说，直接提眉术是一种简单且有效的手术步骤（图 9-18）。

如果必要，可以与上睑成形术联合使用。如果认为有必要做眼睑成形术，则应先做提眉术。眼睑成形术应非常保守，以避免加重任何

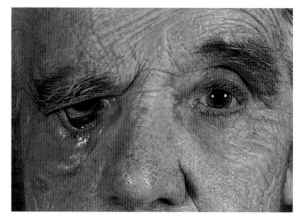

▲ 图 9-17　1 例右侧下运动神经元性面瘫的患者，其右侧眉下垂明显遮盖了她的视野

睑裂闭合不全。这个过程在第 17 章中有更详细的讨论。

(2) 内镜下提眉术：内镜下治疗单侧眉下垂的方法有很多优点，但也有一些缺点。

①优点：切口瘢痕隐藏在发际线后方；术后额部感觉缺失的风险降低；术后恢复更快。

②缺点：时间长、花费高、复发率较高。

第 17 章详细介绍了该手术。

③面神经的异常神经再支配：面神经麻痹恢复后的异常神经再支配是相当常见的现象，应当告知患者这种情况发生的可能性。异常神经再支配的功能异常程度是多变的。有些患者在使用口腔周围肌肉时，会出现眼睑完全闭合。这类患者可以用肉毒毒素注射到眼轮匝肌进行治疗，但这种治疗不可避免会使患者眼睑闭合不全，并需要经常使用局部润滑剂。

8. 角膜神经再生　利用三叉神经对侧的眼

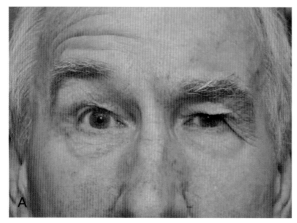

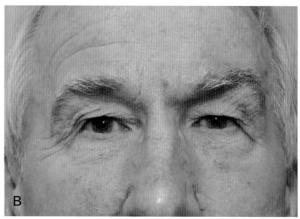

▲ 图 9-18　A. 左眉麻痹的患者；B. 左侧直接提眉术后，患者右侧额肌的过度运动也得到了改善

分支、眶上分支和滑车上分支直接行角膜神经再生术，可使经选择的患有单侧面神经麻痹和角膜感觉缺失的患者恢复部分角膜感觉。这涉及一个大的双冠状头皮切口和一个广泛的剥离区域，将头皮反折到前额，以完全显露和分离供体神经的细小的远端。经上睑切口和结膜切口将神经移位至结膜下间隙。另一种侵入性较小的方法是使用腓肠神经移植物与滑车上神经近端相连接。

推荐阅读

［1］　Bains RD, Elbaz U, Zuker RM, Ali A. Borschel GH. Corneal neurotization from the supratrochlear nerve with sural nerve grafts: a minimally invasive approach. Plast Reconstr Surg.. 2015; Feb; 135(2):397e–400e

［2］　Catalano PJ, Bergstein MJ, Biller HF. Comprehensive management of the eye in facial paralysis. Arch Otolaryngol Head Neck Surg. 1995; 121(1):81–86

［3］　Vrabec JT, Backous DD, Djalilian HR, et al. Facial Nerve Disorders Committee. Facial Nerve Grading System 2.0. Otolaryngol Head Neck Surg. 2009; 140(4): 445–450

［4］　Leatherbarrow B, Collin JR. Eyelid surgery in facial palsy. Eye (Lond). 1991; 5 (Pt 5):585–590

［5］　Lee V, Currie Z, Collin JRO. Ophthalmic management of facial nerve palsy. Eye (Lond). 2004; 18(12):1225–1234

［6］　Malhotra R, Elalfy MS, Kannan R, et al. Update on corneal neurotisation. British Journal of Ophthalmology. 2019; 103:26–35

［7］　Mavrikakis I, Malhotra R. Techniques for upper eyelid loading. Ophthal Plast Reconstr Surg. 2006; 22(5):325–330

［8］　May M. The Facial Nerve. New York: Thieme Stratton; 1986

［9］　Olver JM. Raising the suborbicularis oculi fat (SOOF): its role in chronic facial palsy. Br J Ophthalmol. 2000; 84(12):1401–1406

［10］　Rahman I, Sadiq SA. Ophthalmic management of facial nerve palsy: a review. Surv Ophthalmol. 2007; 52(2): 121–144

［11］　Reitzen SD, Babb JS, Lalwani AK. Significance and reliability of the House-Brackmann grading system for regional facial nerve function. Otolaryngol Head Neck Surg. 2009; 140(2):154–158

［12］　Terzis JK, Dryer MM, Bodner BI. Corneal neurotization: a novel solution to neurotrophic keratopathy. Plast Reconstr Surg. 2009; 123(1):112–120

［13］　Wulc AE, Dryden RM, Khatchaturian T. Where is the gray line? Arch Ophthalmol. 1987; 105(8):1092–1098

第 10 章
眼睑和眼周肿瘤
Eyelid and Periocular Tumors

摘要

"眼睑和眼周肿瘤"主要讨论眼睑常见病变。评估这些病变的主要目的是区分病灶的良恶性，并认识到某些病变可能与系统性恶性肿瘤具有潜在相关性，如 Muir-Torre 综合征——一种皮肤肿瘤与内脏恶性肿瘤相结合的疾病。一些细微的特征有助于鉴别眼睑肿瘤的良恶性，但是不借助活检往往难以做出正确的诊断。一些恶性病变可能看起来相对无害，相反，一些良性病变可能表现得非常危险。另外，一些恶性眼睑肿瘤的临床表现可以模拟其他的肿瘤类型。早期诊断可以显著降低与眼睑恶性肿瘤相关的发病率和死亡率，但前提是在检查所有眼睑病变时应有高度的临床怀疑。眼睑恶性肿瘤的正确治疗需要对其临床表现和病理学特点有透彻的了解。

关键词： 眼睑肿瘤、癌症、基底细胞癌、鳞状细胞癌、皮脂腺癌、黑色素瘤、Merkel 细胞瘤、Kaposi 肉瘤、淋巴瘤

一、概述

眼科患者中眼睑和眼周皮肤病变很常见。评估这些病变的主要目的是区分良恶性，并认识到某些病变可能与系统性恶性肿瘤潜在相关，如 Muir-Torre 综合征（Muir-Torre syndrome，MTS）——一种皮肤肿瘤（通常为皮脂腺腺瘤、皮脂腺上皮瘤或皮脂腺癌和角化棘皮瘤）和内脏恶性肿瘤（通常为结肠直肠、子宫内膜、小肠和尿路上皮恶性肿瘤）相结合的疾病。

总的来说，大多数影响眼睑和眼周区域的恶性肿瘤将会缓慢生长，使眼睑解剖结构扭曲变形或直接破坏眼睑解剖结构。一些细微的特征有助于区分眼睑恶性肿瘤和良性肿瘤（框10-1）。然而，如果没有组织活检，很难对眼睑病变做出正确诊断。一些恶性病变可能表现得相对无害（图10-1A）。相反，一些良性病变可能显得极其危险（图10-1B 至 D）。

框 10-1 提示恶性肿瘤的临床体征

- 睫毛局部脱落
- 睑缘破坏
- 珍珠状毛细血管扩张
- 溃疡
- 新生的不断扩大并伴有色素沉着的病损
- 局部组织弥散性硬化
- 边界不规则
- 硬化并挛缩

此外，一些恶性眼睑肿瘤的临床模式可以模拟其他肿瘤类型，例如，色素性眼睑肿瘤更常见于基底细胞癌，而不是黑色素瘤（图10-2）。

早期诊断可以显著降低眼睑恶性肿瘤的发病率和死亡率。然而，恶性眼睑肿瘤只有在检查所有眼睑病变并高度临床怀疑的情况下才能早期诊断。恶性眼睑肿瘤正确治疗的前提是要彻底了解其临床特征和病理特性。

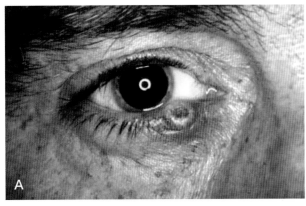
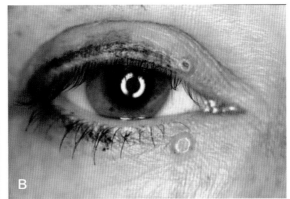
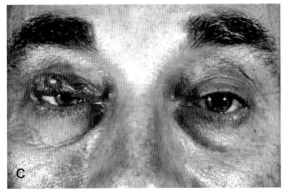
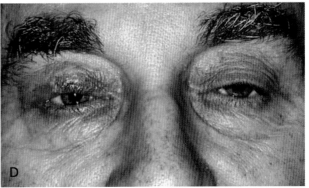

▲ 图 10-1　**A.** 患者下睑皮肤病变被诊断为传染性软疣，活检证实该病灶为鳞状细胞癌；**B.** 典型的眼睑传染性软疣；**C.** 患者疑似诊断为上睑鳞状细胞癌，活检证实该病变为隐球菌感染，无恶性证据；**D.** 上睑楔形切开活检并修复术后，氟康唑治疗 6 周

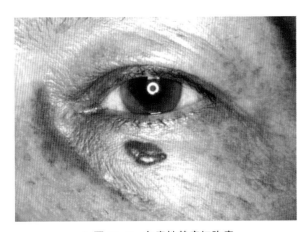

▲ 图 10-2　色素性基底细胞癌

裂隙灯检查可以突出各类肿瘤的特征，从而有助于分辨肿瘤的良恶性（图 10-3）。大多数良性眼睑肿瘤可以根据其典型的临床表现和特征进行诊断。然而，在某些情况下，明确诊断只能依赖于组织活检。当先前被认为的良性病变开始出现病变面积增大、溃疡或出血时，就是进行活检的指征。

> **要　点**
>
> 恶性眼睑肿瘤只有在检查所有眼睑病病变并高度临床怀疑的情况下才有助于早期诊断。良性和恶性眼睑肿瘤的分类见表 10-1。

二、良性眼睑和眼周肿瘤

眼睑由不同的组织部分构成，由此可能产生许多良性肿瘤。大多数良性眼睑肿瘤源自组成眼睑皮肤的结构，即表皮、真皮、附件（毛囊皮脂腺、小汗腺和大汗腺）和色素细胞。下面介绍一些常见和不常见的良性眼睑肿瘤。

1. 表皮良性病变

（1）软垂疣（乳头状瘤）：乳头状瘤用于描述任何呈现乳头状瘤样生长方式（即光滑、圆形或有蒂隆起）的病变。鳞状乳头状瘤用于描述任何非病毒原因的乳头状瘤。这是最常见的良性眼睑病变，大多数发生在 30 岁以上的患者。眼睑乳头状瘤表现为单个或多个小的肉色无蒂

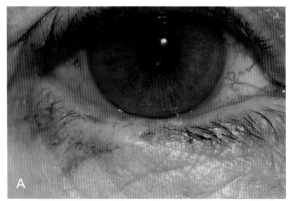

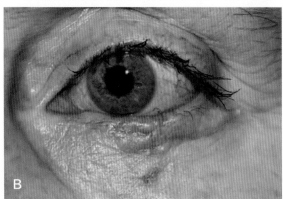

▲ 图 10-3 **A.** 早期下睑缘基底细胞癌，表现为典型的局部睫毛脱落和珍珠状毛细血管扩张改变；**B.** 进展期的下睑缘基底细胞癌，表现为典型的局部睫毛脱落、边缘珍珠样隆起和睑缘变形

表 10-1　眼睑良性肿瘤的分类	
表皮良性病变	• 软垂疣（赘状瘢痕、乳头状瘤、纤维上皮息肉） • 脂溢性角化病 • 内翻性毛囊角化病 • 皮角 • 表皮样囊肿（表皮囊肿） • 皮样囊肿 • 眼睑迷芽瘤 • 粟粒疹 • 传染性软疣 • 寻常疣
真皮良性病变	• 毛细血管瘤 • 海绵状血管瘤 • 神经纤维瘤 • 丛状神经纤维瘤 • 化脓性肉芽肿 • 坏疽性脓皮病 • 皮肤纤维瘤（纤维组织细胞瘤） • 睑黄瘤 • 黄色瘤 • 幼年性黄肉芽肿 • 黄色肉芽肿 • 静脉曲张
附件的良性病变	• 睑板腺囊肿
源于汗腺的良性肿瘤	• 汗管瘤
毛囊来源的良性肿瘤	• 毛囊瘤 • 毛发上皮瘤 • 外毛根鞘瘤 • 毛母质瘤（Malherbe 钙化上皮瘤） • 皮脂囊肿（毛根鞘囊肿）
良性色素病变	• 先天性痣 • 交界痣 • 复合痣 • 皮内痣 • 太田痣（眼皮肤黑素细胞增多症） • 单纯性雀斑痣 • 老年性雀斑样痣

（图 10-4）或带蒂生长物，其中心滋养血管在病变切除时容易出血。

　　病变也可能发生在眼睑或球结膜上。有时，恶性病变可能类似于乳头状瘤（图 10-5）。

　　治疗：这些病变可以通过手术切除治疗。影响眼睑边缘的广泛病变可以刮掉，并烧灼底部，以避免破坏眼睑边缘。

　　(2) 脂溢性角化病：脂溢性角化病是最常见的良性眼睑肿瘤。它最常见于西欧血统的中老年人。它是一种上皮肿瘤，可以发生在身体的任何部位。眼睑病变通常呈现出油腻的外观，可以是无蒂的、分叶状的、乳头状的或有蒂的。病变表面有易碎的赘生物（图 10-6）。这些病变临床诊断不难，但会与寻常疣、光化性角化病、色素性基底细胞癌和眼睑黑色瘤相混淆。

　　治疗：这些病变可通过简单的刮除手术去除，留下一个平坦的创面，重新上皮化。

　　(3) 内翻性毛囊角化病：内翻性毛囊角化病

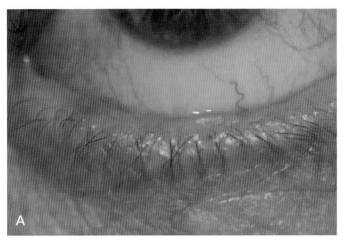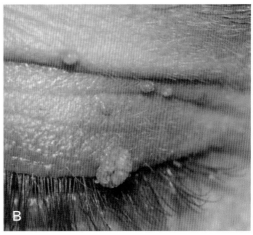

▲ 图 10-4　A. 无蒂眼睑边缘乳头状瘤；B. 多发性带蒂眼睑乳头状瘤

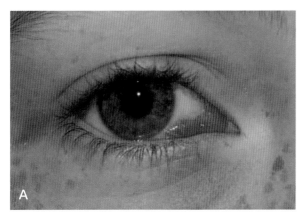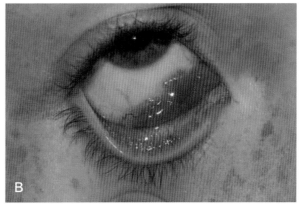

▲ 图 10-5　A. 初诊为结膜乳头状瘤的患者；B. 病变显示多个指状突起，活检证实为横纹肌肉瘤

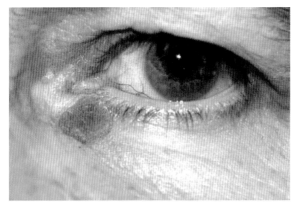

▲ 图 10-6　下睑脂溢性角化病（脂溢性疣）

是一种良性病变，多常见于老年男性患者（图10-7）。它表现为一个小的过度角化病变或疣状肿块，可能会出现鳞屑。它经常被误认为是恶性病变，特别是当它出现皮角时。

治疗：内翻性毛囊角化病通过手术的完全切除来治疗，以防止复发。

（4）皮角：皮角是用来描述角蛋白聚积突起的术语，类似于动物的角（图 10-8）。这在老年患者中更常见。角可能与许多良性病变、癌前病变和恶性病变有关，其潜在的诊断可能被掩盖。任何类似这样的角都应当注意其潜在的病变是鳞状细胞癌（squamous cell carcinoma，SCC）的可能性。皮角也可能与寻常疣、光化性角化病、脂溢性角化病、内翻性毛囊角化病、毛囊瘤和基底细胞癌有关。

对于多数患者而言，只有将病变切除并送组织病理学检查，才能得到明确的诊断。

治疗：因为皮角可能覆盖在恶性肿瘤上，所以治疗时应该对病变进行完整的外科切除并行组织活检。

（5）表皮样囊肿：表皮样囊肿（表皮内含物囊肿）是一种非常常见的囊肿，是上皮细胞被包裹而引起的病变。病因可能与手术有关，也

251

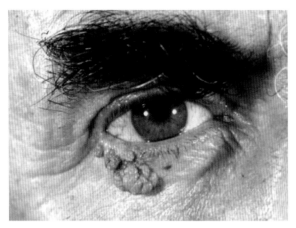

▲ 图 10-7　内翻性毛囊角化病

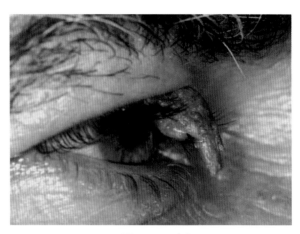

▲ 图 10-8　皮角

可能是自发的。病变呈缓慢生长的圆形、坚硬、白色或黄色肿块，通常单发并具有一定活动度（图 10-9）。包块表面可能看到一个中心孔。囊肿壁破裂可导致炎性异物反应或继发感染。

治疗：病变应该完全切除。不完全切除会导致病变复发。

(6) 皮样囊肿：皮样囊肿是一种由胚胎发育过程中的皮肤隔离引起的迷芽瘤。病变内皮脂腺和汗腺的持续分泌导致囊肿逐渐增大。囊肿内可包含毛发，病灶在出生时就存在，但可能直到成年后才会变得明显。病灶可能位于眼眶外，但也可能延伸至眼眶内。"哑铃状"皮样囊肿包括眼眶内外两部分，病变通常跨越眼眶壁外侧。囊肿破裂会释放出刺激性很强的分泌物，从而引起急性炎症反应。

大多数皮样囊肿是在儿童时期被发现的，

通常位于颧额缝上方（图 10-10）。也可以发生在眼睑或眼眶的上内侧，此时必须通过计算机断层扫描（CT）将其与脑膜膨出或脑膜脑膨出进行区分。任何疑似向眶内延伸的皮样囊肿都应在手术前行 CT 检查。

治疗：皮样囊肿的治疗应是手术将病灶完整切除。大部分病损可以通过上睑皮肤皱褶切口作为手术入路切除，从而避免明显的切口瘢痕（图 10-11）。术中应注意囊肿的完整性，避免囊壁破裂。向病灶内注射硬化剂（经验性操作）可有助于病损的切除。硬化剂的注射可使病灶囊固化，从而利于手术完整剥离，还可避免囊肿破裂后内容物溢出，但需要告知组织病理学检查的医师该病灶的切除使用了囊内注射的方法。术中在切除靠近内眦的皮样囊肿时，还应特别注意避免损伤滑车上神经。

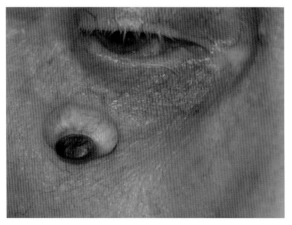

▲ 图 10-9　典型的表皮样囊肿

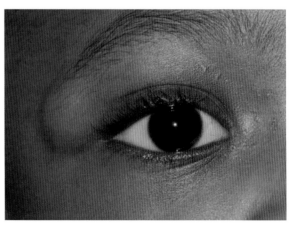

▲ 图 10-10　皮下皮样囊肿

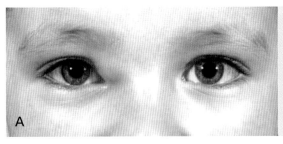
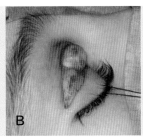

◀ 图 10-11　**A.** 内眦皮样囊肿；**B.** 经上睑皱褶切口取出内眦皮样囊肿

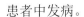

> **要　点**
>
> 位于眼睑或眼眶内侧可疑的皮样囊肿，必须行 CT 检查与脑膜膨出或脑膜脑膨出相鉴别。任何疑似向眶内延伸的皮样囊肿都应在手术前行 CT 检查。切除内眦附近皮样囊肿时，应特别注意避免术中损伤滑车上神经。

（7）眼睑迷芽瘤：眼睑迷芽瘤是一种罕见的先天性病变。该病变由胚胎中形成晶状体板和晶状体囊泡的表面外胚层细胞，在胚胎裂闭合后仍残留在视囊泡外而导致。这些细胞在下睑的前下方增殖并形成病变区域（图 10-12）。眼睛通常没有任何相关的发育异常。

治疗：病变通过手术切除来治疗。

（8）粟粒疹：粟粒疹是小而凸起、白色圆形、边界清楚的浅表角蛋白囊肿（图 10-13）。是由毛囊皮脂腺单位的阻塞引起的。通常发生在眼睑。并且在新生儿中尤其常见。该病可能为自发性的，也可能在外伤或化学剥脱等治疗后发生。与前面的例子一样，粟粒疹可以在患有 Gorlin 综合征（基底细胞痣综合征）的年轻患者中发病。

治疗：可以用无菌针头削除病灶，从而达到改善外观的效果。

（9）传染性软疣：传染性软疣的皮肤病变通常为多发性、圆顶状和脐状丘疹（图 10-14）。在免疫力正常的患者中，该病具有自限性。但可能会出现滤泡性结膜炎。获得性免疫缺陷综合征（艾滋病）患者或其他免疫功能严重受损的患者可能会发生眼周区域的严重侵袭性病变。

治疗：病变可以通过切开和刮除、手术切除、电切或冷冻治疗。

（10）寻常疣：寻常疣是由人乳头瘤病毒引起的乳头状瘤（图 10-15）。病变可能表现为丝

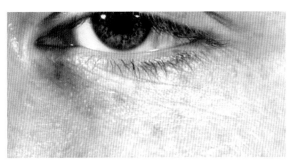

▲ 图 10-13　粟粒疹

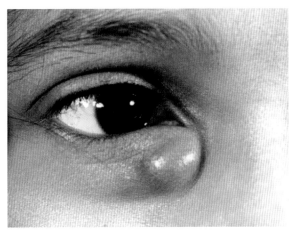

▲ 图 10-12　眼睑迷芽瘤

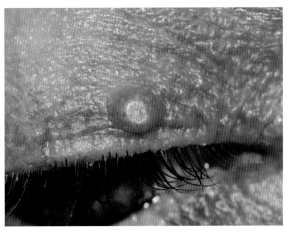

▲ 图 10-14　传染性软疣

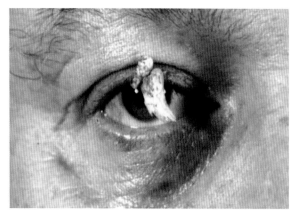

▲ 图 10-15　寻常疣（病毒性疣）

状或扁平疣样。起初为小的褐色丘疹，慢慢扩大并形成不规则且角化过度的乳头状瘤。丝状是眼睑最常见的类型，涉及睑缘的病变可能与病毒颗粒进入结膜囊引起的乳头状结膜炎有关。

治疗：虽然病变的治疗方法多样，包括冷冻、化学烧灼和电切法，但手术完整切除病灶为首选的治疗方案。

2. 真皮毛细血管瘤良性病变　毛细血管瘤是婴儿期最常见的良性眼周肿瘤，为血管错构

瘤。病灶通常在患儿出生时不明显，而在出生后几周内出现，该表现通常与其生长期有关，在生长期内迅速增大，约在患儿 5 月龄时病灶达到其全尺寸的 80%。随后进入缓慢生长时期，然后是退化阶段，病灶逐渐缩小。退化期内病变通常以每年 10% 的速度减小，大约 50% 的病变在患儿 5 岁时完全消退。90% 的病变在 9—10 岁时完全消退。总的来说，大约 85% 的病变在不需要任何主动干预的情况下可自然消退。

（1）毛细血管瘤。

①临床表现：因病变深度而有所差异。病变可表现为浅表皮肤病变（草莓状血管瘤）、皮下病变、眼眶病变，或三者的组合（图 10-16A）。血管瘤最初表现为扁平的红色病变，表面毛细血管扩张，然后发展成红色的、隆起的、无痛的、可压缩性的肿块。皮下血管瘤呈蓝紫色肿块。病变的范围可能需要通过 CT、磁共振成像（MRI）或超声检查来确定。医师需特别注意将此类病变与其他表现类似的恶性疾病相鉴别（图 10-16B 和 C）。

巨大的面部血管瘤可能与 PHACES 综合征

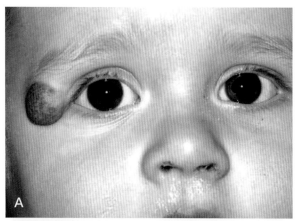

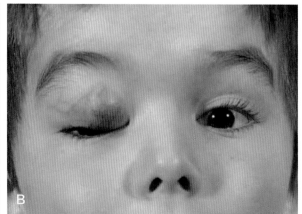

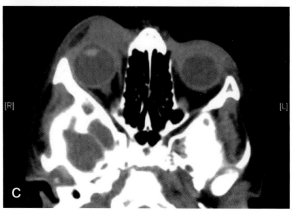

▲ 图 10-16　A. 外眦草莓状血管瘤；B. 1 例儿童右上睑快速增大的病变，最初被误诊为毛细血管瘤，病理切片证实为横纹肌肉瘤；C. B 中同一患者的轴位 CT 扫描，显示肿瘤在眶隔前的位置

[颅后窝畸形（posterior fossa malformations）、血管瘤（hemangioma）、动脉异常（arterial anomalies）、心脏缺陷（cardiac defects）、眼球畸形（eye abnormalities）、胸骨裂开（sternal clefting）]相关。面下部和颈部血管瘤可能伴发气道血管瘤，在麻醉过程中可引起大量出血。

当血管瘤是节段性的且大于 5cm 时，应怀疑为 PHACES 综合征。患者应接受超声心动图检查，排除使用口服普萘洛尔的任何禁忌证，并进行头部和颈部的磁共振成像或磁共振血管造影检查。患有 PHACES 综合征的儿童更容易出现偏头痛、癫痫、发育迟缓、语言迟缓，极少数情况下还会出现缺血性脑卒中。Dandy-Walker 畸形是大脑最常见的发育异常，约 1/3 的 PHACES 患者存在这种畸形。他们也可能有心脏异常，如主动脉缩窄、其他主动脉弓异常和血管异常。动脉瘤、颈内动脉异常分支和动脉狭窄是常见的关联症状。患有 PHACES 的儿童也有永久性的面容畸形的风险，因为血管瘤通常累及范围较大。

已报道的伴 PHACES 综合征的眼部异常包括以下情况。

- 同侧霍纳综合征。
- 斜视。
- 视网膜血管扩张和扭曲。
- 视神经萎缩。
- 虹膜血管过度生长。
- 虹膜发育不全。
- 视神经发育不全。
- 先天性白内障。
- 巩膜炎。
- 晶状体淋巴瘤。
- 眼球突出。
- 先天性动眼神经麻痹。
- 动眼神经失用症。

眶周和眼眶的血管瘤可能与视力障碍有关，原因如下。

- 眼睑病变可引起机械性上睑下垂和阻挡性弱视，也可能与诱发性散光有关，引起屈光性弱视，导致对血管瘤的治疗无法使该问题得到解决。
- 眼眶血管瘤与眼球突出和继发暴露性角膜

病变、眼球运动受限有关，当眼眶血管瘤累及眼眶后部时可导致视神经损伤。

治疗眼周毛细血管瘤的目的是防止视觉功能的丧失，防止疼痛和毁容。对于不影响视力或不会造成明显畸形或功能障碍的病变，仅进行观察即可。

②治疗：目前的治疗方法即类固醇、激光治疗、手术切除、口服普萘洛尔、外用噻吗洛尔。

- 类固醇：多年以来，在需要主动治疗介入且评估了相关治疗风险的病例中，病变内类固醇注射和口服类固醇仍然是主要的治疗方法。然而，婴儿口服类固醇与下列并发症密切相关，即肾上腺抑制、生长迟缓、免疫抑制、白内障和青光眼。病灶内注射类固醇也存在如下风险，即局部脂肪萎缩、皮肤颜色改变，以及极少数情况下出现球后出血形成栓子，影响视网膜动脉血流，引起视网膜中动脉阻塞造成破坏性视力丧失。

整个治疗过程中，儿科医师和眼科医师都必须对患儿进行密切监测。

- 激光治疗：脉冲染料激光治疗毛细血管瘤已经取得了一定的进展。通常在病变较为平整的增生早期或消退晚期建议采用该方法。
- 手术切除：对于对药物治疗无效而界限清楚的局部病变，可以考虑手术减容或完整切除（图 10-17）。对于血管瘤，术中大量出血是必须考虑的危险因素。在退化晚期影响美观的残余病灶可以手术切除。
- 口服普萘洛尔：普萘洛尔是一种非选择性 β 受体阻滞药，可抑制肾上腺素和去甲肾上腺素对 β_1 受体和 β_2 受体的作用。该药物已被用于儿童高血压、心动过速、偏头痛、震颤和焦虑的治疗。具有良好的安全性和耐受性。

2008 年，Dr. Christine Leaute-Labreze 及其同事报道了 2 例儿童患者接受口服普萘洛尔治疗心脏病时表现出毛细血管瘤消退的病例。随后，他们又用口服普萘洛尔治疗了另外 9 例患有毛细血管瘤但没有心脏病的儿童。所有这些患者的血管瘤均在口服普萘洛尔后 24h 内出现变化，并且在 1 个疗程后，每个患者的血管瘤均已消退，无明显的全身不良反应。

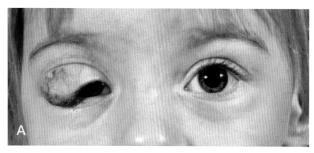
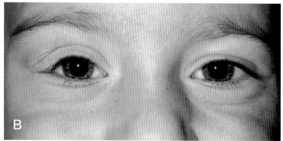

▲ 图 10-17　A. 右上睑毛细血管瘤；B. 同一患者毛细血管瘤切除术后

普萘洛尔对毛细血管瘤的作用模式尚不完全清楚，但可能包括病灶内血管的收缩、血管内皮生长因子（vascular endothelial growth factor，VEGF）和成纤维细胞生长因子（fibroblast growth factor，FGF）等生长因子的下调，并触发血管内皮细胞凋亡。

虽然口服普萘洛尔并非对所有患者都有效，但仍有许多报道将其作为毛细血管瘤的首选治疗方法，并取得了良好的疗效。有些病灶经治疗后复发，有些则继续进展，无任何反应。与口服普萘洛尔治疗相关的不良反应必须加以考虑，包括心动过缓、低血压、低血糖、药物过敏反应和胃肠不适。

使用口服普萘洛尔的治疗应该由儿科医师进行。

- 外用噻吗洛尔：马来酸噻吗洛尔是一种非选择性 β 受体阻滞药，类似于普萘洛尔，已用于治疗青光眼多年。有部分学者报道局部应用马来酸噻吗洛尔凝胶治疗眼周毛细血管瘤后可使病灶消退。但没有报道与该治疗相关的眼部不良反应或全身不良反应。

（2）海绵状血管瘤：海绵状血管瘤很少被视为孤立的眼睑病变。它是一种错构瘤，更常见于眼眶，是成人常见的良性眼眶肿瘤。与在眼眶中看到的病变相反，眼睑海绵状血管瘤没有明确的包膜，并且与真皮组织粘连。其亚型窦状海绵状血管瘤可涉及眼睑和邻近的眉毛或面颊，并且具有更强的侵袭性生长方式（图 10-18）。其表面皮肤呈现深蓝色，瘤体是可压缩的。由于这种病变很少出现在儿童期中期之前，所以很少引起弱视。

治疗：虽然病变可以用病变内硬化剂或冷冻疗法治疗，但通常首选手术切除。

（3）丛状神经纤维瘤：丛状神经纤维瘤是 1 型神经纤维瘤病（NF-1）的特征性表现。肿瘤起源于周围神经并沿其生长。这种病变通常出现在儿童期 0—10 岁，可能引起阻挡性弱视。病变典型表现为眼睑和眼眶的弥漫性浸润。触诊病变会给人感觉像是在摸"一袋蠕虫"。手术中的发现解释了这一现象的原因。大约 95% 的病例涉及上睑。约 50% 的病例累及下睑，15%～20% 的病例累及眉毛。上睑出现下垂，

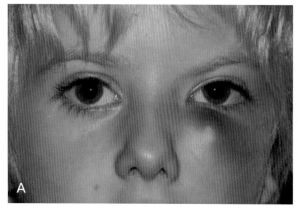
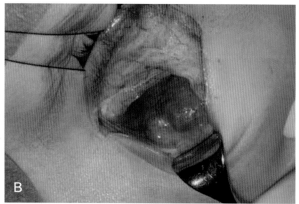

▲ 图 10-18　A. 左下睑窦状海绵状血管瘤，延伸至面颊；B. 术中见海绵状血管瘤典型的深蓝色分叶状外观，经下睑睫毛下皮肤切口入路显露肿瘤

随着厚度的增加和水平方向的松弛发展，逐渐呈 S 形。病灶血管丰富，浸润性广，弥漫性强。

相关的系统疾病包括中枢神经系统错构瘤、嗜铬细胞瘤、乳腺癌、甲状腺髓样癌、胃肠道肿瘤。

眼部相关疾病可能包括虹膜结节（Lisch 结节）、先天性青光眼、视网膜星形细胞错构瘤、视神经胶质瘤、视神经脑膜瘤、与蝶骨翼发育不良有关的搏动性眼球突出症（图 10-19）。

治疗：丛状神经纤维瘤因其浸润性生长模式和血管分布而非常难以治疗。手术减容可以改善患者的视觉功能和外观，但通常需要定期重复手术。手术可能非常困难。外科医师应准备好处理明显的继发性软组织容量不足，因为病变的外在表现可能与实际的病变范围不符（图 10-20）。如果使用脂肪移植改善局部软组织容量不足，需要征求患者同意。

（4）化脓性肉芽肿：化脓性肉芽肿是一种常见的良性血管病变。病变表现为柔软、质地脆、肥厚、带蒂的肿块，它可能表现出浅表溃疡，并且很容易出血（图 10-21）。它可能发生在手术或外伤后，与异物有关，如外露的缝合线，或与炎症过程有关。病变也可见于黏膜表面 [如毗邻内固定物（图 21-16B）或鼻内硅胶支架]。眼睑化脓性肉芽肿在临床上可能被误诊为毛细血管瘤、Kaposi 肉瘤或基底细胞癌。

治疗：治疗方法是手术切除并烧灼病灶底部，去除或治疗刺激因子（如睑板腺囊肿的切开和刮除）。外用类固醇治疗结膜化脓性肉芽肿，可能有助于结膜化脓性肉芽肿的消退。

（5）坏疽性脓皮病：坏疽性脓皮病是一种罕见但严重的中性粒细胞皮肤病，它常被误诊或在疾病的后期才被诊断。典型的深溃疡边界清晰，通常可见紫色或蓝色边缘，常被破坏。周

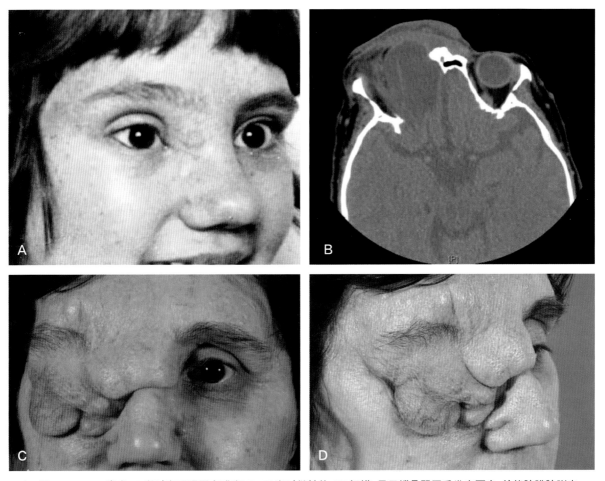

▲ 图 10-19　A. 患者 12 岁时出现眼周咖啡斑；B. 45 岁时做轴位 CT 扫描，显示蝶骨翼严重发育不良，并伴脑膜脑膨出；C 和 D. 同一患者 45 岁时出现广泛丛状神经纤维瘤

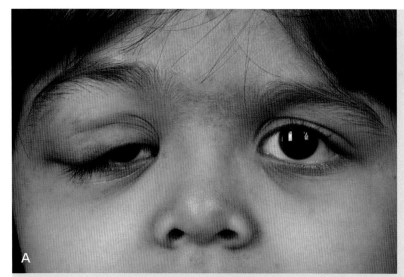

◀ 图 10-20 A. 1 例患有神经纤维瘤病的儿童，右眼睑和眼眶丛状神经纤维瘤导致明显的机械性上睑下垂；B. 丛状神经纤维瘤减容术；C. 在手术完成时，用颗粒脂肪移植修复上睑软组织缺损

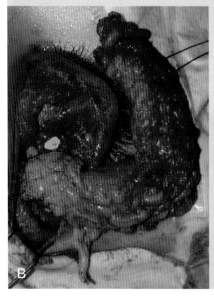

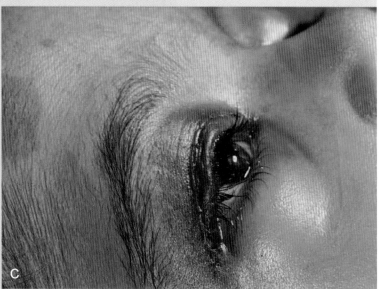

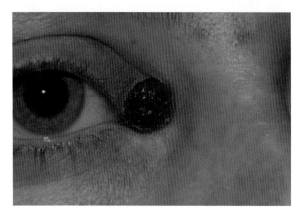

▲ 图 10-21 化脓性肉芽肿

围的皮肤出现红斑和硬结。病变可能发生在轻微创伤的部位。它最常见于腿部，很少见于眼周区域。病变通常疼痛，而且疼痛可能很严重。当病变开始愈合时，瘢痕通常是筛状的（图 10-22）。坏疽性脓皮病常伴有全身不适和发热。50% 的病例与系统性疾病有关，如炎症性肠病、类风湿关节炎和急性髓系白血病。

治疗：病变可能需要全身类固醇治疗、局部他克莫司治疗，或者用环孢素、硫唑嘌呤或英夫利昔单抗进行全身治疗。

(6) 血管纤维瘤：眼睑和面部的血管纤维瘤以前被称为皮脂腺腺瘤，这种命名不恰当，因为肿瘤不是皮脂腺起源的。病变是由真皮纤维组织和扩张的毛细血管组成的纤维血管错构瘤样增生。它最常见于结节性硬化症患者。血管纤维瘤表现为多发性红棕色皮肤丘疹，通常呈蝴蝶状分布于眼周区域（图 10-23）。这些病变

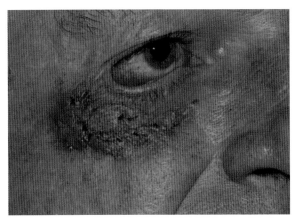

▲ 图 10-22　眼－颊交界处坏疽性脓皮病愈合期，呈筛状外观。病变发生在创伤非常轻微的部位

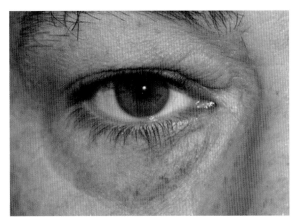

▲ 图 10-24　上、下睑睑黄瘤

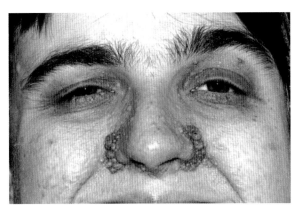

▲ 图 10-23　结节性硬化症患者

在儿童期往往变得明显。应了解患者是否有结节性硬化症的系统性临床症状。这些体征包括皮肤色素减退斑（"灰叶征"）、钙化的脑星形细胞瘤、心脏横纹肌瘤和肾血管平滑肌脂肪瘤。结节性硬化症通常会影响中枢神经系统，并导致一系列症状，包括癫痫发作、发育迟缓、行为异常、皮肤异常和肾脏疾病。

治疗：眼睑的较大病变可以通过手术切除。

(7) 睑黄瘤：睑黄瘤是一种黄色的斑块状脂质沉积物。基本上位于浅层真皮内，但是可以缓慢扩大并延伸到真皮深层，从而涉及眼轮匝肌。病变通常出现在中年人上、下睑内侧，女性更为常见（图 10-24）。

大约 50% 的睑黄瘤患者血脂异常。因此，应调查患者是否存在血脂异常和糖尿病。据报道，口服他汀类药物可以使黄斑瘤退化。

治疗：有许多治疗方法可选择，包括局部应用 90% 三氯乙酸、手术切除、CO_2 激光消融、氩激光消融、1450nm 二极管激光消融、1064nm Q 开关 Nd:YAG 激光消融及低压射频应用。

短暂性红斑、感染、瘢痕和炎症后色素沉着过度都是上述治疗相关的风险，无论选择何种治疗方式，病灶的复发都是常见的。

手术切除是困难的，尤其是对于年轻的患者，因为病变往往位于美容或功能性眼睑成形术中通常切除的皮肤区域的内侧，导致留下可见的瘢痕或可能出现眼睑闭合不全或瘢痕性睑外翻。小的病变可以切除，然后让其自然愈合。对于较大的病变，可以使用推进眼轮匝肌肌皮瓣修复软组织缺损，但在进行此类手术时需考虑复发的可能。

对于更常见的局限于真皮浅表的病变，外用 90% 三氯乙酸的方法简单、见效快，而且比激光和射频治疗便宜得多。在局部麻醉后，将小木签浸入三氯乙酸中。然后用湿润的小木签将三氯乙酸涂在患处表面，患处迅速结霜（视频 10-1）。一旦病变表面结霜，就停止使用三氯乙酸。治疗后 1 周内需要在伤口上涂抹抗生素软膏。如果病变没有完全缓解，几周后进行再治疗，通常病变的边缘需要再次治疗。

(8) 黄色瘤：眼睑的黄色瘤非常少见，通常与高脂血症有关，病变位于真皮内较睑黄瘤更深（图 10-25）。

治疗：眼睑或眼周黄色瘤可通过手术切除，但易复发。

(9) 静脉曲张：眼睑静脉曲张由薄壁的小静脉组成，表现为孤立的、轻微隆起的深蓝色病变，通常见于老年患者（图 10-26）。病变易压缩，这种静脉曲张不同于眼眶静脉曲张的向前延伸。孤立的眼睑静脉曲张不与较深的血管沟通，也不表现出震颤或杂音。它不会随着 Valsalva 动作而放大。

治疗：病变可简单地通过手术切除。

3. 附件的良性病变　睑板腺囊肿是因眼睑皮脂腺（睑板腺或 Zeiss 腺）导管阻塞而形成。睑板腺囊肿是一种腺体内容物外渗而引起的局限性的脂肪肉芽肿反应（图 10-27），可出现多个病灶。较大的上睑病变可引起儿童继发性散光和弱视。该病变常与成人睑缘炎和玫瑰痤疮有关。

治疗：睑板腺囊肿可使用商品化的眼睑湿巾和热敷料每天进行眼睑擦洗来治疗潜在的病因。对于保守治疗无效的睑板腺囊肿，常使用睑板腺囊肿夹固定睑板后，通过睑板后表面的垂直切口切开和刮除来治疗。较小的睑板腺囊肿可注射类

固醇治疗，但这可能导致一些较低的风险发生，包括导致视网膜中央动脉阻塞、眼睑皮肤的局部色素沉着，甚至是眼部穿孔等风险。

> **要　点**
>
> 应该牢记，皮脂腺癌（sebaceous gland carcinoma，SGC）临床可以表现为慢性睑板腺囊肿。复发性睑板腺囊肿应引起高度怀疑，并进行活检。

4. 汗腺源性良性肿瘤

(1) 汗管瘤：汗管瘤是眼睑附件最常见的良性肿瘤。病变起源于汗腺。好发于年轻女性。外观表现为小的、肉色的、柔软的、蜡状的结节（图 10-28）。病变可能会逐渐增大，呈半透明和囊状。汗管瘤主要累及下睑。

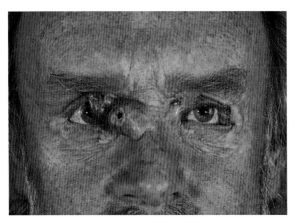

▲ 图 10-25　结节状黄色瘤

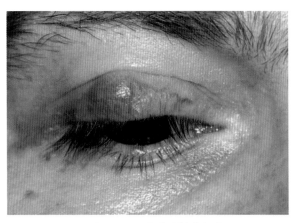

▲ 图 10-27　上睑睑板腺囊肿

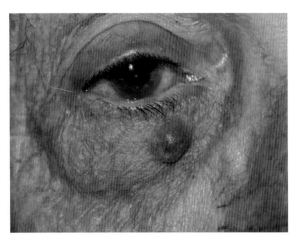

▲ 图 10-26　眼睑静脉曲张

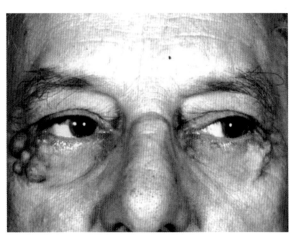

▲ 图 10-28　多发性眼睑汗管瘤

治疗：为改善外观，可以通过手术切除、电切、CO_2 激光消融、三氯乙酸应用或冷冻疗法来治疗病变。然而，所有这些治疗方法都有遗留瘢痕的风险。

(2) 小汗腺腺瘤：小汗腺腺瘤是一种罕见的病变，起源于小汗腺的分泌部分，在成年早期往往表现为孤立的肉色结节（图 10-29）。病变可能是较小，有时伴有疼痛。

治疗：病变可以通过手术切除。

(3) 顶泌汗腺囊腺瘤：顶泌汗腺囊腺瘤也称为泌汗性囊肿或 Moll 囊肿。这种病变通常出现在睑缘的内侧或外侧，囊壁薄且半透明（图 10-30），通常充满透明液体。大多数情况下较易做出临床诊断，但可能与囊性基底细胞癌相混淆。

治疗：病变很容易通过手术切除。

5. 毛囊来源的良性肿瘤

(1) 毛母质瘤：毛母质瘤（又称 Malherbe 钙化上皮瘤）是由毛发基质细胞发展而来的肿瘤。好发于眼睑和眉部。通常为单发、缓慢生长、皮下实性或囊性结节性肿块。覆盖的皮肤可能外观正常，但在某些情况下，因肿瘤压迫，表面皮肤出现苍白区域或出现扩张的血管（图 10-31）。

治疗：手术完整地切除肿瘤及表面皮肤，以防止复发。

(2) 皮脂腺囊肿（毛根鞘囊肿）：皮脂腺囊肿源自毛囊的外根鞘，含有丰富的胆固醇碎屑和角蛋白，有角质化的包膜。与表皮样囊肿相比，皮脂腺囊肿没有中心孔。病灶通常生长在有毛发覆盖的皮肤，尤其好发于头皮。临床表现为单发或多发光滑、无痛、圆形和可移动的囊肿（图 10-32）。

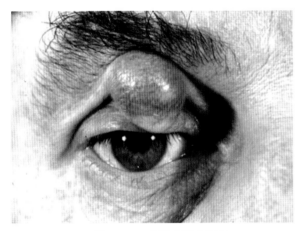

▲ 图 10-29 上睑小汗腺腺瘤

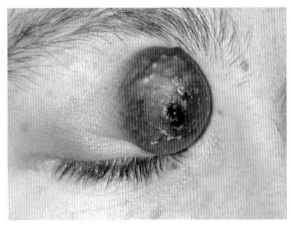

▲ 图 10-31 上睑毛母质瘤

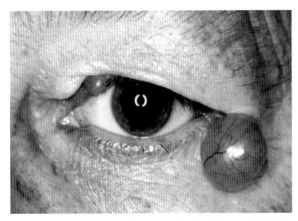

▲ 图 10-30 较大的下睑外侧顶泌汗腺囊腺瘤，在上睑内侧有 1 个较小的顶泌汗腺囊腺瘤

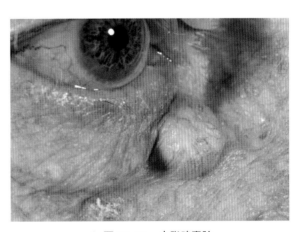

▲ 图 10-32 皮脂腺囊肿

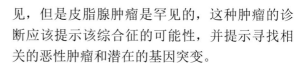

如果病变破裂，就会排出浓稠的、奶酪状的白色物质。自发性或外伤性囊肿破裂可导致急性炎症反应或继发性感染。

治疗：病变可以通过手术切除，手术剥离过程中应尽可能保持囊肿壁完整。

(3) 皮脂腺腺瘤：皮脂腺腺瘤是一种相对罕见的病变，通常发生在 40 岁以上的患者身上。病变通常影响眼睑和眉毛。病变呈缓慢增大、边界清晰、质硬、光滑的圆顶状肿块，内部可能有毛细血管扩张（图 10-33）。病变可能有中央脐孔，并可能溃疡或出血。

皮脂腺腺瘤可与角化棘皮瘤合并发生，作为 Muir-Torre 综合征（MTS）的一部分。该综合征的特征是皮脂腺肿瘤和至少合并一种内脏肿瘤。这种皮脂腺肿瘤的发现是 MTS 的一个标志，提示寻找隐匿的恶性肿瘤。皮肤病变可能发生在内脏恶性肿瘤之前 25 年。结直肠癌是 MTS 最常见的内脏肿瘤。

MTS 基因方面的异常是一种常染色体显性遗传的种系突变，发生在一个脱氧核糖核酸错配修复基因中，最常见的是 hMSH2。它具有高度的外显率和可变的表达。男女比例是 3:2。因此，患有 MTS 的儿童有 50% 的风险有遗传癌症易感性的倾向。在能识别种系突变的家庭中，那些遗传了突变的个体应该接受定期的筛查。对所有 MTS 患者进行全方位的恶性肿瘤筛查是不切实际的，因为相关的恶性肿瘤范围很广，筛查应该集中在结直肠、女性生殖道及泌尿系统。

患有 MTS 的家族可能比我们所认识的更常见，但是皮脂腺肿瘤是罕见的，这种肿瘤的诊断应该提示该综合征的可能性，并提示寻找相关的恶性肿瘤和潜在的基因突变。

治疗：病灶应切除，病灶边缘应切除干净，防止复发。

(4) 外毛根鞘瘤：外毛根鞘瘤由毛鞘形成，呈单发或多发的形式。孤立性病变更为常见，通常出现在老年患者中，在面部、鼻部或眼睑上表现为肉色疣状或乳头状瘤样病变。有被误诊为基底细胞癌的可能（图 10-34）。

治疗：病变可以通过手术切除。

(5) 毛发上皮瘤：毛发上皮瘤是一种起源于毛囊的病变，可以是单发病变，也可以是遗传性的多发病变（Brooke 囊性腺样上皮瘤）。这些病变往往发生在中年人身上，除眼睑外，还可能影响头皮、颈部和躯干。它们看起来像小的肉色、坚硬、隆起的丘疹，直径位 2～6mm（图 10-35）。

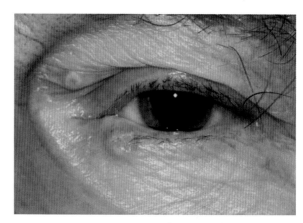

▲ 图 10-34　下睑外毛根鞘瘤

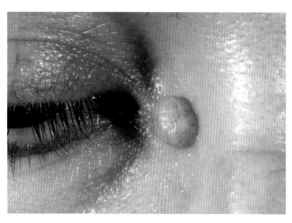

▲ 图 10-33　皮脂腺腺瘤

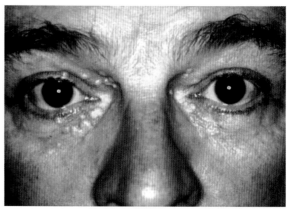

▲ 图 10-35　多发性毛发上皮瘤

治疗：单发病变可以通过手术切除，但多发病变需要 CO_2 激光消融。

6. 良性色素性疾病

(1) 黑色素细胞痣（痣细胞痣）：黑色素细胞痣是由黑色素细胞聚集形成，病灶可为先天性或获得性。先天性色素痣是由起源于神经嵴的细胞在分化和迁移过程中发生异常所致。眼睑分裂痣是由于胚胎期，上、下睑尚未形成睑裂之前，痣细胞就已经存在于眼睑所致（图 10-36）。

获得性黑色素细胞痣通常在出生后 20—40 岁出现，并且以浅肤色人种较为常见。黑色素细胞痣在临床表现上存在明显差异。病灶常位于睑缘或眼睑皮肤。按组织学分型可分为 3 种类型，即交界痣、混合痣和皮内痣。

交界痣起源于表皮深层，不累及真皮层。通常表现为圆形或椭圆形的扁平斑块。这种类型的病灶生长非常缓慢。

混合痣有交界痣和皮内痣的双重特点，但比单纯的交界痣更为常见，病灶常见于年龄较

大的儿童和青壮年（图 10-37）。

皮内痣是这 3 种痣中最为常见的一种，并且好发于成人。通常外观为圆顶状、无柄、疣状甚至是息肉状，可伴有毛发生长（图 10-38）。病变颜色从浅棕色到肉色不等。

交界痣和混合痣虽然少见，但均有发生恶变的可能；但皮内痣极少发生恶变。

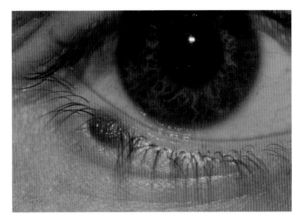

▲ 图 10-37　混合痣

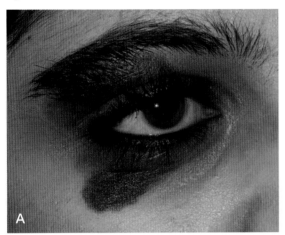

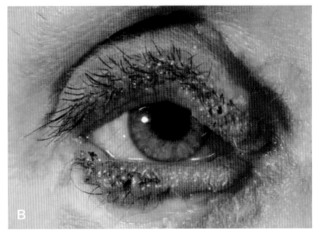

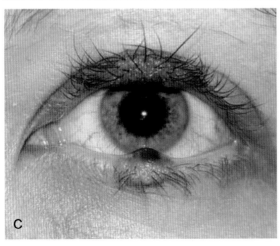

▲ 图 10-36　**A.** 交界分裂痣；**B** 和 **C.** 混合分裂痣

治疗：由于病变影响美观，往往需要手术切除。但病变如果出现形状和颜色改变、疼痛、刺激、出血、溃疡等症状，则需要进行术前组织活检。对于明显的良性睑缘痣，刮除活检较为合适（图 10-39）。

(2) 太田痣（眼皮肤黑素细胞增多症）：太田痣表现为眼睑和眶周皮肤呈现蓝灰色改变（图 10-40）。通常是单侧发病，但也可发生在双侧。同侧巩膜常有斑片状蓝色表现，结膜、巩膜外层、葡萄膜和视神经盘偶尔也有这样的改变。口腔

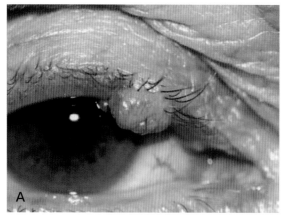
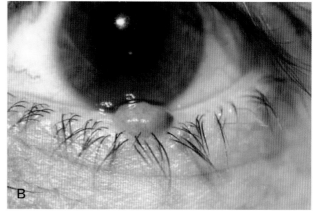

▲ 图 10-38　睑缘皮内痣

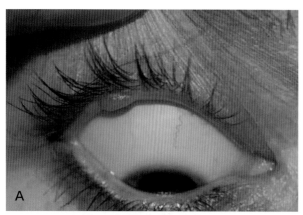
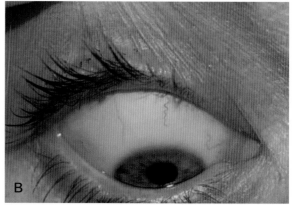

▲ 图 10-39　A. 上睑缘皮内痣，最好的治疗方法是用手术刀简单地刮除，并烧灼痣基底部，让伤口肉芽生长愈合，这会得到最佳的美容效果；B. 单纯刮除后 5 天的术后表现

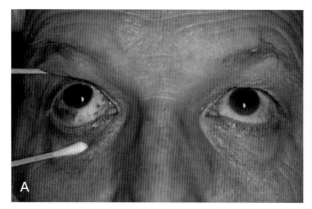
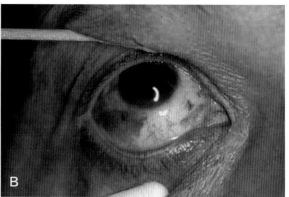

▲ 图 10-40　A. 太田痣患者；B. 巩膜典型的蓝灰色变

和鼻黏膜也可能受到影响。病变可能在出生时出现，也可能在出生后第 1 年或青春期晚期开始出现。病变可能逐渐扩展。

该皮肤病变极少发生恶变，但葡萄膜黑色素瘤的发病率上升可能与此有关。

治疗：太田痣没有特殊的治疗方法，但患者应定期接受散瞳后眼底镜检查，以排除葡萄膜黑色素瘤的发生。

(3) 雀斑：雀斑是一种获得性斑点，颜色从浅棕色到深棕色不等。有 3 个主要的类型，即单纯性雀斑、老年性雀斑样痣和恶性雀斑样痣（Hutchinson 雀斑）。单纯性雀斑表现为小的、边界清楚的斑点，在阳光照射下不会颜色加深，是良性病变。老年性雀斑样痣表现为规则的浅棕色至深棕色、逐渐扩大的斑点，在 50 岁以上的患者中更为常见。病变通常出现在体表暴露部位，特别是面部和手臂，为良性病变。相比之下，恶性雀斑样痣具有恶变可能。此类病变有不同程度的色素沉着，边界不规则。病变通常发生在面颊和太阳穴的外侧，易累及 50 岁以上的人群（图 10-41）。

对患者的眼周病变进行评估时，也要进行常规的体格检查。目的在于排除其他伴随疾病，以明确诊断 (图 10-42)。

治疗：尽管部分临床医师遵循密切观察随访的原则，当病灶的大小、色素沉着或形状发生变化时才考虑进行活检，但由于此类病变的恶变率可能高达 50%，因此早期预防性手术切除还是很有必要的。

三、眼睑和眼周病变活检

眼睑许多病变不能轻易区别良恶性，需要借助于组织活检。对于小的病变，切除活检有 2 个功能，即诊断和治疗。对于较大的病变，进行组织切取活检以明确诊断。刮除活检仅适用于特征性组织病理学改变，仅限于表皮或浅层真皮的病变，如脂溢性角化病。但此规则也有例外，如影响睑缘的痣。尽管皮内痣的定义是延伸到真皮，但进行刮除活检是合理的，因为病灶的可见部分可被切除，而不需要对患者进行更具侵袭性的手术。这可保持完整的睑缘，有良好的美容效果（图 10-38）。

四、活检技术

组织活检需要异常细致，否则可能出现误诊。处理组织时需非常小心，以避免组织挤压破碎产生失真影像。组织样本应具有足够的大

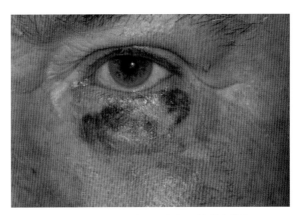

▲ 图 10-41　下睑 - 面颊部恶性雀斑样痣

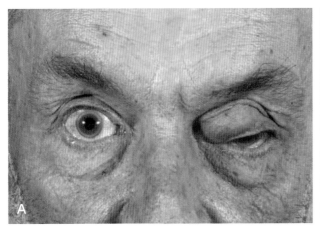
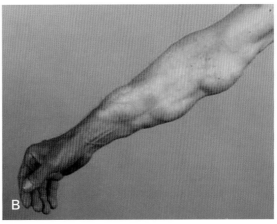

▲ 图 10-42　**A.** 左上睑有 **1** 个有弹性的无痛肿块；**B.** 同一患者的多发性皮下脂肪瘤，患者眼睑上的病变证实为淋巴瘤

小和深度，理想情况下应包括邻近的正常眼睑组织。这对于疑似角化棘皮瘤的活检尤其重要。应选择病灶周边进行切取活检。从中央溃疡区域取出的材料可能只含有坏死的组织。

如果怀疑是 SGC（皮脂腺癌），需要提醒病理学家，以便进行脂质染色。一些活检材料可能需要在滤纸上处理，因为在疑似弥漫性 SGC 的病例中，样本可能非常小（如随机的结膜囊活检）。

对于 1 个或多个不清楚是否有肿瘤影响的组织标本边缘，清楚标记组织的方向对病理学检查很重要。不同长度的缝合线可以作为标记。肿瘤切除标记图应附在病理表格中以协助病理医师。

> **要 点**
>
> 所有切除的眼睑病变应进行组织病理学检查，并告知患者结果。处理组织时须非常小心，避免组织挤压破碎产生失真影像。对于眼睑恶性肿瘤的切除，在肿瘤切除边界尚未通过组织病理学检查确定切净之前就进行眼睑重建或眼周组织缺损修复是不可行的。

五、恶性眼睑和眼周肿瘤

眼睑和眼周恶性肿瘤的治疗在第 11 章介绍。

1. 基底细胞癌　基底细胞癌（basal cell carcinoma，BCC）是一种恶性肿瘤，起源于表皮基底细胞层。基底细胞癌是眼睑最常见的恶性肿瘤，占眼睑上皮恶性肿瘤的 90%～95%。暴露于紫外线是眼睑上皮恶性肿瘤发生的重要致病因素。该肿瘤在浅肤色人种中很普遍。日晒的影响是累积的，所以肿瘤的发病率随着年龄的增长而增加。然而，BCC 也可能发生于年轻的患者，特别是一些有肿瘤体质的患者，如基底细胞痣综合征（Gorlin 综合征）的患者（图 10-43）。

BCC 的发病率在以下部位由高到低（图 10-44）：① 下睑（50%～60%）；② 内眦（25%～30%）；③上睑（15%）；④外眦（5%）。

临床特征：BCC 具有多种临床表现，反映了肿瘤的各种组织病理学模式。肿瘤起源于表

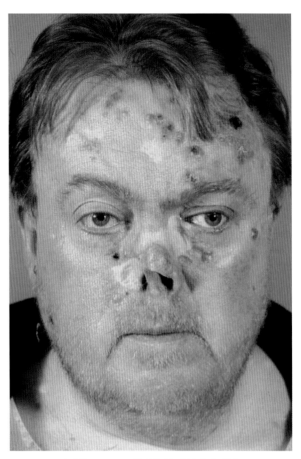

▲ 图 10-43　基底细胞痣综合征患者

皮基底层的未分化细胞。该细胞不产生角蛋白，与 SCC 相比，BCC 与角化过度无关。最常见的表现是结节状。上皮细胞增殖产生与浅层上皮邻近的实性珍珠样病变。由于病变浅表毛细血管扩张，易出现自发性出血的倾向。随着生长时间的延长，出现中心脐和溃疡。典型的表现为慢性硬结、无触痛、隆起、珍珠状、毛细血管扩张、边界清楚的病变，周围隆起，中心呈火山口样凹陷（图 10-45）。

- 临床分类为结节型、溃疡型、结节性溃疡型、囊状型、色素沉着型、硬化型。

BCC 最常见的形态是结节型和溃疡型。结节型基底细胞癌可能有多种临床表现，如乳头状瘤（继发于角质生成增加）、痣（继发于色素沉着）或囊肿（与肿瘤中央坏死有关）。BCC 临床表现多样导致其误诊率高。提高对肿瘤多种表现形式的认识可以减少临床误诊和不恰当的治疗。色素沉着型基底细胞癌很容易被误诊为眼睑黑色素瘤，而眼睑黑色素瘤实际上是非

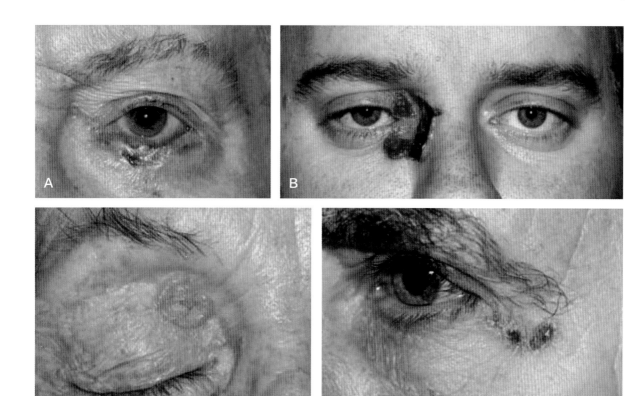

▲ 图 10-44　**A.** 下睑结节型基底细胞癌；**B.** 年轻患者的内眦结节型基底细胞癌；**C.** 上睑结节型基底细胞癌；**D.** 伴有溃疡的硬化型外眦基底细胞癌

常罕见的（图 10-46）。

　　患者偶尔出现下睑外翻，这是由于 BCC 导致的瘢痕引起的（图 10-47A）。粗略的检查可能会遗漏潜在的 BCC（图 10-47B）。

　　硬化型 BCC 的病变表现为边缘模糊，有向深部侵犯的趋势，尤其是在内眦处。BCC 侵犯眼眶的临床表现为固定的、不可移动的肿瘤和（或）一个"固定的眼球"。尽管 BCC 被认为是

不会转移的，但文献已报道了大约 130 例转移病例。

　　最难治疗的 BCC 有以下几种，即硬化型 BCC（图 10-48A）、与骨紧密粘连的 BCC（图 10-48B）、内眦 BCC（图 10-48C）、侵犯眼眶的 BCC（图 10-48D 和 E）、复发性 BCC[尤其是放疗后（图 10-48F）]、伴有基底细胞痣综合征患者的 BCC。

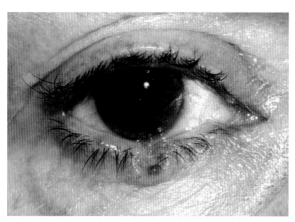

▲ 图 10-45　典型的下睑结节型基底细胞癌

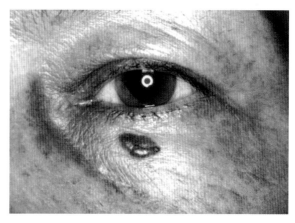

▲ 图 10-46　伴有色素沉着的下睑基底细胞癌

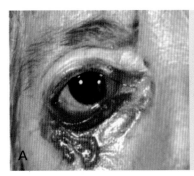
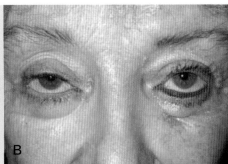

◀ 图 10-47　A. 临床明显的基底细胞癌伴继发性下睑外翻。B. 继发于基底细癌与眶下缘粘连导致的下睑外翻。粗略的检查很容易漏诊基底细胞癌

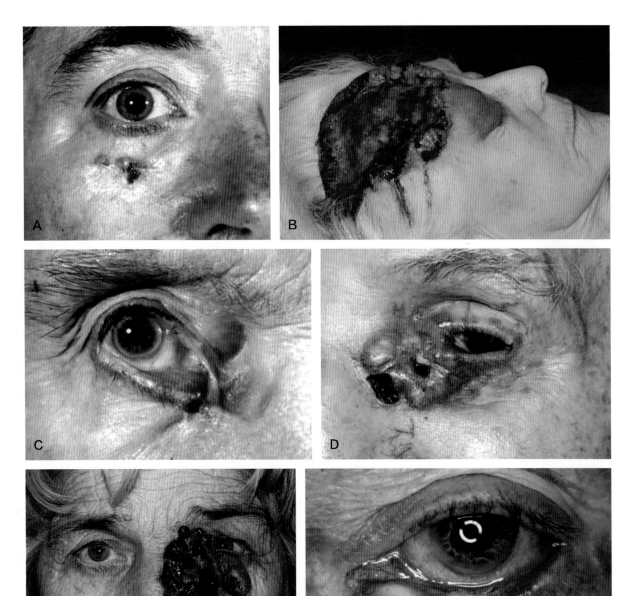

▲ 图 10-48　A. 右下睑广泛的硬化型基底细胞癌（BCC）伴结节性改变；B. 1 例老年患者，BCC 被忽视，逐渐侵犯头皮、颅骨、额窦和眼睑，导致上睑脓肿，这是该患者的肿瘤表现形式；C. 固定在眼眶下缘的右下睑结节性基底细胞癌；D. 广泛的左内眦基底细胞癌伴眼眶侵犯；E. 一种被忽视的眼周基底细胞癌伴眼眶侵犯；F. 下睑 BCC 放疗后复发

2. 基底细胞痣综合征（Gorlin 综合征） 基底细胞痣综合征（basal cell nevus syndrome, BCNS）是一种常染色体显性遗传疾病，患病率约为 1/56 000。它表现出完全的外显性，但表现出不同的表达方式。大约 40% 的病例表现为新的基因突变。BCNS 基因现已通过遗传连锁研究定位到 9q22.3～q31 号染色体上。该综合征现在被认为是 *PTCH* 基因突变的结果，*PTCH* 基因是果蝇修补 *ptc* 基因的人类同系物。

除了易发生特征性瘤变外，它还以特殊的发育畸形为特征。基因突变的具体位点与主要临床特征之间不存在表型－基因型相关性。由于这种可变的表达和疾病的多系统性质，BCNS 患者可见于不同的年龄、不同的学科，其临床特征具有相当大的变异性。许多基底细胞癌患者接受各种各样的手术治疗。疾病本身对正常组织的破坏及手术的因素，给患者带来严重的

功能和外观问题（图 10-43）。

- BCNS 主要相关疾病包括：①多发性痣样基底细胞癌；②下颌牙源性角化囊肿（图 10-49A）；③掌足斑点（图 10-49B）；④特征性的异位钙化；⑤骨骼发育异常，特别是脊椎和肋骨。

肿瘤的易感性导致患者在年轻时发生多种基底细胞癌，以及 3%～5% 的患者发生成神经管细胞瘤和卵巢纤维瘤。

(1) 临床特征：多达 26% 的患者也有眼部症状，可能包括以下情况，即眼周 BCC、斜视、眼球震颤、白内障、青光眼、眼睑表皮或真皮囊肿、眼周粟粒疹（图 10-50）。也有小眼球、结膜上皮囊肿、葡萄膜缺损、虹膜缺损、视网膜和视网膜色素上皮合并错构瘤的病例报道。

部分患者有典型的鼻梁增宽、轻度眶距增宽、下颌前突、额部和双顶部隆起、颅骨增大

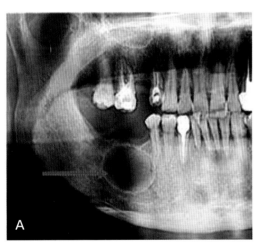
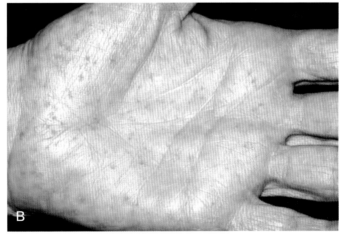

▲ 图 10-49 **A. 下颌牙源性囊肿**（箭）；**B. 手掌斑点**

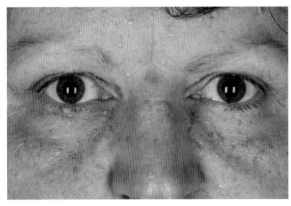

▲ 图 10-50 **基底细胞痣综合征（BCNS）患者眼周粟粒疹**

的典型面貌（图 10-51）。这些特点可在任何基底细胞癌发生之前的青少年身上出现。大约 5% 的 Gorlin 综合征患者存在唇腭裂。

Gorlin 综合征的诊断标准如下所示。

①主要标准。

- 任何年龄的多发性基底细胞癌，或 30 岁前的单发基底细胞癌，或 10 个以上的基底细胞痣。
- 牙源性角化囊肿。
- 掌侧或足底斑点。

- 异位钙化：大脑镰，20 岁之前。
- 家族史。
  ② 次要标准。
- 先天性骨骼异常：肋骨或脊椎。
- 枕额周长高于第 97 百分位数。

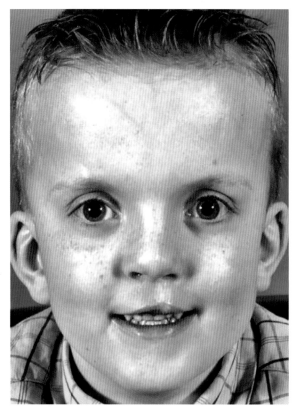

▲ 图 10-51 年幼的基底细胞痣综合征患者

- 心脏或卵巢纤维瘤。
- 成神经管细胞瘤。
- 肠系膜淋巴囊肿。
- 先天性畸形：唇腭裂、多指（趾）畸形、眼部异常。

由于这种疾病可累及多系统，BCNS 可在不同的年龄段发病，临床特征具有相当大的可变性，不同医师所面临的情况也有所不同。许多患者经历了多年各种方式的治疗。疾病的破坏和多次手术的影响，给许多患者带来了功能和外观的问题（图 10-52）。

(2) 治疗。

- 在明确诊断后，系统性地制订相关专科参与的咨询和诊疗计划非常重要。这些患者从小就需要多学科团队参与治疗。该团队应包括以下人员，即遗传学家、儿科医师、口腔或颌面外科医师、皮肤科医师、整形外科医师及眼整形医师。

多种用于基底细胞癌的治疗方案会被不同医师和不同专科采用，包括刮除、冷冻治疗、局部化疗药物、皮肤科激光治疗、放射治疗、光动力疗法（photodynamic therapy，PDT）和 Mohs 显微检查外科切除。其目的是通过早期诊断，定期皮肤监测，以及对不同患者个性化使用及时和适当的治疗方式，降低眼部病损的不良影响。

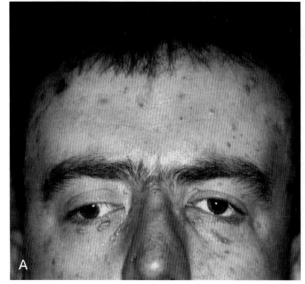
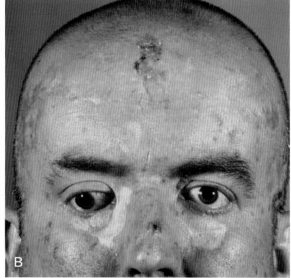

▲ 图 10-52 A. 1 例基底细胞痣综合征；B. 10 年后的同一患者

六、鳞状细胞癌

鳞状细胞癌是一种恶性肿瘤，易发生于年龄较大及浅肤色患者。鳞状细胞起源于表皮中的角质形成细胞。眼睑病灶与其他部位相似，总体转移能力相对较低，肿瘤导致的死亡率也相对较低。病损往往出现在出现癌前病变的皮肤区域（如光化性角化病或日光性角化病）。也可能出现在免疫缺陷的患者中，如长期服用免疫抑制药的器官移植患者；或有其他固有易感性的患者，如着色性干皮病患者（图 10-53）。

鳞状细胞癌占所有恶性眼睑病变的 2%～5%。肿瘤倾向于扩散到区域淋巴结，但致死原因通常是直接侵犯中枢神经所致。眼周鳞状细胞癌患者可发展为脑神经麻痹，证明该疾病有神经系统转移。

临床特点　无特征性的表现。下睑是病变最常见的累及部位。肿瘤往往表现为增厚、红斑、隆起的病变，边界硬结有粗糙或鳞状表面（图 10-54）。皮角形成或广泛的角质化是最一致的特征（图 10-55）。

当这些肿瘤发生在睑缘时，睫毛会遭到破

坏。随着皮肤的慢性瘢痕性改变，可能出现继发性眼睑外翻。病变有溃烂、易碎、易出血的倾向，可能出现坏死并继发感染（图 10-56）。

肿瘤的临床特征是光化性角化病的进一步发展。光化性角化病的病变发生在光化性损害的区域，表现为黄褐色斑块，有时伴有红斑。由于这些区域具有潜在恶性，因此应密切监测。

良性肿瘤如内翻性毛囊角化病或寻常疣，可模拟鳞状细胞癌的特征。

七、角化棘皮瘤

角化棘皮瘤是一种相对少见的上皮肿瘤，通常发生在 50 岁以上患者的下睑。病变可能作为 MTS 的一部分发生。

临床特点　典型的病变早期表现为一个小的肉色丘疹，迅速发展成一个圆顶状紫色或褐色结节，中央有角蛋白填充的凹陷和隆起的

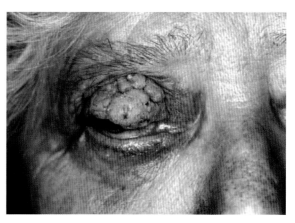

▲ 图 10-54　上睑鳞状细胞癌

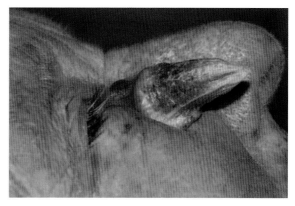

▲ 图 10-55　下睑鳞状细胞癌患者的大皮角

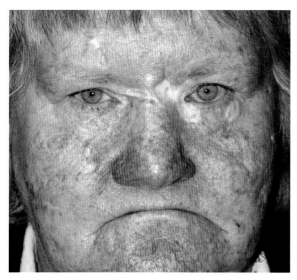

▲ 图 10-53　着色性干皮病。患者接受过多次眼睑及眼周病灶切除后皮片移植修复手术

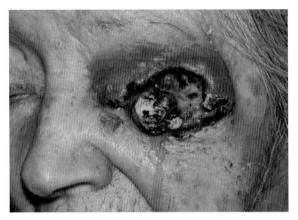

▲ 图 10-56　被忽视的坏死、溃疡的鳞状细胞癌

卷曲边缘（图 10-57）。病变可能会迅速扩大。之后在 3～6 个月的时间里自然消退，并留下萎缩性瘢痕。虽然这种病变长期被认为是一种良性的、自限性的疾病，但在临床上和病理上都类似于鳞状细胞癌，可认为是一种低度恶性鳞状细胞癌，所以应该在病灶很小的情况下通过外科手术完整切除。如果无法手术治疗，冷冻治疗、放射治疗和局部应用氟尿嘧啶可作为替代疗法。

八、皮脂腺癌

皮脂腺癌是一种由皮脂腺引起的高度恶性肿瘤。皮脂腺癌非常罕见，倾向于眼周区域。它们可以来自睑板腺、Zeiss 腺和附属器皮脂腺。眼睑的皮脂腺癌有广泛转移的趋势，而皮肤其他部位的此类肿瘤很少发生转移。年龄越大，发生皮脂腺癌的概率越大。

1. 临床特征　肿瘤好发于上睑（图 10-58A），但慢性睑结膜炎患者可能有弥漫性的上睑和下睑受累。肿瘤可表现为类似睑板炎（图 10-58B 和 C）、睑缘炎或睑结膜炎（图 10-58D 和 E）的表现。该肿瘤好发于女性，尤其亚裔患者更常见。

要　点

该肿瘤被公认为具有伪装成慢性睑缘炎、睑结膜炎或复发的睑板腺囊肿的能力（"伪装综合征"）。患有复发性睑板腺囊肿，或非典型实性睑板腺囊肿，或单侧睑缘炎，或睑结膜炎，应提醒眼科医师病变有潜在皮脂腺癌的可能。

皮脂腺癌有典型的组织病理学特征，可通过新鲜组织标本脂质染色（油红 O）来证实。多中心起源是某些 SGC 的一个特征。慢性睑结膜炎的临床表现与表皮 Paget 病的病理特征相关。肿瘤可呈多中心扩散至结膜或角膜上皮，并可通过泪道扩散至鼻腔。

尽管该肿瘤有特征性的表现，但常被误诊。皮脂腺癌的侵袭性、显著的发病率和死亡率往往被认为与误诊相关。早期诊断和适当治疗可显著降低该肿瘤的发病率和死亡率。图 10-59 显示了 1 例被忽略的晚期的皮脂腺癌。

2. 不良预后因素　皮脂腺癌的不良预后因

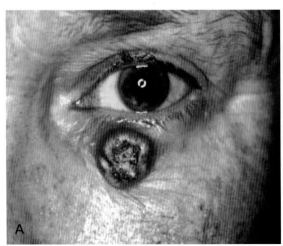

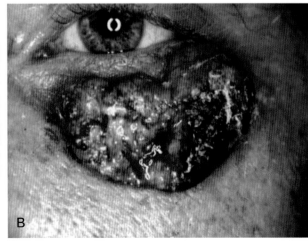

▲ 图 10-57　A. 中年患者较小的角化棘皮瘤；B. 年轻患者较大的角化棘皮瘤

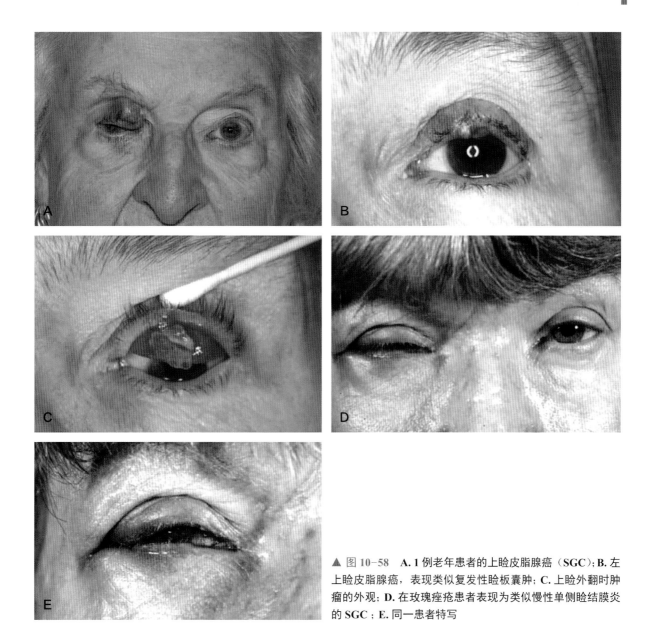

▲ 图 10-58　**A.** 1 例老年患者的上睑皮脂腺癌（SGC）；**B.** 左上睑皮脂腺癌，表现类似复发性睑板囊肿；**C.** 上睑外翻时肿瘤的外观；**D.** 在玫瑰痤疮患者表现为类似慢性单侧睑结膜炎的 **SGC**；**E.** 同一患者特写

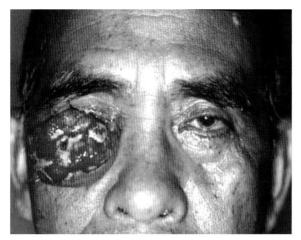

▲ 图 10-59　被忽视的晚期皮脂腺癌

素有：①侵犯血管、淋巴或眼眶；②双眼睑弥漫性累及；③多中心起源；④肿瘤直径＞ 10mm；⑤症状持续 6 个月以上。

　　还应注意下列各点：①在类 Paget 样病变中，眼睑和结膜经常受累。②大约 30% 的皮脂腺癌存在复发可能。③通过持续性生长、淋巴扩散和血行播散发生全身扩散。④肿瘤主要向眼眶、耳前、下颌下淋巴结和腮腺扩散，较少向颈淋巴结、肺、胸膜、肝、脑和颅骨扩散。⑤一些患者长期存活，并伴有区域淋巴结受累。因此，孤立的颈部淋巴结疾病也建议进行根治性颈清扫术。⑥死亡率为 10%～20%，主要是由于诊

273

断较晚。

3. 诊断　建立高度疑诊的指标有助于早期诊断：①刮除活检可能仅提示炎症；②需要做眼睑皮肤的全层活组织检查；③应该进行随机的结膜活检；④需进行脂质染色，提醒病理学家可能的疑似诊断。

> 要　点
>
> 建立高度疑诊的指标有助于早期诊断。

九、Merkel 细胞瘤

Merkel 细胞瘤是一种罕见的高度侵袭性恶性肿瘤，由神经嵴来源的细胞组成。Merkel 细胞肿瘤在恶性眼睑肿瘤中所占比例不到 1%，西欧血统的老年人易受到影响。肿瘤最初转移到区域淋巴结。转移性疾病是导致 2 年死亡率为 30%～50% 的原因。

临床特点　肿瘤典型表现为单发、无痛、紫色或红色的圆形结节，表面有光泽伴毛细血管扩张（图 10-60）。Merkel 细胞瘤通常生长很快。它可以影响上睑和下睑，但更常见于上睑。

十、黑色素瘤

皮肤黑色素瘤是恶性黑色素细胞的侵袭性增生。这种肿瘤在眼睑中很少见，约占所有眼睑恶性肿瘤的 1%。作为色素性眼睑肿瘤，色素性基底细胞癌发病率是黑色素瘤的 10 倍。然而，40% 的眼睑黑色素瘤是非色素沉着的。

1. 分类　黑色素瘤分为恶性雀斑样痣黑素

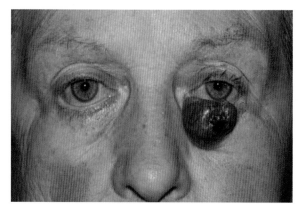

▲ 图 10-60　具有典型临床特征表现的下睑 Merkel 细胞瘤

瘤、浅表性扩散性黑色素瘤、结节性黑色素瘤。结节性黑色素瘤和恶性雀斑样痣黑素瘤是眼睑最常见的类型（图 10-61）

2. 临床特点　肿瘤边缘不规则，斑驳样色素沉着，常伴有炎症，偶有出血和溃疡。有时，眼睑可能继发结膜黑色素瘤。

浅表性扩散性黑色素瘤典型的表现为棕色病灶，有蓝色、红色和白色阴影。早期是扁平的，但随着肿瘤生长变为结节状、硬化且凸起程度不规则（图 10-61A）。结节性黑色素瘤通常表现为结节或斑块，呈深棕色或黑色，但可无色素沉着。它的横向生长缓慢，但垂直生长迅速（图 10-61B）。可能会溃疡出血。

2 种经典的组织学分类基于以下标准，即解剖受累程度（Clark）和肿瘤厚度（Breslow）。

预后和潜在的转移能力与肿瘤的浸润深度和厚度有关。肿瘤厚度是最重要的预后预测因素。厚度 < 0.75mm 的病变 5 年生存率为 98%，而厚度 > 4mm 的病变 5 年生存率 < 50%。

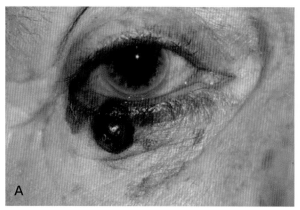

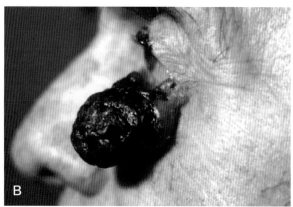

▲ 图 10-61　A. 浅表性扩散性黑色素瘤形成结节状成分；B. 左下睑大结节型黑色素瘤

十一、Kaposi 肉瘤

1981 年以前，大多数 Kaposi 肉瘤病例发生在意大利或犹太老人和非洲儿童中。在艾滋病传播之前，它很少涉及眼周结构，但现在眼周病变是该疾病的一种相对常见的表现，可影响约 25% 的患者。

临床特点 肿瘤通常表现为红色或棕色斑点，在眼睑皮肤、泪阜或结膜上扩大成突起的、血管密集的紫色结节（图 10-62）。结膜可能弥漫性受累，呈炎症样表现。

十二、蕈样肉芽肿

蕈样肉芽肿是一种皮肤 T 细胞淋巴瘤，通常影响 45—50 岁或以上的患者。

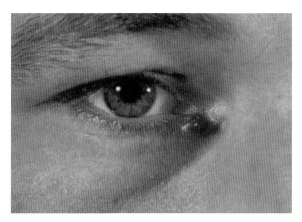

▲ 图 10-62 获得性免疫缺陷综合征（AIDS）患者下睑 Kaposi 肉瘤

临床特点 该病有 3 个不同的发展阶段，即瘙痒、湿疹性皮炎伴红皮病阶段，随后是以斑块状浸润性病变和脱屑为特征的阶段，最后是肿瘤阶段（图 10-63）。这是最终阶段，眼睑病损出现于此时。可发生眼睑全层溃疡和瘢痕性外翻。其他眼科表现包括结膜疾病、角膜炎、葡萄膜炎和青光眼。由于疾病的早期表现类似于湿疹或牛皮癣，所以诊断难度较大。明确诊断通常借助皮肤组织活检。建议多次组织活检以进一步明确诊断。诊断以临床表现和检查相结合，并经活检证实。

十三、转移瘤

累及眼睑的转移性疾病在所有眼睑恶性肿瘤中所占比例不到 1%。更常见的原发肿瘤部位是乳腺、皮肤黑色素瘤、支气管、结肠和前列腺。

临床特点 眼睑转移可表现为弥漫性、无痛、全层的眼睑硬结、皮下结节或单独溃疡性病变。眼睑上很少有多发病灶。组织活检是确定诊断的必要手段。

十四、其他罕见眼睑肿瘤

其他罕见眼睑肿瘤有血管肉瘤、微囊附件癌及原发性黏液癌。这些高度恶性的肿瘤极为罕见，需要活检以明确诊断。

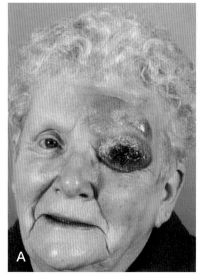

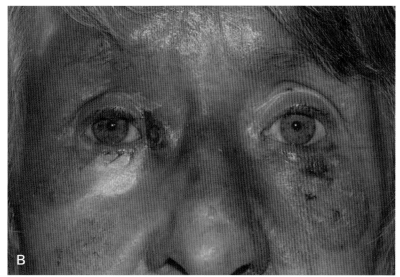

▲ 图 10-63 蕈样肉芽肿

推荐阅读

［1］ American Academy of Ophthalmology. Basic and Clinical Science Course: Orbit, Eyelids, and Lacrimal System, section 7. San Francisco, CA: The American Academy of Ophthalmology; 2006/2007:201–205

［2］ Skalicky SE, Holt PE, Giblin M, Taylor S, Conway RM. Australian Cancer Network clinical practice guidelines for the management of ocular and periocular melanoma: an evidence-based literature analysis. Clin Experiment Ophthalmol. 2008; 36(7):646–658

［3］ Conlon MR, Leatherbarrow B, Nerad JA. Benign eyelid tumors. In Bosniak S, ed. Principles and Practice of Ophthalmic Plastic and Reconstructive Surgery. Philadelphia, PA: WB Saunders; 1996:323–341

［4］ Doxanas MT. Malignant epithelial eyelid tumors. In Bosniak S, ed. Principles and Practice of Ophthalmic Plastic and Reconstructive Surgery. Philadelphia, PA: WB Saunders; 1996:342–351

［5］ Howard GR, Nerad JA, Carter KD, Whitaker DC. Clinical characteristics associated with orbital invasion of cutaneous basal cell and squamous cell tumors of the eyelid. Am J Ophthalmol. 1992; 113(2):123–133

［6］ Kivelä T, Tarkkanen A. The Merkel cell and associated neoplasms in the eyelids and periocular region. Surv Ophthalmol. 1990; 35 3:171–187

［7］ Margo CE, Waltz K. Basal cell carcinoma of the eyelid and periocular skin. Surv Ophthalmol. 1993; 38(2):169–192

［8］ McCord CD, Ed. Management of eyelid neoplastic disease. In: Eyelid Surgery: Principles and Techniques. Philadelphia, PA: Lippincott-Raven; 1995:312–329

［9］ Mencía-Gutiérrez E, Gutiérrez-Díaz E, Redondo-Marcos I, Ricoy JR, García-Torre JP. Cutaneous horns of the eyelid: a clinicopathological study of 48 cases. J Cutan Pathol. 2004; 31(8):539–543

［10］ Missotten GS, de Wolff-Rouendaal D, de Keizer RJW. Merkel cell carcinoma of the eyelid review of the literature and report of patients with Merkel cell carcinoma showing spontaneous regression. Ophthalmology. 2008; 115(1):195–201

［11］ Nerad JA, Whitaker DC. Periocular basal cell carcinoma in adults 35 years of age and younger. Am J Ophthalmol. 1988; 106(6):723–729

［12］ Özdal PC, Codère F, Callejo S, Caissie AL, Burnier MN. Accuracy of the clinical diagnosis of chalazion. Eye (Lond). 2004; 18(2):135–138

［13］ Sacks EH, Lisman RD. Diagnosis and management of sebaceous gland carcinoma. In Bosniak S, ed. Principles and Practice of Ophthalmic Plastic and Reconstructive Surgery. Philadelphia: WB Saunders; 1996:190–195

［14］ Ben Simon GJ, Huang L, Nakra T, Schwarcz RM, McCann JD, Goldberg RA. Intralesional triamcinolone acetonide injection for primary and recurrent chalazia: is it really effective? Ophthalmology. 2005; 112(5):913–917

［15］ Snow S, Madjar DD, Hardy S, et al. Microcystic adnexal carcinoma: report of 13 cases and review of the literature. Dermatol Surg. 2001; 27(4):401–408

［16］ Song A, Carter KD, Syed NA, Song J, Nerad JA. Sebaceous cell carcinoma of the ocular adnexa: clinical presentations, histopathology, and outcomes. Ophthal Plast Reconstr Surg. 2008; 24(3):194–200

［17］ Tanenbaum M, Grove AS, McCord CD. Eyelid tumors: diagnosis and management. In McCord CD, Tanenhaum M, Nunery WR, eds. Oculoplastic Surgery, 3rd ed. New York, NY: Raven Press; 1995:6145–6174

［18］ von Domarus H, Stevens PJ. Metastatic basal cell carcinoma. Report of five cases and review of 170 cases in the literature. J Am Acad Dermatol. 1984; 10 (6):1043–1060

第 11 章

恶性眼睑和眼周肿瘤的治疗

Management of Malignant Eyelid and Periocular Tumors

摘要

"恶性眼睑和眼周肿瘤的治疗"讨论了不同医师为治疗眼周恶性肿瘤而提出的多种治疗方案。对于不同患者采用个性化的治疗方案至关重要。所有恶性眼睑肿瘤的治疗取决于正确的病理诊断、肿瘤界限的评估，以及局部、全身肿瘤扩散情况。所选择的治疗方式必须彻底根除肿瘤组织，并且必须有一种机制来确保将该方案已适用于治疗现有的肿瘤细胞。眼睑和眼角的肿瘤经常表现出细长的癌细胞束，这些肿瘤细胞可以跨越瘤体边界浸润其以外的局部组织。常见的恶性眼睑肿瘤包括基底细胞癌和鳞状细胞癌，诊断的金标准是 Mohs 显微检查手术。眼周恶性肿瘤患者的随访是非常重要的，并取决于众多变量因素。

关键词：眼睑肿瘤、眼周肿瘤、癌症、基底细胞癌、鳞状细胞癌、Mohs 显微检查手术、皮脂腺癌、恶性黑色素瘤

一、概述

眼周恶性肿瘤的治疗不同医师有不同的诊疗方案，制订个性化的治疗方案对于患者的恢复和疗效至关重要。

眼周恶性眼睑肿瘤的治疗方案取决于：①正确的组织学诊断；②评估肿瘤边界；③评估局部和全身肿瘤转移扩散。

大多数恶性眼周肿瘤为非黑色素瘤皮肤恶性肿瘤（基底细胞癌和鳞状细胞癌）。其他恶性眼周肿瘤不常见，如皮脂腺癌、恶性黑色素瘤、Merkel 细胞瘤、转移性眼睑肿瘤、淋巴瘤、Kaposi 肉瘤、血管肉瘤、小囊附件癌、原发性黏液癌。

这些肿瘤的治疗方案选择有两大考虑因素：①选定的治疗方案必须能够彻底根除和消灭肿瘤细胞；②治疗的作用范围须确保涵盖所有现存的肿瘤细胞。

眼睑和眼角的肿瘤经常表现出癌细胞束，这些癌细胞可以跨越瘤体边界浸润肿瘤以外的局部组织。因此，恰当的监测以确保治疗方案作用到所有的肿瘤细胞是必不可少的。大量研究表明，临床对肿瘤范围的判断不足，严重低估了显微镜下肿瘤侵犯的面积。采用冰冻切片控制来确定肿瘤切除的彻底性，标志着在治疗常见恶性眼睑肿瘤方面取得了重大进展，现已成为治疗标准。任何不使用显微镜监测肿瘤边界的手术方式，都必须包含更广泛的邻近正常组织，以期涵盖镜下所有病变组织。

恶性眼睑肿瘤的外科治疗有 2 个目标，即完全根除瘤体组织和尽可能减少正常邻近组织的损伤。

这些理念在眼周恶性肿瘤的外科治疗中至关重要，因为眼周组织很复杂，眼睑在保护眼球中起到重要作用，而且该区域肿瘤复发会带来严重风险。

Mohs 显微检查手术是治疗基底细胞癌和鳞状细胞癌的重要方法。

眼周区域局灶性恶性肿瘤治疗方法包

括手术、放射治疗、冷冻治疗、光动力治疗（photodynamic therapy，PDT）、局部应用化疗药物。

治疗的选择取决于几个因素：①肿瘤的大小；②肿瘤的位置；③肿瘤的类型；④患者的年龄和一般健康状况；⑤在专门的癌症多学科小组会议（multidisciplinary team meeting，MDT）上的讨论结果。

在某些情况下，治疗方案的选择需特别慎重，包括：①弥漫性肿瘤；②肿瘤转移到骨或眼眶；③有癌症体质的患者，如基底细胞痣综合征；④年轻患者。

> **要点**
>
> Mohs 显微检查手术是治疗基底细胞癌和鳞状细胞癌的主要方法。

对患者进行全面检查是很重要的，如果可能的话，可以触诊局部淋巴结和检查全身皮肤。如果临床检查怀疑侵犯眼眶，如眼部运动受限，则宜先行薄层、高分辨率计算机断层扫描（CT）。部分患者还需行胸部 CT、腹部 CT 及肝功能检查，以评估全身转移情况。此类患者应该与肿瘤医师密切联系，如果发现全身扩散，姑息治疗可能会更好。

眼周恶性肿瘤患者的随访非常重要，并取决于多种因素。应由参与治疗管理这些患者的临床医师制订这方面的方案。

二、基底细胞癌

基底细胞癌传统上被多数临床医师误认为是相对良性的且侵袭性较弱的肿瘤，通常手术切除不够规范，因此复发率和死亡率也相对较高。对于治疗和管理基底细胞癌患者，专业的治疗方案对治疗至关重要，主要治疗方案如下：①手术结合病理学监测；②放射治疗；③冷冻疗法；④ PDT；⑤局部化疗药物治疗；⑥口服化疗。

基底细胞癌的外科治疗包括手术切除，福尔马林固定切除组织、石蜡包埋或冷冻切片对切缘进行活检。临床医师应与病理医师密切配合，以在诊疗方案制订中发挥重要作用。在多

数病例中，临床诊断较为明确。如果诊断困难，应在治疗前进行活检。对于小的肿瘤，切缘扩大 2～3mm 行活检，当病理学判断已切除干净，不仅有助于准确的组织学诊断，而且可以作为一种确切的治疗手段。Mohs 显微检查手术现在被许多人认为是治疗眼周基底细胞癌的重要手段，特别是对于难以确诊的或重要部位的肿瘤。然而这种治疗方法未能广泛开展。在 Mohs 手术无法开展的情况下，所谓的"慢 Mohs"技术常被采用，用福尔马林固定、石蜡包埋切片，并延迟眼周缺损重建手术，其效果好，复发率低。标准的冷冻切片需要患者在全身麻醉下进行手术（如患有广泛眼周肿瘤和痴呆的患者）。使用不同长度的缝合线对标本进行标记很重要，以此为病理医师标记一个瘤体坐标图，例如，"长缝合线标记切除组织的侧面，短缝合线标记上方，中等长度缝合线标记中间部位"。

即便是非常小的切口或创面，都不应在病理结果回报前关闭，必须待切片结果回报，肿瘤组织被彻底切除后方可关闭创面。对于部分患者来说，若病变侵犯眼球，应当采取包括眼球摘除在内的更为激进的手术方式。

尽管手术是目前治疗眼周基底细胞癌的主要治疗方式，同时我们也应当重视新药物的应用，如免疫调节药、局部化疗药物和 PDT。PDT 通常由皮肤科医师来实施，可能在基底细胞痣综合征患者（Gorlin 综合征）的浅表且小的瘤体中发挥作用。

放射治疗和冷冻治疗在眼周基底细胞癌的治疗中发挥的作用有限。

> **要点**
>
> 肿瘤切除后遗留缺损不应立刻行修复和关闭，必须在获得可靠的病理学证据证实瘤体被彻底切除后方可关闭伤口和创面。

1. 放射治疗　既往放射治疗用于眼周皮肤恶性肿瘤在英国较为常见，并且大量研究报道眼周基底细胞癌的治愈率高达 90% 以上。然而，近年来学者们发现基底细胞癌放射治疗后的复发率较高，并且比手术切除治疗后的肿瘤组织

更具有侵袭性。

放射治疗的照射剂量不同，取决于病变的大小及其深度的预判。治疗通常在数周内分次进行，根据治疗习惯，频次可能略有不同。鼓励放射治疗的学者认为行放射治疗的患者痛苦小且无须住院和麻醉。

虽然放射治疗不再被推荐作为治疗眼周皮肤恶性肿瘤的方法，但一些患者由于各种原因，不能承受切除和修复重建手术，对于这些患者，放射治疗可能更为合理。然而，对于皮肤肿瘤切除术后5年复发率的探究和监测仍然是至关重要的。

缺点：目前公认放射治疗后基底细胞癌的再次确诊会更为困难，因为复发瘤体组织分级会更高、放疗后局部破坏更为广泛（可能由于放射性炎症导致）、后续治疗更难根除。大范围的损伤可掩盖潜在的肿瘤复发，因此在发现病变复发前，肿瘤细胞可趁机大量增殖（图11-1）。此外放射治疗对眼周正常组织的损伤也是不应被忽视的弊端。

注意眼周恶性肿瘤放射治疗相关的潜在并发症，包括皮肤坏死、瘢痕性睑外翻、毛细血管扩张症、溢泪、睫毛脱落、角膜炎、白内障、干眼症及眼睑结膜角化。

> **要 点**
>
> 放射治疗后最严重的并发症发生在上睑大肿瘤治疗后，即使眼睛被遮挡。

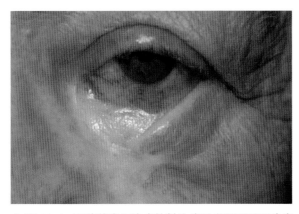

▲ 图 11-1 下睑基底细胞癌放射治疗后出现严重下睑瘢痕合并眼睑退缩和结膜暴露

多数外科医师反对放射治疗作为眼周恶性皮肤肿瘤的主要治疗方式，特别是位于内眦处的、瘤体>1cm、复发的病变组织。

虽然一些研究报道了放射治疗在眼周基底细胞癌的有效性，但这其中的许多研究没有长期随访。目前已经明确的是放射治疗后的恶性肿瘤复发可能比手术治疗后更难早期发现。近来，根据较长期随访的研究报道证实复发率为17%～20%。

放射治疗后的病变周围组织很难在镜下发现复发的肿瘤细胞，并对后续手术治疗方案的制订造成困难。据报道，放射治疗可能会破坏骨膜提供的保护屏障，增加骨转移的可能性。放射治疗的最后一个与其他治疗方式并不相同的问题是，治疗本身可能导致新的肿瘤形成。

> **要 点**
>
> 放射治疗后复发的肿瘤往往很难用其他方式控制。

2. 冷冻疗法　对于小范围且具局限性的基底细胞癌，冷冻治疗是一种有效的治疗手段，特别是泪点或泪小管（对致死温度具有抵抗力）附近的瘤体。冷冻疗法也适用于不适合手术的体弱患者。该方法是单一的治疗方案（不同于放射治疗）。治疗前应进行诊断性活检，整个肿瘤必须冻结到 -30℃。液氮是最有效的冷冻剂，治疗时必须充分保护眼球和邻近组织避免冻伤。一个电偶应该插入到拟治疗瘤体最深处，另一个电偶放置在瘤体旁开5～10mm，使用冻融循环并用液氮喷洒肿瘤。

缺点：冷冻疗法有大约10%的复发率，可能由于操作过程中瘤体播散导致。冷冻后的组织会有较多的渗出及长时间的恢复时间。

注意冷冻疗法治疗眼周恶性肿瘤需注意的并发症，包括眼睑凹陷、眼睑外翻、瘢痕增生、假性上皮瘤样增生及睑球粘连。

假性上皮瘤样增生和肿瘤复发非常相似，这给治疗带来困难。

3. Mohs 显微检查手术　Mohs 显微检查手术是在冰冻切片确定肿瘤范围的基础上进行改

良的方法，通过绘制肿瘤的三维结构，更为精准地划定瘤体边界，而不是常规冷冻切片提供的二维平面分析。手术操作应由皮肤外科医师完成，这些医师需接受过肿瘤切除和边界定位相关操作的培训。

Mohs 显微检查手术的独特优势在于通过对每一水平层面进行显微镜检查，在术区每个层面彻底清除病变组织。对各层残留癌组织的标记和发现是可行的，随后再进一步切除残留病变直至达到组织学层面彻底清除肿瘤组织。

(1) 优点：在不同部位的皮肤恶性肿瘤治疗方法中，Mohs 显微检查切除已被证明具有较高的治愈率。此外还具有其他几个优点。Mohs 技术可以精确地逐层标记肿瘤细胞，从而避免切除大量的正常邻近组织，保留正常组织对于眼周区域的修复重建非常重要，眼周组织结构非常特殊，目前尚未有特别合适的替代材料以重建功能和外观。

常规手术中等待冰冻切片是非常耗时的，Mohs 显微检查切除手术可在门诊手术室完成，节约了大量的手术时间。

眼周小的伤口可待其生长肉芽组织，自行愈合，但在大多数眼周病例中，病变切除后即刻或二期由眼整形医师进行修复重建手术。根据实际情况，重建手术可以在 Mohs 显微检查手术切除术后即刻或二期进行。整形外科医师完成该手术应在注重瘤体彻底清除的同时，兼顾切除后创面修复方案的设计。Mohs 显微检查切除是目前治疗非黑色素瘤皮肤恶性肿瘤的最有效方案，如基底细胞癌和鳞状细胞癌。但该方法不适用于皮脂腺癌。

推荐以下类型的眼周皮肤恶性肿瘤采用 Mohs 手术：①内眦区域皮肤肿瘤，该区域肿瘤向深层侵袭的可能性高，病变的边界也更难划定；②复发的皮肤肿瘤；③原发性巨大皮肤肿瘤；④基底细胞癌；⑤边界难以划定的肿瘤；⑥年轻患者。

(2) 缺点：虽然 Mohs 显微检查手术目前达到了最精确的组织学监测，但仍可能残留少量癌细胞。据报道原发性眼周皮肤肿瘤的长期复发率为 2%～3%。严谨的随访和复发的早发现、早诊断仍然很重要。对于眼周肿瘤，切除和重

建手术通常由不同专业的医师完成，此外 Mohs 显微检查也不是每个手术室都具备，这给该方法的开展带来一定困难。

> **要　点**
>
> 患者必须能够耐受局部麻醉手术才能实施 Mohs 显微检查手术。

4. 光动力治疗　PDT 可用于治疗小的眼周基底细胞癌和基底细胞痣综合征（Gorlin 综合征），该方法的治疗作用非常有限，多由皮肤科医师完成。

5. 局部化疗药物治疗　在眼睑基底细胞癌药物治疗范畴内的患者中，可给予外用 5% 咪喹莫特乳膏治疗，每天 1 次，每周 5 天，持续 6 周，用药后可能出现局部的组织反应。此方法常由皮肤科医师完成。

6. 口服化疗　维莫德吉可用于转移性基底细胞癌患者、局部晚期基底细胞癌患者、术后复发或手术和放疗都不能耐受的患者。维莫德吉是系统性 Hedgehog（Hh）细胞内信号通路的抑制药。这种药物非常昂贵，且不良反应较为明显，包括肌肉痉挛、脱发、味觉改变、体重减轻、疲劳、恶心、食欲减退、腹泻和电解质紊乱。

三、鳞状细胞癌

眼睑和眼周鳞状细胞癌的治疗包括手术结合瘤体边缘组织学监测及放射治疗。

鳞状细胞癌的外科治疗包括手术切除肿瘤，监测切除的边缘，采用福尔马林固定、石蜡包埋，或冰冻切片检查。在进行外科手术之前，应对可疑病变组织进行活检。取材时应非常仔细，以获取典型的病变组织切片。刮取活检不能确定表皮肿瘤是否侵袭真皮层。良性肿瘤如光化性角化病、毛囊角化病和假上皮瘤样增生可通过真皮被侵及程度来鉴别。病理医师常因送检组织量不足不得已将病变诊断为鳞状细胞癌。因此，一些皮肤肿瘤都被安排以鳞状细胞癌的时间限定性手术切除来解决。

四、活检技术

如果病变较小，组织切除后送病检，伤口可直接拉拢缝合。如果病变较大，应进行部分病变组织切取活检。标本应小心处理，以避免挤压受损。如果病变涉及睑缘，活检应包括睑缘全层厚度。

活检取材范围应尽可能包括病变基底和邻近正常组织。"创面旷置"（二期愈合）对许多活检部位的愈合也是可行的。

在基底细胞癌的治疗中，Mohs手术是金标准。若该方法无法开展，切除的病变组织应该包括瘤体边缘外3～4mm，用不同长度缝合线标记病变组织的方向，为病理医师出具诊断报告提供依据，例如"长线标记病变组织外侧，短线标记病变组织上方，中等长度缝合线标记病变内侧"，待病理结果回报后，行二期眼周缺损修复手术。对于侵犯眶壁的患者应根据个体差异确定治疗方案，必要时需行眼球摘除手术。

五、皮脂腺癌

治疗皮脂腺癌的方法是彻底切除病变组织，由于对肿瘤早期病变临床表现越来越重视，早期手术切除可显著改善预后。对复发性睑板腺囊肿行多次切开引流可影响皮脂腺癌的早期诊断。

局限性皮脂腺癌病变切除后，用福尔马林固定、石蜡包埋的组织学检查来确诊。对于眼睑弥漫性增厚的患者，需将病变组织块全层切取以确定诊断。病变切除后活检适用于实性肿块患者。由于皮脂腺癌可起源于多灶性非连续性病变组织，因此对该肿瘤进行Mohs显微检查外科手术是不合适的，术中冰冻切片判断手术切除范围也是不恰当的，病理医师应对此保持警惕。

确诊后，应对病变组织进行扩大切除，标本送福尔马林固定、石蜡包埋组织病理学分析。由于皮脂腺癌可能起源于不同部位，所以进行随机结膜囊活检非常重要，应仔细定位和记录。当病理医师确认切缘干净且随机活检不含病变组织，则可行重建手术修复缺损。

密切的术后观察对患者的治疗至关重要，可以排除复发疾病。对于弥漫性眼睑病变，累及结膜或眼眶者，建议行眶内容摘除术。

放射治疗在皮脂腺癌的治疗中作用有限，虽然该肿瘤对放射治疗敏感且与照射剂量相关，但复发仍不可避免。此外，接受放射治疗后，患者还会出现严重的眼部并发症，如角膜炎、放射性视网膜病变和严重疼痛。因此，放射治疗被认为是一种减小肿瘤尺寸的姑息疗法，不应将其视为一种积极的治疗方案。

> **要 点**
>
> 眼睑皮脂腺癌可由多灶性非连续性病变引起，因此不适于采用Mohs显微检查外科手术，术中冰冻切片对手术边缘的检测也是不准确的，病理医师在诊断中应谨慎对待可疑的病变组织。

六、黑色素瘤

眼睑黑色素瘤的治疗应在皮肤癌MDT会议上讨论。肿瘤的分期很重要。扩大切除是早期黑色素瘤和恶性雀斑样痣黑素瘤的主要治疗方法。虽然眼睑黑色素瘤手术切除范围的大小与生存率无相关性，但切除范围＜5mm会增大局部复发率。因此，应尽可能从瘤体肉眼可见的边缘10mm外切除。石蜡包埋切片相较于冰冻切片诊断黑色素瘤更为准确，前者视为金标准，后者会形成伪影，使得从黑色素瘤中识别背景光变化更加困难。连续切缘切除或Mohs显微检查外科手术结合石蜡切片病检可确保彻底切除病变，以及有效减少局部复发。

如果肿瘤已经扩展到Clark Ⅳ级或Ⅴ级，或者其Breslow厚度超过1mm，应考虑切除转移的前哨淋巴结（sentinel lymph node，SLN）。Clark Ⅳ级或以上水平，或者Breslow厚度≥1.5mm的眼睑皮肤黑色素瘤预后不佳。临床医师在治疗此类黑色素瘤患者时应高度怀疑隐匿性区域淋巴结转移，术后应仔细观察局部和区域复发情况。

对于0期、ⅠA期和ⅠB期（厚度＜0.75mm）患者的治疗是局部扩大切除（边缘5～10mm）。一般情况下此类患者不需要例行实验室检查和影像学检查，除非出现疾病相关症状。对于ⅠA期、ⅠB期和Ⅱ期（厚度＞0.75mm）的患者可考虑前哨淋巴结活检，行局部病灶扩大切除，同时应密切观察病情或进行临床试验。若患者无特殊症状或体征，不建议例行常规的实验室检查和影像学检查。黑色素瘤厚度＞ 2.0mm 的患者应尽量于病变边缘 20mm 处扩大切除。对于 SLN 活检阳性或淋巴结具有阳性体征的 Ⅲ 期患者，应考虑进行基线成像，以进一步分期，并评估特定的临床表现。此类患者在肿瘤切除后行淋巴结清扫手术，术后密切观察或进行临床试验，也可结合 α- 干扰素作为辅助治疗手段。部分患者可考虑对淋巴结区域进行放射治疗。Ⅳ 期患者应行活检以便基因检测，实验室检查以血清乳酸脱氢酶（lactate dehydrogenaseL，DH）和影像学检查为主，治疗方法包括局部切除、全身放化疗，可纳入相关临床试验。

1. 放射治疗　对于早期眼睑黑色素瘤患者很少使用放射治疗，除非患者无法耐受手术，因为放射治疗会引起较为严重的眼部并发症。

2. 局部化疗药物　5% 咪喹莫特乳膏对恶性雀斑样痣黑素瘤可能有效，可由皮肤科医师实施并用于特定患者群。

七、罕见恶性眼睑肿瘤

对于罕见恶性眼睑肿瘤的诊疗方案应在癌症 MDT 会议中讨论。

1. Merkel 细胞瘤　Merkel 细胞瘤是一种少见且高度恶性的肿瘤，转移早，复发率高，应采取扩大切除手术。术后应辅助放射治疗。根据需要行预防性的区域淋巴结清扫。

2. 转移性眼睑肿瘤　转移性眼睑肿瘤的治疗是肿瘤学家的研究领域，通常包括化学治疗和（或）放射治疗。如果肿瘤是局限性的且对其他治疗方案没有效果，可以考虑手术切除。

3. 淋巴瘤　眼睑淋巴瘤的治疗在活检确诊后由肿瘤科医师完成。

4. Kaposi 肉瘤　Kaposi 肉瘤通常可通过放射治疗局部控制，瘤体对放射治疗的反应性非常好。Kaposi 肉瘤的治疗也是在病理确诊后由肿瘤科医师制订治疗方案。

5. 血管肉瘤　眼睑血管肉瘤的首选治疗方法是手术扩大切除联合放射治疗。

6. 微囊肿性附件癌　微囊肿性附件癌的治疗方法很多，包括病变扩大切除、Mohs 显微检查手术、放射治疗和化学治疗。通常 Mohs 显微检查手术更为精准。

7. 原发性黏液癌　原发性黏液癌的治疗方法也很多，包括扩大范围手术切除、Mohs 显微检查手术、放射治疗和化学治疗。通常 Mohs 显微检查手术较为精确。

推荐阅读

[1] Abide JM, Nahai F, Bennett RG. The meaning of surgical margins. Plast Reconstr Surg. 1984; 73(3):492–497

[2] American Academy of Ophthalmology. Basic and Clinical Science Course: Orbit, Eyelids, and Lacrimal System, section 7. San Francisco, CA: The American Academy of Ophthalmology; 2006/2007:201–205

[3] Anderson RL, Ceilley RI. A multispecialty approach to the excision and reconstruction of eyelid tumors. Ophthalmology. 1978; 85(11):1150–1163

[4] Carter KD, Nerad JA, Whitaker DC. Clinical factors influencing periocular surgical defects after Mohs micrographic surgery. Ophthal Plast Reconstr Surg. 1999; 15(2):83–91

[5] Chan FM, O'Donnell BA, Whitehead K, Ryman W, Sullivan TJ. Treatment and outcomes of malignant melanoma of the eyelid: a review of 29 cases in Australia. Ophthalmology. 2007; 114(1):187–192

[6] Choontanom R, Thanos S, Busse H, Stupp T. Treatment of basal cell carcinoma of the eyelids with 5% topical imiquimod: a 3-year follow-up study. Graefes Arch Clin Exp Ophthalmol. 2007; 245(8):1217–1220

[7] Drake LA, Ceilley RI, Cornelison RL, et al. The American Academy of Dermatology Committee on Guidelines of Care. Guidelines of care for basal cell carcinoma. J Am Acad Dermatol. 1992; 26(1):117–120

[8] De Potter P, Shields CL, Shields JA. Sebaceous gland carcinoma of the eyelids. Int Ophthalmol Clin. 1993; 33(3):5–9

[9] Gupta AK, Davey V, Mcphail H. Evaluation of the effectiveness of imiquimod and 5-fluorouracil for the treatment of actinic keratosis: Critical review and meta-analysis of efficacy studies. J Cutan Med Surg. 2005; 9(5):209–214

[10] Inkster C, Ashworth J, Murdoch JR, Montgomery P, Telfer NR, Leatherbarrow B. Oculoplastic reconstruction following Mohs surgery. Eye (Lond). 1998; 12 (Pt 2):214–218

[11] Lee S, Selva D, Huilgol SC, Goldberg RA, Leibovitch I. Pharmacological treatments for basal cell carcinoma. Drugs. 2007; 67(6):915–934

[12] Leshin B, Yeatts P, Anscher M, Montano G, Dutton JJ.

Management of periocular basal cell carcinoma: Mohs' micrographic surgery versus radiotherapy. Surv Ophthalmol. 1993; 38(2):193–212

[13] Mahoney MH, Joseph MG, Temple C. Topical imiquimod therapy for lentigo maligna. Ann Plast Surg. 2008; 61(4):419–424

[14] Malhotra R, Chen C, Huilgol SC, Hill DC, Selva D. Mapped serial excision for periocular lentigo maligna and lentigo maligna melanoma. Ophthalmology. 2003; 110(10):2011–2018

[15] Mohs FE. Micrographic surgery for the microscopically controlled excision of eyelid cancers. Arch Ophthalmol. 1986; 104(6):901–909

[16] Morris DS, Elzaridi E, Clarke L, Dickinson AJ, Lawrence CM. Periocular basal cell carcinoma: 5-year outcome following Slow Mohs surgery with formalinfixed paraffin-embedded sections and delayed closure. Br J Ophthalmol. 2009; 93(4):474–476

[17] Neubert T, Lehmann P. Bowen's disease - a review of newer treatment options. Ther Clin Risk Manag. 2008; 4(5):1085–1095

[18] Rivlin D, Moy RL. Mohs' surgery for periorbital malignancies. In Bosniak S, ed. Principles and Practice of Ophthalmic Plastic and Reconstructive Surgery, vol 2. Philadelphia: WB Saunders 1996:352–355

[19] Sacks EH, Lisman RD. Diagnosis and management of sebaceous gland carcinoma. In: Bosniak S, ed. Principles and Practice of Ophthalmic Plastic and Reconstructive Surgery. Philadelphia: WB Saunders; 1996:190–195

[20] Shields JA, Demirci H, Marr BP, Eagle RC, Jr, Shields CL. Sebaceous carcinoma of the eyelids: personal experience with 60 cases. Ophthalmology. 2004; 111 (12): 2151–2157

[21] Shriner DL, McCoy DK, Goldberg DJ, Wagner RF, Jr. Mohs micrographic surgery. J Am Acad Dermatol. 1998; 39(1):79–97

[22] Shumack S, Robinson J, Kossard S, et al. Efficacy of topical 5% imiquimod cream for the treatment of nodular basal cell carcinoma: comparison of dosing regimens. Arch Dermatol. 2002; 138(9):1165–1171

[23] Tanenbaum M, Grove AS, McCord CD. Eyelid tumors: diagnosis and management. In: McCord CD, Tanenhaum M, Nunery WR, eds. Oculoplastic Surgery, 3rd ed. New York, NY: Raven Press; 1995:145–174

[24] Telfer NR, Colver GB, Bowers PW, British Association of Dermatologists. Guidelines for the management of basal cell carcinoma. Br J Dermatol. 1999; 141(3):415–423

[25] Telfer NR, Colver GB, Morton CA, British Association of Dermatologists. Guidelines for the management of basal cell carcinoma. Br J Dermatol. 2008; 159(1):35–48

283

第12章
眼睑和眼周重建
Eyelid and Periocular Reconstruction

摘要

"眼睑和眼周重建"设定了眼睑肿瘤切除后的重建原则，以保持正常眼睑保护眼睛的功能，并在可能的情况下，恢复良好的美容效果。保持正常的眼睑功能是最重要的，应较美容效果优先考虑。如果不能保持正常的眼睑功能，特别是上睑重建术后，将对患者的舒适度和视功能造成可怕的后果。就手术而言，肿瘤切除术后重建眼睑缺损比外伤后更容易。如果需要切除的眼睑不超过25%，通常可以直接将眼睑拉拢缝合。如果眼睑组织非常松弛，可直接拉拢缝合占眼睑50%或更大的较大缺损。如果在伤口没有过度张力的情况下很难直接拉拢缝合，外眦切开术和对合适的外眦韧带分支进行眦松解术都有助于这种简单的缝合。有多种手术操作方法来重建更大的缺损。如何选择取决于缺损的范围、残留眼周组织的状况、对侧眼的视觉情况、患者的年龄和一般健康状况，以及外科医师自己的专业知识。

关键词：眼睑重建、眼周重建、眦切开术、眦松解术、旋转皮瓣、骨膜瓣、Cutler-Beard重建术

一、概述

眼睑肿瘤切除术后眼睑及眼周重建的目的是维持正常眼睑功能，以保护眼睛，并恢复良好的美容效果。在这些目标中，保持正常的功能是最重要的，优先于美容效果。如果不能保持正常的眼睑功能，特别是上睑重建后，将对患者的舒适度和视觉功能造成可怕的后果。就手术而言，肿瘤切除术后重建眼睑缺损比外伤后容易。

二、一般原则

重建眼睑缺损的手术操作有很多。一般来说，如果缺损的眼睑不到25%，眼睑直接拉拢缝合是可行的。如果眼睑组织非常松弛，可直接拉拢缝合占眼睑50%或更大的缺损。如果在伤口没有过度张力的情况下很难直接拉拢缝合，外眦切开术和对合适的外眦韧带分支行眦松解术都有助于这种简单的缝合。

重建更大范围的眼睑组织缺损，有许多不同的手术操作。方法的选择取决于以下几个因素：①眼睑缺损程度；②残余眼周组织的状态；③对侧眼的视觉情况；④患者的年龄和一般健康状况；⑤外科医师自己的专业知识。

当决定哪种手术步骤最适合患者个体的需要时，外科医师应致力于重建以下内容：①光滑的黏膜表面作为眼睑的衬里以保护角膜；②外层的皮肤和肌肉；③原先由睑板提供的结构支撑，位于皮肤和黏膜两层组织之间；④无角质和倒睫的光滑、非粗糙的睑缘；⑤上睑垂直运动正常，无明显上睑下垂或眼睑闭合不全；⑥正常水平张力，以及正常位置的内、外眦韧带；⑦眼睑和泪点与眼球的相互位置关系；⑧眼睑的正常轮廓。

大的眼睑缺损通常需要用来自邻近或远处的多种组织进行分层、复合重建，以取代前、后板。重要的是，只有一个板层在重建时可以用游离移植物。另一层应重建为带血供的皮瓣，以提供足够的血液供应，防止移植物坏死。

用于眼周重建的手术有很多。本章描述的手

术操作是笔者最常用的。在尝试更复杂的重建手术之前，最好先掌握简单的手术操作。对于范围更广的缺损，可能必须联合多种手术操作。

三、下睑重建

下睑缺损可分为涉及睑缘的缺损和不涉及睑缘的缺损。

四、涉及睑缘的下睑缺损

1. 小缺损　对于大多数患者来说，25% 或更小的眼睑缺损可以直接拉拢缝合。对于眼睑有明显松弛的患者，即使是占眼睑 50% 或以上的缺损也可以直接拉拢缝合。用齿镊夹住缺损的两边向彼此牵拉以判断缝合的费力程度。如果眼睑没有过大的张力，边缘几乎都可以直接拉拢缝合。

2. 直接拉拢缝合

(1) 手术步骤。

● 用 Castroviejo 持针器将 1/2 弧单针 5-0 Vicryl 缝合线穿过睑板最上方的部分，位于睑缘的深面，确保针和缝合线位于结膜前方，以避免接触角膜（图 12-1A）。

● 缝合线系单结并检查睑缘对合程度。如果不满意，重新缝合并检查。正确的缝合位置可以预防眼睑凹陷、倒睫和伤口裂开等并发症的发生。一旦睑缘对合良好，就解开缝合线，将其末端用弯血管钳固定在头侧。这样牵拉伤口，能够促进单针 5-0 Vicryl 缝合线在睑板下方的缝合（图 12-1B）。

● 之后，5-0 缝合线缝合眼轮匝肌并打结（图 12-1C）。

● 用 Castroviejo 持针器持倒三角单针 6-0 黑色丝线，沿着睑板腺排列的方向距离切缘 2mm 处进针缝合睑缘，从距切缘表面 1mm 处出针。重新持针，以同样的方式穿过对侧伤口，从切缘 2mm 处出针。剪断缝合线，末端留长线。同一条缝合线沿着睫毛的排列方向以相似的方式穿过并剪断，末端留长线（图 12-1D）。

● 接下来，6-0 丝线以足够的张力打结，使

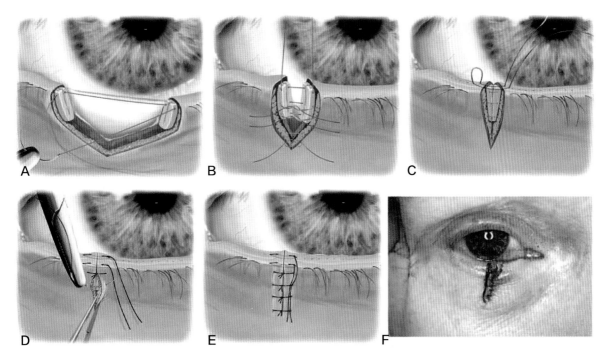

▲ 图 12-1　A. 通过单针 5-0 Vicryl 缝合线对称穿过缺损每侧睑板的上部，实现睑缘的再对合。B. 一旦眼睑边缘完全对齐，松开最初的缝合线，用来轻轻地牵拉眼睑。睑板其他部分用 5-0 Vicryl 缝合线间断缝合。C. 睑板缝合完毕后，用 6-0 丝线沿睫毛排列线和睑板腺排列线分别进行垂直褥式缝合。D. 皮肤用 6-0 丝线间断缝合。E 和 F. 直接闭合下睑缺损，使睑缘切口外翻。将留长的丝线压在皮肤缝合线下固定。结膜不缝合也可自行愈合。皮肤缝合线可以在 5~7 天内拆除，但睑缘缝合线应留到 14 天拆除

睑缘切口外翻。早期需要少许睑缘皮肤皱起，以避免眼睑愈合及伤口收缩造成后期眼睑凹痕。缝合线留长，留给皮肤缝合线固定，防止接触角膜（图 12-1E 和 F）。

- 用 6-0 黑丝线单纯间断缝合皮肤。
- 局部抗生素软膏涂抹眼内并将眼睑闭合。
- 眼睑予以 Jelonet 敷料覆盖后，垫 2 个护眼垫，用牢固的弹力绷带加压，防止过度肿胀。

(2) 术后护理：48h 后去除敷料，眼睑伤口局部予以抗生素软膏涂抹 3 次 / 天，持续 2 周。6-0 缝合线于 2 周后在门诊拆除。

3. 中度缺损　眦切开术和眦松解术。

如果眼睑缺损不能在伤口没有过度张力的情况下直接缝合，可行外眦切开术和下眦松解术。直接拉拢缝合联合二期自行愈合也非常有效（图 12-2）。

(1) 手术步骤。

- 用 15 号 Bard-Parker 刀片，在外眦处做一

个 4～5mm 的水平皮肤切口。用 Westcott 剪剥离加深至眼眶外侧缘的骨膜处。

- 然后，用钝头弯曲的 Westcott 剪在眼眶外侧缘骨膜附近剪开结膜和皮肤之间的组织，使外侧睑缘向上、向内移位（图 12-3）。当外眦韧带下侧脚和眶隔被切断时，眼睑会"让步"。
- 6-0 黑丝线单纯间断缝合伤口。

(2) 术后护理：术后护理同小缺损部分。

4. 半圆形旋转皮瓣　半圆形旋转皮瓣（Tenzel 皮瓣）可用于重建高达 70% 的下睑缺损，其中缺损的任何一边均需要有部分睑板的存留，特别是当患者的另一侧眼视力不佳时。在这种情况下，最好避免需要闭眼数周的手术（如 Hughes 结膜瓣手术）。

(1) 手术步骤。

- 起自外眦，用甲紫标记 1 个半圆形切口，向上弯曲至眉毛下方，暂时先设计约 2cm 的半

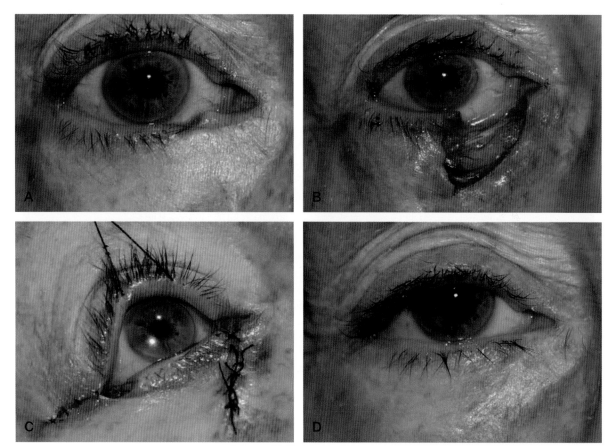

▲ 图 12-2　**A.** 1 例复发的下睑内侧基底细胞癌患者。**B.** 内侧下睑 Mohs 手术导致的缺损占眼睑 **30%** 以上。**C.** 通过外眦切开术和下眦松解术重建缺损，使缺损得以直接关闭。大部分内、外侧睑缘缺损旷置愈合。**D.** 术后 3 个月的眼睑外观，伤口愈合良好，外侧睫毛缺失

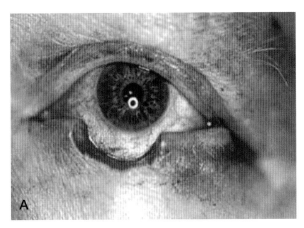
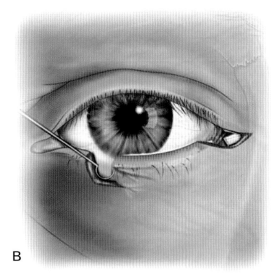
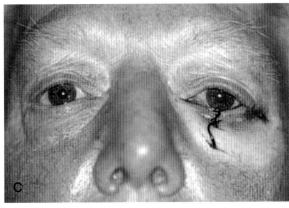
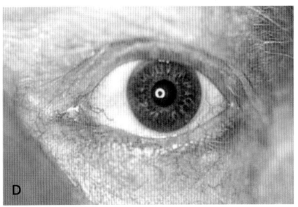

▲ 图 12-3　**A.** 下睑缺损占眼睑的 **30%** 以上；**B.** 通过外眦切开术和下眦松解术（外眦韧带的下支离断）实现睑缘的再修复；**C.** 术后即刻外观；**D.** 术后 **2** 个月眼睑外观，外眦部分圆钝，下睑轻度退缩，睑裂水平缩短

圆形。

- 用 15 号 Bard–Parker 刀片切开皮肤。
- 然后，用钝头的 Westcott 剪将皮瓣大面积剥离至颞浅筋膜的深度，注意不要损伤穿过颞弓中部的面神经颞支（图 2-40 和图 2-41）。
- 然后进行外眦切开术和下眦松解术，按照小缺损所描述的情况缝合眼睑缺损。
- 用 5–0 Vicryl 缝合线将外眦悬吊于眶外侧缘骨膜，防止皮瓣回缩（图 12-4）。
- 切除任何残留"猫耳朵"，外侧皮肤切口用 6–0 黑色丝线行单纯间断缝合。
- 将下外侧穹窿的结膜轻轻松解，用 8–0 Vicryl 缝合线于皮瓣边缘间断缝合。

（2）术后护理：术后护理同小缺损部分。

5. 大缺损　上睑睑板结膜带蒂皮瓣。

（1）第一阶段：上睑睑板结膜带蒂皮瓣

（Hughes 皮瓣）是修复下睑较浅缺损极好的手术操作，包括高达 100% 的眼睑缺损（图 12-5）。当水平方向的缺损超出眼睑时，可与局部骨膜瓣结合，重建内、外眦韧带。

> **要　点**
>
> 睑板结膜带蒂皮瓣在设计和构建时应注意避免影响上睑的功能。患者必须承受 3 ~ 10 周的闭眼状态。

① 手术步骤。

- 通过使用 2 对 Paufique 镊以中等程度的拉力将眼睑切口的边缘向彼此拉拢，并测量残余缺损来确定要构建的皮瓣大小。
- 用 4–0 牵引丝线穿过上睑灰线，用

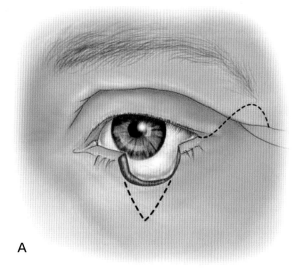

A

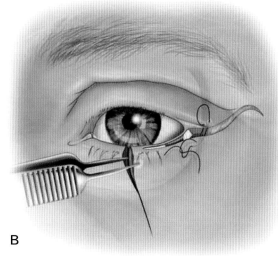

B

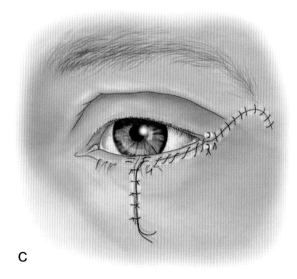

C

▲ 图 12-4　**A.** 下睑巨大缺损。**B.** 外眦切开术联合下眦松解术（外眦韧带的下支离断），以及半圆形皮瓣的剥离。皮瓣用缝合线在眶外侧缘骨膜上进行悬吊。**C.** 伤口闭合后的最终外观

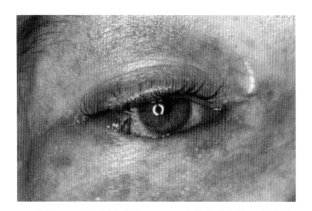

▲ 图 12-5　适合于采用 Hughes 术式来重建的下睑缺损

Desmarres 牵开器使上睑外翻。

- 用棉签擦干睑板结膜，在睑缘上 3.5mm 处用甲紫标记一系列点（图 12-6A）。然后将这些点连接起来作为切口线。

- 使用 15 号 Bard-Parker 刀片在睑缘上方 3.5mm 处沿睑板中央做 1 个浅表的水平切口（图 12-6B）。重要的是在切口下保留 3.5mm 的睑板高度，以保持眼睑的结构完整性，防止上睑内翻，并防止睑缘供血受到损害。

- 用 15 号刀片沿切口将睑板中央全层切开，用钝头 Westcott 剪完成水平切口，然后在睑板切口的两端做垂直松解切口（图 12-6C 和 D）。

- 沿着上睑提肌腱膜分离出睑板结膜 -Müller 肌瓣（图 12-6E）。将睑板和结膜与 Müller 肌（图 12-6F 和 G）和上睑提肌腱膜分离，范围直达上穹窿。睑板结膜瓣转移到下睑缺损（图 12-6G）。

- 睑板边对边用 5-0 Vicryl 缝合线间断缝合到下睑睑板，小心仔细地确保缝合线仅穿

过睑板部分厚度（图 12-6H）。将下睑结膜缘与转移睑板的下缘用 7-0 Vicryl 缝合线间断缝合。用 7-0 Vicryl 缝合线将下睑结膜缘间断缝合至转移睑板的下缘。

- 从面颊推进一个肌皮瓣，通常可以获得足够的皮肤覆盖皮瓣的前表面（图 12-6I 至 L）。可通过向眶下壁下方钝性分离掀起该肌皮瓣。
- 使用直虹膜剪将皮瓣内侧和外侧边缘的眼

睑和颊部皮肤沿垂直方向剪开。

- 在供区缺损部位的下内侧和外侧边缘可能需要切除松弛三角（Burow 三角），以避免出现猫耳（图 12-6J）。
- 在充分松解后，再将皮肤 - 肌皮瓣推进，使其在没有张力的情况下到达相应位置。
- 然后将皮瓣的上缘缝合到合适的位置，形成新的下睑缘。用 5-0 Vicryl 缝合线将皮瓣间断缝合并穿过部分厚度的睑板进行锚

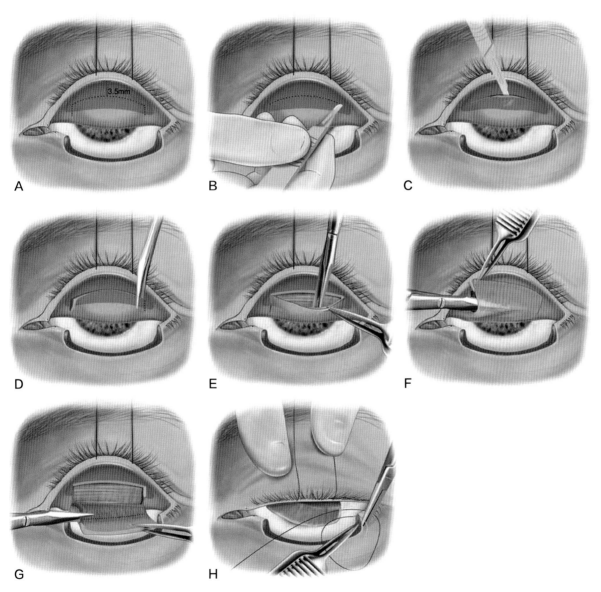

▲ 图 12-6　Hughes 手术步骤

A. 睑缘上方 3.5mm 处用甲紫标记一系列的点。然后将这些点连接起来以标记切口线。B. 使用 15 号 Bard-Parker 刀片，沿睑板中央睑缘上方 3.5mm 处做一个表浅水平切口。C 和 D. 用 15 号 Bard-Parker 刀片沿着中央将睑板全层切开，用钝头 Westcott 剪完成水平方向的切口。然后在睑板切口的两端做垂直松弛切口。E. 睑板结膜 -Müller 肌瓣从上睑提肌腱膜上分离。F 和 G. 从 Müller 肌上分离睑板和结膜，并将睑板结膜瓣转移到下睑缺损处。H. 睑板以"边对边"的方式，用 5-0 Vicryl 缝合线间断缝合至下睑睑板，非常小心以确保缝合线穿过睑板部分厚度。用 7-0 Vicryl 缝合线将下睑结膜边缘间断缝合至转移睑板的下缘

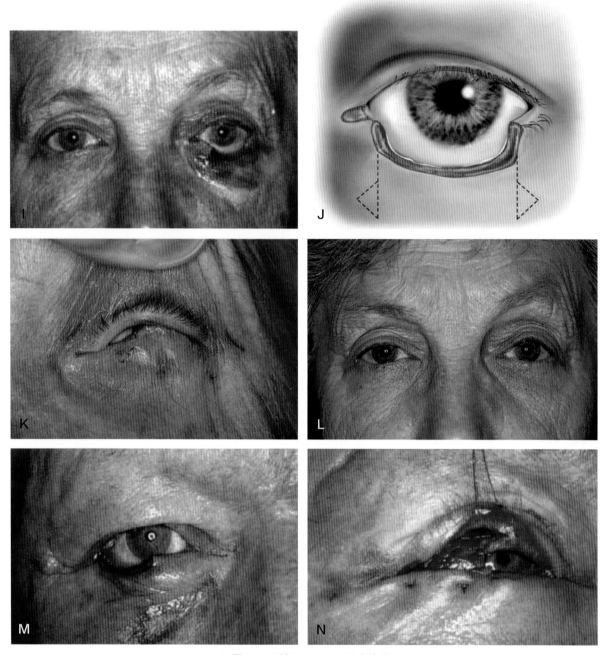

▲ 图 12-6（续） **Hughes 手术步骤**

I. 占眼睑 50% 以上的中央表浅的下睑缺损。J. 图示 Burow 三角的位置。K. 上睑提起，呈现出典型的皮肤－肌肉推进皮瓣的外观。L. II 期皮瓣断蒂 1 个月后重建眼睑的外观。上睑有轻微退缩。M. 下睑外侧缺损。N. 皮肤－肌肉推进皮瓣覆盖的外侧睑板结膜皮瓣。将皮瓣保持在推进的位置，用 2 根 5-0 Vicryl 缝合线将皮瓣锚定在睑板上

定，固定 2 针（图 12-6M 和 N）。
- 皮缘用 7-0 Vicryl 缝合线于睑板的上方进行间断缝合。
- 局部抗生素软膏涂抹眼内并闭合眼睛。
- 眼睛予以 Jelonet 敷料覆盖，然后垫 2 个眼垫并予以确切压力的弹力绷带固定，以防止过

度肿胀。如果采用全厚皮片移植，则需要将额外的 Jelonet 敷料进行折叠以适合皮片大小，并使用相同的封闭式敷料包扎 4 天。

对于一个皮肤相对紧绷，没有弹性的患者，这样一个推进皮瓣最终可能导致眼睑退缩或当皮瓣剥离时就出现外翻（图 12-11A 和 B）。在

这种情况下，明智的做法是使用取自对侧上睑、耳前区、耳后区或上臂内侧的游离全厚皮片移植。皮片一般不会如同 Hughes 皮瓣一样取自同眼的上睑，除非有大量多余的皮肤，因为由此造成的前层和后层组织的垂直缩短可能导致供区眼睑的垂直挛缩。移植皮肤应精心修薄，并用 7-0 Vicryl 缝合线间断缝合固定。皮片应与缺损完全匹配，并应在轻微张力下缝合（图 12-7）。

如果可能的话，将缺损下方的眼轮匝肌与表面覆盖的皮肤分离后推进形成"桶柄"皮瓣。然后用 7-0 Vicryl 缝合线间断缝合至睑板上缘。该皮瓣将改善移植皮肤受区的供血，并有助于提高术后的美容效果（图 12-8）。

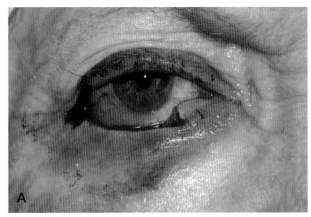
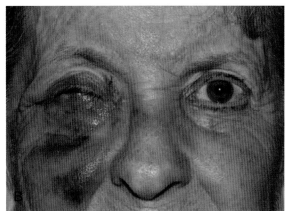
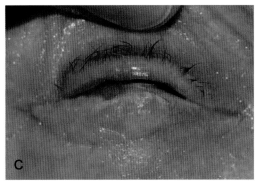
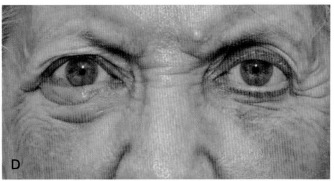

▲ 图 12-7　**A.** 1 例经过右下睑 Mohs 手术的患者，其缺损延伸至外眦；**B.** 采用上睑睑板结膜瓣、外侧骨膜瓣和耳后全厚皮片移植重建下睑术后 4 天；**C.** 右下睑重建术后 4 周。可见 1 个明显的、小的缝合线肉芽肿；**D.** 在 Ⅱ 期手术打开睑板结膜瓣并切除缝合线肉芽肿后 4 周，该患者出现了轻微的继发性上睑退缩

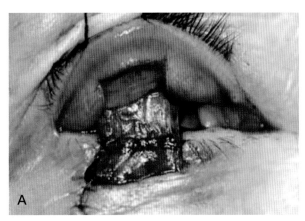
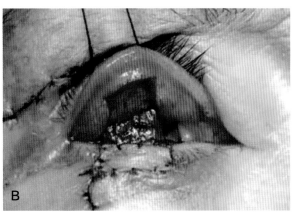

▲ 图 12-8　**A.** 下睑眼轮匝肌推进皮瓣和上睑睑板结膜瓣。**B.** 该患者的全厚皮片移植物取自上睑外侧、重睑线的上方，因为这里有足够的多余皮肤。该皮片被缝合固定在眼轮匝肌推进皮瓣表面

②术后护理：48h 后去除敷料。如果使用了全厚皮片移植，那么 4 天内都不能移除敷料。Vicryl 缝合线 2 周后全部拆除。指导患者提起上睑，用凉开水沾湿棉签，每天 3 次轻轻清洗眼睑部位，以保持重建眼睑清洁、无脱落的皮屑和碎屑。伤口涂抹局部抗生素 1 天 3 次，持续 2 周。

如果使用了全厚皮片移植，则要求患者每天用不含防腐剂的润滑剂眼膏向上和水平方向按摩皮肤移植区几分钟，每天 3~4 次。硅酮制剂，如 Kelocote（芭克）或 Dermatix（舒痕），也可以在几天后使用，以帮助减少挛缩。按摩在术后 2 周开始，应持续 4~6 周。如果皮片变厚，可以在几个不同的点注射总量 0.2~0.4ml 的曲安奈德，然后继续按摩。

（2）第二阶段：手术后 3~10 周（必要时更长）可以断开皮瓣。如果采用了植皮，最好确保皮片柔软，这样在断开皮瓣之前就不太可能进一步收缩，从而防止重建的下睑退缩。如果手术是在局部麻醉下进行，最好使用静脉镇静，因为局部麻醉给药对于这样的患者可能特别不舒服。

①手术步骤。

- 0.5% 布比卡因和 1∶200 000U 肾上腺素的混合溶液以 50∶50 的比例与 2% 利多卡因和 1∶80 000U 肾上腺素的混合溶液相混合，2~3ml 皮下注射到上、下睑。如果之前是植皮，最好先行眶下神经阻滞。
- 然后，钝头 Westcott 直剪的一刃插入预期新睑缘的上方，剪开皮瓣。没必要调整剪刀角度让结膜缘高于前方的皮缘。该传统方法可以使后方的结膜向前覆盖形成一个新的结膜 - 皮肤睑缘，但会留下一个泛红的睑缘，美容效果较差。最好是沿着睑缘的位置简单地剪开皮瓣，让眼睑边缘呈现单一的颗粒样外观即可（图 12-9A）。任何睑缘不规则的部位都可以使用热凝或双极电凝烧灼，最终的外观会好得多（图 12-9B 至 E）。
- 接着将上睑外翻，将与上睑睑板齐平后多余的皮瓣用钝头 Westcott 剪进行修剪。（如果在最初的皮瓣分离过程中，Müller 肌没

有受到任何干扰，那么眼睑退缩是极少的，就不需要特意去松解上睑缩肌肌群。）

②术后护理：指导患者保持睑缘的绝对清洁，每天局部涂抹抗生素软膏 3 次，连续涂抹 2 周。局部润滑剂也应该使用几周。Hughes 手术可以为下睑重建带来极佳的美容和功能效果。

虽然 Hughes 手术既往都是用于下睑浅层边缘缺损的修复，但是它可以与局部骨膜瓣联合使用，从而简化下睑更大的缺损修复（图 12-10）。这样可以避免更多的侵入性操作，并且仍可在局部麻醉下进行。"Hughes 手术最大化"指的就是这种重建技术。

（3）并发症：下睑退缩、下睑外翻、睑缘泛红、上睑退缩。

如果严格遵循上述基本原则，Hughes 手术的这些并发症是可以避免的（图 12-11A 和 B）。如果在前板不足的地方使用了皮肤 - 肌肉推进皮瓣，皮瓣被过早离断，或者患者没有进行足够的术后按摩，下睑将会退缩。这种患者的修复手术很困难，很少能取得良好的美容效果（图 12-11C 至 E）。

为了避免难看的睑缘，可以在没有正式重叠或缝合结膜的情况下对皮瓣进行简单的离断，并对新的睑缘进行烧灼（图 12-12）。

虽然一些上睑退缩是不可避免的，但是可以在分离睑板结膜瓣时通过保留 Müller 肌使上睑退缩最小化。如果发生了令人不满意的上睑退缩，可采用后入路的上睑缩肌回退术治疗（第 8 章）。

6. 骨膜瓣　对于完全切除睑板、外眦韧带或内眦韧带的内侧或外侧眼睑缺损的修复，骨膜瓣为重建提供了极好的支持。

7. 外侧骨膜瓣

(1) 手术步骤。

- 用 15 号 Bard-Parker 刀片在眶外侧缘做 2 个相距 4~5mm 的水平骨膜切口，形成一个短的外侧骨膜瓣。
- 在眶外侧缘的最外侧做一个连接 2 个水平切口的垂直切口。
- 然后使用 Freer 骨膜剥离子尖端将皮瓣向眼眶侧掀起。骨膜瓣固定于骨膜和眶骨膜的交界处。

- 将骨膜瓣用 5-0 Vicryl 缝合线间断缝合于上睑睑板结膜瓣的睑板外缘。
- 从眶外侧缘垂直向颧骨隆凸表面分离掀起骨膜瓣，可获得较长的外侧骨膜瓣。而固定点仍然保持不变（图 12-13）。
- 局部抗生素软膏涂抹眼内并闭合眼睛。
- Jelonet 敷料覆盖眼睛，再垫上 2 个护眼垫，并用弹力绷带固定包扎防止过度肿胀。

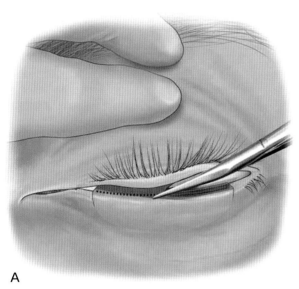
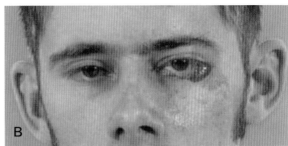
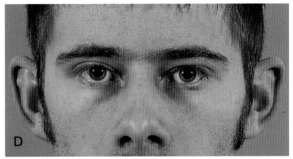
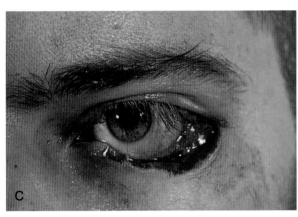
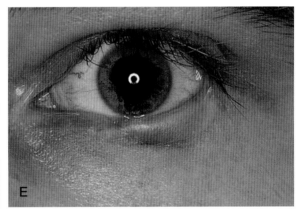

▲ 图 12-9　A. 用 Westcott 剪将睑板结膜瓣剪开；B 和 C. 1 例年轻患者，下睑有 Mohs 显微检查手术导致的大面积缺损；D 和 E. "最大化 Hughes 手术" 联合植皮的术后外观

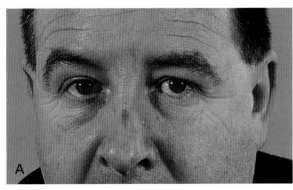
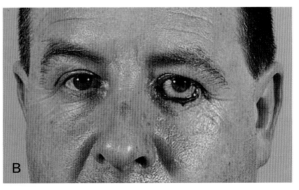

▲ 图 12-10　A. 患者表现为左下睑硬皮病样基底细胞癌；B. 对该患者基底细胞癌进行了 Mohs 显微检查手术切除

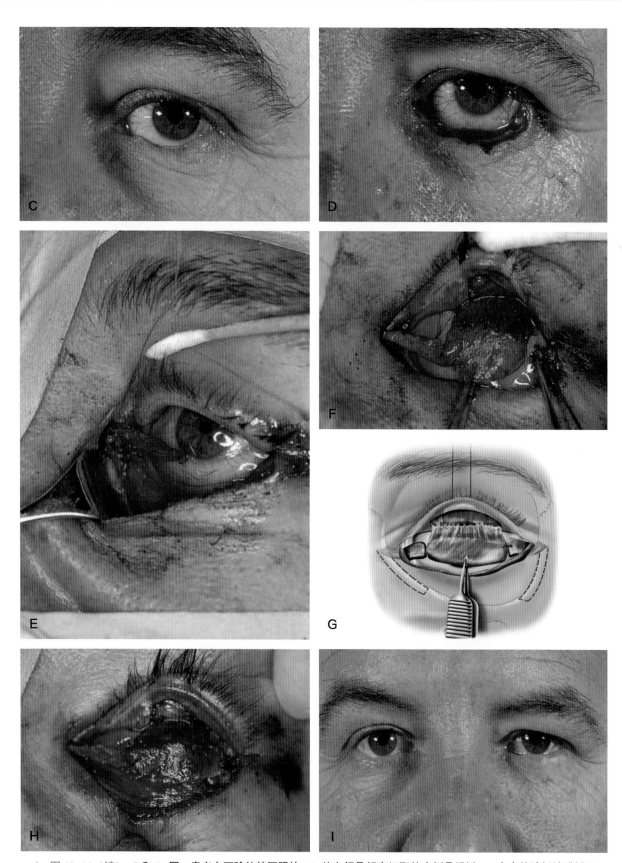

▲ 图 12-10（续） **C** 和 **D.** 同一患者左下睑的特写照片；**E.** 从上颌骨额突切取的内侧骨膜瓣；**F.** 中央的睑板结膜瓣及内侧和外侧骨膜瓣的切取；**G.** 分离骨膜瓣；**H.** 在皮肤肌肉推进皮瓣之前，先将皮瓣缝合固定到位；**I.** "最大化 Hughes 手术" 重建眼睑后的术后外观

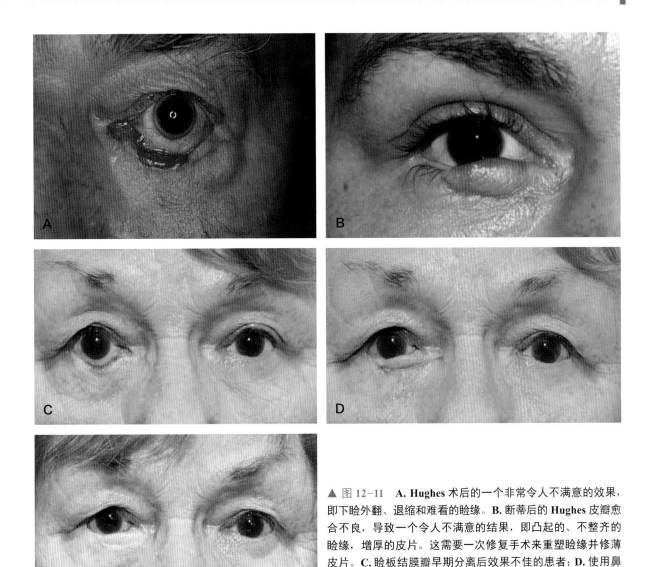

▲ 图 12-11 A. Hughes 术后的一个非常令人不满意的效果，即下睑外翻、退缩和难看的睑缘。B. 断蒂后的 Hughes 皮瓣愈合不良，导致一个令人不满意的结果，即凸起的、不整齐的睑缘，增厚的皮片。这需要一次修复手术来重塑睑缘并修薄皮片。C. 睑板结膜瓣早期分离后效果不佳的患者；D. 使用鼻唇沟皮瓣修复术后患者的外观。E. 皮瓣进行为期 2 个月的密集按摩后

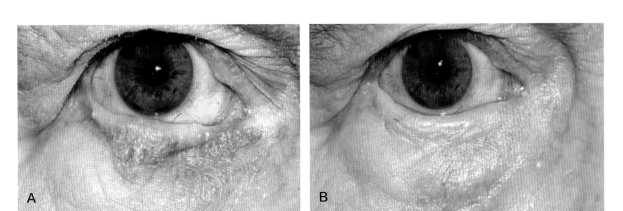

▲ 图 12-12 A. 右下睑结节性基底细胞癌患者。B. Mohs 手术切除后，用睑板结膜瓣和植皮重建 Mohs 手术造成的缺损的术后外观。皮瓣断蒂后，睑缘没有变红

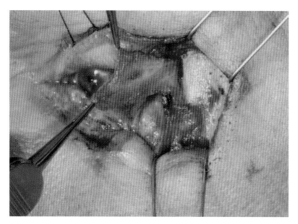

▲ 图 12-13　从眶外侧缘向颧骨延伸，掀起一个宽的外侧骨膜瓣。锚定点位于外眦韧带起始部位，即眶外侧缘的内侧面。此皮瓣将分为 2 条，用于上、下睑重建

（2）术后护理：内容同上睑睑板结膜带蒂皮瓣第二阶段术后护理。

8. 内侧骨膜瓣

（1）手术步骤。

- 用 15 号 Bard-Parker 刀片在眶内侧缘做 2 个相距 4～5mm 的水平骨膜切口，形成一

个短的内侧骨膜瓣。最上面的切口是在上睑内侧的插入处。水平皮肤切口可延伸到鼻梁，以获得足够长的骨膜。

- 在鼻梁上方做 1 个垂直松弛切口连接 2 个水平切口。
- 然后，使用 Freer 骨膜剥离子的尖头将骨膜瓣向眼眶方向掀起。骨膜瓣固定于骨膜和眶骨膜的交界处。
- 将骨膜瓣与上睑睑板结膜瓣的睑板内侧缘用 5-0 Vicryl 缝合线间断缝合固定。此时需要非常小心，因为内侧骨膜瓣比外侧的骨膜瓣更薄，更不结实。
- 局部抗生素软膏涂抹眼内并闭合眼睛。
- Jelonet 敷料覆盖眼睛，然后垫上 2 个护眼垫，并用弹力绷带加压固定，防止过度肿胀。

Hughes 手术也可以结合其他重建手术，如 Fricke 皮瓣，以达到对于患者自身来说最佳的效果（图 12-14）。

（2）术后护理：同上睑睑板结膜带蒂皮瓣二期手术的术后护理。

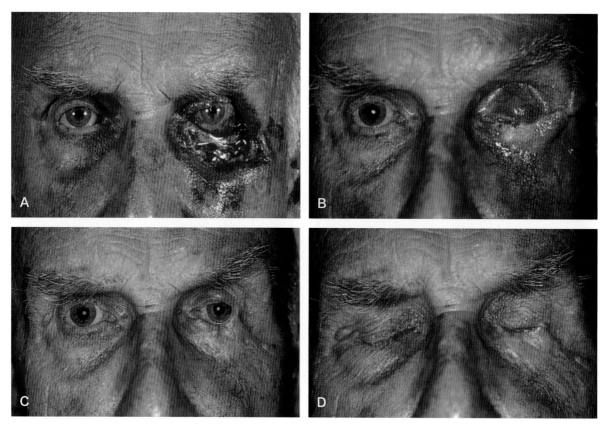

▲ 图 12-14　**A.** Mohs 显微检查手术造成的大面积缺损，包括下睑及上睑的外侧；**B.** 用内侧睑板结膜瓣、巨大骨膜瓣和 Fricke 皮瓣修复缺损；**C.** 皮瓣断蒂后的外观；**D.** 达到了眼睑的充分闭合

9. 游离睑板结膜移植物 通过从上睑获得游离睑板结膜移植物，也可以提供足够的睑板支撑。这个移植物必须有局部血管化的肌皮瓣覆盖，推进、旋转、易位均可。

这项技术可用于需要单眼下睑重建的患者，因为它不会遮挡视轴。如果手术切除范围涉及眦韧带，游离移植物就应如上所述固定在骨膜瓣上。

(1) 手术步骤。

- 4-0 丝线穿过上睑灰线作为牵引缝合线，用 Desmarres 牵开器使其外翻。
- 用棉签擦干睑板结膜，在睑缘上方 3.5mm 处用甲紫做一系列的标记点。然后将这些点连接起来作为切口线。
- 将所需移植物的大小确定并标出。
- 用 15 号 Bard-Parker 刀片在睑缘上方 3.5mm 处，沿着睑板中央做一个表浅水平切口。一定要在切口下方保留 3.5mm 的睑板高度，以保持眼睑结构的完整性，防止上睑

内翻及任何对睑缘血供的损害。

- 在睑板中央的切口应用 15 号刀片切至睑板全层，水平切口可以用钝头 Westcott 剪一起完成（图 12-15A 和 B）。
- 然后在睑板切口的两端做垂直松解切口。
- 睑板移植物从下面的组织中分离，并将其基底部离断。
- 如前述，将睑板移植物缝合到下睑缺损的受区。
- 然后用肌皮瓣（旋转、易位或推进皮瓣）覆盖移植物（图 12-15C 和 D）。

(2) 术后护理：同上睑睑板结膜带蒂皮瓣二期手术的术后护理。

10. Mustardé 颊旋转皮瓣 随着其他重建技术的发展和普及，以及 Mohs 显微检查手术对于组织保留的优势，Mustardé 颊旋转皮瓣的应用远远少于以往。一般用于重建范围广且深的眼睑缺损，包括超过眼睑面积 75% 的眼睑缺损。

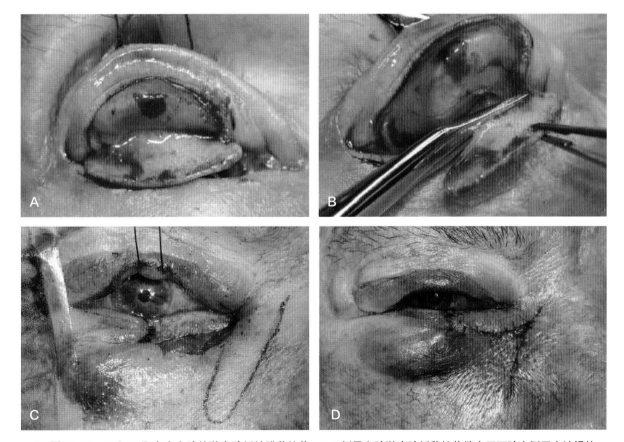

▲ 图 12-15 **A 和 B.** 取自右上睑的游离睑板结膜移植物；**C.** 1 例用上睑游离睑板移植物缝合至下睑内侧巨大缺损的患者；**D.** 使用鼻唇沟易位皮瓣转移术后的即刻外观

切取大面积的颊部肌皮瓣时，需要足够的黏膜作为衬里联合应用。眼睑后板睑板替代物通常是鼻中隔软骨移植物或硬腭移植物。设计颊部皮瓣的要点被 Mustardé 归纳如下，即在缺损下方切除一个宽的倒三角形，以便皮瓣能够充分旋转（图 12-16）。近鼻侧的三角形边应该是垂直的。如果没有注意到这一点，就会导致出现一个向下拉的推进皮瓣，因为前缘的旋转中心离外侧的边太远。

皮瓣的轮廓应该向眉尾和发际线的方向呈曲线上升，并且应该向下延伸到耳前部，直到耳垂（图 12-16）。

皮瓣必须自耳前切口处的最低点横穿整个颊部，至切除三角形的顶点下 1cm 处进行充分的剥离。操作必须格外小心，以免损伤面神经分支。

必要时（如果缺陷达到 3/4 或更多），应在最低点回切，即耳垂下 1cm 或更低的位置。应将皮瓣的深层组织与眶壁进行固定，尤其是外眦，防止皮瓣的重量牵拉眼睑（图 12-17）。图 12-17 是该重建术后的典型早期效果。

> **要 点**
>
> 颊部皮瓣术后可能会出现一些并发症，包括面神经瘫痪、血肿、皮瓣坏死、睑外翻、睑内翻、溢泪、重建下睑出现松垂（图 12-18）、额外的面部瘢痕（辅助切口）。对皮瓣的术前设计及剥离层次的充分理解非常重要，从而避免无意中损伤面神经分支，导致眼睑闭合不全。注意仔细止血，手术结束时放置引流管和加压包扎都很重要。

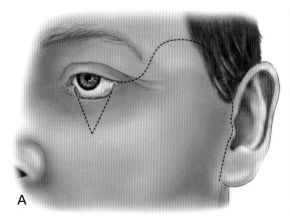
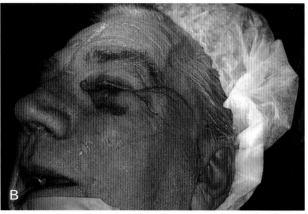

▲ 图 12-16　A. 1 个较深的倒置 "V" 形切除是为了让 Mustardé 颊旋转皮瓣做充分的旋转；B. Mustardé 颊旋转皮瓣的标记

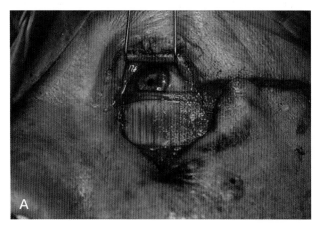
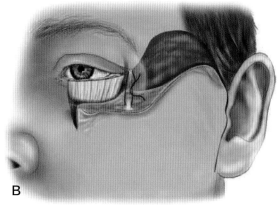

▲ 图 12-17　A. 鼻中隔软骨移植物做垂直方向的刻痕，制作移植物前凸的弧度。上方保留 1 条鼻黏膜皱襞构建黏膜皮肤连接处。B. 皮瓣的深部组织锚定在眶外侧缘的骨膜上

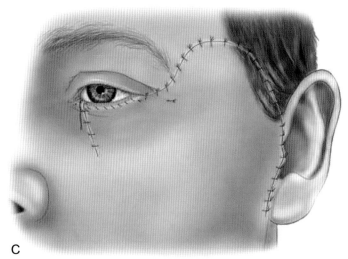

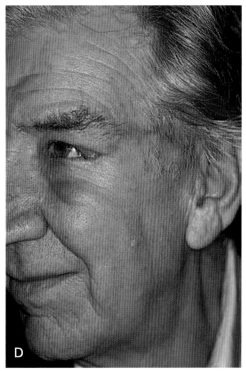

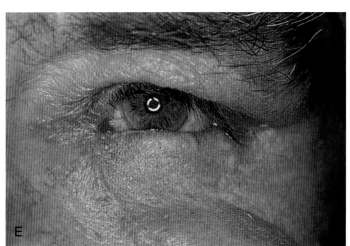

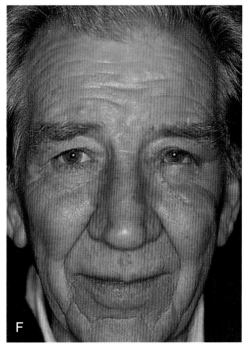

▲ 图12-17（续）　C. 颊旋转皮瓣和后板鼻中隔软骨移植物的构建完成。D 至 F. 该患者为左下睑肿瘤切除后缺损，使用鼻中隔软骨移植物联合 Mustardé 颊旋转皮瓣重建术后 1 周的外观

(1) 手术步骤。

- 仔细地用甲紫标记出颊旋转皮瓣。皮瓣的轮廓应该向眉尾和发际的方向呈弧形上升，并在耳前向下，直到耳垂（图12-16）。
- 用包含30ml注射用盐水、0.25ml的1 : 1000U肾上腺素、10ml 0.25% 布比卡因和 10ml 2% 利多卡因组成的局部麻醉肿胀液浸润面中部。用 20ml Luer-Lock 注射器和 21G 针头将 15～20ml 的溶液注射到面中部的中间和外侧部分的皮下，然后施加压力促进溶液扩散。至少需要 10min 才能发挥作用。

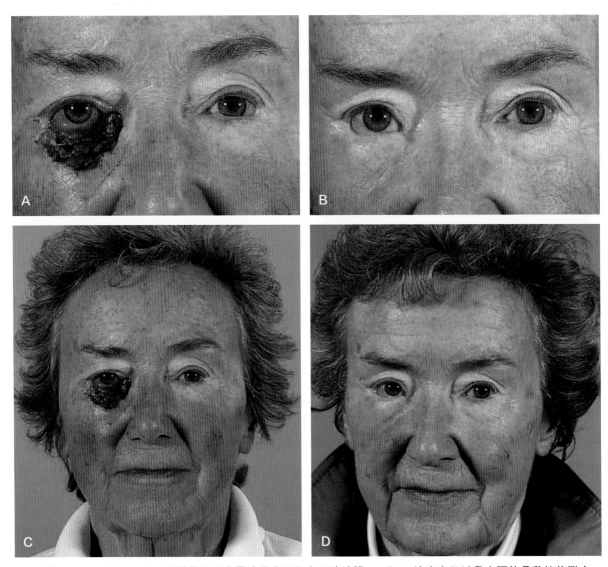

▲ 图 12-18　A 和 C. Mohs 显微检查手术导致的大面积右下睑缺损。B 和 D. 该患者经过鼻中隔软骨移植物联合 Mustardé 颊旋转皮瓣重建术后 6 周的外观。皮瓣与外侧眶缘的骨膜没有进行适当的锚定，导致皮瓣外侧下垂

- 用 15 号 Bard-Parker 刀片将皮肤沿着甲紫的标记切开。
- 然后用钝头 Stevens 弯剪和 Adson 齿镊在皮瓣表浅的皮下层进行剥离。继续剥离直到皮瓣在无过度张力的情况下可以充分旋转。
- 将皮瓣深部组织用 4-0 PDS 缝合线固定到眶外侧缘的骨膜上。
- 皮瓣内侧的垂直切口皮下用 5-0 Vicryl 缝合线间断缝合。
- 皮瓣外侧皮下也用 5-0 Vicryl 缝合线间断缝合。在伤口缝合完成之前，放置负压引流管。应将其固定于皮肤，防止引流管不慎移位（图 12-19）。

- 如果外侧耳前缺损不能直接拉拢缝合，可改用全厚皮片移植物覆盖创面。
- 内侧和外侧皮肤用 6-0 Novafil 缝合线间断缝合。
- 皮肤用 7-0 Vicryl 缝合线间断缝合于后板皮瓣或移植物。
- 伤口用抗生素软膏和 Jelonet 敷料覆盖。护眼垫和纱布垫放于伤口和面中部，用绷带固定包扎，不要对绷带施加过度的张力。

(2) 术后护理：术后患者应保持头部抬高，1 周内避免所有的提举或用力。48h 后去除敷料，术后引流液无血液时即可拔除引流管。伤口使用局部抗生素软膏 2 周。术后 10～14 天拆线。

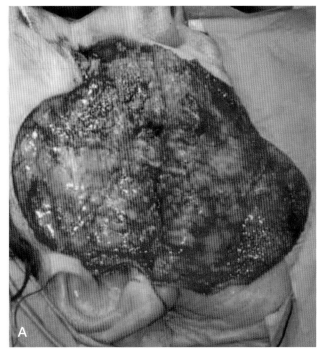
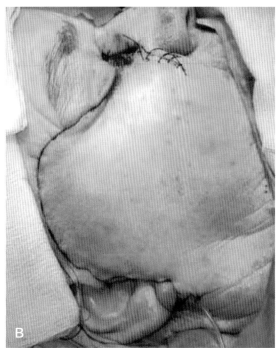

▲ 图 12-19　**A.** 剥离的 **Mustardé** 颊旋转皮瓣；**B.** 将 **Mustardé** 颊旋转皮瓣旋转到位后对位缝合固定，并放置引流管

　　Mustardé 颊旋转皮瓣可用于重建延伸至内眦处的缺损，并可与其他局部皮瓣或旷置疗法（二期愈合）相结合（图 12-20）。

　　11. 下睑岛状皮瓣　下睑岛状皮瓣可与 Mustardé 颊旋转皮瓣联合使用，用于重建面积高达 50% 的下睑内侧缺损。对于不适合 Hughes 皮瓣重建或其他选择 [如睑后板移植物联合鼻唇沟皮瓣（图 12-27E 和 F）] 也不合适的患者，可以选择这种方法。

　　(1) 手术步骤。

- 如上所述将颊旋转皮瓣进行标记，并做好准备。

- 用 15 号 Bard-Parker 刀片在残存的下睑处做下睑缘切口。

- 沿着眼轮匝肌后平面用钝头 Westcott 剪向下剥离。

- 采用外眦切开松解术（即外眦切开 + 外眦韧带下支离断），使下睑仅由下方的结膜和下睑缩肌复合体牵拉。

- 然后用内侧和外侧的骨膜瓣将残留的下睑置于瞳孔中央并固定。

- 根据重建缺损所需要的眼睑前板的组织量，

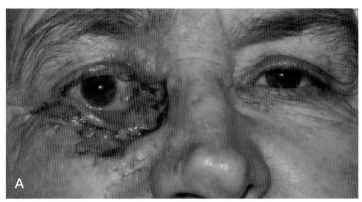
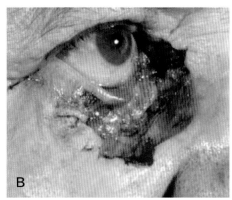

▲ 图 12-20　**A.** Mohs 手术导致的大面积缺损，包括下睑内侧半、内眦部皮肤、眼轮匝肌缺损，眼睑内侧及内眦韧带缺失；**B.** 缺损范围和深度的侧面观

通过颞侧的下睑缘切口切取 Tenzel 半圆皮瓣或完整的 Mustardé 颊旋转皮瓣。皮肤可以一直向鼻侧移位，覆盖内眦，甚至高于内眦韧带的区域，如图 12-21 所示。

- 一定要充分锚定眼睑前板的皮瓣，使术后下睑退缩的风险最小化。

(2) 术后护理：术后患者应保持头部抬高，1 周内避免任何提举或用力。48h 后去除伤口敷料，术后引流无血液时立即拔除引流管。伤口外用抗生素软膏 2 周。2 周后拆线。

五、其他眼周皮瓣

有许多可供选择的眼周局部皮瓣可用于下睑前板重建。如果有足够的组织量，皮瓣也可以取自上睑。有时，也可以做蒂起自颞侧和鼻侧的"桶柄"皮瓣（Tripier 皮瓣）。然而，重要的是，要确保该皮瓣不会导致睑裂闭合不全。如果这类皮瓣不是基于轴向血供来防止坏死的，那么遵循大约 4:1 的长宽比是非常重要的。

一个特别有用的皮瓣是以颞侧为蒂、取自眉上方的 Fricke 皮瓣（图 12-22）。它有良好的蒂部血供，但需要在 3～6 周后进行二期手术修整。对于其他的取自下颊部或鼻唇沟的局部皮瓣，其缺点是继发性淋巴水肿，往往需要好几个月才能消除。

1. Fricke 皮瓣

(1) I 期手术。

①手术步骤。

- 用展开的纱布去标记皮瓣的长度。将纱布的一端固定在所述皮瓣的颞侧蒂部，另一端拉伸至下睑缺损的内侧部分。固定纱布外侧端的所在位置，将指向内侧部分的那端纱布向眉上方移动。这模仿的是 Fricke 皮瓣的运动轨迹，并协助预估所需皮瓣的长度。皮瓣最内侧的范围用甲紫标记。

- 然后根据测量的下睑缺损的高度，标记 Fricke 皮瓣。皮瓣的内侧是锥形的，反映的是下睑缺损内侧的形状。皮瓣的外侧应尽可能地宽，并且至少要遵从皮瓣蒂部与长度 4:1 的比例。

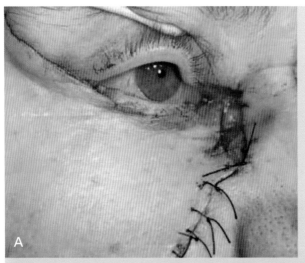
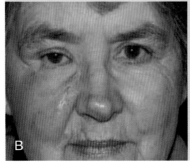
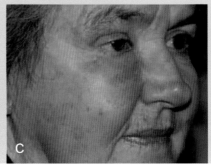
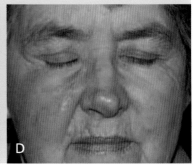

◀ 图 12-21　A. 行外眦切开术及下眦松解术（外眦韧带的下支切断），将内侧睑板条缝合固定至后方的泪嵴。Mustardé 颊旋转皮瓣旋转到位后，其决定性的缝合线固定在内眦，从而分散下睑缘的张力。B 至 D. 应用下岛状皮瓣和 Mustardé 颊旋转皮瓣重建术后 2 个月的外观

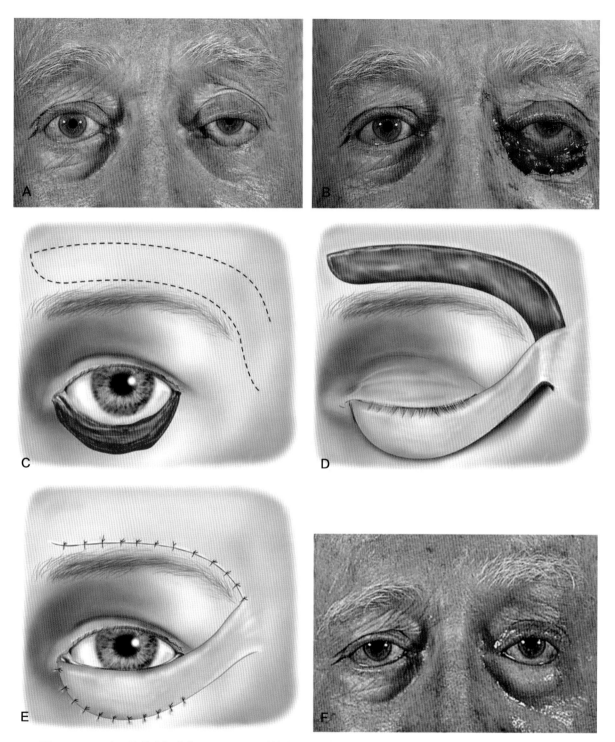

▲ 图 12-22　**A.** 左下睑基底细胞癌。**B. Mohs** 显微检查手术引起的大面积左下睑缺损。**C. Fricke** 皮瓣的设计。**D.** 将 Fricke 皮瓣易位到下睑，以 4 : 1 的长宽比例。**E.** 将 Fricke 皮瓣缝合到位，遗留结膜皮肤边界二期愈合。**F.** 术后 2 个月的最终结果。这个手术会导致眉毛不对称

- 0.5% 布比卡因和 1 : 200 000U 肾上腺素以 50 : 50 的比例和 2% 利多卡因和 1 : 80 000U 肾上腺素混合，取 6～8ml 注射到已标记皮瓣的皮下。

- 用 15 号 Bard-Parker 刀片做皮肤切口。
- 用 Stevens 钝头弯剪沿着皮下及其下方肌肉之间，在眉部及下额部进行分离。
- 应特别小心避免过度使用电凝。亦应避免

皮瓣变薄。

- 将皮瓣置于下睑缺损处。用 5-0 Vicryl 缝合线间断缝合内侧和下方切口的皮下，用 6-0 Novafil 缝合线间断缝合内侧和下方的皮肤。下睑缘与后板移植物或皮瓣之间用 7-0 Vicryl 缝合线间断缝合。
- 前额部切口用 5-0 Vicryl 缝合线间断缝合皮下，6-0 Novafil 缝合线间断缝合皮肤。
- 皮瓣的外侧部分旷置二期愈合。
- 伤口应用抗生素软膏和 Jelonet 敷料覆盖。护眼垫和纱布应覆盖伤口，并用绷带固定，不能过度加压。

②术后护理：术后患者应保持头部抬高，1 周内避免任何抬举或用力。敷料在 48h 后去除。伤口外用抗生素软膏持续 2 周。2 周后拆线。

(2) Ⅱ期手术。

①手术步骤：0.5% 的布比卡因和 1∶200 000U 肾上腺素与 2% 的利多卡因和 1∶80 000U 肾上腺素以 50∶50 的比例混合，注射到皮瓣外侧面的皮下，皮瓣已经愈合形成皮管。

简单切除皮管，遗留下内侧和外侧的残端。少量去除这些残端的皮下脂肪对其进行减容，并缝合切口（图 12-23）。

②术后护理：如 Fricke 皮瓣 Ⅰ 期手术术后护理所述。

Fricke 皮瓣的缺点是使同侧眉毛抬高，并遗留明显的瘢痕（图 12-24）。术后坚持局部按摩有助于将眉毛降至满意的水平。如有必要，也可在后期进行对侧直接提眉术以改善对称性。也可以植皮，虽然可以保持正常的眉毛位置，但美容效果不太理想。

使用 14G Foley 导尿管对 Fricke 皮瓣在术中进行 10%～15% 的扩张（快速术中组织扩张术）。导尿管通过在前额的颞侧皮肤处做一个小切口插入皮下（图 12-25）。

钝性分离眉上方的皮下形成腔隙。导尿管

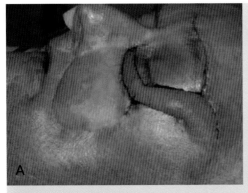
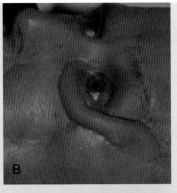

◀ 图 12-23 A. 1 例曾接受上颌骨切除术和游离皮瓣重建面中部手术的患者，Fricke 皮瓣修复严重的下睑瘢痕性睑外翻的术中外观。B. Fricke 皮瓣术后 3 周的外观。C. Fricke 皮瓣 Ⅱ 期手术及皮瓣修薄术术中的外观。在这个病例中，部分皮瓣被复位到眉部，从而减轻眉毛牵拉的程度

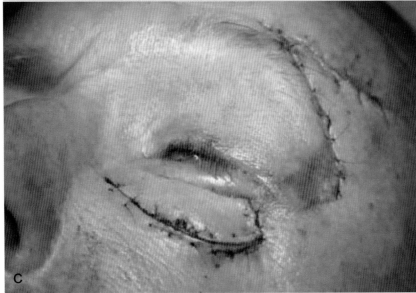

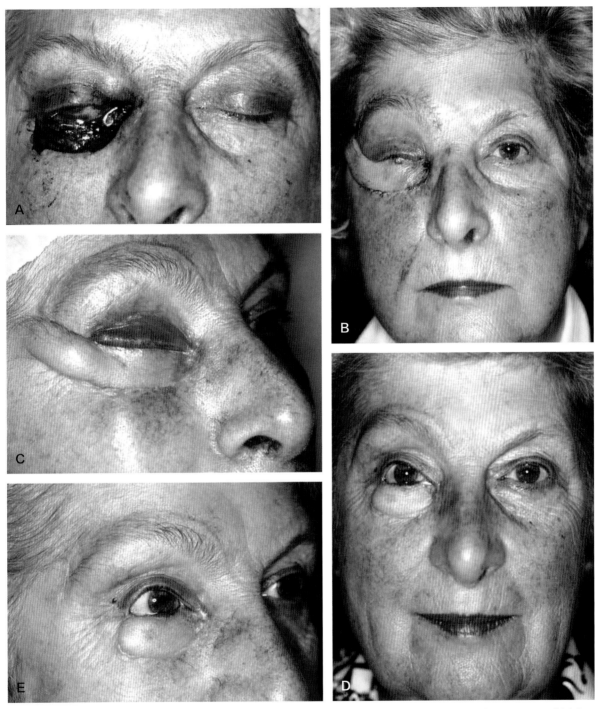

▲ 图 12-24　**A.** 1 例右下睑大面积缺损的患者；**B.** 用上睑睑板结膜瓣和 Fricke 皮瓣联合修复缺损；**C.** Fricke 皮瓣术术后 4 周的外观；**D** 和 **E.** 下睑重建断蒂术术后的外观，可见右侧眉毛非常高

注水 10min 后放水，持续约 30min。

对下睑缺损的重建选择还可以使用软组织扩张器，在几周的时间里逐渐地、间歇性地注水，以得到额外的组织用于局部皮瓣。（另一种方法是使用渗透扩张器，它会逐渐自我扩张到预定的尺寸。虽然这项技术并不需要剥离得更广泛

来放置扩张器，但扩张速度不好控制。）

2. 软组织扩张器

(1) 手术步骤。

● 在颞部标记一个 W- 成形术的切口线，避开颞浅动脉（图 12-26）。

● 0.5% 布比卡因和 1∶200 000U 肾上腺素

305

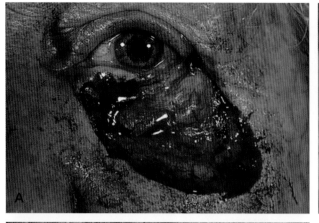

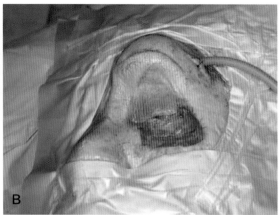

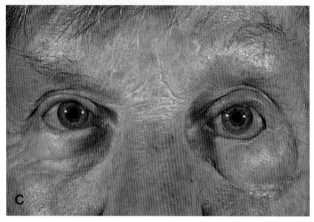

▲ 图 12-25　**A.** 下睑 - 颊部 **Mohs** 显微检查手术导致的大面积缺损；**B.** 使用 **Foley** 导尿管对 **Fricke** 皮瓣进行术中快速扩张；**C.** 采用扩张后的 **Fricke** 皮瓣，联合外侧睑板结膜瓣及下方创面植皮后，最终的术后效果

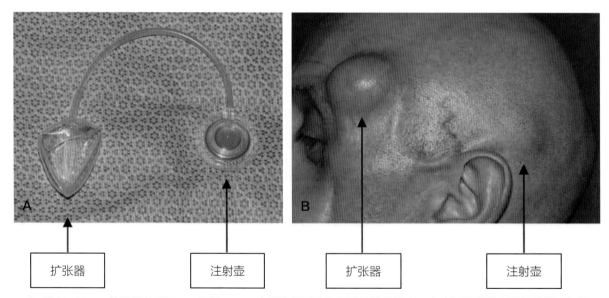

| 扩张器 | 注射壶 | 扩张器 | 注射壶 |

▲ 图 12-26　**A.** 软组织扩张器；**B.** 拟行 Fricke 皮瓣修复下睑软组织缺损的患者，在皮下埋置软组织扩张器（与图 12-23 为同一患者）

以 50 : 50 的比例与 2% 的利多卡因和 1 : 80 000U 肾上腺素混合，注射到颞部、前额和耳后区域的皮下。

- 用 15 号 Bard-Parker 刀片做皮肤切口。

- 用钝头 Stevens 剪自切口处颞顶筋膜分离至颞深筋膜。

- 用 Metzenbaum 剪自先前颞部切口，于眉上方做钝性分离制造一个皮下的袋装腔隙，用来放置软组织扩张器，如图 12-26 所示。继续向后钝性分离，放置注射壶。

- 颞部切口用 5-0 Vicryl 缝合线间断缝合皮下，6-0 Novafil 缝合线间断缝合皮肤。
- 涂抹抗生素药膏和 Jelonet 敷料包扎。护眼垫和纱布应覆盖伤口，并用绷带固定，无须过度加压。
- 软组织扩张器和注射壶的典型术后表现及位置如图 12-26 所示。

(2) 术后护理：术后患者应保持头部抬高，1 周内避免任何抬举或用力。敷料在 48h 后去除。局部涂抹抗生素软膏 2 周。术后 2 周拆线。

扩张器按每周 1～2 次的注水频率逐渐扩张，注射壶表面的皮肤预先用消毒剂消毒（如碘），然后用 Luer-Lock 3ml 注射器和 30G 无菌针头缓慢注射 1～2ml 的无菌生理盐水。一旦软组织扩张达到满意程度，就可以开始准备 Fricke 皮瓣重建。在手术过程中，软组织扩张器可在术中进行抽液，并通过原颞部切口取出。

3. 鼻唇沟皮瓣　鼻唇沟皮瓣位于下睑内侧，顺着鼻唇沟延伸。鼻唇沟皮瓣重建是单期手术。类似的皮瓣也可以下睑外侧为蒂，但这种皮瓣更容易破坏淋巴引流，并可导致皮瓣持续水肿。和颊旋转皮瓣相比，鼻唇沟皮瓣的优点是最大限度地减少了术中面神经分支损伤导致眼睑闭合不全的可能。

(1) 手术步骤。

- 皮瓣的长度用未折叠的纱布标记。纱布的一端固定在所述皮瓣蒂部内侧，另一端牵拉至下睑缺损的外侧。然后将纱布外侧部分移动到鼻唇沟的基底部。这模拟了鼻唇沟皮瓣的移动，并帮助估计所需皮瓣的长度。皮瓣最下界用甲紫标记。
- 然后测量下睑缺损的高度，并依此相应地标出鼻唇沟皮瓣。皮瓣的内侧应尽可能地宽，并至少应符合皮瓣基底与长轴 4∶1 的比例。
- 0.5% 布比卡因和 1∶200 000U 肾上腺素以 50∶50 的比例与 2% 利多卡因和 1∶80 000U 肾上腺素混合，用 6～8ml 注射到已标记的皮瓣皮下。
- 用 15 号 Bard-Parker 刀片做皮肤切口。

- 用钝头 Westcott 弯剪沿皮下及其下方肌肉之间的层面分离皮瓣。
- 注意避免过度使用电凝。亦应避免皮瓣变薄。
- 将皮瓣移位置于下睑缺损处。下方和外侧的皮下用 5-0 Vicryl 缝合线间断缝合，皮肤用 6-0 Novafil 缝合线间断缝合。睑缘切口与眼睑后板移植物或皮瓣之间用 7-0 Vicryl 缝合线间断缝合。
- 鼻唇沟处切口用 5-0 Vicryl 缝合线间断缝合皮下，6-0 Novafil 缝合线间断缝合皮肤。
- 伤口应涂抹抗生素药膏并予以 Jelonet 敷料覆盖。护眼垫和纱布衬垫，用绷带固定，避免过度加压。

(2) 术后护理：术后患者应保持头部抬高，1 周内避免任何抬举或用力。48h 后去除敷料。伤口局部外用抗生素软膏 2 周。2 周后拆线。

图 12-27 显示 1 例年轻患者非常广泛的眼睑缺损，最初通过继发性张力愈合而非一期重建的外观。将一个软组织扩张器通过耳前短瘢痕面部提升术的切口置入颊部皮下。6 周后取出，用鼻唇沟皮瓣联合硬腭移植物和内外侧骨膜瓣重建下睑（图 12-27C 至 F）。

六、未涉及睑缘的下睑缺损

如果病变很小，可以通过游离皮缘或使用水平推进肌皮瓣、旋转皮瓣使缺损直接拉拢缝合（图 12-28）。为避免术后眼睑外翻，术中应尽可能避免垂直切口，而采用水平切口。

1. 肌皮瓣

(1) 手术步骤。

- 甲紫标记下睑缘切口线，必要时可额外增加 Tenzel 皮瓣。
- 将含 1∶200 000U 肾上腺素的 0.5% 布比卡因溶液，与含 1∶80 000U 肾上腺素的 2% 利多卡因溶液，以 50∶50 的比例配比后取 2～3ml，皮下注射到已标记皮瓣术区。
- 用 15 号 Bard-Parker 刀片，从缺损区睑缘切开至外眦。当需要 Tenzel 皮瓣时，切口可延伸至外眦以外。
- 用钝头 Westcott 剪广泛游离肌皮瓣。
- 用 5-0 Vicryl 缝合线自切口下方将内侧皮瓣皮下缝合。必须将皮瓣的尖端在内侧进

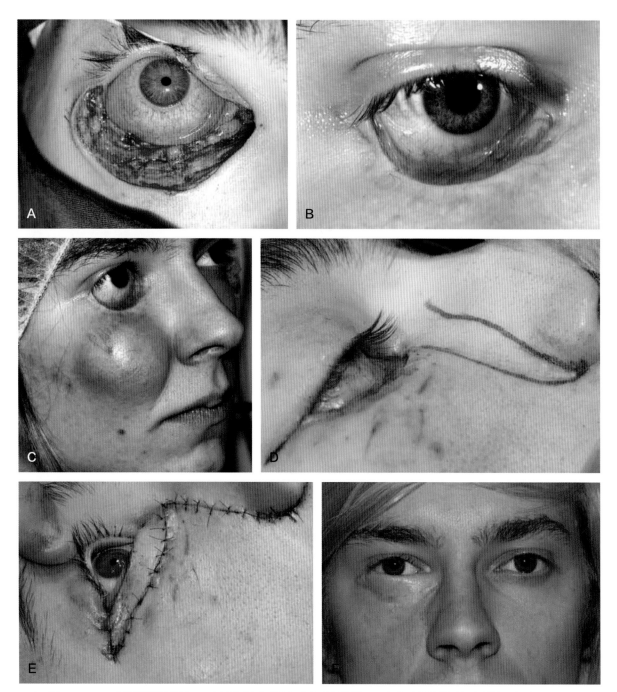

▲ 图 12-27　**A.** 大面积下睑缺损；**B.** 上述缺损"旷置"愈合后的外观；**C.** 在合适的位置局部埋置软组织扩张器；**D.** 用甲紫标记出鼻颊沟皮瓣轮廓。**E.** 鼻颊沟皮瓣联合硬腭移植物缝合修复缺损；**F.** 重建术后 3 年的外观

行锚定，消除睑缘切口张力。切口皮缘用 6-0 Novafil 缝合线再次缝合。

- 下睑缘切口用 7-0 Vicryl 缝合线间断缝合。
- 安息香酊涂抹脸颊和额部皮肤，待其风干。
- 术区涂抹抗生素软膏，Jelonet 敷料覆盖。无菌双层护眼垫覆盖眼睑，用 Micropore 胶带从颊部固定至额部，将面颊向上向内

提拉。如此可保证缝合处张力的消除。

(2) 术后护理：患者术后保持头高位，1 周内避免任何拉伸抬举或用力。48h 后去除包扎。局部外用抗生素软膏 2 周。2 周后拆线。拆线后，指导患者在眼睑皮肤上涂抹无防腐剂润滑眼膏后进行向上和向内方向的眼睑按摩，每次 3min，每天 3 次。术后 2 周开始按摩，至少持

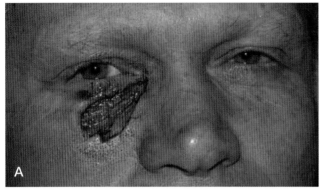

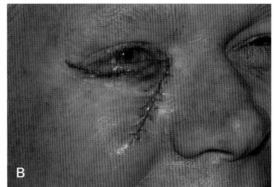

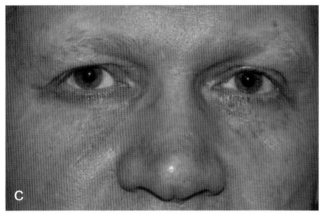

▲ 图 12-28　**A. Mohs 手术后的浅表缺损；B. 肌皮瓣推进术后的即刻外观；C. 术后 3 个月的外观**

续按摩 6 周。

2. 全厚皮片移植　较大的表浅病变或临近皮肤紧，则可能需要全厚皮片移植以防止下睑外翻（图 12-29）。如果缺损超过眼睑 1/3，或眼睑皮肤松弛，植皮时应联合外侧睑板条剥离悬吊术或外侧眼睑楔形切除术，以防止下睑外翻。

(1) 手术步骤：手术步骤详见第 13 章。

(2) 术后护理：局部加压包扎 5～7 天。术后 10～14 天拆线。术后 2 周开始按摩，防止移植皮片增厚及挛缩。皮片表面涂抹 Lacri-Lube

软膏或 Xailin 夜间软膏后进行水平方向和向上的按摩，每次 3min，每天 3 次。硅酮凝胶的使用，如 Dermatix 或 Kelocote 是有好处的，但是会带来额外的花费。如果移植皮片出现任何增厚或者"针垫"样增长趋势（图 12-30），可使用配 30G 针头的 1ml Luer-Lock 注射器，多点微量注射曲安奈德。总剂量不应超过 0.3ml。

七、上睑重建

上睑肿瘤缺损所需的重建术必须谨慎操作，

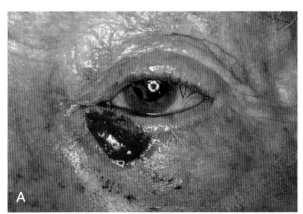

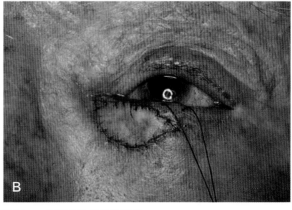

▲ 图 12-29　**A. 中度眼睑前板缺损；B. 全厚皮片移植物覆盖**

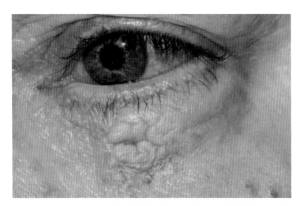

▲ 图 12-30 全厚皮片移植物增厚，出现"针垫样"外观

从而避免眼球表面并发症的发生。许多外科术式都可用来重建上睑缺损。根据患者的个性化需求选择最适合的手术步骤非常重要。

重建后的眼睑闭合不全可能会引起暴露性角膜病变，特别是 Bell 征阴性的情况下。副泪腺组织的丢失使这一问题更加复杂化。因此在分离外眦、外侧上睑提肌和眶前外侧区域时，应尽可能保留泪腺组织。眼睑闭合不良通常与瘢痕粘连、伤口挛缩或垂直方向的皮肤短缺有关。这也可能是由于眼周外侧皮瓣过度剥离，导致面神经分支受损所致。

当眼睑缺损术后提肌功能得到保留时，上睑下垂通常是可以避免或矫正的。因此要仔细识别上睑提肌的切缘，并确保在需要时通过合适的间隔移植物将上睑提肌重新连接到重建的睑板替代物上。

八、涉及睑缘的上睑缺损

1. 小缺损　在上睑重建中，占 25% 或更小的下睑缺损可直接拉拢缝合（图 12-31A 至 J），对于有眼睑明显松弛的患者，即使缺损面积达

到 50%，也可直接拉拢缝合（图 12-31K 至 M）。直接拉拢缝合的手术步骤如前所述。重要的是睑板要精确地对齐，用 5-0 Vicryl 缝合线缝合，确保穿透部分睑板厚度，防止角膜磨损可能。缝合睑板后，用 6-0 丝线间断缝合睑缘灰线和睫毛缘，从而关闭睑缘切口。睫毛外翻固定，远离角膜。将睑缘缝合线留长，缝合固定于外侧皮肤组织，避免角膜刺激。

2. 中度缺损

(1) 眦切开及眦松解术：如果在没有过度张力的情况下，眼睑缺损不能直接拉拢缝合，可行外眦切开及上眦松解术。重要的是在眦松解术中需要非常仔细小心，避免给上睑提肌腱膜或泪腺造成不必要的损伤。

> **要　点**
>
> 在上眦松解术中，必须保持剪刀的刀刃面贴近外侧眶缘的骨质，避免对上睑提肌腱膜或泪腺造成意外的损伤。

(2) 滑行睑板结膜瓣：水平方向推进的上睑睑板结膜瓣适用于高达 50% 的上睑缘全层缺损。

① 手术步骤。

- 将含 1:200 000U 肾上腺素的 0.5% 布比卡因溶液，与含 1:80 000U 肾上腺素的 2% 利多卡因溶液，以 50:50 的比例配比后取 2~3ml，注射到残留上睑及外眦皮下。

- 在睑缘上方 3.5mm 处水平切开残留的上睑睑板（图 12-32A）。

- 然后将上方的睑板与眼轮匝肌分离，沿着提肌和 Müller 肌的附着点水平推进（图

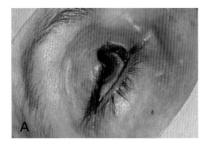
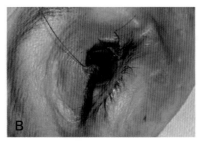
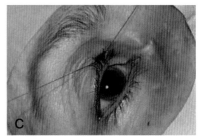

▲ 图 12-31　**A.** 1 例右上睑楔形切除术后组织缺损的患者；**B. 5-0 Vicryl** 缝合线穿过睑板关闭睑缘；**C.** 将 **5-0 Vicryl** 缝合线打结，检查相互靠近的睑缘

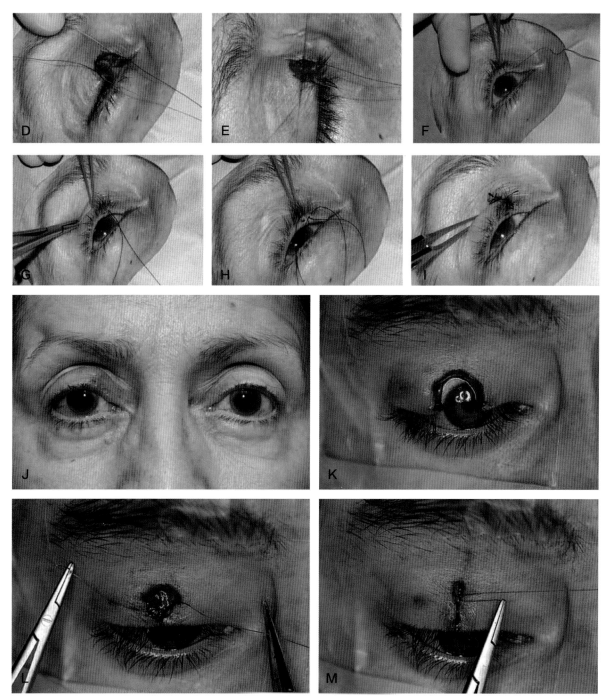

▲ 图 12-31（续）　**D.** 松开 5-0 Vicryl 缝合线结并向下牵拉，取另外 1 根缝合线穿过睑板，确保缝合线没有穿透结膜；**E.** 睑板缝合线牢固打结；**F.** 6-0 丝线穿过眼睑灰线；**G.** 丝线做褥式缝合并打结；**H.** 第 2 根丝线穿过睫毛处；**I.** 睑缘丝线留长，并以皮肤缝合线打结固定在内；**J.** 患者上睑术后 2 周，拆线后的即刻外观；**K** 至 **M.** 直接拉拢缝合上睑楔形切除后的缺损

12-32B）。

- 将推进的睑板结膜瓣用 5-0 Vicryl 缝合线以边对边的方式缝合固定于残留上睑的睑板，以及外侧或内侧骨膜瓣上（图 12-32C 和 D）。

- 残留上睑睑板的下部仍然附着眼轮匝肌和皮肤组织。

- 水平推进睑板结膜瓣后，用全厚皮片移植或半圆旋转皮瓣（如前所述）重建眼睑前板缺损（图 12-32E）。

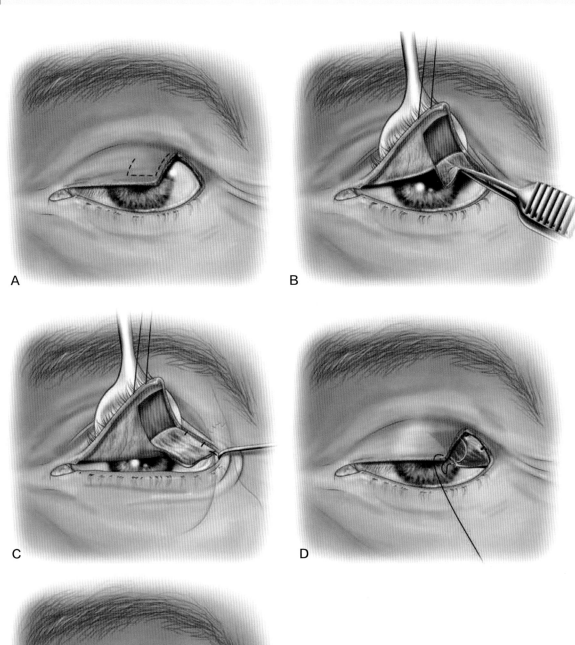

▲ 图 12-32　**A.** 标记出皮瓣轮廓；**B.** 在睑缘上方 **3.5mm** 处水平切开残留的上睑睑板，将上方的睑板与眼轮匝肌分离；**C.** 睑板结膜瓣连同上睑提肌和 **Müller** 肌附着点水平推进；**D.** 睑板结膜瓣滑行推进后，用 **5-0 Vicryl** 缝合线将制备的睑板结膜推进皮瓣与上睑残留的下方睑板，以及外侧或内侧骨膜瓣以"边对边"的方式缝合固定；**E.** 前板缺损采用全厚皮片移植（或半圆旋转皮瓣）修复

- 局部使用抗生素软膏涂抹眼内，闭合眼睛。
- 用 Jelonet 敷料覆盖眼睛，2 个护眼垫用绷带固定加压包扎，防止过度肿胀。

②术后护理：患者术后保持头部抬高，1 周内避免任何的抬举或用力。术后 48h 去除敷料，如果是植皮，术后 5 天去除敷料。术后 2 周内

予以术区局部使用抗生素软膏。术后 2 周拆线。指导患者在眼睑皮肤上涂抹无防腐剂润滑眼膏，每天 3 次，每次 3min。术后 2 周开始按摩，至少持续按摩 6 周。

(3) 半圆旋转皮瓣：对于高达眼睑 2/3 的全层缺损，可以用外侧的倒置半圆形旋转皮瓣联合拉拢缝合治疗。

①手术步骤。

- 自外眦向外侧延伸约 3cm，在皮肤表面标记一个倒置的半圆形。（图 12-33A）。
- 将含 1∶200 000U 肾上腺素的 0.5% 布比卡因溶液，与含 1∶80 000U 肾上腺素的 2% 利多卡因溶液，以 50∶50 比例配比后取 2～3ml，注射到皮瓣边缘皮下。
- 15 号 Bard-Parker 刀片切开皮肤。
- 用钝头 Westcott 剪，广泛游离皮肤 - 眼轮匝肌皮瓣。
- 行外眦切开及上眦松解术，注意避免损伤上睑提肌腱膜和泪腺。
- 外侧眼睑向内侧推进，关闭缺损（图 12-33B）。
- 半圆推进瓣的后方可采用宽的眶外侧骨膜瓣或来源于下睑外侧的睑板结膜瓣覆盖。
- 如使用睑板结膜瓣，用卡尺测量残留的上睑后板缺损的宽度，并在下睑外侧以相同的宽度标记 2 处垂直切口（图 12-33B）。
- 用 15 号 Bard-Parker 刀片在下睑缘做 2 个垂直的全层切口，可用直虹膜剪刀向睑板下缘延伸切口。
- 下睑睑板结膜推进皮瓣需先切除下睑缘的皮肤、眼轮匝肌及睫毛以备用（图 12-33C）。
- 将下睑睑板及结膜向上推进至上睑皮瓣的外侧，用 5-0 Vicryl 缝合线将皮瓣与外侧一块小的骨膜瓣及内侧的上睑残留睑板缝合固定。注意确保缝合线不会磨损角膜（图 12-33D）。
- 将半圆皮瓣与结膜瓣的皮缘用 8-0 Vicryl 缝合线仔细地间断缝合，再次十分小心地确保缝合线不会磨损角膜（图 12-33E）。
- 在睑板结膜瓣前方的下睑缺损先行初步修复。
- 局部抗生素软膏涂抹眼内，闭眼。

- Jelonet 敷料覆盖眼睛，垫 2 个护眼垫，弹力绷带固定包扎，以防止过度肿胀。

推进下睑睑板结膜瓣表面覆以全厚皮片移植可作为倒置的半圆旋转皮瓣的另一种选择。

②术后护理：48h 后去除敷料。如行全厚皮片移植，术后 5 天去除敷料。Vicryl 缝合线全都术后 2 周拆除。局部抗生素软膏外用，1 天 3 次，连续 2 周。术后需经常局部涂抹无防腐剂滋润眼膏数周。如行全厚皮片移植，则应按照 Hughes 皮瓣及皮片移植的护理方式进行后续护理。

术后 4～6 周下睑结膜瓣可断蒂。

3. 大面积缺损

游离睑板结膜瓣：从对侧上睑取下一块游离的睑板结膜移植物作为合适的睑板支撑时，应在睑缘上方保留至少宽约 3.5cm 的连续睑板条，为眼睑提供足够的稳定性（图 12-16）。移植物用 5-0 Vicryl 缝合线以"边对边"的方式与残余睑板或局部骨膜瓣缝合固定（图 12-34）。移植物必须有血管化的局部旋转、推进或易位肌皮瓣覆盖。肌皮瓣可取自眉下区，继发缺损区域用全厚皮片覆盖。

该术式主要用于单侧眼睑缺损患者的上睑重建，因为它不会遮挡视轴。如果手术造成的缺损累及眦韧带，游离移植物应如前所述锚定在骨膜瓣上。

①手术步骤。

- 将含 1∶200 000U 肾上腺素的 0.5% 布比卡因溶液，与含 1∶80 000U 肾上腺素的 2% 利多卡因溶液，以 50∶50 的比例配比后取 2～3ml，注射到健侧上睑皮下。
- 4-0 丝线贯穿对侧上睑灰线做牵引线，固定于 Desmarres 牵开器上。
- 棉签擦干睑板结膜，用甲紫于睑缘上方 3.5mm 处标记一系列的点，点连成线，标记手术切口线。
- 确定移植物的大小并标记。
- 使用 15 号 Bard-Parker 刀片，于睑缘上方 3.5mm 处，睑板中心做表浅的水平切口。重要的是切口下方保留 3.5mm 高的睑板，保持眼睑结构的完整性，防止术后睑内翻，同时避免睑缘的血供受到任何损害。

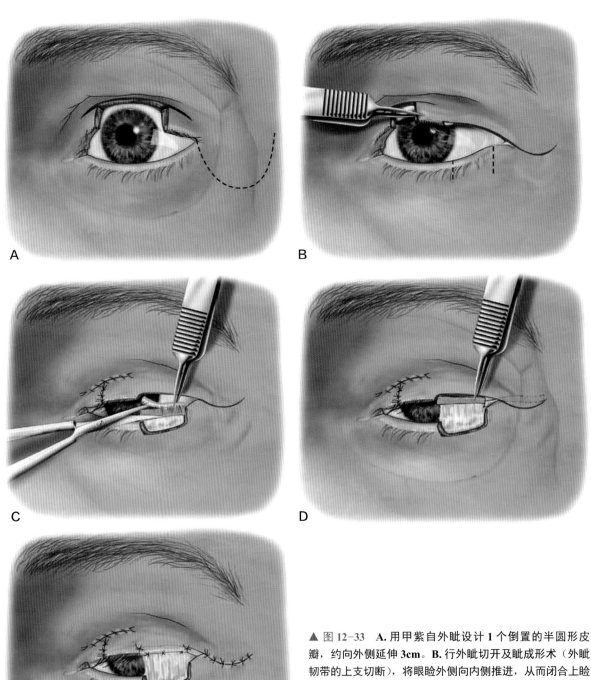

A

B

C

D

E

▲ 图 12-33　**A.** 用甲紫自外眦设计 **1** 个倒置的半圆形皮瓣，约向外侧延伸 **3cm**。**B.** 行外眦切开及眦成形术（外眦韧带的上支切断），将眼睑外侧向内侧推进，从而闭合上睑缺损。用游标卡尺测量残余上睑后板缺损的宽度，以同样的宽度在下睑外侧做 **2** 个垂直切口。**C.** 制作取自下睑的眼睑睑板结膜瓣，用 **Westcott** 剪去除睑缘毛囊及结膜，制备下睑睑板结膜瓣。**D.** 以下方为蒂，将下睑睑板及结膜向上推进至上睑睑板缺损缘，并用 **5-0 Vicryl** 缝合线缝合固定。**E. 2** 个皮瓣接触缘用 **8-0 Vicryl** 缝合线间断缝合固定

- 用 15 号 Bard–Parker 刀片全层切开睑板中央，改用钝头 Westcott 剪辅助完成水平切口。
- 于睑板切口两端做垂直松弛切口。
- 将睑板移植物与下层组织分离，并从底部

离断（图 12-16）。
- 游离睑板条用 5-0 Vicryl 缝合线以“边对边”的方式间断缝合固定于残余睑板或骨膜瓣上，注意确保缝合线不穿透全层，带

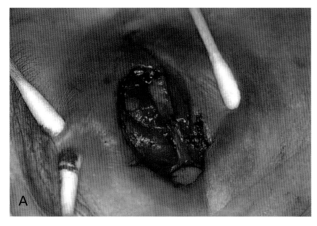

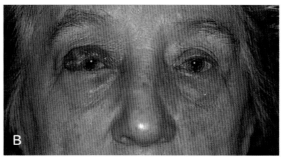

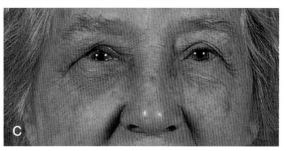

▲ 图 12-34　**A.** 切取外侧骨膜瓣，并将其与游离的睑板移植物相接；**B.** 该患者术前可见右上睑巨大鳞状细胞癌；**C.** 使用上睑推进肌皮瓣修复术后的外观

来角膜磨损的风险。

- 结膜用 7-0 Vicryl 缝合线间断缝合固定至移植物的上缘。

- 用 5-0 Vicryl 缝合线将残留的眼睑缩肌复合体间断缝合至移植物上。若上睑提肌腱膜缺如，可能需要间隔移植物修复，如颞筋膜移植物。

- 用肌皮瓣（旋转、易位或推进皮瓣）覆盖移植物。推进皮瓣适用较广，皮瓣推进后遗留的眉下方缺损可通过全厚皮片移植修复。

- 局部抗生素软膏涂抹眼内，闭眼。

- Jelonet 敷料覆盖眼睑，垫 2 个护眼垫，弹力绷带适当加压固定包扎，以防止过度肿胀。

②术后护理：72h 后去除敷料。伤口外用局部抗生素软膏 2 周。处方类抗生素滴眼液滴对侧眼 1 周。皮肤缝合线 2 周后拆除。术后 5 天去除外包扎。2 周后拆线。局部抗生素软膏外用，1 天 3 次，连续 2 周。双眼局部涂抹处方类无防腐剂润滑剂数周。

4. Cutler-Beard 重建（改良的）　Cutler-Beard 重建需两期手术完成。用于修复上睑睑缘高达 100% 的眼睑缺损。

(1) Ⅰ 期手术。

①手术步骤。

- 将含 1∶200 000U 肾上腺素的 0.5% 布比卡因溶液与含 1∶80 000U 肾上腺素的 2% 利

多卡因溶液，以 50∶50 的比例配比后，取 4～5ml，注射到残留上睑及下睑的皮下。

- 轻拉上睑缺损两侧边缘，水平测量上睑缺损大小。

- 自下睑缘 4～5mm 处，用甲紫标记倒置的三边切口线（图 12-35A）。

- 4-0 丝线贯穿下睑灰线做牵引线，Desmarres 牵开器牵拉下睑。

- 结膜切口线设计在睑板下方（图 12-35B）。

- 结膜瓣成形，剥离至下穹隆及眼球表面。

- 去除 Desmarres 牵开器。

- 结膜瓣推进至上睑缺损处，用 7-0 Vicryl 缝合线以"边对边"缝合至残余上穹隆结膜，缝合线小心地穿过结膜下组织，避免损伤角膜。

- 至此，角膜被保护了起来（图 12-35C 和 D）。

- 于结膜瓣前放置 1 块大小合适的自体耳软骨片，以替代睑板对上睑的支撑（图 12-35E 和 F）。获取耳郭软骨移植物的手术步骤及术后护理详见第 13 章。也可选择前面介绍的自体睑板结膜瓣移植进行修复。

- 移植物边缘用 5-0 Vicryl 缝合线以"边对边"的方式缝合至残余睑板或局部骨膜瓣上。

- 上睑提肌腱膜边缘缝合在耳软骨或睑板黏膜瓣上 1/3 的前面。如果上睑提肌腱膜已经缺如，可能需要植入一个"间隔移植物"，如一块自体的颞筋膜。

315

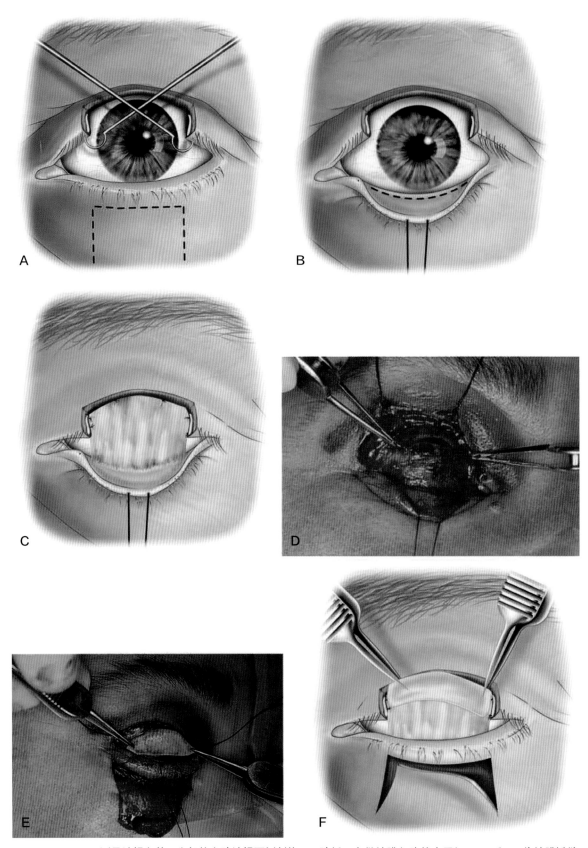

▲ 图 12-35　A. 测量缺损之前，先轻拉上睑缺损两侧创缘；B. 睑板下方做结膜入路的水平切口；C 和 D. 将结膜瓣缝合到上穹窿结膜的切缘；E. 采用耳软骨移植物重建上睑睑板；F. 软骨移植物缝合至残余睑板或骨膜瓣，以及残留的上睑提肌腱膜上

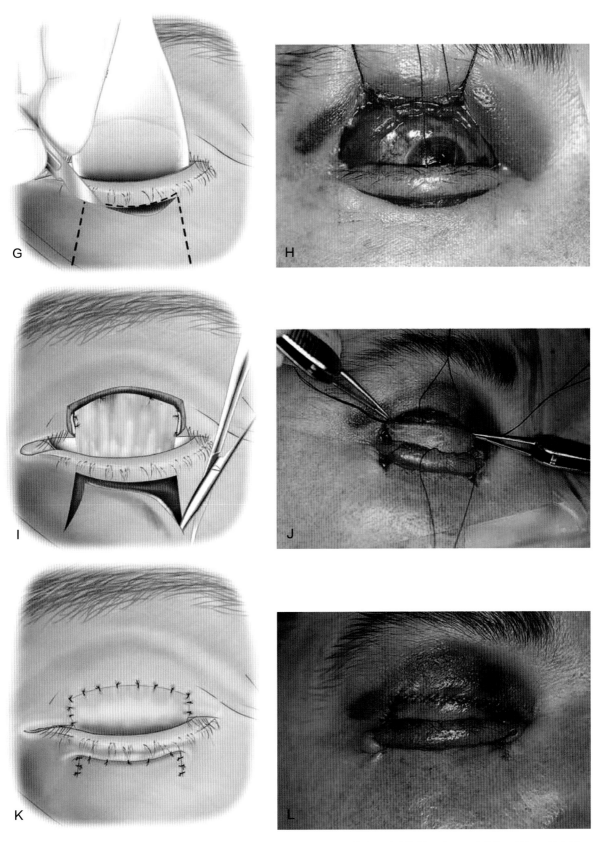

▲ 图 12-35（续）　**G.** 于睑缘下方 **4～5mm** 处皮肤做水平切口，大小符合上睑缺损的尺寸；**H.** 此处显示的切口是在剥离结膜瓣之前的；**I.** 做 **2** 个平行的垂直切口，形成一个推进肌皮瓣；**J.** 肌皮瓣于下睑缘下方推进；**K.** 皮缘用 **7-0 Vicryl** 缝合线间断缝合；**L.** Ⅰ 期术毕，重建眼睑外观

- 接下来，在下睑睑板下方做水平切口线，切开皮肤及眼轮匝肌，并向下延伸形成一个推进的肌皮瓣（图 12-35G 至 I）。
- 将下睑肌皮瓣于遗留睑板及睑缘桥的后方向上推进，以覆盖耳软骨或睑板结膜移植物（图 12-34E 和 F）。
- 肌皮瓣用 7-0 Vicryl 缝合线间断缝合到残留的上睑皮肤（图 12-35H 至 L）。
- 局部抗生素药膏涂抹眼内，闭眼。
- 眼睑覆盖 Jelonet 敷料，垫 2 个护眼垫，弹力绷带固定包扎，以防止过度肿胀。

②术后护理：术后 72h 去除敷料，伤口外用局部抗生素药膏 2 周。2 周后拆线。处方类无防腐剂的润滑剂药使用数周。

桥形皮瓣在断蒂前至少保持 8 周完好无损。一般来说，下睑缘容易出现外翻，尤其是年龄大的患者，可以高频次使用 Lacri-Lube 软膏保护暴露的睑板结膜。术后 2 周，患者也应局部涂抹无防腐剂润滑眼膏按摩重建的上睑，每天 3 次，每次至少 3min，直至 II 期术前。

(2) II 期手术。

①手术步骤。

- 将含 1 : 200 000U 肾上腺素的 0.5% 布比卡因溶液与含 1 : 80 000U 肾上腺素的 2% 利多卡因溶液，以 50 : 50 的比例配比后取 4～5ml，注射到重建的上睑和下睑皮下。

- 使用 15 号 Bard-Parker 刀片，沿下睑桥边缘的下方小心地在皮瓣上做一个皮肤切口。
- 用钝头 Westcott 剪剪断桥形皮瓣，使皮缘相对于结膜凹下去。要格外小心保护剪刀下方的眼球。
- 然后将结膜与皮肤缝合，保证重建眼睑的边缘有结膜覆盖（图 12-36）。
- 下睑桥的下缘用 Westcott 剪重新修整，将皮缘与周围下睑皮肤缝合固定。
- II 期手术往往需要对下睑进行楔形切除。
- 局部抗生素药膏涂抹眼内，闭眼。
- 眼睑覆盖 Jelonet 敷料，垫 2 个护眼垫，弹力绷带固定包扎，以防止过度肿胀。

②术后护理：24h 后去除敷料。伤口局部外用抗生素软膏 2 周。术后 2 周拆线。局部涂抹处方类无防腐剂润滑剂必须频繁长期使用。

③并发症：确保缝合线远离角膜极其重要。重建后很难评估异物感这个主诉。暴露的缝合线端摩擦角膜会导致严重的角膜病变。

上睑的皮肤可能会向前滑动，将细小的皮肤汗毛卷入，与角膜发生接触。此时，可通过冷冻治疗或睑缘皮肤切除，遗留粒状的表面。

图 12-37A 至 D 显示的是上睑缺损通过 Culter-Beard 重建术的典型术后效果。图 12-37E 至 K 展示的是范围较广的上睑合并结膜缺损通过 Culter-Beard 手术联合大面积唇黏膜移

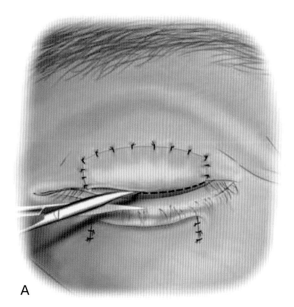

A

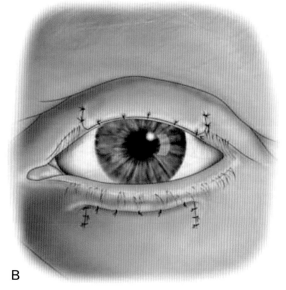

B

▲ 图 12-36　A. 钝头 Westcott 剪离断皮瓣，并遗留 1 条结膜皱褶；B. 重塑下睑缺损并闭合创口

植物的方法。

　　5. 全层眼睑复合移植物　健侧上睑整块全层组织可以移植到患侧上睑缘的缺损处（图 12-38）。这项技术可用于单侧眼睑缺损的患者进行上睑重建，因为它不会遮挡视轴。做健侧眼睑的整块全层楔形切除，应保证在切除后，

健侧眼睑能够轻松地通过直接拉拢缝合来修复，而不会存在产生机械性上睑下垂或由于伤口张力过大而开裂的风险。移植眼睑的睫毛很少存活，但可提供良好的睑缘。去除覆盖的皮肤和眼轮匝肌，并制作一个旋转推进皮瓣以覆盖移植物。

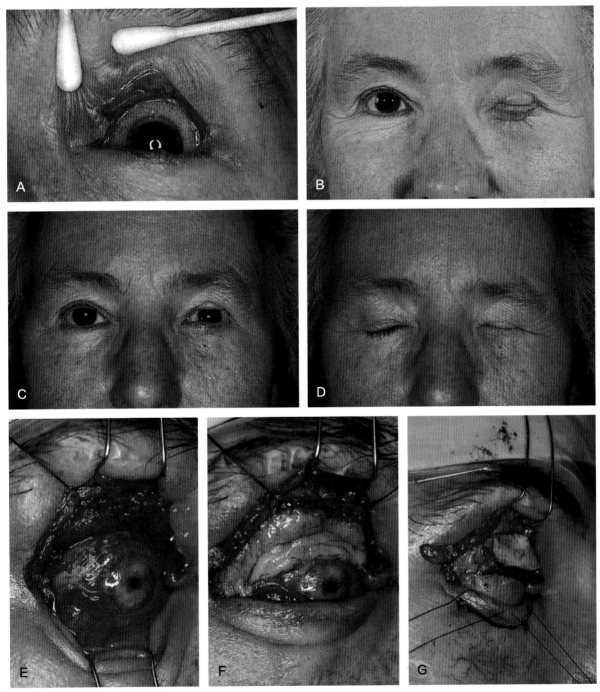

▲ 图 12-37　**A.** 大面积上睑缺损；**B. Cutler-Beard** 重建术后 **6** 周的外观；**C.** 皮瓣断蒂、局部楔形切除术后 **4** 周上睑重建的外观；**D.** 重建上睑被动闭眼良好；**E.** 肿瘤切除术后，上睑及上方球结膜完全缺如；**F.** 唇黏膜移植物重建结膜缺损；**G.** 自体耳软骨移植联合 **Cutler-Beard** 重建术

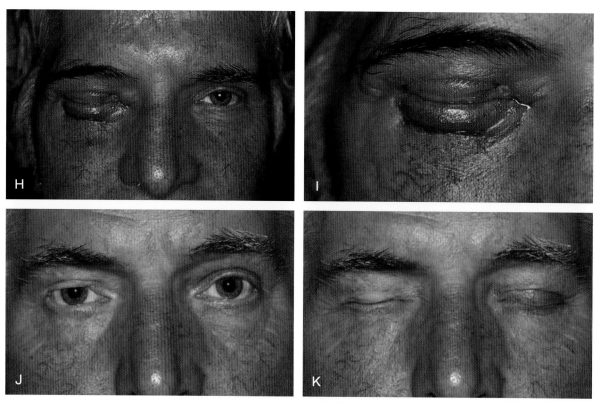

▲ 图 12-37（续） **H.** 术后 2 周的外观；**I.** I 期重建术后的局部特写；**J.** 左上睑重建术后 5 年显示左眼睑的外形相当平整，保留了白色的、没有炎症的眼睛和清澈的角膜；**K.** 患者自主闭眼良好

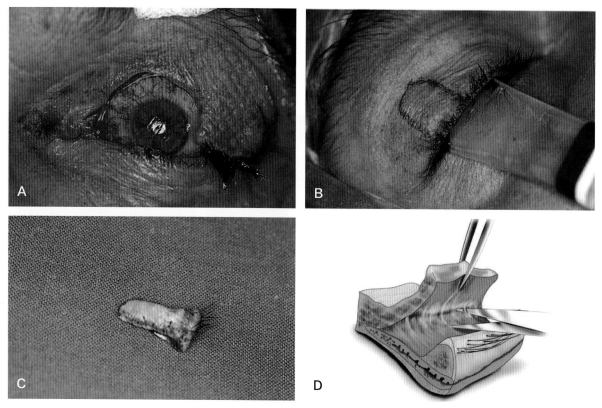

▲ 图 12-38 **A.** 大面积上睑缺损；**B.** 在对侧上睑标出楔形切取范围；**C.** 切取的眼睑组织；**D.** 去除眼睑移植物的皮肤和肌肉的方法

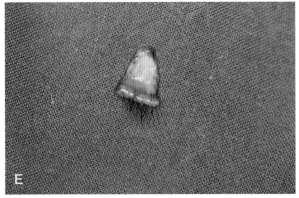

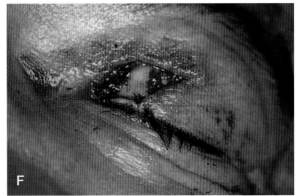

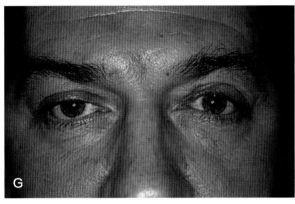

▲ 图 12-38（续）　**E.** 制备好的移植物外观；**F.** 将移植物缝合于上睑缺损处，并进行外眦切开术和外眦韧带上支松解术；**G.** 术后 4 周的外观

手术步骤：手术步骤和术后护理将在第 13 章进行介绍。

6. 下睑旋转皮瓣（Switch 皮瓣）　旋转及倒置下睑缘和睑板使其嵌入上睑缺损处，可以提供良好的眼睑功能和上睑睫毛。但是，这种手术最适用于上睑较大的缺损，并且它需要完全重建下睑缘，通常使用外侧 Mustardé 颊旋转皮瓣联合硬腭或鼻软骨黏膜移植来重建下睑板和结膜。这项技术特别适用于上睑缺损的重建。

(1) Ⅰ期手术。

①手术步骤。

- 用甲紫标出与上睑缺损相对应的下睑皮瓣（图 12-39A）。
- 将含 1 : 200 000U 肾上腺素的 0.5% 布比卡因与含 1 : 80 000U 肾上腺素的 2% 利多卡因，以 50 : 50 的配比后取 4～5ml，注射在残余上睑及下睑皮下。
- 使用 15 号 Bard-Parker 刀片在下泪点外侧沿下睑缘垂直切开。用虹膜尖剪将切口向下延续至睑板以下 2～3 mm 的位置。
- 在下睑皮瓣下方沿水平方向全层切开，保留 5 mm 完整的外侧蒂（图 12-39B）。

- 然后将下睑缘反折，分层间断缝合至上睑缺损处（图 12-39C）。结膜和皮肤用 7-0 Vicryl 缝合线重新对合缝合，用 5-0 Vicryl 缝合线将提肌与眼轮匝肌缝合。
- 局部抗生素软膏涂抹眼内，然后闭眼。
- Jelonet 敷料覆盖眼睛，外垫 2 个护眼垫，并用弹力绷带固定包扎，防止过度肿胀。

②术后护理：术后 48h 去除敷料。伤口局部继续涂抹抗生素软膏 2 周。术后 4～6 周安排皮瓣断蒂手术。

(2) Ⅱ期手术。

①手术步骤。

- 将 0.5% 布比卡因加入 1 : 200 000U 肾上腺素，与 2% 利多卡因加入 1 : 80 000U 肾上腺素以 50 : 50 的比例混合，取 4～5ml 注射到重建的上睑和剩余下睑皮下。
- 用虹膜直剪切断皮瓣蒂部，小心避免伤及眼球（图 12-40A）。
- 上睑内侧使用钝头 Westcott 剪完全打开，使旋转的下睑皮瓣得以缝合到上睑合适的位置，然后将上睑内侧切口分层缝合（图 12-40B）。

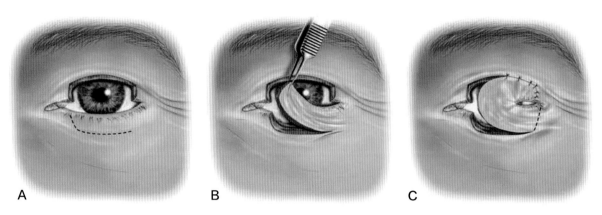

▲ 图 12-39　**A.** 下睑皮瓣用甲紫标出与上睑缺损相对应的位置。**B.** 在下睑皮瓣下方做 **1** 个水平的全层切口，保留 **5mm** 的外侧蒂。**C.** 然后将下睑缘反折，并使用间断缝合法将其分层缝合到上睑缺损处。虚线表示的是在 Ⅱ 期手术中断蒂的位置

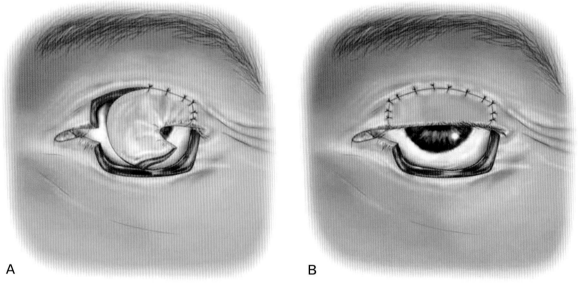

▲ 图 12-40　**A.** 将蒂部切断，皮瓣蒂部与下睑分离。**B.** 用钝头 **Westcott** 剪打开上睑内侧创缘，足以将旋转的下睑皮瓣缝合到位。然后将上睑内侧切口分层缝合。由此产生的下睑缺损需要使用 **Mustardé** 颊旋转皮瓣和后板移植物来修复重建

- 残余下睑边缘用 Westcott 剪修整，下睑用前面介绍过的 Mustardé 颊旋转皮瓣、后板移植物或岛状皮瓣进行重建。

　②术后护理：术后护理如 Mustardé 颊旋转皮瓣所述。此外，应嘱咐患者长期使用不含防腐剂的局部润滑剂。

九、不涉及睑缘的上睑缺损

　　如果小的皮肤缺损可直接缝合，应沿水平方向缝合，以防止伤口垂直挛缩和继发性眼睑闭合不全或眼睑退缩。如果组织不能直接水平缝合，可使用局部皮瓣（如推进皮瓣），或者全厚皮片移植来覆盖缺损表面以防止眼睑闭合不全（图 12-41）。

十、上、下睑全层缺损

　　当眼周组织和部分下睑缺损时，上睑的修复重建变得更加困难。重建方式将在很大程度上取决于患者的年龄和一般健康状况，以及对侧眼的视力状况。一般而言，为了充分地保护角膜往往会牺牲美容效果。

　　当全层缺损包括整个上睑和下睑时，重建

的目标就变成了通过黏膜和皮肤组织完全覆盖、保护眼球。通常，眼球表面有足够的结膜可供游离和翻折以覆盖角膜表面。可将下方翻折的球结膜与上方翻折的结膜相缝合。然后可用全厚皮片移植或用从侧面部或前额正中来源的皮瓣进行覆盖。在组织完全存活后，可以做 1 个小开口，实现中央视觉。由于重建的上、下睑都是静止的，所以只有小的睑裂才能最小化睑裂闭合不全和角膜暴露的风险。

如果可用的球结膜不足以覆盖眼球，可以移植颊部的全厚黏膜组织作为外侧颊部或前额正中皮瓣的衬里，为眼球提供黏膜覆盖。

当有充足的结膜并且血供良好时，翻折的黏膜可能足以支撑外部覆盖的全厚皮片移植物，可作为较大旋转皮瓣的替代治疗方案。

十一、内眦重建

内眦是一个独特的区域，它是不同质地、厚度和轮廓的皮肤单元的汇合区。内眦区域的独特轮廓取决于眼睑、眉毛、面颊、鼻和眉间区域的相互关系。而这可能会给该区域缺损的修复重建带来困难。

根据肿瘤的大小、位置和深度、患者的年龄和喜好，可以采用多种方法闭合内眦肿瘤切除后的缺损。患者戴眼镜的情况也应考虑在内。这些方法主要包括以下几个方面：①旷置疗法；

②全厚皮片移植；③各种局部皮瓣，包括眉间皮瓣、双叶皮瓣、菱形瓣和额正中皮瓣；④颅骨骨膜瓣联合全厚皮片移植。

如果泪道引流系统已无法修复，则在重建内眦肿瘤缺损时不会重建泪道引流系统。事实上，患者可能仍然没有任何症状。如果术后有溢泪问题，可以进行结膜 – 泪囊鼻腔吻合术并放置 Lester Jones 管。最好确保患者局部骨膜（一种重要的肿瘤屏障）受侵袭之前至少 3 年内没有任何肿瘤复发的迹象。

1. 旷置疗法 旷置疗法（伤口留置Ⅱ期愈合）在内眦区可发挥极好的效果，并可避免在眉间、内眦和鼻区产生额外的瘢痕。这特别适合治疗内眦小缺损和老年或体检不合适的患者的缺损。然而，在年轻患者中，它可能导致无法令人满意的瘢痕和其他不可预测的后果。图 12-42 中是 1 例老年患者术后无法令人满意的效果，该患者拒绝广泛内眦缺损的常规修复。

"可控的旷置疗法"是指在允许伤口Ⅱ期愈合之前对伤口进行积极的处理。内眦伤口可以通过间断的 7-0 Vicryl 缝合线牵拉创缘来缩小缺损，此处的缝合线可固定在伤口基底部更深的结构上。应嘱咐患者保持伤口清洁，局部使用抗生素软膏，并告知患者不要移除伤口表面任何痂皮，等其自行脱落。

可控的自然疗法，其主要缺点是伤口可能

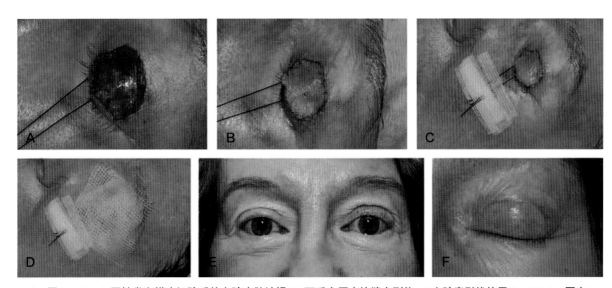

▲ 图 12-41 **A.** 恶性雀斑样痣切除后的上睑皮肤缺损；**B.** 耳后全厚皮片缝合到位；**C.** 上睑牵引线使用 **Steri-Strips** 固定；
D. 使用 Jelonet 敷料覆盖皮片，再使用另一块 Jelonet 敷料覆盖整个眼部，然后使用护眼垫、微孔胶带和绷带进行固定；
E. 患者术后 **3** 个月的外观；**F.** 被动闭眼时皮片的外观

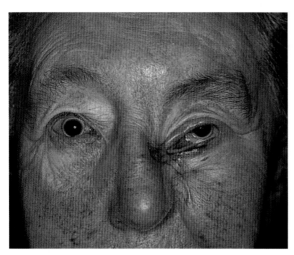

▲ 图 12-42　1 例老年患者在 Mohs 显微检查手术切除基底细胞癌后拒绝内眦重建，采用了旷置愈合，其效果令人很不满意

需要几周的时间才能完全愈合。

2. 全厚皮片移植　如果缺损不是太深，通常全厚皮片移植能在内眦修复中得到非常好的治疗效果（图 12-43）。伴随骨外露的深度缺损需要局部皮瓣或颅骨骨膜瓣联合皮片移植进行修复。皮片移植比局部皮瓣手术时间更长，除非有助手可以负责取皮并关闭供区。皮脂层较厚的患者容易出现移植物的"针垫"样外观，需要按摩和耐心，几个月后才能取得满意的效果。

3. 局部皮瓣　局部皮瓣手术相对较快，但这样的皮瓣可能会掩盖肿瘤的复发。除了直接拉拢缝合外，与所有正规的重建手术一样，只有在对切除组织的所有边缘区域进行组织学监测，确保肿瘤完全切除后，才可使用该技术。可以使用多种不同的皮瓣，包括眉间皮瓣、菱形瓣和双叶皮瓣。

4. 眉间皮瓣　眉间皮瓣是一种用于内眦重建的历史悠久的局部皮瓣。眉间皮瓣是一种 V-Y 皮瓣，可以将皮肤从眉间区域易位到缺损处。这种皮瓣的最佳修复缺损范围不应延伸到眉的外下方，也不应延伸到内眦以下很远甚至涉及颊部皮肤。该皮瓣是圆形的，所以缺损的宽度和高度大致相同。

许多因素容易导致眉间皮瓣难以达到令人满意的效果，包括大而不规则的内眦缺损、横跨鼻部的缺损、延伸至眉外下方的缺损、年轻患者、面部皮肤紧绷、内眦很深、垂直方向的椭圆形缺损并延伸到下睑下方，或延续至眉部的缺损。

皮瓣的轮廓从眉间区域内 V 形顶点的位置开始。V 的第一个边直接起自缺损处，向内上方穿过眉内侧，直到尖端。第二个边自尖端，与第一个边成一定角度，指向下方。因此，V 形皮瓣有 2 条边，一旦皮瓣被掀起时，就有了 3 个边，即下边、外侧边和上边。

(1) 手术步骤。

- 将 0.5% 布比卡因加入 1 : 200 000U 肾上腺素与 2% 利多卡因加入 1 : 80 000U 肾上腺素的溶液以 50 : 50 的比例混合，取 5～7ml 注射至眉间皮下。
- 用 15 号 Bard-Parker 刀片沿着甲紫标记位置切开皮肤。
- 应用 Stevens 肌腱剪剥离皮瓣。解剖深度应包括真皮下神经丛，但不应延伸至降眉间肌或皱眉肌。浅层剥离有造成皮瓣坏死的风险，但能够提供较薄、较美观的浅层皮瓣。
- 一旦皮瓣被掀起，原位就会有一个非常大的缺损，与原来的缺损相延续（图 12-44）。
- 从垂直方向开始缝合关闭创面，做一个 V-Y 成形术，可以通过游离创缘来实现。

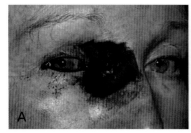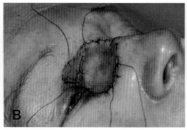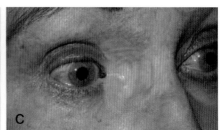

▲ 图 12-43　A. Mohs 显微检查手术后内眦大面积缺损；B. 用取自上臂内侧区域的皮片移植物重建缺损处皮肤；C. 按摩一段时间后，术后 6 个月时皮片的外观

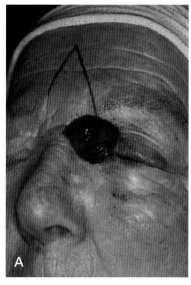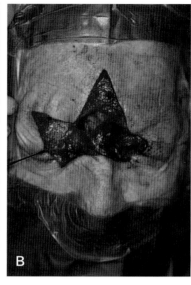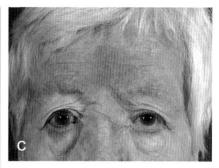

▲ 图 12-44　**A.** 标记眉间皮瓣；**B.** 剥离好的眉间皮瓣；**C.** 术后 2 周的外观

- 深层使用 5-0 Vicryl 缝合线缝合以减少皮肤缝合时的张力，表皮使用 6-0 尼龙缝合线或 7-0 Vicryl 缝合线缝合。
- 垂直方向缝合完成后，用皮瓣填补最初的缺损处。
- 皮瓣深面用 5-0 Vicryl 缝合线锚定在骨膜上，重塑内眦的凹陷轮廓。
- 根据需要切除皮瓣尖端多余的组织。
- 鼻部皮肤用 6-0 Novafil 缝合线垂直褥式缝合，眼睑皮肤用 7-0 Vicryl 缝合线缝合。
- 伤口处涂抹抗生素软膏。
- 将包裹着 Jelonet 敷料的牙科棉卷置于内眦皮瓣上，然后覆盖一层 Jelonet 敷料，确保患者闭上眼睛后使用压力绷带固定。这些措施有助于防止血肿的形成，并有助于重塑内眦的凹形轮廓。

(2) 术后护理：48h 后去除敷料。伤口局部涂抹抗生素软膏 2 周。2 周后拆除皮肤缝合线。术后 2 周开始使用 Lacri-Lube 软膏按摩，每天 3 次，每次 3min，至少按摩 6 周。

图 12-45 展示了典型的眉间皮瓣重建的早期效果。

5. 菱形瓣　将缺损部位想象为菱形，其长轴相互垂直。菱形由 2 个底边相对的等边三角形组成（图 12-46）。对于内眦缺损，有 2 种可选的菱形瓣。这 2 种结构如下所示。沿三角形底边水平横跨鼻部绘制一条与三角形底边相同长度的线。从水平线的顶点成角 60° 沿着竖直方向绘制 2 条线（图 12-46A）。这 2 条线的长度相等，并且与菱形的边平行。使用上方皮瓣是因为鼻上部皮肤较松弛，由此产生的瘢痕也更容易隐藏。皮瓣方向应平行于最大张力线（lines of maximal extensibility，LME），使供区和缺损部位以最小的张力闭合（图 12-46B 和 C）。LME 垂直于鼻梁上水平方向的松弛皮肤张力线（horizontally oriented relaxed skin tension lines，RSTL）。皮瓣供区闭合形成的瘢痕隐藏在 RSTL 中。尽管瘢痕的 3 个部分几乎垂直于 RSTL（图 12-46D），但在大多数情况下，几周后就没有影响了（图 12-46E 至 G）。

同时累及内眦韧带上方和下方的缺损可分别用毗邻的眉间组织和鼻部组织的菱形瓣修复。缝合下方缺损时，可通过延长垂直切口将皮瓣向下方延伸。当缝合向外侧延伸至上睑或下睑的缺损时，可将外侧睑部皮肤剥离并向内侧牵拉，与菱形皮瓣相接。缺损的方向平行于 LME，可以最小化周围组织的变形。当内眦韧带切除后，可以使用骨膜瓣重新连接睑板的断端（图 12-47A）。骨膜瓣将眼睑向内侧牵拉，也有助于缩小缺损（图 12-47B 和 C）。

菱形瓣用途极为广泛。用菱形瓣重建内眦缺损不但使皮肤匹配更接近，而且可获得更好的美容效果。菱形瓣比眉间皮瓣操作更快，损伤更小，缝合长度更短，在多数情况下愈合时不会有明显的瘢痕。它可以与其他内眦和眼周重建手术相结合（图 12-48）。

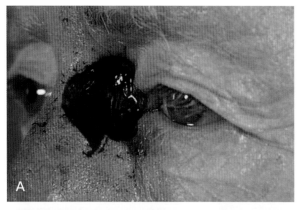
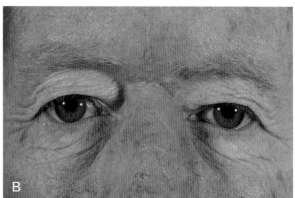
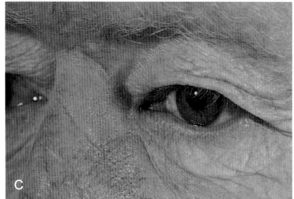

▲ 图 12-45　A. Mohs 显微检查手术后留下的不规则内眦缺损；B 和 C. 眉间皮瓣重建术后 6 周的外观

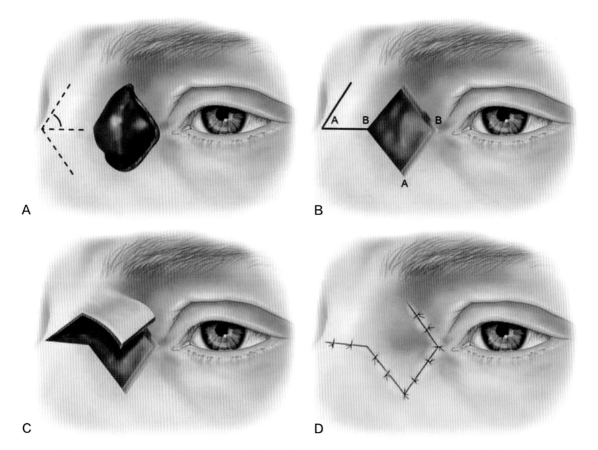

▲ 图 12-46　A. 标记菱形瓣，选择上瓣或下瓣；B. 按切口线切开；C. 剥离菱形瓣并易位至缺损处；D. 闭合创面

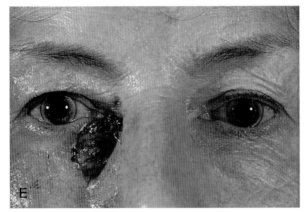

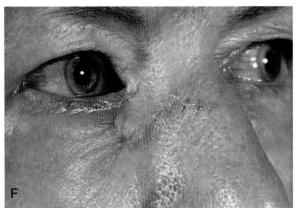

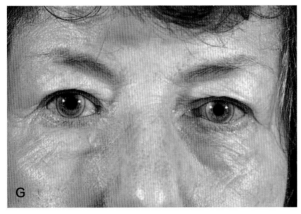

▲ 图 12-46（续）　E. 右内眦 Mohs 显微检查手术后的缺损；F. 菱形瓣修复缺损术后 2 周的外观；G. 菱形瓣重建后 6 个月的外观

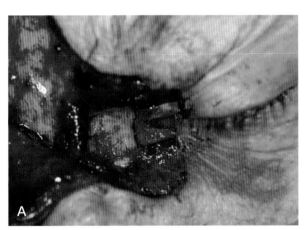

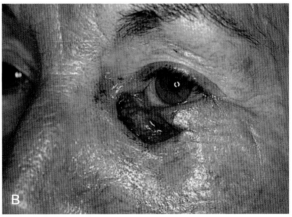

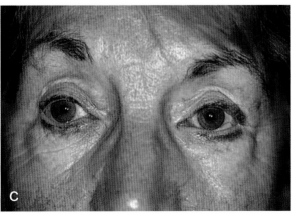

▲ 图 12-47　A. 从鼻骨剥离的骨膜瓣可用于重建内眦韧带。在这个示例中，骨膜瓣被分成两部分，分别缝合在上、下睑的睑板上。B. 患者右下睑 Mohs 显微检查手术后的缺损。C. 采用同侧上睑内侧骨膜瓣、内侧菱形小皮瓣联合小块植皮重建的术后效果

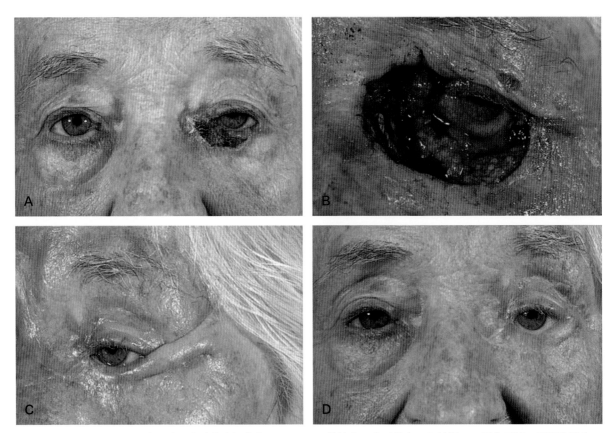

▲ 图 12-48　**A.** 大面积左下睑和内眦基底细胞癌；**B. Mohs** 显微检查手术后的大面积缺损；**C.** 用菱形瓣、硬腭移植和 Fricke 皮瓣重建修复缺损术后 **4** 周的外观；**D. Fricke** 皮瓣断蒂和修薄术后 **4** 周

手术步骤：手术步骤和术后护理与眉间皮瓣相似。

6. 双叶皮瓣　双叶皮瓣也是修复内眦缺损不错的方法。第 1 章有描述。手术步骤及术后护理与眉间皮瓣相似。

7. 额部正中皮瓣　额部正中皮瓣通常需要两期手术。Ⅰ 期术后会将眉毛拉在一起，破坏美容效果。在眼整形重建手术中很少用到（图 12-49）。对于广泛的内眦深层缺损的重建，使用颅骨骨膜瓣联合全厚皮片移植是更好的替代选择。

8. 颅骨骨膜瓣联合全厚皮片移植　对于颅骨骨膜瓣联合全厚皮片移植的情况，从额部正中区域切取一块颅骨骨膜瓣。皮瓣血供来自对侧眶上血管。该皮瓣缝合到内眦缺损中，提供一定的软组织容量以替代内眦处的缺失，并为覆盖皮瓣表面的全厚皮片提供血供。

这种手术能有效避免在缺损部位覆盖厚组织皮瓣，从而避免肿瘤复发可能，并且不会影

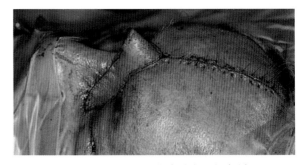

▲ 图 12-49　额部正中皮瓣修复内眦缺损

响眉的位置。前额正中切口对于 50 岁以上的患者会遗留一条不明显的瘢痕。对于较年轻的患者，可以使用内镜切取皮瓣，从而避免额部切口和明显的瘢痕。

(1) 手术步骤。

● 将含 1 : 200 000U 肾上腺素的 0.5% 布比卡因与含 1 : 80 000U 肾上腺素的 2% 利多卡因，以 50 : 50 的比例混合，取 8～10ml 注射至眉间和额正中皮下。

- 用 15 号 Bard–Parker 刀片自眉间向上做 1 个 3～4cm 长的垂直正中切口,在切口的下方和内眦缺损的上方之间保留一段包含深层组织的皮桥,皮桥的下面就是颅骨骨膜瓣穿行的隧道(图 12–50A)。

- 用 Stevens 肌腱剪钝性剥离至颅骨骨膜,使用 Desmarres 牵开器牵拉皮肤边缘,显露出所需颅骨骨膜瓣的宽度和长度。

- 所需的皮瓣长度测量方法是用 1 条 2 英寸 ×2 英寸的纱布卷放在皮瓣蒂部,即眉间底部,然后使纱布卷向上伸展直到发际线。随后将纱布旋转,使其位于内眦缺损处。调整纱布的长度,直至其到达缺损的下方而没有过度的张力(图 12–50B)。皮瓣所需的宽度是通过测量内眦缺损的宽度来确定的。

- 用纱布擦干颅骨骨膜,并用手术画线笔标记出所需皮瓣的尺寸(图 12–50C)。

- 用 15 号 Bard-Parker 刀片从颅骨骨膜切下骨膜瓣,遵循长宽比约为 4∶1(图 12–50D)。

- 皮瓣蒂部依赖于缺损内眦对侧的眶上血管。

- 用 Stevens 剪对内眦缺损上方进行皮下剥离,将皮瓣向下旋转移入缺损,使骨膜深面覆盖内眦缺损的深部(图 12–50E)。

- 用 7–0 Vicryl 缝合线小心地将骨膜瓣间断缝合到位,注意不要对皮瓣施加不当的牵拉或压力从而影响其血供(图 12–50E)。

- 然后,将全厚皮片对位缝合覆盖骨膜瓣(图 12–50F 和 G)。用 4–0 丝线做 4 对固定垫卷的打包线,用 Jelonet 敷料覆盖潮湿的垫卷,打包线打结固定。

- 额部切口用 5–0 Vicryl 缝合线间断缝合皮下,用 6–0 Novafil 缝合线皮内缝合。使用 Steri–Strips 进一步固定切口。

- 切口处涂抹抗生素软膏。

- 在眼部和移植皮片再覆盖一层 Jelonet 敷料,确保患者闭上眼睛,并轻柔地绑上绷带固定,防止对颅骨骨膜瓣施加不当的压力。
  手术步骤见图 12–51。

(2) 术后护理:5～7 天后去除敷料,仔细地将打包线与皮内缝合线一起拆除。剩余皮片移植物的缝合线 2 周后拆除。术后伤口按摩应在

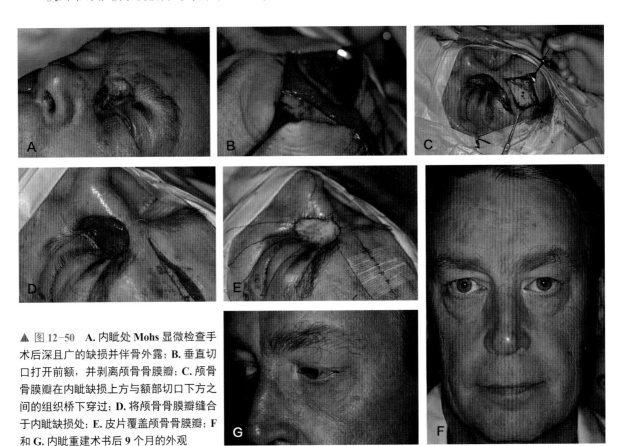

▲ 图 12–50 A. 内眦处 Mohs 显微检查手术后深且广的缺损并伴骨外露;B. 垂直切口打开前额,并剥离颅骨骨膜瓣;C. 颅骨骨膜瓣在内眦缺损上方与额部切口下方之间的组织桥下穿过;D. 将颅骨骨膜瓣缝合于内眦缺损处;E. 皮片覆盖颅骨骨膜瓣;F 和 G. 内眦重建术书后 9 个月的外观

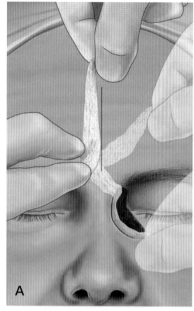
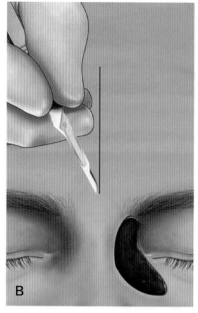
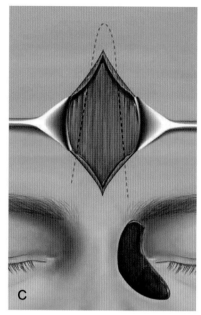
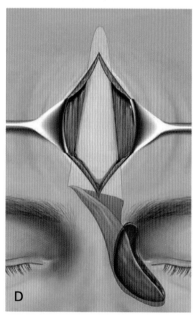
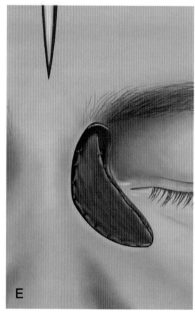

▲ 图 12-51　**A.** 皮瓣所需的长度是这样确定的：在皮瓣蒂部即眉间底部握住 **1 条 2 英寸 ×2 英寸**纱布卷，将纱布卷向上至发际线。然后将纱布卷旋转，使其位于内眦缺损处。调整纱布卷的长度，直至它在没有过度张力的情况下达到缺损下方。**B.** 自眉间向上用 **15 号 Bard-Parker** 刀片做 **1 个 3～4cm** 长的垂直正中切口，在切口的下方和内眦缺损上方之间保留一段含深部组织的皮桥，颅骨骨膜瓣就在皮桥的下方隧道中穿过。**C.** 标记出所需皮瓣的尺寸。**D.** 皮瓣向下旋转置入缺损处，使得骨膜的深面覆盖内眦缺损的深部。**E.** 然后，将皮瓣用 **7-0 Vicryl** 缝合线仔细间断对位缝合

术后 2 周开始，以防止移植物增厚和挛缩。在移植皮片上涂抹 Lacri-Lube 软膏，每天 3 次，沿着水平和向上的方向按摩 3min。使用硅酮凝胶是有好处的，如 Dermatix 或 Kelocote，但会产生额外的费用。如果皮片有增厚或"针垫样"的趋势（第 13 章），可以用 1ml Luer-Lock 注射器连接 30G 针头在局部几个点注射微量的曲安奈德，注射总剂量不应超过 0.3ml。

这项手术避免了在有肿瘤复发可能性的部位上覆盖一个包含较厚组织的皮瓣，并且不会影响眉毛的位置。前额正中切口对于 50 岁以上的患者会留下一道不明显的瘢痕。对于较年轻的患者，可以使用内镜切取皮瓣，可避免额部切口。该方法也可用于伴有骨缺损的内眦全层缺损的重建（图 12-52）。

十二、外眦重建

外眦的皮肤缺损可以用全厚皮片移植或各种局部皮瓣重建。菱形瓣特别适用于外眦修复。在重建外眦缺损时，需要格外注意的是外眦韧带的附着点眶外侧结节位于眶外侧缘的后方。眼睑组织附着在眶外侧缘的骨膜上会导致外眦

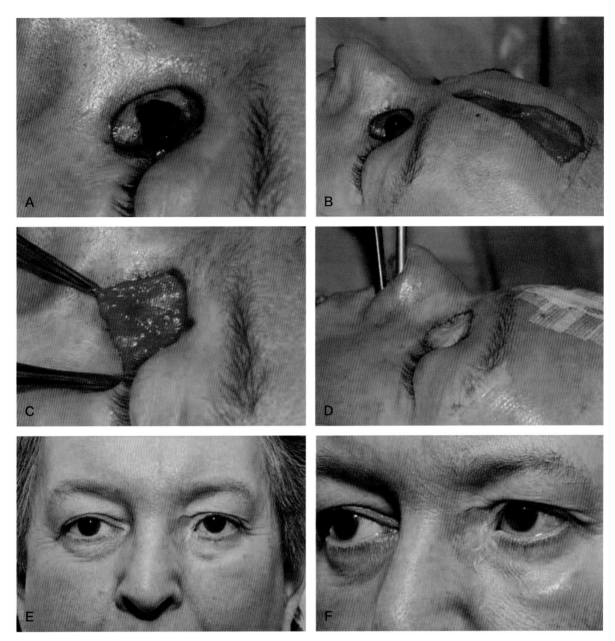

▲ 图 12-52　**A. 1** 例泪囊肿瘤切除术后大面积左内眦全层缺损的患者；**B.** 通过额部正中有限的皮肤切口获取 **1** 块颅骨骨膜瓣；**C.** 颅骨骨膜瓣可完全覆盖内眦缺损；**D.** 用耳后全厚皮片覆盖颅骨骨膜瓣；**E** 和 **F.** 术后 **12** 个月的效果

角向前移位。

可以在外眦处掀起骨膜瓣，用来重建外眦韧带（图 12-53）。水平切开骨膜可以掀起一块较短的骨膜瓣。如果需要较长的骨膜瓣，可以从颧骨隆突处掀起，旋转致使其水平。骨膜瓣应剥离至眶外侧壁的内侧，以模拟外眦韧带的解剖走行。

骨膜瓣可劈开，形成上、下外眦韧带分支。结膜可以缝合到骨膜瓣的边缘。

> **要　点**
>
> 在这一章中，描述了重建眼睑和眼周缺损的各种手术步骤。手术方式的选择取决于缺损的程度、剩余眼周组织的状况、对侧眼的视力状况、患者的年龄和一般健康状况，以及外科医师的专长和手术经验。重建步骤可能需要修改或合并，以处理不常见和更具挑战性的缺损。但是，必须遵守支撑这些重建方法的基本原则。

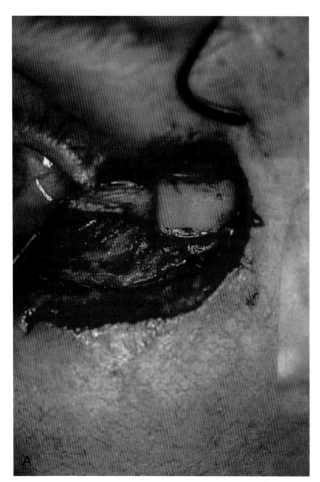
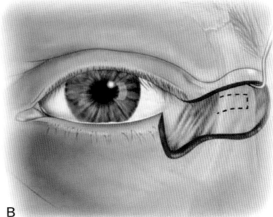
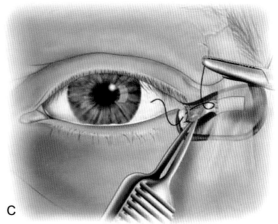

▲ 图 12-53　**A.** 外侧骨膜瓣；**B.** 骨膜瓣位置示意图；**C.** 骨膜瓣移位并缝合至睑板，重建外眦韧带

推荐阅读

［1］ American Academy of Ophthalmology. Basic and Clinical Science Course: Orbit, Eyelids, and Lacrimal system, section 7. San Francisco, CA: The American Academy of Ophthalmology; 2006/2007:201–205

［2］ Anderson RL, Gordy DD. The tarsal strip procedure. Arch Ophthalmol. 1979; 97(11):2192–2196

［3］ Bartley GB, Putterman AM. A minor modification of the Hughes' operation for lower eyelid reconstruction. Am J Ophthalmol. 1995; 119(1):96–97

［4］ Bullock JD, Koss N, Flagg SV. Rhomboid flap in ophthalmic plastic surgery. Arch Ophthalmol. 1973; 90(3): 203–205

［5］ Cohen MS, Shorr N. Eyelid reconstruction with hard palate mucosa grafts. Ophthal Plast Reconstr Surg. 1992; 8(3):183–195

［6］ Collin JRO. Eyelid reconstruction and tumour management. In: Collin JRO, ed. Manual of Systematic Eyelid Surgery, 2nd ed. London: Churchill Livingstone; 1989:93

［7］ Collin JRO. Eyelid reconstruction and tumour management. In: Manual of Systemic Eyelid Surgery, 3rd ed. Philadelphia, PA: Butterworth Heinemann Elsevier; 2006:147–164

［8］ Tyers AG, Collin JRO. Colour Atlas of Ophthalmic Plastic Surgery, 3rd ed. Philadelphia: Butterworth-Heinemann Elsevier; 2008

［9］ Cutler NL, Beard C. A method for partial and total upper lid reconstruction. Am J Ophthalmol. 1955; 39(1):1–7

［10］ Dailey RA, Habrich D. Medial canthal reconstruction. In: Bosniak S, ed., Principles and Practice of Ophthalmic Plastic and Reconstructive Surgery, vol. 2. Philadelphia, PA: WB Saunders; 1996:387–200

［11］ Dryden RM, Wulc AE. The preauricular skin graft in eyelid reconstruction. Arch Ophthalmol. 1985; 103(10): 1579–1581

［12］ Foster JA, Scheiner AJ, Wulc AE, Wallace IB, Greenbaum SS. Intraoperative tissue expansion in eyelid reconstruction. Ophthalmology. 1998; 105(1):170–175

［13］ Gioia VM, Linberg JV, McCormick SA. The anatomy of the lateral canthal tendon. Arch Ophthalmol. 1987; 105(4):529–532

［14］ Hewes EH, Sullivan JH, Beard C. Lower eyelid reconstruction by tarsal transposition. Am J Ophthalmol. 1976; 81(4):512–514

[15] Hughes WL. Reconstructive Surgery of the Eyelids, 2nd ed. St. Louis, MO: CV Mosby; 1954

[16] Jackson IT, ed. Local Flaps in Bead and Neck Reconstruction. St. Louis, MO: CV Mosby; 1985

[17] Jordan D. Reconstruction of the upper eyelid. In: Bosniak S, ed. Principles and Practice of Ophthalmic Plastic and Reconstructive Surgery, vol. 2. Philadelphia, PA: WB Saunders; 1996:356–386

[18] Leone CR, Jr. Periosteal flap for lower eyelid reconstruction. Am J Ophthalmol. 1992; 114(4):513–514

[19] Limberg AA. Mathematical Principles of Local Plastic Procedures on the Surface of the Human Body. Leningrad: Megriz; 1946

[20] Lowry JC, Bartley GB, Garrity JA. The role of second-intention healing in periocular reconstruction. Ophthal Plast Reconstr Surg. 1997; 13(3):174–188

[21] Maloof AJ, Leatherbarrow B. The glabellar flap dissected. Eye (Lond). 2000; 14 (Pt 4):597–605

[22] Maloof A, Ng S, Leatherbarrow B. The maximal Hughes procedure. Ophthal Plast Reconstr Surg. 2001; 17(2):96–102

[23] McCord CD, Nunery WR, Tanenbaum M. Reconstruction of the lower eyelid and outer canthus. In: McCord CD, Tanenbaum M, Nunery WR, eds. Oculoplastic Surgery, 3rd ed. New York, NY: Raven Press; 1995:119–144

[24] McCord CD. System of repair of full-thickness eyelid defects. In: McCord CD, Tanenbaum M, Nunery WR, eds. Oculoplastic Surgery, 3rd ed. New York, NY: Raven Press; 1995:85–97

[25] Miyamoto J, Nakajima T, Nagasao T, Konno E, Okabe K, Tanaka T, et al. Fullthickness reconstruction of the eyelid with rotation flap based on orbicularis oculi muscle and palatal mucusal graft: Long-term results in 12 cases. J of Plast, Reconst, & Aesth Surg.. 2009; 62:1389–1394

[26] Müstard JC. Repair and Reconstruction in the Orbital Region. Edinburgh, UK: Livingstone; 1966

[27] Nakakima T, Yoshimura Y. One-stage reconstruction of full-thickness lower eyelid defects using a subcutaneous pedicle flap lined by a palatal mucusal graft. British J of Plast Surg.. 1996; 49:183–186

[28] Nerad J. Diagnosis of malignant and benign lid lesions made easy. In: The Requisites-Oculoplastic Surgery. St. Louis, MO: Mosby; 2001:282–311

[29] Ng SG, Inkster CF, Leatherbarrow B. The rhomboid flap in medial canthal reconstruction. Br J Ophthalmol. 2001; 85(5):556–559

[30] Patrinely JR, Marines HM, Anderson RL. Skin flaps in periorbital reconstruction. Surv Ophthalmol. 1987; 31(4):249–261

[31] Putterman AM. Viable composite grafting in eyelid reconstruction. Am J Ophthalmol. 1978; 85(2):237–241

[32] Müstarde JC, ed. Repair and Reconstruction in the Orbital Region, 3rd ed. Churchill Livingstone, 1991

[33] Rajak SN, Huilgol SC, Murakami M, Selva D. Propeller flaps in eyelid reconstruction. The Royal College of Ophthalmologists. 2018. https://doi.org/ 10.1038/ s41433-018-0073-8

[34] Rohrich RJ, Zbar RI. The evolution of the Hughes tarsoconjunctival flap for the lower eyelid reconstruction. Plast Reconstr Surg. 1999; 104(2):518–522, quiz 523, discussion 524–526

[35] Shankar J, Nair RG, Sullivan SC. Management of peri-ocular skin tumours by laissez-faire technique: analysis of functional and cosmetic results. Eye (Lond). 2002; 16(1):50–53

[36] Shotton FT. Optimal closure of medial canthal surgical defects with rhomboid flaps: "rules of thumb" for flap and rhomboid defect orientations. Ophthalmic Surg. 1983; 14(1):46–52

[37] Sullivan TJ, Bray LC. The bilobed flap in medial canthal reconstruction. Aust N Z J Ophthalmol. 1995; 23(1):42–48

[38] Tenzel RR, Stewart WB. Eyelid reconstruction by the semicircle flap technique. Ophthalmology. 1978; 85(11):1164–1169

[39] Tirone L, Schonauer F, Sposato G, Molea G. Reconstruction of lower eyelid and periorbital district: an orbicularis oculi myocutaneous flap. J of Plast, Reconst, & Aesth Surg.. 2009; 62:1384–1388

[40] Tucker SM, Linberg JV. Vascular anatomy of the eyelids. Ophthalmology. 1994; 101(6):1118–1121

[41] Weinstein GS, Anderson RL, Tse DT, Kersten RC. The use of a periosteal strip for eyelid reconstruction. Arch Ophthalmol. 1985; 103(3):357–359

[42] Werner MS, Olson JJ, Putterman AM. Composite grafting for eyelid reconstruction. Am J Ophthalmol. 1993; 116(1):11–16

[43] Wesley RE, McCord CD. Reconstruction of the upper eyelid and medial canthus. In McCord CD, Tanenbaum M, Nunery WR, eds. Oculoplastic Surgery, 3rd ed. New York, NY: Raven Press 1995:99–117

第 13 章
自体移植物在眼整形外科中的应用
The Use of Autologous Grafts in Ophthalmic Plastic Surgery

摘要

"自体移植物在眼整形外科中的应该"旨在探讨自体移植物在眼整形外科中的应用，自体组织移植在眼部整形外科手术中应用广泛，相比之下，如异体巩膜这样的移植物虽然应用方便，但具有导致传染性疾病的风险，大部分患者不愿意接受异体组织移植。因此，应尽可能避免使用异体材料。如果手术医师认为使用异体组织患者获益最大，那么必须向患者说明风险，并在患者知情同意下采用。眼整形手术常用自体移植物包括全厚皮片（取自上睑、耳后区、耳前区、上臂内侧或锁骨上窝）、中厚皮片（取自大腿）、黏膜移植物（取自下唇，上唇或颊黏膜）、硬腭黏膜移植物（比唇或颊黏膜更硬且粗糙）、上睑睑板移植物、耳软骨和鼻中隔软骨、真皮脂肪移植物、结构脂肪和颗粒脂肪移植物、阔筋膜和颞肌筋膜移植物、眼睑复合组织移植物及骨移植物。

关键词：眼整形、自体移植物、皮片、黏膜移植物、睑板移植物、软骨移植物、脂肪移植物、筋膜移植物、眼睑复合组织移植物、骨移植物

一、概述

自体移植物已在眼整形外科中广泛应用。相比之下，如异体巩膜这样的异体移植物虽然使用方便，但由于具有导致传染性疾病的风险，多数患者不愿选择此方案。因此，应尽可能避免使用异体材料。如果手术医师认为使用异体组织患者获益最大，那么必须向患者说明风险，并取得其充分的知情同意。

二、皮片

皮片移植物包括全厚皮片和中厚皮片。中厚皮片只含有部分真皮，利用取皮刀获取（图13-1），取皮厚度可通过调节取皮刀刻度完成，而全厚皮片则是通过手术刀手动切取。中厚皮片会挛缩且与受区周围皮肤颜色差异明显，而全厚皮片不易挛缩，在眼整形手术中更常用。

1. 适应证

(1) 全厚皮片移植：全厚皮片移植的适应证为瘢痕性睑外翻的修复、眼睑或面部重建及瘢痕修整手术。

(2) 断层皮片移植：断层皮片移植的适应证为去除内容物的眼窝重建及覆盖大面积的面部皮肤缺损（图13-2）。

2. 全厚皮片移植

有多个部位可作为全厚皮片的供区，包括上睑、耳后区、耳前区、上臂内侧及锁骨上窝。

供区的选择受到多种因素的影响，包括患者年龄、所需移植物的大小，以及供区皮肤日光照射的程度。

上睑皮肤容易获取，从皮肤颜色和纹理上看都十分适合修复眼睑缺损，且不含皮下脂肪。但是除了有明显皮肤松弛的老年患者，上睑所含的皮肤量并不多，去除过多皮肤可能导致睑裂闭合不全及加剧眉下垂，还可能导致患者双眼外观不对称。重睑线以上皮肤的去除方式与睑成形术类似，须仔细标记拟切取的皮肤量以确保术后患者仍然能够闭合眼睑，且拟切取皮肤的上缘与眉下缘之间应至少保留12mm皮肤。

对于修复眼睑和内、外眦皮肤缺损时，耳

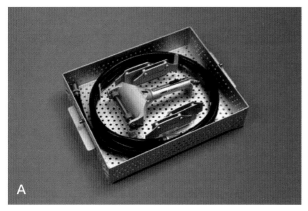

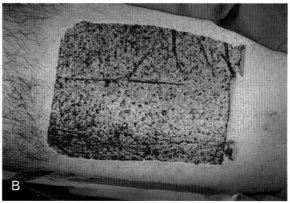

▲ 图 13-1　**A. Zimmer 取皮刀；B. 中厚皮片取皮后的供区外观**

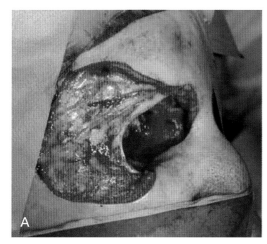

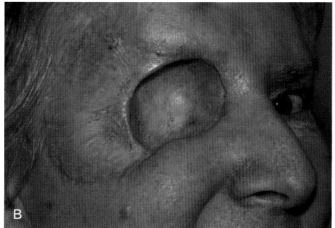

▲ 图 13-2　**A. 1 例全眼眶切除加广泛颞部基底细胞癌切除；B. 中厚皮片修复颞部和眼窝缺损术后 6 周的外观**

后皮肤的色泽和纹理较理想，有日光损伤的老人和使用助听器的患者则不适合使用该供区。耳后取皮处位于耳和头皮之间的乳突区，大量取皮会牵拉耳部使其更靠近颅骨。耳前皮肤虽然更易获取，但对于大面积缺损可能难以提供足够的皮肤量。皮肤油腻、皮脂腺多的患者也不适合使用耳前皮肤，因其更易挛缩而呈"针垫"样外观（图 13-3），尤其在用于修复内眦缺损时更是如此。

(1) 手术步骤：精细的手术操作是取得良好手术效果、降低并发症的前提（视频 13-1）。

- 受区必须充分止血，做好移植准备。将牵引线穿过灰线，牵拉眼睑，使眼睑缺损区充分显露。将皮片移植至下睑前，通常需要绷紧下睑，如通过外侧睑板条悬吊术，尤其当眼睑皮肤显著松弛或皮片面积超过眼睑皮肤 50% 时，如没有绷紧眼睑，术后

可能发生皮片挛缩导致的下睑外翻。

- 将一片手术薄膜置于缺损上，用记号笔画出轮廓，剪下与缺损处大小形状一致的一片作为模板（图 13-4A 和 B）。

- 将模板置于供区，用记号笔沿边缘画出轮廓（图 13-4C）。

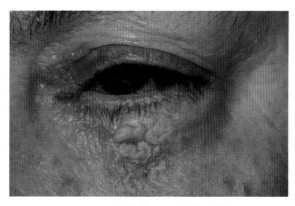

▲ 图 13-3　**皮片增厚呈"针垫"样外观**

- 0.5% 布比卡因加入 1 : 200 000U 肾上腺素注射于供区皮下。
- 沿轮廓线用 15 号手术刀片切开，用镊子和手术刀将皮片取下（图 13-4D 和 E）。刀片在皮肤上切取时应使皮肤保持一定张力，切割的深度应尽可能浅且层次一致，也可使用 Westcott 结膜剪取皮。当使用上睑皮肤时，可能需将缺损处修成椭圆形以使供区伤口能充分闭合，或修剪成睑成形术的典型切口形状。
- 用生理盐水纱布保护皮片、备用，避免皮片意外丢失。
- 耳前或耳后作为供区时，应使用 4-0 尼龙线，连续单纯缝合或毯边式缝合关闭供区伤口，上睑缺损则应用 7-0 Vicryl 缝合

线间断缝合。上臂内侧伤口用 4-0 Vicryl 缝合线间断缝合皮下，4-0 尼龙线间断垂直褥式缝合表皮。锁骨上窝供区可用 6-0 Novafil 缝合线皮内缝合关闭伤口，如果张力较大可用 4-0 尼龙线间断缝合。

- 将皮片置于非优势手示指上，用钝头 Westcott 结膜剪去除全部皮下组织（图 13-4F 至 H）。应仔细修薄皮片直到再无多余组织可去除，这一点非常重要。面积大的皮片需用刀片打孔。
- 将皮片置于受区，用 6-0 丝线固定 4~6 针打包缝合线，缝合线由皮片侧穿至受区皮肤边缘，然后用 7-0 Vicryl 缝合线补充间断缝合，皮片应紧贴于受区且具有轻微张力（图 13-4I 和 J）。如果患者有皮片增

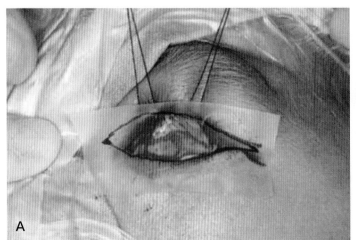
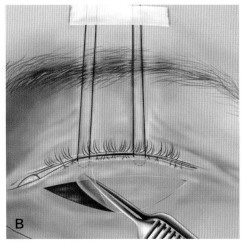
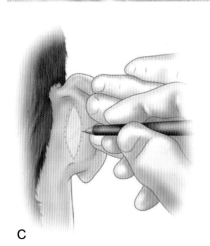
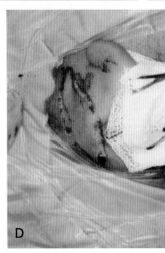
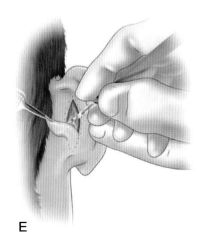

▲ 图 13-4 **A.** 用薄膜标记模板；**B.** 将模板剪成缺损处的形状并放入缺损区，确保其大小准确；**C.** 将模板置于耳后乳突区和耳部之间正中处，并沿模板做标记；**D.** 用 Babcock 组织钳将耳部向前牵拉，以 15 号手术刀切开皮肤；**E.** 用刀片轻扫式剥离皮片

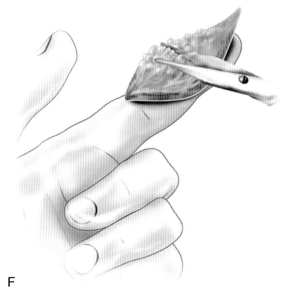

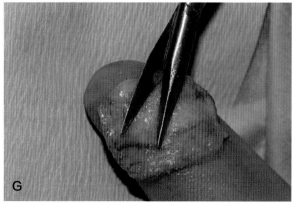

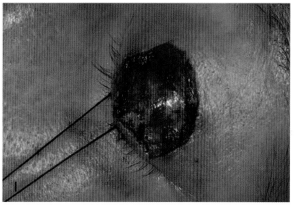

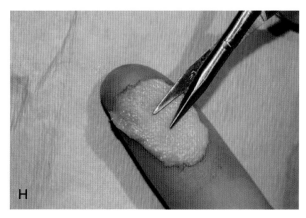

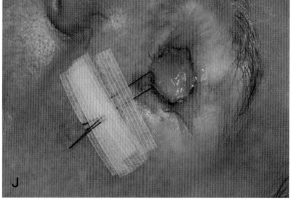

▲ 图 13-4（续）　**F.** 皮片平铺于示指，用 **Westcott** 结膜剪将皮片修薄；**G.** 仔细修剪掉皮下脂肪；**H.** 用 **Westcott** 结膜剪将皮片尽可能地修薄；**I.** 用眼睑牵引线将受区扩大；**J.** 用 **7-0 Vicryl** 缝合线或 **6-0 Novafil** 缝合线将皮片与受区皮肤缝合，牵引线用拉力胶固定

厚的风险，则用 6-0 Novafil 缝合线更好。

- 利用原先剪好的模板剪一块与皮片大小形状相同的无菌海绵，覆盖上凡士林油纱，置于皮片上，将丝线越过海绵块相互打结，形成打包缝合（图 13-4J），以降低术后受区血肿的风险。打包缝合可以防止皮片下积液或积血，避免影响皮片血管化和成活。对于大多数耳前皮肤皮片，可以省去海绵块，只用一小片折叠后的 Jelonet 油纱覆盖，外层再覆以一片 Jelonet 油纱即可。

- 在眼睑植皮时，应始终保留穿过灰线的丝

线以使皮片维持拉伸状态，并起到保护眼球的作用。用安息香酊棉签擦拭颊部或额部，使皮肤干燥，在上睑植皮中应将丝线用拉力胶固定于颊部，而在下睑植皮中则将丝线固定于额部。

- 用一层 Jelonet 油纱覆盖眼眶，外覆 2 个眼垫，组成加压敷料，将其用 Micropore 微孔胶布固定，外层用头部绷带加强。

(2) 术后护理：术后 48h 患者可自行取下绷带，但下层的加压敷料应保留 4 天。如术中使用了打包缝合，则可将打包丝线和加压敷料一

起去除。Vicryl 缝合线和 Novafil 缝合线应在术后 8～10 天拆除，同时拆除供区缝合线。

对皮片的术后护理至关重要。患者数周内都应避免日晒，最大限度减少皮片的色泽改变。皮片处外用抗生素软膏，每天 2～3 次，使用 2 周，2 周后开始对皮片进行按摩。按摩应在皮片表面的几个不同方向上进行，每次至少 3～4min，每天 3 次。按摩可以防止皮片挛缩和增厚，应坚持 2～3 个月，每次按摩前应在皮片上涂抹不含防腐剂的眼膏润滑。外用硅凝胶制剂，如芭克或倍舒痕，可能有助于防止皮片挛缩和增厚，但会增加经济开支。如果发生皮片增厚，可以用微量曲安奈德对皮片进行多点注射。也有越来越多的小样本量研究表明，用微量肉毒毒素对皮片进行多点注射，可通过抑制成纤维细胞的活性减轻伤口增厚。

3. 中厚皮片移植　大腿是常用的中厚皮片供区。

(1) 手术步骤。

- 腿部供区碘溶液消毒，术区铺巾。0.25% 布比卡因加 1 : 200 000U 肾上腺素配比制成 15～20ml 局部麻醉药，对术区进行多点皮下注射。
- 大腿上薄薄涂抹一层甘油用以润滑。
- 取皮刀装上合适的刀片，并调节到所需的刻度（通常为 1/16 英寸），检查取皮刀并确保其能正常工作。
- 助手持一小块木板置于取皮刀前方大腿上，以使大腿表面平整（图 13-5A 和 B）。
- 将取皮刀以较小的角度缓慢向前推进，同时向相反方向牵拉大腿皮肤。
- 助手扶住从取皮刀露出的皮肤，当切取了足够皮肤量时，停止推进取皮刀，用 Stevens 眼科剪剪断皮肤与供区连接处。
- 根据缺损处形状将皮片做相应修剪，然后按照移植全厚皮片的方法缝合在缺损处。
- 应给患者开具合适的术后镇痛药，并在局部麻醉药作用开始消退时用药。
- 在眼整形手术中，中厚皮片多用于修复去除内容物后的眼眶。
- 这类皮片需先置于皮片制网器中按 1 : 2 的比例扩大（图 13-5C 至 F）。

制网器可以有效地扩大皮片面积，从而减小供区的取皮量，还能保证渗出液的排出。任何剩余的皮肤都应回植供区，加速供区创面愈合。

(2) 术后护理：因为该手术可能造成术后疼痛，应给予患者足够的术后镇痛。大腿创面用 Allevyn 无黏性泡沫敷料（Smith and Nephew）覆盖，外层覆以 Opsite Flexifix 透明黏性薄膜敷料（Smith and Nephew）。还需使用 Gamgee（3M），一种表层为无纺布的高吸收性棉卷垫，以及绷带以帮助创面止血和减少渗出液。若渗出液渗出敷料，应立即更换敷料。随着创面愈合，可以考虑换成吸收性较低的敷料，还可以用 Allevyn 薄型或压力型敷料保护创面不与衣物接触，保证创面完全愈合。创面一旦愈合，应开始用凡士林涂抹后按摩。

眶内容物去除术后护理见 24 章。

三、黏膜移植物

黏膜移植物可以手动切取，也可借助黏膜刀，但通常手动切取更简单也更安全。

多个部位都可作为黏膜移植物的供区，包括上唇、下唇及颊黏膜。

下唇黏膜更常用，获取简单且无须缝合伤口，创面会在 2～3 周内自然上皮化。颊黏膜可以提供充足的组织量，但是通常需要缝合伤口，且没有唇黏膜易获取。腮腺导管与上颌第二磨牙相对，切取颊黏膜时应特别小心，避免损伤腮腺导管。

适应证　黏膜移植物的适应证包括：①眼球摘除术后的结膜替代；②无眼眼窝穹窿重建；③严重的上睑内翻；④睑球粘连的分离与重建。

需要行眼球摘除术的患者及既往有手术史或外伤史而遗留结膜瘢痕者，可能都需要以黏膜移植物修复。术前应告知患者需行这种手术的可能性，并向麻醉师说明情况。麻醉应在诱导麻醉后备好气管切开包，并将气管内插管置于口腔一侧。在患者做好术前准备并铺巾前，应在供区注射加入 1 : 200 000U 肾上腺素的 0.5% 布比卡因。

(1) 手术步骤：仔细准备受区并严格止血。

- 将一片手术薄膜置于缺损处，用记号笔画出轮廓，如同全厚皮片植皮一样，剪下与缺损处大小形状一致的一片作为模板。

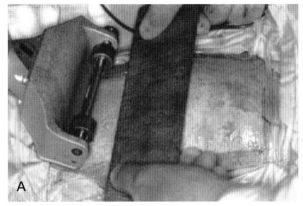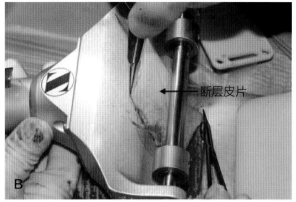

断层皮片

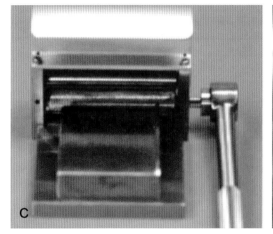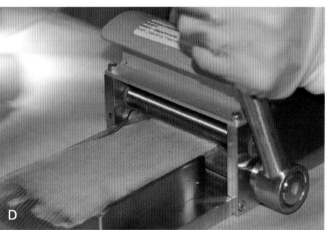

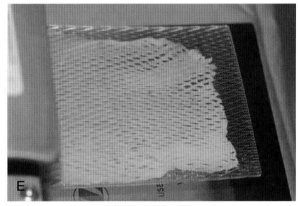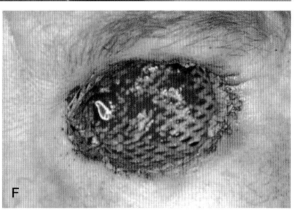

▲ 图 13-5　**A.** 1 名助手将取皮刀前方的大腿皮肤展平；**B.** 随着取皮刀向前推进，助手用镊子夹住断层皮片，用剪刀剪断皮片与大腿连接处；**C.** 皮片制网器；**D.** 将断层皮片置于特制的塑料导板上，从制网器中通过；**E.** 通过制网器后的网格化皮片的外观；**F.** 1 片网格化的断层皮片修复去除内容物的眼窝

- 用浸湿生理盐水的纱布保护下唇，2 把 Babcock 肠钳夹住下唇边缘。
- 应将唇红夹在肠钳内，以确保取皮时不会损伤唇红。
- 用干燥棉签擦干供区黏膜，然后将模板置于供区，用记号笔沿模板画出轮廓。
- 供区黏膜注射生理盐水（图 13-6A），每隔一段时间需要重复注射，有助于移植物的

剥离。

- 沿画好的轮廓线以 15 号刀片做切口，然后用钝头 Westcott 结膜剪和小齿镊小心取下移植物（图 13-6B 和 C）。Westcott 结膜剪应始终置于移植物表面之下，将移植物边缘水平拉展，防止其不小心被戳破，并确保剥离层次不要太深，如果剥离过深，会有唇部感觉丧失的风险。因此也可考虑使

用黏膜刀取皮。

- 用生理盐水纱布保护移植物，并妥善保管防止丢失。

- 用 1∶1000U 肾上腺素浸湿纱布敷在供区 5min，所有出血点均应用双极电凝止血。

- 将移植物置于非优势手示指上，用 Westcott 结膜剪剪除纤维脂肪组织，仔细修薄移植物（图 13-6D）。

- 将移植物正面朝上置于缺损处，由移植物边缘至受区结膜缘用 7-0 Vicryl 缝合线间断缝合（图 13-6E）。

- 当移植物置于眼球上时，应使用防睑球粘连环保持移植物位置固定，当移植物置于无眼眼窝中央时，应以大小形状合适的固定器固定。如果用移植物重建结膜穹窿，应使用 240 硅胶视网膜带和 4-0 尼龙穹窿

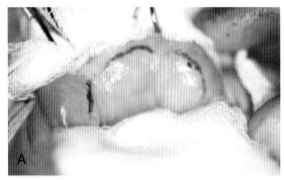
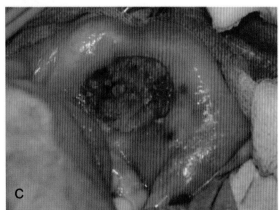
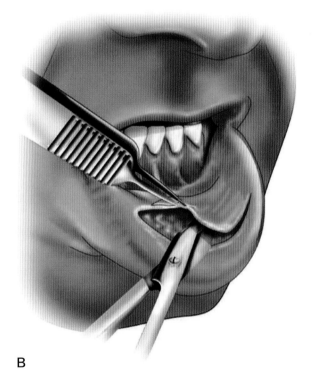
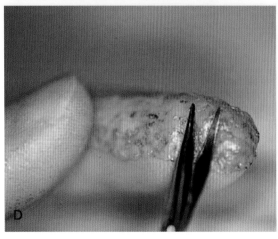
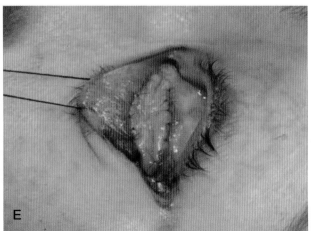

▲ 图 13-6　**A.** 下唇已做好标记并注射局部麻醉药和生理盐水，准备进行黏膜移植。以生理盐水纱布保护龈缘，无损 **Babcock** 肠钳牵开下唇，舌部放置 1 块纱布用以吸收血液。**B.** 用钝头 **Westcott** 结膜剪取下黏膜移植物。**C.** 经双极电凝止血后的供区外观。**D.** 用钝头 **Westcott** 结膜剪修薄移植物。**E.** 黏膜移植物已与无眼眼窝的下穹窿缝合。该患者也同时接受了睑板条悬吊术

加深线将其固定（参见第 22 章）。

(2) 术后护理：应给患者开具抗菌漱口水并嘱其使用 7～10 天，在供区创面愈合前应软质、清淡饮食。供区一般在 2～3 周内重新上皮化。

四、硬腭移植物

硬腭黏膜较唇或颊黏膜更坚硬，但表面也更粗糙，术后一般挛缩不超过 10%。一般认为不用硬腭黏膜修复上睑，因其可能磨损角膜，除非患者已去除眼内容物。

麻醉师应在诱导麻醉后备好气管切开包，在患者做好术前准备并铺巾前，应在供区注射 3～5ml 加入 1∶200 000U 肾上腺素的 0.5% 布比卡因。

适应证　硬腭移植的适应证包括：①下睑缩肌缩短术中的插片植入物；②下睑重建术中的后板层移植物；③严重的瘢痕性下睑内翻矫正的移植物；④挛缩眼窝重建术的移植物。

(1) 手术步骤。

- 小心放置 Boyle-Davis 半开口器（或类似器械）牵开软腭，确保气管内插管不会移位。患者取头高脚低位，术者站在患者一侧并戴头灯。麻醉师应将患者头部后仰以更好地显露硬腭。
- 用干燥棉签擦干硬腭。
- 测量好所需移植物的大小并标记轮廓，应避开龈缘、中线和软腭（图 13-7A 和 B）。
- 用 15 号 Bard-Parker 刀片做切口，切开上

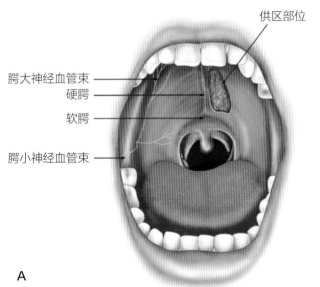

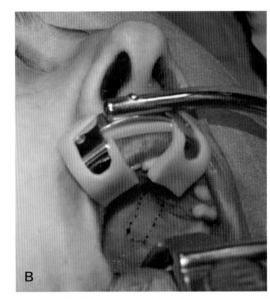

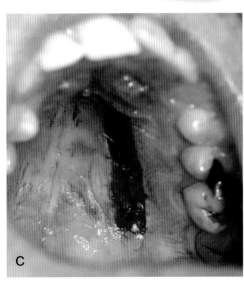

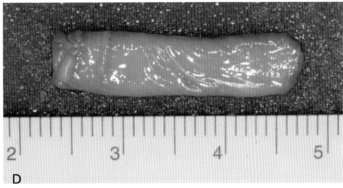

▲ 图 13-7　**A.** 能够获得硬腭移植物的安全区域；**B.** 用 Boyle-Davis 钳撑开口部，标记供区并注入局部麻醉药；**C.** 取出移植物并使用双极电凝止血后的供区即刻外观；**D.** 硬腭移植物黏膜面的外观

皮直到脂肪层，但要避免触及骨膜。

- 用 66 号 Beaver 刀取下移植物，取下时保持解剖层次处于脂肪层内（图 13-7C 和 D）。用 66 号刀片确定解剖平面后也可以用 Westcott 结膜剪继续剥离。
- 用生理盐水纱布保护移植物，并妥善保管防止丢失。
- 将 1∶1000U 肾上腺素轻微润湿的棉垫在供区部位压迫 5min，并使用双极电凝严格止血，供区伤口二期愈合。
- 移植物放到非优势手的示指上。用钝头 Westcott 剪去除多余的脂肪组织。
- 将移植物放置在受区，用 7-0 Vicryl 缝合线自移植物边缘缝合到受区结膜边缘，确保缝合线被包埋。

(2) 术后护理：患者需要使用 7～10 天的抗菌漱口水，在供区部位愈合之前食用软食。无牙颌的患者应 2 天后更换清洁义齿。可增加患者的舒适度，并为愈合区提供了机械屏障。供区通常会在 2～3 周颗粒化并重新上皮化。

五、上睑睑板移植物

从上睑可获取游离的睑板移植物。但是在使用这种移植物时应格外小心，因为睑板为上睑提供了结构支撑，而相邻的结膜中则含有泪腺组织。术前移动睑板，以确保有足够的睑板高度。保留至少距睑缘 3.5mm 的睑板高度。

适应证　上睑睑板移植的适应证包括：①眼睑重建手术中的后板层移植；②严重的上、下睑瘢痕内翻手术的移植物；③下睑退缩术中的间隔移植物。

(1) 手术步骤。

- 将 1～2ml 含 1∶200 000U 肾上腺素的 0.5% 布比卡因与含 1∶80 000U 肾上腺素的利多卡因以 50∶50 的比例混合配制，皮下注射到上睑中央区域。4-0 丝线作为牵引线穿过上睑灰线，将上睑外翻后用中号 Desmarres 牵开器进行固定，在睑板上缘的结膜下再注射 1ml 含 1∶200 000U 肾上腺素的 0.5% 布比卡因。
- 睑板干燥后用无菌甲紫记号笔在距睑缘 3.5mm 处标记水平切口线。

- 睑板上标记所需的移植物宽度（图 13-8A）。
- 使用 15 号 Bard-Parker 刀片在睑板的中央作水平切口，其余的切口用钝头 Westcott 剪剪开。
- 进行垂直切开，并用钝头 Westcott 剪从下面的眼轮匝肌剥离睑板，然后分离移植物（图 13-8B）。
- 供区二期愈合。
- 移植物在使用前不需要修薄或其他准备工作（图 13-8C）。

(2) 术后护理：抗生素软膏涂眼 1 周。

六、耳软骨移植物

耳软骨移植物有许多适应证，但其使用受到个别患者耳郭尺寸和形状的限制。与硬腭移植物相比，耳软骨移植物具有缺乏黏膜面的缺点。

适应证　耳软骨移植的适应证包括：①上睑重建手术中的睑板替代物（例如，作为 Cutler-Beard 术的一部分）（图 13-8C）；②上睑睑内翻手术中的睑板替代物（例如，在 Fasanella-Servat 手术中过度切除睑板后）；③下睑重建术中的睑板替代物。

(1) 手术步骤。

- 含 1∶200 000U 肾上腺素的 0.5% 布比卡因与含 1∶80 000U 肾上腺素的利多卡因 50∶50 混合配制后耳郭皮下注射。
- Babcock-bowel 钳牵开耳郭的边缘（图 13-9A）。
- 用 15 号 Bard-Parker 刀片在耳郭后做皮肤切口。用钝头 Westcott 剪分离至耳软骨。
- 分离软骨周边组织，直到显露出足够的软骨，以便能够切取足够大小的移植物（图 13-9A）。
- 测量移植物的大小并用甲紫标记。
- 用 15 号 Bard-Parker 刀片切透软骨后，使用钝头 Westcott 剪剪取软骨（图 13-9B 至 D）。
- 将移植物小心地存放在湿纱布中，以防意外丢失。
- 用 6-0 尼龙缝合线连续缝合皮肤切口。
- 然后将 2 根 4-0 尼龙线穿过耳郭，系在 2 个盖有油纱的牙科棉卷上预防血肿。

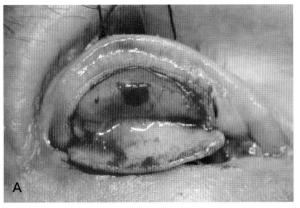

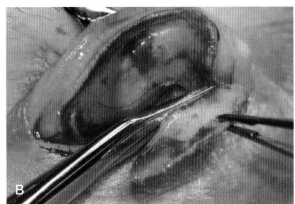

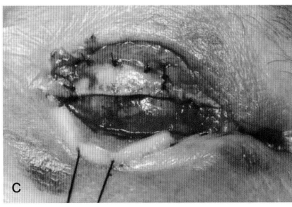

▲ 图 13-8 **A.** 用 **Desmarres** 牵开器显露上睑，在睑缘上方 **3.5mm** 处切开；**B.** 然后用钝头 **Westcott** 剪剪取睑板移植物；**C.** 使用睑板移植物在对侧上睑重建深层组织缺损

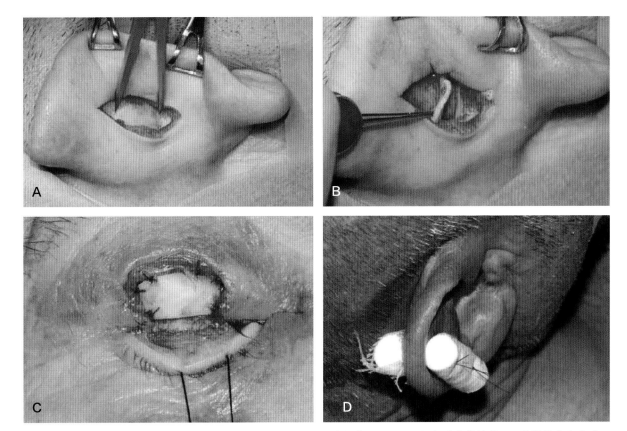

▲ 图 13-9 **A.** 通过耳郭后切口显露耳软骨，并测量所需的移植物；**B.** 从周围组织分离移植物；**C.** 移植物作为上睑 **Cutler-Beard** 重建的一部分；**D.** 尼龙线穿过耳部将 **2** 块覆盖凡士林纱布的牙科棉卷系在一起，以防止术后血肿

343

- 清除移植物上的所有软组织，并用 5-0 Vicryl 缝合线间断缝合至受区。移植物上的任何凸起可以用 15 号 Bard–Parker 刀片修除。

(2) 术后护理：1 周后拆除尼龙线。伤口外用抗生素软膏 2 周。

七、鼻中隔软骨移植物

当整个下睑都被切除后，鼻中隔软骨移植物是下睑重建中理想的后板层替代物。它通常与 Mustardé 颊旋转皮瓣联合使用。

(1) 手术步骤。

- 在鼻中隔的一侧黏膜下给予含 1∶200 000U

肾上腺素的 0.5% 布比卡因注射，以利于黏膜与软骨膜分离，并可减少移植物切取时黏膜穿孔的风险，并应避免鼻中隔穿孔，因为它会导致哨声和鼻痂。在计划切取区域的对侧，于鼻中隔底部上方的黏膜下注射相同的溶液。

- 用 5% 可卡因溶液润湿的鼻止血海绵填塞鼻孔，5min 后将其移除。

- 切取 10～15mm×5～8mm 的移植物。前方留出约 0.8mm 的软骨，以避免鼻梁塌陷（图 13-10A 和 B）。

- 使用 0.4mm 鼻内镜和新月形刀片，在鼻中隔的下方穿透鼻黏膜做切口，在小柱上方

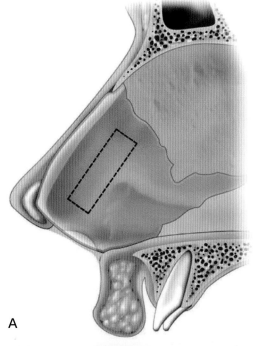

A

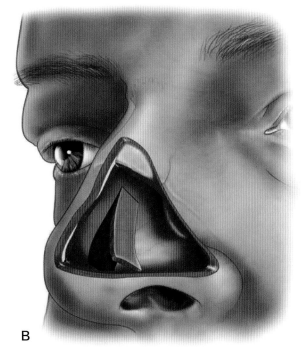

B

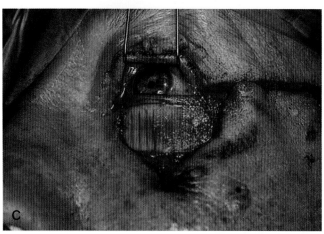

C

▲ 图 13-10 **A.** 要去除的鼻中隔软骨的位置。**B.** 切除鼻中隔软骨。**C.** 鼻中隔软骨移植。在移植物的表面保留一层黏膜，并用刀片在垂直方向划开软骨

留下约 5mm 的支撑。然后用 Freer 骨膜剥离子的尖端将鼻中隔软骨切透，注意不要穿透对侧黏膜。

- 用 Freer 骨膜剥离子的钝头剥离至鼻中隔软骨和对侧黏软骨膜之间，剥离子紧贴软骨表面剥离黏膜。鼻内镜的使用有助于操作。
- 用直钝头剪做垂直切口，并用 66 号 Beaver 刀切断黏膜和软骨的最上层附着处。
- 将移植物小心地存放在湿纱布中。
- 如果没有内镜，可以使用鼻窥镜和头灯进行操作。如果进入鼻中隔受限，可以做鼻翼切口以利于显露。鼻翼切口使用 5-0 Vicryl 缝合线皮下缝合，并使用 6-0 尼龙缝合线间断缝合皮肤。
- 将新的鼻止血海绵轻轻蘸取抗生素软膏并插入各鼻孔，留置过夜。
- 小心准备移植物，用 15 号 Bard-Parker 刀片削薄软骨并剔除多余的软骨。软骨边缘切除一小条软骨，避免顶住眼球，并使得黏软骨膜越过软骨边缘，形成新的睑缘（图 13-10C）。
- 用 15 号刀片在垂直方向轻轻划开软骨面，使移植物向眼球面弯曲。

(2) 术后护理：第 2 天鼻腔止血海绵用生理盐水湿润后轻轻取出。每天 2 次用鼻腔生理盐水或鼻腔冲洗液（NeilMed Pharmaceuticals, INC）轻轻冲洗鼻部，持续 2 周。

八、真皮脂肪移植物

脂肪可以用于增容，预防或控制皮下粘连。真皮附着在脂肪上以提供血液，但是术后脂肪萎缩非常多变且不可预测。用于治疗先天性无眼球眼窝的婴儿真皮脂肪可看到增长，甚至可能需要去除，这在成人中看不到。移植物中可能残留的毛囊和皮脂腺通常会萎缩，但很少会造成囊肿的形成和毛发生长。移植物通常是从臀部的外上象限采集，但是对于成人患者而言，从下腹外侧取移植物更为方便。在无眼球眼窝重建中，移植物可能被完全掩盖，但是当将其用于缺乏结膜衬里伴容量缺失的眼窝时，其表面可能会部分暴露。暴露的真皮在 3～4 周内上皮化。

适应证　真皮脂肪移植的适应证包括：①主要或次要眼眶植入物；②需要眼窝衬里时主要或次要的眶内植入物；③人造眶内植入物外露后眼眶植入物；④预防或处理眼眶手术、创伤或感染后的皮下粘连；⑤修饰迷走神经后窝综合征的上眼睑沟畸形。

(1) 手术步骤（视频 13-2）。

- 用甲紫标记笔在皮肤上画出所需的移植物大小（图 13-11A）。用作眼眶植入的移植物是圆形的，而用于眼睑的移植物是椭圆形的（图 13-11B 和 C；视频 13-2）。
- 皮下注射 10～15ml 含 1∶200 000U 肾上腺素的 0.5% 布比卡因。
- 使用 10 ml 注射器和细针头将生理盐水注射到表皮下，以形成橘皮样外观（图 13-11D）。根据需要以一定的间隔重复此步骤。
- 在表皮上用 15 号 Bard-Parker 刀片做切口。用带齿的 Adson 镊子夹住表皮边缘，并用刀片在表皮下方以轻扫式将其从真皮上分离（图 13-11E）。真皮呈现苍白伴点状出血的外观（图 13-11F）。脂肪不应显现。理想情况下，应将表层单层切除。
- 用刀片在真皮的一个边缘上做 1 个小切口，其余用 Stevens 肌腱剪剪开（图 13-11G）。将脂肪层分离至 2～3cm 深度，并与上方的真皮一起切取（图 13-11H）。将移植物存放在湿纱布中。
- 供区用 4-0 Vicryl 缝合线皮下间断缝合，4-0 尼龙缝合线垂直褥式缝合皮肤。
- 缝合至受区之前，移植物用干纱布按压蘸干。在眼窝中，眼外肌被缝合至移植物的边缘，结膜盖过移植物或缝合至其表面，显露部分真皮。在眼睑上，将移植物的真皮紧贴骨膜，并用 5-0 Vicryl 缝合线间断缝合。脂肪面模拟眶隔脂肪的解剖位置放置（图 13-11I 至 K）。

(2) 术后护理：10～14 天后将皮肤缝合线拆除。遵循一般的伤口护理原则。

九、结构性脂肪移植物

结构性脂肪移植是从患者自身收集脂肪并将其重新注入其面部皮下组织的操作。在此过程中，通过注射器抽吸并采集脂肪，然后将采

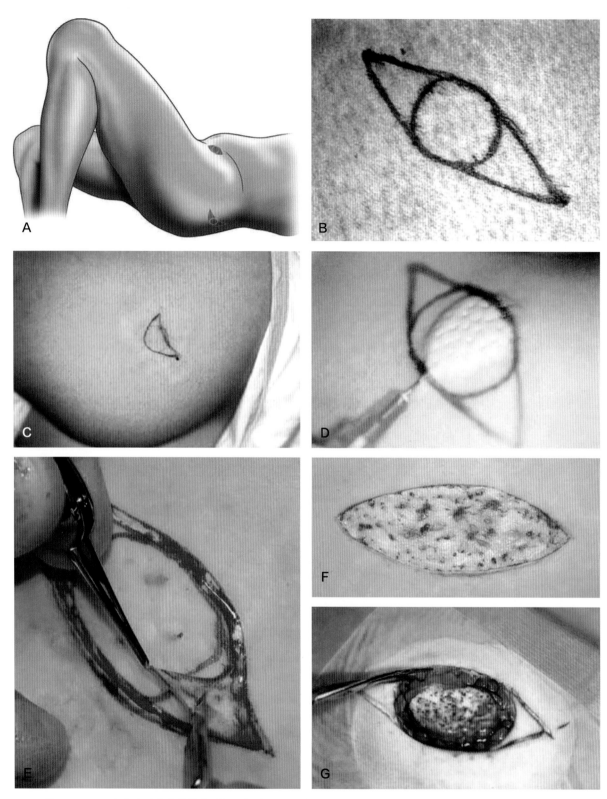

▲ 图 13-11 **A.** 真皮脂肪移植物的典型供区部位；**B.** 从腹壁获取的真皮脂肪移植物的典型形状；**C.** 从臀部获取的真皮脂肪移植物；**D.** 将盐水注入皮肤，以形成橘皮样外观；**E.** 用 15 号刀片将表皮与真皮分离；**F.** 除去表皮的真皮发白，且呈细小点状出血，脂肪少见；**G.** 用 Stevens 剪将真皮脂肪移植物取下

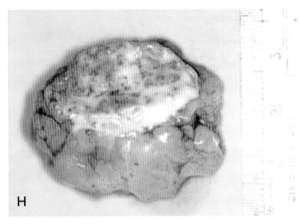
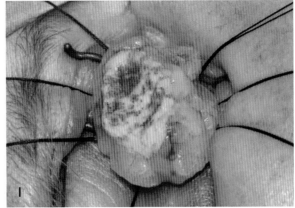
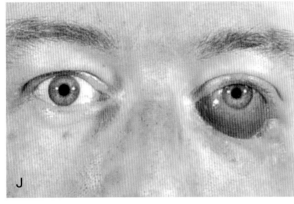
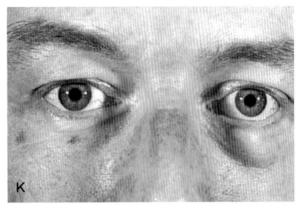

▲ 图 13-11（续） **H.** 用于无眼球眼窝重建中的作为眼眶植入物的真皮脂肪移植物的典型外观；**I.** 准备好的真皮脂肪移植物植入无眼球眼窝中；**J.** 1 例硅胶眶底植入物外露患者，下睑形成瘢痕并退缩至眼眶中，伴球结膜水肿；**K.** 取出植入物后，松解眼睑粘连，并置入真皮脂肪移植物

集的脂肪离心。离心后移植物分为 3 层：最上层主要是油脂；中间层是脂肪；底层由血液、血清和麻醉药组成。去除油脂、血液、血清和局部麻醉药，分离出的脂肪细胞用于注射。

适应证 结构性脂肪移植主要用于改善面部轮廓、凹陷和脂肪萎缩，也用于改善在创伤或肿瘤切除后出现的凹陷和容积减少，以及一些病理状态（如 Romberg 半侧颜面萎缩）。它也可以用于修复眼球摘除术后眼窝综合征。在面部年轻化中，可用于鼻唇沟填充、颞部填充、面中部填充、改善下睑泪沟凹陷、上睑凹陷及眉弓填充。

要　点

将脂肪注入面部或颞部时，必须格外小心。误将脂肪注入血管可导致脑血管意外或失明。

供区选择：尽管下腹壁可以用作供区，但使用"侧腰"区域、臀部的外上象限或大腿外侧更为安全。

（1）手术步骤。

- 使用甲紫记号笔在患者坐位时仔细标记拟注射的面部区域。
- 供区部位用甲紫标记。
- 含 1 : 200 000U 肾上腺素的 0.5% 布比卡因与含 1 : 80 000U 肾上腺素的 2% 利多卡因的混合物溶液以 50 : 50 的比例混合，在面部注射区域行局部神经阻滞麻醉。考虑到患者的体重，应注意不要超过局部麻醉药的最大安全剂量。还应留出时间使麻醉药吸收，以免在注入脂肪时干扰对体积的评估。
- 将 5ml 相同溶液皮下注射到供区部位。
- 使用 50ml 注射器准备供区的局部麻醉药，配置如下。

- ○ 注射用生理盐水 30 ml。
- ○ 0.5% 布比卡因 10ml。
- ○ 2% 利多卡因 10ml。
- ○ 1∶1000U 肾上腺素 0.25ml。
- 患者术区消毒、铺单。
- 使用 15 号 Bard-Parker 刀片在供区部位的下方穿透皮肤做单个小切口。如有可能，尽可能选择在皮纹、膨胀纹或多毛区域，可以掩盖由此产生的小瘢痕。
- 使用长钝头的注射套管连接至 20ml 螺口注射器，其含有从 50ml 注射器中转移过来的麻醉药溶液，将注射套管穿过小切口插入并进入皮下脂肪层，缓慢注入溶液（视频 13-3）。再注入 10～20ml，10min 后麻醉药起效。
- 用 15 号 Bard–Parker 刀片做小切口，为脂肪移植做准备，根据注射部位顺皮纹、面部或颞部发际线内做切口。压迫切口以防出血。如果需要微脂肪注射，则使用 21 号针头做切口。
- 将钝头的吸脂针连接至 10ml 螺口注射器。如果要使用微脂肪，则应使用含多个锯齿孔的特殊微脂肪吸脂针（视频 13-3）。
- 吸脂针插入供区的小切口。
- 将吸脂针在皮下脂肪层向前推动时，用拇指和示指轻柔拉动注射器柱塞，使针筒中产生 1～2ml 的负压空间。
- 保持柱塞上的负压，将吸脂针快速在脂肪层来回移动。
- 收集脂肪后，将吸脂针从注射器上取下来，并装上盖子。
- 用螺口盖子密封，以防止离心过程中注射器内容物溢出。
- 将柱塞从注射器的近端移除。
- 将注射器放入离心机的无菌中心转子。
- 以相同的方式获取更多的脂肪。
- 将每个 10ml 注射器放入离心机的单个套筒中。注射器应均匀放置，以使每个注射器与对侧保持平衡（图 13-12A）。
- 关闭并锁定离心机盖。
- 计时器仅设置 3min，离心速度为 3000 转 / 分。有些外科医师担心离心会损伤脂肪细胞，所以离心 15s。
- 微滤袋可作为离心机的替代选择（图 13-12B 和 C）。
- 供区部位切口用 4-0 尼龙线缝合。
- 当转子完全停止后，才能打开离心机盖。
- 巡回护士取出离心好的注射器，注意避免接触离心机盖和其他未消毒的离心机部件。
- 注射器离心后分层（图 13-12D）。
- 将顶层的油脂倒入无菌的玻璃容器，用于润滑切口。
- 拔掉螺口盖活塞，让血液和其他液体成分流入弯盘（图 13-12E）。
- 将注射器放置在无菌架上，用一个脑棉片插入注射器顶部，用来吸收油脂。
- 应丢弃附着在棉片或暴露在空气中的脂肪。
- 插入并推动活塞排尽空气。
- 用 1 个金属的 Luer-Lock 连接器分别连接 10ml 与 1ml 注射器（图 13-12F）。
- 缓慢推注 10ml 注射器同时小心回抽 1ml 注射器，从而将脂肪转移至 1ml 注射器。
- 将 1ml 注射器盛装至 0.8ml 刻度处，然后在连接注射套管之前排尽空气。
- 制备好的脂肪可用于填充面部、眼睑、颞部（或无眼球眼窝）（图 13-12G）。
- 使用过滤袋制备脂肪更加简便、快捷且不易被污染。

脂肪在离心后应尽快使用。注射时应灵活使用不同尖端的套管针，以满足不同组织的需要。同时套管的尖端应是钝性的，以降低血管内注射的风险。插入针管时，用另一只手固定组织，边退针边缓慢注射 0.1ml 脂肪（视频 13-4）。此过程较为费时费力，因为脂肪需要缓慢地、轻柔地向不同方向的多个通道注射，以增大脂肪细胞与血管的接触面。如果一次性注入大量的脂肪，则脂肪大部分会形成硬结且发生萎缩。在上睑处，如果患者正在接受上睑成形术或提肌腱膜转移术，那么在缝合之前，脂肪可以直接注射到腱膜前间隙。

颞部是一个相对容易的初始注射部位。随着经验的积累，外科医师可以着手注射更有挑战性的面部区域（图 13-13）。

眼睑部注射需要注重细节，不应矫枉过正。

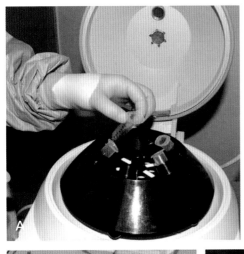
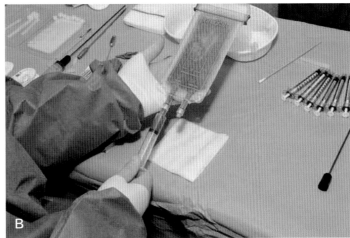
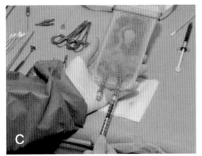
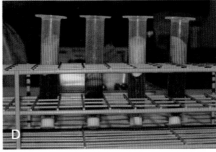
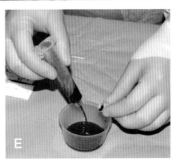
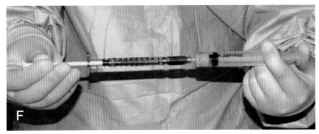
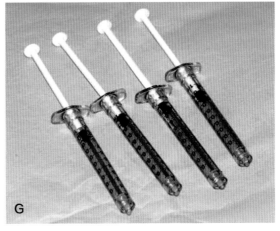

▲ 图 13-12　**A.** 将注射器置入离心机中；**B.** 用 **10ml** 注射器将血液、局部麻醉药溶液和脂肪从 **Pure Graft** 过滤袋中抽出；**C.** 将过滤袋里余下的脂肪吸入 **1ml** 的注射器中；**D.** 离心后的脂肪；**E.** 打开注射器的活塞，倒出血液、麻醉药等成分；**F.** 脂肪转移至 **1ml** 注射器中；**G.** 准备用于填充的脂肪

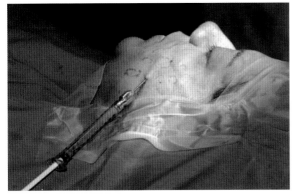

▲ 图 13-13　通过皮肤上的一个小切口，将脂肪注射到患者面部脂肪萎缩的区域

对于这些薄弱的区域最好注射脂肪微粒，这就需要更精细的注射针，可以穿过 21 号针头做的切口。面中部的注射，可以在相比面部其他部位更深的层次进行，尤其适合那些患有面中部萎缩但不伴软组织下垂的患者。

小切口用 7-0 Vicryl 缝合线缝合，21 号针头的穿刺口可以自行愈合，不需敷料覆盖。抗生素局部涂抹在切口处即可。

锐针皮内脂肪注射（SNIF）是指将乳化脂肪注射到真皮内（也称纳米脂肪注射）（视频 13-5）。微粒脂肪可以通过位于 2 个 10ml 注射器之间的微过滤器来回抽吸进行乳化（视频 13-5）。

使用 27 号针头进行脂肪皮内填充，这种技术可以改善皮肤的皱纹和细纹，尤其是眼周区域，有学者认为乳化脂肪含有干细胞，对注射部位具有再生作用。

(2) 术后护理：术后几天之内，患者头部应抬高至少 30° 入睡。提供足够的镇痛药来控制供区疼痛，这点非常重要。清洁的冰袋间歇敷在受区部位 48h。伤口外用抗生素软膏 1 周。几天后可以对不规整区域的脂肪进行轻柔的按摩。应嘱患者避免剧烈运动 3～4 周。

十、颗粒脂肪移植物

脂肪可以通过脐下 1 个小的半圆形切口获得，也可以与患者共同商定其他供区（图 13-14A）。脂肪可以被分割成非常小的颗粒脂肪，并在直视下植入眼睑（例如，眼睑成形术中，上睑脂肪被过度切除的情况）（图 13-14B）。

在受区准备好之前，不要吸脂。脂肪处理后应尽快植入受区部位以降低术后脂肪萎缩的风险（视频 13-6）。

术后护理 10～14 天后拆除皮肤缝合线，遵循一般伤口护理原则。

十一、阔筋膜移植物

阔筋膜采集于大腿外侧，取材后可能导致部分股外侧肌的疝出和瘢痕增生。尽管阔肌膜可以从大腿外侧较高的切口处剥离，但通常选取大腿外侧较低处。

适应证 阔筋膜移植的适应证包括：①额肌悬吊术；②下睑悬吊术；③面神经麻痹患者面中部筋膜悬吊；④暴露眼眶植入物的补片移植；⑤眼眶植入物的包裹。

(1) 手术技巧。

- 在膝关节上方约 10cm 处，于腓骨头至髂前上棘（ASIS）连接上，做 4～5cm 的切口（图 13-15A）

- 配制 10～15ml 含 1∶200 000U 肾上腺素的 0.25% 布比卡因混合溶液，皮下注射于切口处和大腿外侧至髂前上棘连线的若干点。用量取决于患者的年龄和体重，这对于儿童尤其重要。

- 使用 15 号 Bard-Parker 刀片做皮肤切口。用 Stevens 剪水平方向直接分离皮下脂肪，直至显露筋膜。用干纱布清洁筋膜表面。

- 首先显露的筋膜通常是环状的，而阔筋膜的走行是纵向的，用 Paufique 镊夹住水平方向的筋膜，纵向钝性剥离，可见其深面的阔筋膜有光泽的纵向纤维。

- 接着用长直 Nelson 剪插入水平筋膜边缘和阔筋膜之间，将大腿向上推 12～15cm。

- 用 15 号刀片在阔筋膜上作 2 个间隔 1cm 的垂直小切口。用长直 Nelson 剪将切口沿着筋膜向上延伸至皮肤切口末端。然后用钝头直剪穿过筋膜下，沿皮肤切口长度将筋膜与深层肌肉分离。

- 切开筋膜的下方，从切开的一端插入

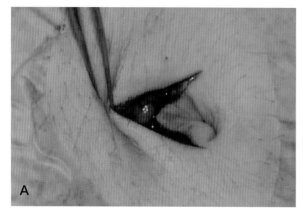
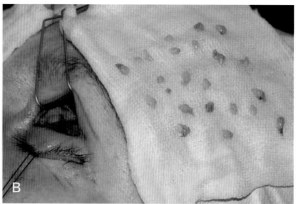

▲ 图 13-14 **A.** 在脐下做皮肤切口，以获取皮下脂肪；**B.** 在眼睑成形术中过度切除上睑中部的脂肪垫后，将颗粒脂肪植入这个非常空的上睑内

Crawford 阔筋膜剥离器（图 13–15B 至 E）。

- 剥离器沿着阔筋膜纤维方向穿过，确保剥离器的末端穿过水平筋膜的下方。在剥离器穿过筋膜之前，必须确保切削部分是锁住的。
- 一旦剥离器沿着阔筋膜移动至所需的长度（在剥离器上测量的长度），即可打开并启动切割装置，从而切断筋膜上端。
- 移除筋膜和剥离器，局部压迫几分钟（图 13–15F 和 G）。

- 筋膜小心地保存在湿润的纱布中。
- 大腿伤口使用 4–0 Vicryl 缝合线间断皮下缝合，皮肤切口使用 4–0 尼龙线间断垂直褥式缝合法。
- 用绷带和敷料加压包扎。
- 湿纱布沿筋膜长轴方向垂直擦拭，以清除筋膜上附着的脂肪和纤维组织。

(2) 术后护理：10～14 天后拆除皮肤缝合线，遵循一般伤口护理原则。

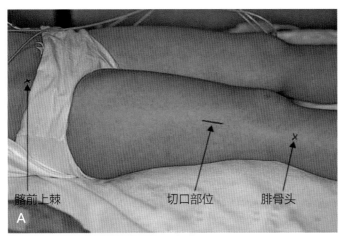

髂前上棘　　切口部位　　腓骨头

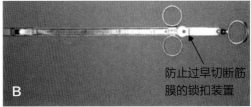

防止过早切断筋膜的锁扣装置

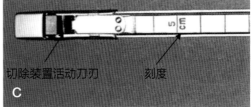

切除装置活动刀刃　　刻度

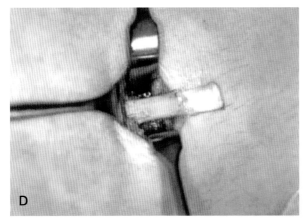

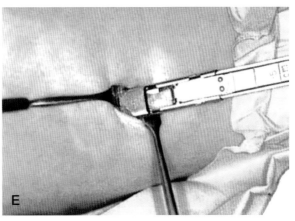

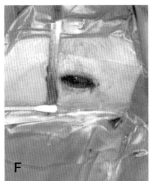

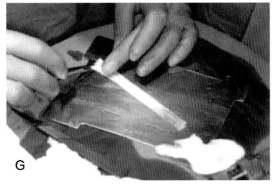

▲ 图 13–15　A. 取阔筋膜的切口位于髂前上棘与腓骨头之间连线上；B. Crawford 阔筋膜剥离器；C. Crawford 阔筋膜剥离器切除装置活动刀刃的局部特写；D. 游离出阔筋膜导条；E. 在阔筋膜的深面插入剥离器；F. 阔筋膜取出后的外观；G. 清除筋膜上附着的肌肉和脂肪

十二、颞筋膜移植物

颞筋膜很容易获得，且去除后留下的瘢痕可以隐藏在头发中。这个部位虽不同于大腿处可以获取大量筋膜组织，但其组织量足够用于暴露的眼眶植入物的补片移植。

适应证 颞筋膜移植的适应证包括：①暴露眼眶植入物的补片移植；②下睑悬吊；③眼眶植入物的包裹。

(1) 手术技巧。

- 颞浅动脉用甲紫标记。患者颞窝处的毛发用氯己定彻底清洁并梳开，以显示颞浅动脉分支。
- 切口处皮下注射加入 1∶200 000U 肾上腺素的 0.25% 布比卡因。

用 15 号 Bard-Parker 刀片做 1 个 3～4cm 的皮肤切口（图 13-16A）。

- 用 Stevens 肌腱剪向深面剥离，显露颞深筋膜有光泽的纤维（图 13-16B）。
- 通过钝性剥离广泛显露筋膜组织。
- 插入 Desmarres 牵开器，并移动伤口边缘以显露所需筋膜。
- 用 15 号 Bard-Parker 刀片切开筋膜。用 Stevens 肌腱剪或钝头 Westcott 剪从颞肌上剥离筋膜（图 13-16C）。
- 筋膜小心地保存在湿纱布中。
- 切口皮下用 5-0 Vicryl 缝合线缝合，皮肤用皮钉闭合，7～10 天后拆除。

(2) 术后护理：10～14 天后拆除皮钉，遵循一般伤口护理原则。

十三、眼睑复合移植物

老年患者切除大约 1/3 的上睑可以不改变眼睑的外观和功能。对于眼睑明显松弛的患者，甚至可以切除更多的眼睑组织。该组织可用于对侧重建不能通过外侧眦切开术和眦松解术直接闭合的上睑缺损。同样的技术也可用于下睑。此方法可明显改善功能和外观，但可造成睫毛缺损（图 13-17）。

(1) 手术技巧。

- 眼睑注射 1～2ml 加入 1∶200 000U 肾上腺

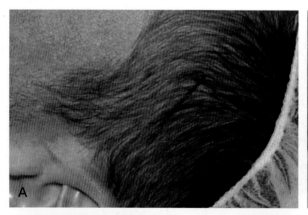
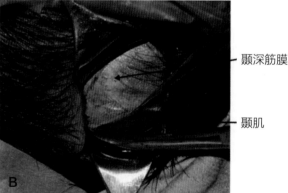

颞深筋膜

颞肌

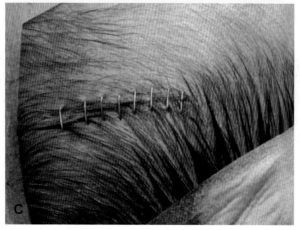

▲ 图 13-16　**A.** 切取颞筋膜切口的位置；**B. Westcott** 剪切取颞筋膜移植物；**C.** 切口用皮钉关闭

素的 0.25% 布比卡因。

- 全层楔形切除上睑（图 13-18A 至 C），直接关闭缺损。
- 使用 Westcott 剪从睑板去除皮肤和眼轮匝肌（图 13-18D）。
- 剩余带有睑缘和睫毛的睑板组织被移植到另一侧的上睑缺损处，睑板用 5-0 Vicryl 缝合线对位缝合（图 13-18E 至 H）。
- 睑缘使用 6-0 丝线垂直褥式缝合。
- 做局部推进或旋转皮肌瓣覆于移植物上以提供血液供应。

(2) 术后护理：10～14 天后拆除皮肤缝合线，遵循一般伤口护理原则。

十四、骨移植物

在眶骨缺损重建方面，随着人工材料的发展，已很少有骨移植的适应证。

以下为骨的取材部位，包括颅骨、肋骨、髂骨、面前部上颌骨。

取材于颅骨外表面的骨质吸收并不明显，但缺点是其刚性和脆性，用于修复眶壁缺损时很难形成良好的轮廓，但用碎骨块堆积可以单纯增加眶周体积。可以从颅骨的顶骨区域使用钝性弯曲的骨凿分离获取骨移植物。另一种方法是在额部开颅后，从全层颅骨上分离出内层骨板，用于眶顶切除后的重建。

肋骨可以劈开、弯折、贴附轮廓，但吸收率更高，且供区潜在的并发症发生率必须考虑在内。

髂骨可以获得大量的皮质、松质骨。但是骨的轮廓不好，且远期有再吸收的趋势。术后患者供区疼痛明显。

面前部的上颌骨可以获取少量骨组织用于修复中等大小的眶底骨折，但这种情况较为少见。

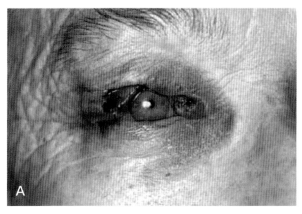
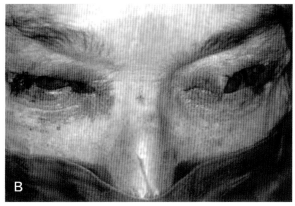

▲ 图 13-17　**A.** 行 Mohs 显微检查手术切除鳞状细胞癌后遗留的右上睑大面积缺损；**B.** 对侧上睑行楔形切除

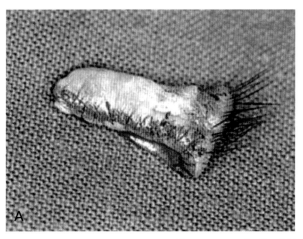
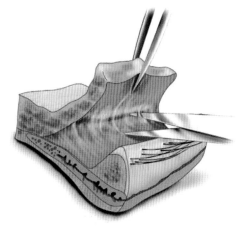

▲ 图 13-18　**A.** 楔形切除的上睑；**B.** 切除皮肤和眼轮匝肌

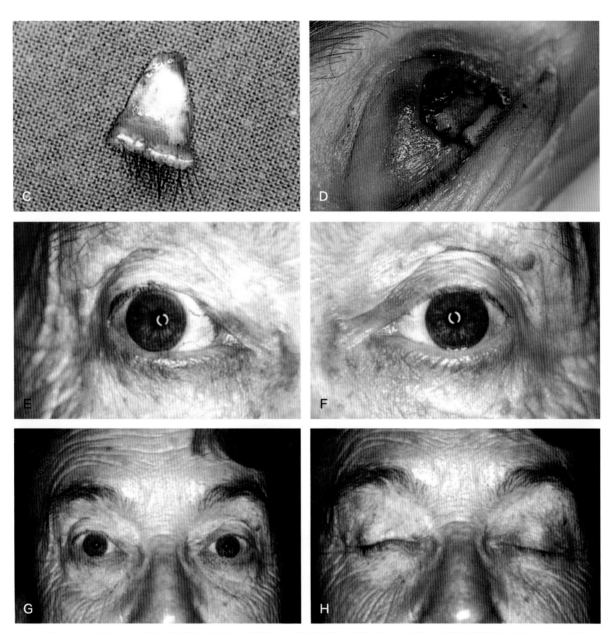

▲ 图 13-18（续） **C.** 复合移植物的外观；**D.** 眼睑复合移植物缝合到位后；**E.** 眼睑复合移植物移植术后 **5** 年的外观；**F.** 供区眼睑的外观；**G.** 患者外观对称；**H.** 无睑裂闭合不全

十五、结论

自体移植物在眼整形手术中有着广泛的应用。因此，眼整形医师应熟练掌握安全有效地应用这些移植物的方法。

推荐阅读

［1］ Bartley GB, Kay PP. Posterior lamellar eyelid reconstruction with a hard palate mucosal graft. Am J Ophthalmol. 1989; 107(6):609–612

［2］ Geary PM, Tiernan E. Management of split skin graft donor sites–results of a national survey. J Plast Reconstr Aesthet Surg. 2009; 62(12):1677–1683

［3］ Hawes MJ. Free autogenous grafts in eyelid tarsoconjunctival reconstruction. Ophthalmic Surg. 1987; 18(1):37–41

［4］ Henderson HW, Collin JR. Mucous membrane grafting. Dev Ophthalmol. 2008; 41:230–242

［5］ Leone CR, Jr. Nasal septal cartilage for eyelid reconstruction. Ophthalmic Surg. 1973; 4:68–71

［6］ Levin PS, Stewart WB, Toth BA. The technique of cranial bone grafts in the correction of posttraumatic orbital deformities. Ophthal Plast Reconstr Surg. 1987; 3(2):77–82

［7］ Lisman RD, Smith BC. Dermis-fat grafting. In: Smith BC, ed. Ophthalmic plastic and reconstructive surgery. St. Louis, MO: CV Mosby; 1987:1308–1320

［8］ Putterman AM. Viable composite grafting in eyelid reconstruction. Am J Ophthalmol. 1978; 85(2):237–241

［9］ Botti G, Pascali M, Botti C, Bodog F, Cervelli V. A clinical trial in facial fat grafting: filtered and washed versus centrifuged fat. Plast Reconstr Surg. 2011; 127(6):2464–2473

［10］ Gir P, Brown SA, Oni G, Kashefi N, Mojallal A, Rohrich RJ. Fat grafting: evidence-based review on autologous fat harvesting, processing, reinjection, and storage. Plast Reconstr Surg. 2012; 130(1):249–258

［11］ Ozkaya O, Egemen O, Barutça SA, Akan M. Long-term clinical outcomes of fat grafting by low-pressure aspiration and slow centrifugation (Lopasce technique) for different indications. J Plast Surg Hand Surg. 2013; 47(5):394–398

第三篇
整容手术

Cosmetic Surgery

目录　CONTENTS

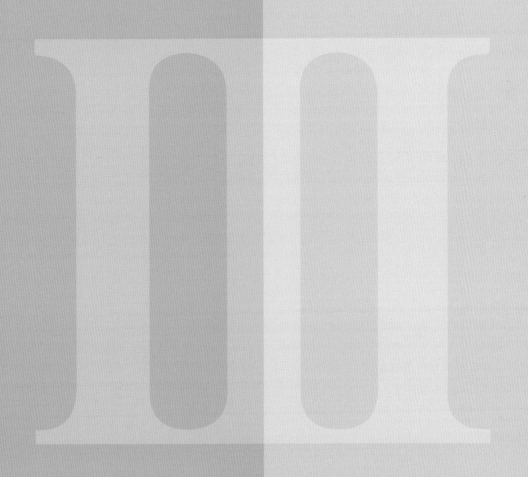

第 14 章
美容患者的评估和管理
The Evaluation and Management of the Cosmetic Patient

	"美容患者的评估和管理"为眼周疾病及寻求面部年轻化的患者提供治疗方案，同时这些患者也给医师提出挑战。缺乏经验的外科医师应谨慎对待此类患者。医师先要能十分熟练地进行眼部功能性整形手术，才能很好地完成美容手术。医师还应该掌握多种非手术方法，因为手术仅仅是使面部及眼周年轻化的方法之一。许多患者为了避免手术带来的不良效果，常会寻求一些具有良好效果的年轻化或整容手术方法，以使创伤最小化、风险最小化，并使术后恢复时间最短。
摘要	
	关键词：美容外科、年轻化、肉毒毒素、真皮填充物、强脉冲光、激光磨削、化学剥脱

一、概述

寻求眼周和面部年轻化的患者常给医师提出挑战，缺乏经验的外科医师应谨慎对待此类患者。医师先要能十分熟练地进行眼部功能性整形手术，才能很好地完成美容手术。此外，由于手术仅仅是使面部及眼周年轻化的方法之一，医师们还应掌握大量的非手术方法，以便在适当情况下补充甚至替代手术治疗。许多患者为了避免手术带来的不良效果，常会寻求一些具有良好效果的年轻化或整容手术方法，以使创伤最小化、风险最小化，并使术后恢复时间最短。

二、患者咨询

1. 咨询机构　在手术前，医师应该对医院中相关咨询机构的人员、装备进行评估，并确保这些装备和工作人员能够满足患者的不同需求。患者最初接触的可能是接待员、护理协调员、秘书、办公室管理员或护士，因此应确保每一名工作人员都能进行培训，以一个专业的姿态对待患者。并且，工作人员应力求与患者建立融洽的关系，尤其是在患者到医院面诊时。此外，

医师应完全熟悉患者的各种情况，并对手术和非手术治疗的方法及其费用十分了解。

2. 咨询前问询　咨询前，经验丰富的美学护士应对患者做一个非常全面的健康问卷，具体的问卷信息应包含以下方面。

- 面部整形的手术和非手术治疗史，包括肉毒毒素注射和真皮填充物注射。
- 眼病史，包括详述隐形眼镜的佩戴或已做过的屈光手术。
- 皮肤病史。
- 医疗、手术史，包括任何易于瘀青或出血的倾向。
- 药物及过敏史。
- 个人史，包括职业、吸烟和饮酒的信息。
- 家族史，包括甲状腺功能障碍或眼科疾病。

这些信息非常重要，如眼周肉毒毒素注射史。肉毒毒素注射会影响对眉下垂或眼睑下垂患者的评估和治疗。以前注射过真皮填充物的患者，应说明填充物种类的详细信息和注射的位置。患者有眼周或面部肿块的，可能与之前真皮填充物的注射有关。问卷应由患者签名，声明信息准确。医师最好能与患者的家庭医师

建立联系。

无论是否使用闪光灯，应该从不同的角度给患者拍照，照片尽量标准化。医师使用这些照片前应获得患者的知情同意，并且应向患者解释使用照片的具体目的。

当患者面对美学护士时，不会那么拘束，能较容易地与医务人员建立初步融洽的关系，并且能在后续的护理阶段持续下去。护士可以帮助患者来确定他们主要的忧虑和预期，并能和患者讨论，如术后能化妆的时间等问题。患者们可能会告诉护士他们对于治疗的其他方面的担忧，护士可以将这些预先告诉医师。护士经常能够辨认出"难搞"的患者，这些患者对医师提供的信息有一定的保留性，却能向护士诉说自己最近分居、离婚或丧亲等情况，这些情况都可能是促使患者进行整形手术而又心理准备不足的主要因素。

3. 医师咨询 预先咨询可以节省很多时间，使医师集中精力对患者进行全面的评估和检查，并有更多的时间就患者关心的问题与患者讨论；讨论检查结果；以及告知患者所讨论治疗方法的利弊、风险和潜在的并发症、术后恢复时间、后续护理、术后活动或对于驾驶的限制，以及工作的时间等。外科医师应留出足够的时间供患者咨询，并应鼓励患者回家利用至少2周的时间考虑所提出的治疗方法。外科医师应在咨询后给患者提供一份记录，总结以下内容。

- 患者主诉或担忧的问题。
- 患者既往史。
- 主要的临床检查结果。
- 讨论的治疗方法。
- 术前建议，例如，术前2周避免服用阿司匹林或抗炎类药物。
- 术后护理要求和频繁使用的滴剂或软膏、冰袋和抗生素。
- 术后疼痛的处理。
- 如果患者住所距离较远，必须留在诊所过

夜以确保安全。
- 预期的瘀青和肿胀的持续时间，以及预计恢复上班后的工作时间。
- 术后复诊时间及拆线时间。
- 手术的风险和潜在的并发症，以及可能需要进行的其他手术或治疗的相关要求。

另外，医师应单独列出所有眼睑、面部美容手术的潜在并发症及应对方案。医师也可以指导患者登录网站，以了解详细的信息，这对于患者是很有帮助的。

这份记录上还应单独附上由诊所管理员开具的所有治疗费用的详细清单。如果有可能，应为患者安排一次时间较短的随访，以处理所有未解决的问题，并嘱患者签署同意书。在首次咨询中，患者很难接受那么多信息，特别是当患者还未深入研究相关问题的时候。

同意书应打印并采用制式，不应在手术当天填写。同意书中应包含所有严重或高发的风险，这些通常是根据医师自己的经验而定，而不是源于医学文献。医师还应明确告诉患者如何处理潜在的并发症，以及这些处理产生的费用。

有效的美容咨询，其过程非常重要。外科医师应该倾听患者的担忧，不要过早打断患者而提出意见。如果患者对自己所担心的问题都不了解，而只想得到医师的建议，那么，医师应鼓励患者详细描述自己所关心的问题，避免误解而提出不合适的建议。一般来说，医师应尽量注意患者表达的主题，不要转向对其他问题的过分在意，因为这可能会冒犯到患者。在谈话中医师应时而与患者互动，时而调整谈话的进程，以符合患者的预期。然后，医师可以确定患者对替代方案的接受程度，即使这些替代方案可能不会实现。例如，许多要求做上睑成形术的患者，其术后眉部可能也有一定的提升，患者常会对于这样效果感到惊讶。

4. 手术患者选择　为特定的外科手术选择合适的患者是外科医师的一项技能，对手术的成功至关重要。对于具有不现实的期望、不合理的要求或不信任医师的患者，医师们最好拒绝对其手术。那些过分指责为其做过手术医师的患者，且其指责不正当，医师也应拒绝对其手术。那些对医师很尊重，但对除医师以外的其他工作人员不礼貌的患者，医师们还应加以提防。当患者所关切的问题与临床检查结果不符时，医师要意识到患者可能有身体畸形综合征的可能（框 14-1）。

框 14-1　患者的"红牌"特征

- 患者有不现实的预期手术结果
- 患者会提出不合理的要求
- 患者所关切的问题与临床检查结果不符
- 患者与医师过于熟悉
- 患者对其他医师有过度和不合理的批评
- 患者对医师过度赞美
- 患者对诊所工作人员的态度粗鲁
- 患者提出来源于互联网的冗长问题清单
- 患者已决定他/她需要的外科手术
- 患者常表现出不耐烦
- 患者迟到但仍需要充分的咨询时间
- 患者在没有对手术方案进行考虑的情况下要求手术

对于这些患者，医师应坚决拒绝对其进行手术或治疗。

三、非手术治疗

为实现面部和眼周年轻化，另有很多非手术方法，包括：①肉毒毒素注射；②真皮填充物注射；③强脉冲光处理；④激光皮肤磨削；⑤化学剥脱。

所有非手术治疗都可能出现小概率的不良反应和副作用。医师应向患者提供有关治疗、相关风险及潜在并发症的详细资料。在治疗前，医师都应事先征得患者的同意。眼整形医师（在治疗美容患者时）同时也应是肉毒毒素和真皮填充物注射的专家。

1. 肉毒毒素注射　为提升眼周和面部年轻化手术后效果，可单独注射肉毒毒素，也可与其他非手术治疗方式（如真皮填充物）联合使用。长期以来，肉毒毒素注射较为安全，眼科医师用其治疗原发性眼睑痉挛和斜视。如果要将肉毒毒素用于整形外科，医师需要对面部表情肌肉的解剖结构（图 14-1）十分了解，并且还要具有娴熟的手法，特别是在眼周部位。肉毒毒素注射的主要优点是，任何副作用或不良反应最终会自发消退，通常不会出现长期的后遗症。

由于缓解肉毒毒素的作用较为困难，初次对患者进行治疗时，医师应尽量保守注射。如果要达到注射的最佳效果，医师最好在初次注射 10~14 天后给患者提供"补充"注射。同时，注射部位和注射次数及每次的注射剂量应详细记录，一旦确定了患者的注射剂量，重复注射就可以参考之前的治疗记录。

笔者已使用 Dysport 和 Azzalure 这 2 种 A 型肉毒毒素超过 25 年。Dysport 的药效持续时间相对较长（约 4 个月），以往经验表明它十分有效。通常，在注射后约 3 天时开始起效，注射后 7~10 天效果最为明显。其他肉毒毒素（如 Botox、Xeomin、Myobloc）也可使用，这取决于医师不同的偏好。

(1) 注射过程：使用 3ml 注射器和 21G 针头将 2.5ml 无菌生理盐水与 Dysport 干粉混合。英国境内的 Dysport 含 500U 肉毒毒素，使用前医

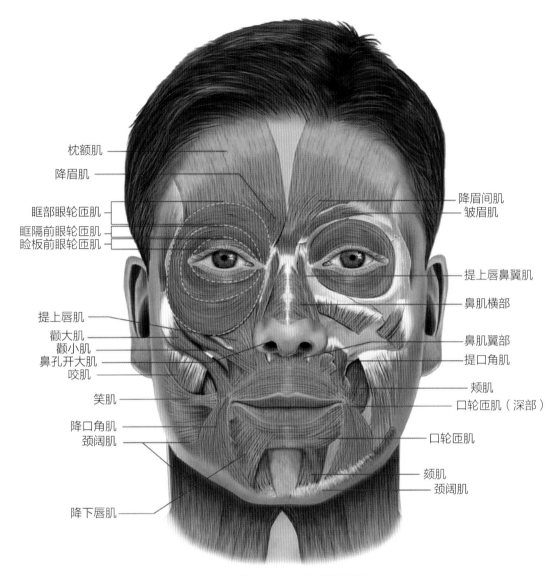

枕额肌

降眉肌

眶部眼轮匝肌

眶隔前眼轮匝肌

睑板前眼轮匝肌

提上唇肌

颧大肌

颧小肌

鼻孔开大肌

咬肌

笑肌

降口角肌

颈阔肌

降下唇肌

降眉间肌

皱眉肌

提上唇鼻翼肌

鼻肌横部

鼻肌翼部

提口角肌

颊肌

口轮匝肌（深部）

口轮匝肌

颏肌

颈阔肌

▲ 图 14-1　面部表情肌和咬肌

师应和助手仔细检查干粉和生理盐水的有效期。用带 21G 针头的 1ml Luer-Lock 注射器回抽溶液，回抽的体积最好不要超过 0.7ml，避免注射时难以控制注射速度和注射量等。然后换成 30G 的针头，每 0.1 毫升包含 20U 的 Dysport，因此容易计算注射量。

瓶装的 Azzalure 含有 125U 肉毒毒素。使用 1ml 注射器和 21G 针头将 0.63ml 的无菌生理盐水与粉末混合。然后换成 30G 的针头，每 0.1 毫升包含 20U 的 Azzalure，使计算起来较为容易。

如果患者愿意，注射前可以局部使用麻醉凝胶，以减少注射的不适。注射前 10～14 天，

建议患者不要服用阿司匹林或抗炎药，尽量减少瘀青的可能性，因为瘀青会增加毒素扩散到其他区域的风险。注射时，患者需两臂放体侧，医师需佩戴手套。针头垂直于皮肤注射，直接进入肌肉层（视频 14-1）。眉间注射时，嘱患者以最大限度皱眉，使眉下肌群主动收缩和聚集。注射应迅速完成，注射后立即用力按压注射部位 2～3min，以避免瘀青。注射后几天，患者应尽量避免剧烈运动。如果需要的话，注射后 10～14 天，应进一步补充注射。

医师可在多个不同部位进行注射，包括眉间、外眦、鼻上部两侧、前额、下睑、颏部、下颌轮廓、颈部、上唇及鼻唇沟上部。

（2）眉间：眉间是最常见的注射部位，注射主要作用的肌肉为皱眉肌、降眉肌和降眉间肌，主要有软化或祛除眉间纹和鼻根部的水平线的效果。若后期效果不好，可再进行真皮填充物或脂肪注射。注射通常是 4～5 点，Azzalure 总剂量为 70～120U。患者需皱眉以确定肌肉收缩的程度，医师将针头垂直、迅速地注射到肌肉中，右利手的医师在患者的右边从右至左注射。除非邻近的额肌也需注射，否则应注意不要随意扩大注射范围，因为额肌内侧或中央部分的注射将会导致出现典型的"吊梢眉"，尤其是患者试图抬眉时。这是注射肉毒毒素效果不佳的标志之一，被称为"Mephisto 效应"。图 14-2 记录了 1 例患者眉间的典型治疗。

如果出现临时性"吊梢眉"，可以通过额肌外侧注射来解决。图 14-3 示 1 例患者的典型治疗记录。

对于鼻根处水平线，医师应针对皱眉肌注射。一些患者由于微笑时鼻部肌肉过度活动，会出现"兔纹"。通常，在鼻部两侧进行单点注射，每一侧注射 5～10U Azzalure，就可以解决这个问题（图 14-4）。

患有偏头痛的患者注射眉间肉毒毒素后，其偏头痛也有了明显的改善。

（3）外眦：外眦注射，其注射主要作用的肌

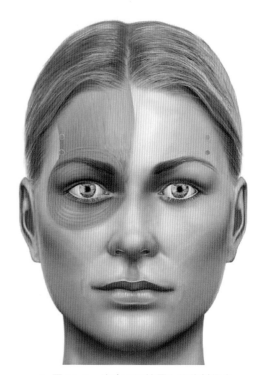

▲ 图 14-3 治疗"吊梢眉"的注射位点

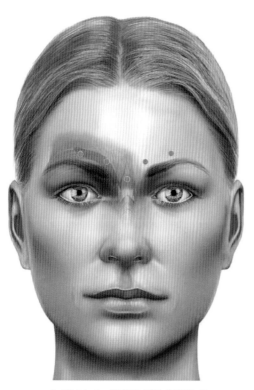

▲ 图 14-2 眉间注射的典型位点

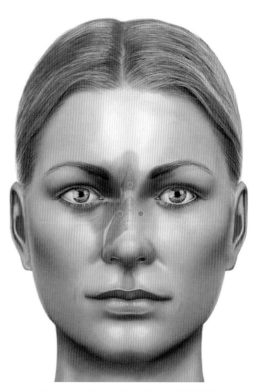

▲ 图 14-4 治疗"兔纹"的典型注射位点

肉为眼轮匝肌。患者需用力闭上眼睛后，进行3～5 点注射，然后放松，小心避开眉尾处可见静脉，注射总剂量为 30～60U。这种治疗可以软化或祛除外侧眼纹，还可以轻至中度提升眉毛，特别是与眉间注射同时进行时，这是由于额肌缺乏对抗作用（图 14-5A 和 B）。如果患者需要眉毛有更多的提升，可在眉尾部继续注射。医师可根据患者眉毛的对称性调整注射剂量和注射部位。图 14-5C 示 1 例患者外眦的典型治疗记录。

(4) 前额：前额注射时，医师应该非常谨慎。注射主要作用的肌肉为额肌。额肌没有降眉肌发达，因此较低的注射剂量就能达到预期的效果。注射能够成功软化前额水平线，但过度治疗也会导致双侧眉下垂，特别是对于那些眉部本身较低的患者。医师应提前告知患者这种可能性，并且纠正现有的不足应是治疗的最初目的。通常，患者需抬眉注射 4～12 点，每点剂量为 3～5U。考虑到注射后的肌肉反应和前额水平线的范围和深度，以及眉毛的不对称性，可以调整每次注射的剂量和位置（图 14-6）。图 14-7 示 1 例患者前额的典型治疗记录。

(5) 下睑：下睑的注射应严格局限于眼睑外侧的 1/3～1/2 处，目标肌肉为隔前眼轮匝肌。为防止毒素扩散到下斜肌而导致复视，药物注射要避免在下睑内侧。通常注射 2～3 点，总剂量为 3～6U。过高的剂量会导致下睑退缩，或出现颊部 "袋子"，这与某些患者眼轮匝肌力量减弱而无法支持侧颊部有关。图 14-8 示 1 例患者下睑的典型治疗记录。

(6) 颏部：注射到颏部可以帮助改善皮肤局部的水平线或凹陷，目标肌肉为颏肌。通常注射 2 点，总剂量为 10～15U。注射偏向降口角肌，可帮助提升嘴唇的外部轮廓，提高口角。通常，每块肌肉的单点注射量为 10U。由于这个区域和降下唇肌较近，注射应非常谨慎，避免引起语言、饮食或饮水相关问题。图 14-9 示 1 例患者颏部的典型治疗记录。

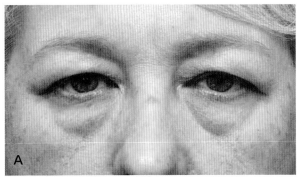
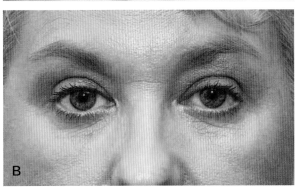
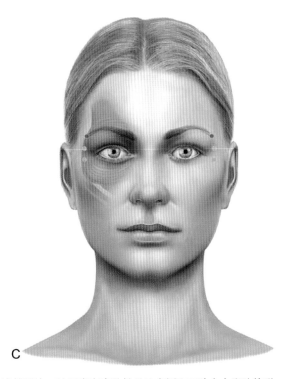

▲ 图 14-5　A. 中年女性患者，双侧颞侧上睑下垂，图为治疗前照片。她还患有皮肤松垂及内侧和下睑中央脂肪垫脱垂等。B. 此患者面部放松时的治疗后照片。患者注射 Azzalure 后，颞侧眉部有了显著的提升。眉间注射共 5 点，每点 15U，外眦注射 2 点，每点 15U，另在眉部的外上侧注射 10U。医师对其还进行了双侧上睑成形术和双侧下睑经结膜睑成形术，并对其脂肪进行了重置。此患者不需要眉提升术。C. 外眦的注射位点（绿点所示）。红点所示为其他注射位点，使眉部的颞侧更大程度地提升

(7) 下颌轮廓：在下颌线部位注射有助于提高早期下颌轮廓不清晰的问题，颈阔肌是目标肌肉。通常沿下颌线注射 3～4 点，每点 5～10U。图 14-10 示 1 例患者下颌轮廓的典型治疗记录。

(8) 颈部：颈部注射可以帮助减少颈阔肌带，

但由于肉毒毒素会严重影响吞咽，因此此处注射必须非常小心。直接在颈阔肌带上注射，单点剂量为 5U，初次注射时，每条带上的总剂量最好不要超过 20U（图 14-11）。

(9) 上唇：在上唇上方注射可以软化垂直上

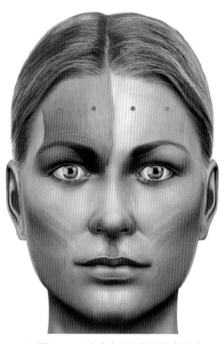

▲ 图 14-6　治疗水平额纹的注射位点

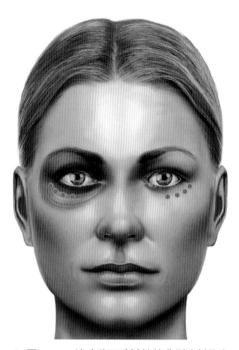

▲ 图 14-8　治疗外下睑皱纹的典型注射位点

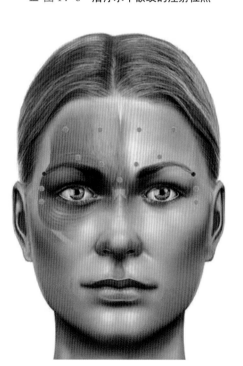

▲ 图 14-7　治疗水平额纹时，用于平衡眉毛的高度和轮廓的典型注射位点

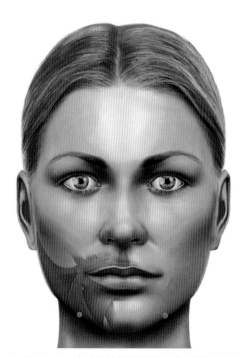

▲ 图 14-9　达到微笑提升效果的典型注射位点

唇线（"吸烟线"），由于此处肌肉与说话、吃饭、饮水及接吻等活动相关，因此此处注射必须非常小心。注射目标肌肉为口轮匝肌，在人中两侧注射 2~3 点，总剂量不超过 10U（图 14-12）。

（10）鼻唇沟上部：鼻唇沟上部注射可以帮助改善露龈笑。

（11）禁忌证：肉毒毒素注射的禁忌证包括：①患者有肌无力病史；②患者使用氨基糖苷类抗生素；③患者正处妊娠期或哺乳期；④患者对注射药物成分过敏。

如果患者注射后要接受手术，注射应在术前 2~4 周进行。同样，在术后消肿之前，也不

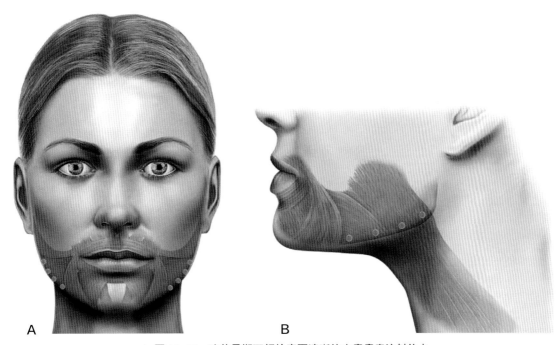

A　　　　　　　　　　　　B

▲ 图 14-10　改善早期下颌轮廓不清晰的肉毒毒素注射位点

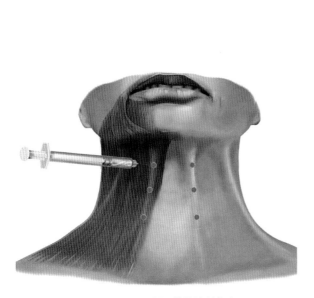

▲ 图 14-11　颈阔肌带的注射位点

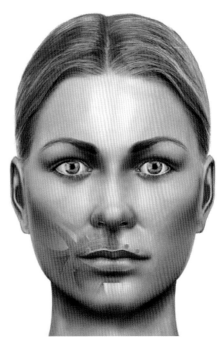

▲ 图 14-12　上唇"吸烟线"的肉毒毒素注射位点

365

能进行注射，因为局部水肿时，毒素可以从注射部位进入其他肌肉中，导致继发性疾病，如上睑下垂。

(12) 副作用和不良反应：医师应提醒患者注射肉毒毒素可能产生的副作用和不良反应，包括上睑下垂、眉下垂、复视、睑裂闭合不全 / 不完全反射性眨眼、头痛、瘀青、眉部出现"吊梢眉"及不对称。

过量、过深地注射肉毒毒素，或出现瘀青和肿胀时，毒素扩散到上睑提肌会导致上睑下垂。医师应建议患者在注射后 3～4 天内避免摩擦注射部位及剧烈运动，应书面告知患者相关注意事项。

上睑下垂通常可用含 α 受体拮抗药的 Iopidine 滴剂来改善，它能刺激了 Müller 肌，本身是一种治疗局部青光眼的药物，但医师必须告知患者此药物潜在的不良反应。1% 的 Iopidine 滴剂（无防腐剂）通常比 0.5% 的滴剂有效，但价格也要贵得多。

复视的发生非常罕见，通常是由于不适当地沿下睑内侧注射。除了遮盖其中一侧眼睛，直到肉毒毒素的作用消失之外，没有其他特殊的治疗方法。

睑裂闭合不全的发生也非常罕见，仅见于治疗眼睑痉挛的患者，在上睑睑板前眼轮匝肌中注射肉毒毒素时会看到。然而，向外眦注射会导致不完全眨眼反射，造成蒸发性干眼综合征患者的角膜暴露和干眼症状。

有些患者眉间注射肉毒毒素后会头痛 2～3 天，但本身有偏头痛的患者却经常觉得他们的症状有明显改善。

肉毒毒素会使出汗减少，因此可用于多汗症的治疗，部分患者在眉间和前额部注射后，明显感觉到局部皮肤干燥。

不适当或过度使用肉毒毒素会引起其他不良反应，包括眉下垂、眉部出现"吊梢眉"和面部表情缺失。在眉上方注射肉毒毒素可治疗单侧或双侧眉部"吊梢眉"，但此时的注射剂量应非常保守，最好不超过 10U。

适当地注射肉毒毒素，可以产生很好的美容效果。患者应在效果消失前重复注射，以长期保持注射效果。注射可以通过削弱降眉肌群的作用，来维持眉毛提升，也可在术前 2～3 周注射以增加手术效果，特别是对于眉内侧提升的患者。

2. 真皮填充物注射 随着真皮填充物的需求量不断增加，许多公司在不断增长却监管不力的市场上竞相生产这些药物。真皮填充物已成为大多数眼整形医师治疗中不可或缺的一种治疗手段。医师需要决定所使用真皮填充物的种类，并要全面了解填充物的不同性质、有效性和安全性。对于真皮填充物公司代表关于临床试用新研制的真皮填充物的建议或要求，应一直予以拒绝。许多医师因未注意该警告，而给他们的患者带来灾难性的后果。

真皮填充物有许多不同的分类方法，但最常用的分类为：①有生物降解性（中、长期）和无生物降解性；②颗粒状和非颗粒状。

笔者个人不使用任何永久无生物降解性或"半永久性"的颗粒状真皮填充物，因为其使用会增加不良反应的发生，如肉芽肿，如果无明显症状，也无法将其取出。在编著本书时，笔者只推荐使用 Restylane 和 Juvéderm 的真皮填充物，因为这些填充物更加安全、更为通用，如果使用恰当，则非常有效。当然，这只是个人偏好。透明质酸真皮填充物是根据不同面部区域的不同要求而量身定做的，使用后并发症极少。并且其中一些真皮填充物还含有利多卡因，减少了注射时患者的不适感。

皮肤填充注射时，医师应详细把握以下几个方面。

- 面部和眼周解剖，包括血管解剖。
- 不同真皮填充剂的特性。
- 真皮填充适应证和合适患者的筛选。
- 针对不同解剖部位的合适产品的选择。
- 正确的注射前准备。
- 尽可能应用钝头针进行安全注射。
- 皮肤填充的禁忌证、风险和潜在并发症。
- 预防、避免或尽量减少潜在并发症的方法。
- 处理并发症的方法。
- 高危患者的特点。

HA 真皮填充物是 N- 乙酰氨基葡萄糖和葡萄糖醛酸的线性聚合二聚体。这与其他产品在以下方面有所不同：①用于交联二聚体的方法；②交联的程度和方法；③粒子的均一性和大小；

④浓度；⑤硬度或刚度。

这些特性会显著影响产品的临床效果。交联和浓度的增加使产品的黏度和弹性增加，同时会使药物在体内难以降解。HA 颗粒的体积和浓度越大，亲水性越强，越有可能引起组织肿胀。因此，在鼻唇沟等部位注射，可能效果较好，而在颊部、泪沟等其他区域，可能效果较差。

HA 产品的特点还在于其微球的大小。双相 HA 真皮填充物，如 Restylane 和 Perlane，其微球大小不同。而单相 HA 产品，如 Juvéderm 和 Belotero，其微球大小均匀。

不同的 HA 真皮填充物具有不同的硬度或刚度（"G"或弹性模量），影响它们在注射时的适用范围。一般来说，G 越大，注射深度越大。

由于注射面积的不同，大多数透明质酸真皮填充物的一次注射作用持续时间为 6～12 个月，为保持效果，需要重复注射。透明质酸真皮填充物的优势是，必要时可用小剂量的透明质酸酶来溶解（表 14-1）。

除了泪沟注射，大多数真皮填充物注射都可以交给一个训练有素、经验丰富的美学护士操作，与外科医师合作完成。大多数 Restylane 和 Juvéderm 的产品可一次注射，而 Restylane Vital、Vital Light 和 Juvéderm 水合物的注射分为 3 个阶段，每个阶段 2～4 周。有经验的医师

会让患者满意度较高，注射就会相对简单。

然而，在眉间区注射时，应特别注意，可能发生中央视网膜动脉阻塞（central retinal artery occlusion，CRAO）而导致失明。CRAO 是非常罕见的，当不慎动脉内注射至眼动脉的远端分支时，真皮填充物通过动脉逆行进入眼循环，导致 CRAO。这些分支包括内眦动脉，额颞、颧面部和鼻背动脉，滑车上动脉和眶上动脉，鼻背动脉，眶下动脉及面动脉。

当血管内注射使其中一处动脉压超过动脉内压时，真皮填充物会向中央移动至中央视网膜动脉的起点。当压力减小时，真皮填充物会向远端移动进入视网膜动脉，阻塞视网膜的血液供应，并有可能导致视力永久性受损甚至失明（图 14-13）。使用钝头针注射可以降低这种风险。

尽管血管内注射发生意外的风险很小，但面部任何区域都不能认为是"安全的"。在为"独眼"患者进行注射时牢记这一点。

> **要　点**
>
> 尽管血管内注射真皮填充物发生意外的风险很小，但面部任何区域都不能认为是"安全的"。

外科医师如果遇到在真皮填充物注射部位进行过手术的患者，应十分谨慎。如做过下睑成形术、面中部提升或骨折修复的患者，其瘢痕可以使血管位置固定，不会被钝头针针尖推开，因此，更容易进入血管，钝头针也无法避免。

对于一个新手医师来说，鼻唇沟是一个相对最简单的注射区域，患者治疗满意度较高，但血管阻塞也会导致出现面部组织坏死、失明，以及感染和炎症反应的风险，因此仍然有必要告知患者存在的风险。

鼻唇沟的注射过程：患者需呈半卧位靠在治疗沙发上，双手放于两侧。医师应该戴上手套，并使用手术放大镜。在患者面部的注射区，应预先涂上抗菌溶液，如聚维酮。在鼻唇沟下部进行局部的皮下麻醉。外科医师站在患者的右侧，在右侧鼻唇沟处注射，反之亦然。用另一只手撑平鼻唇沟，注射时针头约 30° 进针，针

表 14-1	用于面部、眼睑和眉毛的透明质酸真皮填充物
产　品	适应证
● Restylane	● 泪槽年轻化，眉毛或眉间及中度面部皱纹的改善
● Restylane Lyft	● 鼻唇沟的改善，太阳穴填充
● Restylane Finesse	● 鱼尾纹的改善
● Juvéderm Voluma	● 面颊重塑，太阳穴填充
● Restylane Volume ● Restylane Vital/Vital Light	● 面颊重塑，太阳穴填充 ● 皮肤水合，皮肤年轻化
● Restylane Kysse Juvéderm ● Hydrate	● 唇部填充 ● 上唇线的改善

头边缘用来做一个钝头针的入口，然后将针头移除，更换为 27G 的钝头针，连接至真皮填充注射器上（如 TSK 套管），将套管插入进针口（图 14-14）。

套管通过皮下组织推进，缓慢注入真皮填充物。在推进套管之前注入少量真皮填充物。真皮填充物不能在压力下注射。套管可以通过组织移动，按需注射。套管的使用虽然不是毫无风险，但肯定会减少因失误造成的血管内注射的风险，并减轻瘀血和水肿。

将外用乳膏（如 Auriderm）涂抹在皮肤上，用拇指和示指在鼻唇沟处按摩，示指处于患者口腔内，持续 1～2min。进一步的注射可以 90° 在初始位置进行注射，通常情况下，单侧鼻唇沟需要 1～2ml 的 Restylane Lyft。若有必要，最好进行重复治疗。

注射后应立即按摩，使填充物扩散，避免其不均匀或形成肿块。治疗后 24～48h，患者可以使用 Auriderm 霜，继续按摩这个区域。图 14-15 示该治疗的结果。

在面部的其他位置注射其他透明质酸产品时，要根据填充物进入组织的不同深度和套管的不同大小进行操作（例如，用 1 个 25mm 套管将 Juvéderm Voluma 注射入颊部）。医师最好

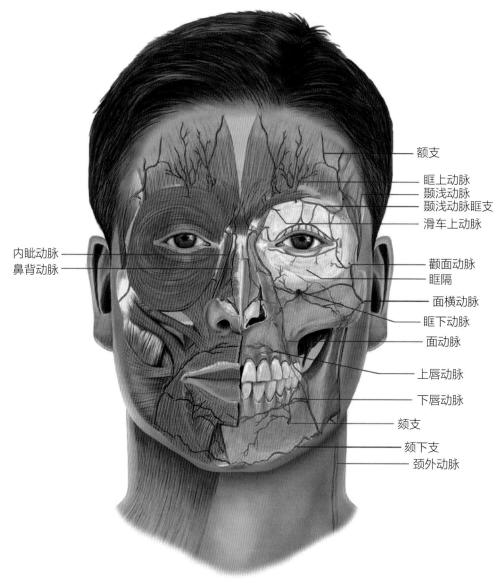

额支
眶上动脉
颞浅动脉
颞浅动脉眶支
滑车上动脉
颧面动脉
眶隔
面横动脉
眶下动脉
面动脉
上唇动脉
下唇动脉
颏支
颏下支
颈外动脉

内眦动脉
鼻背动脉

A

▲ 图 14-13　A. 面部主要动脉

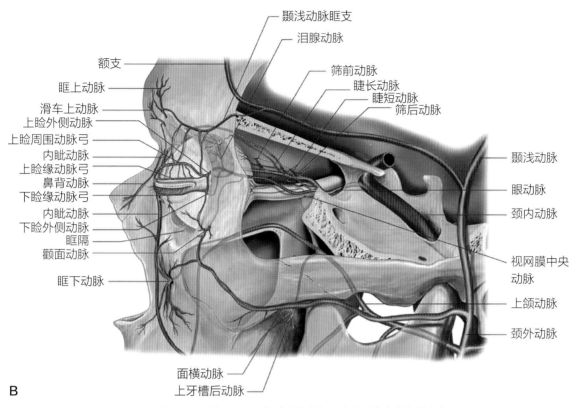

颞浅动脉眶支
泪腺动脉
额支
筛前动脉
眶上动脉
睫长动脉
滑车上动脉
睫短动脉
上睑外侧动脉
筛后动脉
上睑周围动脉弓
内眦动脉
颞浅动脉
上睑缘动脉弓
鼻背动脉
眼动脉
下睑缘动脉弓
颈内动脉
内眦动脉
下睑外侧动脉
眶隔
视网膜中央动脉
颧面动脉
上颌动脉
眶下动脉
颈外动脉

面横动脉
上牙槽后动脉

▲ 图 14-13（续）　**B.** 颈外动脉分支与颈内动脉分支之间的吻合

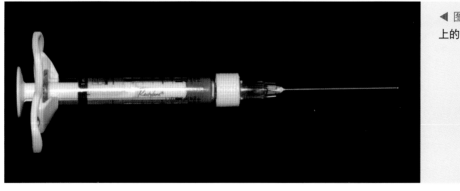

◀ 图 14-14　连接在注射器上的套管

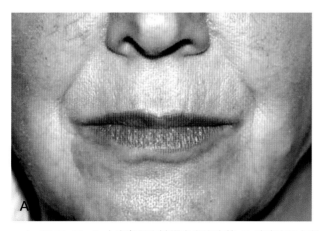

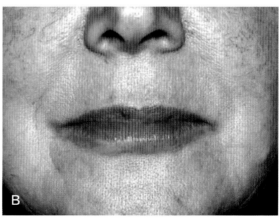

▲ 图 14-15　**A.** 中度鼻唇沟皱褶患者治疗前；**B.** 该患者沿每侧鼻唇沟注射 1ml Perlane 1 周后（现改名为 Restylane Lyft）

369

先接受正式培训，然后再对患者进行此类治疗。

3.真皮填充物注射的并发症　随着患者对治疗需求的增长，真皮填充物注射的并发症也越来越多；因此，医师要对真皮填充物种类和并发症的处理方法十分熟悉。使用适当的策略和技术可以避免大多数并发症（表14-2）。

表 14-2　并发症	
感　染	
血管闭塞	
结节	● 炎症性结节 ● 非炎症性结节
水肿	● 短期创伤后水肿 ● 抗体介导的水肿（血管水肿） ● 非抗体介导的（延迟）水肿 ● 额部水肿
瘀血	
皮肤褪色	

(1) 感染：预防感染，要非常注意确保真皮填充物尽可能无菌，还要进行皮肤消毒，采用"不接触"技术。患者的注射区域皮肤有感染时，可能是因为创伤或高风险疾病导致的，不应进行注射。套管和针头的尖端也不能和非无菌棉签接触。注射点应该尽量减少。若发现感染，应尽快积极地治疗。不应通过黏膜表面进行注射。

许多细菌会形成生物膜，它们的耐药性越来越强。生物膜能将细菌群致密地包裹。当有异物注射入皮肤或皮下组织时，可被细菌包裹，形成生物膜。这些复杂的细菌群能分泌出一种保护性的黏附基质，使之不可逆地黏附到某一组织区域，导致局部轻度慢性感染，其对抗生素具有抗药性。

当由于真皮填充物的注射造成的创伤使生物膜被激活时，会引起局部感染、全身感染、肉芽肿性反应或炎症反应。医师通常很难区分细菌生物膜相关的炎症反应和轻度过敏反应，而且治疗这种感染也不容易，因此重点应该主要放在预防上。

注射真皮填充物时如果发生病毒感染甚至真菌感染，也会使真皮填充物注射复杂化。免疫力差的患者易发生真菌感染，真皮填充物注射可引起潜伏性疱疹病毒感染的复发。如果患者在唇周进行注射，并有过口周疱疹性疾病史，可以在注射前口服阿昔洛韦进行预防性治疗，以减少发生的可能性。如果患者没有接受预防性治疗，但在早期就发现疱疹性感染，应立即使用阿昔洛韦。如果同时出现细菌感染，患者应使用合适的抗生素。单纯疱疹感染的复发多发生在口周、鼻部黏膜和硬腭黏膜。当水疱反应发生在疱疹病毒感染区域以外时，医师应考虑患者是否有血管栓塞。这一点非常重要，不容忽视。

(2) 血管栓塞：当注射真皮填充物，出现血管栓塞，应迅速、积极地治疗，以避免严重、可能不可逆转的并发症。真皮填充物进入血管后可导致顺行或逆行的组织坏死。

当视网膜中央动脉阻塞时，应立即在球后注射透明质酸酶1500U，对于急性阻塞时，应实施常规措施处理（即闭眼间歇性眼部指压按摩10～15s后快速释放，静脉注射乙酰唑胺500mg；局部滴入0.5%替莫洛；纸袋罩住口鼻反复呼吸，来提高二氧化碳分压，使视网膜中央动脉血管扩张；前房穿刺）。

如发生面动脉闭塞，患者可能发生局部或远端组织坏死，导致严重后果。除因产品亲水特性导致的组织水肿外，也会由于邻近血管阻塞导致的组织坏死。面部较危险的部位是那些有轴向血供的部位，如鼻尖部。

患者感受的疼痛可能与真皮填充物注射量不呈比例，局部可能通常会感到瘙痒。如果出现这个症状，就应立即处理（框14-2）。

框 14-2　血管闭塞急救处理
● 透明质酸酶 ● 硝酸甘油贴剂 ● 泼尼松龙 ● 广谱抗生素

血管闭塞后应立即停止注射，并多次注射透明质酸酶，每小时1次，直到血液循环畅通。

硝酸甘油（glyceryl trinitrate，GTN）贴剂可应用于该区域，热敷也可用于扩张血管。可以静脉注射甲泼尼龙，除非禁忌使用，否则应服用阿司匹林。对于严重病例，应给予高压氧来辅助受损组织的恢复。还应预防性使用广谱抗生素和抗病毒药物，以免细菌或病毒继发感染导致组织坏死。

（3）结节：结节可分下两种类型，即非炎症性结节、炎症性结节。

①非炎症性结节：结节是皮肤填充后最常见的不良反应之一，可通过避免填充部位过浅来减少发生率，根据解剖部位，选择合适的填充物，并在注射后按摩，以确保其分布均匀、平滑，避免肌内注射。

由于注射技术不娴熟致注入过多填充物（如矫枉过正或填充位置过浅），会出现明显的、可触及的非炎症性结节。这类结节很好识别，较为固定，这种结节通常在注射透明质酸酶后便能消失。一些由其他填充物引起的结节，在利诺卡因或盐水注射及稍重的按摩之后，可能会被破坏。氟尿嘧啶（5-FU）和局部类固醇注射可能对无法溶解的结节有作用，但类固醇可能导致皮肤萎缩和毛细血管扩张的风险。

持续数月的慢性顽固性结节，逐渐纤维化，可能成为异物肉芽肿，需要手术切除。

②炎症性结节：如果注射后局部出现发炎、硬化，则可能是由于生物膜的形成。对治疗都无反应的炎症状态，以及初次溶解后复发的结节也可能表明有生物膜的存在。切除结节之前，应先进行1个疗程的抗生素治疗，如环丙沙星和克拉霉素，口服4~6周。术前若考虑有生物膜形成，在使用抗生素之前应避免局部注射类固醇。但是，如果结节对抗生素治疗有抗药性，纤维化程度就会越来越大，最后有可能形成异物肉芽肿。

如果患者注射HA，则也应注射透明质酸酶。如果硬化区域长期存在，或者已使用类固醇，则用5-FU单独或与类固醇联合使用治疗，每2~4周1次。手术切除应作为最后的治疗方式，对于足够长期的抗生素治疗无效的患者也要进行手术治疗。结节应与异物肉芽肿作鉴别诊断。

慢性炎症性结节是最常见的异物肉芽肿，临床可表现为红色丘疹、结节或斑块。病变处采集的标本培养为阴性。结节会随着时间的推移，纤维化程度增加，变得越来越硬。

与早期炎症性结节不同，异物肉芽肿通常在潜伏期后出现，潜伏期可能是在注射真皮填充物后几个月至几年。

最初的治疗方法是注射类固醇。透明质酸酶注射能治疗真皮填充物引起的肉芽肿反应。许多对类固醇不敏感的患者，对5-FU会很敏感。这种组合不仅减少了所需类固醇的数量，还降低了类固醇相关不良事件的发生。如果以上方法都无效，则选择手术切除（图14-16）。

（4）水肿：真皮填充物注射后水肿可分为创伤后水肿、血管性水肿、迟发性超敏性水肿及额部水肿。

①创伤后水肿：所有类型的真皮填充物在注射后，都可能引起患者短暂性肿胀，并持续几天，这是正常的。这种类型的水肿在注射后很快发生，与注射量和注射技术有关（例如，使用钝针尽量减少创伤后水肿）。

②血管性水肿：一些患者可能会由于注射真皮填充物而导致免疫球蛋白E（IgE）介导的急性Ⅰ型超敏反应，出现红斑和瘙痒及水肿等过敏反应的特征，这可能发生在初次或重复注射之后的几小时内。有些反应可能是严重的，可以持续几个星期。水肿可能局限于注射部位，但也可能范围更广。如果没有发现特定的过敏原，急性特发性过敏反应也可能发生，或者出现更广泛的面部水肿。

血管性水肿的治疗取决于其严重程度。许多患者的水肿时间较短，并在口服抗组胺药后有缓解。对于持续性水肿或口服抗组胺药无用的水肿，需要口服泼尼松龙治疗。医师还应密切监测患者，以确保水肿不是由于感染迅速演变而成的。

快速渐进性的血管性水肿是罕见的，但如果发生则应十分重视，因为其可能会引起气道阻塞等危及生命的潜在风险。

迟发性超敏反应表现为硬结、红斑和水肿。它们通常发生在注射真皮填充物后的24h内，但也可能在注射后几周才被发现，并且会持续

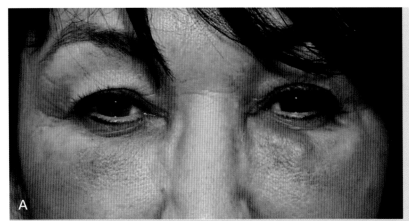

▲ 图 14-16　**A.** 患者在手术治疗前曾注射过藻酸盐真皮填充物，用于治疗继发性肉芽肿反应，此前，她还尝试用类固醇和生理盐水注射治疗，但均失败。填充物也从注射区向内眦迁移。**B.** 切除肉芽肿。**C.** 手术切除的大体积肉芽肿

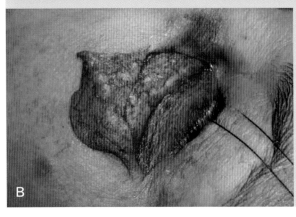

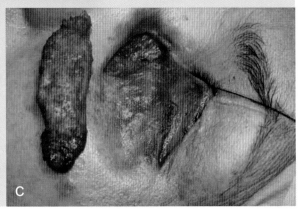

几个月。迟发性超敏反应对抗组胺药不敏感，因此应取出填充物。用 HA 填充时，要用透明质酸酶治疗；其他填充物可能需要用类固醇治疗使其被再次吸收；必要时，手术切除可作为最后的治疗手段。

③颧部水肿：颧部水肿会影响泪槽和颧部的真皮填充注射。颧部水肿应与过度矫正区分开来。在眼轮匝肌下脂肪（SOOF）的浅表部位注射可能阻碍淋巴引流，导致体液积聚和颧部水肿，特别是当注射量过大时。此外，随着填充物的黏度或 G 的增加，提升效果也会增加，淋巴管可能会受到更大程度的挤压。很多患者在要求颧部注射前，局部就已存在水肿，表明局部已有淋巴引流受损。颧部水肿的发生受以下因素的影响。

- 注射真皮填充物的体积。
- 注射深度。
- 注射真皮填充物的质量。
- 患者已有淋巴管受损程度。
- 患者的年龄。

颧部水肿往往是持久的，头部抬高、冷敷和按摩等方法较为简单，且对缓解水肿的效果均较差。类固醇在治疗颧部水肿也很有限。透明质酸酶对注射 HA 的患者非常有效（图 14-17）。

可通过以下方法降低颧部水肿发生率。

- 谨慎选择患者。
- 选择适合该部位的填充物，即低弹性和黏度。
- 限制真皮填充物体积。
- 避免 SOOF 部位的浅表注射。

颧部注射 HA 引起的不良事件可用透明质酸酶溶解解决，因此，应避免在面部注射其他类型的真皮填充物。

(5) 瘀青：真皮和皮下扇形注射真皮填充物后，瘀青更为常见。在注射前 2 周，所有患者都应禁服阿司匹林和抗炎药物。医师还应向患者提供避免食用的食物和草药清单。

在整个手术过程中，患者的头部应该保持抬高，如果可能的话，这种姿势应持续24~48h。可减轻损伤的方法有以下几种：①尽

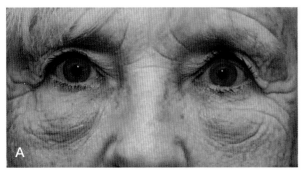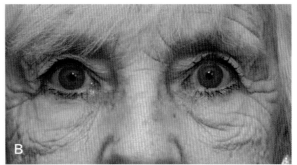

▲ 图 14-17 **A. 1** 例 **70** 多岁的患者，有 **18** 个月的双侧下睑水肿和红斑史。就诊于不同专科医师后，均未做出明确诊断，无人问及其是否注射过真皮填充物。**B.** 注射透明质酸酶 **24h** 后，水肿和红斑消退。此患者以前注射过 **Juvéderm**

可能使用钝针管；②注射要少量、缓慢且精确；③减少经皮穿刺点。

如果发生瘀青，可进行术后冷敷，涂抹维生素 K 霜（如 Auriderm）。对于持续瘀青，脉冲染料激光可能有效，但一般很少需要。

(6) 皮肤褪色：多种皮肤色素紊乱会影响真皮填充物注射后效果，包括红斑、毛细血管扩张、色素沉着过度、色素沉着不足、色素异常。

①红斑：真皮填充物注射后会出现一些红斑，但如果持续几天以上，则应考虑过敏反应。中效的局部类固醇可用于治疗持续性红斑，但长期使用局部类固醇可能导致组织萎缩和毛细血管扩张，因此应避免。脉冲染料激光器可以有效地治疗毛细血管扩张和红斑。

要 点

酒渣鼻患者在注射后较易出现红斑，应让患者知情。

---

②毛细血管扩张：真皮填充物注射几天或几周内，可能在注射部位出现毛细血管扩张，通常在几个月后才能褪色。激光治疗可用于持续性毛细血管扩张。

③色素沉着过度：对于皮肤 Fitzpatrick 分型为Ⅳ～Ⅵ型的患者，真皮填充物注射是造成炎症后色素沉着（postinflammatory hyperpigmentation，PIH）的常见原因。其他皮肤类型的患者也可发生 PIH。若色素沉着过度持续存在，皮肤科医师应参与患者注射后的护理。

④色素沉着异常：对于 Fitzpatrick 皮肤分型为Ⅰ～Ⅲ型的患者，当在皮肤浅层注射 HA 时，皮肤可能会出现淡蓝色，称为 Tyndall 效应（悬浮粒子对光散射而产生的效应）（图 14-18）。然而，以笔者个人的经验，通常只有在真皮填充物周围出血并有凝胶染色后才能看到蓝色。确保患者在注射前 2 周避免使用阿司匹林或抗炎药物，并使用钝头针套管注射，可以将风险降到最低。

在 Fitzpatrick 皮肤分型为Ⅳ～Ⅵ型患者中，出血可导致皮肤色素沉着过度和黑眼圈恶化。

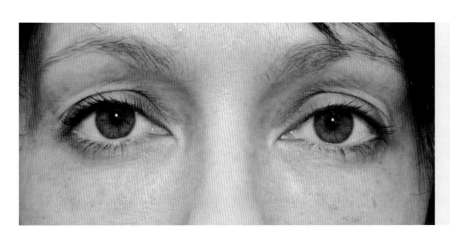

◀ 图 14-18 注射透明质酸后，泪沟皮肤变蓝

注射透明质酸酶通常会解决这个问题。

4. 泪沟注射　使泪沟年轻化的真皮填充物有很多种，其中包括 Restylane 和 Belotero。笔者个人偏好 Restylane，现已成功使用了 10 多年。

泪沟的填充注射应由训练有素和经验丰富的眼外科医师进行，且对于患者的选择也需十分仔细。

一般来说，最适合的是存在下睑黑眼圈的 21—45 岁的患者，黑眼圈与泪沟缺陷相关，而非皮肤色素变化，并且无明显的下睑皮肤软组织松弛或脂肪垫下垂。泪沟注射适用于不愿意或不适合下睑成形术的患者（图 14-19）。

但是，泪沟注射不能保证患者在后期无须再进行类似的手术。Restylane 泪沟注射也可作为脂肪移植或脂肪注射的替代治疗，那些在下睑成形术后眶区存有残留空腔，或因过度切除下睑脂肪造成"睑成形术后下睑综合征"的患者可进行泪沟注射。

5. 禁忌证　以下是使用 Restylane 泪沟注射的禁忌证或相对禁忌证。

- 不恰当或不切实际的期望。
- 严重眼睑脂肪突出。
- 使用抗凝药物。
- 眼睑皮肤过薄。
- 中重度皮肤松弛。
- 进行了皮肤激光治疗。
- 独眼的情况。
- 阴性侧面观患者（眼球表面高于眶下缘）。

医师应就治疗的利弊、风险和潜在并发症对患者进行适当的告知，以获得患者的知情同意。注射前 10～14 天，患者不应服用阿司匹林或抗炎药物。应使患者对治疗效果有符合实际的预期。

有中重度下睑脂肪突出症的患者不适合此类注射。下睑皮肤过薄的患者更容易出现问题，如黑眼圈加重，因为皮下的眼轮匝肌可能变得更加明显，或者，如果患者有严重的瘀青，填充物被血液着色，则下睑变蓝可能更明显。患有高轴性近视造成的假性眼球突出或因甲状腺眼病引起的眼球突出患者不适合泪沟注射。接受下睑皮肤激光治疗的患者通常不应再进行泪沟注射。

对于合适的患者，治疗的总体满意率很高（图 14-20）。也可以联合应用其他真皮填充物注射，谨慎地增加颊部丰满度（如 Juvéderm Voluma）。

操作过程：注射时，患者 60°半卧位，双臂放在身体两侧。选择颧部隆起的一点，使得 27 号针头套管能到达泪沟最内侧，并在皮肤上标记。如果要在眶颧部注射，则在外眦区另做标记。虽然颧部隆起的一点注射可以同时治疗这 2 个区域，但最好避免使套管指向眼睛。随后在此处注射少量含 1 : 80 000U 肾上腺素的利多卡因，并留出足够的时间使血管收缩。

医师站在患者右侧，在右侧的泪沟进行注射，若站在患者的左侧，则在左侧的泪沟进行注射。注射时，患者眼睛向上看。医师首先触诊眶下缘，确保在骨缘上方注射，以防失误而进入眼眶。将针头以大约 30° 穿过先前皮肤上的标记点，钝头针的套管从针的边缘进入，然后移走针头。将注射器连接到一个 27 号钝头注射套管上（如 TSK 套管），套管插入针头时要非常小心（视频 14-2）。

医师将套管通过皮下组织推向骨膜前平面，缓慢注入真皮填充物。在套管插入之前注入少

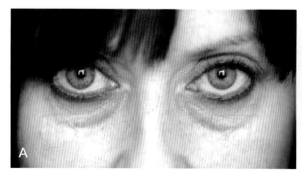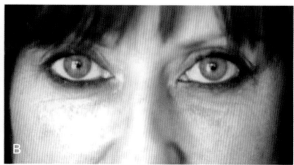

▲ 图 14-19　**A.** 该患者曾担心下睑黑眼圈，不愿进行手术干预；**B.** 泪沟注射 **Restylane** 2 周后

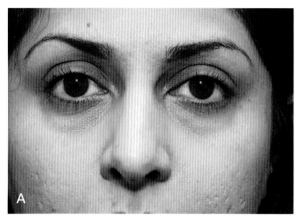 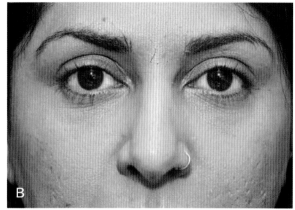

▲ 图 14-20　**A.** 该年轻患者曾担心下睑黑眼圈；**B.** 泪沟注射 Restylane 2 周后

量真皮填充物。避免在有压力的情况下注射真皮填充物。套管可以在组织中移动，再进行注射。使用套管，虽然不是没有任何风险，但当使用恰当时，一定会减少因失误而造成的血管内注射后瘀青和肿胀的风险。

注射完成后，医师应将乳膏，如 Auriderm，立即局部涂抹于皮肤，并用示指轻轻按摩该部位 1～2min，以使药物散开，避免不均匀分布或形成肿块。患者可以继续使用 Auriderm 按摩24～48h。治疗的结果如图 14-19 所示。

每个眼睑注射总体积为 0.4～1.5ml，最好不要超过 1ml。注射后，要立即使用乳膏，如 Auriderm，涂抹并按摩几分钟。患者回家后也要自己按摩 1～2 天。患者会看到一些肿胀和红斑，但 3～4 天内便会消退，通常不需要其他处理。

6. 并发症　尽管使用钝头针套管会造成的风险极小，但此治疗可能会导致眼球意外受伤，或导致视网膜血管栓塞而引起视力丧失。泪沟注射后出现的主要问题是矫正过度和过度瘀青继发下睑变蓝，这与凝胶的血液染色或 Tyndall 效应有关。因此，容易发生瘀青或有出血倾向的患者不应注射，并且服用阿司匹林、抗凝血药或抗炎药的患者亦不适合进行注射。尤其对于男性，皮肤变蓝是一个非常麻烦的问题，因为大多数男性不会接受使用化妆品来进行遮盖。医师对患者应保守注射，在注射 1～2 周后，应根据需要进行"补充"注射。校正过度可能会导致患者微笑时皮肤不自然地堆积，此时，可用透明质酸酶注射来处理。

> **要 点**
>
> 泪沟年轻化注射成功的关键是选择合适的患者、适当的真皮填充物，以及使用钝头针进行保守的治疗。

7. 强脉冲光治疗　强脉冲光（intense pulsed light，IPL）是通过在机头装一个较小的方形冷却头，改善随年龄和光损伤而产生的面部线状静脉和黑斑病（图 14-21A）。美学护士需在几周内对患者重复治疗。治疗后，治疗部位需避免阳光照射。使用 IPL 治疗的结果如图 14-21B 和 C 所示。强脉冲光可用点阵激光磨削术来代替，更有益于皮肤年轻化。对于这种方法的介绍，在本书中不加详述。

8. 激光磨削术　激光磨削术主要用于治疗深层皮肤皱纹、光损伤和痤疮引起的瘢痕。它通常利用波长为 2940nm 的掺铒钇铝石榴石（Er:YAG）激光或波长为 10600nm 的 CO_2 激光进行治疗。这种激光治疗的效果较好，特别是对于有严重光损伤的皮肤，但是完全表面消融的术后早期会出现明显的面部水肿和红斑，需要长期的恢复。除此之外，术后还易出现细菌、病毒或真菌感染，术后护理需要大量工作。不仅如此，术后还易出现色素沉着过度、色素沉着不足、长时间的红斑和瘢痕。患者治疗后必须避免阳光照射，以预防几年后眼睑皮肤可能变得干皱且过薄。

因此，大多数患者都会选择侵入性较小的点阵激光磨削术。术语"点阵"是指激光的传

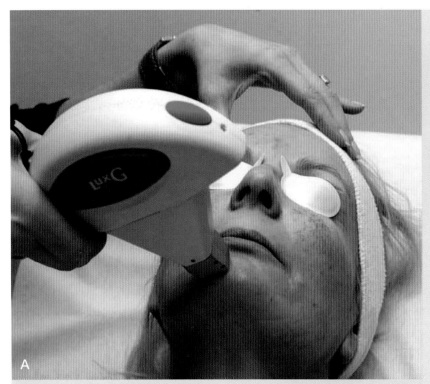

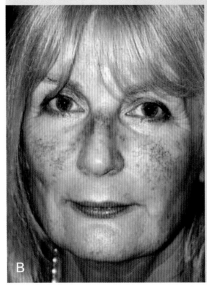

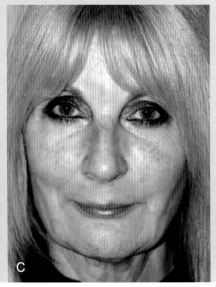

◀ 图 14-21　**A.** 患者在接受强脉冲光治疗；**B.** 治疗前患者面部有明显的线状静脉；**C.** 患者经过强脉冲光治疗后

输方式。激光只被精准传输到皮肤表面的一小部分区域。每平方英寸的皮肤上可有数百或数千个针点，在被烧蚀的皮肤之间为健康皮肤，这可使愈合更快，风险更少。治疗需要几周时间，3～5 个疗程，与 IPL 治疗交替进行，通过升高真皮深处的温度，刺激成纤维细胞合成新的胶原和弹性蛋白，有助于增加皮肤的厚度和弹性。这种治疗远不如其他激光的效果显著，但患者的术后恢复时间较短，这对一些患者来说，更

容易接受。治疗后，患者需要保护皮肤免受阳光照射，并要做好治疗后基本的皮肤护理。美学护士通常需要负责这些。

激光磨削术可用于收紧接受过经结膜睑成形术患者的下睑皮肤，对有皱纹且皮肤松弛但不足以进行下睑皮肤切除患者的皮肤紧致问题也有一定的效果。

本书关于激光磨削术的其他内容将不再加以详述。激光治疗需要医师做出重大承诺，

许多医师更愿意让患者转诊至皮肤科，因为皮肤科医师对于激光治疗及之后的护理更加专业。

9. 化学剥脱　对于 35—45 岁的有轻中度皮肤皱纹的患者，联合使用 Jessner 溶液和 35% 三氯乙酸进行化学剥落，是一个很好的治疗方法。对于经结膜睑成形术后有下睑皮肤松弛的患者，化学剥脱可用来收紧皮肤，与激光磨削术效果一样好。对这种方法的介绍，在本书中不加详述。化学剥脱操作时应谨慎，许多医师更愿意将这些患者转诊到皮肤科，因为皮肤科医师更擅长于化学剥脱的操作和之后的处理。

射频装置、聚焦超声装置和线雕，在非手术整容行业的医师中很受欢迎，但超出了本书的介绍范围。笔者没有用过这些方法，但许多患者经常会研究这些，因此，眼整形医师了解这些治疗特性很重要。

四、手术方式的选择

面部年轻化的手术类型包括：①上睑成形术；②下睑成形术；③提眉术；④面中部提升术；⑤面下部提升及颈部年轻化手术；⑥结构性脂肪移植。

在之后的 2 章，笔者将详细介绍上、下睑成形术，面中部提升术及提眉术。面下部提升及颈部年轻化手术在本书不加详述，需要进行这种手术的患者最好去咨询专业的面部整形外科医师。结构性脂肪移植已在第 13 章中详细介绍。

推荐阅读

［1］ Bosniak S, Cantisano-Zilkha M, Purewal BK, Zdinak LA. Combination therapies in oculofacial rejuvenation. Orbit. 2006; 25(4):319–326

［2］ Deprez P. Textbook of Chemical Peels Superficial, Medium and Deep Peels in Cosmetic Practice. London: Informa Healthcare; 2007

［3］ Carruthers A, Carruthers J, eds. Procedures in Cosmetic Dermatology: Botulinum Toxin. Philadelphia, PA: Elsevier Saunders; 2005

［4］ Carruthers A, Carruthers J, eds. Procedures in Cosmetic Dermatology: Soft Tissue Augmentation. Philadelphia, PA: Elsevier Saunders; 2005

［5］ Goldberg DJ, ed. Procedures in Cosmetic Dermatology: Laser and Lights, vol 2. Philadelphia, PA: Elsevier Saunders; 2005

［6］ Thomas C. Facial Rejuvenation: Creams, Toxins, Lasers and Surgery. Spoor Informa Healthcare; 2001

［7］ Flynn TC. Periocular botulinum toxin. Clin Dermatol. 2003; 21(6):498–504

［8］ Foster JA, Huang W, Perry JD, et al. Cosmetic uses of botulinum toxin. In: Levine MR, ed. Manual of Oculoplastic Surgery, 3rd ed. Boston, MA: Butterworth-Heinemann; 2003:93–97

［9］ Johnson CM, Alsarraf R. Surgical anatomy of the ageing face. In: The Ageing Face a Systematic Approach. Philadelphia, PA: Saunders Elsevier; 2002:27–36

［10］ Johnson CM Jr, Alsarraf R. The Ageing Face: A Systematic Approach. Philadelphia: Saunders; 2002

［11］ Morris CL, Stinnett SS, Woodward JA. Patient-preferred sites of restylane injection in periocular and facial soft-tissue augmentation. Ophthal Plast Reconstr Surg. 2008; 24(2):117–121

［12］ Romagnoli M, Belmontesi M. Hyaluronic acid-based fillers: theory and practice. Clin Dermatol. 2008; 26(2):123–159

［13］ Schanz S, Schippert W, Ulmer A, Rassner G, Fierlbeck G. Arterial embolization caused by injection of hyaluronic acid (Restylane). Br J Dermatol. 2002; 146 (5):928–929

［14］ Taub AF. Treatment of rosacea with intense pulsed light. J Drugs Dermatol. 2003; 2(3):254–259

［15］ Teimourian B. Blindness following fat injections. Plast Reconstr Surg. 1988; 82(2):361

［16］ Weiss DD, Carraway JH. Eyelid rejuvenation: a marriage of old and new. Curr Opin Otolaryngol Head Neck Surg. 2005; 13(4):248–254

［17］ Lazzeri D, Agostini T, Figus M, Nardi M, Pantaloni M, Lazzeri S. Blindness following cosmetic injections of the face. Plast Reconstr Surg. 2012; 129(4): 995–1012

［18］ Funt D, Pavicic T. Dermal fillers in aesthetics: an overview of adverse events and treatment approaches. Clin Cosmet Investig Dermatol. 2013; 6(6):295–316

第 15 章
眼睑成形术

Blepharoplasty

摘要

"眼睑成形术"讨论的是包括皮肤和肌肉在内的多余组织从眼睑切除的手术，术中脂肪可以被切除、塑形或重新定位。眼睑成形术是基于患者对美观或功能上的诉求。外伤、感染、炎症、变性、肿瘤或发育异常等可能会导致眼睑的功能和外观改变，功能性眼睑成形术的目的是使其恢复正常，美容性眼睑成形术的目的是在组织和功能正常的基础上，改善眼睑的外观。美容性眼睑成形术是最常见的整容手术之一。眼睑和眼周的外观能够表达人的性格特点、情绪和情感，在维持面部协调方面起着关键的作用。手术的成功与否需要对细节高度关注。

关键词：眼睑成形术、美容手术、皮肤松弛、脂肪重新定位、脂肪去除、减脂、眶下缘、眼轮匝肌、结构性脂肪移植、面中部除皱

一、概述

眼睑成形术是指包括皮肤，或者皮肤和肌肉在内的多余组织从眼睑上切除的手术，术中脂肪可以被切除、塑形或重新定位。眼睑和眶周的外观能够表达人类的性格、情绪和情感，在维持面部和谐方面起着关键作用，这种手术的成功需要非常注重细节。

眼睑成形术可以从功能和美学两方面进行。外伤、感染、炎症、衰老、肿瘤或发育异常导致眼睑功能外观异常，功能性眼睑成形术的目的是恢复眼睑的正常功能和外观。美容性眼睑成形术的目的是改善眼睑的外观，其在组织和功能上是正常的。美容性眼睑成形术是最常见的美容手术之一，需要对细节高度关注。

> **要 点**
>
> 眼睑成形术的主要目的是在不损害眼睑、保持健康和舒适的眼表功能的情况下，达到患者最佳的美容效果。

适合上睑和下睑成形术的患者通常具有以下特征：疲倦面容、上睑遮盖、上睑"下垂"、"眼袋"、皮肤皱纹、皮肤皱褶、视野受限、头痛、上睑发炎、眼睛流泪及下睑"黑眼圈"（图 15-1）。女性患者经常抱怨上睑无法化妆。

上睑成形术可包括单纯去除皮肤、去除皮肤和眼轮匝肌，或者与切除、塑形或矫正疝出的眼眶脂肪相结合，有时上眼睑成形术只需要去除、塑形或者重新定位脂肪。该手术可与提眉术或上睑下垂手术相结合。该手术可作为功能性手术，以改善因皮肤松弛而致的患者视野受限，或改善上睑睫毛上方多余皮肤的刺激性症状，或因"wick 综合征"导致的流泪等症状，或者仅作为美容手术，重要的是医师需要将真正上睑下垂的患者与那些担心"上睑下垂"的患者区分开来。因为这些患者仅仅由于皮肤松弛和眉毛下垂，造成假性上睑下垂（图 15-1D）。

下睑成形术最常见的原因是为了美容。其也可能包括单纯去除皮肤；去除皮肤和肌肉；或

与去除、塑形和（或）重新定位突出的眶脂、再悬吊眼轮匝肌、外眦悬吊术、眼眶减压术、甲状腺眼疾、结构性脂肪移植术、激光皮肤磨削或化学剥脱、面中部提升或眼轮匝肌下脂肪（SOOF）提升联合应用。术后眼周注射真皮填充剂或脂肪也可强化术后效果。

二、应用解剖学

在进行睑成形术之前，熟悉眉部、眼睑和面中部的外科解剖是必不可少的。第2章详细介绍了眉毛、眼睑和面中部的应用解剖，以及面部老化的解剖。外科相关解剖学的其他方面将在下面的章节中介绍。

1. 上睑　睑裂呈杏仁状，外眦角略高于内眦角，女性的外眦角一般略高于男性，且距外侧眶缘约5 mm（图15-2）。男性的上睑皮肤皱褶通常比睫毛线高出5～6mm，女性高出7～8mm。

眉毛下缘与上睑皮肤皱褶之间的距离应该是眉毛下缘到睑缘距离的2/3。同样地，眼睛向下看时，皮肤皱褶到睑缘的距离应该是眉毛下

缘到睑缘距离的1/3。一般来说，在进行上睑成形术时，眉毛下缘与上睑切除皮肤的标记之间应留出至少10～12mm的距离，而且在眉毛下缘和睑缘之间应留出约20mm的皮肤。

维持这些距离是非常重要的。如果切除了过多的上睑皮肤，缩短了从皮肤皱褶到眉毛的距离，同时存在眉下垂时，上睑成形术后效果将大打折扣，出现眉毛与睫毛贴近（图15-3A）。这也可能导致不完全的反射性眨眼或明显的眼球突出（图15-3B和C）。

> **要　点**
>
> 眉毛下缘与上睑皮肤皱褶之间的距离应约为眉毛下缘至睑缘距离的2/3。维持这些距离是非常重要的。一般来说，在进行上睑成形术时，在眉毛下缘与上睑皮肤切除标记之间应留出至少10～12mm的距离。

重要的是要将下垂的腱膜前脂肪与已经下

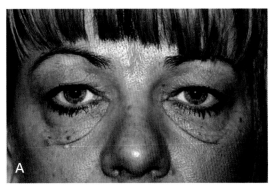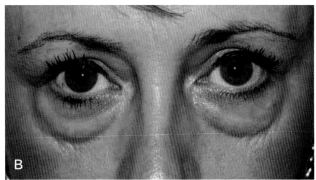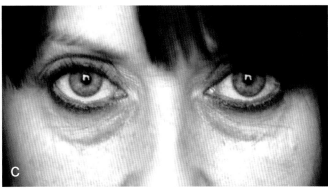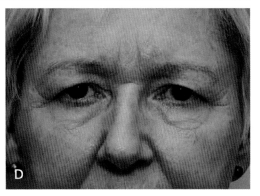

▲ 图15-1　**A.** 该患者上睑松弛下垂，无法化妆，下睑皮肤皱褶松弛。她有上睑皮肤松垂和下睑眼轮匝肌下垂，并有多余的皮肤皱褶。她是个吸烟者。**B.** 该患者难看的下睑"眼袋"与脂肪垫脱垂有关。**C.** 该患者下睑"黑眼圈"造成"疲倦面容"。她有泪沟凹陷和轻度的内侧、中央脂肪垫下垂。**D.** 该患者视野受限，产生"戴眼罩的感觉"。她有双侧眉下垂和上睑皮肤松弛，造成假性上睑下垂

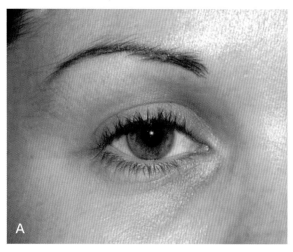
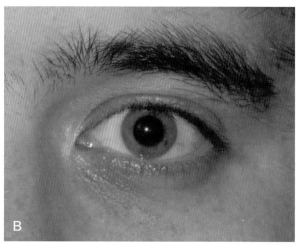

▲ 图 15-2　**A.** 1 名年轻女性眶周区域的典型解剖显示在睑缘上方 **6～7mm** 处有皮肤皱褶，眉毛呈拱形，眉毛的颞侧位置高于内侧。请注意眉毛已拔掉。在做皮肤切除测量时要考虑到这一点。**B.** 1 名年轻男性眶周区域的典型解剖显示，在睑缘上方 **5～6mm** 处有皮肤皱褶，眉毛轮廓较平坦

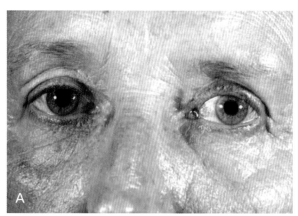
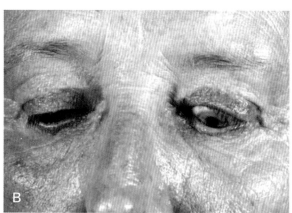
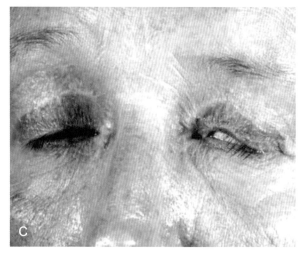

▲ 图 15-3　**A.** 该患者左上睑皮肤切除过多，导致眉下垂加重，术后上睑和眉毛不对称。**B.** 同一患者在向下凝视时严重迟滞。**C.** 同一患者在尝试被动闭眼时，表现出不完全闭合。她还可见上睑皮肤切口位置非常糟糕，在左上睑切口和眉毛中部最下缘之间只剩下 **5～6mm** 的皮肤残留

降到上睑的眼轮匝肌后脂肪（ROOF）区分开来（图 15-4A）。这可能导致上眼睑较为"臃肿"（图 15-4B）。虽然这些下降的脂肪在一些患者中可以被适量地去除，但如果有相关的眉下垂，最好将其重新定位，作为提眉术的一部分。

　　一些患者的眶外上缘非常突出。这也可能是导致上眼睑"臃肿"的原因。在上睑成形术中，可以暴露并通过磨骨降低突出的眶外上缘

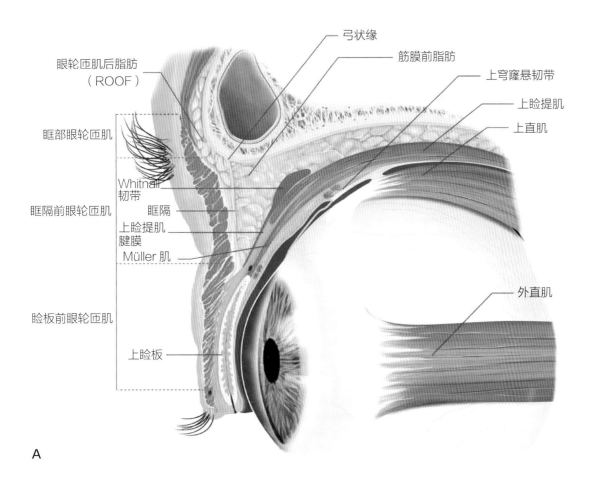

A

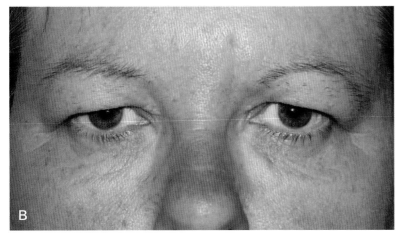

B

▲ 图 15-4　A. 图示腱膜前脂肪和眼轮匝肌后脂肪（ROOF）的位置；B. 上睑的饱满度与 ROOF 的下沉有关

（图 15-5）。

甲状腺功能障碍患者眉下区皮下增厚必须予以识别。常规的眼袋整形手术可能无法改善这种情况。此外，在这种手术中，甲状腺眼病患者的上睑成形术应该特别小心，因为过度扩大的上睑成形术会明显加重角膜暴露的症状。

重要的是要认识到泪腺脱垂也可能是上眼睑外侧"臃肿"或肿胀的原因，特别是在某些患者中，中央性腱膜前脂肪垫可能会比一般情况下向外侧伸展得更多（图 15-6A）。在上睑整形手术中，可以将腺体缝合到泪腺窝周围，将脱垂的腺体重新定位（图 15-6B 至 D）（视频 15-1）。

有些患者随着年龄的增长而出现中央性上睑脂肪萎缩，造成上睑沟凹陷。对于大多数患者，应避免去除上睑中央性腱膜前脂肪垫，以最大限度地降低术后出现"干尸样"外貌的风险。相反，脱垂的内侧脂肪垫经常会被移除，脂肪可以均匀地被移植到中央腱膜前间隙，或者将脂肪带蒂重置在这个位置。一般来说，大多数患者应该避免从上睑取出中央性腱膜前脂肪垫。

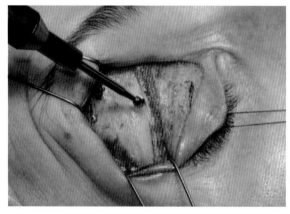

▲ 图 15-5　该患者通过电动磨头磨骨来降低眶上缘的突起

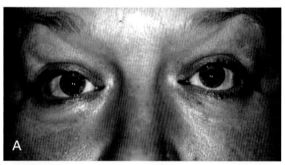

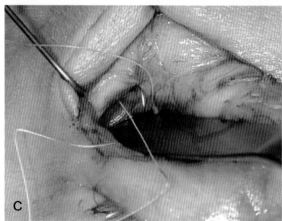

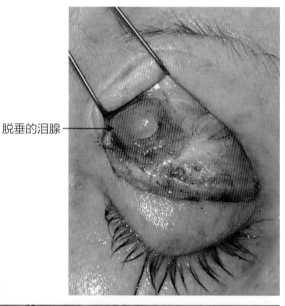

脱垂的泪腺 ——

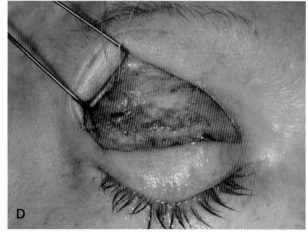

▲ 图 15-6　A. 该患者双侧上睑肿胀，与自发性泪腺脱垂有关；B. 上睑成形术中可见右侧泪腺脱垂；C. 双针 5-0 Vicryl 缝合线正在穿过泪腺窝眶骨膜；D. Vicryl 缝合线已经穿过泪腺囊并打结，将泪腺重置到泪腺窝中

内侧眉下垂可能引起上眼睑内侧的"臃肿"。通过提眉或在眉间注射肉毒毒素可以成功解决该问题。在上睑成形术中，应避免为"消除猫耳朵"而超出皮肤皱褶的内侧界限，因此而导致的瘢痕可能会让人不满意，并造成蹼状畸形。在这类患者中，少量地去除内侧脂肪垫可使皮肤获得更满意的美学效果，但应避免过度切除脂肪。脂肪不应被弃掉，因为它可能用于上睑的中央部位，或者在下睑整形术中用于治疗下睑的内侧泪沟凹陷。

上睑的皮肤皱褶是皮肤和上睑提肌腱膜之间最好的连接点。这个位置仅低于将眶隔插入上睑提肌腱膜的位置。女性的皮肤皱褶较高，距离睫毛线为 7～8mm，而男性为 5～6mm。重要的是不要增高男性的皮肤皱褶，以避免眼睑出现"女性化"。

皮肤皱褶显示出种族差异。在亚洲人的眼睑中，眶隔在较低的水平附着于提肌腱膜，使腱膜前脂肪垫下降到眼睑的外侧，阻止了提肌腱膜形成较高的皮肤皱褶。有关亚洲人眼睑和眼睑成形术的文章很多，超出了本书的范围。

上眼睑的皮肤很薄，没有任何皮下脂肪。皮肤下面是血管、眼轮匝肌。局部麻醉注射应直接在皮下注射，避开眼轮匝肌，以防止血肿

的发生。眶隔位于皮肤皱褶上方的眼轮匝肌的深处，起源于眶上缘的弓状缘。这种牢固的附着结构可以用来区分它与提肌腱膜。眶隔是一种多层结构，厚度变化很大。

在隔后面的是中央性腱膜前脂肪垫。施加在下睑上的压力可以迫使脂肪下垂，这有助于将其与下降的眼轮匝肌后脂肪和脂肪化的提肌或 Müller 肌区分开来。腱膜前脂肪垫是上睑手术中的一个关键标志。提肌腱膜位于其正下方部位（图 15-5 和图 15-7）。

上睑有 2 个主要的脂肪垫，分别是中央脂肪垫和内侧或鼻侧脂肪垫。鼻侧脂肪垫通常比中央脂肪垫苍白（图 15-8）。

能够区分泪腺和眶脂是非常重要的（图 15-9）。

提肌在 Whitnall 韧带水平作用于提肌腱膜，腱膜附着在睑板前表面的上 2/3，其内、外侧角附着于内、外侧角韧带上。外侧角将泪腺分为眶叶和眼睑叶。术中对内侧角的损伤可引起睑板的外移，使得眼睑峰移向瞳孔的颞侧。

Whitnall 韧带支撑着提肌复合体，作为提肌活动的支点，不应在术中干扰。Whitnall 韧带是一种多变的结构，是从泪腺延伸至滑车区域的环状结构（图 15-10）。

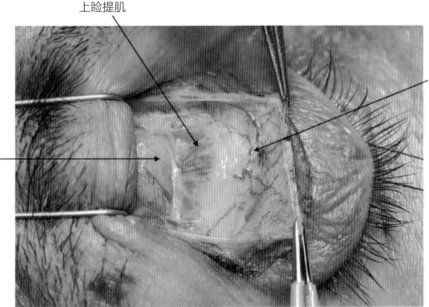

上睑提肌

上睑提肌腱膜

腱膜前脂肪

▲ 图 15-7　上睑提肌和腱膜就在腱膜前脂肪下方

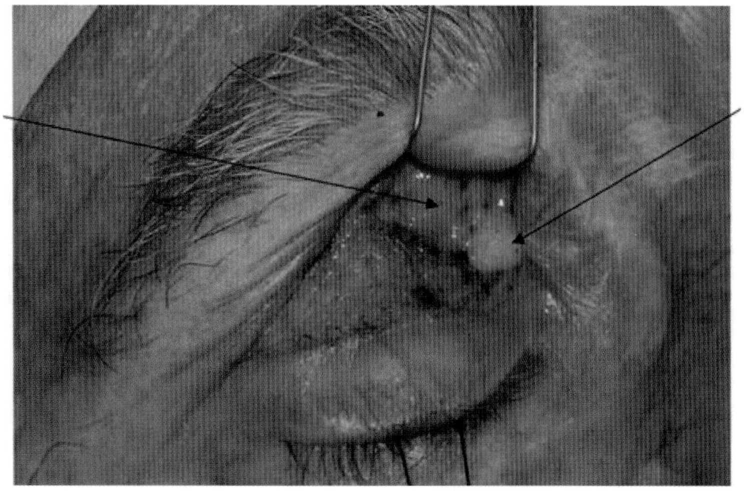

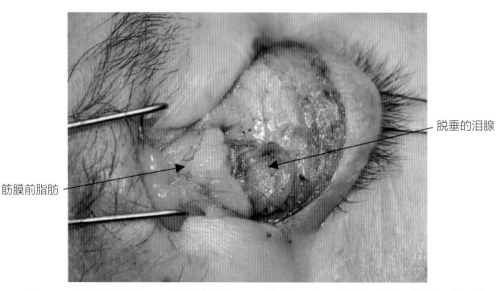

中央脂肪垫

鼻侧脂肪垫

▲ 图 15-8　鼻侧脂肪垫比中央脂肪垫苍白

脱垂的泪腺

筋膜前脂肪

▲ 图 15-9　腱膜前脂肪被 **Jaffe** 牵开器牵拉后，可见脱垂的泪腺。眼轮匝肌支持韧带也称眶颧韧带

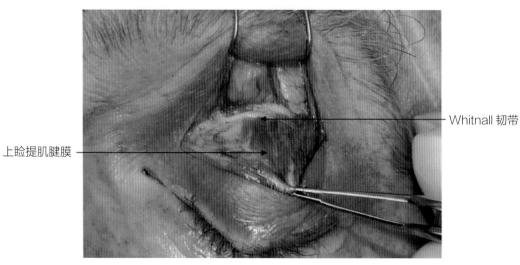

Whitnall 韧带

上睑提肌腱膜

▲ 图 15-10　**Whitnall** 韧带

2. 下睑　下睑可被认为由三个部分组成:①前部——皮肤和眼轮匝肌;②中部——眶隔和下睑缩肌;③后部——睑板和结膜。

下睑皮肤皱褶位置不定,但通常位于睑缘下4~5mm 处。外眦角通常比内眦角高约 1mm。

眼轮匝肌紧贴下睑皮肤。从睫毛边缘下方开始,经过眶下缘,延伸到脸颊。眼轮匝肌下垂通常随着时间的推移而发生,在一定程度上造成了老年人面部的新月样膨出或颧部突起。

眶隔位于眼轮匝肌的深面,其作用是将眶脂约束在眶内。眶隔由无弹性的纤维组织组成。随着年龄的增长,隔萎缩,眶脂向前突出,形成典型的新月样膨出（图 15-1B）。轮匝肌下筋膜是一种疏松的纤维结缔组织,位于眼轮匝肌和眶隔之间,为医师们提供了一个良好的、相对不出血的解剖平面。眶隔从睑板的下缘向下延伸,与眶下缘骨膜融合。眶隔下缘附着骨膜处的组织增厚,被称为弓状缘（图 15-11）。

弓状缘最坚韧,内侧结构分明,附着于前泪嵴,随着其向外侧展开,弓状缘变薄变弱。一般认为它附着得更低、更靠前。因此,在内侧,它附着于眶缘内侧,但在外侧,它附着于颧骨面部缘下约 2mm 处。

下睑睑板一般宽 4~5mm。下睑缩肌类似于上睑的上睑提肌腱膜。下睑平滑肌类似于上眼睑的 Müller 肌。下睑缩肌统称为睑囊筋膜,从下直肌发出,分开并包裹下斜肌,然后附着于睑板的下缘（图 15-11 和图 15-12）。深层筋膜附着于结膜穹窿,作为穹窿的悬吊韧带。

下睑前板的单纯性缩短导致睑外翻,中板缩短导致眼睑回缩和巩膜外露（图 15-13）,后板缩短导致睑内翻。

下睑有 3 个脂肪区,即内侧、中央和外侧。许多纤细的纤维间隔位于这些脂肪区中。脂肪区位于睑囊筋膜和眶隔之间。因为睑囊筋膜（下睑缩肌）类似于上睑提肌腱膜,睑囊筋膜前的脂肪可以认为是类似于上睑的筋膜前脂肪。与上睑一样,定位该脂肪是定位下睑缩肌的关键。

下斜肌起始于前内侧眶壁,当其在眼球下向后外侧延伸时,将内侧和中央脂肪区分隔开（图 15-14）。在下睑成形术中,下斜肌在该部位很容易受损。

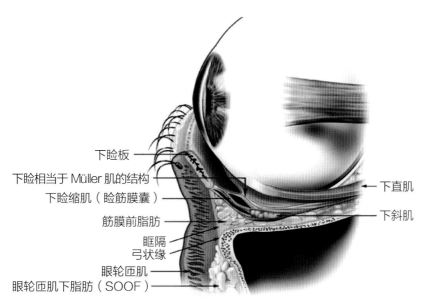

下睑板
下睑相当于 Müller 肌的结构
下睑缩肌（睑筋膜囊）
筋膜前脂肪
眶隔
弓状缘
眼轮匝肌
眼轮匝肌下脂肪（SOOF）
下直肌
下斜肌

▲ 图 15-11　下睑和邻近结构的解剖图

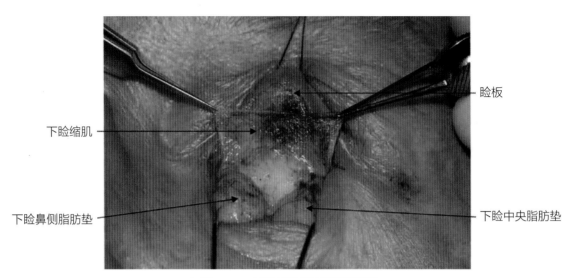

下睑缩肌

睑板

下睑鼻侧脂肪垫

下睑中央脂肪垫

▲ 图 15-12　下睑缩肌从睑板下缘离断

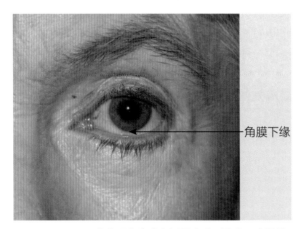

角膜下缘

▲ 图 15-13　下睑成形术造成中板层瘢痕，导致下睑退缩，角膜下缘可见巩膜

弓状扩张是下斜肌筋膜鞘的延伸，向外延伸，附着于外侧眶缘，并分隔中央和外侧脂肪区（图 15-15）。3 个眶脂肪垫之间存在细微的差异。内侧脂肪通常呈白色膜状，而中央和外侧的脂肪则看起来呈黄色质软状。外侧脂肪比内侧和中央脂肪含有更多的间隔，因此不易向前疝出。重要的是要注意下睑血管直接穿过中央脂肪区。

位于眶下缘下、眼轮匝肌后和骨膜正前方的脂肪是 SOOF（图 15-16）。

随着年龄的增长，眼轮匝肌和 SOOF 向下移动导致下睑双凸起。上凸起是由于眶脂

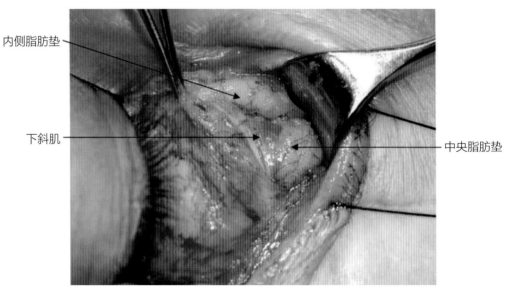

内侧脂肪垫

下斜肌

中央脂肪垫

▲ 图 15-14　位于内侧和中央脂肪垫之间的下斜肌

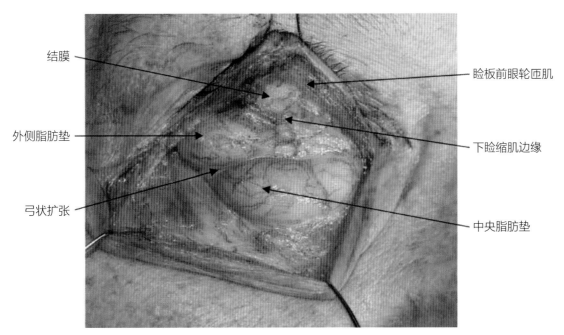

结膜

睑板前眼轮匝肌

外侧脂肪垫

下睑缩肌边缘

弓状扩张

中央脂肪垫

▲ 图 15-15　经皮下睑成形术中解剖隔开下睑中央和外侧脂肪垫的弓状扩张

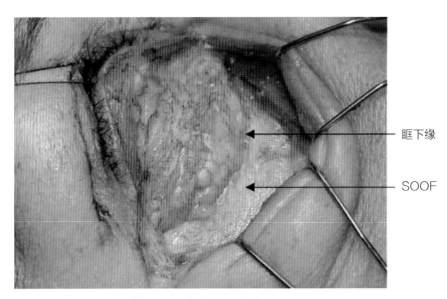

眶下缘

SOOF

▲ 图 15-16　眼轮匝肌下脂肪（SOOF）

通过眶下缘上方弱化的眶隔疝出所致（图 15-17）。眶缘本身会造成水平凹陷，而向下移动的 SOOF 是第 2 个凸起的原因。

　　3. 面中部　面中部解剖的知识对于了解下睑与面颊交界处随着年龄的增长而发生的形态学变化是必要的。

　　颧前间隙是覆盖在颧骨和上颌骨的三角形间隙，其顶点朝向鼻子，并且在上方受到眶颧韧带的限制。它包含以下部分：①覆盖在眼轮匝肌眶部的脂肪；②眼轮匝肌的眶部；③ SOOF；④骨膜前脂肪深入提唇肌的起点；⑤支持韧带。

　　面部有许多支持韧带，它们聚集成纤维结缔组织束，用于将浅表组织层锚定到更坚固的下层结构。这些韧带分为真韧带和假韧带。真支持韧带连接真皮和底层骨膜（颧、眶、眶颧和下颌韧带）。假支持韧带将面部深层筋膜连接到面部浅筋膜和皮下组织（咬肌和颈阔肌－耳郭韧带）。

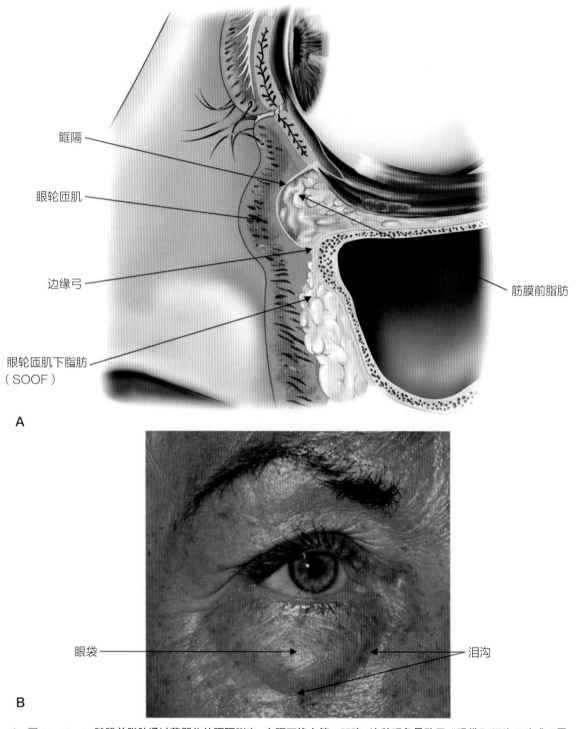

眶隔

眼轮匝肌

边缘弓

筋膜前脂肪

眼轮匝肌下脂肪
（SOOF）

A

眼袋

泪沟

B

▲ 图 15-17　A. 腱膜前脂肪通过薄弱化的眶隔膨出，在眶下缘有第二凹陷，这种现象导致了"眼袋"、泪沟凹陷或"黑眼圈"；B. 1 例患者表现为典型的下睑眼袋，伴有下睑内侧、中央和外侧脂肪垫下垂，泪沟凹陷，眶颧沟、面颊上中部凹陷

颧弓韧带（McGregor's patch）起始于颧弓和颧骨体，穿过颧骨脂肪垫的上部，止于上覆皮肤的真皮。韧带轮廓清晰（图 15-18）。眶支持韧带位于额颧缝上方。

眶颧韧带起始于眶下缘下几毫米处的骨膜增厚区，并穿过浅表肌肉筋膜系统和上覆脂肪止于真皮。

眶颧韧带、提上唇肌和提上唇鼻翼肌共同

作用形成泪沟（图 15-19）。颊脂肪随年龄增长而下移，泪沟慢慢延伸到中上面颊，在这些肌肉间形成一个三角形凹槽。

颧丘是颧骨前间隙脂肪水肿产生的（图 15-20）。颧脂肪垫位于皮下，呈三角形，有别于"颧丘"。该脂肪垫有助于面中部的丰满。颧骨脂肪垫和颧丘的提升有助于面中部的美观，并且可以改善泪沟的外观。

> **要　点**
>
> 眶颧韧带、提上唇肌和提上唇鼻翼肌共同作用形成泪沟。颊脂肪随年龄增长而下移，泪沟慢慢延伸到中上面颊，在这些肌肉之间形成一个三角形凹槽。

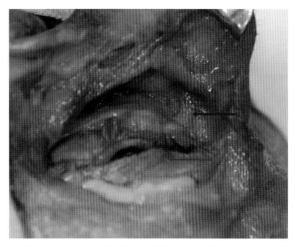

▲ 图 15-18　外科医师在尸体解剖中的视图，可见颧韧带（蓝箭）、上睑（红箭）

三、上睑皮肤松垂

上睑皮肤松垂（dermatochalasis）是一种常见的生理状态，临床表现为上睑皮肤松弛下垂。它通常是双侧的，大多数发生在 50 岁以上的患者身上，但它也可能发生在一些年轻人身上。检查这些患者的眼睑显示，多余松弛的皮肤与下方的眼轮匝肌贴附不良。上睑皮肤的多层皱褶为其特征，掩盖了正常的上睑重睑线，重睑线可能消失（图 15-21）

皮肤松垂与眼皮松弛症（blepharochalasis）常混淆，尽管这 2 种疾病在表现和病因上有很大的不同。眼皮松弛症是一种罕见的炎症性疾病，通常只影响上眼睑，可能是单侧的，也可能是双侧的。它多见于年轻患者。这种疾病的特征是眼睑水肿的加重和恶化，导致眼睑组织的"拉伸"和随后的萎缩。眼皮松弛症的继发症状包括结膜充血和球结膜水肿、内翻、外翻、眼睑皮肤松垂、内侧脂肪垫萎缩及眼睑皮肤变薄。

1. 病理生理学　上睑皮肤松垂的组织变化

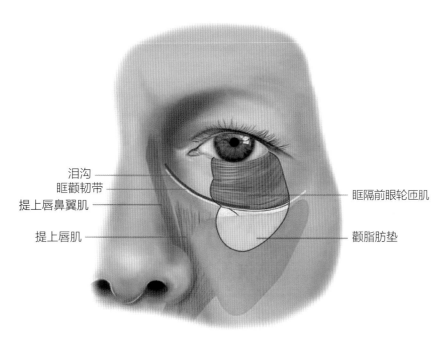

泪沟
眶颧韧带
提上唇鼻翼肌
提上唇肌

眶隔前眼轮匝肌
颊脂肪垫

▲ 图 15-19　眶颧韧带、提上唇肌和提上唇鼻翼肌形成泪沟

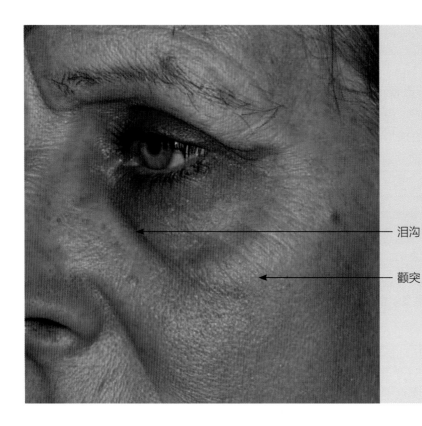

◀ 图 15-20　眼睑-面颊连接处的典型年龄相关变化，伴有泪沟凹陷的出现，外侧下睑-面颊连接处的凹陷，以及"颧突"的形成

泪沟

颧突

类似于身体其他部位皮肤的正常老化。表皮组织变薄，弹性蛋白减少，导致皮肤松弛、冗余和肥厚。这些变化似乎是与反复的面部表情和多年的重力作用有关。一些系统性疾病如甲状腺眼病、Ehlers-Danlos 综合征、真皮松弛、肾衰竭和淀粉样变可能会加速上睑皮肤松垂。此外，有些患者可能有遗传倾向，在年轻时出现上睑皮肤松垂。

相比之下，眼皮松弛症源于反复发作的无痛性眼睑肿胀，每一次都可能持续数天。肿胀很可能是一种局部血管性水肿，尽管这仍是推测。最终，经过多次发作后，眼睑皮肤变薄萎缩，提肌腱膜损伤。接着，出现上睑下垂（图 15-22）。眼皮松弛症在大多数情况下是特发性的。极少情况下与肾脏发育不全、脊椎异常和先天性心脏病相关。

> **要　点**
>
> 上睑皮肤松垂常与眼皮松弛症相混淆，尽管这 2 种疾病在发病表现和病因上有很大不同。

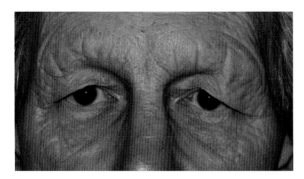

▲ 图 15-21　1 例女性患者，双侧眉下垂，上眼睑皮肤松弛，软组织萎缩。患者感觉视野受限和傍晚头痛（由于额肌疲劳）

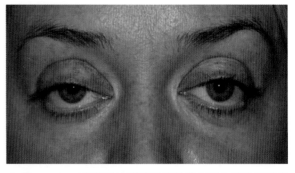

▲ 图 15-22　1 例患有上睑皮肤松弛的年轻女性患者出现双侧上睑下垂，皮肤皱褶加重，上睑皮肤变薄，腱膜前脂肪垫萎缩。她还表现出高度轴性近视引起的双侧假性眼球突出

2.手术目标 上睑成形术的目标是通过以下方式为患者获得最佳的美容和功能效果。

- 去除适量多余松弛的皮肤和眼轮匝肌。
- 仅在适当的情况下对突出的眶脂进行剥离、塑形或重新定位。
- 为每位患者在适当的高度创建一个对称的上睑重睑线。
- 避免可见的瘢痕。
- 避免继发性突眼症或不完全反射性眨眼。
- 避免加重相关的眉毛下垂。

下睑整形术的目标是为有以下需求的患者获得最佳的美容和功能效果：①在适当的地方重新定位或去除突出的脂肪；②必要时去除适量多余的下睑皮肤和肌肉；③避免眼睑瘢痕形成；④解决任何相关下睑或外眦的松弛；⑤避免术后睑外翻和继发溢泪。

(1) 患者术前评估和咨询：一般来说，出于美学要求进行这种手术的患者，他们所寻求的是面部的"年轻化"，而不是彻底改变他们的外表。随时间发展的变化，患者在不同阶段的照片记录是非常有帮助的。当安排患者预约时，要求将这些照片带到会诊室总是会有很大的帮助。以患者不期望的方式改变患者的外貌，会不可避免地引起患者极大的不满。

(2) 病史：医师应该获得一份详细的记录。医师应该在患者的陈述中，确定患者的诉求、目标和期望。患者可能关心这几个问题：①多余的上眼睑皮肤脱垂导致视野丧失；②上眼睑皮肤过度松弛会导致美容问题；③上睑脂肪疝出；④上眼睑"臃肿"；⑤遮盖上睑；⑥眼睑下垂；⑦额肌疲劳引起的头痛；⑧被朋友、亲戚议论的疲倦面容。

上睑下垂的主诉可能仅仅与严重的皮肤松弛导致假性上睑下垂有关，但患者的平视高度正常。然而，术前应该仔细评估眼睑的位置，因为真正的上睑下垂也可能存在。如果患者出现真正的上睑下垂，医师在术前必须仔细评估以诊断出上睑下垂的潜在原因，如因为戴隐形眼镜引起的腱膜性脱垂、Horner综合征、重症肌无力，或者慢性进行性眼外肌麻痹（第7章）。同样，严重的皮肤松弛症，通常伴有眉下垂，可能会妨碍患者的上视野。

中重度眉下垂和皮肤松弛的患者会被迫抬高额肌来克服视野缺损。这种患者通常形成深的前额皱纹（图 15-23）。会导致额肌疲劳，进而引起头痛。

偶尔，上睑皮肤松弛和眉下垂会导致睫毛的继发性机械性错位，导致慢性眼部不适。

患者通常抱怨上睑皮肤松弛和眉下垂，会导致疲倦面容。下睑脂肪突出也会导致类似的主诉（图 15-1B）。

医师应该特别询问患者以前眼睑手术的情况。尤其是在有新伴侣陪伴就医的情况下，之前患者做过眼睑整形美容或整容手术的信息可能被忽略掉。眼睑成形修复术，特别是下睑，更具挑战性，其术后相关并发症的发生率会增加。医师还应该询问患者隐形眼镜佩戴情况或角膜屈光手术史。

要 点

下睑成形修复术更具挑战性，术后并发症的发生率增加，即使对于一个有经验的外科医师来说也是如此。

对于有干眼症病史、面瘫或甲状腺功能障碍的患者，在行上睑成形术后，有发生暴露性角膜炎的风险。

要 点

有干眼症病史、面瘫或甲状腺功能障碍的患者，在行上睑成形术后，有发生暴露性角膜炎的风险。

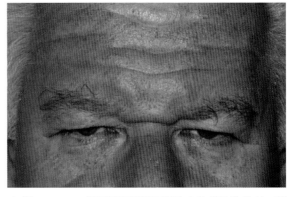

▲ 图 15-23 1 例严重双侧眉下垂和皮肤松弛的患者，因额肌过度活动引发视野问题和头痛

排除出血性疾病很重要，因为睑成形术术后出血可能会影响视力。如果患者的疾病情况允许，应该停止使用阿司匹林或非甾体抗炎药。任何其他可能导致过度出血的非治疗口服非处方药或膳食补充剂都应当停止使用（如维生素 E 补充剂）。

> **要 点**
>
> 排除出血性疾病很重要，因为睑成形术术后出血可能会影响视力。术前 2 周应停止使用阿司匹林或非甾体抗炎药。

任何过敏反应都应该仔细记录。

（3）检查：在就诊过程中，应仔细记录患者的眉形、位置、不对称度和丰满度，以及静止状态和面部活动时上睑睑板前皮肤的状况。

患者应该接受全面的眼科检查，做如下记录：①患者的最佳矫正视力；②睑裂大小；③提起上睑多余皮肤后，记录皮肤皱褶位置；④边缘反射距离 −1（marginal reflex distance-1，MRD-1）和边缘反射距离 −2（marginal reflex distance-2，MRD-2），寻找任何真正上睑下垂或者不自觉的额肌过度活动的证据。

MRD-1 是瞳孔对光反射的中心与眼睛处于注视时与上睑边缘之间的距离。正常的测量值是 4～5mm。MRD-2 是瞳孔对光反射的中心与眼睛处于主要注视时的下睑边缘之间的距离（图 7-29B）。

> **要 点**
>
> 进行睑成形术的患者应接受全面的眼科检查。

应评估并记录以下内容。

- 睑板前皮肤"外观"和睫毛线至眉毛最下缘皮肤内侧、中间、外侧的量。这对于拔眉或文眉的患者来说可能较难测量（图 15-24）。在上睑成形术中，未能识别眉毛皮肤的正确位置，会导致去除过多的上睑皮肤。
- 任何不对称。（让患者意识到任何术前的不

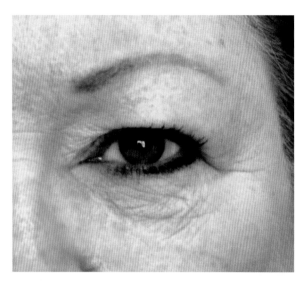

▲ 图 15-24 1 例患者眉毛被拔除并文眉，掩盖了眉下垂所造成的影响

对称很重要，患者可能不会注意到。但患者肯定会注意到术后的不对称。许多患者容易忘记先前存在的不对称问题，这就是为什么术前照片很重要的原因。）

- 要求患者放松额肌，观察额肌的过度活动情况、眉毛的位置和形状。必须识别出眉下垂对上睑的继发效应（图 15-24）（第 17 章）。

> **要 点**
>
> 必须认识到眉下垂对上睑的继发效应。

- 使用裂隙灯检测泪液凹面，并在滴一滴荧光素后检测泪膜破裂时间。
- 是否存在任何上睑外翻时的睑板下病损，例如在过敏或佩戴接触镜片的患者中可见到的丘疹。
- 是否存在 Bell 现象。
- 上眼睑松弛的程度以确保"眼睑松弛综合征"不被忽视。这是通过捏住眼睑边缘和眼睑外侧的睫毛向下拉动眼睑来检查的。如果很容易拉成上睑外翻，则明显是眼睑过度松弛。
- 上睑内侧、中央筋膜前脂肪垫及下睑内侧、中央和外侧筋膜前脂肪的任何突出。

- 上睑皮肤松弛的程度。
- 任何相关的眉下垂带来的不对称程度，通过观察眉间纹和鱼尾纹的程度来判断降眉肌的任何过度活动。
- 皮肤质地和光化性损伤程度。应排除特定皮肤病，如特应性皮炎。眉下软组织肿胀或眉毛的外 1/3 缺失，需怀疑患者患有甲状腺功能障碍疾病。
- 遮盖和交替遮盖试验检查眼球运动，以排除任何水平或垂直眼肌失衡。
- 任何泪腺脱垂的迹象。

> **要　点**
>
> 应对患者进行特定检查，以排除甲状腺功能障碍或早期甲状腺眼病的可能性。

术前照片是必须要拍的，对接受任何面部整形和重建手术的患者是必要的，有许多用途：①外科医师的学习和教学辅助工具；②医疗保险公司对患者疾病的核实；③法医学索赔中的辩护辅助；④作为对健忘患者术前外观的提醒。

拍照前应获得患者的书面同意，并向患者说明照片用途。

> **要　点**
>
> 术前必须拍照。拍照前应获得患者的书面同意，并向患者说明照片用途。

应向有明显眉下垂的患者说明单纯上睑成形术的局限性。对于这种情况，上睑成形术应非常保守，以防止进一步降低眉部和出现令人不满意的效果。应仔细询问患者以确定患者对手术的预期。有些患者有轻度的眉下垂和上睑皮肤松弛，最好使用肉毒毒素注射。如果使用得当，可获得良好的、令人满意的提眉效果。注射可以在鱼尾纹和眉尾进行（每侧 30～60U Azzalure，分 3～4 点肌内注射），并且可以与眉间注射相结合（70～100U Azzalure，分 4～6 点肌内注射），从而麻痹眉间降眉肌，让额肌活动不受对抗。

如果出现难看的吊梢眉，可以在过度收缩的额肌上方 1～2cm 处注射 5～10U Azzalure（与皱眉肌相比，额肌只需要较小剂量的肉毒毒素就能弱化其活动）。初次注射总应保守些。任何不对称的情况都可以在 10～14 天后进行进一步注射来解决。

如果需要术前进行肉毒毒素注射试验，应在 2～4 周前进行。不应在术中或术后不久进行注射，因为术后水肿会引起肉毒毒素扩散至邻近的肌肉（如提肌，导致上睑下垂）。

> **要　点**
>
> 术中不应注射肉毒毒素，因为术后水肿会导致肉毒毒素扩散到提肌，会导致严重的上睑下垂。

如果眉下垂更突出，有多种可选的手术方法来解决，最好根据眉下垂的程度和患者的年龄、偏好来选择。

第 17 章详细讨论了眉下垂的处理。

图 15-25A 示 1 例女性患者存在不对称的眉下垂，要求进行上睑成形术。单独行上睑成形术不适合。图 15-25B 和 C 示双侧不对称上睑皮肤－肌肉睑成形术联合双侧颞部提眉术后 2 个月。

(4) 知情同意：医师应与患者详细讨论手术的优点、缺点、风险和潜在的并发症。应说明切口的位置和可能出现的瘢痕。需要以开诚布公的态度交代风险和并发症的发生率。还应说明并发症的问题及其处理办法。并且应向患者提供一份正式的医疗文书，详述眼睑成形术的潜在并发症及其处理方式，以及由此产生的费用。应该给患者至少有 2 周的时间来考虑。还应在术前建议患者定期回来随访，在此期间，任何疑问都可以得到回复，并可以完成和签署手术同意书，也给患者提供一份副本。

医师应避免将任何眼睑成形术描述为"基本的""直接的""简单的""次要的"或"常规的"手术。

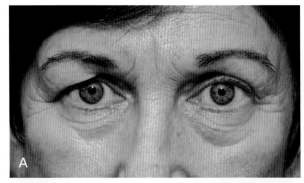

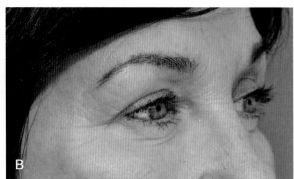

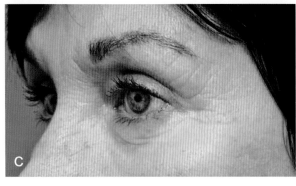

▲ 图 15-25　A. 1 例不对称眉下垂和上睑皮肤松垂的女性患者；B 和 C. 不对称双侧上睑皮肤 - 肌肉眼睑成形术联合双侧颞部直接提眉术后 3 个月效果

　　许多寻求美容眼睑成形手术的患者，要求不将这些告知他们的家庭医师，但是，应该将患者的诉求、临床检查结果、已经讨论过的方案、手术的风险和潜在并发症、关于停用阿司匹林或抗炎药物的建议、预期恢复期，以及随访要求和拆线等详细信息发送给患者，并在诊所保留副本。这让患者有机会在决定手术前，进一步考虑之前讨论的手术选择，避免患者方面的误解。

> **要 点**
>
> 对于单纯的选择性整容手术，应该鼓励患者在决定手术之前仔细考虑这些信息。这可能需要进一步咨询或到预评估诊所就诊，以获得充分的知情同意并回答任何进一步的疑问。除非已经与患者详细谈论过了手术同意书的内容，否则不应要求患者在手术当天签署备选的美容手术同意书。已经讨论过的风险和潜在的并发症，应记录在患者病历、患者同意书和致患者的信中。

四、上睑成形术

　　1. 术前准备　对于一台成功的上睑成形术来说，局部麻醉前准确标记上睑皱褶是非常重要的第一步。每只眼睛各滴入 1 滴丙美卡因。双脚规用于测量皱褶的高度。上睑皮肤用酒精清洁并去油。用蘸有甲紫的牙签标记出上睑皱褶线。另一侧上睑皱褶线需同步标记以确保准确对称。男性上睑皱褶线的设计高度应低于女性。

　　用有齿镊轻轻夹住上睑皱褶线中央处以上的皮肤。需要非常小心，以确保眼睑在静息位置和眉毛轻轻抬起的情况下都可以自然闭合。禁止去除大于 8～10mm 的皮肤量，尤其是在眉下垂未矫正的情况下。标记出夹持皮肤的上缘，并画出梭形标记（图 15-26）。

　　需记住这个分 3 部分区域的相对大小，以保持良好的美学外观（向下看时，眉下缘与上睑皱褶线之间的距离大约是眉下缘到睑缘距离的 2/3，上睑皱褶线到睑缘的距离大约是眉下缘到睑缘距离的 1/3）。通常眉下缘与切口上缘线之间至少要保留 10～12mm 的皮肤量（图 15-27）。如果可能，设计线尽量不要在内眦区域，以免留下蹼状瘢痕，这很重要。

　　如果没有颞侧的皮肤下垂，切口线外侧应保持在眶缘内（图 15-27）。如果有颞侧的皮肤下垂，月牙形切口外侧可增加 1 个侧翼，使术后瘢痕呈水平方向（图 15-28A）。因此术前提醒患者切口外侧瘢痕可见且不会隐藏在上睑皱

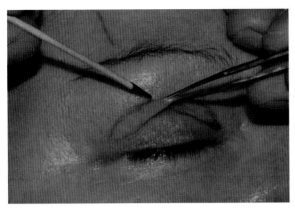

▲ 图 15-26 用齿镊轻轻夹持皱褶标记线上方的皮肤，确保不影响被动闭眼。在内侧和外侧重复夹持，标记出拟切除皮肤的范围。如果拟行提眉术，需要将眉部牵拉到理想位置后再进行标记

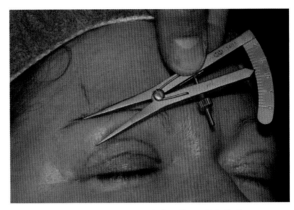

▲ 图 15-27 眉下缘距拟切除皮肤标记线上缘留下 12mm 宽的皮肤

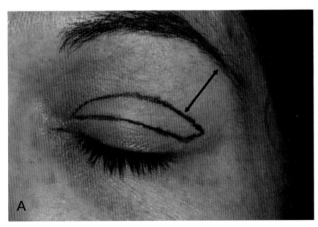

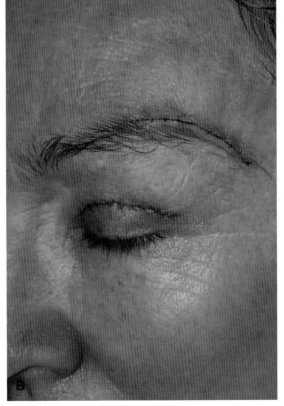

▲ 图 15-28 A. 用蘸有甲紫的牙签标记出理想的上睑皱褶线。嘱患者被动闭眼时，轻轻夹持上睑皱褶线上方的皮肤。内侧越过皮肤皱褶线处未入标记范围。外侧设计成小"翅膀"形状来避免形成猫耳。真正的眉下缘到切口上缘线之间至少保留 10～12mm 的距离。B. 1 例行上睑成形术及颞侧提眉术的患者，眉部伤口未缝合完

褶线内很重要。但如果同时行提眉术，这种情况通常就不会发生（图 15-28B）。

如果患者同时行提眉术，需要用手指抬高眉毛来模拟出理想的术后眉毛位置。皮肤的测量、夹持及标记都需要在眉毛保持于理想位置下进行。确保仔细并精确地测量皮肤及标记，以防止上睑皮肤切除过度，导致继发性兔眼。

患者半卧位，头抬高 30°，以减少静脉充血和出血。冰箱里应准备生理盐水袋，用于蘸湿纱布，术中做另一侧眼睑时，敷在做完手术的一侧。

2. 麻醉 手术可在全身麻醉、局部麻醉或静脉镇静辅助的局部麻醉下进行。后一种麻醉方式最好由麻醉医师来精确操作静脉镇静，它的优势在于不影响利用自主性提肌功能来辨认

眼睑解剖结构。这在上睑成形术联合提肌腱膜前徙术或 Müller 肌切除术以矫正上睑下垂的情况中尤为重要。

3. 手术过程

- 含 1 : 200 000U 肾上腺素的 0.5% 布比卡因 1~1.5ml 与含 1 : 80 000U 肾上腺素的 2% 利多卡因 1~1.5ml，按 50 : 50 的比例配比后，皮下注射，针头刺入，一次完成，如果可能，尽量避免注射入眼轮匝肌，以预防血肿。针头从颞侧刺入，向鼻侧推进，缓慢注射麻醉药（视频 15-2）。注射后立即按压数分钟。肾上腺素十分钟后起效。

- 双侧眼球均抹上润滑软膏。

- 为患者消毒铺单，确保手术单没有对眉毛产生向下的压力。

- 用 4-0 丝线穿过上睑的灰线，并用弯头动脉钳固定于面侧手术单上，以向下牵引眼睑。这样更容易切开皮肤，也能保护眼球。（建议新手外科医师使用涂有润滑软膏的角膜保护器。）

- Colorado 针式电刀沿着甲紫标记线切开皮肤。

- 在眼轮匝肌表面分离并切除皮瓣（图 15-29A）。

- 对于那些有暴露性角膜炎风险的患者，仅仅去除表面皮肤，保留下方的眼轮匝肌。皮肤可以用 7-0 Vicryl Rapide 缝合线间断缝合。该操作快速且相对简便，同时减少了术后眶内出血的风险。

- 去除皮肤时，最好不要同时去除肌肉形成肌皮瓣，因为这会增加患者术后不完全性

反射性眨眼或闭合不全的风险。最好先去除表面皮肤，然后再去除切口中央或上方 1 条 3~5mm 宽的眼轮匝肌（图 15-29B）。眼轮匝肌去除不当会让求美患者对形成的肌肉折痕不满意。

- 如果患者要求去除、重塑或悬吊眶隔脂肪，需要将眶隔全部打开，但需要小心处理，避免损伤上睑提肌腱膜。

- 中央的筋膜前脂肪常会脱垂。如果需要，可以用 Colorado 针式电刀电凝，稍大的血管可以用双极电凝烧灼。内侧脂肪团周边及内部的筋膜间隔可以用 Colorado 针式电刀轻柔切开并分离。

- 如果需要去除脂肪，需要用小弯血管钳小心夹住脂肪。为了避免上睑凹陷，最好避免从中央脂肪垫中去除任何脂肪。相比之下，仔细去除内侧脂肪垫较为常见。助手应小心地扶住血管钳，特别注意避免向前牵拉脂肪，否则有导致眶后血管破裂及祸及视力的球后血肿出现的风险。电切模式下用 Colorado 针式电刀去除脂肪（视频 15-3 和视频 15-4）。松开血管钳时应缓慢、小心，如果有出血需立即重新夹住，这在去除内侧脂肪垫时尤为重要。还应特别注意不要损伤上睑提肌内侧角、滑车及眼球。脂肪应保留在湿纱布内，因为可以把它分成小的脂肪粒，游离移植于对侧上睑以矫正不对称，或游离移植下睑填充泪沟。

- 用 7-0 Vicryl 缝合线间断缝合，精确对合皮肤。皮肤缝合的方式取决于皮肤皱褶类

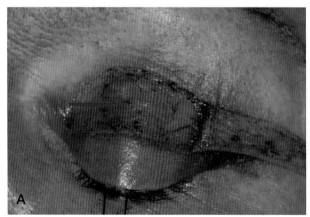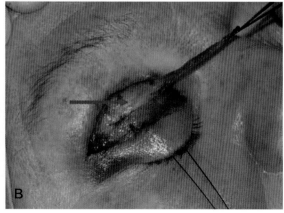

▲ 图 15-29　A. 从皮下眼轮匝肌（红箭）表面掀起皮瓣（蓝箭）；B. 从下方的眶隔表面（红箭）切除一条眼轮匝肌

型的需要。如果要求上睑皱褶柔和不明显，则如前所述缝合。如果要求上睑皱褶更加明显，通常在女性患者，用 7-0 Vicryl 缝合线间断缝合皮肤，缝合时包括了下方提肌腱膜。外侧切口处深部缝合能形成良好的外侧上睑皱褶线。

> **要　点**
>
> 局部麻醉前准确地标记上睑皱褶线，对于一台成功的上睑皱褶成形术来说是非常重要的第一步。需要注意的是，上睑中央脂肪垫的去除要特别保守，以避免出现显老的上睑继发性凹陷。相比之下，少量去除内侧脂肪垫较为常见。

4. 术后护理　术后给患者开具抗生素软膏涂抹上睑术区伤口，3 次／天，共 2 周。同时开具眼用凝胶，如 Xailin 凝胶，白天每隔 1～2h 一次，晚上则用 Xailin 夜间软膏。大约需要持续使用 10～14 天，直到睑裂闭合不全的程度减轻。在接下来的几周，眼用凝胶的使用频率逐渐降低。同时要求患者术后 4 周头高位卧床，术后 2 周避免提重物或过度劳累。眼睑间断冰敷48h。术后 2 周内及术后 4～6 周内复诊。术后 10～14 天拆线。

五、下睑成形术

面部衰老不仅是弹性组织变形和下垂，也是软组织萎缩作用的结果，这是美容手术中一个被普遍认可的观点。这一概念的演变在下睑成形术中得到了很好的阐释，即传统的下睑成形术是去除疝出的下睑腱膜前脂肪。虽然这种方法的确能去除眼袋，但很多患者也会出现因软组织的去除而显露眶下缘，造成一种凹陷的骨架化的外观。这与年轻化的面部外观形成鲜明对比，年轻化的面部因有饱满的软组织，而且从面颊到下睑会形成平滑的过渡。眶下缘不会显露。因此，传统去除眶隔脂肪的手术方法不太可能形成饱满的、年轻的下睑轮廓，也与面部衰老原因——软组织萎缩这一概念相冲突。

为了解决这一问题，设计了许多替代手术方法。其中一种显著的方法是脂肪重置，推进

或重置内侧和中央脂肪团而不去除，以重建下睑软组织。这种方法试图在眶周形成年轻化轮廓，从而达到隐藏眶下缘骨性结构的目的。或者，下睑成形术结合 SOOF 提升或面中部提升也可以达到这一目的，但患者必须接受更广泛的手术剥离、更长的恢复期、更多的术后瘀青和肿胀，以及术后并发症风险增高。对于某些患者来说，同时在上面颊或眶颧沟槽注射脂肪，或者在这些区域术后注射皮肤填充剂，效果会得到加强。

1. 术前评估

(1) 病史：确定患者的诉求、目标、期望。患者可能会关注以下几个方面：①松弛的皮肤皱褶；②下睑眼袋；③黑眼圈；④皮肤的皱纹或皮纹和（或）光损伤迹象；⑤颧部凸起；⑥下睑皮肤松弛。

(2) 术前检查：对于一台下睑成形术，患者需接受全面的眼科检查。需要对以下几项进行评估并记录。

- 患者的最佳矫正视力。
- 睑裂及下睑缘相对于下角膜缘的位置。
- MRD-1 和 MRD-2。
- 覆盖测试：患者眼部肌肉平衡性及眼球活动性。
- 任何眼睑的不对称或巩膜外露的情况。
- 静止或微笑时患者的下睑外观。
- 眼球和眶下缘之间的关系，特别是从侧面观察眼球突出于眶下缘的程度。颧突阴性侧面观指的是眼球前表面突出于眶下缘。这类患者行外路眼袋术后，术后出现下睑退缩及巩膜外露的风险明显增加。颧突中性侧面观指的是眼球前表面与眶下缘在一条线上。颧突阳性侧面观指的是眼球前表面位于眶后缘的后面（图 15-30A）。
- 用裂隙灯评估泪液产生及泪膜情况。
- 下睑脂肪垫的疝出情况及脂肪垫的位置。
- 皮肤质地和光损伤的程度，以及皮肤的松弛和过剩程度，但不要高估。
- 下睑松弛的程度。松弛程度的判断非常主观，但一般来说，如果下睑能从眼球上分开超过 6～8mm（牵张试验阳性），或者往下牵拉眼睑并松开，在不眨眼的情况下，下眼睑未回到原位（下拉释放试验阳性），那么在行外路眼袋术时，下睑足够松弛，

有必要行下睑收紧（图 15-30B 至 D）。

- 任何涉及大眼球的突出或假性突出的因素。对于这类患者，可能更难达到手术目标。需要特别仔细检查以排除甲状腺眼病的可能。
- 颧骨高突或下睑皮肤脱垂的情况。
- 面颊脂肪萎缩。
- 颧骨发育不良。
- 眶下缘的情况。几乎所有存在眼袋和眶下缘骨性显露的患者，寻求行下睑成形术时，都适合做脂肪重置术。小于 55 岁的患者一般采用结膜入路下睑成形术和脂肪重置术的效果更好。甲状腺眼病中伴有脂肪型眼袋或脂肪增生的患者，则通过结膜入路常规去除多余的脂肪。多余的皮肤可以通过夹捏皮肤的方式来去除，或者通过 CO_2 激光磨削术进行收紧，或者化学剥脱术也有助于解决皮肤皱纹和光损伤。

> **要 点**
>
> 侧面看颧突平于眼球是经皮入路下睑成形术后发生下睑退缩的重要危险因素。

如同不考虑眉毛位置就不能准确评估上睑一样，也不应只检查下睑，应该把任何面中部下垂及面中部脂肪萎缩的因素考虑进来。这样的患者可能需要 SOOF 提升或者面中部提升和（或）面颊及泪沟增容（可用结构化脂肪移植或皮肤填充剂注射来填充）。

2. 手术方法 理想情况下，下睑成形术应根据患者的个人需求来进行。手术入路的选择取决于对以下几项术前评估，即有无脂肪疝出、眶下缘骨性显露的程度、有无下睑双凸起、下睑多余的皮肤量、静态皱纹和光损伤的程度、眼轮匝肌下垂程度、有无面中部下垂和面中部脂肪萎缩及程度、有无颧骨高突及下睑松垂、下睑或外眦韧带的松弛程度。该手术可与另一手术同时进行，如甲状腺眼病中的眼眶减压术。

医师还应仔细评估患者，以确定是否其他非手术治疗可能更能满足他或她的需求。这取决于患者的个人情况和年龄。一些患者只抱怨外眼角皱纹（笑纹）和眼睑外侧皮肤皱纹的话，注射肉毒毒素可能效果更好。可以在外眼角处注射肉毒毒素（每侧 4～5 个注射点，共注射 Azzalure 30～60U）的同时，在下睑眼轮匝肌外侧注射少量肉毒毒素（2～3 个注射点，共 2～3U）。下睑内侧不应注射，因为这有可能出现肉毒毒素扩散到下斜肌，从而导致复视的风

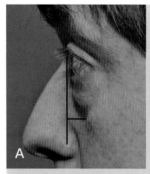
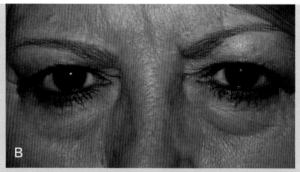
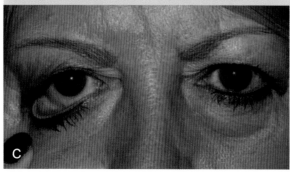
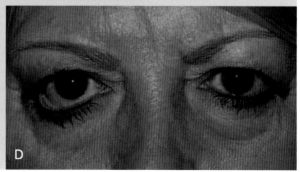

◀ 图 15-30 **A.** 患者眼球高于颧部。从角膜至眶下缘有 1 条垂线。**B. 1** 例下睑脂肪垫脱垂的患者。**C.** 下拉释放试验时，患者用示指向下牵拉下睑。**D.** 眨眼前下睑不能回缩贴合眼球，提示下睑严重松弛

险。此外，应避免在下睑注射过多肉毒毒素，以避免眼轮匝肌的眶部过分薄弱，从而导致患者出现眼袋。

某些合适的患者可用玻尿酸注射（如Restylane）来填充泪沟（图 15-31A 和 B）。另外，化学剥脱术 [如 30% 三氯乙酸（TCA）] 或者 CO_2 激光磨削术可以用来治疗年龄相关性和日光性下睑皮肤皱纹（图 15-31C 至 E）。但化学剥脱和 CO_2 激光磨削会导致渐进的皱纹及眼睑皮肤的变薄，患者也须注意避免日晒。同时随着时间的推移，光滑的皮肤可能与未处理的面部皮肤形成鲜明对比。因此，笔者倾向于对大多数患者不采取这样的皮肤治疗。

对于更适合手术治疗的患者，有 2 种主要手术方式，即结膜入路下睑成形术和皮肤入路下睑成形术。

下列手术方式可以结合其他技术来增强手术效果：①水平方向眼睑收紧术；②夹捏法皮肤去除术（结膜入路下睑成形术时采用）；③ CO_2 激光磨削术；④化学剥脱术；⑤肉毒毒素注射；⑥皮肤填充剂或脂肪注射增加软组织；⑦ SOOF提升；⑧面中部提升；⑨颊部假体置入。

结膜入路下睑成形术结合脂肪重置，最适于年龄小于 55 岁，有轻微、中度甚至重度的下

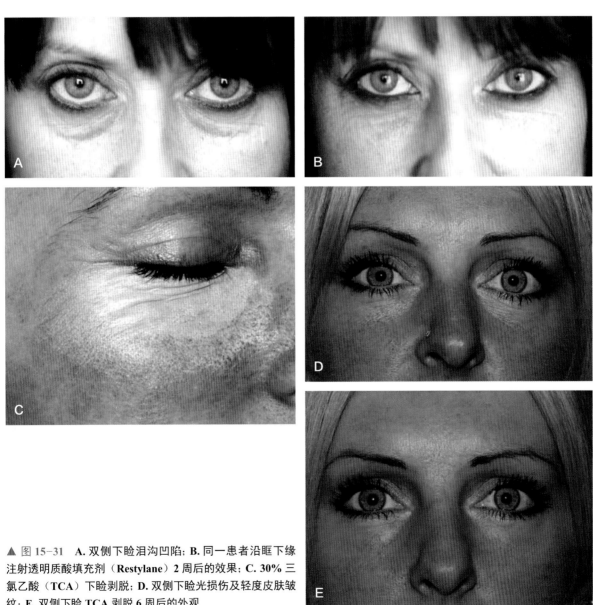

▲ 图 15-31　**A.** 双侧下睑泪沟凹陷；**B.** 同一患者沿眶下缘注射透明质酸填充剂（**Restylane**）2 周后的效果；**C. 30%** 三氯乙酸（**TCA**）下睑剥脱；**D.** 双侧下睑光损伤及轻度皮肤皱纹；**E.** 双侧下睑 **TCA** 剥脱 **6** 周后的外观

睑脂肪疝出，但没有或仅有轻微的皮肤松弛、没有眼轮匝肌下垂、没有颧骨高突及下睑下垂的患者。同时结合眼眶减压术还适用于甲状腺眼病的年轻患者。结膜入路眼袋成形术避免了术后瘢痕，并且也特别适合于既往行外路眼袋术但因残余的疝出脂肪需要二次修复的患者。对于那些能配合术后护理及能避免日晒的患者，如有需要可同时行皮肤夹捏切除术，或者 CO_2 激光磨削术或化学剥脱术来解决皮肤皱纹（图 15-32）。根据笔者的经验，绝大多数筛选合适的患者对仅通过眼袋成形术获得的改善都会感到满意。

对于下睑脂肪垫增大的患者，可以直接去掉脂肪。但对于脂肪疝出不是很多，同时关注因泪沟凹陷导致的下睑黑眼圈，脂肪可以重置到眶下缘。对某些患者，可同时行脂肪去除和重置。

麻醉：下睑成形术可在全身麻醉、局部麻醉或静脉镇静辅助的局部麻醉下进行。在局部麻醉尤其是静脉镇静辅助的局部麻醉下，皮肤入路下睑成形术或行皮肤夹捏切除的结膜入路下睑成形术中，医师可以要求患者张嘴向上看，以避免去除过多的皮肤。也可以消除拔管后因咳嗽或 Valsalva 动作（堵鼻鼓气）导致的术后出血甚至下睑血肿。

六、经结膜入路下睑成形术联合脂肪重置

1. 术前准备 患者坐位接受检查，用甲紫标记出脱垂的下睑脂肪垫轮廓，外侧脂肪垫轮廓的标记特别重要，因为术中患者半卧位，加

上局部肿胀麻醉，难以判断脂肪垫的位置及脱垂程度。

术前应告知患者术后有可能会出现球结膜水肿，尤其是术前就有结膜松弛的患者。球结膜水肿的消退通常需要 1~2 周，极少会需要数周来消退。

用无胶手术单铺单，以保证下睑和面颊可自由活动。

2. 手术步骤

- 含 1∶200 000U 肾上腺素的 0.5% 布比卡因 2~3ml 与含 1∶80 000U 肾上腺素的 2% 利多卡因 2~3ml，按 50∶50 的比例配比后，在睑板下方沿着下眼睑，皮下注射麻醉。颞侧进针，向鼻侧推进，同时缓慢推注麻醉药。注射后立即按压。

- 然后于面颊内侧，并沿前泪嵴注射 4~5ml 局部肿胀麻醉液（框 15-1）。注射后也立即按压。

框 15-1　局部肿胀麻醉液的配制

50ml 注射器，抽取 0.25ml 1∶1000U 肾上腺素、30ml 生理盐水、10ml 2% 利多卡因和 10ml 0.5% 布比卡因

- 等 10min 让肾上腺素起效。

- 给患者消毒铺单。

- 4-0 丝线穿过下睑灰线，外翻固定于中号眼睑拉钩上。结膜下再次注射少量局部肿

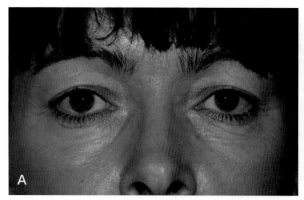
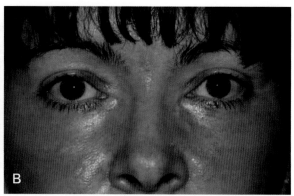

▲ 图 15-32　**A.** 1 例中度下睑皱纹患者术前；**B.** 行双侧上睑成形术及下睑 CO_2 激光磨削（使用矿物化妆品前）术后 2 周的效果，显示皮肤皱纹改善，但伴有典型的激光治疗后红斑

胀麻醉液。

- 在睑板下缘下方3~4mm处，用Colorado针式电刀从泪点水平到外眦切开结膜，并到达眼轮匝肌和眶隔脂肪之间的层次（视频15-5）。只要切口在眶隔和睑囊筋膜融合线的上面，眶隔脂肪就不会从眶隔里疝出。

- 然后4-0丝线分别穿过结膜内、外侧缘及下睑缩肌复合体，然后用蚊式钳将缝合线固定在头侧铺单上，以保护角膜（图15-33A）。

- 继续在眼轮匝肌和眶隔脂肪之间向下分离到眶下缘的前表面。用Colorado针式电刀可让分离尽量不出血。

- 用Freer骨膜剥离子在眶下缘内侧形成骨膜下囊袋。该囊袋可在眶下缘的中外侧的骨膜浅面形成。

- 从眶下缘内侧到外侧，用Colorado针式电刀打开弓状缘。在内侧需要特别小心勿损伤下斜肌（位于内侧、中央脂肪垫之间）和外侧的外眦韧带（图15-33A和B）。

- 小心游离脂肪垫，用Colorado针式电刀

或Westcott剪轻柔切断脂肪内隔膜（视频15-6）。处理内侧脂肪垫需特别小心，因为中间可能包含有较粗的血管。

- 大部分患者只需处理内侧和中央脂肪垫，有些患者还需少量去除外侧脂肪垫，眶隔切口可用7-0 Vicryl缝合线间断缝合关闭。脂肪可游离移植在眶下缘。另外，可以用Westcott剪切断弓状缘延伸部（Lockwood韧带），使得外侧和中央脂肪垫融为一体。

- 然后用4-0双针Prolene缝合线在内侧松解下垂的脂肪穿过，缝合3~4针。针头需穿入位于泪前嵴内侧的骨膜下囊袋，穿过软组织后从鼻侧面的皮肤穿出，在柔软海绵垫上打结，从而将脂肪向前拉过眼眶下缘。根据需要，在眶下缘骨膜前软组织的中央和外侧进行进一步缝合固定（图15-33C）。

- 以上手术步骤如图15-34所示。

- 去除结膜牵引线，结膜和眼睑缩肌复合体复位，用7-0 Vicryl缝合线间断缝合2~3针，或最好使用组织黏合剂，如Artiss，以避免缝合刺激和肉芽肿的风险。重新对

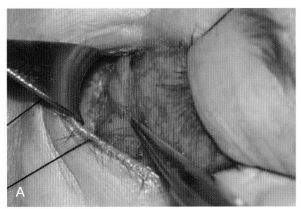

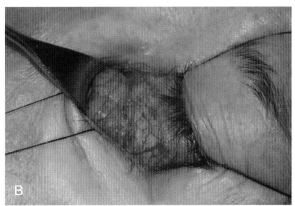

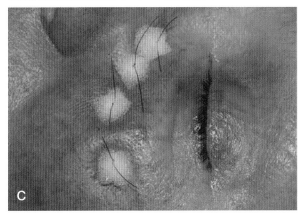

▲ 图15-33　**A.** 打开弓状缘，使腱膜前脂肪脱出，显露眶下缘；**B.** 脂肪向下铺开，越过眶下缘，然后4-0双针Prolene缝合线缝合脂肪；**C. 4**根4-0双针Prolene缝合线穿越缝合脂肪并穿出下睑全层皮肤，海绵垫打包固定

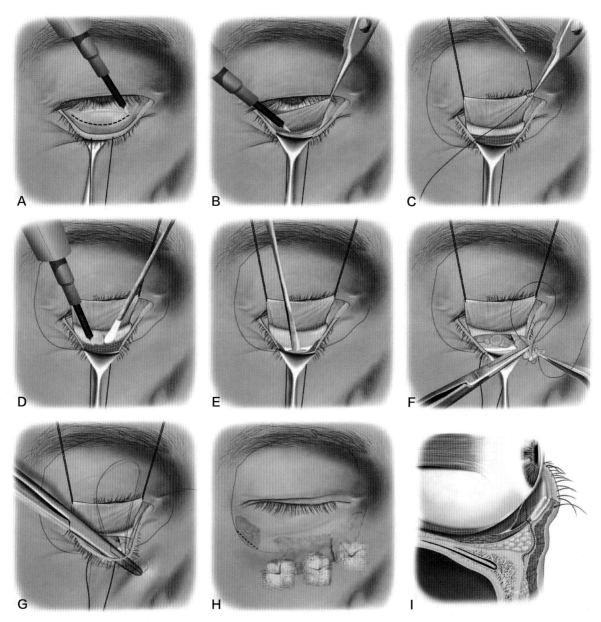

▲ 图 15-34　A. 睑板下 3～4mm 处切开结膜。B 和 C. 用 4-0 牵引丝线将结膜下睑缩肌瓣分离并牵拉覆盖角膜。D. 从眶隔表面分离眼轮匝肌至眶下缘。E. 使用 Feer 骨膜剥离子分离，越过眶下缘形成一个袋状间隙。F. 在弓状缘上方打开眶隔，释放内侧和中央脂肪垫。G. 4-0 Prolene 缝合线穿越缝合内侧和中央脂肪垫。H. 缝合线从分离的间隙中越过眶下缘，从鼻侧、颊侧皮肤穿出，在海绵垫上打包。该图中外侧脂肪垫已去除。I. 图示分离平面（虚线）

合下睑缩肌复合体，小心闭合伤口非常重要，因为某些患者，尤其那些颧突高于眼球的患者，下睑可能遮住角膜下缘不能正常退缩，导致向下凝视时视线模糊。

- 有些患者可以通过简单的皮肤夹捏切除术来解决轻微的皮肤过剩。用 0.3mm Castroviejo 齿镊将下睑皮肤在眼睑外侧轻轻夹持形成一个皱褶，用蘸有甲紫溶液的牙

签标记，确保即使仰视和张嘴也不影响眼睑的位置。用 Colorado 针式电刀去除皮肤，皮肤边缘用 7-0 Vicryl 缝合线间断缝合。对于大多数结膜入路下睑成形术的患者，最好避免该皮肤去除，避免任何可见的瘢痕，以及避免下眼睑退缩或外翻的风险。图 15-35 显示了 1 例行此手术的患者。

3. 术后护理　术后给患者开具抗生素滴眼

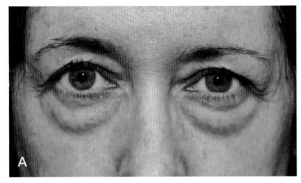
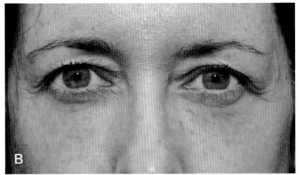

▲ 图 15-35 **A**. 术前外观；**B**. 双侧下睑经结膜入路眼睑成形术联合弓状缘松解、脂肪重置术后 **4** 个月的外观

液，每天 3 次，连续 2 周，并使用不含防腐剂的润滑剂（例如，每 2 小时使用 1 次 Xailin 凝胶，睡前使用 Xailin 夜间软膏）。使用不含防腐剂的局部润滑剂凝胶和睡前软膏，直到术后水肿消失。术后类固醇滴注是不必要的，应该避免。指导患者抬头睡觉 2 周，避免举重或劳累 2 周。将清洁的冰袋轻轻地间歇性地敷在眼睑上，持续 48h。

患者应该在 48h 后拆除 Prolene 缝合线和海绵垫并进行评估，1 周后、4～6 周内分别再次接受评估。结膜缝合线在 2 周内自动脱落，也可以拆除。如果已使用纤维蛋白黏合剂，则不需要执行此操作。可以在 Prolene 缝合线被拆除后，使用局部抗生素软膏，并立即开始对海绵垫造成的皮肤凹痕进行温和的侧对侧按摩。下睑 - 面颊交界处的侧向按摩可以使用外用的面霜，如 Auriderm，每天 3 次，每次 3min，持续 2～3 周。告知患者，在逐渐软化之前，这一区域将有 3～4 周的不平整。

> **要 点**
>
> 关闭结膜伤口时，下睑缩肌仔细地重新对合是很重要的，因为某些患者，特别是那些颧突高于眼球表面的患者，眼睑可能会盖过角膜下缘而无法正常回缩，从而造成在俯视时挡住视线。

七、经结膜去脂眼睑成形术

对于真正脂肪过剩的患者，需要进行更传统的脂肪切除术。操作按照前面讨论的阶段 1～5 进行。

- 在眼球施加压力下，用 Colorado 针式电刀在脂肪膨胀的最大凸起水平打开眶隔。脂肪会从隔膜的切口疝出。
- 用弯血管钳夹住脂肪后，非常仔细地切除脂肪（视频 15-7）。注意细致止血（图 15-36）。
- 不应对脂肪施加不适当的牵拉。去除脂肪从鼻侧脂肪垫开始，然后到中央，再到外侧脂肪垫。
- 残余脂肪应充足，与眼眶边缘齐平，以防过度切除造成随后的"骨瘦如柴样"外观。
- 移除 Desmarres 牵开器，检查眼睑，以确保充分去除脂肪和对称性。如果担心去除过多脂肪，可将去除的部分脂肪作为眶下缘的游离移植物重新填充。
- 拆除结膜和下睑缩肌牵引线，用 7-0Vicryl 缝合线间断缝合 2～3 针或使用纤维蛋白封闭剂重新对合结膜和下睑缩肌。

图 15-37 中显示 1 例行此手术的患者。

八、经皮眼睑成形术联合眶下缘释放、脂肪重置、眼轮匝肌悬吊术

1. 术前准备 术前告知患者，在术后的前 2～3 周内，下睑的外侧会不自然地偏高。随着可吸收 5-0 Vicryl 缝合线固定眼轮匝肌皮瓣的位置开始松动，两侧下睑的外侧会逐渐恢复其正常位置。

患者坐位接受检查，用甲紫勾勒出脱垂的腱膜前脂肪垫。特别重要的是要勾勒出外侧脂肪垫的轮廓，因为在注射局部麻醉药后，患者处于半卧位时，脂肪垫的位置和脱垂的程度可能很难判断。标记外眦皱纹。标记上睑皮肤皱褶，或者，

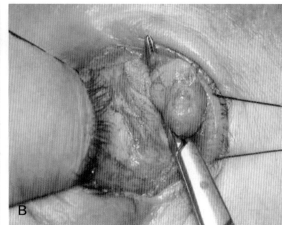

结膜和下睑缩肌

▲ 图 15-36　**A.** 打开眶隔后，眼睑中央脂肪垫疝出到切口内；**B.** 中央脂肪垫已用弯钳夹住

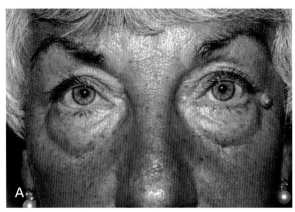
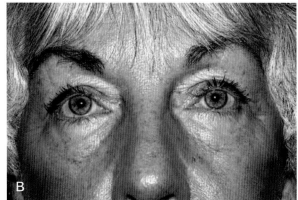

▲ 图 15-37　**A.** 术前外观；**B.** 同一患者在双侧经结膜入路眼睑成形术联合脂肪去除、左外眦皮肤病损切除术术后 12 个月的外观

如果要同时进行上睑成形术，则上睑皮肤切除应该按照前述上睑成形术中的描述进行标记。

患者应使用无黏性手术单，使下睑和脸颊可以自由活动。

2. 手术步骤

- 2～3ml 0.5% 布比卡因和 1∶200 000U 肾上腺素以 1∶1 的比例与 2% 利多卡因和 1∶80 000U 肾上腺素混合，沿着下眼睑，紧靠睑板下方，一次性皮下注射。从颞侧进针，向鼻侧推进，同时缓慢注射麻醉药。注射完后立即按压。

- 接下来，将 4～5ml 局部肿胀麻醉液注入内侧面颊区并沿着泪嵴前缘推注，然后再次施压（框 15-1）。

- 等待 10min 让肾上腺素起效。

- 给患者消毒铺单。

- 用 4-0 丝线牵引缝合线穿过下睑灰线，并用弯钳固定在头侧手术单上。用 Colorado 针式电刀在下睑缘下 1.5mm 处做睫毛下切口，以避免损伤睫毛毛囊（视频 15-8）。切口开始于下泪点正下方，延伸到外眦角，并在鱼尾纹处继续延伸几毫米（图 15-38）。分离平面先在皮下延伸几毫米，直到睑板下缘，此时剥离平面至眼轮匝肌（图 15-38B）。通过这种方式，保护了睑板前眼轮匝肌，最大限度地降低了失神经支配的风险，从而减少了麻痹性下睑外翻的风险。

要　点

重要的是要保留睑板前轮匝肌，以最大限度地减少麻痹性下睑外翻的风险。

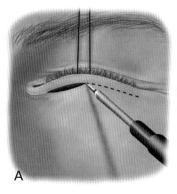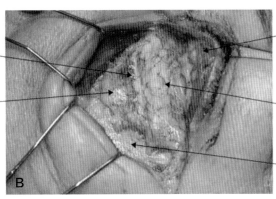

弓状缘已释放

释放的脂肪重置
于眶下缘上方

睑板前眼
轮匝肌

眶隔

眼轮匝肌
下脂肪

▲ 图 15-38　A. 用 Colorado 针式电刀做睑下切口，下睑处于牵引状态；B. 弓状缘已释放，使腱膜前脂肪脱出，盖过眶下缘

- 从下方的眶隔至眶下缘分离肌皮瓣。
- 用 Freer 骨膜剥离子在眶下缘内侧形成骨膜下囊袋。该囊袋可在眶下缘的中外侧的骨膜浅面形成。
- 沿眶下缘用 Colorado 针式电刀从内向外切开弓状缘，小心避开内侧下斜肌（位于眶隔内侧 1/3 的正后方）和外眦韧带。
- 小心地游离脂肪垫，用 Colorado 针式电刀或 Westcott 剪轻轻地将脂肪内的隔膜切断。需要非常小心地处理内侧脂肪垫，其内往往包含更粗的血管。
- 很多患者只需游离鼻侧和中央脂肪垫。某些患者可以少量去除外侧脂肪垫，眶隔开口可以用 7-0 Vicryl 缝合线间断缝合关闭。脂肪可以用作眶下缘的游离移植物。或者，可以用 Westcott 剪将弓状延伸部离断，使外侧脂肪垫和中央脂肪垫融合。
- 接着，用双针 4-0 Prolene 缝合线在内侧反复穿过脱垂脂肪 3～4 回。双针进入骨膜下囊袋，越过内侧泪前嵴，通过软组织穿出鼻侧皮肤，然后垫软海绵打包，将脂肪向前拉过眶下缘。再根据需要，在骨膜前，越过中、外侧眶下缘，在其上的皮肤穿出打包缝合。
- 另一种方法，如果患者在 48h 后无法返回拆除 Prolene 缝合线，可以进行间隔复位术。眶隔和释放的腱膜前脂肪在眶下缘向前推进几毫米。因为可能不能充分地重新定位，必要时可少量去除外侧脂肪垫，眶隔开口用 7-0 Vicryl 缝合线间断缝合。不应丢弃

脂肪，因为它可以放在眶下缘，用来进一步重塑鼻颧沟和眶颧沟。同样，在同时进行上睑成形术的过程中去除的脂肪也不应该被丢弃。任何取出的脂肪都应放在盐水湿纱布里，需要时可重新植入，避免不必要的耽搁。

- 推进的眶隔和脂肪（作为一个整体）重置到眶缘下方的上颌骨和颧骨的骨膜上，用 5-0 Vicryl 缝合线间断缝合（图 15-39）。
- 应在最小张力下重置眶隔，以防止巩膜外露或外翻。如果隔膜重置导致任何眼睑退缩，仅重置固定脂肪即可。

要　点

用 Prolene 缝合线外置海绵打包重置脂肪的技术可以避免使用可吸收缝合线重置眶隔，因为可吸收线可能引起某些患者出现炎症反应。在笔者看来，外置打包这种脂肪重置技术更可取，可产生更好的和持续的美容效果。

- 用 Colorado 针式电刀做上睑皮肤的外侧切口。通过轮匝肌向下解剖进入眶隔。接着延伸至眶外侧缘，并暴露骨膜。
- 然后用 Stevens 剪在眼轮匝肌外侧下方钝性解剖，形成一条隧道（图 15-40）。
- 根据下睑松弛的程度，可能需要收紧下睑外侧，以稳定眼睑位置（图 15-41A 至 G）。事实上，55—60 岁以下患者很少需要这样做，因为眼轮匝肌悬吊通常足以提供

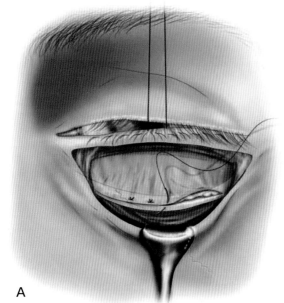

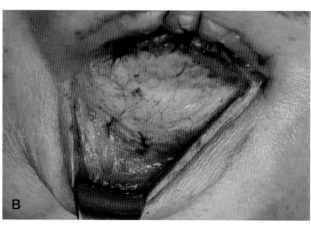

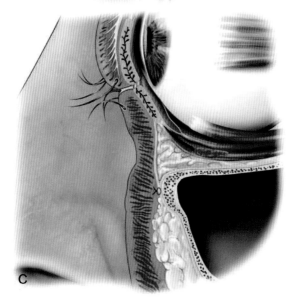

▲ 图 15-39　**A.** 眶隔和脂肪向下推进越过眶下缘，并缝合固定于眶下缘正下方的骨膜上；**B.** 眶隔重置手术；**C.** 行眶隔重置和眼轮匝肌上外侧提拉术后，眼睑 - 颊部交界处更加凸出

所需的下睑稳定性。通常外眦缝合成形就足够了（视频 15-4）。用 15 号刀片在外眦接合处做 1 个小切口。带半圆弧针的 5-0 Prolene 双针缝合线穿过切口，从上睑外侧切口穿出。然后，每根针从内向外侧穿过眶外侧壁内侧骨膜，固定在眶外侧壁的外表面，埋置线结（图 15-41）。下睑和外眦肌腱松弛严重的话，应采用外侧睑板条悬吊术。

• 重置眼轮匝肌。用 Westcott 剪将下外侧眼轮匝肌从颧突处分离，切断颧骨韧带，剥离尽可能向下延伸到肌下平面，以释放肌

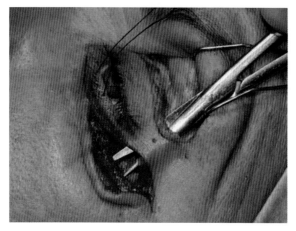

▲ 图 15-40　用 **Stevens** 剪在眼轮匝肌外侧下方打隧道。该例患者采取的是下睑成形术与上睑成形术相结合的方式

肉的下缘。

- 在用 Westcott 剪将眼轮匝肌从下外侧眼睑皮肤分离后，形成一个三角形肌蒂，底端固定在外眦下外侧（图 15-41H 和 I）。用 Westcott 剪去除蒂内侧多余的眼轮匝肌。
- 用半圆弧双针 5-0 Vicryl 缝合线穿过眼轮匝肌瓣，缝合线从皮肤和眼轮匝肌桥下通过固定于外眦。

- 针从内侧向外侧穿过眶缘上外侧的骨膜并打结（图 15-41J 和 K）。
- 在下睑牵引缝合线上保持适度的张力，以防止皮肤过度切除。用 Stallard 直剪在外眦处垂直剪开皮肤（图 15-41L）。然后用同样的直剪在垂直切口的内侧和外侧剪除多余的皮肤（图 15-41M）。在切口颞侧要非常小心地处理任何残留的猫耳朵。

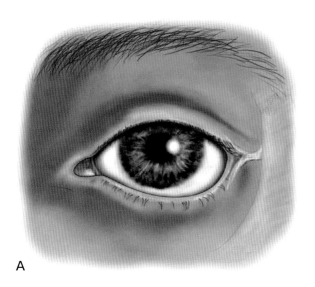

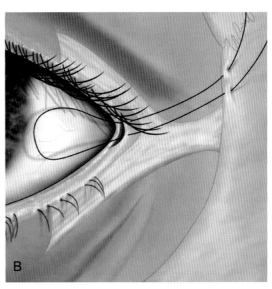

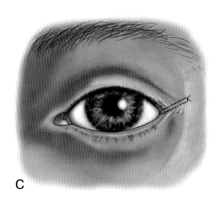

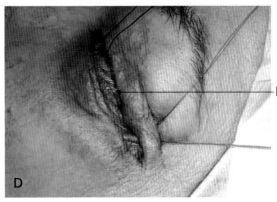

Prolene 缝合线环

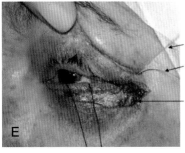

Prolene 缝合线

挂在眼轮匝肌肌瓣上的 5-0 Vicryl 缝合线

眼轮匝肌悬吊

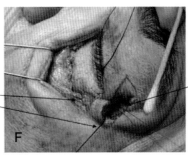

挂在眼轮匝肌肌瓣上的 5-0 Vicryl 缝合线

穿过眶上外侧缘骨膜的 Prolene 缝合线

▲ 图 15-41　**A.** 下睑松弛伴巩膜下部外露。**B** 和 **C.** 外眦收紧缝合。外眦韧带和眶外侧缘通过上睑外侧皮肤皱褶切口显露。**D.** 在缝合线收紧之前，可见上、下睑外侧的 Prolene 缝合线环。**E.** Prolene 缝合线已收紧。检查下睑轮廓和高度，以确保其令人满意。**F.** 显示 Prolene 缝合线穿过眶上外侧缘骨膜的位置

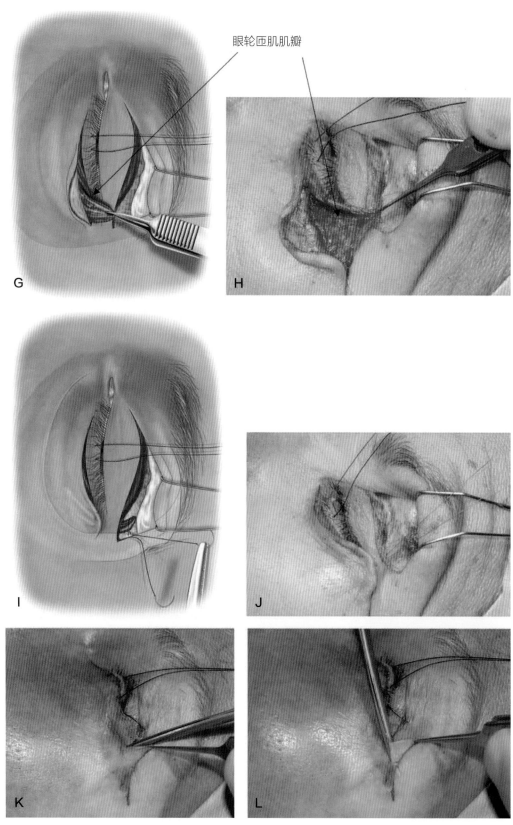

眼轮匝肌肌瓣

G

H

I

J

K

L

▲ 图 15-41（续） G. 眼轮匝肌肌瓣的形成。H. 用镊子提起眼轮匝肌三角瓣。多余的皮肤被翻开。I. 挂住眼轮匝肌肌瓣的 Vicryl 缝合线在外侧完整的皮肤肌肉桥下通过。缝合线穿过眶上外侧缘的骨膜。J. 张力作用于挂在眼轮匝肌肌瓣上的缝合线所获得的效果。K. 用 Stallard 直剪在外侧皮瓣中间做一垂直切口。L. 修剪多余的皮肤，下睑牵引线保持一定张力，以防止不慎去除过多皮肤

- 用 7-0 Vicryl 缝合线间断缝合皮肤边缘。
- 拆除牵引缝合线。
- 上睑成形术切口用 7-0 Vicryl 缝合线间断缝合。

> **要　点**
>
> 在大多数情况下，眼睑内侧 2/3 的皮肤不应切除。皮肤切除应始终保守。

3. 术后护理　术后上、下睑伤口涂抹外用抗生素软膏，每天 3 次，连用 2 周，每 1~2 小时用 1 次 Xailin 凝胶，连用 48h，睡前用 Xailin 夜间软膏。持续 10~14 天，直到睑裂闭合不全的程度有所改善。在接下来的几周里，润滑剂的使用频率会逐渐降低。嘱患者睡觉时将床头抬高，半卧位持续 4 周，避免提重物 2 周，将清洁的冰袋轻轻地间歇性地敷在眼部，持续 48h。患者应在 2 周内来院接受评估，并在 4~6 周时再次接受评估。术后 10~14 天拆除上、下睑皮肤缝合线。

指导患者在术后 2 周开始按摩下睑。患者应将 Xailin 软膏涂抹在下睑皮肤上，向上按摩 2~3min，每天 3 次，持续 4~6 周。这对于避免下睑退缩很重要。

图 15-42 中显示 1 例行此手术的患者。

对于有轻度颧突的患者，下睑经皮眼睑成形术可以与采用相同切口的 SOOF 提升术相结合。同样，对于有颧袋和面中部下垂伴有颧脂垫下移的患者，经皮眼睑成形术可以与面中部提升术相结合，同样使用相同的切口（图 15-43）。

九、经皮眼睑成形术联合去脂术

对于大多数寻求下睑成形术的患者，通常年龄在 45—60 岁，经皮下睑成形术联合弓状缘松解、脂肪重置和眼轮匝肌悬吊术可达成非常好的美容效果，且风险最低。然而手术非常耗时。对于脂肪突出严重的老年患者，需要常规去除脂肪，要非常小心地止血和避免对脂肪的牵引。在这类患者中，经皮入路可以很好地到达下睑脂肪垫，可以去除脂肪，并谨慎地去除皮肤。通常需要进行外眦悬吊术或睑板条剥离悬吊术，来避免形成弓状眼轮匝肌。该手术方式更快，适合该手术的患者往往要求较低，很少对轻微的不对称不满意。

这类老年患者还应仔细筛查系统性疾病，如未诊断的原发性高血压。这类患者球后血肿及潜在视觉疾病的风险会增加。

眼袋是指眶隔变得非常松弛，下睑脂肪垫明显突出的情况，通常发生在老年患者（图 15-44）。这种情况偶尔会发生在较年轻的患者中，有家族特征。在老年患者中，眼袋往往伴有皮肤松垂、眼睑松弛和睑下垂。脂肪通过薄弱的眼球筋膜囊脱出也可能伴随眼袋。该脂肪可以通过用 Westcott 剪在脱垂的脂肪上方做一个外侧垂直结膜切口来去除。应避开上外侧穹窿，以防术中泪腺导管损伤。

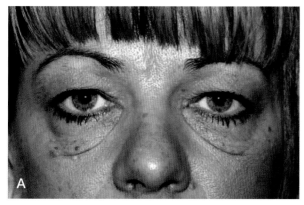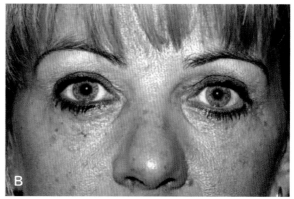

▲ 图 15-42　A. 术前外观；B. 双侧上睑成形术联合内侧、中央脂肪垫塑形，以及经皮双侧下睑成形术联合弓状缘松解、脂肪重置、眼轮匝肌悬吊术后 4 个月的外观

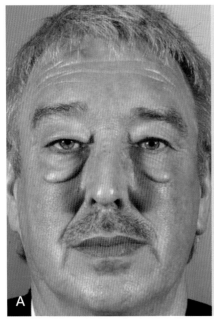
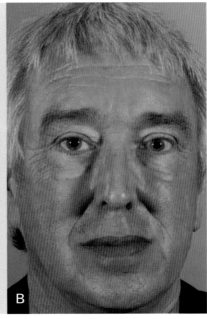

◀ 图 15-43　**A.** 患者术前有明显的双下睑水肿和双侧上睑皮肤松弛，没有甲状腺眼病或存在其他系统性疾病的证据。**B.** 同一患者行双侧上睑成形术联合内侧眉固定，以及经皮双侧下睑成形术联合眼轮匝肌悬吊术术后 1 年的效果。注意该患者仍有一些轻微的下睑赘肉，很难完全消除

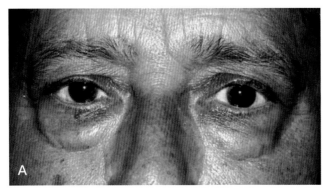
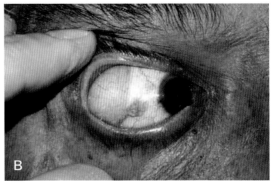

▲ 图 15-44　**A.** 眼袋伴上睑皮肤松弛；**B.** 同一患者的眶脂通过薄弱的眼球筋膜囊脱出

术后护理　术后护理与经皮眼睑成形术联合弓状缘松解、脂肪重置、眼轮匝肌悬吊术的术后护理相同。

如果手术是在全身麻醉下进行的，明智的做法是将压力敷料敷在眼部 30min，直到患者苏醒。这样可以防止患者在拔管后有 Valsalva 动作时眼睑内渗血。然后去除压力敷料，术后间歇性地冷敷 24～48h。

明显的术后疼痛很罕见，大多数患者使用温和的非阿司匹林镇痛药后能有效减少疼痛。然而，术后明显的疼痛要考虑球后出血的可能性，应对患者进行检查，以确保这种情况没有发生。

有时可以观察到过度瘀青的患者因含铁血黄素沉积引起色素沉着增加。为了将术后问题降至最低，应指导患者避免术后日晒，直到瘀斑完全消失。

眼睑对过敏性疾病极为敏感，任何先前存在的特应性过敏都可能因手术而加重。因此，患者在术后至少 10 天内不应使用化妆品，以避免过敏反应。矿物化妆品可在术后 10～14 天使用。患者还应了解使用局部抗生素软膏过敏的症状和体征，以便出院后在家安全地应用抗生素软膏于伤口。

> **要　点**
>
> 眼睑成形术后明显的疼痛要考虑球后出血的可能性，应立即检查患者，以确保这种情况没有发生。

十、结构性脂肪移植

如果要将结构性脂肪移植到脸颊、太阳穴或其他面部区域，并同时进行下睑成形术，应该首先进行脂肪移植手术。脂肪在获取后应尽快注射，这点非常重要，可以提高脂肪存活率。脂肪应该放置在组织的不同深度，每次插入注射管只注入 0.1ml 脂肪。需要多次插入。注射技术要精细。结构性脂肪移植在第 13 章中有详细介绍。

十一、眼轮匝肌下脂肪提升术

手术步骤

- 重置或去除下睑脂肪后进行 SOOF 提升。
- 用钝头 Westcott 剪在骨膜浅层分离 SOOF，小心避免损伤眶下血管神经束。
- 然后用 4-0 Vicryl 缝合线将 SOOF 缝合到弓状缘和眶外侧缘骨膜上（图 15-45）。
- 然后，如前所述完成眼睑成形术。

十二、面中部提升术

1. 手术步骤

- 面中部提升术是在重置或去除下睑脂肪后进行的。
- 在眶下缘下方 2mm 处切开骨膜，并用 Freer 骨膜剥离子在上颌骨和颧骨表面进行骨膜下剥离，注意避免损伤眶下血管神经束。
- 用 Stevens 剪或尖头 Freer 骨膜剥离子在颊沟附近切开骨膜。对于某些患者，颊沟切口可以用来辅助骨膜下剥离和面中部松解，但增加了感染风险。
- 用 Freer 骨膜剥离子剥离眶骨膜，越过眼

眶下缘和下外侧缘，进入眼眶几毫米。

- 在眶下缘和下外侧缘钻 2～3 个孔，用可伸缩牵引器非常小心地保护眼眶内容物。
- 用 3-0 Prolene 缝合线穿过游离的骨膜上缘和下垂的颊脂垫。然后将缝合线穿过骨缘的钻孔并打结（图 15-46）。将线结旋转到钻孔中，根据需要进行补充缝合。
- 然后，如上所述完成眼睑成形术。

作为另一种选择，面中部下垂可以用面中部 Endotine 植入物来提升，但这会增加手术费用。固定植入物使之下端的倒刺挂住下垂的面颊脂肪垫，另一端用 1 颗或 2 颗钛螺钉或者可降解螺钉固定在眶外侧缘（图 15-47）。然后用 15 号 Bard-Parker 刀片在固定螺钉的上方切断剩

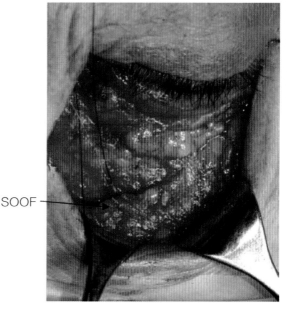

SOOF

▲ 图 15-45 穿过眼轮匝肌下脂肪（SOOF）的 4-0 Vicryl 缝合线

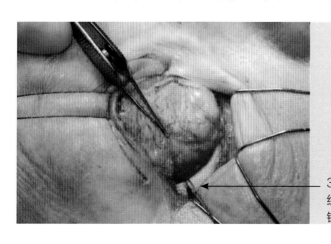

◀ 图 15-46 3-0 Prolene 缝合线穿过眶下外侧缘的钻孔

3-0 Prolene 缝合线穿过眶下外侧缘的钻孔

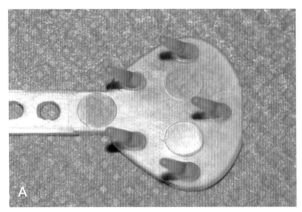
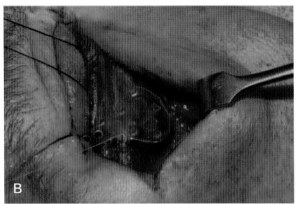
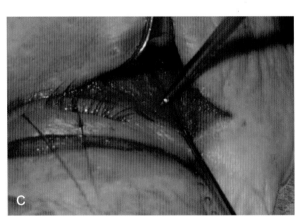
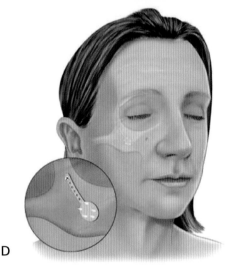

▲ 图 15-47　**A.** 带有尖刺的面中部 Endotine 植入物的头部。**B.** 植入物即将被放置在面中部。**C.** 植入物已放置。在该病例中，植入物的体部已经从外眦下穿过，并从上睑切口中穿出。然后将其体部向上外侧方拉伸，达到面中部所需高度和轮廓为止。用 **1.5mm×4mm** 的钛螺钉将其体部固定在眶外侧缘上。**D. Endotine** 植入物的位置

余植入物。

　　Endotine 植入物在 6～9 个月的时间内逐渐降解。植入物有非常强大而有效的面中部提升作用。应该提醒患者，面中部提升可能会导致术后相当严重的肿胀，可能需要 2～3 个月才能消退。

　　2. 术后护理　术后护理与经皮眼睑成形术联合弓状缘松解、脂肪重置、眼轮匝肌悬吊术后护理中所描述的相同。

　　对于接受了更广泛的下睑成形术联合眼轮匝肌重新悬吊、SOOF 或面中部提升术的患者，在判断最终效果之前，患者和外科医师必须准备好等待数周，以使术后肿胀消退和愈合，因为该手术比传统的眼睑成形术需要更长时间才能完全恢复。术前告知患者至关重要，以确保这样漫长的恢复期可以被每位患者所接受。

十三、颊部植入术

　　虽然颊部植入物种类繁多，如多孔聚乙烯植入物，这些植入物确实也可以使面中部隆起，但笔者并不主张使用任何颊部植入物，因为数年后，植入物表面和邻近的区域出现年龄相关的软组织收缩时，可能会导致不满意的外观。

推荐阅读

[1]　Adamson PA, Strecker HD. Transcutaneous lower blepharoplasty. Facial Plast Surg. 1996; 12(2):171–183

[2]　Adamson PA, Tropper GJ, McGraw BL. Extended blepharoplasty. Arch Otolaryngol Head Neck Surg. 1991; 117(6):606–609, discussion 610

[3]　Aiache AE, Ramirez OH. The suborbicularis oculi fat pads: an anatomic and clinical study. Plast Reconstr Surg. 1995; 95(1):37–42

[4]　Albert DM, Lucarelli MJ. Aesthetic and functional sur-

gery of the eyebrow and forehead ptosis. In: Clinical Atlas of Procedures in Ophthalmic Surgery. Chicago: AMA Press; 2004: 263–283

［5］ Alt TH. Blepharoplasty. Dermatol Clin. 1995; 13(2):389–430

［6］ Anderson RL, Gordy DD. The tarsal strip procedure. Arch Ophthalmol. 1979; 97(11):2192–2196

［7］ Atiyeh BS, Hayek SN. Combined arcus marginalis release, preseptal orbicularis muscle sling, and SOOF plication for midfacial rejuvenation. Aesthetic Plast Surg. 2004; 28(4):197–202

［8］ Barker DE. Dye injection studies of intraorbital fat compartments. Plast Reconstr Surg. 1977; 59(1):82–85

［9］ Barton FE, Jr, Ha R, Awada M. Fat extrusion and septal reset in patients with the tear trough triad: a critical appraisal. Plast Reconstr Surg. 2004; 113(7): 2115–2121, discussion 2122–2123

［10］ Baylis HI, Goldberg RA, Kerivan KM, Jacobs JL. Blepharoplasty and periorbital surgery. Dermatol Clin. 1997; 15(4):635–647

［11］ Baylis HI, Long JA, Groth MJ. Transconjunctival lower eyelid blepharoplasty. Technique and complications. Ophthalmology. 1989; 96(7):1027–1032

［12］ Ben Simon GJ, McCann JD. Cosmetic eyelid and facial surgery. [Review]. Surv Ophthalmol. 2008; 53(5):426–442

［13］ Berman WE. To do or not to do the conjunctival approach lower eyelid blepharoplasty. Ear Nose Throat J. 1994; 73(12):932–933

［14］ Bernardi C, Dura S, Amata PL. Treatment of orbicularis oculi muscle hypertrophy in lower lid blepharoplasty. Aesthetic Plast Surg. 1998; 22(5):349–351

［15］ Bosniak SL. Cosmetic Blepharoplasty. New York: Raven Press; 1990

［16］ Carraway JH, Mellow CG. The prevention and treatment of lower lid ectropion following blepharoplasty. Plast Reconstr Surg. 1990; 85(6):971–981

［17］ Zarem HA, Resnick JI. Operative technique for transconjunctival lower blepharoplasty. Clin Plast Surg. 1992; 19(2):351–356

［18］ Castanares S. Blepharoplasty for herniated intraorbital fat; anatomical basis for a new approach. Plast Reconstr Surg (1946). 1951; 8(1):46–58

［19］ Chen WPD, Khan JA, McCord CD. Colour Atlas of Cosmetic Oculofacial Surgery. Philadelphia: Butterworth-Heinemann; 2004

［20］ Chen WPD, Khan JA, McCord CD, Eds. The Colour Atlas of Cosmetic Oculofacial Surgery. Philadelphia: Elsevier; 2004

［21］ Chisholm BB, Lew D. Modified brow lift: an adjunct to blepharoplasty. J Oral Maxillofac Surg. 1996; 54(3):281–284

［22］ Coleman SR. Structural fat grafting: more than a permanent filler. Plast Reconstr Surg. 2006; 118(3) Suppl:108S–120S

［23］ Constantinides MS, Adamson PA. Aesthetics of blepharoplasty. Facial Plast Surg. 1994; 10(1):6–17

［24］ Dodenhoff TG. Transconjunctival blepharoplasty: further applications and adjuncts. Aesthetic Plast Surg. 1995; 19(6):511–517

［25］ Doxanas MT. The lateral canthus in lower eyelid blepharoplasty. Facial Plast Surg. 1994; 10(1):84–89

［26］ Dutton JJ. Atlas of Clinical and Surgical Orbital Anatomy. Philadelphia: WB Saunders; 1994

［27］ Dutton JL. Atlas of Opthalmic Surgery. Volume II: Oculoplastic, Lacrimal, and Orbital Surgery. St. Louis: Mosby Year Book; 1992

［28］ Weiss DD, Carraway JH. Eyelid rejuvenation: a marriage of old and new. Curr Opin Otolaryngol Head Neck Surg. 2005; 13(4):248–254

［29］ Fagien S, Brandt FS. Primary and adjunctive use of botulinum toxin type A (Botox) in facial aesthetic surgery: beyond the glabella. Clin Plast Surg. 2001; 28(1):127–148

［30］ Fagien S, Ed. Puttermann's Cosmetic Oculoplastic Surgery, 4th ed. Philadelphia: Elsevier; 2008

［31］ Fedok FG, Perkins SW. Transconjunctival blepharoplasty. Facial Plast Surg. 1996; 12(2):185–195

［32］ Flowers RS, Flowers SS. Precision planning in blepharoplasty. The importance of preoperative mapping. Clin Plast Surg. 1993; 20(2):303–310

［33］ Flowers RS. Canthopexy as a routine blepharoplasty component. Clin Plast Surg. 1993; 20(2):351–365

［34］ Frankel AS, Kamer FM. The effect of blepharoplasty on eyebrow position. Arch Otolaryngol Head Neck Surg. 1997; 123(4):393–396

［35］ Friedland JA, Jacobsen WM, TerKonda S. Safety and efficacy of combined upper blepharoplasties and open coronal browlift: a consecutive series of 600 patients. Aesthetic Plast Surg. 1996; 20(6):453–462

［36］ American Academy of Ophthalmology. Functional indications for upper and lower eyelid blepharoplasty. Ophthalmology. 1995; 102(4):693–695

［37］ Gasperoni C, Salgarello M, Gargani G. Subperiosteal lateral browlift and its relationship to upper blepharoplasty. Aesthetic Plast Surg. 1993; 17(3):243–246

［38］ Gausas RE. Complications of blepharoplasty. Facial Plast Surg. 1999; 15(3): 243–253

［39］ Ghabrial R, Lisman RD, Kane MA, Milite J, Richards R. Diplopia following transconjunctival blepharoplasty. Plast Reconstr Surg. 1998; 102(4):1219–1225

［40］ Goldberg RA, Edelstein C, Shorr N. Fat repositioning in lower blepharoplasty to maintain infraorbital rim contour. Facial Plast Surg. 1999; 15(3):225–229

［41］ Goldberg RA, McCann JD, Fiaschetti D, Ben Simon GJ. What causes eyelid bags? Analysis of 114 consecutive patients. Plast Reconstr Surg. 2005; 115 (5):1395–1402,

413

discussion 1403–1404

［42］ Goldberg RA. Transconjunctival orbital fat repositioning: transposition of orbital fat pedicles into a subperiosteal pocket. Plast Reconstr Surg. 2000; 105 (2):743–748, discussion 749–751

［43］ Hamra ST. Arcus marginalis release and orbital fat preservation in midface rejuvenation. Plast Reconstr Surg. 1995; 96(2):354–362

［44］ Hamra ST. The role of orbital fat preservation in facial aesthetic surgery. A new concept. Clin Plast Surg. 1996; 23(1):17–28

［45］ Hamra ST. The role of the septal reset in creating a youthful eyelid-cheek complex in facial rejuvenation. Plast Reconstr Surg. 2004; 113(7):2124–2141, discussion 2142–2144

［46］ Hamra ST. The zygorbicular dissection in composite rhytidectomy: an ideal midface plane. Plast Reconstr Surg. 1998; 102(5):1646–1657

［47］ Hamra ST. Arcus marginalis release and orbital fat preservation in midface rejuvenation. Plast Reconstr Surg. 1995; 96(2):354–362

［48］ Hoenig JA, Shorr N, Shorr J. The suborbicularis oculi fat in aesthetic and reconstructive surgery. Int Ophthalmol Clin. 1997; 37(3):179–191

［49］ Hugo NE, Stone E. Anatomy for a blepharoplasty. Plast Reconstr Surg. 1974; 53(4):381–383

［50］ Jelks GW, Jelks EB. Preoperative evaluation of the blepharoplasty patient. Bypassing the pitfalls. Clin Plast Surg. 1993; 20(2):213–223, discussion 224

［51］ Jordan DR, Anderson RL. The tarsal tuck procedure: avoiding eyelid retraction after lower blepharoplasty. Plast Reconstr Surg. 1990; 85(1):22–28

［52］ Kikkawa DO, Kim JW. Lower-eyelid blepharoplasty. Int Ophthalmol Clin. 1997; 37(3):163–178

［53］ Kikkawa DO, Lemke BN, Dortzbach RK. Relations of the superficial musculoaponeurotic system to the orbit and characterization of the orbitomalar ligament. Ophthal Plast Reconstr Surg. 1996; 12(2):77–88

［54］ Knize DM. Limited-incision forehead lift for eyebrow elevation to enhance upper blepharoplasty. Plast Reconstr Surg. 1996; 97(7):1334–1342

［55］ Koch RJ. Laser resurfacing of the periorbital region. Facial Plast Surg. 1999; 15(3):263–270

［56］ Kopelman JE, Keen MS. Lower eyelid blepharoplasty and other aesthetic considerations. Facial Plast Surg. 1994; 10(2):129–140

［57］ Larrabee WF, Makielski KH. Surgical Anatomy of the Face. New York: Raven Press; 1993

［58］ Loeb R. Fat pad sliding and fat grafting for leveling lid depressions. Clin Plast Surg. 1981; 8(4):757–776

［59］ Lowry JC, Bartley GB. Complications of blepharoplasty. Surv Ophthalmol. 1994; 38(4):327–350

［60］ Lyon DB, Raphtis CS. Management of complications of blepharoplasty. Int Ophthalmol Clin. 1997; 37(3):205–216

［61］ Mahe E. Lower lid blepharoplasty-The transconjunctival approach: extended indications. Aesthetic Plast Surg. 1998; 22(1):1–8

［62］ Matarasso A. The oculocardiac reflex in blepharoplasty surgery. Plast Reconstr Surg. 1989; 83(2):243–250

［63］ Mauriello JA. Techniques of Cosmetic Eyelid Surgery: A Case Study Approach. Philadelphia: Lippincott Williams & Wilkins; 2004

［64］ May JW, Jr, Fearon J, Zingarelli P. Retro-orbicularis oculus fat (ROOF) resection in aesthetic blepharoplasty: a 6-year study in 63 patients. Plast Reconstr Surg. 1990; 86(4):682–689

［65］ McCord CD, Doxanas MT. Browplasty and browpexy: an adjunct to blepharoplasty. Plast Reconstr Surg. 1990; 86(2):248–254

［66］ McGraw BL, Adamson PA. Postblepharoplasty ectropion. Prevention and management. Arch Otolaryngol Head Neck Surg. 1991; 117(8):852–856

［67］ McKinney P, Zukowski ML. The value of tear film breakup and Schirmer's tests in preoperative blepharoplasty evaluation. Plast Reconstr Surg. 1989; 84(4):572–576, discussion 577

［68］ Mendelson BC, Hartley W, Scott M, McNab A, Granzow JW. Age-related changes of the orbit and midcheek and the implications for facial rejuvenation. Aesthetic Plast Surg. 2007; 31(5):419–423

［69］ Mendelson BC, Muzaffar AR, Adams WP, Jr. Surgical anatomy of the midcheek and malar mounds. Plast Reconstr Surg. 2002; 110(3):885–896, discussion 897–911

［70］ Mendleson B, Muzaffar AR, Adams WP, et al. Surgical anatomy of the mid cheek and malar mounds. Plast Reconstr Surg. 2002; 110:805

［71］ Millay DJ, Larrabee WF, Jr. Ptosis and blepharoplasty surgery. Arch Otolaryngol Head Neck Surg. 1989; 115(2):198–201

［72］ Millay DJ. Upper lid blepharoplasty. Facial Plast Surg. 1994; 10(1):18–26

［73］ Morax S, Touitou V. Complications of blepharoplasty. Orbit. 2006; 25(4): 303–318

［74］ Murakami CS, Plant RL. Complications of blepharoplasty surgery. Facial Plast Surg. 1994; 10(2):214–224

［75］ Netscher DT, Patrinely JR, Peltier M, Polsen C, Thornby J. Transconjunctival versus transcutaneous lower eyelid blepharoplasty: a prospective study. Plast Reconstr Surg. 1995; 96(5):1053–1060

［76］ Neuhaus RW. Lower eyelid blepharoplasty. J Dermatol Surg Oncol. 1992; 18 (12):1100–1109

［77］ Older JJ. Ptosis repair and blepharoplasty in the adult. Ophthalmic Surg. 1995; 26(4):304–308

［78］ Palmer FR, III, Rice DH, Churukian MM. Transconjunctival blepharoplasty. Complications and their avoidance: a retrospective analysis and review of the literature. Arch

Otolaryngol Head Neck Surg. 1993; 119(9):993–999

［79］ Papel ID. Muscle suspension blepharoplasty. Facial Plast Surg. 1994; 10(2): 147–149

［80］ Pastorek N. Upper-lid blepharoplasty. Facial Plast Surg. 1996; 12(2):157–169

［81］ Patel BC. Midface rejuvenation. Facial Plast Surg. 1999; 15(3):231–242

［82］ Perkins SW, Dyer WK, II, Simo F. Transconjunctival approach to lower eyelid blepharoplasty. Experience, indications, and technique in 300 patients. Arch Otolaryngol Head Neck Surg. 1994; 120(2):172–177

［83］ Perman KI. Upper eyelid blepharoplasty. J Dermatol Surg Oncol. 1992; 18 (12):1096–1099

［84］ Pessa JE, Garza JR. The malar septum: the anatomic basis of malar mounds and malar edema. Aesthet Surg J. 1997; 17(1):11–17

［85］ Pontius AT, Williams EF, III. The evolution of midface rejuvenation: combining the midface-lift and fat transfer. Arch Facial Plast Surg. 2006; 8(5):300–305

［86］ Saylan Z, et al. VS-lift: less is more. Aesthet Surg J. 1999; 19:406

［87］ Scaccia FJ, Hoffman JA, Stepnick DW. Upper eyelid blepharoplasty. A technical comparative analysis. Arch Otolaryngol Head Neck Surg. 1994; 120(8): 827–830

［88］ Schaefer AJ. Lateral canthal tendon tuck. Ophthalmology. 1979; 86(10): 1879–1882

［89］ Seiff SR. Complications of upper and lower blepharoplasty. Int Ophthalmol Clin. 1992; 32(4):67–77

［90］ Siegel RJ. Essential anatomy for contemporary upper lid blepharoplasty. Clin Plast Surg. 1993; 20(2):209–212

［91］ Stambaugh KI. Upper lid blepharoplasty: skin flap vs. pinch. Laryngoscope. 1991; 101(11):1233–1237

［92］ Starck WJ, Griffin JE, Jr, Epker BN. Objective evaluation of the eyelids and eyebrows after blepharoplasty. J Oral Maxillofac Surg. 1996; 54(3):297–302, discussion 302–303

［93］ Stephenson CB. Upper-eyelid blepharoplasty. Int Ophthalmol Clin. 1997; 37 (3):123–132

［94］ Coleman SR. Structural Fat Grafting. St. Louis: Quality Medical Publishing; 2004

［95］ Thornton WR. Combined approach of ptosis and blepharoplasty surgery. Facial Plast Surg. 1994; 10(2):177–184

［96］ Tonnard P, Verpaele A, Monstrey S, et al. Minimal access cranial suspension lift: a modified S-lift. Plast Reconstr Surg. 2002; 109(6):2074–2086

［97］ Trussler AP, Rohrich RJ. MOC-PSSM CME article: Blepharoplasty. Plast Reconstr Surg. 2008; 121(1) Suppl:1–10

［98］ Waldman SR. Transconjunctival blepharoplasty: minimizing the risks of lower lid blepharoplasty. Facial Plast Surg. 1994; 10(1):27–41

［99］ Webster RC, Davidson TM, Reardon EJ, Smith RC. Suspending sutures in blepharoplasty. Arch Otolaryngol. 1979; 105(10):601–604

［100］ Weinberg DA, Baylis HI. Transconjunctival lower eyelid blepharoplasty. Dermatol Surg. 1995; 21(5):407–410

［101］ Yousif NJ, Sonderman P, Dzwierzynski WW, Larson DL. Anatomic considerations in transconjunctival blepharoplasty. Plast Reconstr Surg. 1995; 96(6): 1271–1276, discussion 1277–1278

［102］ Zarem HA, Resnick JI, Carr RM, Wootton DG. Browpexy: lateral orbicularis muscle fixation as an adjunct to upper blepharoplasty. Plast Reconstr Surg. 1997; 100(5):1258–1261

［103］ Zarem HA, Resnick JI. Expanded applications for transconjunctival lower lid blepharoplasty. Plast Reconstr Surg. 1991; 88(2):215–220, discussion 221

［104］ Zarem HA, Resnick JI. Minimizing deformity in lower blepharoplasty. The transconjunctival approach. Clin Plast Surg. 1993; 20(2):317–321

第 16 章
眼睑成形术的并发症
Complications of Blepharoplasty

摘要

"眼睑成形术的并发症"这一章节是为了解决实施此类手术的外科医师面临的不幸发生的并发症问题。所有的外科医师都应该熟悉预防和减少并发症风险的方法及处理方案。患者出现并发症可能源于术前评估、诊断、术前准备、手术过程、沟通交流等各个方面的不当或失误。到目前为止,眼睑成形术最严重的并发症是失明。其发生通常与术后突发眼眶出血有关,也可能由严重的术后感染所引起。其他并发症包括干眼症、下睑退缩、下睑上抬、下睑外翻、溢泪、睑裂闭合不全、复视、上睑下垂、结膜水肿、角膜擦伤、神经损伤、脂肪坏死、感染、外眦圆钝、眼睑凹陷、上睑皮肤皱褶消失、明显的瘢痕、内眦赘皮、上睑臃肿和严重的外眦瘢痕。术中也可能通过眼心反射引起心律失常或心动过缓,该反射是由牵拉眼外肌或眶隔脂肪所触发。眼睑成形术是最常见的美容手术,避免此类手术所导致的眼睑功能障碍至关重要。

关键词: 眼睑成形术、并发症、视力丧失、干眼症、眼心反射、心律失常、心动过缓

一、概述

全面的术前评估和咨询是最大限度降低眼睑成形术风险和潜在并发症的首要步骤。眼睑成形术后会出现许多并发症(框 16-1)。对于所有实施该手术的外科医师来说,这是一个不幸的现实。所有的外科医师都应该熟悉预防和减少并发症风险的方法,并及时处理。

患者手术过程中的并发症可能源于以下过程中的不当或失误:①术前患者评估;②诊断;③术前准备;④手术过程;⑤交流沟通。

手术前后外科医师与患者之间的良好沟通,对于患者在理解和配合处理不良问题方面是至关重要的。术前接受过详细咨询并获得了准确而细致信息的患者更能接受不良的后果,并与外科医师配合解决问题。有手术并发症的患者应早期、及时、多次就诊。

幸运的是,严重的并发症是罕见的。大多数并发症本质上是眼科疾病,因此越来越多要求进行眼睑成形术的患者寻求接受过正规培训

且经验丰富的眼整形外科医师为他们实施手术。

如第 15 章所述,通过详细的术前评估及为患者选择最合理的手术方案,许多并发症是可以避免的。作为一般原则,矫正不足比矫枉过正更容易解决。

要 点

眼睑成形术后出现并发症的患者应早期、及时、多次就诊。

二、并发症

1. *视力丧失* 到目前为止,眼睑成形术最严重的并发症是失明。通常与术后突发眼眶出血有关,也可能由严重的术后感染所导致的眼眶蜂窝织炎及眼眶脓肿所引起。

通常认为,眼睑成形术后出现失明是由于眶内压增加,导致向视神经供血的睫状动脉受压引起视神经缺血而引起。另外,球后出血也

- 视觉丧失
- 干眼症或暴露性角膜炎
- 下睑退缩
- 下睑上抬
- 下睑外翻
- 溢泪
- 睑裂闭合不全
- 复视
- 上睑下垂
- 结膜水肿
- 角膜擦伤
- 面神经分支损伤
- 眼周感觉丧失
- 脂肪坏死
- 外眦圆钝
- 眼睑凹陷
- 上睑皮肤皱褶消失
- 内眦赘皮
- 明显的下睑瘢痕
- 不规则的外眦瘢痕
- 眼心反射

会显著增加眼内压,阻塞视网膜中央动脉而导致失明。

眼睑成形术后球后出血的发病率约为 1:2000,永久性视力丧失的发病率为 1:10 000。然而这类并发症往往未被充分报道,因此其发生率可能被低估。虽然很少见,但视力丧失对于改善外观的美容手术而言是一种毁灭性的并发症。

术前应该告知患者此类风险。还应注意,即使在术后几天也可能出现术区出血的情况,因此应建议患者在术后 2 周内限制活动,并避免离家。

手术时应精细操作,术中注意彻底止血。避免过度牵拉眶隔脂肪。与上睑成形术相比,下睑成形术后出血风险更高。去除内侧脂肪垫时须特别小心。

术前确保处理好所有出血相关危险因素是十分重要的。如有高血压患者血压控制不佳、有凝血障碍病史,或者患者正在服用抗凝血药、抗血小板药等情况时,不建议患者接受包括去除眶隔脂肪的睑成形术。

患者术后应接受活动限制的相关指导。如果患者突发眼眶疼痛、眼球突出或视力下降,必须能够立即返回医院。有球后血肿的患者通常表现为持续性刺痛,类似于急性闭角型青光眼。患者也可能表现为闪烁发亮的盲点或视力完全丧失,或者瞳孔散大伴相对性传入性瞳孔障碍、眼球突出并抵抗回推,以及出血性结膜水肿。

如果患者突发眼眶出血,并伴有眼球突出、结膜下出血和视力下降,必须立即打开伤口清除血肿,并进行外眦切开术和下眦松解术,以达到紧急眼眶减压的目的(图 16-1)。该手术可以在有局部麻醉条件的诊所中进行,这样就不会因等待手术室而造成非必要的手术延迟。

由于球后出血的后果非常严重,所以需要积极的干预。如果可能的话,外科医师不应等待视神经受压的症状出现(如视力下降、视野缺损、传入性瞳孔障碍),因为到那时可能已经造成永久性损伤。相反,严重的疼痛和眼球突出需要立即进行眼眶减压手术。应该打开切口并仔细探查。

应立即应用药物进行眶内减压:①皮质类固醇(静脉注射甲泼尼松龙 100mg);②碳酸酐酶抑制药(静脉注射乙酰唑胺 500mg);③必要时使用渗透性利尿药(静脉注射甘露醇 50~100g,输注时间不少于 30min)。

采用 Perkin 眼压计或 Tonopen 眼压计监测患者的眼内压,并检查患者的眼底,以确保视网膜中央动脉通畅。

在眼睑成形手术过程中,因眼球意外穿孔而导致的视力丧失也有发生,但这种情况非常罕见。当使用 CO_2 激光做切割时,眼球保护不当亦可发生视力丧失。选择经正规训练且经验丰富的眼整形外科医师实施手术可避免该情况的发生。

要 点

到目前为止,眼睑成形术最严重的并发症是失明。关于这种风险的讨论必须成为知情同意的一部分。进行眼睑成形术的外科医师必须知道如何正确处理球后出血这一并发症。

---

2. 干眼综合征 眼睑成形术后干眼症最常

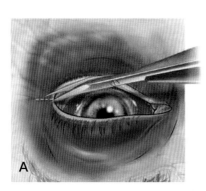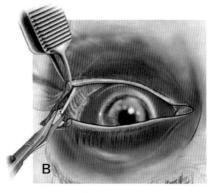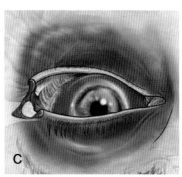

▲ 图 16-1　**A.** 首先进行外眦切开术；**B.** 离断外眦韧带下附着点；**C.** 将下睑于眶外侧缘附着处彻底游离

见于那些已有泪膜功能不全的患者，通常伴有不完全性眨眼反射或眼睑闭合不全。术前应仔细检查患者以排除干眼问题。滴注荧光剂后评估患者的泪膜和泪膜破裂时间，同时检查泪河、角膜和结膜。任何的睑缘炎都应当被记录并治疗。对患有睑缘炎、睑板腺疾病或干眼症患者给予相应的建议。这对于既往接受过去角膜屈光手术（如

LASIK）的患者尤其重要。这些患者必须持续频繁地使用人工泪液，也可能需要在后期进行相应的处理（如泪点栓塞或泪点烧灼术）。对于每天外用人工泪液超过 3~4 次的患者应建议使用不含防腐剂的制剂（如 Xailin 凝胶）。

3. 下睑退缩　下睑退缩和下巩膜外露是经皮下睑成形术的常见并发症（图 16-2）。但这

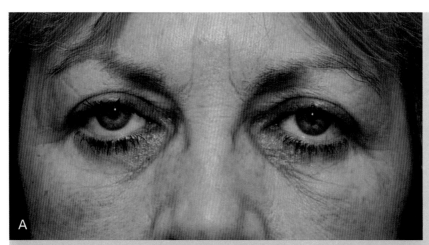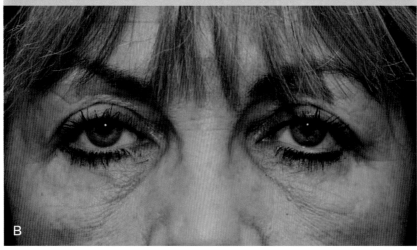

◀ 图 16-2　**A.** 1 例经皮双侧下睑成形术后出现双侧下睑退缩和下睑凹陷的患者；**B.** 下睑退缩患者经结膜入路下睑退缩矫正、颗粒脂肪和真皮脂肪移植术术后 4 个月的外观

些并发症在经结膜下睑成形术中非常少见。

下睑退缩的原因包括：①皮肤的过度切除导致前板层缺失；②中板层挛缩；③眼球相对突出。

有中板层挛缩的患者将会出现下睑固定，检查时外科医师不能将下睑向上推移至覆盖眼球。这可与因下睑皮肤过度切除所导致的下睑退缩相对比。

轻度下睑退缩可采取保守治疗，如术后垂直牵引眼睑及按摩，在术后 10～14 天开始进行。要求患者向上看时用 2 根手指指腹置于指尖触及睑缘的位置捏住眼睑外侧 2/3，并垂直牵拉。几分钟后，在下睑的皮肤上涂抹润滑剂，如 Xailin 夜间软膏，并向上按摩眼睑。该疗法应每天 3～4 次，每次 3～4min，持续 4～6 周。轻度下睑退缩可以通过上述治疗得以恢复。

由前板层缺损引起的较重程度的下睑退缩通常需要手术干预，但应尽可能避免植皮。眼轮匝肌下脂肪垫（SOOF）提升术或面中部提升术联合外眦悬吊或外下睑紧缩术（根据眼睑和外眦韧带的松弛程度选择外眦缝合固定术或外侧睑板条剥离悬吊术）可避免皮肤过度切除后的植皮。通过这些手术处理，多余皮肤可有效地补充至下睑，但仅限于伴有面中部下垂的患者。在没有面中部下垂的情况下，有明显纵向皮肤缺失的患者将需要进行植皮，并结合外眦悬吊或外下睑紧缩术。

对于没有面中部下垂的纵向皮肤缺失患者可以选择软组织扩张术，但这种手术会导致明显的暂时性外形欠佳并伴随着较长的恢复期。

中板层挛缩需要经结膜入路分离瘢痕组织，并放置后板层移植物（如硬腭移植或上睑结膜游离移植）。也可以采用真皮移植，但会导致供区瘢痕。这种方法的优点是为那些过度切除下睑脂肪后出现下睑凹陷的患者提供了可供移植的颗粒脂肪（图 16-2）。

对于眼球突出的患者，治疗眼睑成形术后下睑退缩可选择经上睑外侧皮肤皱褶入路，或经结膜入路行外眦切开并外眦松解的眶外侧壁减压术，可结合经泪阜入路的眶内侧壁减压术。但必须详细地告知患者相关风险，尤其是术后复视的可能（图 16-3）。

4. 下睑上抬伴向下看时下睑活动无力　经

结膜入路下睑成形术后，下睑缘可能位置过高，向下看时不能适时回缩，从而阻挡患者的下视野。这可发生在眼球内陷的患者身上。下睑上抬是由下睑缩肌自睑板断裂所引起的，可以通过关闭结膜伤口时重新调整下睑缩肌来预防。这种并发症可以经结膜入路用可吸收缝合线将下睑缩肌重新固定于睑板来处理。

5. 下睑外翻　经皮下睑成形术后，由于伤口水肿、伤口收缩和（或）眼轮匝肌张力减退，可能会出现暂时性的外侧下睑外翻（图 16-4）。应通过确保每一层切口适当错位来避免眼轮匝肌的失神经。在睫毛根部做切口时，应在皮下做潜行分离至睑板下方后再做眼轮匝肌切口。

在下列情况下，经皮下睑成形术后会出现明显的下睑外翻：①严重的下睑松弛未进行处理；②未能谨慎地将眶隔复位；③皮肤去除过多。

这通常需要进行外眦悬吊或收紧手术，同时结合经结膜入路将眶隔自眶下缘释放。当存在重度纵向皮肤缺失或中板层挛缩的情况下，治疗方案与下睑退缩的方法相同。如果纵向的皮肤缺失比较明显，植皮是必要的，且可能需要与其他手术方法结合（图 16-5）。

6. 溢泪　在下睑成形术后的最初几天，溢泪是很常见的。主要有以下几个可能的原因：①睑裂闭合不全或不完全性眨眼反射可能导致角膜暴露和刺激，从而引起反射性泪液分泌过多。②下睑退缩。这也会导致角膜暴露和反射性泪液分泌过多。③结膜水肿。这会干扰泪膜在角膜上的均匀分布，从而引起角膜刺激和反射性泪液分泌过多。④下睑外翻。这会使下泪点失去与眼球的正常接触。

所有接受眼睑成形术的患者在出院时都应接受指导，遵医嘱规律使用不含防腐剂的润滑滴眼液滴眼，并在睡觉时使用不含防腐剂的眼膏直到他们的眨眼反射恢复正常或结膜水肿消退，以预防角膜暴露的问题。

眼睑成形术后持续溢泪可能是由于睑裂闭合不全伴继发性点状上皮化角膜病变，继发性反应性泪液分泌过多，或下泪点移位所导致。对于术前被评估为易患干眼症的患者应接受更为保守的上睑成形术，并特别注意避免皮肤的过度切除。对于眼轮匝肌切除也应更加保守。

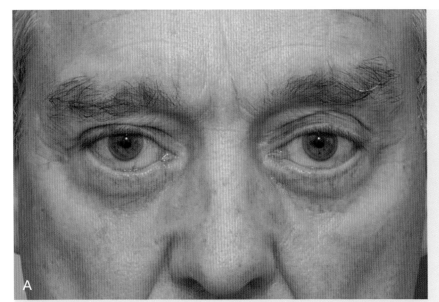

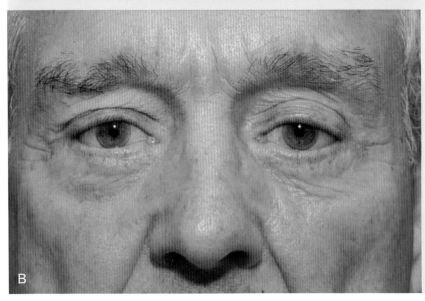

◀ 图 16-3　**A. 1** 例眼球相对突出，经皮双侧下睑成形术后出现双侧下睑退缩和下睑凹陷，并伴有右下方暴露性角膜炎的患者。**B.** 经结膜入路行外眦切开并外眦松解，双侧眶内、外侧壁减压术，联合下睑凹陷区域右侧真皮脂肪移植、双侧颗粒脂肪移植术术后 **1** 年。该患者的暴露性角膜炎已恢复

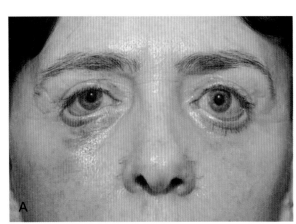

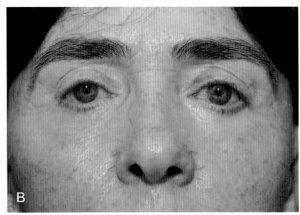

▲ 图 16-4　**A. 1** 例经皮双下睑成形术及脂肪切除术的患者术后出现双侧下睑外翻。**B.** 下睑按摩结合经结膜颗粒脂肪移植、面颊部微粒脂肪注射及双外侧睑板条剥离悬吊术术后 **2** 个月的外观。无须进行植皮

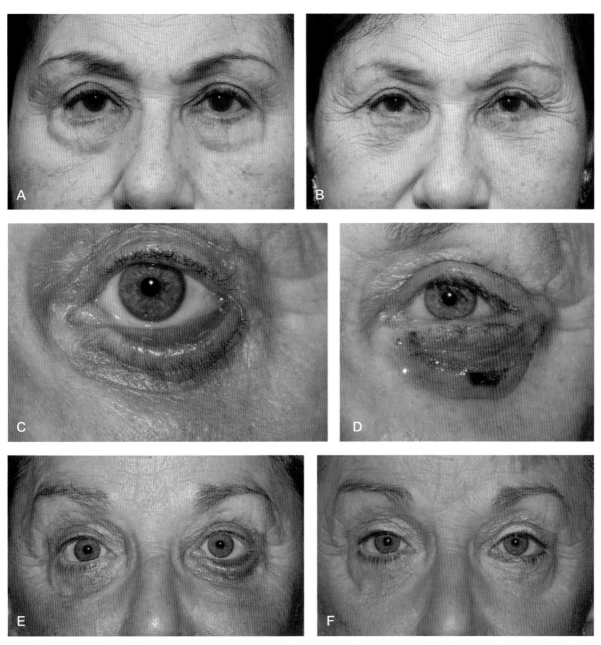

▲ 图 16-5　**A.** 1 例在 3 次眼睑成形术后并发右下睑外翻和残余脂肪垫脱垂的患者；**B.** 患者经右外侧下睑植皮，双侧经结膜入路睑成形术伴眶隔释放、脂肪重置和外侧睑板条剥离悬吊术后的外观；**C.** 1 例经皮眼睑成形术后出现明显下睑外翻的患者；**D.** 双蒂眼轮匝肌肌瓣转移、下睑植皮、眶隔释放、真皮脂肪移植、外侧睑板条剥离悬吊术后 5 天；**E.** 同一患者术前除左下睑外翻外，还伴有右下睑轻度退缩；**F.** 经过一段时间的右下睑按摩及左下睑植皮和脂肪移植，完全恢复后患者的外观

上睑皮肤过度切除后所造成的有持续症状的睑裂闭合不全需要植皮修复。皮片移植的部位位于皮肤皱褶的上方（图 16-8）。如果有必要的话，可将双蒂眼轮匝肌肌瓣转移至缺损区域，为移植物提供充足的血液供应。

　　下泪点纵向轻微移位就可以导致溢泪。用裂隙灯仔细检查即可发现。这种情况可能发生

在手术后几年，因下睑睑板支持结构变得更加松弛。除特殊情况外，在经皮下睑成形术中应避免切除下睑内侧半区域的任何皮肤，以避免造成瘢痕性泪点外翻。伴有睑板松弛的泪点外翻可以采用内侧梭形切除的方法处理。也可能需要进行外眦缝合固定术。明显的瘢痕性泪点外翻则需要进行植皮修复。

结膜松弛症是指球结膜的多余黏膜皱襞堆积于下泪点上方，是另一种需要术前用裂隙灯仔细检查的微小异常情况（图 16-6）。通常需要保守的切除多余的结膜。结膜松弛症是患者术后结膜水肿的高危因素。

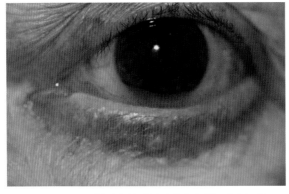

▲ 图 16-6　1 例重度结膜松弛症患者累及全部下睑

7. 睑裂闭合不全　上睑成形术后出现不完全性眨眼反射通常发生在术中切除部分眼轮匝肌的情况下。这是一种暂时的失神经现象，在术后 2～6 周内可自行恢复。也可见于当下睑成形术联合 SOOF 提升术或面中部提升术时剥离外眦过程中的过度损伤，这与术中损伤面神经颧支有关。

保守地切除上睑皮肤可避免上睑成形术后出现机械性睑裂闭合不全（图 16-7）。

如果经保守治疗不能缓解因过度切除上睑皮肤所造成的暴露症状，则需要行植皮修复（图16-8）。

8. 复视　复视是眼睑成形术后一种罕见的并发症。通常与下睑成形术中意外损伤下斜肌有关，但也可能是损伤下直肌所致。在上睑成形术中，很少造成上斜肌或上直肌的损伤。复

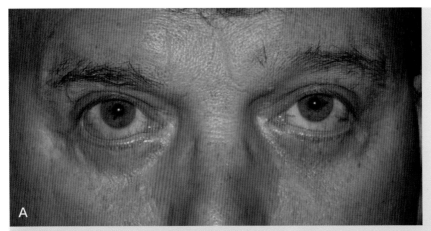

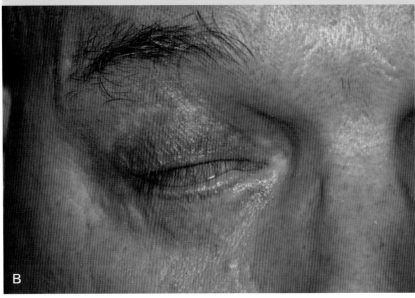

◀ 图 16-7　A. 1 例经皮双侧下睑成形术后出现双侧下睑退缩和下睑凹陷的患者。B. 同一患者因上睑皮肤过度切除和下睑退缩出现睑裂闭合不全。上睑瘢痕与眉毛之间仅有很少的皮肤组织。上睑瘢痕亦高于患者自然皮肤皱褶

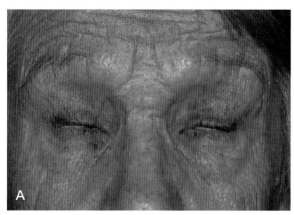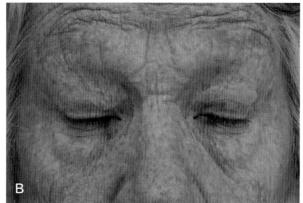

▲ 图 16-8　**A. 1 例双侧上睑成形术后睑裂闭合不全的患者；B. 上睑植皮术后外观**

视也有可能由于过度使用电极造成的热损伤导致结膜瘢痕所引起。

丰富的眼睑和眼眶解剖知识、精细的手术操作，以及避免过度使用电极烧灼可以防止这种并发症的发生。在进行眶隔重置或脂肪移位时，还必须非常小心，以确保不会因缝合而损伤下斜肌。

术中损伤眼外肌导致的永久性眼球运动障碍相关性复视，比原有眼肌力量失衡所导致的术后失代偿相关性复视要少得多。因此，必须在术前进行详细的眼科检查以明确是否存在以上问题，从而保护外科医师在术后免受不公平的指责。

9. 眼睑下垂　在上睑成形术过程中，如果损伤上睑提肌、上睑提肌腱膜、上睑提肌复合体或 Whitnall 韧带，则可能发生上睑下垂。在打开眶隔复位或去除脂肪时，或在闭合皮肤伤口时通过处理上睑提肌腱膜来调整皮肤皱褶的位置时，这些结构才能被直接损伤。应该小心识别并避免损伤上述结构。术后上睑过度水肿，或术后出血继发形成血肿导致上睑提肌腱膜裂开也会出现上睑下垂。

在进行上睑成形术时可通过前入路上睑提肌腱膜前徙、后入路 Müller 肌切除或后入路上睑提肌前徙来处理术前已有上睑下垂的情况（图16-9）。在局部麻醉下进行手术比较理想，可以选择性给予镇静药物，以便于患者在术中配合调整上睑的高度和形态（第15章）。如果眼睑有粘连和凹陷，可以采用颗粒脂肪移植联合前入路上睑提肌腱膜前徙术，也可以联合后入路上睑下垂手术，能更好地调整患者眼睑轮廓且

不需要在睑板前区域进行剥离。或者，在不同的情况下采用不同的术式。

10. 结膜水肿　经结膜入路下睑成形术后常出现结膜水肿，局部外用润滑滴眼液后 10～14 天后可自行消退。在极少数情况下，可能会持续几周。术前患有结膜松弛症的老年患者病情更严重，还会使外眦的过度剥离和经皮下睑成形术变得更加复杂化（图 16-10）。

无法自行消退的结膜水肿可以通过手术处理，方法是用 Westcott 剪在结膜上开一个小口，然后加压包扎。极少情况下需要行暂时性外侧睑缘缝合。很少局部使用糖皮质激素，且一般情况下应该避免使用该类药物。

11. 角膜擦伤　角膜是极其敏感而脆弱的，必须采取一切预防措施来防止角膜擦伤。大多数角膜擦伤可迅速愈合，不遗留远期后遗症，但在一些患者会出现复发性角膜糜烂（擦伤）综合征。糖尿病和角膜营养不良（既往可能未被明确诊断）是出现复发性角膜糜烂综合征的高危因素。复发性角膜糜烂综合征需要长期外用润滑滴眼液和睡前使用眼膏，或采取更积极的治疗，如使用绷带式角膜接触镜、角膜基质穿刺或激光治疗性角膜切削术（phototherapeutic keratectomy，PTK）。

缝合眼睑和结膜牵引时应特别小心，以免造成角膜擦伤。在眼睑成形术中使用电凝或电切时也要格外小心。新手外科医师可以在外用润滑眼膏的同时使用角膜保护罩。

如果出现角膜擦伤，患者必须规律局部使用抗生素，并且多次接受裂隙灯检查，直到擦

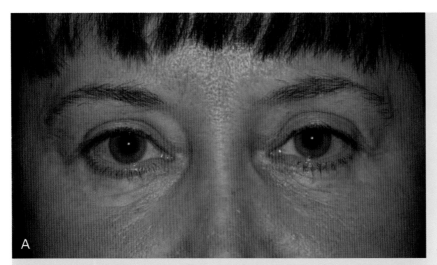

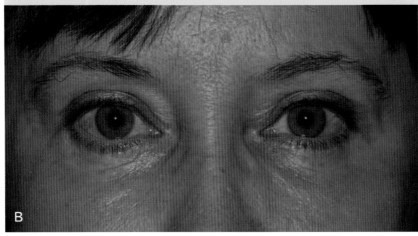

◀ 图 16-9 **A. 1** 例双侧上睑成形术后出现左侧上睑下垂伴外侧上睑遮盖的患者；**B.** 患者行左侧后入路 **Müller** 肌切除术及双侧上睑成形术修整后的外观

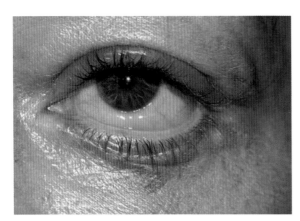

▲ 图 16-10 **1** 例经皮下睑成形术后出现结膜水肿的老年患者

伤彻底痊愈。患者应在白天使用不含防腐剂的润滑滴眼液（如 Xailin 凝胶），睡前使用不含防腐剂的眼膏至少 6 周，以避免复发性角膜糜烂综合征的再次复发。

12. 面神经分支损伤 在眼轮匝肌下方剥离至外眦区时，存在着损伤面神经分支的潜在风险，尤其是支配下睑眼轮匝肌的颧支。这会导致肌肉失去张力，进而出现下睑对称性丧失、下睑外翻或睑裂闭合不全。骨膜下剥离或眼轮匝肌下脂肪平面剥离可将这种并发症的风险降至最低。经皮下睑成形术在到达睑板下缘前不应行肌下剥离。

13. 眶周神经感觉丧失 眶下神经或颧面神经支配的感觉丧失通常是暂时性的，在术后几周内逐渐恢复。在需行脂肪移位的大范围下睑成形术中，在眶下缘处烧灼眶下动脉的分支时应小心。所有接受上睑成形术的患者都会出现睑板前皮肤暂时性的感觉丧失，这会在术后几周内逐渐恢复。

14. 脂肪坏死 眼睑成形术后脂肪坏死很少见，表现为小而疼痛的硬结。按摩可以加快吸收。向病灶内注射糖皮质激素是有效的，但会有皮下脂肪萎缩、色素减退和毛细血管扩张的风险。

15. 感染　眼睑和面部择期手术的术后感染率很低。眼睑成形术后感染的发生率约为 0.2%，而进行激光皮肤磨削术则增加至 0.4%。患有系统性疾病，如糖尿病和服用免疫抑制药的患者，术后感染风险增加，当选择行择期美容手术时，应详细告知患者感染的风险。非常罕见的严重感染如坏死性筋膜炎会带来极其严重的后果，导致继发的功能和外形改变。

这类感染的治疗包括系统性应用抗生素、去除异物，包括不可吸收缝合线（如果有的话）。应采集标本进行培养和显微镜检查，以明确致

病微生物，因为偶尔会有对常规药物耐药的特殊微生物存在。形成脓肿的患者需要紧急切开引流，并放置临时引流管（图 16-11）。

16. 外眦圆钝　外眦圆钝会增加经皮下睑成形术的困难，也是提示既往手术的一个标志。该问题可能导致很多患者的不满，且很难通过进一步的手术来改善。常发生在三角形切除外侧皮肤和眼轮匝肌后，失去了外眦的支撑（图 16-12）。

对于一些患者来说，如果外侧睑板条强度不够，可以通过外眦悬吊来重塑外眦角。通过

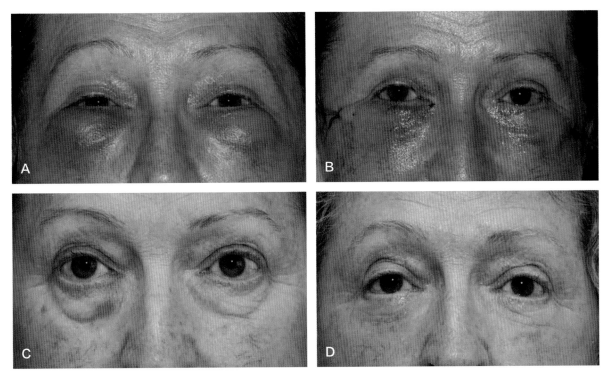

▲ 图 16-11　**A.** 1 例糖尿病患者，在双侧经结膜下睑成形术后出现急性链球菌感染伴双下睑脓肿形成；**B.** 脓肿切开引流术后 **12h**，术区放置临时引流管，术后 **24h** 拔出；**C.** 术前外观；**D.** 脓肿引流术后 **4** 个月的外观

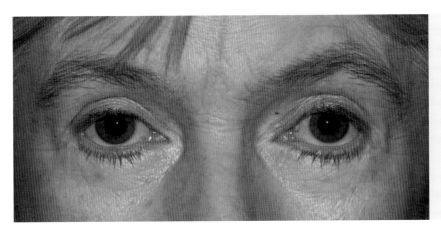

◀ 图 16-12　**1** 例经皮双侧下睑成形术后出现外眦圆钝和下睑退缩的患者

外侧上睑皮肤皱褶入路显露眶外侧缘，并在侧连合上方的眶外侧缘钻孔，注意用可伸缩的牵开器保护眼眶和眼球。仔细辨认外眦韧带，用不可吸收线穿过钻孔将其牢牢固定在眶外侧缘。如果眼睑内侧和下方张力较大，会有早期复发的风险。这类患者的手术通常需与面中部提升术相结合。

17. 眼睑凹陷　过多去除眶隔脂肪会导致眼睑凹陷。在大多数患者中上睑中央脂肪垫应予以保留。过度去除上睑脂肪会形成上睑凹陷畸形（a-frame deformity）（图 16-13）。在下睑成形术中则应避免将下睑脂肪向前牵拉。通常，除了脂肪过度增生的患者，如甲状腺眼病患者，其他患者只需要去除少量的脂肪。下睑脂肪移位比脂肪去除更可取。在一些患者中，脂肪去除可以和脂肪移位相结合。

对于眼睑凹陷影响外观的患者，可以进行颗粒脂肪移植。通过一个形似"微笑"状的小切口从脐周抽取脂肪，将脂肪分为珍珠状的小颗粒，经由上睑皮肤皱褶切口移植至上睑腱膜前间隙内（图 16-14），或经结膜切口移植至下睑。也可以行细颗粒脂肪注射（视频 16-1）。此外，也可采用皮肤填充物注射，但患者必须接受改善的暂时性和多次注射的可能性。

18. 上睑皮肤皱褶消失　上睑皮肤皱褶的出现对上睑成形术后美容效果有深远的影响。女性上睑皮肤皱褶往往位置较高且较为明显，而

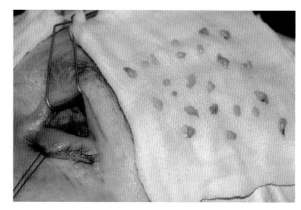

▲ 图 16-14　将准备好的颗粒脂肪移植至上睑腱膜前间隙

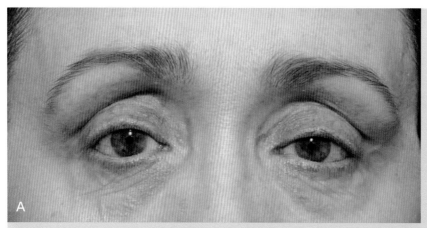

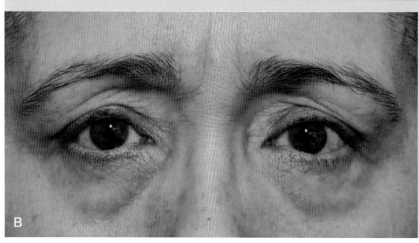

◀ 图 16-13　**A.** 1 例上睑成形术中上睑脂肪去除过多导致上睑凹陷畸形（**a-frame deformity**）的患者。由于额肌不自主性过度活动，导致眉上移，这也是双侧术后上睑下垂的一种反应。**B.** 双侧上睑颗粒脂肪移植，双侧后入路 **Müller** 肌切除术后的外观

男性的皮肤皱褶通常较低且较浅。还需要认识到种族间的明显差异。通过仔细地术前设计和细致地切口标记，能使术后皮肤皱褶消失的风险最小化。

术后对于皮肤皱褶位置的不满意，将皮肤皱褶位置升高比将其降低要容易一些。如果不满意的皮肤皱褶与脂肪去除过多有关，可以考虑颗粒脂肪移植（图16-15）。

19. 明显瘢痕　不规则的下睑瘢痕很难修整。下睑皮肤切口应严格限制在睫毛下，并避免电刀烧灼损伤睫毛毛囊。这种切口最好采用 Colorado 针式电刀，而不是用外科刀片进行切割，这样很难保持连贯性，尤其是当下睑皮肤松弛时。

20. 内眦赘皮　内眦赘皮会增加上睑成形术的难度。为了将内眦赘皮的风险降至最低，上睑皮肤皱褶切口的内侧不应超过上泪点的位置，且不要为了追求去除"猫耳"而将切口延伸至上睑内侧。术后按摩可以改善内眦赘皮（图16-16）。对于已经存在的内眦赘皮，如水平方向的皮肤足够松弛，可以做一个小的 Z 成形术来矫正。

21. 上睑臃肿　对于需要切除较多上睑皮肤的患者，需要小心地在上睑皮肤切口下方去除部分眼轮匝肌。这样保守的、逐级的眼轮匝肌切除可使切口周围的过渡更加自然，而不影响眼睑闭合。术后上睑臃肿也需要细致地修薄眼轮匝肌，可能还需结合保守的脂肪去除术。

22. 严重的外眦瘢痕　上睑成形术和经皮下睑成形术后瘢痕并不明显。上睑切口应该设计在皮肤的自然皱褶线上。然而，如果上睑切口必须向外侧进一步延伸，应注意将瘢痕放置在外眦皮肤皱纹处，且应在局部麻醉注射前进行标记。如果切口仍需要进一步横向延伸，则应考虑是否提眉术效果更好。经皮下睑成形术切口通常延伸至外眦外侧，同样，在局部麻醉注射前进行标记，以确保切口位于自然的"笑纹"处。

局部外用硅酮制剂已被证实有利于改善瘢痕。在眼周区域可以采用硅酮凝胶，最早可在术后5天开始使用。

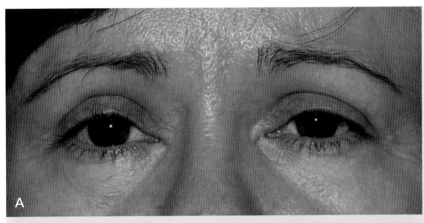
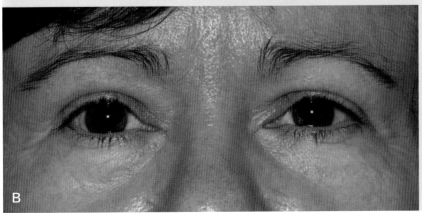

◀ 图16-15　**A.** 1 例双侧上睑成形术后皮肤皱褶过高和中央脂肪垫过度切除的患者；**B.** 患者双侧皮肤皱褶修整、上睑颗粒脂肪移植术后的外观

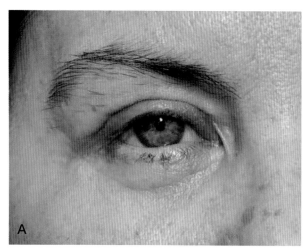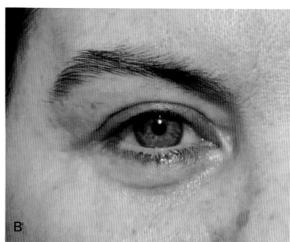

▲ 图 16-16 **A. 1** 例上睑成形术后右侧内眦赘皮的患者；**B.** 经过一段时间按摩后的外观

23. **眼心反射** 眼心反射的特点是术中心动过缓或心律失常，由牵拉眼外肌或眶隔脂肪垫所触发。可导致严重的心动过缓甚至心搏停止。年轻患者更容易受到这种反射的严重影响。麻醉师应意识到心律失常的发生，并及时提醒外科医师松开正在被牵拉的组织。应准备好阿托品或格隆溴铵并用注射器抽好备用，确保在出现严重心律失常时可以立即使用。

三、法医学陷阱

眼睑成形术是最常见的美容手术。最重要的是不能因这类手术损害眼睑的功能。如果术前讨论和评估不充分，即使技术准备充分的手术也可能引起患者术后不满意。注意潜在的并发症、良好的沟通、细致的设计、风险的管理、良好的外科技术，以及及时发现和处理并发症的能力是眼睑成形术成功的关键。

要 点

眼睑成形术的大多数并发症源于术前对患者的评估不充分。从法医学的角度来看，全面的病史和细致的眼科检查、良好的病历记录、知情同意，以及提供有关利弊、风险和潜在并发症及其处理的详细信息及良好的沟通至关重要。

推荐阅读

[1] Avisar I, Norris JH, Selva D, Malhotra R. Upper-eyelid wick syndrome: association of upper-eyelid dermatochalasis and tearing. Arch Ophthalmol. 2012; 130(8):1007–1012

[2] Maffi TR, Chang S, Friedland JA. Traditional lower blepharoplasty: is additional support necessary? A 30 year review. Plast Reconstr Surg. 2011; 128(1): 265–273

[3] Hass AN, Penne RB, Stefanyszyn MA, Flanagan JC. Incidence of postblepharoplasty orbital hemorrhage and associated visual loss. Ophthal Plast Reconstr Surg. 2004; 20(6):426–432

[4] Patel BCK, Patipa M, Anderson RL, McLeish W. Management of postblepharoplasty lower eyelid retraction with hard palate grafts and lateral tarsal strip. Plast Reconstr Surg. 1997; 99(5):1251–1260

[5] Ferri M, Oestreicher JH. Treatment of post-blepharoplasty lower lid retraction by free tarsoconjunctival grafting. Orbit. 2002; 21(4):281–288

[6] Ghabrial R, Lisman RD, Kane MA, Milite J, Richards R. Diplopia following transconjunctival blepharoplasty. Plast Reconstr Surg. 1998; 102(4):1219–1225

[7] Kakizaki H, Ichinose A, Iwaki M. Preaponeurotic fat advancement for prevention of unexpected higher eyelid crease in upper eyelid-lengthening surgery. Orbit. 2012; 31(5):299–302

[8] Puri N, Talwar A. The efficacy of silicone gel for the treatment of hypertrophic scars and keloids. J Cutan Aesthet Surg. 2009; 2(2):104–106

| 摘要 | "眉下垂的治疗"阐述了眉位置随着年龄的增长，由于重力、软组织松弛及降眉肌群运动所致下垂的治疗方法。眉的位置会影响面部表情和其他人对患者情绪和性格的判断。患者常会借助额肌的力量抬高下垂的眉毛，久而久之，这会变成一种不自主的行为，导致一些老年患者眉中部位置出现异常的升高。随着年龄的增长，抬眉也会变成一种因对抗老年性双侧上睑下垂而产生的、无意识的代偿反射。眉下垂会导致上睑及内、外眦区域明显的皮肤过多，表现出更加严重的上睑中部皮肤松弛、颞侧下垂及内侧皮肤冗余等表现。识别眉下垂并为每位患者制订最合理的治疗方案是十分重要的。对于男性患者而言，接受眉下垂也是一种方案，但当患者需要进行上睑成形术时，应当改进手术步骤，以避免为了满足上睑切口的需要而将眉向下拉得更低，否则会导致令人不满意的术后外观。 |

关键词： 眉下垂、上睑下垂、代偿反射、额肌、皮肤松弛

一、概述

眉毛的位置影响面部表情，并影响他人对患者情绪和性格的判断。眉毛的形状是各种各样的。通常女性的眉毛比男性的眉毛有更高的弧度，并且这种弧度会随时间的推移而变平（图17-1A 和 B）。随着年龄的增长，由于重力、软组织松弛和降眉肌群（皱眉肌、降眉肌、降眉间肌和眼轮匝肌）的作用，眉的位置会变低。眉毛有不同程度的下垂（图17-1C）。

患者常会借助额肌的力量抬高下垂的眉毛，久而久之，这会变成一种不自主的行为，导致一些老年患者眉中部位置出现异常的升高。随着年龄的增长，抬眉也会变成一种因对抗老年性双侧上睑下垂而产生的、无意识的代偿反射。眉下垂会导致上睑及内、外眦区域明显的皮肤过多，表现出更加严重的上睑中部皮肤松弛、颞侧下垂及内侧皮肤冗余等表现。识别眉下垂并为每位患者制订最合理的治疗方案是十分重要的。对于男性患者而言，接受眉下垂也是一种方案，但当患者需要进行上睑成形术时，应当改进手术步骤，以避免为了满足上睑切口的需要而将眉向下拉得更低，否则会导致令人不满意的术后外观。

> **要 点**
>
> 随着年龄的增长，抬眉可能是一种因对抗老年性双侧上睑下垂而产生的、无意识的代偿反射。

二、应用解剖学

眉部 第 2 章详细介绍了眉部、提眉肌群和降眉肌群、头皮、颞部和面神经的应用解剖。读者应当仔细复习这些解剖内容。

三、术前患者评估

1. **病史** 应该仔细记录患者的主诉。患者可能有以下主诉：①上睑下垂或遮盖；②上部视野缺失；③被他人评价为疲惫外观；④头痛；⑤眼部不适。

上睑下垂的主诉可能仅仅与严重皮肤松弛

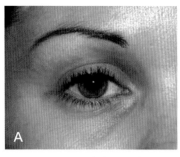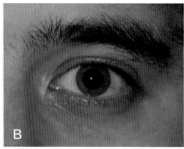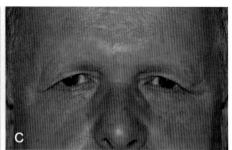

▲ 图 17-1　A. 年轻女性患者的眉毛；B. 年轻男性患者的眉毛；C. 1 例中年男性患者，严重的双侧眉下垂导致视野受限

导致的假性下垂有关，而实质上睑高度是正常的。然而，眼睑的位置也应该仔细评估，因为可能同时存在真性上睑下垂。同样，严重的皮肤松弛通常伴有眉下垂，可能会遮挡患者的上部视野。通常情况下，与真正的上睑皮肤松弛相比，眉下垂患者会有更明显的眉外侧下垂，对于这类患者，可能需要联合提眉术与上睑成形术。

中度至重度眉下垂和皮肤松弛的患者会被迫借助额肌的力量来克服上部视野的缺损。这类患者通常会出现深深的额纹（图 17-2）。

经常使用额肌的力量会导致额肌疲劳，进而引起头痛。上睑皮肤松弛和眉下垂会表现出疲惫的外观，引起患者的抱怨。有时上睑皮肤松弛和严重的外侧眉下垂会导致继发的机械性的倒睫，进而出现慢性眼部不适。

应特别询问患者既往眼周肉毒毒素注射和面部年轻化手术的情况。曾接受过此类注射、美容性的上睑成形术或面部提升术的患者可能会遗漏此类信息，尤其是在新伴侣陪同的情况下。

既往有佩戴角膜接触镜、干眼症、面瘫或甲状腺功能障碍病史的患者在上睑成形术后有出现暴露性角膜病变的风险。排除出血性疾病很重要，因为上睑成形术后出血可能会影响视力。既往未明确诊断的高血压应视为手术禁忌证。应注意有无过敏史。手术前 2 周应停止使用阿司匹林或非甾体抗炎药（NSAID）。

2. 检查　患者应该接受全面的眼科检查。应记录患者最佳矫正视力。患者应该以坐位接受评估，眼睛直视前方。睑裂大小应按照第 15 章所述方法进行测量，并记录皮肤皱褶的位置。应该注意眉形有无不对称性。注意有无额肌的过度活动，并在消除额肌的过度活动后评估眉毛的位置和形状。在将上睑皮肤轻度向下牵引的状态下评估眉的活动度。评估眉正上方和邻近颞部有无皮下软组织萎缩。需注意眉下垂对上睑的继发影响。此外，那些眉毛拔除或文眉患者的眉毛真实位置可能难以确定。如果评估时没有注意到这些情况，在进行上睑成形术时可能导致皮肤的过度切除。

> **要　点**
>
> 需注意眉下垂对上睑外观的继发影响。

医师应注意发际线的位置，并记录有无头发稀疏。应记录从眉峰到发际线的前额垂直高度，以及有无明显的额骨突出。（高额头、头发稀疏、额骨明显突出的患者可能不适合进行内镜下提眉术。内镜下提眉术对于上述患者而言更难实施，且有可能对头皮前部的毛囊造成永久性损伤。）

医师应评估泪液分泌和泪膜的情况，以及

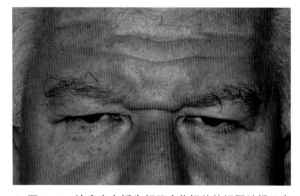

▲ 图 17-2　该患者主诉为额肌疲劳相关的视野缺损及夜间头痛。他因为额肌过度活动而出现了深深的额纹

上睑松弛的程度。应注意有无上睑内侧和中央脂肪疝出。还需评估上睑皮肤多余的程度、皮肤质量和光老化损伤的程度，以及有无泪腺脱垂。

> **要　点**
>
> 眉毛拔除或文眉患者的眉毛真实位置可能难以确定。如果评估时没有注意到这些情况，在进行上睑成形术时可能导致皮肤的过度切除。

四、手术计划

手术治疗与非手术治疗方案的选择应与患者详细沟通。对某些患者，特别是甲状腺功能障碍伴有内侧眉下垂和深眉间纹的患者，可能更适合采用肉毒毒素治疗而不是手术。眉间皱纹会让患者表现出有攻击性的外观，而肉毒毒素治疗对于这样的患者非常有效。肉毒毒素治疗的缺点是成本高，维持时间短，必须每 3～4 个月重复治疗 1 次。然而，在美容患者中使用肉毒毒素具有以下优点：①某些患者在接受降眉肌群肉毒毒素注射后可起到"化学提眉"的效果而无须手术。②在内镜下提眉术，或经上睑成形术的眉固定术，或提眉术前 2 周将肉毒毒素注射到降眉肌群，可增强手术的远期效果。注射不应与手术同时进行，因为术后水肿会将毒素扩散到上睑提肌导致上睑下垂，持续时间可长达 3～4 个月。

> **要　点**
>
> 不要在手术中或术前不到 2 周的时间内注射肉毒毒素，因为术后组织水肿会将肉毒毒素扩散到上睑提肌，导致上睑下垂。

第 14 章详细描述了美容患者的肉毒毒素注射治疗。肉毒毒素注射可与皮肤填充剂或结构性脂肪移植联合使用，以恢复眉外侧软组织的饱满程度，并解决邻近的颞部凹陷问题。这些已在第 14 章讨论。

医师应与患者充分讨论手术的目标、局限性、风险和潜在并发症。应充分告知患者切口的位置和手术后瘢痕。应向患者说明手术治疗特有的风险，即眶上和滑车上神经分布区域的感觉丧失或令人苦恼的感觉异常和瘙痒、头皮切口周围毛发脱落、可触及的用于眉固定的植入物、面神经颞支损伤引起的额肌麻痹，以及持续性头痛。

应向患者解释在伴有明显眉下垂的情况下单独进行上睑成形术的局限性。在这种情况下，上睑成形术应该做得非常保守，以防止眉毛进一步降低和令人不满意的外观，或者应对患者进行眉固定的操作，如缝合眉固定术，以固定眉的位置。在初期采集病史时，应仔细询问患者，以明确他们的目标和对手术的期望值。

医师还应该向患者说明提眉术对眉下区皮肤的潜在影响。对于一些明显存在年龄相关的眉下区软组织萎缩的患者，提眉术会使眉下区产生不美观的斜形皮纹。必须让患者意识到这种情况的可能，这需要进行额外的皮肤填充剂注射或结构性脂肪移植。

> **要　点**
>
> 考虑注射肉毒毒素对眉下垂患者的潜在益处，它可作为手术的替代疗法或对手术效果的补充疗法。

麻醉　提眉术可在全身麻醉、局部麻醉或局部麻醉联合静脉用镇静药下进行。患者应保持半卧位，头部至少抬高 30°，以减少静脉充血和出血。肿胀麻醉为某些提眉术操作提供了方便（框 17-1）。

> **框 17-1　局部肿胀麻醉液的配制**
>
> 0.25ml 的 1∶1000U 肾上腺素、30ml 生理盐水、10ml 2% 利多卡因和 10ml 0.5% 布比卡因加入 50ml 注射器。

五、手术步骤

治疗眉下垂有多种手术步骤，包括直接提眉术、颞侧直接提眉术、"鸥翼式"直接提眉术、额中部提眉术、颞侧提眉术、经上睑成形术的眉固定术、经上睑成形术的提眉术、内镜下提眉术、冠状额部提升和提眉术、发际线额部提升和提眉术、外侧皮下额部提升和提眉术、缝合提眉术。

在笔者的临床实践中，颞侧直接提眉术和内镜下提眉术是最常见的手术方案。

1. 直接提眉术　直接提眉术是一种简单的手术技术，适用于年龄较大且以功能改善而非美容为主要诉求的患者。对于这些患者，手术瘢痕可隐藏在自然的皮肤皱褶中。该方法也适用于由面瘫导致的严重眉下垂患者。它可以在局部麻醉下快速进行，是否联合镇静均可，并且可以联合进行上睑成形术。应提醒患者术后瘢痕是可见的，并应在与他们沟通的时候使用其他患者的照片以展示术后效果（图 17-3）。

(1) 手术步骤。

• 当患者处于坐姿时，用甲紫记号笔在眉毛正上方标记切口位置。医师用手将眉毛向上推至所需的高度，然后松开。接着，在前额上做一个标记点，该点代表眉毛上抬的最高点（图 17-4A）。

• 轻微的矫枉过正是可取的。之后画出一个椭圆形切口（图 17-4B）。

• 如果将提眉术联合上睑成形术，拟做的上睑成形术切口应在助手将眉毛上推至所需位置的情况下进行标记，以避免上睑皮肤的过度切除。

• 拟切除区域的形状可以根据所需的眉形进行调整。对于明显的颞侧眉下垂，切口应调整至眉外侧（图 17-5）。如果需要，可以延长切口来处理外侧端的"猫耳"。

• 用 8~10ml 等比例混合的 0.5% 布比卡因（含 1 : 200 000U 肾上腺素）和 2% 利多卡因（含 1 : 80 000U 肾上腺素）浸润麻醉标记区域。

• 切口垂直于皮肤，由上而下至皮下、额肌和眼轮匝肌的水平（图 17-4C）。在眉中部做切口时应特别注意，避免损伤眶上和滑车上血管神经束。对于进行颞侧直接提眉术的美容患者，仅切除皮肤和少量浅层皮下组织，有助于保持该区域的软组织体积。采用这种方法，即使在有眶上神经外侧支异常的患者中，也没有术后感觉丧失的风险。

• 切除椭圆形组织，用 5-0 Vicryl 缝合线间断埋没缝合皮下组织以闭合切口。表皮用 7-0 Vicryl 缝合线间断缝合以进一步闭合切缘（图 17-4D 和 E），这样不会在皮肤上留下明显的缝合线瘢痕（或者也可以用 5-0 尼龙线做皮内缝合以关闭切口）。皮肤切口再用无菌黏合胶带（Steri-Strips）加固（图 17-4F 和 G）。

• 生理盐水袋应保存在冰箱中，用于湿润 4cm×4cm 大小的纱布，覆盖于先进行手术的一侧，另一侧可进行相同操作。

(2) 术后处理：术后予患者眉部伤口处涂抹抗生素软膏，每天 3 次，持续 2 周。应告知患者在睡觉时垫高头部 3~4 周，并在 2 周内避免任何举重物的动作。将洁净的冰袋轻轻敷于眉毛上，间歇冰敷 48h。指导患者在 2~3 天后将伤口粘贴着的胶带取下。术后约 10 天拆线。

2. 颞侧直接提眉术　颞侧直接提眉术对于

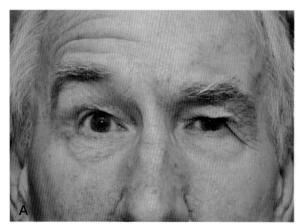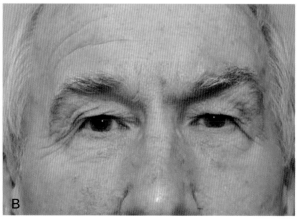

▲ 图 17-3　A. 左侧额肌麻痹患者；B. 左侧直接提眉术后 3 周的效果

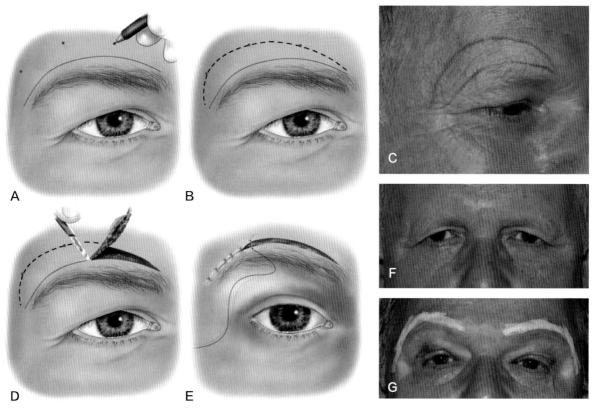

▲ 图 17-4　**A.** 在眉上画出标记切口的细线。尽可能将切口置于颞侧，以使得留下的瘢痕相对不明显（图 17-5）。抬起眉毛，然后松开。标记眉毛的理想位置。**B.** 标记出要切除的组织，末端逐渐变窄。**C.** 切除组织的最大高度应与所设计的眉峰相适应。**D.** 切至下方肌肉。然后用 Stevens 剪完成组织切除。**E.** 皮肤用 7-0 Vicryl 缝合线间断缝合，或者用 5-0 尼龙线连续皮内缝合。**F.** 1 例患有严重双侧眉下垂的男性患者。**G.** 同一患者，在进行了双侧直接提眉术和非常保守的双侧上睑成形术后。他的切口已用 Steri-Strips 加固

控制颞侧眉下垂特别有效，并且对于 50—55 岁以上的患者也能产生良好的美容效果。它不适合年轻患者。该方法也可以用来解决眉毛位置不对称的问题（图 17-5）。

该手术通常联合上睑成形术，而提眉术有助于防止上睑成形术向外侧延伸的可见瘢痕（图 17-6）。

局限于眉毛外侧半部分的瘢痕要优于延伸到眉毛内侧的瘢痕。此外，颞侧直接提眉术不会有损伤眶上神经和滑车上神经的危险。然而，如果需要切除大量组织，可能会出现颞侧眉部的显著上移，特别是如果患者继续表现出不自主的额肌过度活动。颞侧直接提眉术具有手术效果持久的优点。它可以用于那些希望避免使用肉毒毒素注射的患者，尽管肉毒毒素注射可减少患者的额纹，并有助于保持令人满意的眉毛高度和轮廓。也有一些证据表明，肉毒

毒素注射可能通过抑制成纤维细胞活性来减轻瘢痕。

(1) 手术步骤：除了切口位置改变为仅位于眉上外侧之外，手术步骤同直接提眉术（图 17-7；视频 17-1）。

(2) 术后处理：术后处理同直接提眉术。

要　点

如果提眉术联合上睑成形术，拟做的上睑成形术切口应在助手将眉毛提升至所需位置时标出，以避免上睑皮肤过度切除。

3. "鸥翼式"直接提眉术　"鸥翼式"直接提眉术的切口将直接提眉术的切口延长到眉间区域，形如海鸥翅膀（图 17-8A）。它适用于眉外侧及眉内侧均有明显下垂的老年患者。但必须告

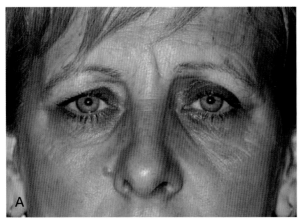 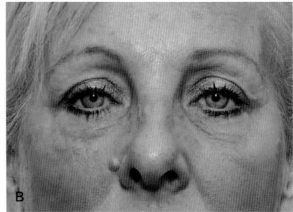

▲ 图 17-5　**A.** 1 例双侧眉下垂的女性患者。**B.** 双颞侧直接提眉术和保守的双侧上睑成形术后 7 年的外观。她还多次接受了眉间肉毒毒素注射

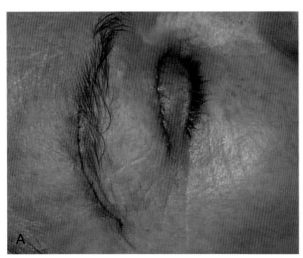 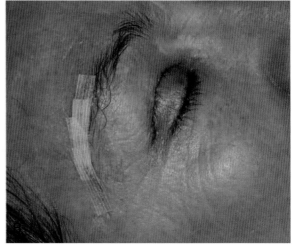

▲ 图 17-6　**A.** 1 例患者在进行颞侧直接提眉术和上睑成形术；**B.** 眉部切口用 Steri-Strips 加固

知患者该方法会留下明显的瘢痕（图 17-8B）。

4. 额中部提升术　额中部提升术很少使用，只适用于有明显的内侧及颞侧眉下垂、明显眉间纹、皮肤薄而皮脂腺不发达且有深额纹的老年患者。患有自发性眼睑痉挛的患者可以采用这种方法。在这个手术中，沿着额中部的深额纹做切口，从内侧延伸到两侧颞肌嵴。该入路能直达眉中部的降眉肌群，可切断并削弱降眉肌群的力量，应小心避免切断邻近的感觉神经。额中部一部分皮肤和皮下组织也同时切除。

(1) 手术步骤。

- 当患者处于坐位时，用甲紫记号笔沿着前额中部的皱纹标记拟做切口位置（图 17-9A）。

- 用手上推额中部皮肤至所需高度，然后松开。再依照额部皮肤上移的上缘做标记。轻微的矫枉过正是可取的。做矩形切口，两侧逐渐收窄为梭形（图 17-9B）。

- 如果提眉术联合上睑成形术，拟做的上睑成形术切口应在助手将眉提至所需位置的情况下标出，以避免上睑皮肤的过度切除。

- 用 8~10ml 等比例混合的 0.5% 布比卡因（含 1:200 000U 肾上腺素）和 2% 利多卡因（含 1:80 000U 肾上腺素）浸润麻醉标记区域。此外，还应进行眶上和滑车上神经阻滞。

- 用 15 号 Bard-Parker 刀片垂直切开皮肤和皮下组织，至额肌层次。

- 用 Stevens 剪切除组织（图 17-9C）。

- 皮下用 4-0 Vicryl 缝合线间断缝合。

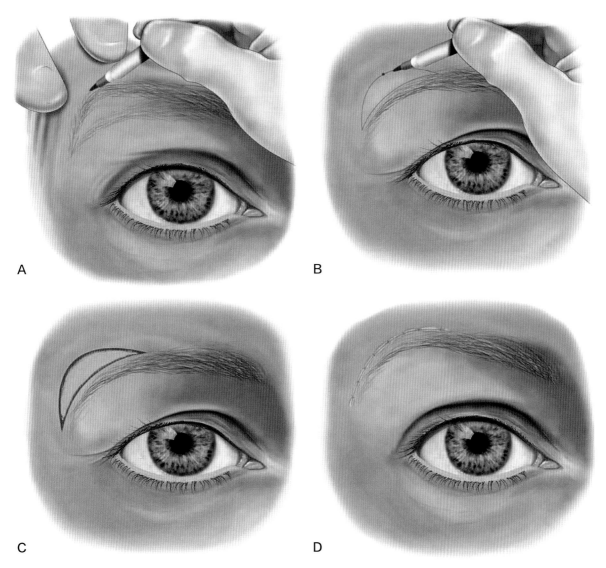

▲ 图 17-7　**A.** 当患者处于坐位时，用 **2** 根手指将眉外侧上抬至所需位置，然后松开。此位置用记号笔标出。**B.** 仔细标出椭圆形切除部分，并考虑到新的眉峰形成。**C.** 切除皮肤至皮下组织，保留皮下组织有助于保持眉毛区域的软组织体积。**D.** 切口分层闭合，确保皮肤没有张力

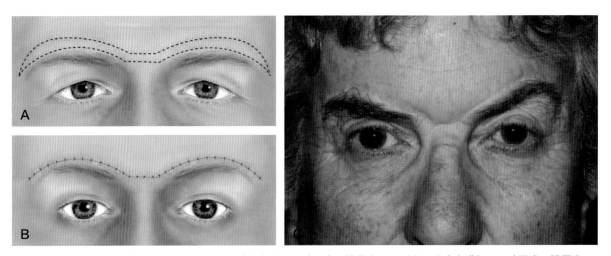

▲ 图 17-8　**A.** "鸥翼式"提眉术的标记；**B.** 缝合完毕的"鸥翼式"提眉术；**C. 1** 例 **70** 岁患者进行了"鸥翼式"提眉术

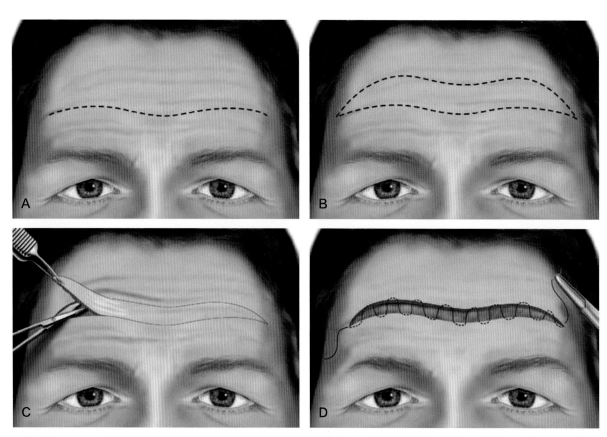

▲ 图 17-9　**A.** 沿着额中部皮纹标记额中部提眉术的皮肤起始位置；**B.** 额中部提眉术大致切口位置；**C.** 用 Stevens 剪切除大块前额组织至额肌水平；**D.** 皮下缝合关闭切口

- 皮肤用 7-0 Vicryl 缝合线间断缝合，或者用 5-0 尼龙线连续皮内缝合（图 17-9D）。皮肤切口用无菌黏合胶带加固。

　　(2) 术后处理：术后处理同直接提眉术。

　　5. 颞侧提眉术　颞侧提眉术可作为经上睑成形术的提眉术效果的补充（讨论见后）。

　　(1) 手术步骤。

- 用梳子将头发分开并固定好，显露颞侧切口区域，用甲紫记号笔标记。将鼻翼基底与外眦连线的延长线延伸至颞部毛发区，切口居中位于该延长线上，长 2.5～3cm，在发际线后 2～3cm 处。

- 上睑成形术的切口应该在助手的帮助下标出，将眉毛提升到想要的位置，以避免上睑皮肤的过度切除。

- 用 3～4ml 等比例混合的 0.5% 布比卡因（含 1:200 000U 肾上腺素）和 2% 利多卡因（含 1:80 000U 肾上腺素）浸润麻醉标记区域。

- 然后用肿胀液浸润颞部切口区（框 17-1）。

- 使用 20ml 螺口注射器配 21G 针头注射溶液。将 10～15ml 溶液注入颞部，尽量注入颞浅筋膜和颞深筋膜之间的平面。该肿胀液需要至少 10min 才能起效。

- 用 15 号 Bard-Parker 刀片垂直于皮肤做切口，切开颞浅筋膜，至颞深筋膜白色发亮的纤维处。

- 如果在切口后缘遇到颞浅血管，应予结扎。

- 使用钝头骨膜剥离子在颞浅筋膜和颞深筋膜之间平面剥离，同时用 1 个大双齿皮肤拉钩抬起皮缘。

- 向颞肌嵴方向延伸剥离平面，保证剥离子向颞深筋膜倾斜，并保持在颞浅筋膜深面以避免损伤面神经颞支。

- 用尖头的骨膜剥离子由外向内沿着颞肌嵴突破骨膜汇合部位，保持剥离子向骨面方向倾斜。

- 此剥离平面与上睑成形术时骨膜下剥离在额骨处相交通，并且眶外侧缘的剥离也可通过上睑成形术切口进行（讨论见后）。

- 经上睑成形术提眉术并植入 Endotine 植入物后，以 4-0 Vicryl 缝合线做水平褥式缝合，将切开的颞浅筋膜的边缘缝合到切口后缘的颞深筋膜上，以提升颞浅筋膜。
- 用 4-0 尼龙线间断缝合颞部皮肤伤口，或使用皮钉。某些患者如果有多余皮肤，也可切除一小块椭圆形的带毛发皮肤。
- 头部绷带加压包扎 18～24h。

注意：局部肿胀麻醉液为 1 个 50ml 注射器中装有的 0.25ml 1：1000U 肾上腺素、30ml 生理盐水、10ml 2% 利多卡因和 10ml 0.5% 布比卡因。

（2）术后处理：术后给患者外用抗生素软膏，每天 3 次，持续 2 周。指导患者睡觉时抬高头部 3～4 周，2 周内避免举重物或用力。用干净的冰袋轻柔地间歇冰敷眉毛 48h。术后 10～14 天移除皮肤缝合线（或缝合钉）。

6. 经上睑成形术的眉固定术　经上睑成形术的眉固定术不会提升眉毛，但会稳定眉中部和眉外侧，以防止上睑成形术后眉下垂。

（1）手术步骤。

- 当患者处于坐位时，用甲紫记号笔在眉峰上方皮肤做标记点。
- 在固定眉部情况下，标记上睑成形术的切口。
- 用 2～3ml 等比例混合的 0.5% 布比卡因（含 1：200 000U 肾上腺素）和 2% 利多卡因（含 1：80 000U 肾上腺素）浸润麻醉标记区域。
- 在眉毛上方皮下注射 3～5ml 相同的局部麻醉药液体。
- 使用 Colorado 针式电刀进行上睑成形术皮肤（及适量眼轮匝肌）的切除。
- 使用 Colorado 针式电刀和 Paufique 镊在眼轮匝肌下平面进行分离，向上直至眶上缘位置。
- 用 Desmarres 牵开器牵开肌皮瓣。使用 Colorado 针式电刀进入眼轮匝肌后脂肪处，在眶上缘上方 3～4cm 处分离出骨膜前平面。应在眶上神经血管束的中间分离，注意可能存在的深部外侧支。释放眼眶外侧固定韧带。
- 接下来，将 4-0 Prolene 缝合线穿过骨膜，于上睑缘上方 2～3cm 处固定 2 针，与眉峰标记点对齐（图 17-10）。然后，缝合线

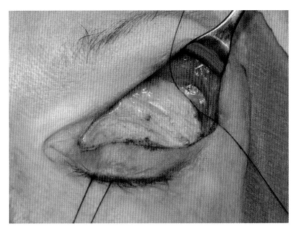

▲ 图 17-10　眉固定术中用 4-0 Prolene 缝合线穿过与眉峰对齐处的骨膜

穿过眼轮匝肌后脂肪和眉毛的皮下组织，并打多个结。如果需要，可以多缝几针。

- 之后用 7-0 Vicryl 缝合线缝合上睑成形术的皮肤切口。
- 生理盐水袋应保存在冰箱中，并湿润 4cm×4cm 大小的纱布，用于先进行手术的一侧，同时可在另一侧进行如上操作。

（2）术后处理：术后给患者上睑伤口外用抗生素软膏，每天 3 次，持续 2 周；在 48h 内和就寝时，每 1～2 小时眼部外用 1 次不含防腐剂的润滑剂软膏。然后将软膏换成不含防腐剂的局部润滑凝胶，在白天每小时 1 次，并在睡觉时继续外用软膏，直到兔眼症（眼睑闭合不全）程度有所改善。在接下来的几周内，逐渐降低润滑剂的使用频率。告知患者在睡眠时头部抬高 3～4 周，术后 2 周避免举重物或用力。将干净的冰袋间歇性地轻轻敷在眼睑上 48h。10～14 天后，拆除上睑皮肤缝合线。

7. 经上睑成形术 Endotine 植入物的提眉术　经上睑成形术 Endotine 植入物的提眉术可提升眉外侧，并依靠一种临时的可生物降解的植入物（Endotine 植入物）在愈合阶段使眉毛位置保持提升效果。用专用的手动钻在额骨钻小孔，放入植入物（图 17-11）。

然而，植入物可能需要几个月的时间才能吸收，在此期间，植入物可被触摸到，且有触痛。此法不适用于皮肤薄和眉部以上皮下组织情况差的患者。通过上睑成形术可剥离并释放眉部，颞侧提眉术可以补充这种效果。此法对于那些中

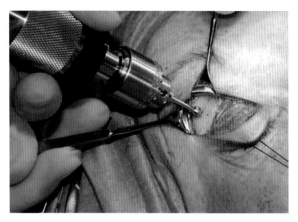

▲ 图 17-11　用专用的手动钻在额骨上钻孔

度颞侧眉下垂，愿意接受术前眼周肉毒毒素注射从而减弱降眉肌群力量，并且也愿意长期进行每 3～4 个月 1 次的维护注射的患者效果最好。

(1) 手术步骤。

- 当患者处于坐位时，用甲紫记号笔在眉峰上方皮肤做标记点。
- 在眉部提升到所需位置时，标记上睑成形术的切口。
- 用 2～3ml 等比例混合的 0.5% 布比卡因（含 1 : 200 000U 肾上腺素）和 2% 利多卡因（含 1 : 80 000U 肾上腺素）浸润麻醉上睑。
- 然后，用肿胀液浸润麻醉前额区和颞区（框 17-1）。使用 20ml 螺口注射器和 21G 针头注射溶液。将 10～15ml 肿胀液注入颞部，尽量注入颞浅筋膜和颞筋膜之间的平面。此药液至少需要 10min 才能起效。
- 使用 Colorado 针式电刀进行上睑成形术皮肤（及适量眼轮匝肌）的切除。
- 使用 Colorado 针式电刀和 Paufique 镊在眼轮匝肌下平面分离，向上直至眶上缘的位置。
- 接下来，用 Desmarres 牵开器来牵开肌皮瓣。使用 Colorado 针式电刀进入眼轮匝肌后脂肪处，显露骨膜。
- 沿着眶上缘打开骨膜至外侧眶缘的上方，注意在内侧避开眶上神经血管束，并注意可能存在深部的外侧分支，位于眶上缘外上方。释放眼眶外侧固定韧带。
- 使用钝头的骨膜剥离子在同侧额骨继续进行骨膜下剥离（图 17-12A）。

- 直视下分离颞浅筋膜和颞筋膜之间的平面 5～6cm。骨膜剥离子向颞筋膜倾斜，并在颞浅筋膜深面剥离，以避免损伤面神经的颞支。
- 然后，用一个尖骨膜剥离子由外向内沿着颞肌嵴突破骨膜汇合部位，保持剥离子向骨面方向倾斜。
- 此时眉毛具有很好的活动度。
- 接着，使用 Desmarres 牵开器显露眶上缘上方 2～3cm 处的额骨。甲紫标记 Endotine 植入物在额骨的预估植入位置。
- 用手动钻在额骨上钻孔（图 17-12B）。钻头经过特殊防护，确保钻孔不会超过预设深度（图 17-12C）。钻头必须垂直于骨头。孔中的骨屑用 Yankauer 吸引器吸出。
- 将 4-0 尼龙线穿过植入物内、外侧孔（图 17-12D 和 E）。
- 预装在安装器上的植入物（图 17-12F）的植入面向下以正确的方向推入孔中（图 17-12G）。"咔嗒"的感觉表示植入物植入到位。然后逆时针旋转安装器，释放植入物。植入物应与额骨平齐。
- 骨膜应覆盖在植入物突出的尖齿上（图 17-12D 和 E）。
- 尼龙缝合线穿过邻近的眼轮匝肌后脂肪和皮下组织并打结。（使用尼龙缝合线进行固定不是必需的，但是它在愈合阶段提供了额外的固定保证。）组织与植入物的尖齿相啮合。
- 可以采用 Artiss 纤维蛋白封闭剂涂抹于显露的额骨上进行额外的增强固定，但这会增加额外的费用，并且具有一定的过敏反应风险。
- 用 7-0 Vicryl 缝合线缝合上睑成形术的皮肤切口。
- 生理盐水袋应保存在冰箱中，并湿润 4cm×4cm 大小的纱布，用于先进行手术一侧的冰敷。另一侧操作同上。

(2) 术后处理：术后处理与经上睑成形术的眉固定术相同。

图 17-13 中展示了 1 例进行了经上睑成形术 Endotine 植入物提眉术的患者。

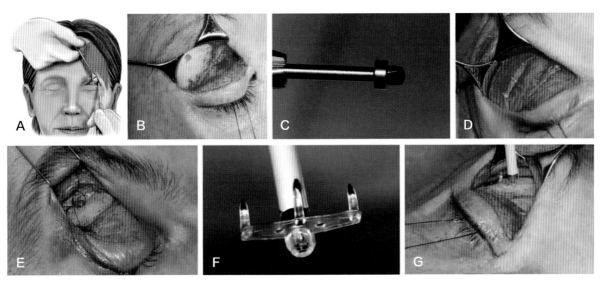

▲ 图 17-12　**A.** 阴影区域为额骨上骨膜下剥离、颞肌嵴处联合筋膜的松解，以及眼眶外侧韧带的松解的区域。**B.** 在颅骨的外板钻孔。**C.** 安全钻头。**D.** 骨膜被牵开器拉开。在这个病例中，没有进行尼龙线缝合固定。**E.** 尼龙线穿过植入物的孔和眼轮匝肌后脂肪。**F.** 经上睑成形术 Endotine 植入物预装在安装器上。**G.** 植入 Endotine 植入物

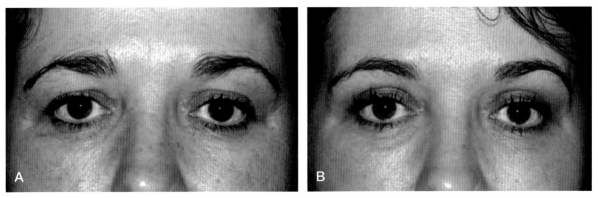

▲ 图 17-13　**A.** 该患者主诉为上睑遮挡眼睛；**B.** 双侧上睑成形术和经上睑成形术 Endotine 植入物提眉术的术后效果

> **要　点**
>
> 使用肿胀麻醉有助于将术中出血保持在最低水平，并降低术后血肿的风险。

　　8. 内镜下提眉术　对于大多数寻求提眉术的患者来说，内镜下提眉术在很大程度上消除了手术导致的较大冠状瘢痕或发际线瘢痕，缩短了术后恢复时间。它适用于大多数需要提眉，但又不适合做微创的经上睑成形术的提眉术或直接眉提术的患者。但它并不适合那些眉毛很浓且严重下垂的患者。

　　最适合进行内镜下提眉术的患者是那些前额相对短而扁平、发际线未后退、轻中度的前额皮肤皱纹且皮肤松弛程度很轻的患者。尽管该手术可以在局部麻醉和镇静下进行，但大多数患者选择在全身麻醉下进行该手术。

　　考虑到相关的并发症问题，许多外科医师现在已经不再将切断降眉肌群作为手术的一部分，主要是因为在这一区域使用肉毒毒素注射取得了非常好的效果。手术前 2~4 周，在眉间和外眼角注射肉毒毒素。一些外科医师也已经放弃了内镜的使用。如果在上睑成形术的同时进行提眉术，可以通过上睑成形术切口在眶上缘进行大范围的骨膜剥离（视频 17-2）。这简化了该手术方法所需的器械。在没有内镜设备和内镜剪刀、内镜钳的情况下，该手术可顺利

且安全地进行。这种方法可以称为内路提眉术。在图 17-14 中，可见 1 例患者接受了经上睑成形术及内路提眉术，同时接受了双侧上睑成形术和降眉肌群肉毒毒素注射。

(1) 手术步骤。

- 当患者处于坐位时，用甲紫记号笔在理想的眉峰上方皮肤做标记点。
- 如果要进行上睑成形术，需要在助手将患者眉毛抬起时进行标记，以确保没有切除过多的皮肤。
- 经典的设计包括 4～5 个切口（图 17-15A）。3 个切口标记在前额头皮上，起始于发际线处，垂直延伸 1.5～2cm。第 1 个切口位于正中线，另外 2 个切口位于理想的眉峰位置的连线上。其余切口位于颞部。切口在颞部毛发内 2～3cm 处，长 2.5～3cm，位于鼻基底和外眦的连线上。对于大多数同时进行上睑成形术的患者，只需要 2 个头皮旁正中切口。
- 用氯己定溶液清洗头发，然后用梳子小心地分开头发，露出头皮拟做切口的区域（图 17-15B）。头发不要扎起，以免对毛囊造成过度压力。用几个皮钉把头发固定在头皮上。
- 用肿胀液浸润麻醉前额区和颞区（框 17-1）。使用 20ml 螺口注射器和 21G 针头注射溶液。将 10～15ml 的溶液注入颞部，尽量注入颞浅筋膜和颞筋膜之间的平面。此药液至少需要 10min 才能起效。

- 用几个皮钉将头部的铺单固定在切口后面的头皮上。
- 如果要使用内镜系统，外科医师坐在或站在患者的头侧，内镜系统位于患者的侧面（图 17-15C）。
- 用 15 号 Bard-Parker 刀片做额部头皮切口。直接切透头皮全层至额骨。
- 通过这些切口，插入 2 号骨膜剥离子，盲视下将整个额部区域的骨膜掀起，至眶上缘上方约 1cm 处及颞肌嵴处的联合筋膜（图 17-15D）。
- 将头部轻轻转向一侧，做颞侧切口。
- 用 15 号 Bard-Parker 刀片垂直切开皮肤和颞顶筋膜直至颞筋膜的亮白色纤维处。
- 如果在伤口下方遇到颞浅血管，应予以结扎。
- 使用钝头骨膜剥离子在颞顶筋膜和颞筋膜之间的平面进行剥离，皮缘用 1 个大的双齿皮钩抬高。
- 将剥离平面朝向颞肌嵴的方向，确保剥离子向颞深筋膜倾斜，并位于颞浅筋膜深面，以避免损伤面神经额支。
- 用 1 个尖骨膜剥离子由外向内沿着颞肌嵴突破骨膜汇合部位，保持骨膜剥离子向骨面方向倾斜（图 17-15E）。这可以在直视下使用头灯和 Sewall 牵开器完成，或者在内镜下完成。
- 剥离腔隙与额骨上的骨膜下腔隙相通。此时便形成了一个与前额骨膜下腔隙相连续的可视腔隙。现在，通过头皮中央的 1 个

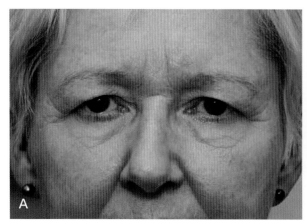
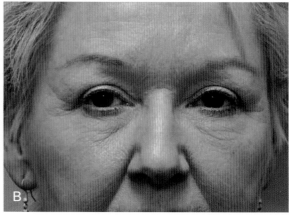

▲ 图 17-14　A. 患有双侧眉下垂和上睑皮肤松弛的患者；B. 在双侧内路提眉术、双侧上睑成形术及向降眉肌群注射肉毒毒素后

切口插入带有冲洗套管的 0° 内镜，继续进行骨膜下剥离，至弓状缘和鼻根，并沿眶外上缘至越过颞额缝。（如果不使用内镜，可用向上翘起的成角骨膜剥离子破坏并释放眶上缘正上方的骨膜。这种手法以盲视的方法破坏骨膜，拉长而并不切断眶上神经血管束。另外，如果同时进行了上睑成形术，则眶上缘和眶外侧缘的大部分骨膜可以通过上睑成形术切口在直视的情况下打开和松解，只留下鼻根上的骨膜用成角

度的骨膜剥离子打开。）

- 如果使用内镜，则使用具有向上倾斜切割边缘的骨膜剥离子来切开骨膜（图 17–15F）。骨膜也可被抬起，显露降眉肌群。如果遇到任何出血，可使用内镜钳夹住出血点，用单极电凝接触绝缘镊来止血。
- 虽然皱眉肌和降眉肌可以用内镜剪和内镜钳轻轻切开，但保留皱眉肌的感觉神经分支是必要的（图 17–15G）。过度、激进地去除这些肌肉会在眉部留下凹陷。鉴于与

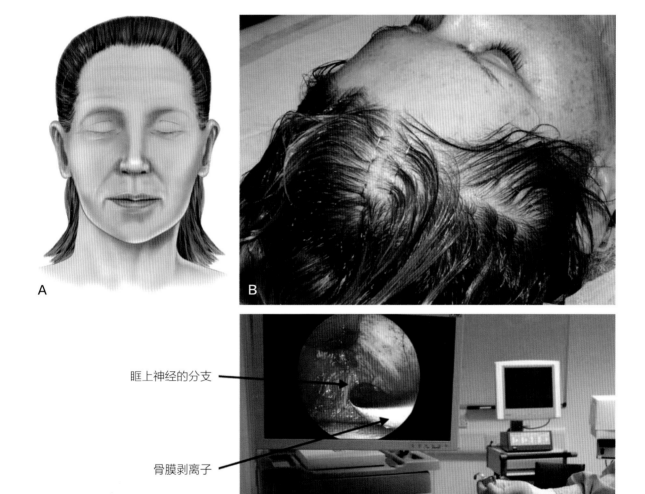

眶上神经的分支

骨膜剥离子

▲ 图 17–15　**A.** 内镜下提眉术的切口位置。**B.** 拟做内镜手术切口的部位已经准备就绪。**C.** 内镜系统位于患者的侧面，外科医师在患者的头侧操作。在此病例中，仅进行了内镜下提眉。内镜已被插入 1 个特殊的拉钩，这有助于形成一个"可视化腔隙"

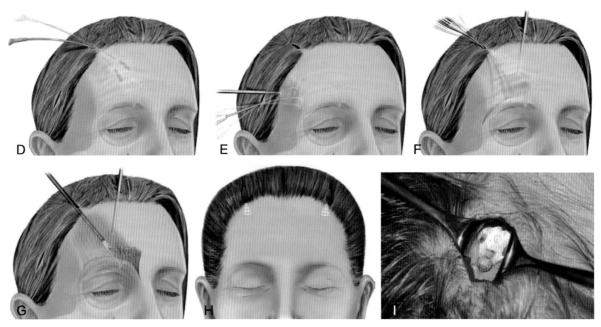

▲ 图 17-15（续） **D.** 额骨骨膜在不使用内镜的情况下进行剥离。**E.** 从颞侧入路分开联合筋膜。**F.** 用有角度的骨膜剥离子剥开眶上缘上方的骨膜。**G.** 切断并去除皱眉肌的纤维。**H.** 植入 Endotine 植入物。**I.** Endotine 植入物与额骨平齐放置

这一步骤相关并发症的问题，手术时最好避免切断降眉肌群，而应该依靠肉毒毒素注射的化学去神经化。

下一步是进行头皮的固定。既往文献中已经报道过多种固定方法。下列几种可作为首选：①通过在头骨外层钻孔产生骨性隧道，并缝合固定于前额；② Endotine 植入物的使用；③微型板的使用；④ Artiss 纤维蛋白密封剂的使用（植入物的使用、微型板或 Artiss 纤维蛋白封闭剂会大幅度增加手术费用）。

- 如果要在颅骨上钻孔，需要在电动冲洗钻机上安装 1 个 2.4mm 的圆头钻。这些孔洞是通过每个额部外侧切口在颅骨的外表面钻出来的。钻头在矢状面上大约成 45° 角，钻至板障层。然后，钻头再从相对的方向钻进颅骨中，形成一个骨隧道。骨粉用盐水冲洗掉。必须非常小心地避免穿透颅骨。
- 1 根透明的 2-0 PDS 缝合线穿过额部切口前外侧的骨膜，然后穿过前、后 2 个钻孔。
- 助手将头皮向上拉，以去除打结时的张力。这种上拉是通过用 1 个大的皮钩对头皮伤口的后部施加张力来实现的。
- 应该非常小心而仔细地用 PDS 缝合线进行

埋没缝合以闭合切口。用 5-0 Vicryl 缝合线缝合皮下，用 4-0 尼龙线间断缝合皮肤。

- 此外，可以在 2 个旁正中头皮伤口的下方颅骨植入一个专门为此手术设计的三角形 Endotine 植入物（图 17-15H）。将所需的 Endotine 植入物放置于甲紫标记处。
- 手动钻用于在额骨上钻孔。钻头经过特殊防护，确保钻孔不会超过预设深度。钻头保持垂直于骨头是很重要的。骨屑应从孔内吸出。
- 预装在安装器上的植入物以正确的方向推入孔中，植入物的尖端朝上。"咔嗒"的感觉表示植入物植入到位。然后逆时针旋转安装器，释放植入物。植入物应与额骨平齐（图 17-15I）。
- 用 1 个大的皮钩将头皮向上拉，并将骨膜调整至植入物的尖齿上。通过调节头皮和骨膜附着在植入体的位置，可以根据需要调节眉的高度。应非常小心地确保植入物上方的切口完全闭合。这种方法的优势是，如果眉部提升太多，术后相对容易调整。
- 另一种选择是通过使用小螺丝钉在颅骨上放置 1 个小的线性微型钛板。可以使用与

骨隧道固定方法所述相同的缝合线固定法将头皮抬高并固定到微型板上。

- 额部头皮切口缝合后，缝合颞部切口。用 3-0 Monocryl 缝合线水平褥式缝合，将切开的颞浅筋膜缝合到伤口后部的颞筋膜，从而提升颞浅筋膜。

- 颞部皮肤切口用的 4-0 尼龙线间断缝合，或使用皮钉。对于一些患者，如果皮肤多余的话，可椭圆形切除一小块带毛发的皮肤。

- 如有必要，可通过中央额部头皮切口放置 1 个微型引流管，并在第 2 天早上拔除。如果使用 Artiss 纤维蛋白密封剂，则不必放置引流，因为 Artiss 纤维蛋白密封剂不仅提供额外的固定，而且提供良好的术后止血。

- 彻底清洁头发。

- 用绷带加压包扎头部 18～24h，并确保眉部不会受到向下的压力。

(2) 术后处理：术后护理与经上睑成形术的眉固定术相同。头发应该用婴儿洗发水清洗。

要 点

- 该手术仅适用于合适的患者。
- 外科医师应考虑使用肉毒毒素注射到眉间而不是将降眉肌剥离和摘除。
- 肿胀麻醉对减少术中出血有极大帮助，并降低术后血肿风险。
- 沿颞深筋膜平面剥离，并位于颞浅筋膜深面，可使面神经额支受损的风险降到最低。
- 应用骨隧道固定头皮时应小心进行。

---

9. 冠状前额及眉提升术　冠状前额提升术需要在发际线内从一侧到另一侧耳做切口。如果需要的话，切口可以延长作为面部提升术的切口。它包括在眉间和眶上缘之上的帽状腱膜平面上形成一个头皮及前额皮瓣。可以切断额肌以减少水平的前额皱纹，可以在直视下削弱降眉间肌群的力量以减少皱眉线。冠状提升术可以非常有效地提升眉部中、内侧。然而，它确实需要做 1 个非常大的切口，并且切口区域可能会留下永久性的感觉丧失。它适用于那些眉毛浓密的患者，这些患者的长瘢痕可能隐藏在发际线内。它不适用于发际线高的患者，因为这种手术会使发际线进一步后移。此外，瘢痕会对头发的生长模式及头发湿润时倒伏的形态产生不利影响，并会导致部分秃发。如果上提的高度过高，头皮和前额皮肤会再次拉伸。现在很少有患者接受这种方法，随着创伤较小的内镜下提眉术的出现，冠状提升术的使用也少得多了。

10. 发际线前额及眉提升术　发际线提升术使用的切口紧邻发际线前面，或者正好在发际线上，其优点是发际线不是升高而是降低。因此，对于前额较高、不适合进行任何其他提眉术方案的患者，可以考虑进行发际线前额及眉提升术。它可以与上睑成形术联合使用。手术可以在局部麻醉结合镇静或全身麻醉下进行。手术切口仍然较长，并且可能出现切口后至头顶部区域的感觉丧失。有增生性瘢痕病史的患者应排除在外。

(1) 手术步骤：患者处于坐位时，用甲紫皮肤标记笔标出发际线下方延伸至两侧颞肌嵴的几何形皮肤切口。在标记下切口之前，通过手动上提两侧眉毛来估计额头和眉的提升量（图 17-16）。

- 用 8～10ml 等比例混合的 0.5% 布比卡因（含 1∶200 000U 肾上腺素）和 2% 利多卡因（含 1∶80 000U 肾上腺素）浸润麻醉切口线。

- 然后用肿胀液浸润额部区域（框 17-1）。使用 20ml 螺口注射器和 21G 针头注射溶液。将 10～15ml 溶液注入太阳穴，尽量注

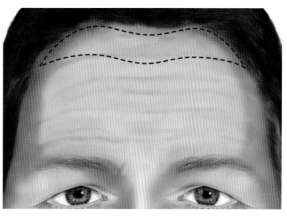

▲ 图 17-16　发际线提眉术的切口标记位置

入颞浅筋膜和颞筋膜之间的平面。该肿胀液至少 10min 才能起效。

- 患者做好手术准备并铺好手术单。
- 使患者保持 30°～ 40° 头高足低位，以帮助减少出血。
- 用 15 号 Bard-Parker 刀片沿着标记切开皮肤。
- 尽量少用双极电凝。
- 在骨膜下平面掀起头皮 – 额部皮瓣至眉间和眶上缘（图 17–17A）。
- 通常没有必要将剥离范围越过颞肌嵴，延伸到颞部。如果确有必要的，应在如颞侧提眉术中描述的同一平面进行剥离。
- 眶上缘上方的骨膜用骨膜剥离子水平剥离。以剥离子打开骨膜后，如内镜下提眉术中所述的那样显露降眉肌群。
- 释放眶外侧韧带。（如果同时进行上睑成形术，可以更容易地从下方松解眉外侧。）
- 必要时，如内镜下提眉术中所述的那样进一步削弱降眉间肌群。
- 逐层缝合伤口。
- 用 4–0 Vicryl 缝合线间断缝合皮下。
- 用 5–0 尼龙线皮内连续缝合皮肤。

图 17–17B 显示术后 12 个月典型的瘢痕外观。

(2) 术后处理：术后处理与内镜下提眉术相同。10～14 天后拆线。

11. 外侧皮下额部及眉提升术　外侧皮下提升术包括在额部侧面发际前的皮肤切口和朝向眉部的皮下剥离。因为这种剥离有损伤面神经颞支的危险，所以笔者不使用这种方案。

12. 缝合提眉术　许多缝合材料可通过微创的方法，应用于位于头皮发际线前两侧的小切

口，以实现眉部的上提。但是这种上提的效果通常是短暂的，并且通常由非外科医师来实施。

六、提眉术的并发症

提眉术会有许多并发症。术前必须与患者沟通可能发生的并发症。

1. 上睑下垂　术后上睑下垂可能是由上睑切口向眶上缘剥离过程中的不当操作导致上睑提肌腱膜或肌肉损伤所造成的。在剥离过程中应非常小心，以避免这种损伤。上睑下垂也可能发生在术后上睑血肿或上睑过度肿胀之后。上睑下垂的处理已在第 7 章中讨论。

2. 面神经损伤　细致的外科技术和熟悉颞区解剖将有助于避免面神经颞支的医源性损伤。颞部的剥离平面必须保持在颞深筋膜和颞浅筋膜的深面。

3. 感觉神经损伤　在所有类型的提眉术方案中均需注意识别和避免损伤眶上神经和滑车上神经。在内镜下提眉术中，最好避免眉间区的肌肉剥离，这可能导致前额感觉丧失。

4. 血肿　应特别注意避免术中损伤颧弓上方的前哨静脉及眶上和滑车上血管，以防止出血和术后血肿的发生。如果遇到出血，应找到出血的血管并电凝。在内镜下提眉术中出现渗血或出血的患者应使用引流管。实际上，很少需要这样做。应通过预先停用阿司匹林和抗炎药物、充分控制高血压、适当使用局部肿胀麻醉、在手术过程中抬高患者头部、精细缝合伤口和使用合适的敷料等预防措施来预防术中和术后出血。

5. 瘢痕形成　可见的切口应尽量隐蔽，并

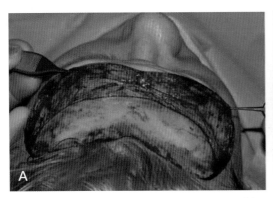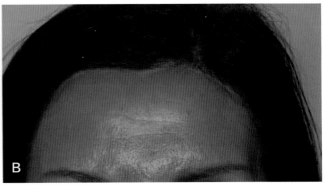

▲ 图 17–17　**A.** 额部皮瓣在骨膜下平面剥离至眉间和眶上缘；**B.** 发际线提眉术和前额提升术后 1 年的瘢痕

仔细缝合，以避免难看的瘢痕。提眉术术式的选择将影响最终瘢痕的位置和程度。考虑到患者的皮肤类型和年龄，选择最适合患者的个体化手术方案是非常重要的。硅酮凝胶的应用有助于改善瘢痕。非常小剂量的肉毒毒素注射被认为可通过抑制成纤维细胞的活性来减少瘢痕。这是肉毒毒素的一种超说明书使用用法。

6. 矫正不足　提眉术后的矫正不足或不对称通常需要根据患者的意愿进一步手术干预。对于使用了 Endotine 植入物的提眉术而言，前额的软组织可以用骨膜剥离子自植入物上剥开抬起，并对软组织的固定进行调整。对于直接或颞侧提眉术，可进一步去除组织。

7. 矫枉过正　涉及皮肤和软组织切除的提眉术的矫枉过正很难纠正（图 17-18）。向额肌注射肉毒毒素可能会有帮助。伤口恢复好后向下按摩眉部也可能有帮助。因此，在进行术前评估和标记时应非常小心。内镜下提眉术的矫枉过正可以通过在手术室中松解额部固定的位置来解决。

8. 秃发　应小心避免在头皮毛囊区域不当使用电凝，以防止不当的脱发。此外，在内镜下提眉术中，不应向后方进行剥离，因为这也会损伤毛囊。

注意：肿胀麻醉液由 500ml 乳酸林格液、25ml 0.25% 布比卡因（含 1∶200 000U 肾上腺素）、25ml 2% 利多卡因（含 1∶80 000U 肾上腺素）、0.5ml 1∶10 000U 肾上腺素、5ml 曲安奈德溶液（浓度 10mg/ml）和 1500U 透明质酸酶组成。

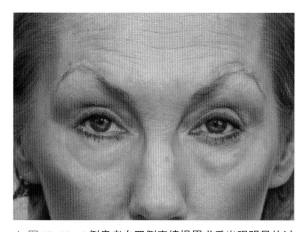

▲ 图 17-18　1 例患者在双侧直接提眉术后出现明显的过度矫正和眉峰上移

推荐阅读

[1] Albert DM, Lucarelli MJ. Aesthetic and functional surgery of the eyebrow and forehead ptosis. In: Clinical Atlas of Procedures in Ophthalmic Surgery. Chicago, IL: AMA Press; 2004:263–283

[2] Brown BZ. Blepharoplasty. In: Levine MR, ed. Manual of Oculoplastic Surgery, 3rd ed. Boston, MA: Butterworth-Heinemann; 2003:77–87

[3] Chen WPD, Khan JA, McCord CD, Eds. The Color Atlas of Cosmetic Oculofacial Surgery. Philadelphia: Elsevier; 2004

[4] De Cordier BC, de la Torre JI, Al-Hakeem MS, et al. Endoscopic forehead lift: review of technique, cases, and complications. Plast Reconstr Surg. 2002; 110 (6):1558–1568, discussion 1569–1570

[5] Dutton JJ. Atlas of Clinical and Surgical Orbital Anatomy. Philadelphia, PA: WB Saunders; 1994

[6] Fagien S, Ed. Putterman's Cosmetic Oculoplastic Surgery, 4th ed. Philadelphia, PA: Elsevier; 2008:67–145

[7] Jones BM, Grover R. Facial Rejuvenation Surgery. Philadelphia, PA: Mosby Elsevier; 2008

[8] Jones BM, Grover R. Endoscopic brow lift: a personal review of 538 patients and comparison of fixation techniques. Plast Reconstr Surg. 2004; 113(4): 1242–1250, discussion 1251–1252

[9] Jordan DR, Anderson RL. The facial nerve in eyelid surgery. Arch Ophthalmol. 1989; 107(8):1114–1115

[10] Lemke BN, Stasior OG. The anatomy of eyebrow ptosis. Arch Ophthalmol. 1982; 100(6):981–986

[11] Nerad JD, Carter KD, Alford MA. Brow ptosis. In: Rapid Diagnosis in Ophthalmology-Oculoplastic and Reconstructive Surgery. Philadelphia, PA: Mosby Elsevier; 2008:68–69

[12] Patel BCK. Endoscopic brow lifts uber alles. Orbit. 2006; 25(4):267–301

[13] Seery GE. Surgical anatomy of the scalp. Dermatol Surg. 2002; 28(7):581–587

[14] Shorr N, Hoenig JA, Cook T. Brow lift. In: Levine MR, ed. Manual of Oculoplastic Surgery, 3rd ed. Boston, MA: Butterworth-Heinemann; 2003:61–75

[15] Shorr N, Hoenig JA. Brow lift. In: Levine M, ed. Manual of Oculoplastic Surgery. Boston, MA: Butterworth-Heinmann; 1996:47–62

[16] Tardy ME, Willianis EF, Boyee PG. Rejuvenation of the aging eyebrow and forehead. In: Putterman AE, ed. Cosmetic Oculoplastic Surgery. Philadelphia: WB Saunders; 1994

[17] Tyers AG. Brow lift via the direct and trans-blepharoplasty approaches. Orbit. 2006; 25(4):261–265

[18] Wobig JL, Dailey RA. Surgery of the upper eyelid and brow. In: Wobig JL, Dailey RA, eds. Oculofacial Plastic Surgery, Face, Lacrimal System and Orbit. New York, NY: Thieme; 2004:34–53

第四篇

眼眶手术

Orbital Surgery

IV

第 18 章
眼眶疾病
Orbital Disorders

摘要	"眼眶疾病"按类型分类,包含眼眶炎症、肿瘤、血管病变、静脉曲张、变性和沉积。这些疾病数量不多,但具有挑战性。对于此类疾病,首先应该仔细进行临床评估,必要时行眼眶成像检查辅助诊断。即使首先接触到患者的眼眶影像,同样绝不能忽视对患者进行全面的问诊和体格检查,否则,可能会导致误诊和进行错误的临床处理。本章讨论了一些特殊眼眶疾病的表现和处理。这些病例都是在临床实践中常见且重要的疾病。 **关键词**: 眼眶疾病、眼球突出、眼球内陷、计算机断层扫描、眼眶蜂窝织炎、血管瘤、淋巴瘤、横纹肌肉瘤

一、概述

本章涉及眼眶疾病患者的评估。这些疾病数量不多,具有挑战性。对于此类疾病,首先应该仔细进行临床评估,必要时行眼眶成像检查辅助诊断。即使首先接触到患者的眼眶影像,同样绝不能忽视对患者进行全面的问诊和体格检查,否则,可能会导致误诊和进行错误的临床处理。

本章讨论了一些特殊眼眶疾病的表现和处理。这些病例都是在临床实践中常见且重要的疾病。

二、评估

外科医师在接触眼眶疾病患者时,应记住眼眶疾病的基本临床类型:①甲状腺相关眼眶病;②肿瘤性疾病;③炎症性疾病;④血管性疾病;⑤结构性疾病;⑥变性或沉积。

尽管有时患者的疾病可能不止一类,但该框架允许外科医师以一种循序渐进和合乎逻辑的方式对患者进行评估。

甲状腺相关眼眶病是最常见的眼眶疾病。

这是成人单侧或双侧眼球突出最常见的原因。在鉴别诊断有眼球突出或眼眶炎症体征的患者时,应始终考虑这一点(图 18-1)。尽管其经典表现很容易辨识,但可以呈现出可变且不对称的表现,从而使某些患者难以诊断。

> **要 点**
>
> 甲状腺相关眼眶病是成人单侧或双侧眼球突出最常见的原因。

肿瘤可能是原发性或继发性的,也可能是良性或恶性的。它们可能从眼球、眼睑或鼻旁窦扩散至眼眶,也可能起源于身体其他部位而转移至眼眶。海绵状血管瘤是最常见的眼眶良性肿瘤。泪腺肿瘤虽在眼眶疾病中占比很小,但很重要。成人中最常见的是恶性淋巴瘤和转移性肿瘤。儿童中,快速进展的眼球突出病史需紧急排除横纹肌肉瘤。

许多眼眶疾病的表现形式是炎症。疼痛是常见的伴随症状。炎症过程可以是急性的、亚

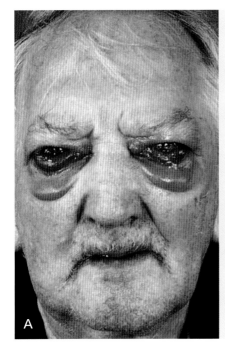

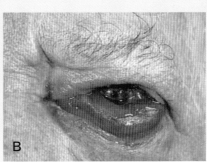

◀ 图 18-1　**A.** 患者表现为快速进展的双侧眼眶炎症和视力丧失。他患有恶性甲状腺眼病并伴有严重的视神经压迫。**B.** 左眼特写，显示严重的结膜脱垂

急性的或慢性的。急性炎症以眼眶蜂窝织炎为典型。亚急性炎症可见于非特异性眼眶炎症综合征，而慢性炎症过程可见于特发性硬化性炎症综合征或 Wegener 肉芽肿。重要的是，一些肿瘤可能会出现眼眶炎症的迹象，并可能会对类固醇治疗产生反应。通过活检排除这种情况很重要。

血管性病变包括高流量和低流量动静脉瘘、眼眶静脉曲张和淋巴管瘤。这些病变可能类似其他眼眶疾病，如低流量动静脉分流类似甲状腺眼病的外观。

结构性疾病可能是先天性的，包括皮样囊肿、神经纤维瘤病的蝶骨发育不良、脑膨出、小眼球合并眼眶囊肿；或者获得性的，如眶壁爆裂性骨折或隐匿性鼻窦综合征。

变性和沉积是比较罕见的疾病，如淀粉样变性、硬皮病和 Parry-Romberg 综合征（半侧颜面萎缩）。

医师还应考虑病理生理性的眼眶突起对患者的功能影响。患者可能有许多功能缺陷，包括视力障碍、伴有复视的眼球运动受限、疼痛及神经感觉丧失。

需要注意的是，尽管评估患者的方法非常相似，但儿童期的眼眶疾病与成人期的眼眶疾病几乎没有重叠。眼眶蜂窝织炎是儿童期最常见的眼眶疾病。恶性肿瘤（包括横纹肌肉瘤和神经母细胞瘤）非常罕见，但任何表现为快速进展的眼眶或眼睑肿块和眼球突出的儿童，都必须考虑横纹肌肉瘤。脊索瘤（如皮样囊肿）和错构瘤（如毛细血管瘤）是儿童最常见的眼眶病变。与成人期相比，甲状腺眼病在儿童时期非常少见。

> **要　点**
>
> 任何出现快速进展的眼球突出、眼眶或眼睑肿块的儿童都必须考虑横纹肌肉瘤。

三、病史

病史应该详细记录。应认真倾听患者，并提出下列具体问题。

- 疾病的时间进程是什么？急性、亚急性或慢性？
- 有无视觉症状？有无视力障碍或凝视诱发的黑矇？
- 有无疼痛？
- 有无复视？
- 有无眶周神经感觉丧失？
- 有无外伤史？

- 有无听到杂音？
- 症状是否因任何特殊动作而加重，如咳嗽、用力或擤鼻涕？

病史可能提示特定的诊断。近期有上呼吸道感染的儿童突然出现急剧的眼球突出并结膜脱垂，提示淋巴管瘤出血。凝视诱发的黑矇可能与眶尖肿瘤有关。泪腺区域短暂肿块病史伴疼痛，提示诊断为恶性病变，如腺样囊性癌，而泪腺区域渐进性无痛肿块的长期病史，提示良性多形性腺瘤。无外伤的眼眶周围神经感觉丧失，提示为恶性病变。患者描述的"耳鸣"病史可能提示动静脉分流。用力引起的眼球突出可能提示眼眶静脉曲张。成人自发性单侧眼眶周围瘀青的病史可能提示淀粉样变性。儿童自发性双侧瘀青可能提示神经母细胞瘤的诊断。既往有乳腺癌病史的女性患者出现获得性眼睑内陷症状，提示硬化性眼眶转移。

既往眼科、内科和外科病史应记录完整。许多全身性疾病都会影响眼眶，除非患者得到提醒，否则可能会忽略既往甲状腺疾病、耳鼻喉疾病或恶性肿瘤（如乳腺癌）的治疗细节。

旧照片有助于评估患者，建议将之运用于临床会诊之中。

四、检查

患者应该接受全面的眼科检查、特定的眼眶检查，如果有需要，还应该进行全面的全身体格检查。仔细检查眼球和眼附件能为诊断提供重要线索。例如，巩膜外血管扩张可能提示动静脉分流（图 18-2A 和 B）；视神经睫状分流血管可能提示视神经鞘脑膜瘤（图 18-2C 至 E）；上睑内侧面的"鲑鱼斑"病变可能提示眼眶淋巴瘤（图 18-2F 和 G），这种病灶也可见于淀粉样变性、结节病、白血病、淋巴样增生和横纹肌肉瘤；上睑外翻显露出蜡黄色浸润伴迂曲的血管，提示淀粉样病变；上睑 S 形畸形可能提示丛状神经纤维瘤（图 18-2H 至 J）。

1. 特殊眼眶检查　眼球突出或眼球内陷应该用突眼计进行评估和测量。一般来说，任何大于 2mm 的不对称都被认为是病理性的。高度近视、对侧眼球内陷或面部不对称引起的假性眼球突出（单侧和双侧）应排除（图 18-3）。

应该指出的是，眼球突出是轴性的还是非轴性的。轴性眼球突出通常提示甲状腺眼病中存在肌锥内肿块、眼外肌或脂肪的增大。

非轴性眼球突出提示肌锥外病变。眼球被推向与眼眶肿块病变相反的方向（例如，额部筛窦

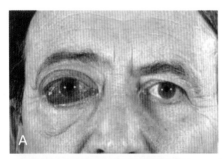
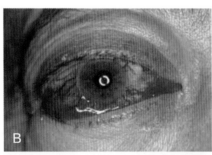
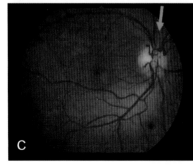
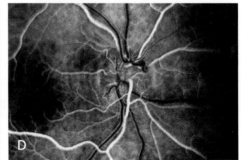
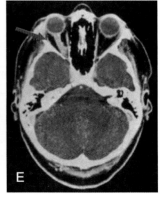

▲ 图 18-2　**A.** 获得性右侧动静脉畸形患者；**B.** 患者右眼特写，显示巩膜血管扩张、水肿和轴性眼球突出；**C.** 视神经鞘脑膜瘤患者视神经盘上的视神经睫状分流血管；**D.** 同一患者的荧光素血管造影，绿箭表示视睫状分流血管；**E.** 同一患者的轴位 CT 扫描，显示视神经鞘脑膜瘤（蓝箭）

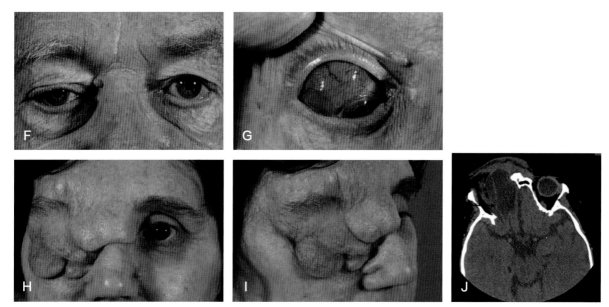

▲ 图 18-2（续） F. 获得性右上睑下垂；G. 抬起上睑，显示一大块鲑鱼斑状病变，活检证实诊断为眼眶淋巴瘤；H 和 I. 1 型神经纤维瘤病患者，她有一个很大的丛状神经纤维瘤；J. 同一患者的轴位 CT 扫描显示蝶骨翼缺损和巨大的眼眶脑膜脑膨出

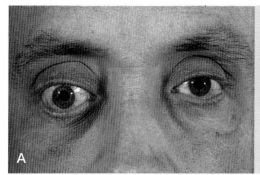

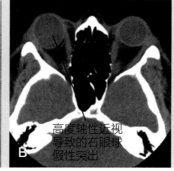

◀ 图 18-3 A. 轴性近视引起的假性眼球突出，该患者患有"重度眼球综合征"；B. 轴位 CT 扫描提示该患者假性眼球突出的原因是右眼球增大

黏液囊肿导致眼球向下移位）（图 18-4）。

单侧眼球突出症可能有多种特殊原因，但双侧眼球突出症的鉴别诊断通常更为明确。一般来说，双侧眼球突出的最常见原因包括甲状腺性眼眶病（图 18-5A）、非特异性眼眶炎症综合征、淋巴瘤、白血病、骨髓瘤（图 18-5B 和 C）、转移性病变、先天性颅面部疾病（图 18-5D）及动静脉分流。

眼球内陷可能是很轻微的，表现为假性上睑下垂或上睑沟发育形成的外观不对称。原因很多，包括以下几个方面，即眶壁爆裂性骨折、隐匿性鼻窦综合征（图 18-6A 至 D）、转移癌（图 18-6E 至 F）、Parry-Romberg 综合征（图 18-6G 和 H 及图 18-48B 至 D）、线状硬皮病（图 18-48A）、脂肪营养不良及眼眶放射治疗。

医师应评估抗退性的程度。眼眶实体肿瘤会引起明显的抗退性。这种眼眶顺应性的评估有助于明确甲状腺眼病患者眼眶减压的方法。

医师应触诊眶缘及眼睑，可扪及眼眶肿块。应注意其特点，即光滑或不规则、质软或质硬、活动或固定、有或无触痛。囊性肿块可透光。根据这些发现可提出临床诊断意见（例如，婴儿的眼眶颞上象限有一个小的、质硬、光滑、固定、无触痛的病变，尺寸逐渐增大，提示是皮样囊肿）。婴儿的眶下光滑肿块伴小眼和缺损提示小眼畸形伴眼眶囊肿，这是一种发育异常。邻近太阳穴的饱满可能提示存在蝶骨翼状脑膜瘤。

医师还应观察患者是否有自发的眼球搏动。应触诊眼眶和颅骨有无震颤，并听诊有无杂音。

451

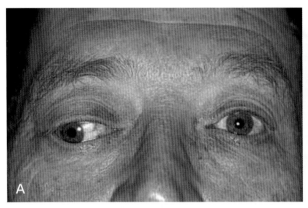
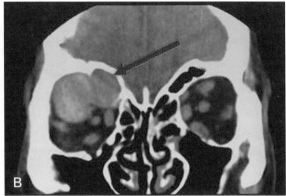

▲ 图 18-4　**A.** 患有右眼非轴性眼球突出的患者；**B.** 冠状位 **CT** 扫描提示右额筛窦黏液囊肿（红箭）是该患者非轴性眼球突出的原因

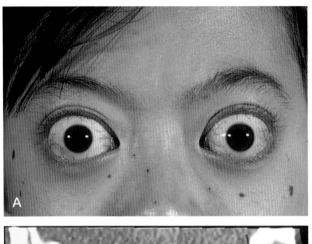
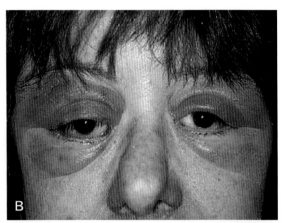
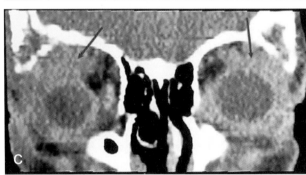
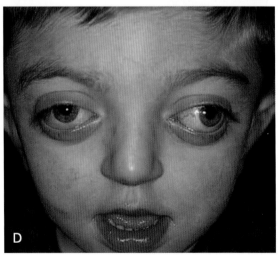

▲ 图 18-5　**A.** 马来西亚 **12** 岁男孩，因甲状腺眼病导致双侧眼球突出，轴性近视和眼眶浅加重了他的眼球突出；**B.** 多发性骨髓瘤患者，伴有非轴性眼球突出和眼眶炎症征象；**C.** 冠状位 **CT** 扫描提示双侧眼眶肿块（红箭）；**D. Crouzon** 综合征患者

应要求患者进行 Valsalva 动作，同时观察其对眼球位置或表面血管病变的影响（图 18-7）。既要记录仰视状态的眼压，也要记录第一凝视位的眼压。患有限制性肌病（如甲状腺眼病）的患者可能会眼内压升高。

2. 一般体格检查　医师应评估患者的皮肤和口咽。皮肤或口腔内血管病变可能提示眼眶淋巴管瘤。咖啡牛奶斑提示神经纤维瘤病（图 18-8）。应触诊局部和远位淋巴结。广泛的淋巴结病提示有系统性淋巴增生性疾病。

(1) 脑神经检查：应当进行脑神经检查，包括眶周和角膜感觉的评估。

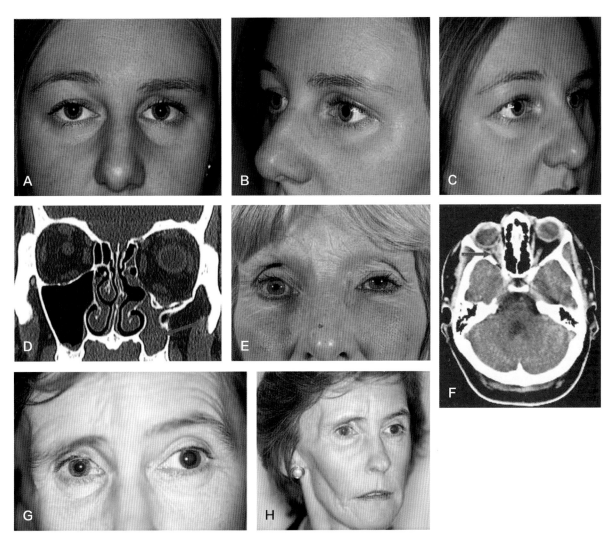

▲ 图 18-6　**A** 至 **C.** 患者有逐渐进行性左侧眼球内陷的病史；**D.** 冠状位 **CT** 扫描提示"隐匿性鼻窦综合征"的特征，左侧上颌窦小而不透明（红箭），眶底下弯，左眼眶体积继发增大；**E.** 右上睑沟畸形患者，她有 **3mm** 的眼球内陷；**F.** 轴位 **CT** 扫描提示右侧眶内肿块（红箭）和眼球内陷，她被发现患有乳腺癌，眼眶肿块是转移性沉积物；**G** 和 **H. Parry-Romberg** 综合征，表现为右侧半颜面萎缩，右侧眼球突出、异色

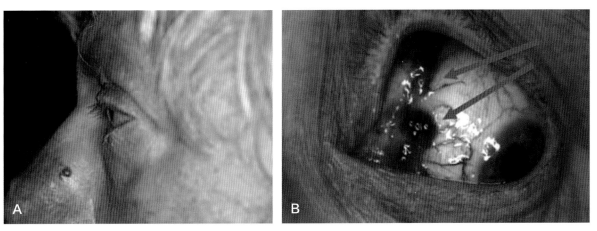

▲ 图 18-7　**A.** 左眼眶静脉畸形患者；**B.** 左上睑上提时可见病灶

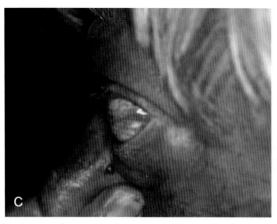

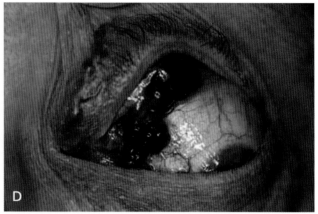

▲ 图 18-7（续） **C.** 施行 Valsalva 动作并即刻眼球突出的患者；**D** 行 Valsalva 动作后，病灶增大

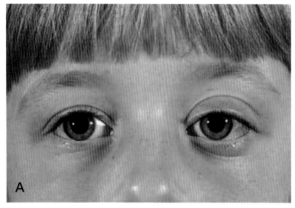

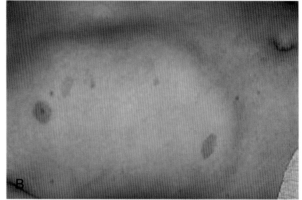

▲ 图 18-8 **A.** 左侧轴性眼球突出患者；**B.** 全面体格检查提示有多处牛奶咖啡斑，患者有神经纤维瘤病和视神经胶质瘤

(2) 胸部和腹部的检查：只要有全身性恶性肿瘤的可能，如未诊断的乳腺癌，对患者的胸部和腹部进行检查就很重要。

五、实验室检查

一些实验室检查可能有助于明确眼眶疾病的诊断，特别是如果该眼眶疾病是系统性疾病的表现。这些措施包括以下方面。

- 胸部 X 线片：结节病、支气管癌、Wegener 肉芽肿。
- 甲状腺功能检查和甲状腺抗体：Graves 病。
- 血管紧张素转换酶：结节病。
- 抗核细胞质抗体（antinuclear cytoplasmic antibody，c-ANCA）：Wegener 肉芽肿。
- 肾功能检查：Wegener 肉芽肿。
- 免疫学筛查：系统性红斑狼疮（systemic lupus erythematosus，SLE）。

六、眼眶成像

眼眶成像已成为眼眶诊断和手术计划的基础。随着眼眶成像技术的不断提高，眼眶外科医师已经能够根据成像结果完善术前鉴别诊断。外科医师和放射科医师之间的良好沟通，对于获得合适的资料至关重要。经过良好的病史采集和临床检查后，鉴别诊断越明确，成像就越合适。选择合适的扫描类型、扫描区域，以及是否使用对比剂是获得所需信息的关键。当实际执行的扫描类型不能提供所需的必要信息时，可能会导致对图像的误解；因此，至关重要的是，外科医师复阅扫描结果，并与放射科医师讨论，以确保已经进行了适当的检查。

可用于评估眼眶疾病患者的成像方式包括超声检查（ultrasonography，USG）、计算机断层扫描（CT）、磁共振成像（MRI）、磁共振血管造影（magnetic resonance angiography，MRA）、动脉造影及正电子成像术（positron emission tomography，PET）。

1.超声检查　USG有许多优势：①相对便宜，可以定期重复检查；②提供动态信息，在视神经及巩膜区有良好的分辨力；③彩色多普勒超声能很好地显示血管血流。这些优点可用于评估某些眼眶疾病；例如，它可以用来帮助鉴别后巩膜炎与其他眼眶炎症综合征。

但它同时也有缺点：①需要熟练和有经验的操作员，外科医师可能很难解释检查所见；②该检查在后眼眶的分辨率较差。由于这些原因，除了在协助评估眼眶毛细血管瘤对类固醇或普萘洛尔治疗的反应等高选择性情况下，眼眶USG基本上已经被CT和MRI所取代。

2.计算机断层扫描　CT是一种医学成像方式，它使用由计算机处理产生的断层扫描图像。CT产生了大量的数据，可以通过一种被称为开窗的过程来处理，根据它们阻挡X线束的能力来展示各种身体结构。现代扫描仪允许在不同的平面甚至是三维结构中重新格式化这些数据。

CT是最有用的眼眶成像方式。在大多数医院，它相对便宜，而且可比MRI更迅速、更容易地获得结果。这种扫描除了可以对骨骼进行良好的评估外，还可以提供良好的分辨率和软组织对比度。它还是评估眼眶创伤和影响骨骼病变的理想影像学手段。然而，它会使患者暴露在射线中，在重复进行CT成像时，应该牢记这一点。由于眶尖软组织被骨骼包裹，CT对此处的分辨率欠佳。MRI是评估累及眶尖病变的首选方法。

通过CT扫描获得图像中的像素按相对射线密度显示。根据像素对应的组织的平均衰减来显示像素本身，该衰减在Hounsfield尺度上从+3071（最大衰减）到-1024（最小衰减）。像素是基于矩阵大小和视场的二维单位，如果将CT切片厚度也考虑在内，则该单位称为体素（体积像素），是三维单位。水的衰减量为0 Hounsfield单位（HU），而空气的衰减量为-1000HU，松质骨的衰减量通常为+400HU，颅骨的衰减量可达2000HU或更多，并可能导致伪影。金属植入物的衰减取决于所用元素的原子序数。钛的含量通常为+1000HU。钢铁可以完全熄灭X线，因此可造成CT图像中众所周知的线状伪影。

单个胶片没有足够的灰度范围来显示扫描的所有数据。数据可以拆分并显示在不同的胶片上，如软组织和骨骼窗口。现在，这是通过计算机操作存储在光盘上并在计算机屏幕上查看的图像来完成的。任何怀疑有骨病变的地方均应检查骨窗（图18-9A至E）。一些病变具有CT所见的非常典型的影像学特征，如纤维异常增生的典型"毛玻璃"外观（图18-9F）。

螺旋CT可以在轴向平面上生成体积数据集，然后可以将这些数据集回溯地重建为任何其他所需平面中的薄片，从而最大限度地减少多平面图像采集中的辐射剂量。由于可以在仰卧位获得轴向图像，因此还克服了患者在扫描仪中定位的问题。冠状面重建最有价值，可以更详细地评估上、下直肌和眶底。螺旋技术提供了快速的图像采集，因此减少了运动伪影的问题。这在扫描年轻患者时特别有用。

CT可以检出非常小的眶内金属异物，也可以在CT上看到较大的非金属异物，如玻璃、某些塑料材料和干燥的木材。通过多平面成像，CT还可以精确定位异物。

CT通常足以评估泪腺肿瘤。在这种情况下，要评估的重要因素是病变对邻近眶骨的影响，以及病变的大小、形状和质地。良性多形性腺瘤往往轮廓光滑、规则、均质，并伴有泪腺窝的重塑和凹陷。相反，泪腺癌是不规则的，有增强区和无增强区，可能引起不规则的骨质破坏（图18-10）。

静脉注射（IV）对比剂可以提供更多关于眼眶炎症性病变和肿瘤的信息。例如，蝶骨翼状脑膜瘤的眶内和颅内软组织扩展在使用对比剂后显示得更好。然而，在许多情况下，鉴于眶内脂肪的低密度背景，各种眶内结构所提供的广泛的固有组织对比，这是不必要的。并且，碘化对比剂的使用可能是禁忌的（例如，有肾功能障碍或对含碘对比剂过敏的病史）。急性过敏反应可能会危及生命。新型低渗透对比剂的并发症发生率极低。

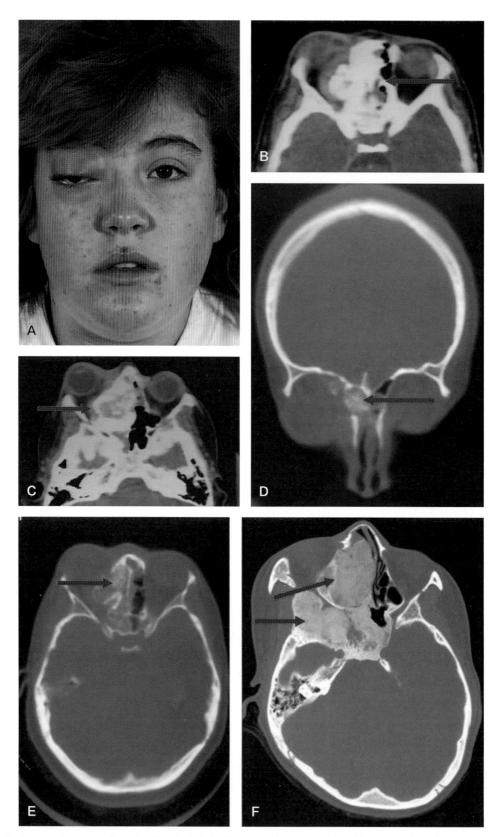

▲ 图 18-9　A. 1 例 17 岁女性患者，表现为急性右眶蜂窝织炎。她以前没有任何症状。B 和 C. 轴位 CT 扫描显示致密的眼眶筛窦肿块（蓝箭）。D 和 E. 冠状位和轴位 CT 骨窗扫描。骨性肿块的真实范围在扫描中清晰可见（蓝箭）。病变为良性纤维骨瘤，阻塞了鼻窦骨，导致鼻窦炎和继发性眼眶蜂窝织炎。F. 轴位 CT 扫描提示 20 岁女性患者有广泛的纤维异常增生

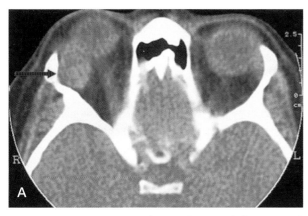
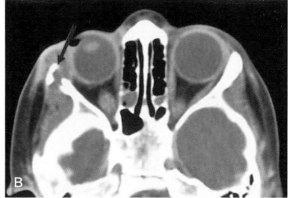

▲ 图 18-10　**A.** 轴位 CT 提示泪腺多形性腺瘤，伴有泪腺窝骨质的局部重塑（蓝箭）；**B.** 轴位 CT 扫描提示泪腺腺样囊性癌的骨质破坏（蓝箭）

要　点

对于绝大多数眼眶疾病患者来说，CT 是唯一最有用的眼眶成像方式。

3. 磁共振成像　尽管 MRI 技术在不断改进，但是它仍然比 CT 昂贵。对于患者来说更不舒服，更有幽闭恐惧感。MRI 受到患者移动的不利影响；然而，它不会使患者暴露在电离辐射下，并且具有允许在任何平面上进行扫描而不需要重新定位患者的优点。MRI 提供极好的软组织细节，但是，由于骨与空气没有区别，它不是评估眼眶骨折或骨损伤的有效成像方式。MRI 是对管内段和颅内部分的视神经进行成像的首

选方法。对钙化的检测敏感性较低。

对于视神经肿瘤和眶尖病变，CT 和 MRI 可以提供互补信息（图 18-11）。

当患者被放入扫描仪的磁场中，受到一系列无线电波脉冲时，根据质子在组织中的运动产生 MRI 图像，由放射科医师改变无线电波脉冲以产生 T_1 和 T_2 加权扫描。T_1 加权扫描可以通过玻璃体的黑色外观来识别，而 T_2 加权扫描可以通过玻璃体的明亮外观来识别（图 18-12）。T_1 加权扫描提供了最佳的解剖细节。流体在 T_2 加权扫描中产生明亮的信号。"流体空洞"出现在高血管流量的区域，在那里质子移动得太快而无法成像。皮质骨在 MRI 上看起来像一个暗区，因为质子束缚得太紧，无法产生信号。

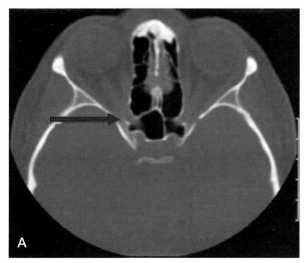
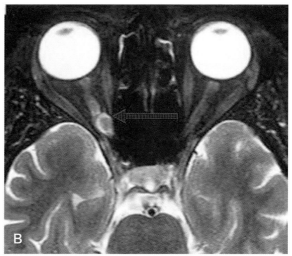

▲ 图 18-11　**A.** 表现为视野缺损的患者轴位 CT 扫描提示不明确的眶尖部病变；**B.** 轴位 MRI 扫描清楚提示存在压迫视神经的眶尖病变，这是一个小的海绵状血管瘤

457

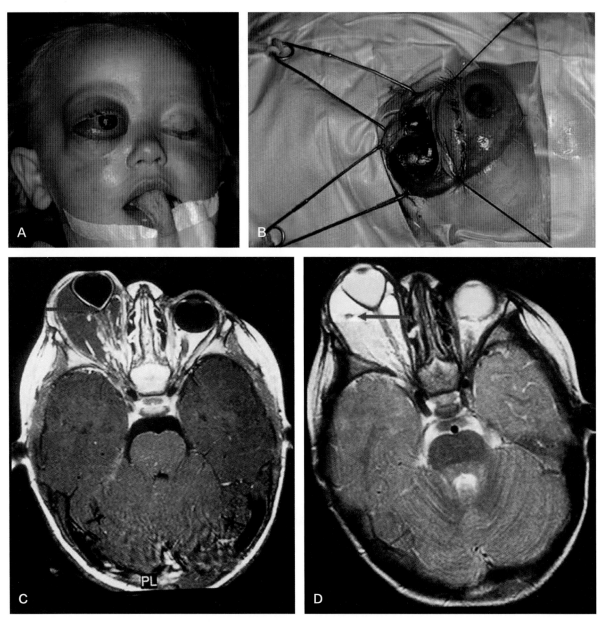

▲ 图 18-12　A. 1 名婴儿在上呼吸道感染后出现急性眼球突出；B. 手术探查所见证实淋巴管瘤的存在；C. 轴位 T_1 加权 MRI 提示极度眼球突出，眼球后极被大量的眼眶肿块所遮盖；D. 轴位 T_2 加权 MRI 提示病变呈囊性，液面清晰可见，可见眼球后极的遮盖（蓝箭），大囊性病变内可见液体（红箭）

表面线圈技术的使用可以提高眼眶的分辨率，但这些技术对患者的运动更为敏感。多种脂肪抑制技术可以抑制来自 T_1 加权图像上眼眶脂肪的亮信号，该信号会干扰来自相邻眼外肌和视神经的信号。这些技术的使用，在造影后成像中至关重要，以防止增强的病变在眼眶脂肪的背景下"丢失"。IV 钆对比剂与脂肪抑制相结合，在评估视神经鞘膜脑膜瘤中特别有用。MRI 的使用有许多禁忌证，包括眼内含铁异物、

人工耳蜗植入物、颅内血管夹、心脏起搏器、老式人工心脏瓣膜及幽闭恐惧症。

如果怀疑存在眶内异物，则应首先进行眼眶 X 线片检查以确保 MRI 安全。

4. 磁共振血管造影术　有许多成像方式可用于眼眶血管病变的检查。多年来，传统的（即数字减影）动脉造影一直被认为是金标准，因为它能够提供眼眶血管病变的空间和时间信息。动脉造影可以提供眼眶血管病变的动脉血供和

静脉引流、血管口径、侧支循环、血流速度、动静脉分流和血流相关动脉瘤的详细信息。然而，这种成像方式具有侵入性，有出现脑血管意外和眼动脉血栓形成或栓塞导致失明的较低风险。

与 CT 相比，MRI 能提供更多有关眼眶血管病变结构的软组织细节，但由于扫描时间较长，更容易受到眼球运动引起的运动伪影的影响。MRA 和静脉造影可以提供眼眶血管的无创性静态视图和一些关于血流的有限间接信息。虽然传统 MRA 提供了很好的空间分辨率，但它不能很好地显示较小的血管，只能提供较大动脉的间接血流信息。

成像方式在不断改进，新的成像方式正在开发中。一种名为"对比动力学的时间分辨成像（time-resolved imaging of contrast kinetics，TRICKS）"的新成像方式，利用 MRI 极快的采集速度来提供血管内差异血流的动态图像。TRICKS 提供了相对较高的空间分辨率，以及动态血流信息，这在以前没有更多侵入性检查（如介入性血管造影）的情况下是无法获得的。这种成像方式可以改进对某些眼眶血管病变的评估。

5. 动脉造影术　对于某些眼眶血管病变，如动静脉瘘，动脉造影可作为诊断和定性的金标准。然而，它并非没有风险和潜在的并发症，必须仔细考虑。介入性放射科医师也可以通过经动脉或经静脉途径放置病灶内线圈来治疗这些病变。眼眶外科医师有时可以通过在眼上静脉或眼下静脉置入插管来辅助这种手术（图18-43）。

6. 正电子成像术　PET 目前在眼眶疾病的评估中作用有限，但随着 PET 扫描仪可及性和可用性的提高，PET 现已成为几种淋巴瘤亚型，特别是霍奇金淋巴瘤和侵袭性非霍奇金淋巴瘤的分期、预后、放射治疗计划和疗效评估的有价值的工具。

7. 影像的复阅　外科医师应以系统的方式复阅影像，而不是仅仅依靠放射科医师的报告。应检查扫描中提供的基本初步数据，包括患者的姓名、扫描日期、检查项目、对比度或非对比度及左右方向。

应该检查一下前导影像。这显示了由计算机（图 18-13）剖切的切片，有助于扫描平面的定位。应该系统地检查这些图像，比较两侧是否有任何不对称。重要的是要寻找头部的任何旋转，这可能会导致误导性的、没有诊断意义的不对称。首先检查骨骼结构，然后检查软组织。对图像的解读需要实践和经验。最好是在多学科团队会议上，与有经验的放射科医师一起检查图像，这是非常有帮助的。

根据病变的影像学特点，可将其分为囊性病变（皮样囊肿、黏液囊肿、淋巴管瘤、寄生虫囊肿）、孤立性病变（海绵状血管瘤、神经鞘瘤）、增生性病变（蝶骨嵴脑膜瘤、转移性前列腺癌）、钙化性病变（静脉曲张、视神经鞘脑膜瘤）等。这有助于鉴别诊断（图 18-14）。

例如，眼外肌增大提示一些潜在的鉴别诊断，包括甲状腺性眼眶病（图 18-15A 和 B）、肌炎（图 18-15C 和 D）、转移灶（图 18-15E 和 F）、淋巴瘤、动静脉分流、淀粉样变性、慢性淋巴细胞性白血病。

七、眼眶活检

手术前与病理医师直接沟通是很有必要的。应就组织的任何特殊处理和特殊固定剂的使用征求意见。某些免疫组织化学检查可能需要新鲜标本。病理医师可能需要对之前在其他地方获得的活检材料进行检查，这可能对诊断非常有帮助。

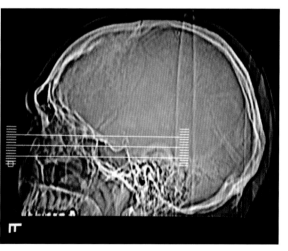

▲ 图 18-13　前导影像

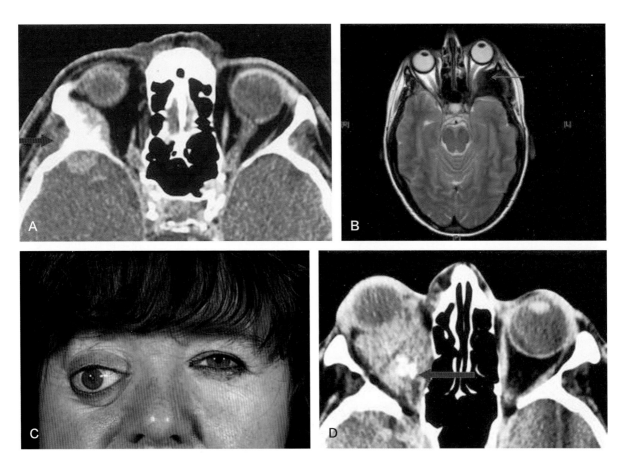

▲ 图 18-14　A. 轴位增强 CT 扫描提示右侧蝶骨翼脑膜瘤（蓝箭），清晰可见颧骨和蝶骨大翼明显的骨质增生；B. 轴位 MRI 扫描提示左侧蝶眶脑膜瘤（红箭）；C. 该患者出现与左眼无关的视觉问题，右侧非轴性眼球突出长期存在；D. 轴位 CT 扫描提示眶内钙化（红箭），这是先天性静脉畸形

眼眶活检可以手术切取，也可以通过细针穿刺获得。通过手术切取的方式可以获得对相邻结构损伤尽可能小的诊断性组织样本。要注意手术取活检的禁忌证，如泪腺的多形性腺瘤，这种情况应进行彻底的根治性切除活检。手术活检需要仔细的术前计划和经验，确保获得足以让病理医师检查的代表性样本是至关重要的。当水肿和出血掩盖正常的眶部解剖结构时可能会很困难。

细针穿刺活检需要熟练和有经验的细胞病理学医师的帮助。然而，获得的组织可能具有误导性，即由于寄生虫的存在，病变的小样本可能会误诊为非特异性眼眶炎症性疾病。这样的误诊可能会给患者带来严重的后果。

获取的活检材料必须小心处理，以避免挤压伪影。标本附带的组织病理学表单必须向病理医师提供所有相关的临床信息。

八、详述几类眼眶疾病

对所有眼眶疾病的全面讨论超出了本文的范围。这里选择了一些代表常见或非常重要的眼眶问题的疾病。

1. 眼眶炎症　相当大比例的眼眶疾病表现为急性或亚急性炎症。影响眼眶炎症过程可以归因于包括全身性和局部性在内的许多因素。眼眶炎症过程的亚分类可以根据时间进程（急性或慢性）、形态学（局部或弥漫性）或眼眶内的解剖位置进行。大部分情况下，疾病可以明确分类，但部分疾病在活检后仍未发现病因，被称为特发性眼眶炎症（idiopathic orbital inflammation，IOI）。这种不符合已知诊断疾病的涵盖性术语正在逐渐出现变化。由于研究技术的改进和进步，曾经涵盖广泛的术语——特发性，其适用范围正在缩小。IOI 仍然是排除可能是眼眶组织对某些其他过程反应的诊断，目

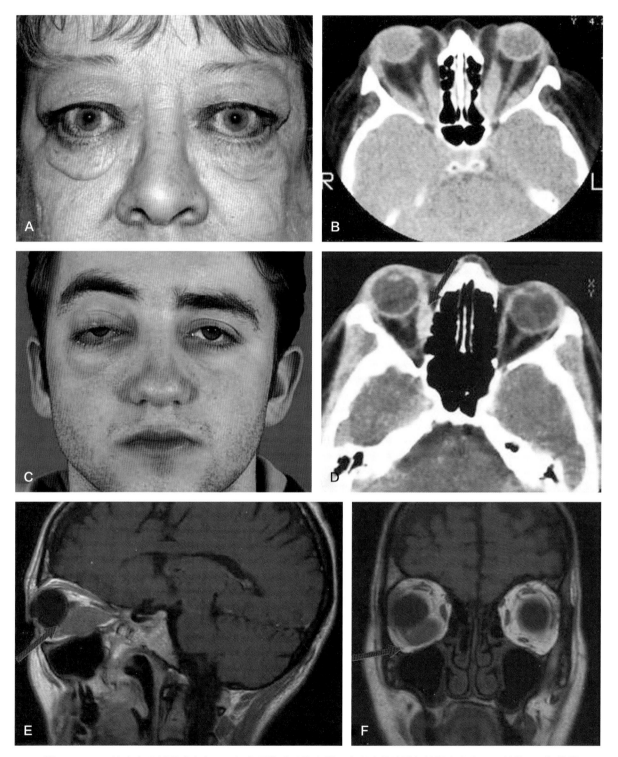

▲ 图 18-15　**A.** 该患者双侧眼球突出，已知有甲状腺功能亢进，表现为快速进行性视力丧失。**B.** 轴位 CT 扫描提示横向直肌肌腹明显增大，但眼球上附着点的肌腱不受影响。内直肌增大明显，后筛骨纸板继发性重塑。视神经被拉伸，眶尖部被填塞。眼眶脂肪肿胀也会导致明显的眼球突出。这些是典型的甲状腺功能减退性眼眶病合并压迫性视神经病变的表现。**C.** 该患者表现为急性疼痛性眼肌麻痹。他有单侧眼眶炎症的迹象。**D.** 轴位 CT 扫描提示右内直肌增大（红箭）。与甲状腺眼病患者相比，附着点的肌腱也不能幸免。该患者患有急性眼眶肌炎，经过短期的全身性糖皮质激素治疗后，病情迅速好转。**E.** 矢状位磁共振（**MRI**）扫描提示下直肌内有肿块（蓝箭）。**F.** 同一患者的冠状位 **MRI** 扫描，显示相同的肿块（蓝箭）。患者患有小肠类癌并转移到下直肌

461

前可用的检测技术尚未阐明这一过程。

以下是最常见的疾病：急性甲状腺性眼眶病、眼眶蜂窝织炎、非特异性眼眶炎性疾病、特异性眼眶炎性疾病。

(1) 急性甲状腺性眼眶病：甲状腺相关性眼眶病是最常见的眼眶炎症性疾病，约占眼眶炎症性疾病的 50%。鉴于其独一无二的特点，这一疾病将在第 20 章中单独讨论。

(2) 眼眶蜂窝织炎：眼眶蜂窝织炎是眼眶或眼眶周围组织的炎症。细菌性眼眶蜂窝织炎是真正的眼科急症，需要入院并立即使用抗生素。虽然自从抗生素出现以来，眼眶蜂窝织炎的发病率和死亡率有了显著的改善，但仍有可能发生严重的并发症，包括失明、脑膜炎、海绵窦血栓形成、脑脓肿和死亡。眼科医师必须积极协助诊断，并负责视觉功能的监测。如果这必须委托给非眼科护理人员，如耳鼻喉科病房，眼科医师的责任是确保护士知道如何监测视觉功能，以及在视觉功能恶化时应与谁沟通。

> **要 点**
>
> 眼眶蜂窝织炎应作为眼科急诊处理。

①病原学：最常见的原因来自鼻窦炎的细菌感染的播散。儿童经常有近期上呼吸道感染的病史。与成人相比，儿童的发病部位通常是筛窦和上颌窦，而成人通常是前筛窦复合体。

许多此类成人之前有息肉、过敏或外伤史。其他原因包括眼睑或面部感染（如泪囊炎和泪腺炎、全眼球炎、转移性感染、异物、创伤、眼眶植入物感染和牙周脓肿）的连续播散。有时，眼眶蜂窝织炎会使手术复杂化，包括视网膜复位手术。一般的医疗条件可能会使一些患者易受感染（如糖尿病）。

可引起鼻窦炎继发细菌性眼眶蜂窝织炎的微生物包括葡萄球菌属、链球菌、流感嗜血杆菌、双环类、大肠杆菌、假单胞菌属、多重需氧菌和厌氧菌。

流感嗜血杆菌多见于儿童，而厌氧菌多见于成人。对于虚弱或免疫功能低下的患者，应考虑真菌感染，特别是毛霉病的可能性。

②临床表现：根据引起感染的微生物毒力的不同，表现和进展各不相同。隔前蜂窝织炎的典型表现为眼睑水肿和红斑、白眼、无眼眶征象（图 18-16A）。然而，它不应该被认为是良性的；它应该被认为是 1 期眼眶蜂窝织炎。眼眶蜂窝织炎的典型表现是身体不适、发热、眼睑水肿和红斑、球结膜水肿（图 18-16B）、轴性眼球突出、眼球运动受限及眼压升高

随着病情的恶化，视网膜静脉可能会充血，患者可能会出现视神经盘水肿。出现非轴性眼球突出症进展，应怀疑患者已发展成骨膜下脓肿（图 18-17）。患者随后可能出现视力下降和相对性瞳孔传入缺陷。眼眶内脓肿进展的先兆是眼球突出度增加、水肿增加、眼肌麻

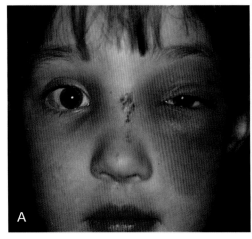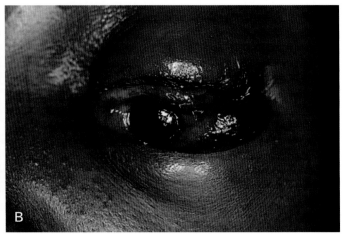

▲ 图 18-16　**A.** 因局部皮肤创伤继发的急性"隔前蜂窝织炎"的儿童。这应该被视为 **1** 期眼眶蜂窝织炎。**B. 12** 岁男童，由急性筛窦炎继发的快速进展的严重眼眶蜂窝织炎

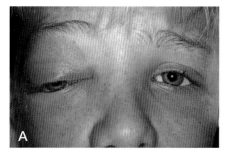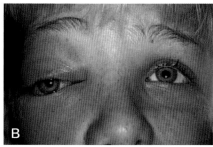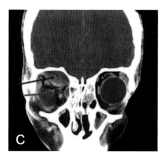

▲ 图 18-17　**A.** 13 岁男孩，患有眼眶蜂窝织炎和非轴性眼球突出。**B.** 他有明显的视线受限。应怀疑眶上骨膜下脓肿。**C.** 冠状位 **CT** 扫描显示 1 个较大的眶上骨膜下脓肿（蓝箭）和 1 个较小的眶内侧骨膜下脓肿（红箭），这是导致该患者右侧眼球突出和向下移位的原因

痹、不适加重和患者体温升高。海绵窦血栓形成的先兆是严重头痛、神志不清、双侧眼眶征、脑神经麻痹、神经感觉丧失、视神经盘水肿和眼睑暗淡的褪色。

眼眶蜂窝织炎的一个著名的分期是 Chandler 分期，如下所示。

- Ⅰ期：隔前蜂窝织炎。
- Ⅱ期：眼眶蜂窝织炎。
- Ⅲ期：骨膜下脓肿。
- Ⅳ期：眼眶脓肿。
- Ⅴ期：海绵窦血栓形成。

③诊断：眼眶蜂窝织炎的诊断取决于病史和临床检查结果。患者应进行眼眶和鼻旁窦的急诊 CT 检查，以确定根本原因并排除并发症，如眼眶脓肿的发生。对于儿童，重要的是要排除眼眶内或鼻腔内异物的可能性。CT 可显示炎症的位置和程度，如果临床情况恶化，可重复进行 CT 检查。如果在没有伴发鼻旁窦疾病的情况下，主要累及肌锥内间隙，则应怀疑眼眶内有异物。

骨膜下脓肿通常发生在鼻旁窦疾病附近。最常见于内侧，继发于筛窦炎（图 18-18），偶尔在内上，继发于额窦炎。

随着脓肿尺寸的增大，除骨缝处外，松散附着于眶骨上的眶骨膜弓形脱离眶壁，呈凸形。

儿童小的骨膜下脓肿可单用抗生素治疗。相反，成人的骨膜下脓肿需要迅速引流。处理上的延误会导致严重疾病。明显的眼眶脓肿可被认为是边界不清的肿块，可通过静脉造影增强。

值得注意的是，免疫功能低下的患者可能只有轻微的眼眶炎症表现，因为他们无法产生足够的白细胞反应。此类患者可能还表现出较弱的 CT 征象。

④处理：患者应该立即入院并开始抗生素治疗。患者应禁食，以防需要手术干预。过去有一种趋势，认为隔前蜂窝织炎是相对温和的，区别于眼眶蜂窝织炎。然而，隔前蜂窝织炎应被视为一种潜在的严重感染，特别是当它合并邻近鼻窦炎的话。它应该被认为是 Ⅰ 期眼眶蜂窝织炎。若扩散到眼眶，可能会造成严重后果。

> **要　点**
>
> 隔前蜂窝织炎应该被认为是一种潜在的严重感染，特别是当它合并邻近的鼻窦炎时，应考虑为 Ⅰ 期眼眶蜂窝织炎，若扩散到眼眶可能会迅速发展，造成严重后果。

入院后的最初 24～48h 内，至少每小时进行 1 次患者监测是至关重要的。应该评估以下内容，包括视敏度、瞳孔和瞳孔反应、眼球突出的变化、眼球的非轴性位移、眼压、结膜水肿、眼睑闭合、眼球运动、基本外观及中枢神经系统（CNS）功能。

对患有严重眼睑水肿的难以配合的儿童进行视敏度和瞳孔反应的评估是极其困难的。在这种情况下，对其他参数的评估就显得更加重要。

随着眼眶水肿的加重，结膜可能会脱垂，必须经常润滑，以防止干燥和溃疡。有时需要使用下睑 Frost 缝线，但应注意确保缝合线不会磨损角膜。

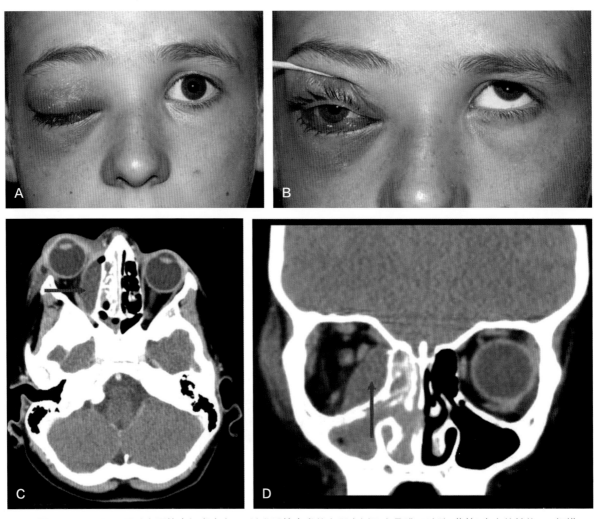

▲ 图 18-18　**A 和 B.** 严重右眶蜂窝织炎患者；**C.** 继发于筛窦炎的右眶内侧巨大骨膜下脓肿（蓝箭）患者的轴位 CT 扫描；
D. 患者的冠状位 CT 扫描提示骨膜下脓肿（红箭）扩散至眶底内侧，患者有右上颌窦炎和右筛窦炎

患者的病情可能会很快恶化。如果临床症状恶化，需要进行重复的影像学检查。手术治疗设备应准备好，并准备好在短时间内接患者。

对于眼睑疾病、伤口或异物的患者，应用棉签擦拭有渗出伤口。如果鼻窦炎是潜在病因，应取鼻咽拭子和血培养。标本应同时放在需氧培养基和厌氧培养基中，并立即送检。还应该抽取血液进行全血细胞计数、葡萄糖和生化筛查。应插入静脉导管并开始静脉注射抗生素。通常需要使用广谱 IV 类抗生素来处理最可能的致病微生物，即链球菌、金黄色葡萄球菌、流感嗜血杆菌和上呼吸道的厌氧菌。

然而，当口服抗生素的生物利用度与静脉制剂相似时，人们对口服抗生素的作用越来越感兴趣。口服的环丙沙星与静脉注射的环丙沙星几乎具有生物等效性（70%～80%），已发现成人口服剂量 500mg 和静脉注射剂量 400mg 提供了同等的血清水平。克林霉素口服生物利用度为 90%。环丙沙星和克林霉素对革兰阳性菌和革兰阴性菌都有广谱的活性，克林霉素还对革兰阴性厌氧菌有额外的活性。特别是对于儿童，口服制剂可以提供更快速的首剂给药，可以减少治疗给药的中断，并可以简化治疗给药。

抗生素最初是经验性用药（表 18-1），然后根据细菌学结果进行更改。尽可能与本单位传染病专家或微生物专家讨论抗生素的选择，这很有帮助。抗生素治疗应持续到所有感染症状完全消失。

表 18-1　眼眶蜂窝织炎的初步抗菌治疗方案		
临床分类	可疑致病菌	推荐抗生素
隔前	• 革兰阳性菌 • 葡萄球菌 • 链球菌	• 克林霉素和环丙沙星 • 克林霉素和利福平
鼻窦炎相关	• 革兰阳性菌 • 葡萄球菌 • 链球菌 • 嗜血杆菌 • 厌氧菌（少见）	• 克林霉素和环丙沙星 • 克林霉素和利福平
创伤或异物相关	• 革兰阳性菌 • 厌氧菌（更有可能）	• 克林霉素和环丙沙星

应提供鼻减充血药和足够的镇痛。如果出现鼻窦炎，应咨询耳鼻喉科医师。如果进行了适当的治疗后，临床体征恶化，可能需要急诊手术以引流骨膜下或眼眶脓肿。

眼眶内侧壁和眶底的骨膜下脓肿，传统上是通过内眼角的外皮切口引流（图18-19A）。这被称为 Lynch 切口。现已很大程度上被经泪阜入路（图18-19B）所取代，它提供了以下优点：①避免了在非常明显的位置形成永久性皮肤瘢痕；②避免了"弓弦"状瘢痕的风险；③避免了术后因内眦韧带错位引起内眦异位的风险；④减少了对泪囊或滑车意外性医源性损伤的风险；⑤操作更快。

这种脓肿也可以通过鼻内镜经鼻入路引流，但对大多数病例并不提倡这样做，因为与此类感染相关的鼻充血使这种手术方法特别具有挑战性和潜在的危险性。

鼻旁窦冲洗在此类患者中的作用仍存在争议，并且缺乏支持其使用的良好证据。该疗法的拥护者声称，它减少了患者的细菌负荷，而反对者则提出需注意与这种干预措施相关的潜在并发症率。

治疗中应放置波纹状引流管，直到任何脓液、血液或渗出物的引流停止为止。还应注意术后对鼻窦炎的有效治疗，并重置合适的引流。眼眶脓肿偶尔会出现，需要反复引流才能看到对抗生素治疗的满意效果（图18-20）。

罕见的情况下，眼眶内张力非常高，但没有脓肿，可能需要进行正规的眼眶减压，以防止压迫性视神经病变或眼角膜缺血，预防眼角膜暴露所导致的角膜溃疡和眼内炎的风险。

推荐剂量：对于成人的眼眶蜂窝织炎，建议用最大剂量。对于儿童，建议与儿科医师联系。

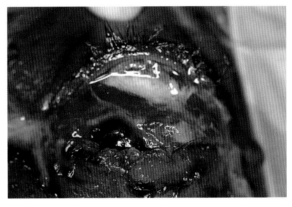

▲ 图18-20　严重眼眶蜂窝织炎合并眼眶脓肿形成的患者

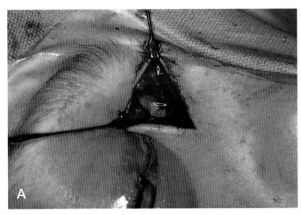

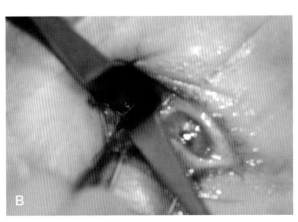

▲ 图18-19　A. 经 Lynch 切口引流骨膜下脓肿；B. 经泪阜入路引流眶内侧骨膜下脓肿

克林霉素：伪膜性结肠炎的发病率不高于其他广谱抗生素。克林霉素具有软组织渗透性强、革兰阳性菌和厌氧菌覆盖率高等优点。

环丙沙星：提供了良好的革兰阳性菌覆盖率（尽管少于链球菌属菌种），出色的革兰阴性菌覆盖率和一些厌氧菌覆盖率。它具有良好的耐受性，儿童使用安全。

根据经验，这种组合的抗菌谱很广，具有出色的组织渗透性，可以在所有情况下使用。替代品，如奥格门汀（复方阿莫西林 – 克拉维酸）和甲硝唑提供了类似的抗菌谱，但没有达到较高的软组织浓度。

如果怀疑有革兰阳性细菌感染者，利福平是有效的，但它绝不能作为单一疗法使用。

(3) 并发症：成人眼眶蜂窝织炎发生严重并发症的风险高于儿童。并发症可能因治疗不足或不当而引起。可能的并发症包括暴露性角膜病变、神经营养性角膜病变、结膜溃疡、视神经病变、败血症性葡萄膜炎、睑缘炎、失明、海绵窦血栓形成、脑膜炎、颅内脓肿及死亡。

要 点

对于患有细菌性眼眶蜂窝织炎的患者，抗生素的使用不能延误。患者应每小时进行视觉功能监测并经常重复进行临床检查，因为病情可能会迅速恶化（表 18-2）。

2. 非特异性眼眶炎症性疾病 当前，许多眼眶炎症尚未诊断明确，被归类为特发性或非特异性眼眶炎症综合征。该综合征过去以过时的术语"假瘤"而闻名。患者往往表现为急性或亚急性炎症。从组织学上来说，该综合征的特征是炎症性细胞多形性浸润。炎症的位置可以不同，既可以扩散，也可以局限于特定的眼眶结构，如眼外肌（图 18-15C），也可以集中在泪腺（图 18-21）。眶尖疾病可导致眶尖综合征，伴视力下降和脑神经麻痹（Tolosa-Hunt 综合征）。患者通常对全身性皮质类固醇激素或放射疗法有反应，但必须保持对其他病理可能性的高度怀疑，如泪腺癌、淋巴增生性疾病或脉络膜黑色素瘤的眼眶扩散。除了大多数眼眶肌

表 18-2 眼眶蜂窝织炎治疗方案	
初始治疗	1. 口服环丙沙星和克林霉素的经验性抗生素覆盖 2. 住院 3. 禁食 4. 急诊计算机断层扫描（CT）检查鼻旁窦、眼眶和大脑 5. 全血计数、尿素和电解质检查 6. 血培养 7. 每小时监测视觉功能和瞳孔反应 8. 经常进行临床检查，以发现眼球突出和眼球运动障碍 9. 如果有鼻窦炎，与耳鼻喉科医师联系 10. 与传染病学或微生物学专家联系
手术适应证	1. 视神经功能障碍的征象 2. CT 提示眼眶或骨膜下脓肿（特别是眼眶顶端脓肿时） 3. 药物治疗无效 4. 脓腔内气体（疑似厌氧菌感染） 5. 并发慢性鼻窦炎 6. 并发口腔感染

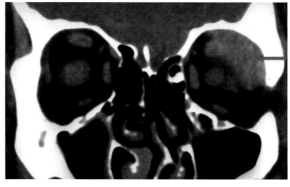
▲ 图 18-21 位于泪腺的非特异性眼眶炎症性疾病患者的冠状位 CT 扫描（红箭）

炎外，通常需要进行活检，而活检可能会导致功能丧失。但进行活检又可能会延误治疗并导致本可避免的疾病。

3. 特异性眼眶炎症性疾病 特异性眼眶炎症性疾病大致可分为：①血管炎，包括 Wegener 肉芽肿、结节性多动脉炎、过敏性血管炎和 Churg-Strauss 综合征；②肉芽肿性疾病，如结节病、黄色肉芽肿性疾病、皮样囊肿破裂；③特发性硬化性炎症；④免疫球蛋白 G4（IgG4）相关疾病。

(1) 血管炎：血管炎包括广泛的血管破坏性炎症过程。这一类眼眶疾病主要是 Wegener 肉芽肿 [Wegener 肉芽肿现在被称为肉芽肿性多血管炎（granulomatosis with polyangiitis，GPA）]、结节性多动脉炎和过敏性血管炎。虽然这些疾病可能有明显的全身症状和临床体征，但疾病的早期如果局限在眼眶内，可能很难诊断，并难以将其与非特异性眼眶炎症性疾病相鉴别。但是，尽早做出正确的诊断是极其重要的，因为这些疾病可能会产生危及生命的后果。

特别值得注意的是，Wegener 肉芽肿可在全身或局部出现，在不同年龄发病，包括儿童。主要的系统特征有鼻旁窦疾病、下呼吸道疾病及坏死性肾小球肾炎引起的肾衰竭。

眼眶 Wegener 病的主要临床症状包括：①眼球突出伴破坏性眼眶炎症性肿块；②葡萄膜炎、角膜炎和坏死性巩膜炎；③视神经病变。

广泛的眼眶浸润可能伴眼睑的淡黄色改变。累及泪腺时，可能伴眼睑水肿和眼睑皮肤硬化性改变。

CT 表现可包括以下特征：①弥漫性眼眶病变，可能是双侧的，伴有脂肪平面的浸润和消失；②骨质侵蚀伴有中线病。

眼眶 Wegener 病的诊断应结合临床症状、放射学特征、血液学检查（c-ANCA 检测）和组织病理学结果。在有眼眶肿块的情况下，应借助活检来确定诊断，但仅凭组织病理学检查可能无法确定。c-ANCA 可能是阴性的，特别是眼眶局限型。

以下组织病理学特征提示 Wegener 肉芽肿病，即混合性炎症浸润、混合性肉芽肿性炎、区域脂肪坏死、血管炎及纤维化。

患者应该由多学科综合小组管理。治疗通常涉及全身类固醇和环磷酰胺的使用，在某些情况下，抗肿瘤坏死因子（TNF），如英夫利昔单抗，可能起作用。

(2) 肉芽肿性疾病：归类为肉芽肿性疾病的主要眼眶疾病包括异物肉芽肿、结节病、黄色肉芽肿性疾病和皮样囊肿破裂。

结节病患者通常几乎没有眼眶炎症的临床证据，但表现出更多的肿块效应。泪腺经常受累（图 18-22）。

(3) 特发性硬化性炎症：特发性硬化性眼眶炎症是非特异性眼眶炎症综合征的一种特定变种。具有特征性病理表现，伴有结缔组织增生和相当程度的纤维化，导致眼眶包块病损逐渐扩大。从解剖学上讲，它可以出现在泪腺区域（图 13-7D 和 E）、眼眶的顶端，或者可能扩散浸润眼眶。在组织病理学上，特发性硬化性眼眶炎症与腹膜后纤维化有相似之处。临床表现以瘢痕改变、肿块效应为主，仅有轻度炎症征象，患者有疼痛。典型的临床体征包括眼球突出、眼睑轻度肿胀、眼球运动受限、眼部注射（ocular injection）和眼睑下垂。随着疾病的发展，可能会有严重的视觉功能丧失，并可能出现明显的美容畸形，因此需要早期和积极的应用皮质类固醇、放射疗法和细胞毒性药物疗法联合治疗。可能需要减容手术。极少情况下，疾病进展伴随致盲性眼病、慢性疼痛和毁容性眼球突出，甚至可能需要眼眶剜除术。

(4) 免疫球蛋白 G4 相关性疾病：IgG4 相关性疾病是一种特发性多器官炎症性疾病，几乎

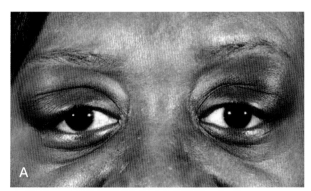
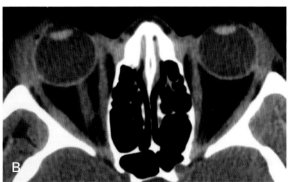

▲ 图 18-22　A. 患者双侧泪腺增大，患有结节病；B. 轴位 CT 上可见增大的泪腺

可以发生在任何器官系统中，表现为慢性复发性硬化性炎症。IgG4 相关性疾病以血清 IgG4 水平升高、体内 IgG4 阳性淋巴浆细胞浸润病变为特征。患有眼眶 IgG4 相关性疾病的患者，其颌下腺、淋巴结、胰腺或胆管有时会出现系统性 IgG4 相关病变。甲状腺和垂体中也可能存在 IgG4 相关的病变。一些所谓的特发性炎症综合征重新进行组织病理学评估后，正在被划为 IgG4 相关性炎症（如 Mikulicz 病）。

IgG4 相关性疾病是一个重要诊断，因为这可以指导更具体的治疗。做出诊断可以保护患者免受进一步的广泛诊断检验和多次眼眶活检，同时允许进行更具体和更积极的免疫抑制。目前，一线治疗通常使用糖皮质激素，如果患者对使用糖皮质激素有禁忌证，利妥昔单抗可以联合使用或作为替代。如果有更多关于利妥昔单抗成功应用的数据，未来可能会出现将利妥昔单抗作为一线治疗手段的转变。眼科医师应熟悉这种诊断，并且在患者出现多系统受累的慢性硬化性纤维化性炎症时，应多加怀疑。随着对这种疾病本质的认识的加深，可能会发展出更具体的诊断标准和治疗方法。

4. 眼眶肿瘤　眶内可发生多种良恶性肿瘤。下文将介绍一些常见的眼眶肿瘤。

(1) 海绵状血管瘤：海绵状血管瘤是成人中最常见的良性眼眶肿瘤。通常在 30—70 岁的患者中出现。海绵状血管瘤通常在肌锥内，并导致缓慢进行性眼球突出。它们可能导致脉络膜皱褶。位于眶尖的肿瘤可引起压迫性视神经病变，可能会发生凝视诱发的黑矇。许多无症状的海绵状血管瘤是在头部扫描其他不相干的体征时中偶然发现的。

从组织学上看，病变是由内皮细胞衬里伴大量疏松排列的平滑肌纤维的血管壁组成。病变周围有一层细小的包膜。

海绵状血管瘤与婴幼儿毛细血管瘤相比，病变具有极低流量特征。

A 型超声显示中等反射率和中等声衰减。包膜显示出高反射尖峰（图 18-23A）。 B 超显示边界清楚、通常规则的均匀肿块（图 18-23B）。CT 典型表现为边界清楚的圆形或卵圆形肿块，其轮廓光滑且对比度增强（图 18-23C）。偶尔会出现多个肿瘤。

治疗方法是手术切除大部分肿瘤。然而，当肿瘤位于眶尖部时，可能会存在严重视觉障碍的风险。在这种情况下，另一种治疗方法是内镜下眶尖减压术。术中病变具有典型的轻微结节样外观，表面呈深紫色并有血管通道（图 18-24）。通过仔细钝性解剖，它通常很容易与相邻结构分离。可用冷冻器来辅助送检肿瘤。

其他类似海绵状血管瘤的良性眼眶肿瘤包括神经鞘瘤、纤维组织细胞瘤和孤立性纤维瘤。

要　点
海绵状血管瘤是成人最常见的眼眶良性肿瘤。

(2) 毛细血管瘤：毛细血管瘤是儿童最常见的眼附属器肿瘤（图 18-25）。这些血管错构瘤通常出现在围产期，在接下来的几个月里迅速增大，几个月内保持稳定，然后开始自发消退。

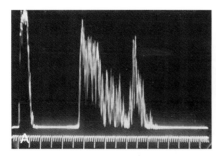
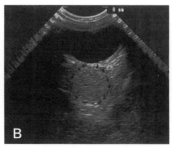
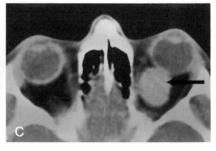

▲ 图 18-23　**A.** 海绵状血管瘤的 **A** 超提示包膜处有 **1** 个高反射的初始峰，中等的内部反射率，中等的声衰减，以及来自包膜的第 **2** 个高反射峰；**B.** 海绵状血管瘤的 **B** 超提示 **1** 个相对均匀的肿块；**C.** 轴位增强 **CT** 扫描提示边界清晰的肌锥内椭圆形肿块，图示海绵状血管瘤（箭）

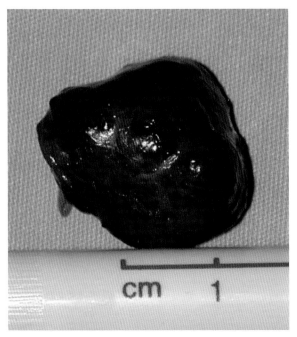

▲ 图 18-24　典型海绵状血管瘤

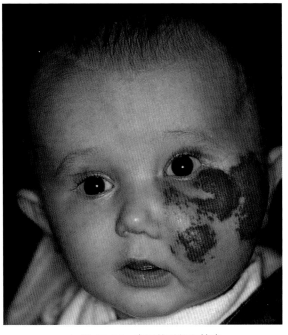

▲ 图 18-25　广泛的毛细血管瘤

病变通常在出生后第 2 年开始消退，60% 的病例在 4 岁前完全消退，76% 的病例在 7 岁前完全消退。因此，除非病变有可能导致弱视，否则不提倡治疗。病变可以通过遮盖眼球或引起明显的散光而导致弱视。

治疗方案包括注射糖皮质激素、口服糖皮质激素、手术切除、干扰素 -α-2a 及口服普萘洛尔。

图 18-26 这样的病例必须进行治疗，在过去包括使用局部或全身糖皮质激素。

通常首选病灶内注射糖皮质激素，以避免与口服糖皮质激素相关的众多不良反应。使用曲安奈德（40mg/ml）和倍他米松（6 mg/ml）50：50 的混合物，在血管瘤内注射 1～2ml。应使用 27 号针头，并在注射前进行抽吸，以避免注射入血管内。使用 10ml 注射器可以降低液压，因此减少不慎注射入血管内而出现逆流的可能。

通常在 1～3 天内，即可看到糖皮质激素注

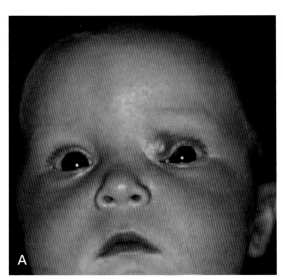

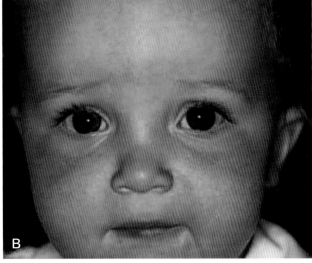

▲ 图 18-26　A. 婴儿小的上睑毛细血管瘤，导致 5 度散光；B. 同一患者在局部注射糖皮质激素 6 个月后，血管瘤和散光完全消退

射后的反应，最明显的消退发生在最初 1~2 周内。逐渐但缓慢的消退可能会持续 6~8 周。如果对第 1 次注射的反应不充分，可以在大约 8 周后再注射 1 次。尚不完全了解病灶内糖皮质激素注射的作用机制，一般认为糖皮质激素会引起病灶内血管收缩，从而促使毛细血管闭合，并导致局部组织缺氧。

尽管比全身性糖皮质激素给药更安全，但病灶内注射糖皮质激素也会发生相关的并发症。这些包括可见的皮下沉积物、脂肪萎缩、眼睑皮肤坏死，以及因疏忽性的血管内注射而导致视网膜中央动脉阻塞、肾上腺抑制和生长迟缓。在注入眼眶深部肿瘤之前，应先行 CT 检查。但是，在这种情况下，应考虑口服糖皮质激素泼尼松 [1~2 mg/（kg·d）]。这种治疗应与儿科医师一起进行，并且必须全面告知父母全身性糖皮质激素使用的所有潜在不良反应。

由于大量药物注射，病灶可能会明显扩大，极少情况下会出血，但轻微压迫即可确保止血。在注射期间和注射后应检查视网膜血管，以确定视网膜中央动脉是否有损伤。

如果血管瘤非常大，需要高剂量的糖皮质激素，注射应局限在最关键的区域，如上睑下垂阻碍视轴时的上睑。

对于小的、相对局限性的、药物无效的、会导致弱视的附属器血管瘤，以及消退后残留的血管瘤，手术切除有时是有效的。有时，较大的眼睑病变可以通过手术安全地切除，但

这样的手术需要技巧和经验（图 18-27）。Colorado 针式电刀可有效减少此类手术的出血。

干扰素 -α-2a 治疗通常用于威胁生命或视力的糖皮质激素抵抗的血管瘤。干扰素治疗的反应可能很慢，不足以缓解迫在眉睫的弱视。因为可能需要几周或几个月的每天注射，并且干扰素治疗的效果通常并不显著，所以这种治疗在眼眶病变中的普及程度有限。干扰素治疗的不良反应很常见，在治疗期间必须严密监测患者。

现在已提倡口服普萘洛尔，并显示出一些非常有希望的结果。这种治疗可以避免使用糖皮质激素。

普萘洛尔是一种非选择性 β 受体阻滞药，能抑制肾上腺素和去甲肾上腺素对 $β_1$ 和 $β_2$ 受体的作用。它已被用于治疗儿童的高血压、心动过速、偏头痛、震颤和行为焦虑症。它有良好的安全性和良好的耐受性记录。

2008 年，Christine Leaute-Labreze 医师及其同事报道了 2 例儿童患者，他们在口服普萘洛尔治疗心脏病时，表现出毛细血管瘤的消退。随后，他们使用口服普萘洛尔治疗了另外 9 例患有毛细血管瘤但没有心脏病的儿童。所有这些患者都在口服普萘洛尔后 24h 内出现血管瘤的变化，每位患者在 1 个疗程后，病灶均消失，没有明显的全身不良反应。

普萘洛尔治疗毛细血管瘤的作用机制尚不完全清楚，但可能包括血管收缩、血管内皮生

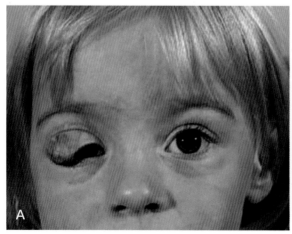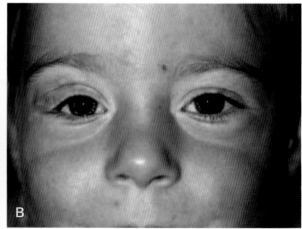

▲ 图 18-27　**A.** 对糖皮质激素注射无效的右上睑毛细血管瘤；**B.** 病灶减瘤、楔形切除和上睑提肌转移术后 2 个月的外观

长因子（VEGF）和成纤维细胞生长因子等生长因子下调，以及引发细胞凋亡。

随后有许多报道称口服普萘洛尔作为毛细血管瘤的主要治疗方法效果很好，尽管这种治疗方法并不是对所有患者都有效，有的病灶治疗后复发，有的病灶继续进展，完全没有反应。必须考虑口服普萘洛尔治疗的不良反应，包括心动过缓、低血压、低血糖、药物过敏反应和胃肠道不适。

口服普萘洛尔的治疗应由儿科医师进行。

> **要点**
>
> 口服普萘洛尔可以避免使用糖皮质激素治疗眼睑和眼眶毛细血管瘤。

(3) 视神经鞘脑膜瘤：这种肿瘤通常发生于中年人。肿瘤起源于视神经脑膜鞘，通常在明显眼球突出之前导致视神经受压。患者通常表现为缓慢进行性无痛性视力丧失。可以看到单侧视神经盘水肿、视神经盘萎缩和视睫状分流血管（图18-2C和D）。这些分流血管代表了先前存在的静脉通道的扩张，这是由于压迫视神经眶内部分的肿块阻塞了静脉血流而造成的。

CT可能提示视神经轻度增大，偶尔可能会出现外生性肿瘤，这可能会给诊断带来挑战，需要活检。偶尔可以看到钙化。轴位CT有时可见"轨道征"，沿视神经鞘可见平行的放射线（图18-2E）。在冠状扫描中，可以看到1个无线电感应环。这个征象代表视神经鞘脑膜瘤的诊断。

MRI被用来显示病灶的后方范围。局限于视神经管的病变可能对诊断构成挑战。虽然视神经鞘脑膜瘤是良性病变，但在40岁以下的患者中，这种病变可能表现得更具侵袭性，可能需要手术切除。囊状肿瘤可能扩散到眼眶，使手术切除极其困难。立体定向放射治疗可以考虑用于提示病变生长的患者，以更长时间保留有用的视觉功能。手术切除通常是在较年轻的患者中进行的，因为他们肿瘤的生长较为活跃，有向颅内扩展的危险。它也可以用来治疗畸形的眼球突出症和失明患者。这种手术需要经颅入路，将神经从视交叉移至眼球。

(4) 蝶骨翼脑膜瘤：蝶骨翼脑膜瘤比视神经鞘脑膜瘤更常见。骨质增生进入眼眶通常会导致缓慢进行性无痛性眼球前突伴下移。在因视神经压迫而导致视力丧失之前，眼球突出程度已经很明显。颞骨"饱满"是指骨质增生侵犯到颞窝。在CT上很容易看到骨质增生，但显示相关软组织病变的完整范围需要使用静脉对比剂（图18-14A）。

肿瘤可以减瘤，但不能完全切除。放射治疗有时也使用，在控制肿瘤进展和保护视觉功能方面非常有效，但有些肿瘤对放射治疗敏感性不高。复发很常见，患者的一生中需要重复进行手术。

蝶眶脑膜瘤被认为与蝶骨翼脑膜瘤有本质不同。它们由不同的眶周成分来定义（图18-14B）。它们可以更快地侵犯到眶尖和海绵窦并引起视神经受压。术后复发很常见，可能需要放射治疗来保护视觉功能。

(5) 视神经胶质瘤：视神经胶质瘤与视神经鞘脑膜瘤不同，是一种起源于视神经组织的固有视神经肿瘤。它通常最初见于10岁以下的儿童。视神经鞘脑膜瘤会压迫视神经，使视觉功能逐渐丧失。与视神经鞘脑膜瘤相比，视神经胶质瘤患儿的视力通常保存得比较好。这种病变被认为是错构瘤，而不是真正的肿瘤。患者倾向于发展为非常缓慢的进行性无痛性眼球突出症。病灶的黏液变性很少会出现快速进展。

大多数视神经胶质瘤是单侧的。大约25%的患者患有神经纤维瘤病。双侧视神经胶质瘤可诊断为神经纤维瘤病。

CT通常显示视神经梭形增大，但也可见偏心性增大（图18-28）。与视神经脑膜瘤相比，没有钙化。应进行MRI检查以评估病变的后方范围。高达50%的患者的视交叉可能会受到影响。其他颅内区域也会受到影响，可能导致预后不良。

如果临床诊断不明确或眼球突出突然加重，可以进行切开活检。大多数患者适合定期的MRI扫描观察。通常只有视力不佳和失明的患者才需要手术切除病灶。大多数患者手术需要经颅入路。

(6) 泪腺肿瘤：泪腺病变治疗的主要步骤包括准确的临床和研究，分类为肿瘤、炎症和结构性改变。这些改变可以是固有的，也可以是非固有的（表 18-3）。

表 18-3 泪腺窝占位性病变示例		
分类	固有的	非固有的
肿瘤	上皮肿瘤 / 淋巴瘤	骨髓瘤
炎症	结节病	肉芽肿
结构性病变	泪囊突出	皮样囊肿

结构性病变——如包涵体囊肿、皮样囊肿和皮脂瘤，通常不难与其他改变相鉴别（图 18-29）。

炎症性病变（图 18-30A 至 C），特别是亚

急性或慢性病变，以及影像学特征提示无破坏性局部浸润的炎症病变，应进行切开活检（图 18-30D 和 E）。治疗基于组织学结果。通常认为，

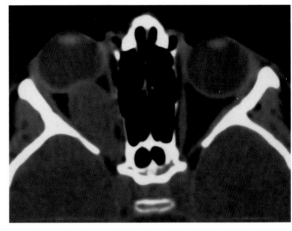

▲ 图 18-28 轴位 CT 扫描提示右侧肌锥内间隙有梭形病变。患者患有视神经胶质瘤

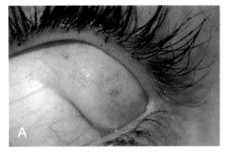
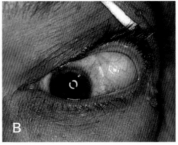
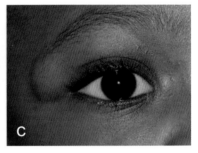

▲ 图 18-29 A. 典型的皮脂瘤。可见的部分代表"冰山一角"。病变通常侵犯眼眶深处。尝试手术切除可能会损伤泪道，导致干眼；损伤外直肌，导致复视；损伤提肌腱膜，导致上睑下垂；损伤结膜，导致结膜瘢痕，眼球运动受限。B. Tenon 囊破裂所致眼眶脂肪脱垂的典型表现。这种表现应与脱垂的泪腺相鉴别，后者的外观要苍白得多。C. 典型的外眦处皮样囊肿

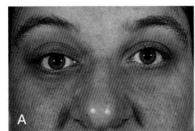
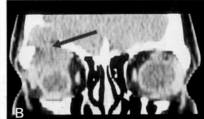
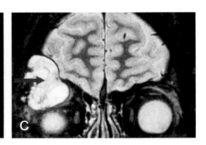
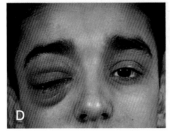
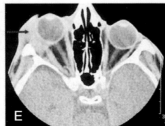

▲ 图 18-30 A. 患者表现为右侧泪腺区域可触及的肿块和右侧眼球向下移位。B. 冠状位 CT 扫描提示右额骨内的病变侵犯至眼眶，导致患者眼球向下移位。C. 同一病变的冠状位 MRI 扫描。患者先前该部位的钝性外伤史提示诊断为胆固醇肉芽肿。手术切除后组织学证实了这一点。D. 15 岁慢性眼眶炎性肿块患者。E. 轴位 CT 扫描，提示右侧泪腺区域有肿块（箭）。活检证实是眼眶特发性硬化性炎症

泪腺的所有固有肿瘤性病变中约有 50% 是上皮肿瘤，50% 是淋巴瘤。在上皮肿瘤中，50% 是多形性腺瘤，50% 是癌。在这些癌症中，有 50% 是腺样囊性癌，其余的则分为混合型肿瘤和其他癌。尽管这些数字有助于记忆，但却受到了挑战。

泪腺上皮肿瘤的主要治疗目标是鉴别多形性腺瘤（良性混合细胞瘤）和癌。然而，这并非易事。一般来说，多形性腺瘤的特点是病程长，无疼痛。它往往发生在 20—50 岁。眼眶 CT 通常提示清晰、规则、均匀的肿块，导致泪腺窝骨的压力性侵蚀（图 18–31）。

相比之下，癌症病史较短，约 30% 的病例

与疼痛有关。腺样囊性癌的发病率在 30—40 岁达到高峰。眼眶 CT 可提示不规则病变，伴有邻近结构浸润、骨质破坏和钙化（图 18–32A 和 B），尽管这些特征在年轻患者中往往缺失（图 18–32C 和 D）。

该病诊断的主要目的是确定多形性腺瘤的特征性临床和研究特点，以确保最初的治疗是完全切除，避免切开活检。对于一些没有教科书上的症状和体征的患者来说，这可能是困难的（图 18–33）。对于所有其他累及泪腺窝的病变（明确的非浸润性病变除外，如皮样囊肿），为了诊断的目的，手术干预应该是切开活检。

多形性腺瘤经适当治疗后预后良好。然而，

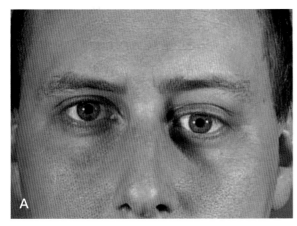
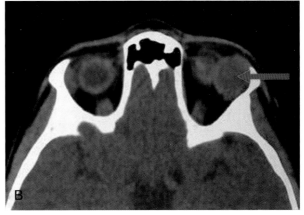

▲ 图 18–31 **A.** 患者有 **2** 年的渐进性无痛性非轴性眼球突出病史。**B. CT** 轴位扫描提示左侧泪腺窝内有边界清楚的肿块，邻近骨质受压、侵蚀。术前诊断为多形性腺瘤（箭），病理已证实

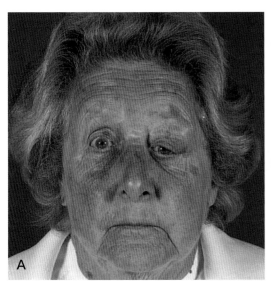
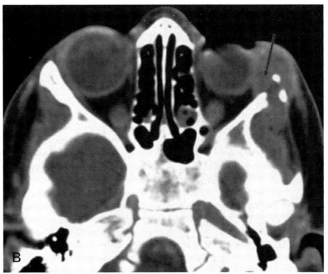

▲ 图 18–32 **A.** 老年患者，表现为快速进展的非轴性左侧眼球突出伴疼痛。**B.** 轴位 **CT** 扫描提示泪腺窝区有肿块，相邻骨质破坏（蓝箭）。经眶隔入路活检证实诊断为泪腺腺样囊性癌

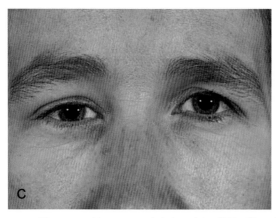
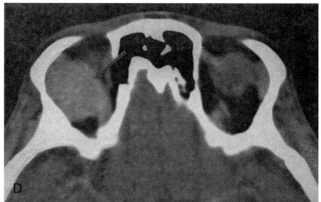

▲ 图 18-32（续） C. 40 岁患者，右泪腺区可触及肿块 4 个月。D. 轴位 CT 扫描提示 1 个大而边界清楚的肿块，没有任何邻近的骨质侵蚀或破坏（蓝箭）。病变为腺样囊性癌

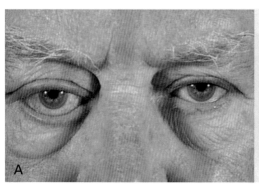
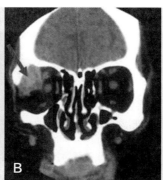

◀ 图 18-33 A. 66 岁患者，有 4 个月的无痛性非轴性眼球突出病史。B. 冠状 CT 扫描提示泪腺窝骨质重塑，并有大的不规则肿块（蓝箭）。通过外侧眶切开术整块切除病灶，被证实为多形性腺瘤，仅肿瘤的中部核心有恶变

不完全切除或切开活检后复发率很高。不完全切除后可能会延迟多年复发，并可能发生恶变。

腺样囊性癌的预后很差。其有嗜神经侵袭的倾向，可能侵犯到实性肿块的表观边缘之外几厘米，这是影响预后的主要因素。临床过程是痛苦的局部和区域复发，然后是全身性扩散。中位无病生存期为 3 年，总体中位生存期约为 10 年。

当术前评估提示为泪腺恶性肿瘤时，推荐的治疗方法是手术治疗，首先进行经鼻中隔诊断性活检，然后进行全眶内容摘除或整块切除，最后进行放射治疗。但放射治疗的作用是有争议的。

要 点

泪腺肿瘤治疗的主要目标是确定多形性腺瘤特征性的临床和研究特点，以确保最初的治疗是完全整块切除，避免切开活检。

(7) 淋巴瘤：眼眶淋巴瘤是一种罕见的结外非霍奇金淋巴瘤（NHL），占总数不到 1%。淋巴瘤是眼眶内最大的淋巴增生性疾病。大约 55% 发生在眼眶的恶性肿瘤是淋巴瘤。大约 75% 的眼眶淋巴瘤是单侧的，25% 是双侧的；50%～60% 的眼眶淋巴瘤表现为孤立的眼眶病变；30%～35% 的眼眶淋巴瘤在出现时有全身疾病的证据。因此，应对所有眼淋巴瘤患者进行全面检查，以排除系统性淋巴瘤。在那些出现孤立性眼眶疾病的患者中，约有 15% 随后发展为全身性疾病。

成像技术的进步、活检技术的改进，以及较新的分类系统可能是淋巴瘤发病率明显增加的原因。人口老龄化、免疫抑制药使用的增加及获得性免疫缺陷综合征（acquired immunodeficiency syndrome，AIDS）的流行也是 NHL 发病率明显增加的原因之一。

多年来，不同的分类系统用于区分淋巴瘤，包括 Rappaport 分类（直到 20 世纪 70 年

代一直使用）、工作分类、美国国家癌症研究所工作分类及修订后的欧美淋巴瘤分类（Revised European-American Lymphoma Classification，REAL）。2001 年，世界卫生组织（World Health Organization，WHO）公布了一项现代综合分类系统，这是关于淋巴瘤分类的第一个全球共识文件，并在 2008 年更新。预后取决于淋巴瘤的组织学类型、分期和治疗。一般来说，采用现代化治疗的非霍奇金淋巴瘤患者，5 年的总生存率约为 60%。

黏膜相关淋巴组织结外边缘区 B 细胞淋巴瘤（MALT 淋巴瘤）最常见，占 38%，其次是滤泡中心淋巴瘤（29%）、弥漫性大 B 细胞淋巴瘤（19%）、套细胞淋巴瘤（7%）。据报道，外周 T 细胞淋巴瘤和自然杀伤细胞淋巴瘤也会影响眼眶。

这些病变通常影响 50 岁以上的患者。眼眶淋巴瘤表现为无痛性眼球突出。典型的表现是渐进性起病，伴缓慢无痛性进展。通常，它们发生在眶外的前方、上方或外侧。触诊时肿块通常呈橡胶状或质硬，没有明显的骨质破坏。泪腺、泪囊和眼外肌也可同样受累。

结膜淋巴瘤具有特征性的橙红色外观（图 18-34）。结膜淋巴瘤可能是眼眶或眼内淋巴瘤的侵犯。淋巴瘤性病变也可累及眼睑的隔前部分。

CT 检查中，它们倾向于将自己塑造成眼球和邻近的眶骨的形状。它们可能累及泪腺。它们在 CT 上的密度往往与眼外肌的密度相似（图 18-35）。

获得合适的安全活检是治疗眼眶淋巴瘤的关键。应送检 2 份组织样本进行组织病理学评估。一份样本用福尔马林固定，苏木精和伊红染色，另一份未处理的样本进行免疫组化评估。

患者应被转诊到在淋巴瘤治疗方面有专长的肿瘤科团队进行系统检查，以进行疾病的分期。患者要接受以下检查，即一次全面的身体检查、散瞳眼底镜检查、全血细胞计数、生化特征、肝功能检测、眼眶 CT/MRI 检查、腹部、胸部和骨盆的 CT 扫描、骨髓穿刺、胃肠道内镜检查及全身 PET 扫描（如果可用）。

放射治疗是治疗眼眶淋巴瘤的有效方法。淋巴瘤对辐射有明显的敏感性。初始化疗对局限性低度恶性眼眶淋巴瘤疗效甚微，因此不主张作为一线治疗。根据浸润程度不同，可以使用不同的放射治疗技术。眼眶淋巴瘤的长期局部控制通常可以通过放射治疗来实现，但是复发是很常见的，因为有远位复发的风险。化疗用于更具侵袭性的组织学亚型和全身性疾病患者。

结膜淋巴瘤是已知的眼眶外扩散率和淋巴瘤相关死亡率最低的肿瘤。以眶深部淋巴瘤、泪腺淋巴瘤或眼睑淋巴瘤为主的患者，眶外扩散率和淋巴瘤相关死亡率升高。

(8) 转移瘤：眼眶转移瘤的病理生理学反映了原发肿瘤的特征。转移瘤可能以快速进展的肿块形式出现，并伴有眼球突出、浸润征象和骨破坏，或者可能伴有软组织的隐匿性瘢痕。

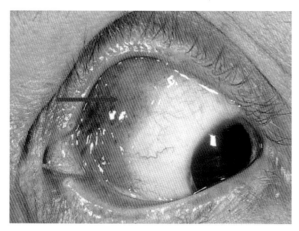

▲ 图 18-34　典型的鲑鱼斑样病变（箭）

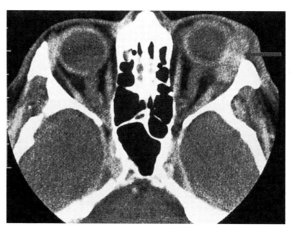

▲ 图 18-35　轴位 CT 扫描提示眼眶淋巴瘤（蓝箭）与邻近结构融合

患者可能已经患有已知的原发性肿瘤，或者可能已经接受了很多年的肿瘤治疗。有时，原发性肿瘤是隐匿的。

有些肿瘤有转移到特定眼眶结构的趋势，如乳腺癌转移到眼外肌，前列腺癌转移到骨。有些肿瘤具有不寻常的全身特征，如类癌以眼眶肿块的形式出现，伴有 5- 羟色胺（5-HT）释放引起的类癌综合征的特征（图 18-36）。

最常转移到眼眶的肿瘤包括乳腺癌、支气管癌、神经母细胞瘤、前列腺癌、胃肠道癌、肾癌、黑色素瘤、甲状腺癌、类癌肿瘤及 Ewing 肉瘤．CT 提示典型的包绕眼球或球后软组织的浸润性肿块，可能侵犯到鼻旁窦或颅腔。

眼眶外科医师的工作是进行安全的眼眶活检。应将患者转诊至肿瘤科，进行进一步检查和合适的治疗。尽管某些患者可以实现长期生存，但治疗目标通常是姑息性治疗。

(9) 横纹肌肉瘤：横纹肌肉瘤是儿童最常见的原发性眼眶恶性肿瘤。虽然从出生至 70 岁的患者都有报道，但大多数病例发生在 10 岁之前。最常见的表现是快速进行性眼球突出，伴有眼球下外侧移位。相关的炎症征象可能导致最初的误诊。肿瘤也可能伪装成其他病变，使诊断变得困难（图 18-37）。

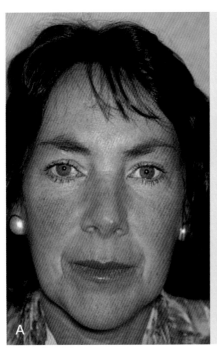
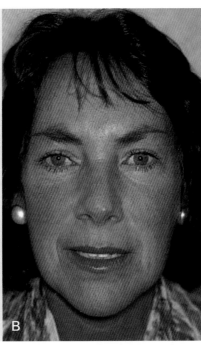

◀ 图 18-36　A. 该患者表现为复视和右眼球突出。B. 5min 后，患者出现类癌综合征症状，因释放 5-HT 而出现明显的面部和颈部潮红。她患有小肠类癌，伴有肝转移和右下直肌转移

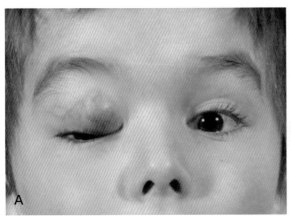
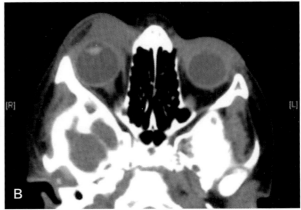

▲ 图 18-37　A. 患儿右上睑病变迅速增大，最初误诊为毛细血管瘤。行病灶切除活检，证实为横纹肌肉瘤。B. 同一患儿的轴位 CT 扫描，提示肿瘤在眶隔前位置

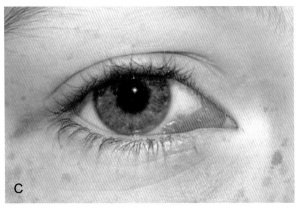

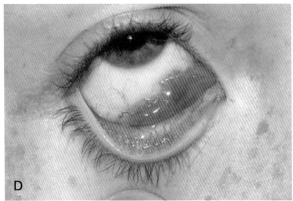

▲ 图 18-37（续）　C 和 D. 结膜乳头状瘤患儿。病灶切片证实为横纹肌肉瘤

CT 上，肿瘤通常边界相对清楚，但伴有骨质破坏（图 18-38）。可能有眶外或颅内侵犯。横纹肌肉瘤的鉴别诊断包括眼眶蜂窝织炎、神经母细胞瘤、淋巴肉瘤性绿色瘤、淋巴管瘤、毛细血管瘤、皮样囊肿破裂及嗜酸性肉芽肿。

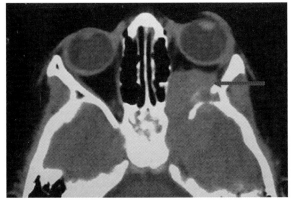

▲ 图 18-38　横纹肌肉瘤（蓝箭）患儿的轴位 CT 扫描，累及后眶部，局部骨质破坏并侵犯至颅中窝

识别该肿瘤非常重要。如果不紧急治疗，该肿瘤是致命性的。应尽快对病变进行活检。应立即将患者转诊至小儿肿瘤科，以便对疾病进行分期，并进行化疗和放射治疗。该病 5 年生存率约为 95%。

(10) 继发性眼眶肿瘤：眼眶可能受到邻近结构（如鼻旁窦、眼球和眼睑）的良性肿瘤或恶性肿瘤的侵袭。被忽视的眼睑肿瘤，包括鳞状细胞癌、基底细胞癌，特别是发生在内眦的硬斑病样肿瘤，可以侵犯眼眶并出现眼球突出和复视。眼球运动障碍可能与肿瘤本身的机械性限制有关，也可能与脑神经受累有关。为了达到治愈的效果，可能需要进行眼眶摘除术。在适当的情况下，这种手术可能需要辅以放射治疗。

脉络膜黑色素瘤的巩膜外眼眶侵犯可表现为眼球突出（图 18-39）。轻至中度的扩张通常

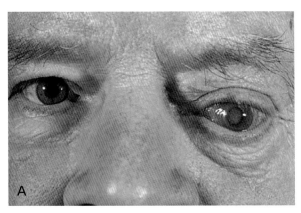

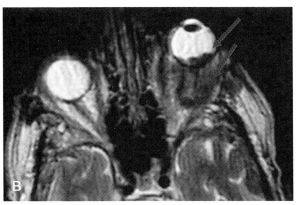

▲ 图 18-39　A. 该患者被诊断为疼痛性左眼非轴性眼球突出。他患有成熟期白内障和虹膜红变性青光眼。患者左上睑有一处深色变色。B. 轴位 MRI 扫描提示眼内病变位于后极部，眶内肿块大而不规则。患者患有脉络膜黑色素瘤，伴有大量巩膜外侵犯（箭）

可以通过敷贴放射疗法、结膜或腱膜切除，或眶外侧切开入路眼球摘除，并彻底仔细地清除眼眶肿块来处理。对于较大的眼眶侵犯，摘除时应保留皮肤。

鼻旁窦的肿瘤可能侵犯到眼眶，并伴有非轴向性眼球突出。眼球移位的方向反映了肿瘤的位置及其在眼眶中的侵犯。此类病变应转诊给耳鼻喉科医师进行活检。这类肿瘤的治疗可能需要多学科团队的合作，可能涉及手术切除、放射治疗和化疗。

5. 血管疾病　眼眶血管病变很常见，包括海绵状血管瘤、毛细血管瘤、淋巴管瘤、静脉曲张和动静脉畸形。根据临床和影像学标准及血流动力学特性对这些血管异常进行分类。正确的诊断很重要，因为无血流、慢血流和高血流病变的自然病史和正确治疗方案往往有很大的不同。

眼眶血管病变可分为 3 种类型：① 1 型（无血流）病变基本上与血管系统无连接，包括淋巴管瘤或淋巴静脉畸形和海绵状血管瘤。② 2 型（静脉血流）病变可表现为与静脉系统有直接和丰富交通的扩张性病变，也可表现为与静脉系统交通极少的非扩张性异常。1 型和 2 型可合并扩张和非扩张的血流动力学特征。③ 3 型（动脉血流）包括动静脉畸形，其特征是直接高血流通过病变至静脉侧。

动静脉分流：动静脉（arteriovenous，AV）分流可以是先天性的，也可以是后天性的。它们可由创伤造成或自发发生。血流动力学分为高流量分流和低流量分流。高流量分流通常是外伤性颈动脉海绵窦瘘或动静脉畸形，而低流量分流是自发性海绵窦硬膜动静脉瘘。

高流量分流的临床特征很明显（图 18-40），即搏动性眼球突出、杂音、眼睑水肿、视力下降、结膜水肿或结膜脱垂、继发于上巩膜静脉压升高的眼压升高、视网膜血管扩张及脑神经麻痹。

相比之下，低流量分流的临床特征远没有那么明显，可能导致误诊（图 18-41）。可有红眼伴上巩膜静脉扩张、轻微眼球突出及眼压轻度升高。这种临床表现常导致结膜炎、巩膜外层炎和甲状腺眼病的误诊。

CT 显示眼球突出、眼上静脉扩张（图 18-42）、眼外肌增大。认识到眼上静脉扩张很重要，因为红眼患者眼外肌增大会增加甲状腺眼病的误诊。海绵窦扩张是颈动脉海绵窦瘘的重要影像学特征。

动脉造影证实了这一诊断。这也有助于制订治疗计划。

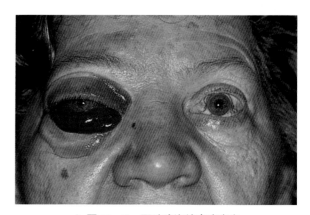

▲ 图 18-40　颈动脉海绵窦瘘患者

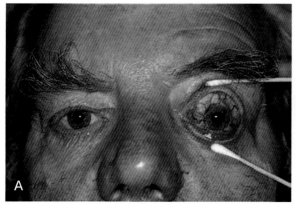

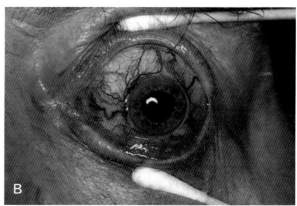

▲ 图 18-41　A. 低流量动静脉分流患者；B. 患者左眼特写，显示弥漫性巩膜血管充血

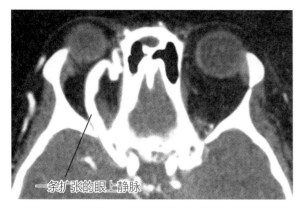

▲ 图 18-42　轴位 CT 扫描提示使用对比剂后明显扩张的眼上静脉

高流量分流通常需要治疗，而低流量分流可以保守治疗，并监测患者的视觉状态，因为许多低流量分流可以自愈。建议患者对患侧进行颈动脉按摩，可使分流自行关闭。分流的治疗需要介入性神经放射科医师的专业知识。根据瘘管的类型和血流动力学，分流的关闭通常是通过血管内途径，可以是动脉的，也可以是静脉的。栓塞剂包括用于直接高流量病灶的球囊和弹簧圈，以及用于低流量瘘管的颗粒。这些技术显著促进了这些病变的治疗，并发症发生率相对较低。然而，必须考虑到脑血管意外或失明的相关风险。

对于一些瘘管的治疗，神经放射科医师需要通过眼上静脉进入。眼整形外科医师在进入静脉方面起着重要作用。通过上睑皮肤皱褶切口小心显露，使用 2-0 丝线控制静脉开合（图 18-43A）。在静脉壁上做一小切口，导管沿着静脉进入海绵窦（图 18-43B）。导管固定到位，

由神经放射科医师在放射引导下插入导丝和线圈。

对于部分患者，动静脉畸形最初可以由神经放射科医师栓塞，这样外科医师就可以安全地切除残留的肿块。

6. 静脉曲张　眼眶静脉曲张在血流动力学上可以是活动性的，也可以是非活动性的。活动性病变与全身静脉系统有很大的关系，表现为对静脉压变化的反应增大。患者可能会出现间歇性眼球突出和眼眶疼痛，因紧张而加重。非活动性病变在血流动力学上更孤立，其特点是血液淤积，通常在老年患者中可导致血栓形成或偶尔出血。患者可能会出现急性眼球突出，缓慢自行消退。

静脉曲张可能非常难以治疗。介入的适应证是不适合保守治疗的引起疼痛和视力恶化的严重出血，以及严重的美容毁容。血流动力学活动性病变必须以敬畏和谨慎的态度处理（图 18-7）。

淋巴管瘤：淋巴管瘤是在血流动力学上孤立的薄壁、内皮衬里的血管错构瘤。他们不受 Valsalva 动作的影响。它们可能是浅表的，也可能是深层的，而且往往是弥漫的。浅表病变可局限于结膜和（或）眼睑，必要时可切除。深层病变往往在婴儿期或儿童早期表现为逐渐增大的肿块，视力下降，或在先前未识别的病变自发性出血后，突然出现剧烈的急性眼球突出。这通常发生在上呼吸道感染的情况下。具有浅表成分的眼眶深部病变在临床上很容易被诊断。深部病变可能会给诊断带来更大的挑战。患者

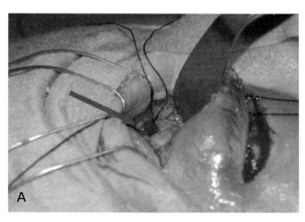
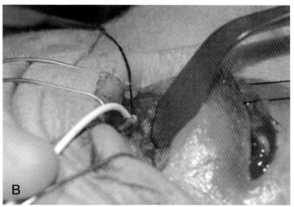

▲ 图 18-43　**A.** 已分离眼上静脉并缝合以控制出血（箭）；**B.** 已将导管插入静脉，并用缝合线固定到位

可能会表现出其他有助于诊断的线索，如口腔内血管病变（图 18-44）。

深部淋巴管瘤通常在 CT 上表现为肌锥内和肌锥外的低密度囊性肿块。在大约 50% 的病例中，病灶周围可能会出现对比度增强。病变在磁共振成像上显示得非常清楚（图 18-45）。

这些病变的治疗应尽可能保守。如果急性出血导致压迫性视神经病变或暴露性角膜病变，单靠保守治疗是不合适的，可能需要手术治疗。手术应该保守，并以切除主要的巨大囊肿为目标，这些囊肿会升高眶内压，导致严重的眼球突出或压迫视神经。多次手术切除最终会导致视力变差。

有人主张使用硬化剂（如 5% 鱼肝油酸钠或博来霉素）来治疗某些眼眶淋巴管瘤，并且可能非常有效。在使用这些药物之前，最重要的是使用动态对比增强 MRA（CEMRA）来确认病变在血流动力学上是孤立的。也可以在眶切开时注射硬化剂（如纤维蛋白密封剂 Tisseel），然后立即切除病变（图 18-46）。Tisseel 的这种使用是超出药品说明书的。

7. 结构性疾病　结构性疾病可能是先天性的，如皮样囊肿、神经纤维瘤病中的蝶骨翼发育不良（图 18-2H 至 J）、脑膨出和伴有眼眶囊肿的小眼畸形，或获得性的，包括眶壁爆裂性骨折和隐匿性鼻窦综合征（图 18-6）。在这些疾病中，皮样囊肿在临床上最常见。

皮样囊肿：皮样囊肿是一种包含皮肤和皮肤附属器（即毛发、角蛋白和皮脂腺物质）的迷芽瘤。（表皮样囊肿非常相似，但不含皮肤附属器。）病变发生于骨缝，最常见的是额颧缝（图 18-47A 至 C）。它通常在婴儿期表现为位于眼眶外的光滑、无痛、逐渐增大的囊性肿块（图 18-29）。它可以自由活动，也可以固定在下面的骨缝上。然而，如果它来自更深的骨缝，如蝶颧缝，在年轻人中可能会出现渐进性的无痛性轴性或非轴性眼球突出（图 18-47D 至 G）。

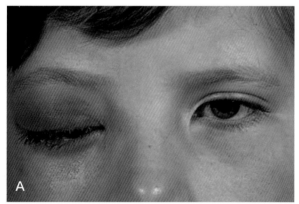
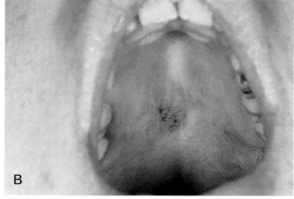

▲ 图 18-44　A.10 岁患儿，表现为急性右眼球突出；B. 患儿的硬腭检查提示有血管异常，眼眶病变为淋巴管瘤伴急性病灶内出血

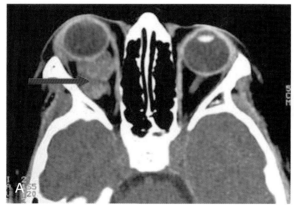
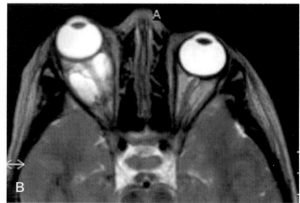

▲ 图 18-45　A. 眼眶淋巴管瘤（蓝箭）的轴位 CT 扫描；B. 同一患者的轴位 T$_2$ 加权 MRI 扫描

病变很少在轻微创伤后破裂，也很少出现急性眼眶炎症的症状。

可以自由活动的浅表病灶很容易切除，不需要术前成像。可通过上睑皮肤皱褶切口去除眉外侧或眶上内侧的浅表病灶，避免可见的瘢痕。手术切除时应格外小心，以避免使囊肿破裂。

固定在骨骼上的病变应用 CT 成像。重要的是要排除哑铃型皮样囊肿的可能性，它从颞窝穿过眶侧壁进入眼眶。然后可以选择适当的手术入路以完全切除病灶。这可能需要正式的外侧眶切开术（图 18-47D 至 G）。如果不能切除整个病灶将导致复发，这将更加难以治疗。

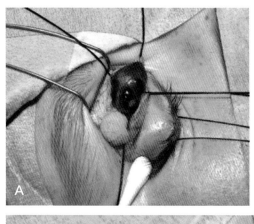
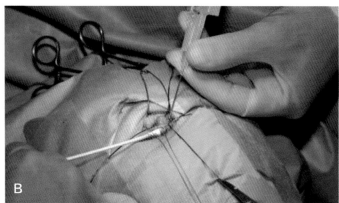
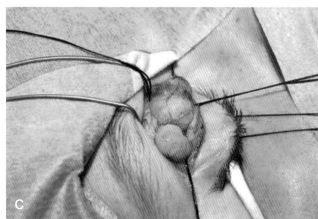
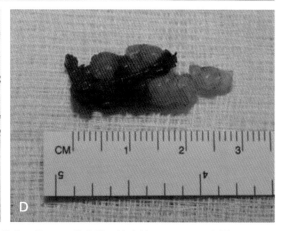

▲ 图 18-46　**A.** 经眶前入路切开显露的多分叶状眶内侧淋巴管瘤（箭）；**B.** 该病灶正被注射 Tisseel；**C.** 注射 Tisseel 后病灶的外观；**D.** 整块切除病灶的外观

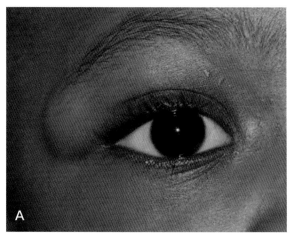
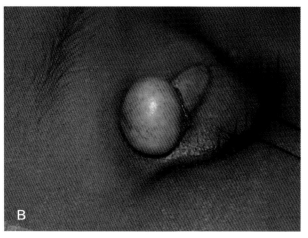

▲ 图 18-47　**A.** 基于右额颧缝的典型皮样囊肿；**B.** 通过上睑皮肤皱褶切口显露皮样囊肿

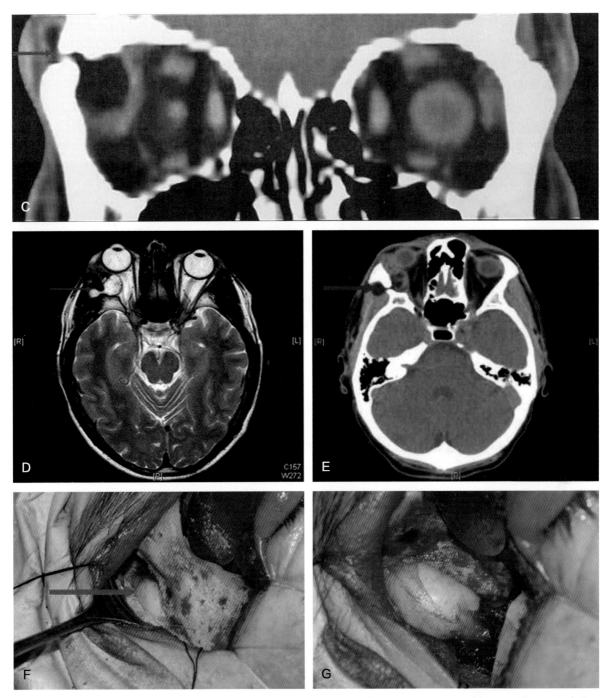

▲ 图 18-47（续） C. 冠状位 CT 提示眶内皮样囊肿与额颧缝有关（红箭）；D. 轴位 MRI 扫描提示哑铃状眶外侧皮样囊肿（蓝箭）；E. 同一眼眶病变（蓝箭）的轴位 CT 扫描；F. 已显露出皮样囊肿的颞部侵犯（红箭）；G. 行外侧眶切开术，完整保留皮样囊肿

手术前 CT 也适用于内眦的任何病变。内眦肿块的鉴别诊断包括脑膨出，应予以排除。

九、变性和沉积

变性和沉积是较为罕见的眼眶疾病，如淀粉样变性、硬皮病（图 18-48A）和 Parry-Romberg 综合征（图 18-48B 至 D）。

Parry-Romberg 综合征（也称为进行性半侧颜面萎缩）是一种罕见的神经皮肤综合征，以皮下组织进行性萎缩和变性为特征，通常仅在面部的一侧（半侧颜面萎缩），但偶尔会扩散到身体的其他部位。

该综合征可能是局限性硬皮病的一种变体，怀疑由自身免疫性机制引发，但这种获得性疾病的确切病因和发病机制仍不清楚。该综合征在女性中发病率较高，通常出现在5—15岁。除了结缔组织疾病外，该病还常常伴有明显的神经、眼部和口腔症状。相关症状和表现的范围和严重程度是高度可变的。症状和体征包括眼球突出症、眼睑下垂、Horner综合征、斜视、葡萄膜炎、异色症、咀嚼肌痉挛、颞下颌关节问题及牙齿问题。

大约25%的患者也有一侧舌头的萎缩。

Parry-Romberg综合征通常始于额部的一块局限性硬皮病，在患侧的面中部有一条向下延伸的线状瘢痕（军刀痕样线状硬皮病）（图18-6H至J）。

最初的面部变化通常涉及颞肌或颊肌所覆盖的面部区域，疾病逐渐发展，导致一侧面部皮肤和皮下组织和（或）肌肉萎缩（图18-48B至D）。

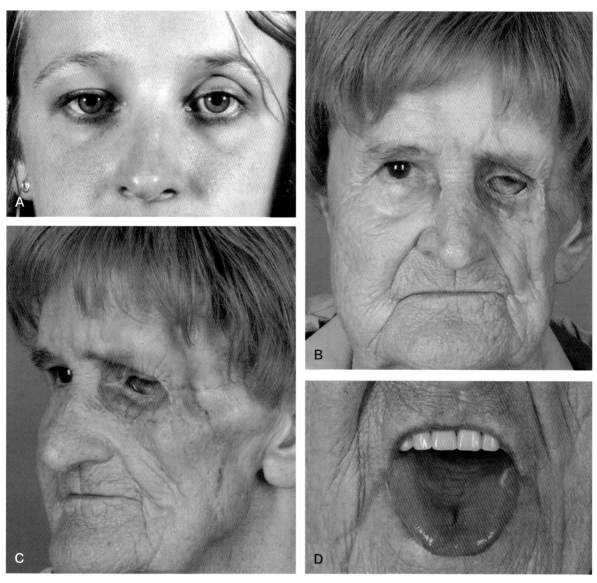

▲ 图18-48　**A.** 刀伤样线性硬皮病伴左上睑沟、典型的额骨凹陷患者；**B**和**C.** 老年Parry-Romberg综合征患者，表现为明显的左侧面部萎缩、上睑下垂和明显的眼球内陷伴下睑退缩；**D.** 同一患者的半侧舌萎缩

推荐阅读

［1］ Bernardini FP, Devoto MH, Croxatto JO. Epithelial tumors of the lacrimal gland: an update. Curr Opin Ophthalmol. 2008; 19(5):409–413

［2］ Bonavolonta G. Anterior, medial, lateral and combined surgical approaches to orbital tumor resection. In: Bosniak S, ed. Principles and Practice of Ophthalmic Plastic and Reconstructive Surgery, vol. 11. Philadelphia, PA: WB Saunders; 1996:1060–1069

［3］ Bonavolonta G. Surgical approaches to the orbit. In: Bosniak S, ed. Principles and Practice of Ophthalmic Plastic and Reconstructive Surgery, vol. 11. Philadelphia, PA: WB Saunders; 1996:1050–1055

［4］ Bosniak S. Principles and Practice of Ophthalmic Plastic and Reconstructive Surgery. Philadelphia, PA: WB Saunders; 1996:999–1006

［5］ Brannan PA. A review of sclerosing idiopathic orbital inflammation. Curr Opin Ophthalmol. 2007; 18(5):402–404

［6］ Brook I. Microbiology and antimicrobial treatment of orbital and intracranial complications of sinusitis in children and their management. Int J Pediatr Otorhinolaryngol. 2009; 73(9):1183–1186

［7］ Brown CL, Graham SM, Griffin MC, et al. Pediatric medial subperiosteal orbital abscess: medical management where possible. Am J Rhinol. 2004; 18(5): 321–327

［8］ Burkat CN, Lucarelli MJ. Rhabdomyosarcoma masquerading as acute dacryocystitis. Ophthal Plast Reconstr Surg. 2005; 21(6):456–458

［9］ Cannon PS, Mc Keag D, Radford R, Ataullah S, Leatherbarrow B. Our experience using primary oral antibiotics in the management of orbital cellulitis in a tertiary referral centre. Eye (Lond). 2009; 23(3):612–615

［10］ Chandler JR, Langenbrunner DJ, Stevens ER. The pathogenesis of orbital complications in acute sinusitis. Laryngoscope. 1970; 80(9):1414–1428

［11］ Char DH, Miller T, Kroll S. Orbital metastases: diagnosis and course. Br J Ophthalmol. 1997; 81(5):386–390

［12］ Coupland SE, Hummel M, Stein H. Ocular adnexal lymphomas: five case presentations and a review of the literature. Surv Ophthalmol. 2002; 47(5):470–490

［13］ Rootman J. Diseases of the Orbit, A Multidisciplinary Approach, 2nd ed. Baltimore, MD: Lippincott Williams & Wilkins; 2003

［14］ Dutton J. Atlas of Clinical and Surgical Orbital Anatomy. Philadelphia, PA: WB Saunders; 1994

［15］ Dutton JJ. Orbital imaging techniques. In: Yanoff and Duker, eds. Ophthalmology. London: Mosby; 2004:649–654

［16］ Eddleman CS, Liu JK. Optic nerve sheath meningioma: current diagnosis and treatment. Neurosurg Focus. 2007; 23(5):E4

［17］ Erb MH, Uzcategui N, See RF, Burnstine MA. Orbito-temporal neurofibromatosis: classification and treatment. Orbit. 2007; 26(4):223–228

［18］ Garcia GH, Harris GJ. Criteria for nonsurgical management of subperiosteal abscess of the orbit: analysis of outcomes 1988–1998. Ophthalmology. 2000; 107(8):1454–1456, discussion 1457–1458

［19］ Garrity JA, Henderson JW, Cameron JD. Henderson's Orbital Tumours, 4th ed. Philadelphia, PA: Lippincott Williams & Wilkins; 2007

［20］ Gordon LK. Orbital inflammatory disease: a diagnostic and therapeutic challenge. Eye (Lond). 2006; 20(10):1196–1206

［21］ Haik BG, Karcioglu ZA, Gordon RA, Pechous BP. Capillary hemangioma (infantile periocular hemangioma). Surv Ophthalmol. 1994; 38(5):399–426

［22］ Harris GJ. Idiopathic orbital inflammation: a pathogenic construct and treatment strategy. Ophthal Plast Reconstr Surg. 2006; 22(2):79–86

［23］ Harris GJ, Orbital Society. Orbital vascular malformations: a consensus statement on terminology and its clinical implications. Am J Ophthalmol. 1999; 127(4):453–455

［24］ Harris NL, Jaffe ES, Diebold J, et al. The World Health Organization classification of neoplastic diseases of the haematopoietic and lymphoid tissues: report of the Clinical Advisory Committee Meeting. Airlie House, Virginia, November 1997. Histopathology. 2000; 36(1):69–86

［25］ Kahana A, Lucarelli MJ, Grayev AM, Van Buren JJ, Burkat CN, Gentry LR. Noninvasive dynamic magnetic resonance angiography with Time-Resolved Imaging of Contrast KineticS (TRICKS) in the evaluation of orbital vascular lesions. Arch Ophthalmol. 2007; 125(12):1635–1642

［26］ Krishnakumar S, Subramanian N, Mohan ER, Mahesh L, Biswas J, Rao NA. Solitary fibrous tumor of the orbit: a clinicopathologic study of six cases with review of the literature. Surv Ophthalmol. 2003; 48(5):544–554

［27］ Lacey B, Chang W, Rootman J. Nonthyroid causes of extraocular muscle disease. Surv Ophthalmol. 1999; 44(3):187–213

［28］ Leibovitch I, Prabhakaran VC, Davis G, Selva D. Intra-orbital injection of triamcinolone acetonide in patients with idiopathic orbital inflammation. Arch Ophthalmol.

2007; 125(12):1647–1651

［29］Levin LA, Avery R, Shore JW,Woog JJ, Baker AS. The spectrum of orbital aspergillosis: a clinicopathological review. Surv Ophthalmol. 1996; 41(2):142–154

［30］Madge SN, Prabhakaran VC, Shome D, Kim U, Honavar S, Selva D. Orbital tuberculosis: a review of the literature. Orbit. 2008; 27(4):267–277

［31］McNab AA, Wright JE, Caswell AG. Clinical features and surgical management of dermolipomas. Aust N Z J Ophthalmol. 1990; 18(2):159–162

［32］McNab AA, Wright JE. Cavernous haemangiomas of the orbit. Aust N Z J Ophthalmol. 1989; 17(4):337–345

［33］McNab AA, Wright JE. Orbitofrontal cholesterol granuloma. Ophthalmology. 1990; 97(1):28–32

［34］McNab AA. Subconjunctival fat prolapse. Aust N Z J Ophthalmol. 1999; 27(1): 33–36

［35］Nerad JA, Carter KD, Alford MA. Disorders of the orbit: infections, inflammations, neoplasms, vascular abnormalities. In: Rapid Diagnosis in Ophthalmology-Oculoplastic and Reconstructive Surgery. Philadelphia, PA: Mosby Elsevier; 2008:160–239

［36］Pakrou N, Selva D, Leibovitch I. Wegener＇s granulomatosis: ophthalmic manifestations and management. Semin Arthritis Rheum. 2006; 35(5):284–292

［37］Léauté-Labrèze C, Dumas de la Roque E, Hubiche T, Boralevi F, Thambo JB, Taïeb A. Propranolol for severe hemangiomas of infancy. N Engl J Med. 2008; 358(24):2649–2651

［38］Rootman J, ed. Diseases of the Orbit. Philadelphia: JB Lippincott, 1988

［39］Rootman J, Kao SC, Graeb DA. Multidisciplinary approaches to complicated vascular lesions of the orbit. Ophthalmology. 1992; 99(9):1440–1446

［40］Rootman J, McCarthy M, White V, Harris G, Kennerdell J. Idiopathic sclerosing inflammation of the orbit. A distinct clinicopathologic entity. Ophthalmology. 1994; 101(3):570–584

［41］Rootman J. Why "orbital pseudotumour" is no longer a useful concept. Br J Ophthalmol. 1998; 82(4):339–340

［42］Rootman J. Orbital Disease Present Status and Future Challenges. Boca Raton, FL: Taylor and Francis, 2005

［43］Rose GE,Wright JE. Pleomorphic adenoma of the lacrimal gland. Br J Ophthalmol. 1992; 76(7):395–400

［44］Saeed P, Rootman J, Nugent RA, White VA, Mackenzie IR, Koornneef L. Optic nerve sheath meningiomas. Ophthalmology. 2003; 110(10):2019–2030

［45］Sato K, Yamaguchi T, Yokota H. A surgical technique with connective tissue repair for the management of subconjunctival orbital fat prolapse. Clin Experiment Ophthalmol. 2006; 34(9):841–845

［46］Soparkar CN, Patrinely JR, Cuaycong MJ, et al. The silent sinus syndrome. A cause of spontaneous enophthalmos. Ophthalmology. 1994; 101(4):772–778

［47］Taban M, Goldberg RA. Propranolol for orbital hemangioma. Ophthalmology. 2010; 117(1):195–195.e4

［48］Tessier P. Anatomical classification facial, cranio-facial and latero-facial clefts. J Maxillofac Surg. 1976; 4(2):69–92

［49］Thomas RD, Graham SM, Carter KD, Nerad JA. Management of the orbital floor in silent sinus syndrome. Am J Rhinol. 2003; 17(2):97–100

［50］Vaphiades MS, Horton JA. MRA or CTA, that＇s the question. Surv Ophthalmol. 2005; 50(4):406–410

［51］Walker RS, Custer PL, Nerad JA. Surgical excision of periorbital capillary hemangiomas. Ophthalmology. 1994; 101(8):1333–1340

［52］Swerdlow SH, Campo E, Harris NL, et al. WHO Classification of Tumours of Haematopoietic and Lymphoid Tissues, 4th ed. Lyon, France: IARC Press; 2008

［53］Wilhelm H. Primary optic nerve tumours. Curr Opin Neurol. 2009; 22(1):11–18

［54］Wobig JL, Dailey RA, eds. Oculofacial Plastic Surgery: Face, Lacrimal System, and Orbit. New York, NY: Thieme; 2004:192–254

［55］Wright JE, Rose GE, Garner A. Primary malignant neoplasms of the lacrimal gland. Br J Ophthalmol. 1992; 76(7):401–407

［56］Wright JE, Stewart WB, Krohel GB. Factors affecting the survival of patients with lacrimal gland tumours. Can J Ophthalmol. 1982; 17(1):3–9

第 19 章
眼眶手术入路
Surgical Approaches to the Orbit

摘要

"眼眶手术入路"描述了除甲状腺眼病或眶壁爆裂性骨折外，用于治疗眶内病变的手术入路。手术入路的选择取决于病变的解剖位置、大小、程度、可疑病理，以及手术目的。应用解剖学在很大程度上最关心的是眼眶被分割的手术间隙，即锥外、锥内、骨膜下、Tenon 囊下。眼眶手术的原则包括充分了解眼睑及眼眶解剖、眼眶病变及影像学技术，熟悉手术入路、器械及设备、适当的术野亮度及放大倍数，充分的手术显露及细致的解剖，仔细去除及活检标本送检，良好的止血，良好的术后护理。眼眶切开入路包括前、中间、外侧、内镜、联合、经颅等。视神经鞘开窗术对特发性颅内高压引起的视神经盘水肿所致视力减退的处理也有描述。

关键词： 眼眶、手术、手术入路、手术间隙、手术器械、眼眶切开、视神经鞘开窗

一、概述

本章介绍了眼眶病变管理中采用的手术入路。甲状腺眼病管理用于实现眶减压的手术入路见第 20 章。用于治疗眶壁爆裂性骨折的手术入路见第 26 章。

重要的是确保患者在行眼眶切开术前做好手术准备，特别是在高血压的管理和抗血小板和抗凝血药的使用方面。如果预期手术中出现明显失血，应将患者的血液提前分组保存，供血者交叉配血，以便必要时可用于输血。术前应进行全血细胞计数和血小板计数，并进行血生化指标检测。

医师应征得术前知情同意，确保患者了解手术风险和并发症，如术中创伤导致的视神经损伤，或术后眶内出血引起的视力损失。还应讨论手术入路的额外风险，包括感染、出血、上睑下垂、复视、感觉减退、瞳孔扩大、外观畸形、增生性瘢痕、脑脊液漏、脑膜炎、颅内创伤等。正确的手术侧应在与患者核对后由外科医师明确标记，核对同意书，并进行眼眶影像学扫描。

麻醉师应了解手术入路及下列要求：①头部体位；②鼻腔填塞；③缩血管药物的使用；④如果有适应证，应术前静脉注射乙酰唑胺；⑤术中静脉注射类固醇（地塞米松）；⑥静脉注射抗生素；⑦诱导术中低血压；⑧眼心反射的潜在危险；⑨出血潜在危险；⑩手术预期时间；⑪术后镇痛要求。

简单的眼眶切开术可在局部麻醉下进行，一般采用静脉镇静，但较复杂的眼眶切开术需在全身麻醉下进行。

患者在任何眼眶切开术后均应留院观察并定期复查视力。

至关重要的是患者的 CT 和 MRI 扫描均可在手术室进行。这些应该在与手术台相邻的屏幕上清晰可见。应在眼眶切开术开始前进行影像学确认，正确手术的一侧需由手术小组重新确认。影像学扫描可能需要进行反复确认，以确认眼眶病变的位置与手术侧一致。

手术方案应事先与护理小组协调一致，确保有合适的手术器械。手术入路的潜在改变，

视术中发现情况而定，应予以提前预料，并提供必要的器械。术前与病理科医师联系也很重要，特别是需要术中紧急活检报告时。病理科医师必须提供足够的临床细节。

如果多学科团队参与患者的手术管理，事先明确每个成员的职责很重要。这也与患者的术后护理有关。

> **要　点**
>
> 眼眶疾病患者手术治疗要点如下所示。
> - 患者准备：控制高血压、停用抗血小板药物、知情同意、正确手术部位检查及标记。
> - 与麻醉师沟通。
> - 与手术室护理人员沟通。
> - 与病理科医师沟通。
> - 确保患者所有眼眶扫描均可在手术室进行。

二、手术入路选择

眼眶病变手术入路的选择将取决于病变的解剖位置、病变的大小和程度、可疑病理和手术的目标。

1. 病灶的解剖位置　位于眼球中线前方的眼眶肿瘤，最常见的是经眼眶前切开术。位于眼球中线后方的肿瘤需要较复杂的深部手术入路，同时也受病变与视神经关系的影响。

> **要　点**
>
> 眼眶病变手术应选择避免经过视神经的手术入路。

2. 病灶大小及程度　多数眼眶病变可通过单侧眼眶切开术得到充分的治疗。有些眼眶病变需要结合双侧眼眶切开术，例如，内侧结膜下眼眶切开术可以结合外侧眼眶切开术，使眼球能够在外侧回缩。这样对于眶内大或深的病变可以大大提高手术的安全性。

3. 可疑病理　手术入路受眼眶病变可疑病理结果的影响。例如，对疑为泪腺癌的患者应行经鼻前眼眶切开活检。相比之下，可疑的泪腺多形性腺瘤如果有可能，则不应作切口活检，但应选择经眶外侧切开术彻底切除取出并活检。

4. 手术目标　眼眶肿瘤的手术治疗中，手术的目标通常是尽可能安全地实现切开式活检、切除组织活检、肿瘤的消蚀或减压。一般来说，浸润性病灶提示恶性病变，需要切开式活检以确定组织病理学诊断。边界清楚的病灶一般提示良性病变，可进行切除组织活检，如海绵状血管瘤。该手术不仅明确了组织病理学诊断，而且可以作为一种治疗手段。某些良性眼眶病变可能不适于手术切除，但采用消蚀可能有益（如丛状神经纤维瘤）。位于视神经内侧的小的良性眼眶尖部肿瘤，引起压缩性视神经病变，可以采用内镜下眼眶内侧壁减压术，要比通过有创的手术切除更有优势，可降低视力丧失风险。

三、应用解剖学

见第 2 章对眼眶解剖进行的详细描述。在进行任何眼眶手术前，都应仔细复习应用解剖相关知识。

1. 眼眶手术间隙　解剖学上，眼眶空间分为以下几个区域，即 Tenon 下间隙、锥内间隙、锥外间隙、骨膜下间隙。

充分了解眼眶的手术间隙对于选择最合适的手术入路，以及术中协助眼眶内定位至关重要（图 19-1）。

2. 锥外间隙　锥外间隙包含泪腺，斜肌，滑车，眼眶脂肪，眼上、下静脉，神经和其他血管。

泪腺经上睑皮肤皱褶切口入路，对可疑淋巴瘤、非特异性眼眶炎症综合征或恶性肿瘤行切开式活检。对疑为泪腺多形性腺瘤的患者，则需行正规的外侧入路眼眶切开去骨术。

锥外脂肪包括对于分辨下睑缩肌非常重要的腱膜前脂肪。锥外脂肪可通过上睑皮肤皱褶切口上方切除。经结膜切口可去除中央、外侧及下方锥外脂肪。

眼上静脉前部位于锥外间隙。这可通过上睑皮肤皱褶切口进入。在动静脉瘘患者中，扩张的静脉可为某些病例提供可选择的入路，用于与介入放射学家一起插入铂线圈。

3. 锥内间隙　锥内间隙位于直肌及其肌间隔内。锥内间隙包含视神经、腔内脂肪、神经和血管。视神经肿瘤位于此间隙内。

锥内间隙可通过多种手术入路进入，例如，

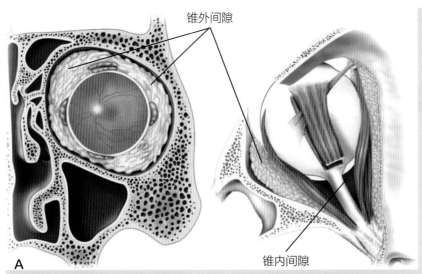

锥外间隙

锥内间隙

▶ 图 19-1　A. 眼眶锥内和锥外间隙；B. 右眼眶外伤患者轴位 CT 扫描显示 Tenon 下间隙中的空气

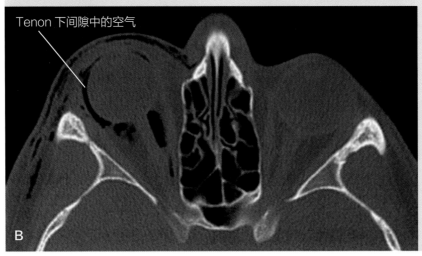

Tenon 下间隙中的空气

为了进行视神经鞘开窗术，可通过上睑皮肤皱褶切口（首选入路）向上内侧接近视神经，通过结膜切口内侧离断内直肌，或通过外侧眼眶切开切口外侧接近视神经，去除或不去除骨质。在去除骨质的眶外侧切开术中，通常通过分离泪腺与外直肌来进入锥内间隙。

4. 骨膜下间隙　骨膜下间隙是位于眶骨膜和骨性眶壁之间的潜在腔隙。眶骨膜覆盖眶内所有骨。与其他部位覆盖骨的骨膜不同，眶骨膜在眶壁上松散贴壁，只有在眶缝和沿眶缘处才与骨紧密贴合。骨膜下间隙是可填充血液（骨膜下血肿）或脓液（骨膜下脓肿）的潜在腔隙。眶骨膜在眶缝处被限制，形成特征性的拱顶状突起（图 19-2）。

眶骨膜在眶顶下沿眶内侧壁呈拱顶状，就像一种被固定限制在额筛缝上的独特构造。

经骨膜下间隙手术入路用于修补眶壁爆裂性骨折，用于骨膜下脓肿或血肿的引流，用于骨性眼眶减压手术，或用于眼科患者置入骨膜下眶内植入物。这个间隙可通过多种经皮或结膜切口进入。

5.Tenon 下间隙　Tenon 下间隙是位于眼球与 Tenon 囊之间的潜在腔隙。它并不常参与病理过程。在后巩膜炎患者的眼眶 CT 图上可见该间隙被液体或空气扩张（图 19-1B），该间隙的扩张也可见于眼内肿瘤向眼外侵袭扩张的患者（如脉络膜黑色素瘤）。

四、眼眶手术原则

非创伤性眼眶手术成功的先决条件包括：①熟练掌握眼睑及眼眶解剖；②熟练掌握眼眶疾病相关知识；③熟练掌握眼眶成像技术；④熟

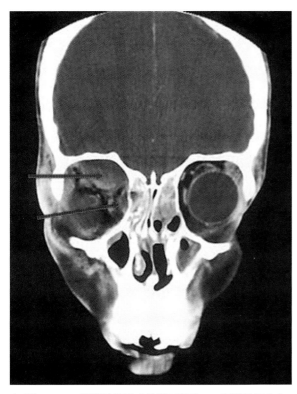

▲ 图 19-2　1 例筛骨炎患者头颅冠状位 CT 扫描显示右上、内侧眶骨膜下脓肿（红箭）

练掌握眼眶手术入路；⑤熟练掌握所需手术器械；⑥适当的手术视野照明和放大；⑦充分的手术显露；⑧细致的手术解剖；⑨仔细取出并送检活检标本；⑩良好的止血；⑪良好的术后护理。

1. 熟练掌握眼睑及眼眶解剖　在对被病理进程改变的眼眶进行手术前，必须掌握正常眼睑和眼眶解剖的相关知识。在开始进行此类手术之前，必需观摩和协助各种各样的眼眶切开术。如果有可能，在尸检时，不应错过去除大脑和眶顶来观察上述结构及眶内容物的机会。在与神经外科同事进行眶尖部的任何手术之前，这是特别有帮助的。

2. 熟练掌握眼眶疾病相关知识　眼眶疾病患者的评价见第 18 章，该章既讨论了常见的眼眶疾病，也讨论了重要的眼眶疾病。询问病史、细致的体格检查、影像学和实验室检查为基础的鉴别诊断，能为制订恰当的治疗方案提供帮助。对于许多眼眶炎症性或肿瘤性病变患者，必须进行活检。一般来说，对于提示恶性或炎症的眼眶病变，需行切开活检，而对于病变界限严格限制的良性眼眶病变，则需行切除性活检。

3. 熟练掌握眼眶成像技术　与经验丰富的神经病学家一起定期复习各种眼眶 CT 和 MRI 图像，对于技术提高来说，是一项无可估量的锻炼。

4. 熟练掌握眼眶手术入路　熟练性只能通过丰富经验来获得。在进行此手术之前，必须对各种眼眶手术入路进行观察和协助。

5. 熟练掌握眼眶手术器械　仪器设备的熟悉也是通过经验获得的。要了解眼眶手术中使用的钻、锯的基本装配情况，以及对团队所有成员的安全规定。钻手柄应具有能够被外科医师启动和停止的安全模式（图 19-3A）。这样就避免了在尝试使用双极电凝时，意外通过脚踏启动钻头或锯。所有队员都要佩戴防护面屏，保护眼睛和面部不受血和骨碎片的飞溅污染。用器械保护患者的眼球免受手术器械意外损伤是外科医师的责任，术中使用无防腐剂眼膏充分地润滑角膜也是必需的。应提供多种钻头尺寸型号（玫瑰头和菱形）。还需要多种型号的咬骨钳（图 19-3B）。

微板系统及 Medpor 块和片偶尔会需要用来重建复杂的骨性眼眶缺损，尤其是为了获得更好的眼眶手术入路而去除额外骨质的地方。各种不同类型的眼眶牵开器（Sewall、Wright 及可塑形的带状牵开器）都应备好。牵开器用途不同，必须适当使用。Sewall 牵开器有 1 个结实的手柄，可使助手用手施加牵引（图 19-4）。这些牵开器用于眼眶减压术或眶骨爆裂性骨折修补时的骨膜下剥离。这些牵开器如果配合 Supramid 片使用，会特别有效，可以防止牵开器边缘周围脂肪的脱出。这使得分离大面积眶底爆裂性骨折所有边缘时要简单得多。

重视这些牵开器对眼球产生的压力至关重要。还应重视眼球的完整性遭到破坏的情况（如做过全层角膜移植术、穿透性损伤修复、周边角膜沟、角膜葡萄肿等），这一点特别重要。术中应不时地松开牵引，并严密监测瞳孔。

Wright 牵开器有更精细的手柄和叶片，更适合眼眶肿瘤周围脂肪的牵拉（图 19-5）。与 Sewall 牵开器相比较，Wright 牵开器是用手指握持的。可塑形的带状牵开器在使用钻、锯时对保护眼球及周围组织特别有用。

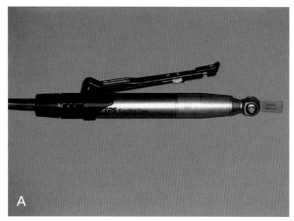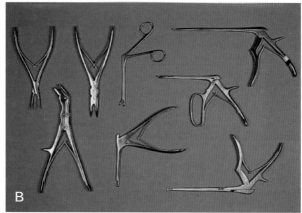

▲ 图 19-3　**A.** 带手指开关的 **Stryker** 锯；**B.** 眼眶手术中使用的各种咬骨钳

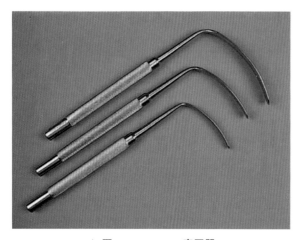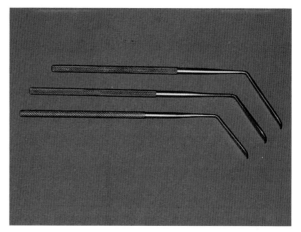

▲ 图 19-4　**Sewall** 牵开器　　　　　　　　　　▲ 图 19-5　**Wright** 牵开器

　　6. 适当的手术视野照明和放大　舒适的光纤头灯在大多数眼眶切开术中提供了对眼眶结构的良好照明。这应与手术放大镜配合使用，以提供舒适的工作距离、良好的放大倍数、满意的聚焦深度和足够的手术视野。对于一些眼眶手术剥离操作，则可能需要使用手术显微镜。这可以使手术助手和观察者（通过视频监视器）能够看到与主刀医师相同的更深的眼眶结构。

　　7. 充分的手术显露　手术切口应有足够长度。虽然一般切口选择以达到最佳的术后美容效果为目标（图 19-6），但首要考虑的是手术安全和充分的手术入路。

　　牵引缝合线应谨慎放置在合适位置。这些可辅以自固定式 Jaffe 牵开器。

　　患者消毒铺单应显露健侧眼部，便于观察，同时确保此眼在手术过程中得到充分保护。

　　8. 细致的手术解剖　眼眶内的手术分离需要细致、耐心的操作。病灶常可用小指尖触及，可极大地辅助手术定位。如不能轻易判断病变部位，可随时反复触诊。应在 Wright 牵开器辅助下，用交替分离技术进行轻柔地钝性分离。病变表面显露后，可用 Freer 骨膜剥离子的钝头将病变表面的组织和脂肪从病变表面轻轻分离。随着分离平面的展开，可重新调整牵开器位置（图 19-7A）。将用生理盐水润湿的神经外科棉片置入切口，可方便进一步剥离（图 19-7B）。然后将牵开器压在棉片上，防止眼眶脂肪脱出进入手术野。这也方便用 Baron 吸引头行有效的术中吸引，使吸引器头对着棉片，防止吸引器头与眼眶脂肪直接接触造成额外损伤。不经意地将吸引器头直接接触眼眶脂肪会造成不必要的创伤和眼眶出血。

　　必要时可用钝头的 Westcott 剪或 Stevens 剪

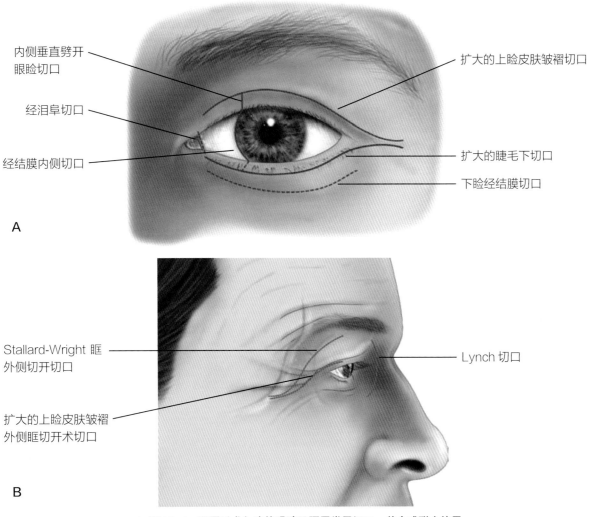

内侧垂直劈开
眼睑切口

经泪阜切口

经结膜内侧切口

扩大的上睑皮肤皱褶切口

扩大的睫毛下切口

下睑经结膜切口

A

Stallard-Wright 眶
外侧切开切口

扩大的上睑皮肤皱褶
外侧眶切开术切口

Lynch 切口

B

▲ 图 19-6　眼眶手术入路的眼睑及眶周常用切口，单个或联合使用

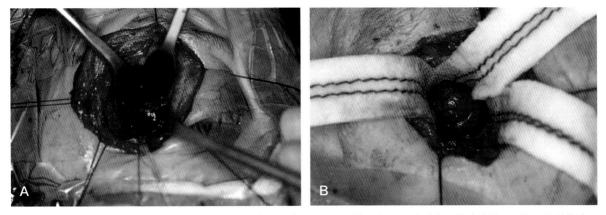

▲ 图 19-7　A. 用 Wright 牵开器辅助将眼眶脂肪向外牵开，仔细剥离 1 例眼眶海绵状血管瘤病灶；B. 神经外科棉片辅助维持一个无血、无脂肪的术野

进行仔细分离。术者的非优势手用棉头剥离子、牵开器，或结合 Freer 吸引器的剥离子将病灶从牵开器处剥离时，助手应用眶牵开器给予反向牵拉。用优势手中的剪刀轻柔分离肿物与周围组织。对于眶深部分离，可采用钝头的 Yasargil 神经外科剪（弯或直）。偶尔，冷冻探头可将病

灶轻柔地拉向不同方向来辅助分离。囊性病变或海绵状血管瘤可用针头和注射器减压，以利于与周围正常眶结构安全分离。部分薄壁囊性病变（如皮样囊肿或淋巴管瘤）可注射 Tisseel（超说明书使用）使病灶凝固，以避免病灶不慎破裂，便于其与周围正常结构的剥离。如果使用了硬化剂，应告知病理科医师。

9. 仔细切除并送检活检标本 对许多未确诊的眼眶病变的处理，需要行切开活检的眼眶切开术才能获得准确的诊断。必须确保提供给病理科医师符合以下标准的组织样本：足够尺寸；代表整个病灶；不受烧灼或手术器械损伤；适当储存。

根据病变的外观，有时可能需要提供 1 个以上的组织标本。应注意保证组织标本不受损坏。最好用直角 66 号 Beaver 刀片从实性病变中获得活检标本。小的切取活检钳更适合于易碎的病变。比较少见的情况下，如果对标本的量有任何怀疑，可以对取自眼眶病变的小组织标本进行冰冻切片分析。病理科医师随后可以确定是否获得了足够的标本量。然而，任何治疗决策都不应以眼眶活检的冰冻切片分析为唯一参考标准。如果可能需要冰冻切片分析，需事先将此与病理科医师沟通。病理申请书应在手术开始前完成，并应提供有关患者的详细临床资料。组织标本应迅速放入适当的运输容器中，防止干燥。如果病理科医师要求新鲜组织标本，必须事先与病理科医师沟通，确保标本快速送达其手中。

不宜行常规的眼眶病变的细针穿刺活检。然而，对于眼眶深部病变进行开放入路的细针穿刺活检可能是有利的，如果试图通过标准的切口活检获得标本将是困难和危险的。病灶表面需仔细显露。5 ml 注射器配合 18 号针头（绿色）进行穿刺活检。将针头置入病灶内并来回移动，同时在柱塞上撤出。小心地将针头盖住，针头和注射器送至细胞病理科医师处。

> **要 点**
>
> 任何治疗决策都不应只依赖眼眶活检的冰冻切片分析结果。

10. 良好的止血 良好的止血是眼眶手术成功的极其重要的前提条件。第 1 章概述了成功止血的根本原则。对于眼眶分离，如下要点需要强调：①在眼眶内只使用双极电凝；②使用尖端细腻的绝缘双极头；③使用电灼所需的最小功率；④使用所需的最小电灼量。

> **要 点**
>
> 重要的一点是，送检组织病理检查的组织不能因烧灼或挤压而受损。

凝血酶浸泡的吸收性明胶海绵可应用于术中及去除眶部病变后的眶部创面止血，这对于有广泛创面渗出，又不能辨明出血点从而用双极止血的情况非常适合。封闭伤口前需仔细取出吸收性明胶海绵。

对于某些眼眶手术，安全范围内的低血压是有利的。应要求麻醉师在切除眶内病变后恢复正常的血压水平，但需在眶切开术切口闭合前保证术中充分止血。拔管时患者静脉压必然升高。因此，在手术完成时，用绷带压迫性敷料压迫眼眶是合理的，一旦患者清醒并能配合时，应立即在康复室取出压迫敷料。应提醒麻醉师，手术完成后需要加压包扎，以免麻醉过早结束。

11. 良好的术后护理 良好的术后护理对于眼眶手术的有利结局至关重要。应观察以下一般要点。

- 嘱患者头部保持抬高 30°～45°。如有可能，患者术后应保持头抬高位睡眠 2～3 周。
- 必须责成患者术后至少 72h 避免弯腰、举重或拉伸，因为这样会增加静脉压力，并有引发眼眶出血的危险。应嘱患者避免剧烈咳嗽，如打喷嚏应张口。
- 患者从全身麻醉影响中恢复，并足以配合视功能基线评估时，应不迟于术后 15min 移除敷料。
- 患者的视力和瞳孔大小及瞳孔反应必须在术后 12h 内每小时检查 1 次。
- 在眶周间断冰敷 24～48h。
- 医嘱应记录患者必须定期由护理人员观察

出血、疼痛、突然或进行性上睑下垂、术后过度肿胀等情况。任何此类问题都应及时向外科医师报告。

- 任何患者不应常规使用阿片类药物止痛。任何新出现的疼痛症状，应立即检查患者，排除球后出血可能。
- 患者术后应禁食水几小时，以防万一。如果突然出现球后出血，引起眼眶隔室综合征，患者将不得不立即返回手术室重新探查眼眶，探查出血点并彻底止血。如出现这种情况，应立即行外眦切开术和下外眦离断术，并给予药物降低眼压。
- 术后应全身应用皮质类固醇至少 6 天，除非患者对该类药有明显禁忌。（起始用量约 60mg 泼尼松龙，每天递减 10mg），创面外用抗生素软膏。激素剂量应根据患者的体重调整。
- 全身抗生素仅用于特定的适应证，包括既往感染史、异物、鼻窦暴露等。

要　点

疼痛管理不能用阿片类药物。出现任何新发疼痛症状，应立即检查患者，排除球后出血征象。

五、眶切开术入路

进入眼眶间隙最常用的手术入路有：①前方眼眶切开，包括经皮、经结膜及内侧上睑垂直劈开；②内侧眼眶切开，包括经皮（Lynch 切口）、经结膜及经泪阜；③外侧眼眶切开；④内镜眼眶切开；⑤联合入路眼眶切开；⑥经颅眼眶切开。

1. 前方眼眶切开　前方眼眶切开术用于前眼眶病变的切开或去除活检，或更后方些的眼眶病变的活检，或用于血肿和脓肿的引流（图 19-8）。也可用于进入眼上、下静脉的入路。经上睑皮肤皱褶、眶隔入路特别适用于上方病变，而下方病变可首选经结膜入路，因为这避免了可见的皮肤瘢痕。下睑经结膜入路可结合外眦切开术和下外眦离断术，为下、外侧眼眶提供更好的显露。结膜切口可延长成跨泪阜切口，以获得充分的进入内侧眼眶的入路。

这 2 种入路也可用于进入骨膜下间隙和眶外间隙，如治疗眶壁爆裂性骨折或眼眶骨性减压。但在对潜在恶性眼眶病变进行活检时，重要的是不要扰乱骨膜，因为骨膜是肿瘤扩散的重要屏障，也是重要的手术切除边界。对于切除较靠后的病变，本入路可能需要联合外侧眶切开。

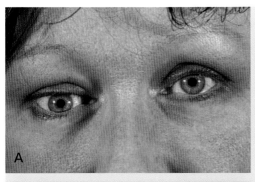
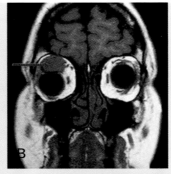
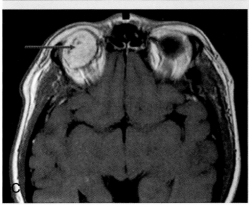
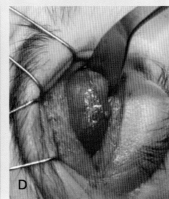

◀ 图 19-8　A. 患者女，40 岁，有右眼球逐渐下移病史；B. 冠状位 MRI 扫描清晰显示 1 处均匀质地的眶外上方包块（红箭）；C. 轴位 MRI 扫描示 1 处位于眼眶前病灶（红箭）；D. 病变经上睑皮肤皱褶切口切除，经组织病理学检查证实病变为孤立性纤维瘤

眼眶上内侧病变可采用上睑垂直劈开技术，垂直劈开仅位于上位泪点外侧（图19-9）。

该方法对于较大的病灶（图19-10）非常有效。采用这种方法也可以取得较好的美容效果。

(1) 经皮前方眶切开。

① 手术步骤。

- 上睑皮肤皱褶切口（或睫毛下切口或下睑皮肤皱褶切口）用蘸有甲紫标记的细棒画线标记。（1个易于通过皮肤触及的巨大上方病灶，通过直接病灶上方的皮肤切口更容易达到病灶，尽管这样会留下可见的瘢痕。这不适用于疑似眼眶恶性肿瘤患者。上位骨膜下脓肿更适合眉下切口而非上睑皮肤皱褶切口，但应注意不要骚扰眶上及滑车上神经血管束。眶下缘上方的切口应尽量避免，因为其会留下难看的瘢痕，并与术后持续性下睑淋巴水肿有关。下骨膜下脓肿可通过下睑皮肤皱褶切口入路，但引流液通过眶下缘上方皮肤引流。）

- 1.5～2ml 0.5%布比卡因加1:200 000U肾上腺素混合液与2%利多卡因加1:80 000U肾上腺素50:50混合，沿标记切口向眼睑皮下注射。

- 灰线置牵引缝合线，用弯曲动脉夹固定于手术单上。

- 皮肤和眼轮匝肌用Colorado针式电刀切开。

- 打开眶隔，放置Jaffe眼睑牵开器（如要进入骨膜下间隙，则眶隔应保持完整，在眶缘上方切开骨膜，并用Freer骨膜剥离子的尖端分离骨膜）。

- 对病变进行剥离、切除或活检，彻底止血。

- 眶隔不必缝合。

- 皮肤用间断7-0 Vicryl缝合线关闭。

- 创面外用抗生素软膏。

- 加压敷料包扎。

② 术后护理：术后10～14天拆除皮肤缝合线。

(2) 下睑经结膜入路前方眶切开术：部分病变可经结膜入路，无须进行外眦切开和下外眦离断术的摆动下睑瓣入路。下面介绍的手术包括一种摆动下睑瓣入路（视频19-1）。

① 手术步骤。

- 因对瞳孔有影响，因此避免结膜下注射含肾上腺素的局部麻醉药。局部麻醉药注射只能在下睑皮肤下方和外眦部注射。

- 4-0牵引丝线穿过下睑灰线。

- 沿先前标记用Colorado针式电刀或15号

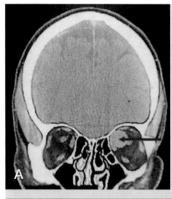
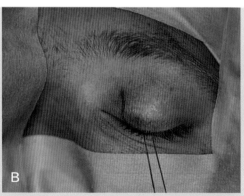
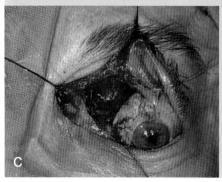
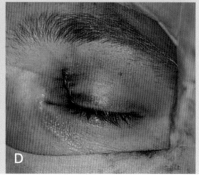

◀ 图19-9 A. 冠状位CT扫描示鼻上方眼眶包块（蓝箭）；B. 一垂直眼睑切口标记鼻部至上睑凹陷处，延伸入上穹窿；C. 显露1例海绵状血管瘤，行切除活检；D. 仔细缝合、修复上睑切口

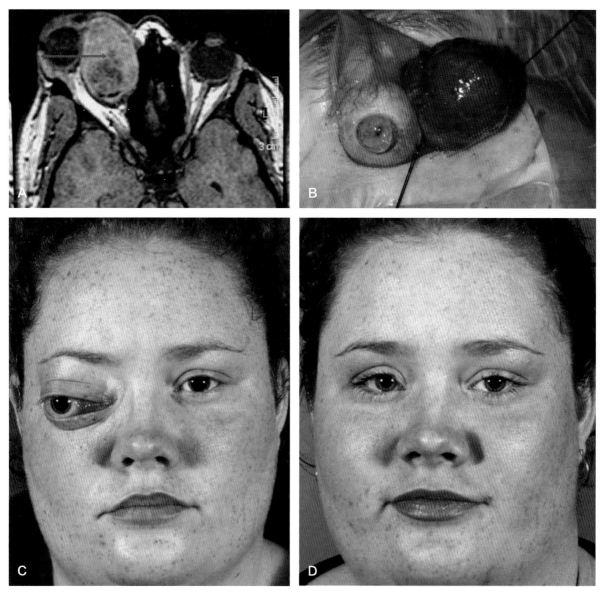

▲ 图 19-10 **A.** 轴位 **MRI** 扫描显示右上睑内侧眼眶巨大肿块（红箭）；**B.** 通过上睑垂直切口入路切除肿块；**C.** 同例患者术前外观；**D.** 同例患者术后 3 个月的外观

Bard-Parker 刀片做外眦皮肤切口。切口加深以充分显露眶外侧缘骨膜。

- 接下来，如果需要较大程度的手术入路，则使用 Colorado 针式电刀或钝头 Westcott 剪进行外眦切开术。行下眦切开，切断外眦韧带下支，注意止血。

- 然后将下睑翻转于小号 Desmarres 牵开器上。丝线缝合后小弯动脉夹固定于面部手术单。

- 接着在睑板下缘下方用 Colorado 针式电刀作经结膜切口，切口从下泪点下方至外眦。

- 必要时采用双极电凝止血。

- 在眶隔前方分离出一个平面（图 19-11）。用 Colorado 针式电刀在该层次分离，出血少，可清晰地看到眼轮匝肌，紧贴此肌肉继续分离。

- 此平面一直分离到眶下缘。然后用 4-0 丝线通过结膜 – 下睑缩肌复合体的内、外端做牵引。缝合线用弯曲动脉夹固定于额部手术单，用于术中保护角膜。注意确保缝合线本身置于眼球内、外侧，使其不摩擦角膜。

- 将 1 个或 2 个 Jaffe 牵开器放入伤口，用弯

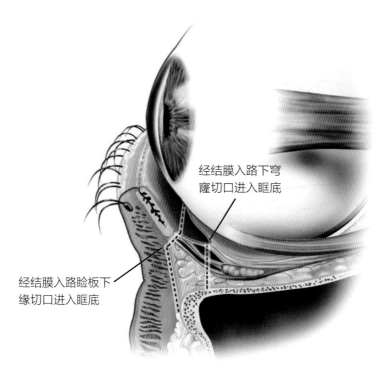

经结膜入路下穹窿切口进入眶底

经结膜入路睑板下缘切口进入眶底

▲ 图 19-11　经下睑结膜切口进入眼眶的手术入路

曲动脉夹固定于面部手术单。

- 视病变部位情况，打开眶隔或眶周。

- 借助 Wright 牵开器彻底显露病变组织并切除或取活检。

- 彻底止血。

- 结膜用 7-0Vicryl 缝合线间断缝合，外眦离断处用半圆双针 5-0 Vicryl 缝合线从睑板向外侧眶骨膜穿线修补。皮肤用 7-0 Vicryl 缝合线间断缝合。

- 创面外用抗生素软膏。

- 采用临时加压敷料包扎。

要　点

因对瞳孔有影响，应避免结膜下注射含肾上腺素的局部麻醉药液。局部麻醉药注射仅在下睑皮肤下方和外眦部给予。

②术后护理：术后 10～14 天拆除皮肤缝合线。
(3) 内侧上睑垂直劈开前方眼眶切开术。
①手术步骤。

- 1.5～2 ml 0.5% 布比卡因加 1∶200 000U 肾上腺素与 2% 利多卡因加 1∶80 000U 肾上腺素 50∶50 混合后皮下注射于上睑内侧。

- 用 15 号 Bard-Parker 刀片从上泪点外侧 3～4mm 处做睑缘切口。

- 用直虹膜剪将切口延伸至上穹窿。

- 病灶借助 Wright 牵开器显露后，切除或活检。

- 眼睑逐层对合。

- 单针 6-0 黑丝线沿距创缘 2mm 的睑板腺开口线穿过睑缘，距表面 1mm 处穿出。重新夹持针头，同样的路径穿过对侧创面，距创缘 2mm 处穿出。剪断缝合线留长。同样的缝合线沿睫毛线以类似的方式穿过并剪线留长。

- 然后用小弯动脉夹将丝线缝合固定于头部手术单。这样拉长了伤口，使后续的缝合更容易进行。

- 用 Castroviejo 持针器夹持半圆单针 5-0 Vicryl 缝合线，穿过黑丝线下方的睑板最上方，保证针头和缝合线在结膜前，避免与角膜接触。

- 缝合线打 1 个结，检查睑缘对合情况。如不满意，则重新缝合。适当的对合可避免眼睑凹痕、倒睫、伤口裂开等并发症。当睑缘对合良好时，缝合线打结。

- 5-0 Vicryl 缝合线穿过睑板并打结。其他缝合线穿过眼轮匝肌并打结。

- 接下来，6-0 丝线以足够的张力打结，使睑缘创缘外翻。早期少量皱褶是有意义的，用于避免由于眼睑愈合和伤口收缩而出现晚期眼睑凹陷。缝合线留长，并与皮肤闭合缝合线固定在一起，防止与角膜接触。

- 间断 6-0 黑色丝线缝合皮肤伤口。

- 创面外用抗生素软膏。

- 采用临时加压敷料包扎。

②术后护理：术后 14 天拆除皮肤缝合线。

2. 内侧眶切开术

(1) Lynch 皮肤切口内侧眶切开术。

Lynch 切口可进入内侧骨膜下间隙，可行骨膜下脓肿引流（图 19-12A 和 B），并可进入可能累及鼻或筛窦及眼眶的大病灶（图 19-12C 至 L）。这种入路治疗骨膜下脓肿在很大程度上已经被泪阜入路所取代（图 19-14）。

①手术步骤。

- 用牙签蘸甲紫标记皮肤切口，在鼻背和内眦联合间的内眦中间处。曲线切口开始于眉内侧，并向下延伸至内眦韧带下方约 1cm 处（图 19-12C 至 L）。

- 用 1.5～2ml 0.5% 布比卡因加 1∶200 000U 肾上腺素混合液与 2% 利多卡因加 1∶80 000U 肾上腺素混合液按 50∶50 混合，沿标记切口线皮下注射。

- 用 15 号 Bard-Parker 刀片做皮肤切口。

- 钝头 Stevens 肌腱剪插入切口中央，沿切口线向外剪开。这些都用来钝性、减少出血地分离眼轮匝肌直至下方的骨膜。或可用 Colorado 针式电刀进行分离。

- 可见内眦血管，必要时用双极电凝烧灼以预防出血。

- 然后用 15 号 Bard-Parker 刀片或 Colorado 针式电刀切开骨膜至骨。

- 然后在上颌骨和鼻骨的额突处用 Freer 骨膜剥离子钝性剥离骨膜。

- 接下来用 4-0 黑色牵引丝线对创缘进行牵拉。针从眼轮匝肌深面穿入，从皮下穿出。一般用 4 根丝线缝合。

- 缝合线用弯动脉夹固定于手术单。缝合线的使用极大地增强了整个手术的可视性，并使止血操作更容易，特别是没有手术助手拉钩的情况下。

- 接着，将骨膜剥离至泪前嵴。骨缝位于泪前嵴前 1～2mm 处。应该识别这个重要的、恒定的标记。通常情况下，会发生眶下动脉分支的出血，该分支在眶沟中走行。

- 骨蜡可用于骨缝创面止血。

- 内眦韧带前支可从其骨附着处切断，在手术完成后原位缝合。若不得不切除包括泪后嵴的邻近骨，可将内眦韧带附着于微钛板上。微钛板向前锚定于任何可用的残留骨质上（图 19-12C 至 L），保持主干向后伸展。内眦韧带用 5-0 Prolene 缝合线附着于微钛板后肢。可采用生物可吸收板和螺钉。

- 随后的分离取决于待切除病灶的性质和范围。

- 更大范围的显露需要对筛前血管进行仔细的电凝和分离。

- 在滑车区操作必须特别仔细。

- 创面闭合采用间断皮下 5-0 Vicryl 缝合法，皮肤闭合采用间断 7-0 Vicryl 缝合法。

- 创面外用抗生素。

- 加压敷料包扎。

②术后护理：伤口的缝合线 2 周后拆除。这个阶段要告知患者每天用 Lacri-Lube 软膏按摩伤口 3～4 次，每次 3min，至少坚持 6 周。这样可以预防伤口瘢痕增生。或者采用 Kelocote 或者 Dermatix 等硅酮凝胶也可以预防伤口瘢痕增生。

(2) 经结膜内侧入路眶切开术：常用的办法是通过结膜入路，切断内直肌，从而切除视神经内侧的病变，或者行视神经开窗术（图 19-13）。另一种视神经鞘开窗术入路是通过上睑皮肤皱褶切口，沿着上睑提肌的内侧从上方显露视神经。这种方法操作起来时间很短，而且与结膜入路眼眶切开术相比，不会产生影响眼球运动的不良反应。

必要时可联合眶外侧壁切开术，以便更充分地显露术区。

①手术步骤。

- 眼球上涂抹不含防腐剂的润滑软膏，并放置 Clark 睑板拉钩。

• 结膜下注射不含肾上腺素的局部麻醉药，以免影响瞳孔。

• 用钝性 Westcott 剪和 Moorfields 钳行 180°

球结膜环切术。

• 在结膜处做放射状切口。

• 然后用 4-0 丝线在结膜上、下缘缝合牵引。

• Stevens 肌腱剪在内直肌上方和下方钝性剥

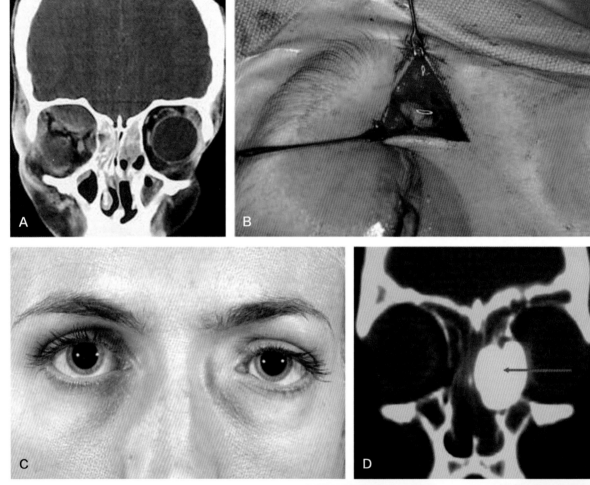

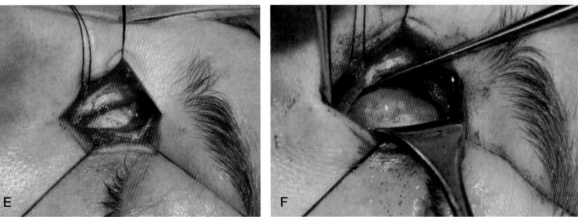

▲ 图 19-12　A. 1 例筛窦炎患者冠状位 CT 扫描示眶上骨膜下脓肿和较小的内侧壁骨膜下脓肿。骨膜下脓肿的形状是由眶骨膜在额筛缝处附着决定的。B. 该患者行 Lynch 切口引流脓肿。C. 1 例年轻女性患者，左内眦肿物，质地较硬，既往有持续左眼溢泪病史。D. 冠状位 CT 扫描示左筛骨前象牙骨瘤侵犯眶内侧（红箭）。E. 已做 Lynch 切口显露病灶。内眦韧带已完全离断。F. 病灶正在用 Freer 骨膜剥离子进行剥离

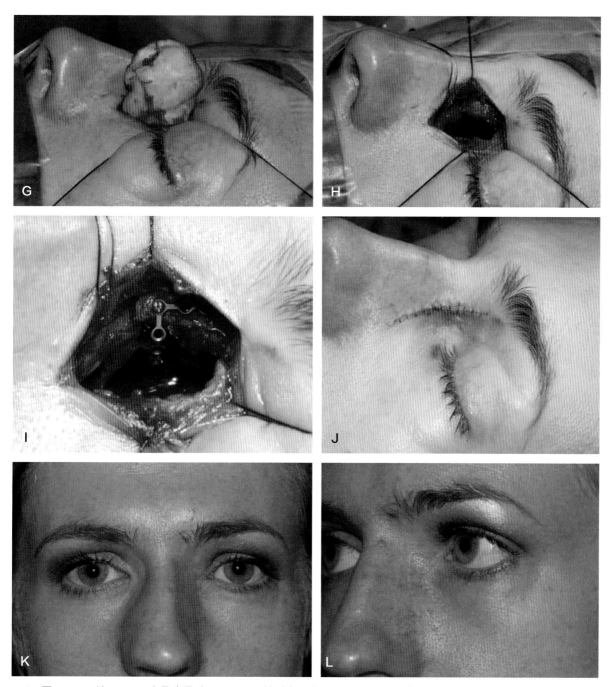

▲ 图 19-12（续）　G. 巨大骨瘤通过 Lynch 切口被剥离取出。H. 由此产生内眦骨缺损和内眦韧带固定点缺失。I. 采用 1 个 L 形的微型钛板固定到鼻骨上，钛板的主体沿眶内侧壁向后延伸。J. 伤口用 7-0 Vicryl 缝合线间断缝合。K. 经患者自行伤口按摩后，术后 3 个月的外观。L. 瘢痕愈合良好，美容效果满意

离，打开眼球筋膜间隙。
- 用肌肉拉钩勾在内直肌的下方，将内直肌拉出来。
- 用双针的 5-0 Vicryl 缝合线在内直肌切口后方的 2～3mm 处穿过，然后将每个针头倒转，穿过中间的肌肉，从肌肉下方向上穿出，再将线收紧。

- 用 Westcott 剪将内直肌从眼球上剥离下来，仅留一点断端残留。
- 用 4-0 黑丝线采用连续缝合的方法小心地穿过肌肉的断端，将针剪掉。
- 丝线的末端用小弯动脉夹向侧方、上方和下方分别固定在手术单上，使眼球转向侧方。
- Vicryl 缝合线的末端用小弯动脉夹向眼球

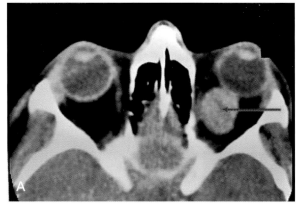
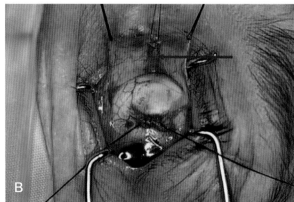
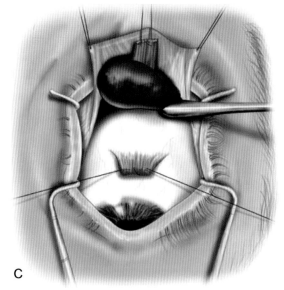
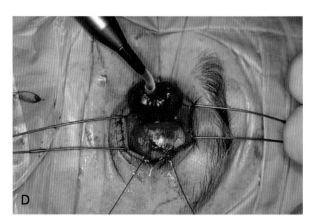

▲ 图 19-13　**A.** 轴位 CT 扫描示眶内侧肿块（红箭）。**B.** 内直肌从止点离断，并由缝合线向内牵拉（蓝箭）。牵引缝合线穿过内直肌的断端，并牵拉眼球转向外侧。行放射状松解切口，用牵引线牵拉结膜和前 Tenon 筋膜。**C.** 用 **Wright** 牵开器显露病变，然后轻柔地切除。**D.** 用隔绝探头的冷冻治疗探针辅助移除海绵状血管瘤

内侧、上方和下方分别固定在手术单上，将内直肌拉向内侧。

- 如果需要的话，可以再用 4-0 丝线向下方穿过上直肌和下直肌牵引，以便将眼球更好地旋转。

- 再用 2 对 Wright 牵开器将眶内间隙显露出来。

- 如果需要行视神经鞘开窗术，由助手用 Wright 牵开器向眼球的后方显露视神经鞘的延髓延伸部分，用双极电凝轻柔且小心地电凝神经鞘上的血管，用鼓膜切开术的刀片尖端非常小心地切开神经鞘，通常会有一股脑脊液流出来，用 1 对 Castroviejo 0.12 齿镊紧紧地抓住视神经鞘，用 Westcott 剪显露一个大于 5mm×7mm 的方形手术窗。

- 去除牵引丝线。

- 将 5-0 Vicryl 缝合线的 2 个头分别穿过肌肉的残端和肌肉残端的中间部分，向前复位内直肌，将线打结固定。

- 用 8-0 Vicryl 缝合线间断缝合结膜。

- 结膜囊内注入局部抗生素软膏。

- 加压包扎。

②术后护理：结膜缝合线 1 周后拆除。

(3) 经泪阜眶内侧切开术：经泪阜切口可用于显露更靠近眼球内侧的腔隙，用于对甲状腺眼病进行眼球内壁的减压术，以排出骨膜下的血肿或脓肿，或者用于修复眶内侧壁骨折。（精心挑选病例的话，内镜也可作为一种选择，其可以更加接近眶内侧壁的后方，用于良性肿瘤

的减压术或者切开活检。）

①手术步骤。

- 结膜下注射不含肾上腺素的局部麻醉药，以免影响瞳孔。
- 眼球上涂抹不含防腐剂的润滑软膏，并放置 Clark 开睑器。
- 用钝性 Westcott 剪在半月皱襞与泪阜之间做切口（图 19-14A）。
- 用 Stevens 剪钝性剥离，由眶内侧壁向后显露泪后嵴，剪刀尖可以探到泪后嵴。
- 接下来用 4-0 丝线缝至角膜上用来牵引，更好地显露术野。
- 如果有必要显露骨膜下的话，切开骨膜，用尖头的骨膜剥离子剥开骨膜。
- 用 Wright 牵开器或窄一点的 Sewall 牵开器显露眶内侧壁的后面（图 19-14B 和 C）。
- 手术结束后采用 8-0 Vicryl 缝合线间断缝合结膜。
- 结膜囊内注入局部抗生素。
- 加压包扎。

②术后护理：1 周后拆除结膜缝合线。

3. 眶外侧壁切开术　眶外侧壁切开术可以更好地显露眼眶内腔隙和视神经外侧的病变，

可以联合眼眶的其他手术入路，便于术中更好地显露眼球外侧的区域。也可用于眼球减压术。眶外侧壁可以通过以下几种手术切口进入，即 Berke-Reese 入路、Stallard-Wright 入路、上睑皮肤皱褶线入路及头皮双冠状皮瓣入路。

Stallard-Wright 入路是一种选择（图 19-15A 和 B）。Berke-Reese 入路会留下让患者不满意的瘢痕，且会破坏外眦结构。上睑皮肤皱褶线切口瘢痕比较隐蔽，但是由于术后持续性水肿，可能会导致患者有几周的时间出现机械性上睑下垂（图 19-15C）。

头皮双冠状皮瓣入路需要更多的手术时间，增加患者术后脱发、感觉减退和额肌麻痹的风险。男性型脱发患者随着病情进展会露出更多的瘢痕，所以很少采用这个方法。Stallard-Wright 入路如下所示。

①手术步骤。

- 在麻醉师允许的情况下，患者采用头高倾斜卧位。
- 术者坐在患者的一侧，朝向眶外侧缘。
- 将患者的头稍微转向医师对侧。
- 用甲紫标记眶外侧壁切开术的切口，沿着皮纹从眉尾的外下方斜向颞弓前方（图 19-15A）。

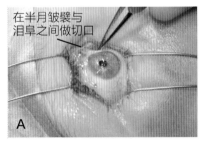 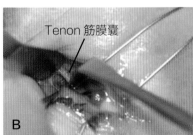 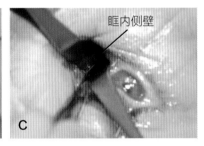

▲ 图 19-14　A. 在半月皱襞与泪阜之间做切口；B. 用 Wright 牵开器辅助显露眶内侧壁；C. 进入骨膜下方，显露出眶内侧壁

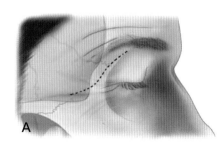 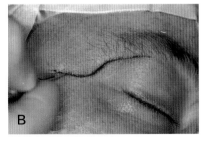 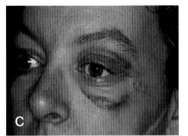

▲ 图 19-15　A. 图示沿着眼球侧方边缘做的 Stallard-Wright 眶外侧切除术切口的位置；B. 眶外侧切开术切口；C. 这是 1 例通过扩大的上睑皱褶切口行眶外侧切开术的患者皮内缝合术后 3 天

- 含 1 ∶ 200 000U 肾上腺素的 0.5% 布比卡因，与含 1 ∶ 80 000U 肾上腺素的 2% 利多卡因以 50 ∶ 50 的比例混合，在标记切口的皮下层注射 2～3ml，颞窝注射 3～4ml，平行于皮肤注射，以避免将药物注射到眶外侧壁骨缺损患者的眶内。
- 用不含防腐剂的润滑软膏保护角膜。
- 用 4-0 丝线穿过上睑的灰线，并用小弯动脉夹向下固定于手术单上。
- 采用 15 号刀片切开皮肤切口。
- 由皮下层逐层切开至眶外侧壁的骨膜。
- 用 4-0 丝线牵引线缝合在皮下组织上，用小弯动脉夹固定于手术单上（图 19-16A）。
- 用 15 号刀片在距离眶外侧缘 2mm 处切开骨膜，切口最上方可达到颧额缝，最下方可达到颧弓的上面（图 19-16B 和 C）。在骨膜上切口的上下边界处进行后路减压。
- 用骨膜剥离子剥开骨膜和颞肌，显露颞窝的眶外侧壁部分，在颞窝塞入 2～3 块纱布用以吸除出血，也可以止血（图 19-16D 和 E）。术中一定要准确计数纱布，并记录，术后需要确定全部取出，因为在伤口里面很容易看不清纱布而遗留在伤口内。
- 用尖头的骨膜剥离子小心地将眶外侧壁的内侧面剥离出来（图 19-16F）。这一步操作需要非常小心，保持眶骨膜的完整。
- 如果遇到颧颞部及颧面部血管，可以电凝或者将其分离出来。骨膜不需要分离至颧蝶缝高度。
- 在颧额缝上方最高约 5mm 处及颧弓下缘处，用甲紫在骨上标记出切口线（图 19-16G）。
- 用较宽的韧性拉钩插入到眶骨内，用以保护眶内容物，另一个拉钩放置在颞窝处以保护颞肌，且可避免纱布被锯缠到。
- 用直刀片的摆动锯沿着切口线锯开，边冲水边锯很重要，锯到最上方的时候要非常注意锯的角度向下，避免损伤颅前窝。（最好将上方的骨切口线置于略低的水平，因为在术中经常在磨削骨头时会扩大伤口，上部的钻孔需要重新定位，如果有骨缺损，必要时需要一小块 Medpor 进行修复重建）。
- 在骨上钻孔，并用金属丝穿过骨块的上方

- 和锯开线下方（图 19-16H 和 I）。
- 用长咬骨钳咬住眶外侧壁并向外侧轻轻摇动直到骨后部完全离断（图 19-16J）。然后去除骨块（图 19-16K），并安全地保存在一块大生理盐水纱布中（图 19-16L）。
- 用磨头磨平或用 Belz 泪腺咬骨钳修整骨折线及取出的骨块（图 19-16M），显露出蝶骨较厚的网状骨，标记出将来可以去除骨质的最大范围。
- 骨质内出血采用骨蜡止血，去除颞窝的纱布并更换，再次确认止血良好。
- 眶骨膜采用 T 形切口，在外直肌的下缘用 15 号刀片做 1 个前后方向的切口。然后用钝头 Westcott 剪向后扩大切口，在泪腺的前方向上做 1 个垂直切口，并向下直到眶底。
- 用钝头 Westcott 剪剥离眶骨膜，并将眶内容物显露出来。
- 钝性剥离出外直肌并打开肌肉周围筋膜鞘，用 O'Donoghue 硅胶泪腺管小心穿过外直肌，向下回缩并用一个弯动脉夹固定于手术单上（图 19-16N 和 O）。
- 轻轻触诊以确认眶内容物的位置。
- 用 Wright 牵开器交替着轻轻地将眼眶脂肪拉住（图 19-8A）。
- 钝性剥离病灶上方及周围组织，用神经外科用的长方形脑棉片贴在拉钩后方，将眼眶脂肪隔开（图 19-8B），另外可以吸除出血，吸引器可以在脑棉片上吸血，从而避免吸引器的头被脂肪堵住。这避免了吸到脂肪组织，也可避免出现小血管破裂。
- 必要时采用双极电凝止血，注意小心操作。
- 通常用手术放大镜放大手术部位，但是手术显微镜却很少需要。
- 如果病变周围的包膜完整，采用 1 个骨膜剥离子紧贴着包膜钝性剥离周围的眼眶组织，避免损伤周围组织。不时放松拉钩以缓解压力。
- 务必定时检查患者的瞳孔。
- 切除病损时可用冷凝刀辅助。
- 如果病损没有完整的包膜，不能安全切除，那就尽可能在安全范围内进行活检或者行减压术。

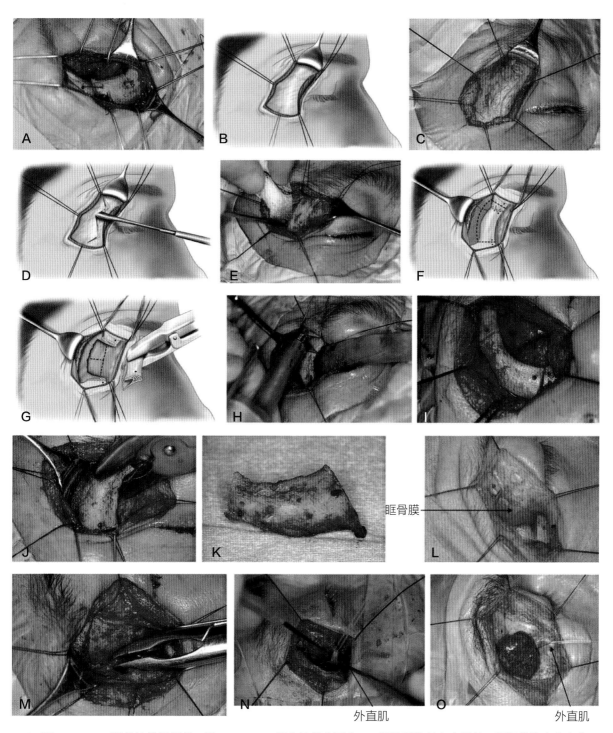

▲ 图 19-16　**A.** 眶骨被放回原处，用 **3-0 Vicryl** 缝合线缝合固定；**B.** 眶外侧壁最上方显露至颧额缝的上方大约 **2cm** 处，最下方显露至颧弓处；**C.** 在距离眶骨缘 **2mm** 处切开骨膜，在最上方及最下方处做向后的切口；**D** 和 **E.** 用精细骨膜剥离子从眶骨边缘处和内侧面小心地剥离骨膜；**F.** 眶骨切口位置；**G.** 在眶外侧壁去除骨膜，图示骨膜的 **T** 形切口；**H.** 在用摆动据的时候用脑压板（译者注：韧性的拉钩）保护眶内容物和颞窝，在最上方锯的时候一定注意锯片的角度向下；**I.** 锯开线的上、下方各钻一个洞；**J.** 用长咬骨钳咬住眶外侧壁骨块，并轻轻向后、向外转动；**K.** 去除的眶外侧壁骨块；**L.** 完整的骨膜；**M.** 用咬骨钳去除后方的骨质，将骨缘修整光滑；**N.** 分离出外直肌，并用 **O'Donoghue** 硅胶管从下方穿过；**O.** 通过眶外侧切口显露出海绵状血管瘤

- 用电凝精细止血，可以使用吸收性明胶海绵和凝血酶，但是关闭伤口时一定要记得取出。
- 由麻醉师帮忙给予静脉皮质类固醇激素（8mg 地塞米松），减少术后眼眶水肿。
- 术后可能不能完全闭合骨膜。如果骨膜能闭合，采用 5-0 Vicryl 缝合线间断缝合。
- 将骨折复位，并用 3-0Vicryl 缝合线固定。
- 小心地对位骨膜，并用 5-0Vicryl 缝合线间断缝合。
- 去除颞窝及眶骨处的脑棉片，并检查颞肌有无出血。
- 皮下组织用 5-0Vicryl 缝合线间断缝合。
- 皮肤用 6-0 尼龙线连续皮下缝合，或者用 7-0Vicryl 缝合线间断垂直褥式缝合。
- 颞窝放置引流管，在皮肤伤口后方穿出。引流管用 4-0 丝线缝合固定在皮肤上。
- 伤口局部使用抗生素。
- 加压包扎。
    - ②术后处理：皮肤缝合线术后 10～14 天拆除。

六、内镜眶切开术

经筛骨内镜入路至眶内侧壁，可用于甲状腺眼病的眶内侧壁减压术，也可用于眶尖部压迫视神经的小的良性病变减压术。在后方去除薄薄的一层筛板，打开骨膜可以使病变向中间膨出，从而减少对视神经的压力。该方法对于有冠状动脉粥样硬化性心脏病的老年患者特别适合，因为正常的手术探查切口会有留瘢痕的风险。该方法也可用于眶尖部内侧病变的小块组织活检。也可以联合精通功能性鼻窦内镜手术（functional endoscopic sinus surgery，FESS）的耳鼻咽喉科（ENT）医师同台进行。

1. 联合眶切开术　如果必要的话可以同前面描述的眶切开术联合进行（图 19-17）。

2. 经颅入路眶切开术　眶尖部病变可能需要经颅入路眶切开术才足够安全。这种手术需要联合神经外科医师同台进行。患者必须明白这种手术的风险和可能的并发症，包括术后癫痫，这是最严重的并发症，会影响患者的职业及驾驶；另外还有术后上睑下垂和眼外肌麻痹很常见，但是大多数患者几个月后可以自行恢复。

有 2 种主要的方法经颅入路至眼眶，即经颅额部入路眶切开术（图 19-18A）和经翼骨入路开颅术（图 19-18B）。

(1) 经额部入路开颅术：经额部入路开颅术由神经外科医师行全冠状切口或半冠状切口来进行（图 19-18 和图 19-19）。确保额骨瓣与颞肌和骨膜连接，掀开额骨瓣。用咬骨钳一片一片地去除眼眶顶部后方的骨质，直至视神经管处。如果需要扩大术野的话，可以将眶上缘骨质也包括在骨瓣内。这个入路可以很好地显露眶内、眶上及眶尖部外侧。眶尖部内侧的病变需要经翼点入路开颅术，有时还可联合眶外侧壁入路。

局限在眶内的病变可以行硬膜外入路。眶颅部均侵犯的肿瘤，如视神经鞘脑膜瘤需要行硬膜内入路，用可固定拉钩将额叶轻轻拉开。

用眶外侧壁切开术的方法打开眶骨膜，显露出位于提肌肌群上方的额部神经，通过眼眶组织的上方由视神经内侧到达眼眶，避免损伤进入眼眶的脑神经。切除眼眶病变的方法同眶外侧壁切开术中描述的相似，然后用异体材料如多孔聚乙烯，或者取额骨瓣的内板进行眼眶顶部的重建。

这种入路适合以下几种情况：①眶尖部肿瘤，尤其是用经鼻窦内镜手术或者经关节入路不能切除的视神经内侧的肿瘤；②眼球至视交叉的视神经脑膜瘤或神经胶质瘤；③广泛侵及眼眶和颅骨的肿瘤。

(2) 经翼骨入路开颅术：经翼骨入路开颅术是神经外科医师非常熟悉的方法，因为它是显微外科切除颅内动脉瘤的常用方法。经典的方法是掀起以翼点为中心的 1 个 6～8cm 的骨瓣。这个方法可以很好地显露眶外侧及眶尖部。这种方法主要用于蝶骨翼和眶蝶部脑膜瘤的颅眶部手术，还可用于视神经管上壁和侧壁的减压术。

本书没有具体阐述内镜下眶内侧壁内侧切开术和经颅眶切开术。

3. 视神经鞘开窗术　视神经鞘开窗术（optic nerve sheath fenestration，ONSF）对于原发性颅内压增高（idiopathic intracranial hypertension，IIH）引起的视神经盘水肿导致的视力减退是一

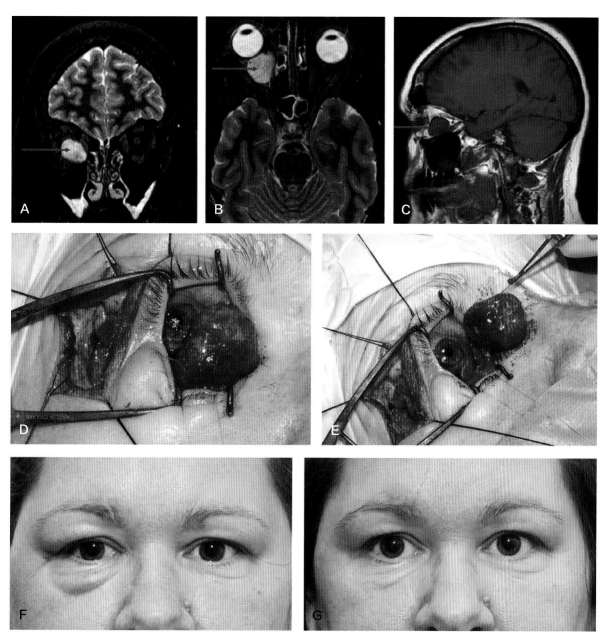

▲ 图 19-17 **A 至 C.** 这组 MRI 扫描示眼眶正下方界限分明的肿块（红箭）；**D.** 通过扩大的上睑皱褶切口行经结膜入路眼眶切开术联合眶外侧壁切开术，切除病变；**E.** 完整的切除的病变，证实为单发的纤维瘤；**F.** 术后 2 周的外观。**G.** 术后 6 个月的外观

种相对安全有效的手术方法，这类患者及时进行视神经鞘开窗术可以使病情稳定下来，有时还可以改善视力。主要有 3 种手术方法，每种都各有优缺点。

(1) 手术技巧：视神经鞘开窗术（ONSF）主要有 3 种手术入路：①上睑内上方皮肤皱褶切口前方眶切开术；②经结膜内侧入路眶切开术；③眶外侧切开术。

笔者最喜欢做的是上睑内上方皮肤皱褶切口前方眶切开术，手术在全身麻醉下进行。

(2) 上睑内上方皮肤皱褶切口前方眶切开术。
①手术步骤。
- 用蘸有甲紫的牙签标记上睑皮肤皱褶切口（图 19-20A）。
- 麻醉药采用含有 1 : 200 000U 肾上腺素的 0.5% 布比卡因和含有 1 : 80 000U 肾上腺

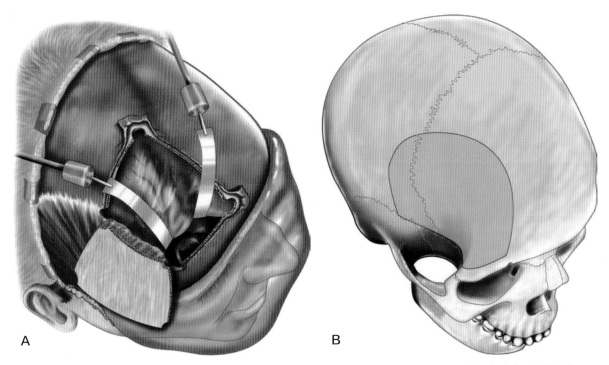

▲ 图 19-18　**A.** 经额部开颅术，去除眶顶到达眶尖。该病例可见眶上缘完整保留。**B.** 图示翼点开颅术移开颅骨的范围

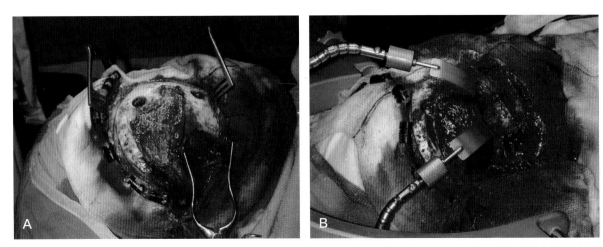

▲ 图 19-19　**A.** 准备右侧额叶开颅术，钻孔已完成。连着骨膜和颞肌的骨瓣向侧方掀起，用一大块湿纱布垫保护，在整个眶周切开过程中均保持湿润。**B.** 用自固定拉钩轻轻地拉开前叶，去除眶顶部，可以看到完整的骨膜，打开骨膜并显露眶尖病变

素的利多卡因以 50 : 50 的比例混合，在上睑标记切口处局部注射 1.5～2ml。

- 缝合 1 根灰色的牵引线并用弯动脉夹固定于手术单上。
- 用 Colorado 针式电刀剥离皮肤和眼轮匝肌。
- 打开眶隔，放置 Jaffe 眼睑牵开器或猫爪拉钩（图 19-20B）。
- 将上睑提肌筋膜内侧角推到侧方。

- 在内直肌和上斜肌之间钝性剥离至眶后壁，注意避开眼上静脉和涡静脉。该过程中采用 Wright 牵开器辅助钝性剥离和显露视神经。
- 继续向后方剥离，可以看到视神经（图 19-20C）。
- 用棉签将视神经鞘上的血管拨到一侧，必要时小心地用低能量双极电凝烧灼血管。

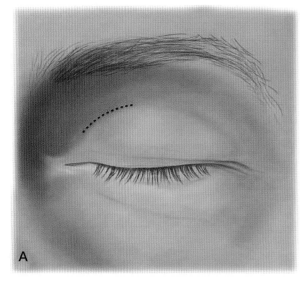
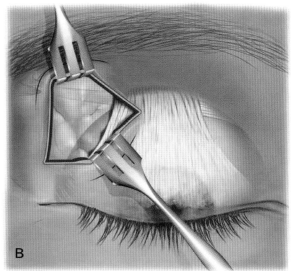
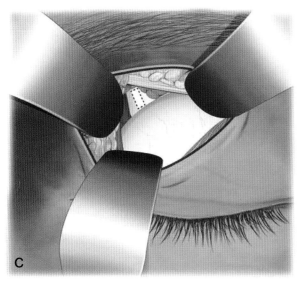
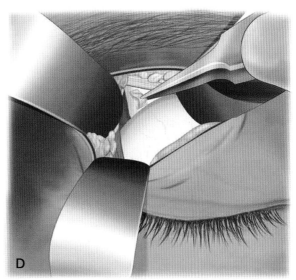

▲ 图 19-20 **A.** 标记上睑内侧皮肤皱褶切口；**B.** 打开眶隔并显露内侧脂肪组织；**C.** 用 **Wright** 牵开器辅助钝性剥离并显露视神经；**D.** 在视神经鞘上做一个长方形的窗

- 用鼓膜切开术刀片、细齿钳和钝头 Westcott 剪在视神经鞘上做一个长方形的窗（图 19-20D），瞬间一股脑脊液会立刻流出。
- 皮肤采用 7-0 Vicryl 缝合线间断缝合。
- 伤口局部使用抗生素软膏。
  ②术后处理。
  皮肤缝合线术后 10~14 天拆除。
  该方法的优点为可以减少对眼球的牵拉、缩短手术时间及不需要牵拉和剥离眼外肌。
  该方法的缺点为增加了从手术切口到视神经的距离、术后上睑遗留瘢痕及术后有上睑水肿的风险。

4. 经结膜内侧入路眶切开术

(1) 手术步骤。

前面的步骤同前述经结膜内侧入路眶切开术的 1~14 步。

- 助手用 Wright 牵开器在眼球后方显露视神经鞘的延髓部分（图 19-21）。
- 神经鞘上的血管用棉签轻轻地拨向一侧，必要时非常小心轻柔地用低能量的双极电凝的尖部电凝血管。
- 用鼓膜切开术刀片非常小心地打开神经鞘，脑脊液会马上流出，用 1 对 0.12 的齿钳固定视神经鞘，并用钝头 Westcott 剪在视神经鞘上做 1 个 5mm×7mm 的切口。

剩下的手术步骤参考经结膜内侧入路眶切开术的 26～30 步。

本方法的优点为从皮肤切口到视神经的距离短、不需要做皮肤切口及手术时间最短。本方法的缺点为术后有发生复视的风险。

(2) 术后护理：结膜缝合线 1 周后拆除。

5. 眶外侧切开术

(1) 手术过程：开始的步骤同 Stallard-Wright

眶外侧切开术的 1～24 步。

● 外直肌上缝合的牵引线固定在中间，使眼睑闭合，将视神经移到外侧。

● 用 Wright 牵开器小心地钝性分离至视神经处。

● 神经外科医师掀起的皮瓣隔着生理盐水纱垫用牵开器将脂肪拉开，显露术野。如果需要用双极电凝处理视神经鞘上的血管，一定要将能量调低并且操作一定要小心轻柔。

● 视神经的球后部分适当显露，手术显微镜

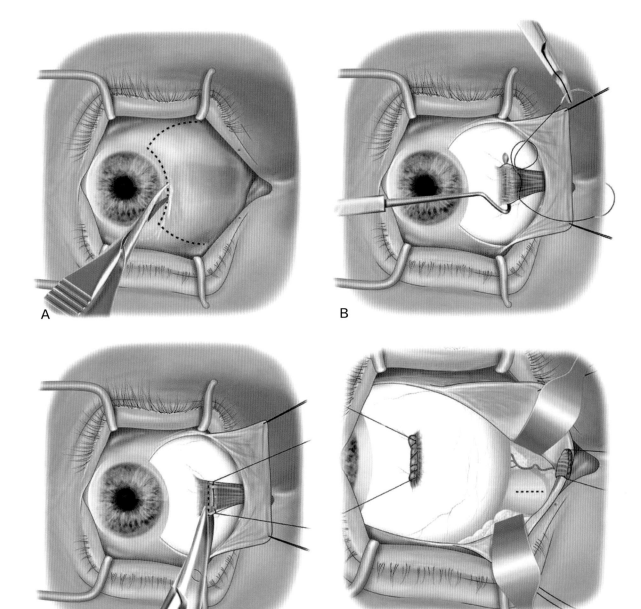

▲ 图 19-21　A. 打开结膜并用缝合线牵引；B. 显露内直肌并用缝合线牵引；C. 在缝合线前方切断内直肌；D. 用缝合线穿过眼球的内直肌残端并将眼球拉向外侧，用牵开器钝性剥离，显露视神经

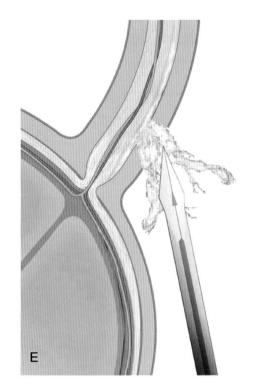

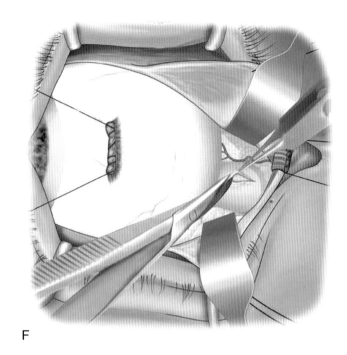

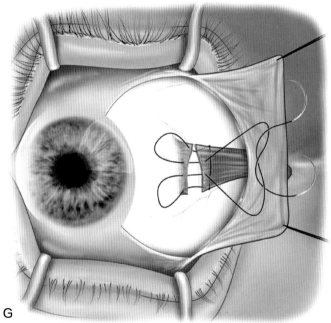

▲ 图 19-21（续）　**E.** 切开视神经鞘前部，流出脑脊液；**F.** 在视神经鞘上做一个矩形切口；**G.** 去除内直肌上的牵引线，并缝合内直肌，然后闭合结膜切口

下在视神经鞘上开一个矩形窗，用鼓膜切开刀尖切开神经鞘后，用神经外科钝头剪和精细的长镊子去除神经鞘。

- 剩下的手术步骤参考 Stallard–Wright 眶外侧切开术的 34～44 步。

(2) 术后护理：皮肤缝合线 10～14 天拆除。

眶外侧切开术的优点为需要显露的视神经节段较长。缺点（框 19-1）为手术时间更长、手术瘢痕、手术过程更复杂及术后瞳孔异常的风险更大。

框 19-1 视神经鞘开窗术的并发症

- 眼球穿孔
- 小凹陷形成或角膜溃疡
- 前房微血管出血
- 瞳孔功能异常
- 视网膜动脉分支闭塞或视网膜中央动脉闭塞
- 外伤性视神经病
- 眼眶感染
- 眼眶出血
- 伴随复视的眼运动功能障碍

要 点

眼眶手术的原则包括全面掌握眼睑和眼眶的解剖，眼眶疾病和影像技术，熟悉各种手术入路、手术器械和设备，手术部位的适当照明和放大，适当的手术范围显露和精细的解剖，仔细的切除及组织活检，良好的止血，以及良好的术后护理。

推荐阅读

［1］ American Academy of Ophthalmology. Basic and Clinical Science Course: Orbit, Eyelids, and Lacrimal System, section 7. San Francisco, CA: The American Academy of Ophthalmology; 2006/2007:63–96

［2］ De Potter P, Shields JA, Shields CL. MRI of the Eye and Orbit. Philadelphia: JB Lippincott; 1995

［3］ Dutton JJ. Atlas of Clinical and Surgical Orbital Anatomy. Philadelphia: WB Saunders; 1994

［4］ Goldberg RA, Mancini R, Demer JL. The transcaruncular approach: surgical anatomy and technique. Arch Facial Plast Surg. 2007; 9(6):443–447

［5］ Housepian EM. Microsurgical anatomy of the orbital apex and principles of transcranial orbital exploration. Clin Neurosurg. 1978; 25:556–573

［6］ Nerad JA. Techniques in Ophthalmic Plastic Surgery with DVD. Philadelphia: Elsevier; 2010

［7］ Jordan DR, Anderson RL. Surgical Anatomy of the Ocular Adnexa: A Clinical Approach. Ophthalmology Monograph 9. San Francisco, CA: American Academy of Ophthalmology; 1996

［8］ Kersten RC, Kulwin DR. Vertical lid split orbitotomy revisited. Ophthal Plast Reconstr Surg. 1999; 15(6):425–428

［9］ Kersten RC, Nerad JA. Orbital surgery. In: Tasman W, Jaeger EA, eds. Duane's Clinical Ophthalmology, vol. 5. Baltimore, MD: Lippincott, Williams & Wilkins; 1988:1–36

［10］ Kersten RC. The eyelid crease approach to superficial lateral dermoid cysts. J Pediatr Ophthalmol Strabismus. 1988; 25(1):48–51

［11］ Rootman J, Stewart B, Goldberg RA. Orbital Surgery, A Conceptual Approach. Philadelphia: Lippincott-Raven; 1995

［12］ Rootman J. Orbital surgery. In: Rootman J, ed. Diseases of the Orbit. Philadelphia: JB Lippincott; 1988:579–612

［13］ Shorr N, Baylis H. Transcaruncular-transconjunctival approach to the medial orbit and orbital apex. Oral presentation at the American Society of Ophthalmic Plastic and Reconstructive Surgeons, 24th Annual Scientific Symposium, Chicago, November 13, 1993

［14］ Wobig JL, Dailey RA, eds. Oculofacial Plastic Surgery: Face, Lacrimal System and Orbit. New York: Thieme; 2004:192–254

［15］ Zide BM, Jelks GW. Surgical anatomy around the orbit: the system of zones. In: Techniques in Ophthalmic Plastic Surgery—A Personal Tutorial. Philadelphia: Williams & Wilkins; 2006:429–460

第 20 章
甲状腺眼病
Thyroid Eye Disease

摘要

"甲状腺眼病"是成人最常见的眼眶炎症性疾病，也是最常见的单侧或双侧眼球突出的原因。尽管 Graves 在 1835 年描述了这种疾病，但有关它的很多关键问题仍然没有答案。多年来出现了各种相关术语，包括 Graves 眼眶病、Graves 眼病、甲状腺相关眼病、甲状腺突眼、甲状腺眼病和 Von Basedow 眼病，这是一种变化很多的疾病，具有广泛的临床表现，容易误诊。实验室检查和眼眶成像技术的进步提高了诊断的准确性。对该病的研究一直致力于提高对其潜在发病机制的理解。近年来，随着医学的进步和对眼睑退缩、限制性肌病和压迫性视神经病变病理生理学的更多了解，此病的临床治疗也有了很大的改善。与此同时，眼眶减压术的手术方法也在不断发展。

关键词： 甲状腺眼病、Graves 病、Von Basedow 眼病、眼眶减压术

一、概述

甲状腺眼病是最常见的眼眶炎症性疾病，也是成人单侧或双侧眼球突出的最常见原因。尽管 Graves 在 1835 年描述了这种疾病，但它的许多重要问题仍然没有得到解答。Graves 眼眶病、Graves 眼病、甲状腺相关眼病（thyroid-associated ophthalmology，TAO）、甲状腺突眼和 Von Basedow 眼病，这些都是甲状腺眼病的不同名称。

这是一种很多变的疾病，临床表现很多，容易误诊。实验室检查和眼眶成像技术的进步提高了诊断的准确性。研究一直旨在提高对其潜在发病机制的理解。近年来，随着医学的进步和对眼睑退缩、限制性肌病和压迫性视神经病变（compressive optic neuropathy，CON）病理生理学的更深入了解，该病的临床治疗也有了很大的改善。眼眶减压术的手术方法亦在不断发展。

二、发病机制

到底是什么触发了甲状腺眼病，为什么某些患者的病情比其他患者更严重，虽然这些问题目前仍然无法解答，但研究发现眼眶病变和甲状腺功能减退似乎与免疫异常有关。一般认为，眼眶病可能是一些密切相关但又相互独立的器官特异性的自身免疫疾病，其与靶向自身抗原及血液循环中的自身抗体有关。

三、甲状腺与眼眶的关联

大约 80% 的甲状腺眼病与甲状腺功能亢进相关，然而并非所有这些病例都与甲状腺功能亢进症状的出现同步。在甲状腺功能不全发生前、甲状腺功能不全发生时或治疗后的甲状腺功能正常时都有可并发甲状腺眼病。

甲状腺功能正常的眼病患者，在评估时，往往会发现他们具有甲状腺疾病的一些特征，如家族史、促甲状腺激素（thyroid stimulating hormone，TSH）受体刺激抗体及甲状腺过氧化物酶（thyroid peroxidase，TPO）抗体阳性，或对促甲状腺素释放激素（thyrotropin-releasing hormone，TRH）的反应异常。大约 50% 的甲

状腺眼病患者最初甲状腺功能正常，然而在18个月内会发展为甲状腺功能亢进。

此外，约10%的甲状腺眼病患者有原发性自身免疫性甲状腺功能减退。这些患者的特点是，检测出中至高滴度的TPO抗体。这些患者的眼眶病变可能与甲状腺功能亢进患者的眼眶病变一样严重，有时甚至更严重。

对于男性和年龄较大的患者（50岁以上），症状往往表现得更为严重。老年患者更容易出现单侧或非常不对称的疾病表现，并且往往在就诊时，发现其甲状腺功能正常或甲状腺功能减退。

1. 病理学　眼外肌病理改变为炎症性细胞浸润，有淋巴细胞、浆细胞和肥大细胞。虽然下直肌和内直肌更容易受到病变影响，但眼眶成像显示，包括提肌在内的大部分眼外肌都参与了该疾病的进程。肌肉发生由糖胺聚糖沉积和胶原形成引起的退行性改变，并有脂肪浸润。主要是肌腹参与这一过程，肌腱仅受到轻微的影响或没有增大。这是甲状腺眼病与眼眶肌炎的区别。肥大的肌肉可能达到正常体积的2~3倍（图20-1A）。在大多数患者中，疾病进程在18个月至2年后变得不再活跃。变性的眼外肌被脂肪组织和纤维组织取代，所以，在某些严重的或未经治疗的病例中，会继发限制性肌病。

大多数患者眼周脂肪没有明显的结构变化。部分患者没有眼外肌肥大，但眼周脂肪出现了明显的体积变化，这可能导致凸出明显，就如眼眶成像所见（图20-1B）。

2. 病理生理学　单块或多块眼外肌均可被

累及。此病可以是对称的，也可以是不对称的，具体原因仍不清楚。肥大的眼外肌和（或）肥大的眼眶周脂肪在局限的眼眶骨内引起了继发占位效应。这种继发效应取决于许多可变的、相互作用的因素，这些因素令甲状腺眼病有着多样的临床表现。这些因素包括：①眼眶容积；②眼球的轴向长度；③眶隔的完整性；④眼眶炎症发作的程度和速度；⑤眼外肌的肥大程度；⑥眶周脂肪的肥大程度；⑦眶后组织淋巴管缺失。

如果眼眶腔很小，任何占位效应都可能导致严重的眼球突出，甚至可能会有明显的眼球半脱位。这种情况通常见于黑人或东南亚患者。轴性近视的患者往往也会因为原本眼球突出而出现更严重的眼部外观畸形（图20-2）。

这种眼眶占位效应引起的眼球突出程度与眶隔的松紧度有关。松弛的眶隔对眼球向前运动几乎不形成阻力。眼眶的大小、眼球的轴长、眼外肌和（或）眶周脂肪肿胀的程度、眼外肌的顺应性和视神经的长度决定了眼球突出的程度。这些原因引发的眼球突出算是一种自发性的眼眶减压方式，严重时会导致自发性的眼球半脱位。视神经的拉长和眼球后部的变形，可能会引起视神经病变和视力丧失。

相反，如果眶隔组织紧实，如年轻患者，眼球无法向前移动，眼眶内的压力就会上升。眼眶内压力的升高，加上眶尖部局限的骨性空间内眼外肌的肿胀，可导致隐匿性压迫性视神经病变（CON）。视力损害的程度可能与疾病的临床表现不呈正比（图20-3）。

眶隔的紧张和眶后淋巴管的缺失与继发性

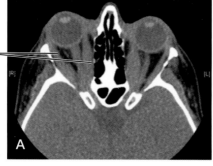

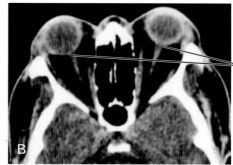

内、外直肌明显肥大

明显的眼球突出，视神经过度牵拉，眼球后极隆起，眼外肌无肥大

▲ 图20-1　**A.** 轴位CT扫描示严重的双侧眼球突出，与眼外肌肥大和眶尖拥挤有关。**B.** 甲状腺眼病患者的轴位CT扫描示明显的双侧眼球突出。眼外肌大小正常，但眶周脂肪体积增加。视神经因眼球后极的隆起而受到牵拉。患者患有严重的甲状腺功能减退性视神经病变

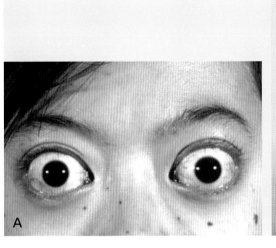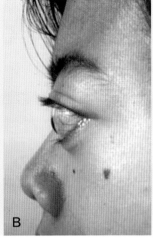

◀ 图 20-2　1例马来西亚年轻的甲状腺眼病患者

患者有明显的对称性眼球突出，伴有高度轴性近视，颧骨发育不良，眼眶浅

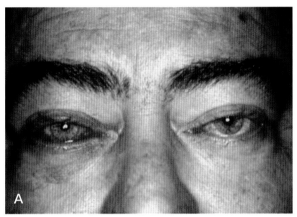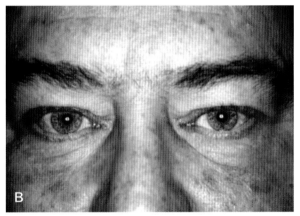

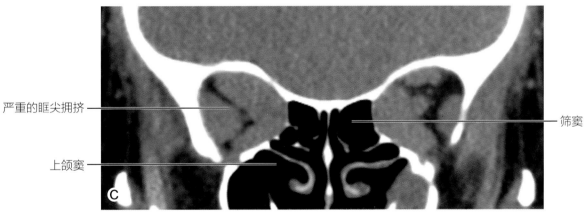

严重的眶尖拥挤

上颌窦

筛窦

▲ 图 20-3　A.1例双侧严重压迫性视神经病变（CON）患者，积极的药物治疗无效；B.患者行两侧双壁眼眶减压术后的外观；C.冠状位CT扫描显示眼外肌肥大导致眶尖拥挤

眶周组织水肿的程度相关。如果眼眶炎症进展迅速，继发性充血性改变可能很严重，导致所谓的"恶性突眼"（图20-16）。

3.流行病学　据估算，普通人群中甲状腺眼病的发病率为每年每10万人中有16名女性和3名男性。在过去10年中，大多数欧洲国家的患病率似乎有所下降，这一趋势可能与内分泌学家对甲状腺功能障碍的早期诊断和治疗及吸烟率的下降有关。众所周知，吸烟极大地增加了该眼病的严重程度。

甲状腺眼病患者与出现Graves甲状腺功能亢进症的患者相比较，往往年龄更大。并且该病女性比男性更常见，但男性及老年患者往往表现更为严重。与亚洲人相比，欧洲人患甲状腺眼病的风险要大得多。

许多因素可能会增加 Graves 病患者患甲状腺眼病的风险。这些因素包括遗传、性别、放射性碘治疗、吸烟、TSH 受体抗体、药物、年龄和压力等。

甲状腺眼病患者通常有其他自身免疫性疾病的病史或家族史，如 1 型糖尿病、恶性贫血、类风湿关节炎、Addison 病和重症肌无力。甲状腺眼病患者中，胰岛素依赖型糖尿病的检出率高于正常人群。另外，甲状腺眼病和糖尿病患者的 CON 发生率较高，神经病变经治疗后视功能恢复也较差。并且这部分患者术中和术后出血的风险也较高。

与普通人群相比，甲状腺眼病患者中肌无力的发病率要高出 50 倍。甲状腺眼病患者如果出现上睑下垂或眼球运动受限等改变，应排查是否患有肌无力。

> **要　点**
>
> 甲状腺眼病患者如果出现上睑下垂或眼球运动受限等改变，应排查是否患有肌无力。

4. 临床表现　甲状腺眼病的临床表现多种多样，发现时可能处于急性期也可能处于潜伏期。患者可分为 2 个亚型。

(1) 1 型：1 型也称"非浸润性"眼眶病，此类患者往往更年轻，通常是对称性眼球突出，眼睑退缩，炎症性反应较轻，没有眼外肌的限制性病变（图 20-4）。这些临床特征往往是甲状腺功能亢进症的表现，一旦甲状腺功能亢进症得到控制，这些症状可能会消退。这类患者的甲状腺眼病的诊断通常不存在问题。

(2) 2 型：2 型也称"浸润性"眼眶病，此类患者通常是中年人，病程更呈暴发性。眼眶病变可能很不对称，患者可能出现结膜水肿、复视和 CON（图 20-5）。

5. 临床症状　甲状腺眼病的症状多种多样，也可能是非特异性的。这些症状包括眼睛刺激感、异物感、流泪、畏光、复视和视力障碍等。

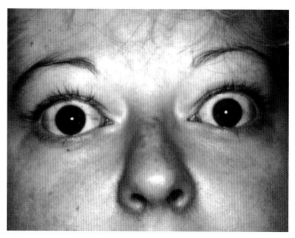

▲ 图 20-4　1 型甲状腺眼病的年轻女性患者

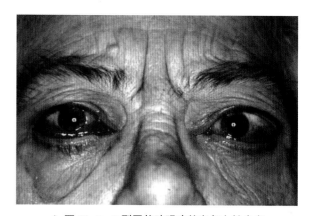

▲ 图 20-5　2 型甲状腺眼病的老年女性患者

患者第一次出现复视可能是清醒时、疲倦时，或者是凝视时。有时可伴随疼痛，特别是向上看的时候。部分 2 型患者会主诉与眼球运动无关的、持续的眼眶深部疼痛。

视觉上的改变，如视物模糊，可能是片状或全面性的，或出现色觉障碍，这些仅在 5% 的患者中发生。然而，这些主诉可能预示着 CON 的发生。有时这些症状可能未被患者自己注意到，所以应该在采集病史时有针对性地询问。

患者可能会对疾病引起的外表改变感到不安。眼球半脱位是非常罕见的，对于患者和目击者来说，可能会非常震惊。这在眼眶浅的患者中更易发生，而黑人中有很多人都眼眶较浅。

6. 临床体征　该病体征多种多样，一个患者很难出现所有的体征。这些体征包括上睑下垂、眼睑退缩、眼睑迟滞、兔眼征、眶周水肿、结膜和泪阜水肿、眼睑红斑、沿水平直肌的血管扩张、眼球运动受限、暴露性角膜病变、眉间皱纹、上角膜缘角膜结膜炎、视神经盘水肿或苍白伴视神经功能障碍、试图向上看时眼压升高、脉络膜皱褶、眼球半脱位、泪腺增大或脱垂。

值得注意的是，除了上角膜缘角膜结膜炎和眉间皱纹外，其余体征在任何眼眶炎症性疾病中都可以单独或合并出现，尽管上睑退缩和眼睑迟滞在甲状腺眼病患者中更为典型。

> **要　点**
>
> 甲状腺眼病的主要体征可以单独或合并出现在任何眼眶炎症性疾病中。

甲状腺眼病的体征可以随病情轻微的缓解和加重而改变。甲状腺眼病是成人单侧或双侧眼球突出最常见的原因（图 20-6）。

突眼与下睑退缩显著相关（图 20-7）。然而，应该记住的是，甲状腺功能障碍患者的突眼还可能有别的原因。患者可能有不止一个引起突眼的潜在病因，特别是不对称突眼。

第 8 章讨论了甲状腺眼病眼睑退缩的原因。眼睑退缩是甲状腺眼病最常见的体征，在某些阶段影响了绝大多数患者。它经常随着专注的凝视而变化（Kocher 征）。如果没有眼睑退缩，就该怀疑是否是甲状腺眼病。眼睑退缩可能经常伴有上睑外侧上移，是甲状腺眼病特征性的表现（图 20-8）。上睑的下移通常落后于眼球的下移，并保持在较高的位置（眼睑迟滞或 von Graefe 征）（图 20-8B 和 C）。有明显眼球突出和眼睑退缩的患者存在不完全瞬目反射或眼睑闭合（兔眼症）的风险。这可能会引发角膜暴露和影响视力的角膜溃疡，特别是在没有 Bell 征的患者中。部分患者的角膜病变可能会加重，他们的眼球突出还会导致上睑外侧内翻（图 20-8D）。

长期的甲状腺眼病患者可能会发生上睑下垂，这通常是由于明显的上睑水肿引起的提肌腱膜断裂，但这种情况非常少见。出现上睑下垂应首先怀疑患者是否伴有眼肌无力或重症肌无力。同样，外斜视在甲状腺眼病中也是不常见的，也应怀疑是否缘于肌无力（图 20-6）。

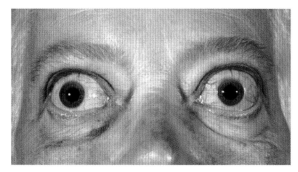

▲ 图 20-6　女性患者双侧眼球突出和眼睑退缩

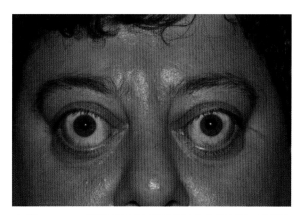

▲ 图 20-7　1 例严重双侧突眼的男性患者的双侧下睑退缩

> **要　点**
>
> 如果没有上睑退缩，甲状腺眼病的诊断应该谨慎。

眼眶周围水肿是甲状腺眼病的早期征兆。水肿是可变的，上睑明显，往往早晨最重，然后慢慢减轻（图 20-8）。眼眶周围水肿应与眼睑脂肪脱垂相鉴别，患者通常也将后者描述为眼睑肿胀。

皮下积液袋，状如"垂花装饰"，可发生在下睑和面颊的交界处（图 20-9）。偶尔，此症状会在疾病稳定后仍持续很多年。

泪阜水肿可能很不明显。它与结膜水肿一起，可作为疾病活动性和对药物治疗反应的一种临床评估。一些患者结膜水肿可能非常明显，甚至会干扰正常泪膜的分布（图 20-10）。局限于眼睑的红斑很常见，可能会持续很多年。

沿水平直肌的血管扩张，有助于区分甲状腺眼病和局部的动静脉分流（图 20-11）。

眼球运动受限通常是可变的、不对称的（图

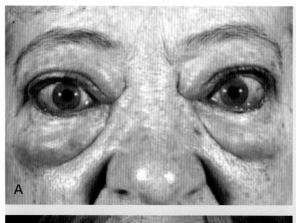

◀ 图 20-8　**A.** 1 例 **2** 型甲状腺眼病患者，表现为典型的眶周水肿、眼睑退缩及眼睑外侧上移；**B.** 右上睑退缩的患者；**C.** 患者向下看时出现眼睑迟滞；**D.** 甲状腺眼病引起的左上睑内翻；**E.** 左侧特写，表现为上睑内翻，上睑明显退缩，眼球突出，眉下组织增厚

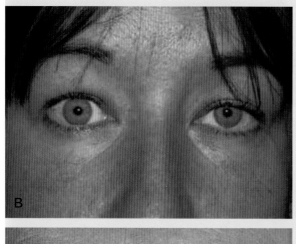

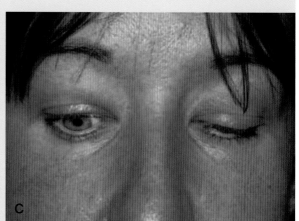

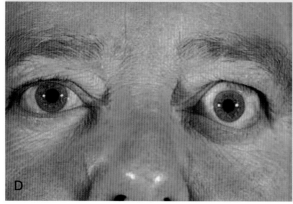

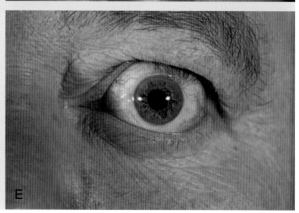

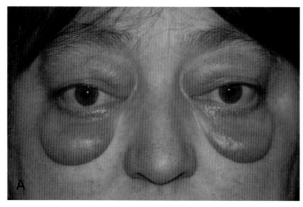

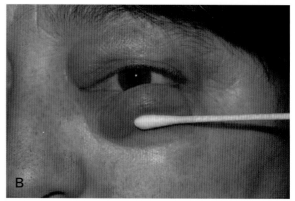

▲ 图 20-9　双侧眶周水肿伴下睑水肿

20-12A)。对称限制可能使患者免于复视，典型的不对称受限会引发复视。下直肌和内直肌是最常受累的肌肉（图 20-12）。垂直复视最常见，向上看时会增加不适和疼痛。强迫诱导试验证实眼球运动受限。向上看时可能会眼压升高。一定不要忽视，甲状腺眼病患者的重症肌

无力也可能是使眼球偏斜的一个原因。

暴露性角膜病变可能由以下原因引起：①严重突眼；②眼睑退缩伴兔眼征；③结膜水肿导致凹陷形成。

所有的角膜征都可继发于甲状腺眼病，睑裂越大，泪水蒸发越快，再加上睑闭合不全，就会导致浅层点状糜烂和浅表眼刺激症状。这些症状会引起患者过度使用皱眉肌，从而出现明显的眉间皱纹（见图 20-12B）。患者角膜还可出现变薄、瘢痕形成或明显溃疡，导致严重的视力障碍（图 20-13）。

上角膜缘角膜结膜炎是一种非特异性眼部病变，病因不明，但双侧发病时通常与甲状腺眼病相关（图 20-14）。

在限制性肌病患者中，向上看时眼压（intraocular pressure，IOP）可能会升高。对于甲状腺眼病患者，诊断原发性开角型青光眼（primary open angle glaucoma，POAG）时应该谨慎，因为眼压升高可能仅仅是由于眼压测量所需的头部姿势所致。向上看时眼压升高，在

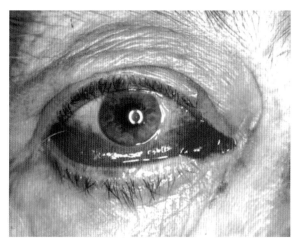

▲ 图 20-10　1 例下睑球结膜水肿、泪阜水肿和上睑红斑的患者

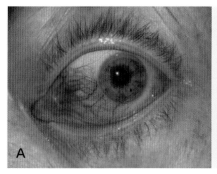
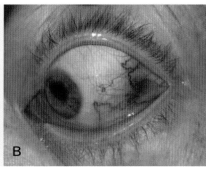

◀ 图 20-11　局限的水平直肌充血

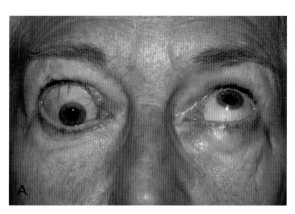
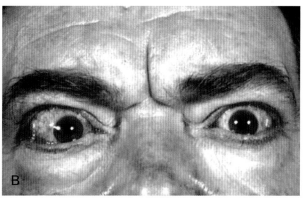

▲ 图 20-12　A. 1 例非活动期的甲状腺眼病患者，右眼向上凝视明显受限，伴有继发性眼睑退缩。B. 1 例患有严重的 2 型甲状腺眼病的男性患者。肌病的严重程度提示应注意潜在的压迫性视神经病变的可能。该病例展示了典型的降眉间肌和皱眉肌的收缩，以及明显的眉间皱纹，由此造成了凶狠的外表

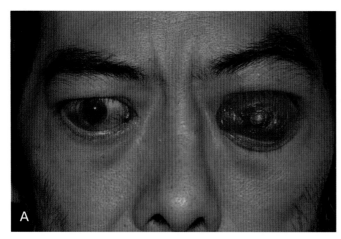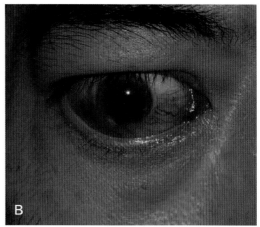

▲ 图 20-13　**A.** 严重的晚期甲状腺眼病，伴有左眼严重的暴露性角膜病变及继发于角膜穿孔后的眼内炎；**B.** 严重角膜暴露引起的右眼角膜周边变薄和溃疡

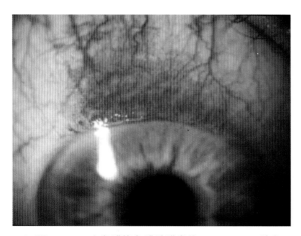

▲ 图 20-14　上角膜缘角膜结膜炎的 **Rose Bengal** 染色

甲状腺眼病患者中很常见，不会比普通人群更容易发生青光眼。

　　CON 是甲状腺眼病的一种潜在并发症，常发生于无明显突眼的患者中，且常不伴随眼底异常。只有一小部分患者有视神经盘水肿。甲状腺眼病患者视神经病变的发生率为 4%～5%。在检查甲状腺眼病患者时，应对此可能出现 CON 的病情发展保持警惕。一般来说，有较严重的肌病患者最容易发生 CON。

> **要　点**
>
> CON 可作为甲状腺眼病的一种隐匿性并发症发生，通常发生在没有明显眼球突出和无任何眼底镜检异常的患者中。一般来说，肌病程度较重的患者发生 CON 的风险最大。

脉络膜皱褶非常罕见（图 20-15）。被认为是眼球在有限的骨性空间中受到眼外肌增大的影响产生机械变形而发生。

　　眼球半脱位是一种令人苦恼的情况，因为患者的眼睛非常突出，可能会脱出眼眶，尤其是在试图向上看时。眼睑可以在眼球后面闭合（图 20-16）。这类患者在检查眼球运动时不愿向上看。在使用眼球突出度计时要非常小心，因为眼球突出度计也可能引起眼球半脱位。如果发生半脱位，应立即手动复位眼球。

　　一些患者也可以看到泪腺增大，特别是在眼眶浅和极度突出的患者中，腺体可能会脱垂（图 20-17）。

　　7. 患者评估　对于多数甲状腺眼病患者来说，很容易确诊，因为有既往甲状腺功能障碍

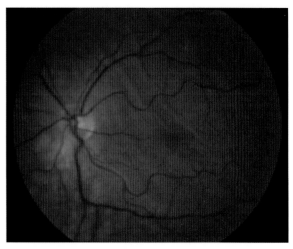

▲ 图 20-15　甲状腺眼病患者的脉络膜皱褶

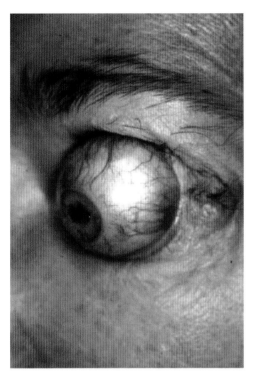

▲ 图 20-16　1 例曾接受过不当的眼睑外侧缝合术的患者的眼球半脱位

的病史或特征性的临床表现。无甲状腺功能障碍病史的患者，甲状腺功能与抗体都需检查。对于少数无甲状腺疾病病史或无甲状腺功能异常的患者来说，可能不易确诊。在评估和处理疑似甲状腺眼病的患者时，可以寻求内分泌学家的协助。

在诊断为甲状腺眼病后，重要的是要解答 2 个基本的问题：①甲状腺眼病的诊断正确吗？②患者是否患有任何影响视力的疾病的迹象？

医师应详细翻阅患者病史资料，并反复彻底检查，重点检查视神经功能，如下所示。

- 应测量和记录患者的最佳矫正视力及任何屈光不正的情况。
- 应仔细评估瞳孔反应，寻找是否存在相对性瞳孔传入缺陷。
- 应该检查患者的色觉。在黄 – 蓝轴上进行测试要敏感得多，而且更有可能检测到与 CON 相关的早期色觉缺陷。红绿假同色图（如石原色板）在临床上更常用，且非

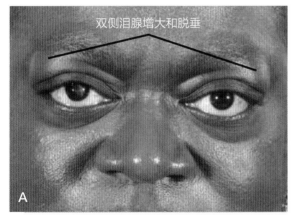

双侧泪腺增大和脱垂

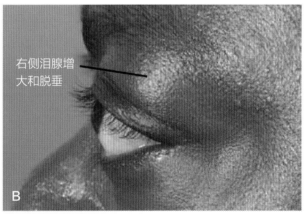

右侧泪腺增大和脱垂

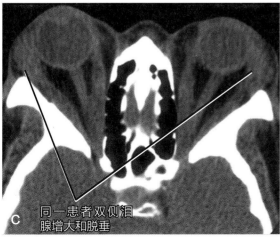

同一患者双侧泪腺增大和脱垂

▲ 图 20-17　A 和 B. 甲状腺眼病患者。右侧角膜因先前的角膜水肿而形成瘢痕，伴有双侧泪腺增大和脱垂。有明显的突眼。C. 轴位 CT 扫描证实双侧明显突出，眼眶浅，水平直肌中度肥大，泪腺增大和脱垂

常有用。每侧眼都应在良好的照明基础上进行单独测试。对于有需要的患者，应该戴上老花镜来进行检查。如果患者没有色盲，可以检查视觉诱发电位（visual-evoked potentials，VEP）。模式翻转 VEP 对发现早期 CON 非常敏感，也可能成为治疗后随访患者的有效手段。

- 患者应该接受视野检查。CON 患者的特征性表现为中心暗点或下部水平视野缺损。其他疾病所致视野缺陷一般为扩大盲点、中心旁暗点、神经纤维束缺损或广泛性视野收缩。

- 应进行仔细的眼底检查，看是否存在视神经盘肿胀或脉络膜皱褶。

- 应使用 Hertel 眼球突出度计测量患者的眼球突出度。

- 应该测量患者的眼裂长度。

- 应该测量患者的提肌功能。记录眼睑下垂滞后程度和被动闭合眼睑迟缓程度。

- 应该进行直视评估，记录患者的眼球运动限制、双眼单视视野和 Hess 表。如果患者存在斜视，将不可避免地使该评估更加复杂。眼球运动时的疼痛应详细记录，还有所有炎症体征。应该仔细检查角膜，观察是否有暴露性角膜病变的迹象。

- 测量眼压应在正位、下视和上视 3 个位置进行。

- 临床照片应作为评估基线，以便以后进行比较。

在评估甲状腺眼病患者时应考虑另外两个方面：一方面是疾病的活跃程度；另一方面是疾病的严重程度。

在甲状腺眼病的病程中，疾病发展经历了几个阶段。最初阶段包括眼眶炎症症状和体征的恶化，随后是平台期，在此期间症状和体征趋于稳定。随后是一个逐渐自发改善的阶段，直到最终不再发生进一步的变化，尽管眼功能和外观可能仍然存在永久性的异常。这些阶段的持续时间因个体而异。1957 年，Rundle 首次描述了除治疗甲状腺功能障碍外，没有接受特殊治疗的甲状腺眼病患者的典型病程。他用一张被称为 Rundle 曲线（图 20-18）的图表描述

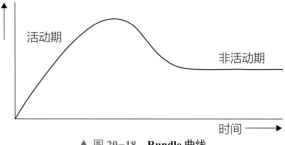

▲ 图 20-18　Rundle 曲线

了这一过程。

疾病的活跃程度取决于患者临床表现出的软组织症状和体征。可以通过短 Tau 反转恢复（STIR）序列磁共振成像（MRI）来确定，它抑制了 T_1 加权图像上眼眶脂肪的正常明亮信号。

甲状腺眼病的严重程度决定了眼功能或外观受到影响的程度。严重程度是通过评估疾病对以下各项指标的影响来确定的，即视神经功能、眼球运动、角膜、眼睑的位置、眼球的位置及患者美学外观。

在每次临床评估中确定甲状腺眼病的活跃性和严重程度是给患者量身定制治疗方案的基础。

甲状腺眼病的眼部改变有多种分类方法，以此对眼眶病变进行量化。Werner 分类因为便于记忆的字符 NOSPECS 而被频繁使用。这些首字母缩写指的是没有身体体征或症状（no physical signs or symptoms）、只有体征（only signs）、软组织受累（soft tissue involvement,）、突眼（proptosis）、眼外肌受累（extraocular muscle involvement）、角膜受累（corneal involvement）及视力丧失（sight loss）。虽然被广泛使用，但在应用该分类和其他分类方法时仍有许多困难。现在首选的是 Mourits 等的分类方法，他们在 1989 年设计了临床活动度评分体系（clinical activity score，CAS）（框 20-1）。这一评分系统将患者分成活跃期和非活跃期，其中的一些临床特征可能反映的是眼眶充血而不是炎症。这一评分系统指明患者在 Rundle 曲线上的位置。没有一个评分系统是完美的，NOSPECS 仍然是一个可有效提示疾病临床特征的实用的分类方法。

框 20-1 临床活动度评分（CAS）

1. 自发性眼眶痛
2. 凝视诱发的眼眶痛
3. 疾病活动期眼睑肿胀
4. 眼睑红斑
5. 与活动性疾病相关的结膜充血
6. 结膜水肿
7. 泪阜炎或半月皱襞炎
8. 眼球突出度增加 2mm 或以上
9. 单眼偏移角度在任何一个方向上减少超过 8°
10. 视敏度下降相当于 1 Snellen 线

---

8. 甲状腺眼病分级 对个体患者的疾病严重程度进行分级有助于决定患者是否应接受具有风险性的治疗。患者可分为轻度、中度、重度三大类。

9. 高危患者 以下患者发生严重眼眶病和 CON 的风险大大增加，包括男性患者、年龄 ＞ 55 岁的患者、糖尿病患者、吸烟者，以及接受放射性碘治疗的患者。

10. 眼眶成像 眼眶计算机断层扫描（CT）是一种快速、方便、相对便宜的检查方法。这是甲状腺眼病患者首选的初始眼眶成像技术，但由于担心辐射暴露，不应重复使用。

眼眶和鼻旁窦的 CT 应行轴位和冠状位扫描（现代 CT 技术可以在不要求患者伸展颈部的情况下进行冠状位扫描）。CT 在甲状腺眼病患者的评估中起着重要作用：①可以显示眶尖部肌肉增大和"拥挤的眶顶部"来协助探查视觉功能下降的原因；②可以帮助排除其他类似的眼眶疾病或病理改变（图 20-19A 至 E）；③可帮助评估眼眶大小及鼻旁窦大小；④显示了患者突眼的真实程度；⑤可评估眼外肌增大与眶周脂肪增大对患者突眼程度的影响；⑥冠状面显示筛板的位置及其与额筛缝的关系（图 20-19F）。

冠状位扫描可以很好地呈现出拥挤的眶尖。影像学检查有助于 CON 的诊断。然而，诊断并不是仅凭影像就能定论的。

在查寻突眼病因时，特别是在不对称的病例中，排除额外的病理过程非常重要。

轴位扫描可以呈现眼球突出的真实范围及眼球与骨性眼眶开口的关系。可以看到视神经的过度伸长，这可能是视神经病变的另一机制（图 20-1B）。

如果患者需要行眼眶减压术，术前 CT 是非常必要的，且术前 CT 资料应带入手术室以便于术中检查。患者所需的眼眶减压术类型在很大程度上取决于 CT。要注意筛板与额筛缝的距离（图 20-19F）。筛板较低和筛窦中心凹狭窄的患者术中筛板损伤和术后的脑脊液（CSF）漏的风险更大。

值得注意的是，甲状腺眼病的下直肌肥大在轴位 CT 上可能被误认为眶尖肿块，特别是在单侧眼球突出的患者中（图 20-20）。冠状面很容易看出患者突眼的真正原因。

有发生 CON 风险的患者还有眼上静脉扩张和泪腺前移的可能。有时可以见到脂肪通过眶上裂疝入颅中窝。

11. 眼眶磁共振成像 MRI 的眼眶软组织分辨率更高，并且不会使患者暴露于辐射风险中。然而，MRI 的成本高、检查时间长，不是特别便捷。在患者接受皮质类固醇、放射治疗或抗代谢药物治疗之前，通过 MRI 评估眼外肌发出的信号，有助于确定疾病的活动性。有脂肪抑制功能的"STIR"序列特别有用。

12. 眼眶超声 超声具有非侵入性和易重复性的优点，但不同检查者之间的重现性较差，而且不能显示眼眶尖部。故而，它在评估甲状腺眼病中的作用非常有限。

四、鉴别诊断

眼眶疾病容易与甲状腺眼病相混淆，因为两者的临床表现都有炎症及眶肌的浸润（见图 20-19A 和 B）。并没有任何一种眼部症状是甲状腺眼病所特有的。这些要鉴别的疾病包括非特异性眼眶炎症综合征、动静脉分流、肿瘤性疾病的眼外肌转移、Wegener 肉芽肿病、结节病、淀粉样变性及胶原血管病。

根据病史、临床表现和影像学特征容易将甲状腺眼病与以上大多数疾病区分。例如，与甲状腺眼病的肌病相比，眼眶肌炎通常疼痛，眼眶影像学可以看到眼外肌肌腱常常受累。

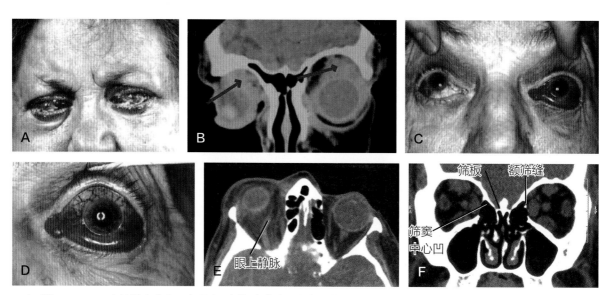

▲ 图 20-19　A. 女性甲亢患者，表现为双侧视力丧失和复视。被眼科医师诊断为严重的甲状腺眼眶病。她在接受眼眶放射治疗时出现严重的暴露性角膜病变。B. 同一患者的冠状位 CT 扫描示双侧眶内浸润性肿块（红箭）。活检确诊为转移性乳腺癌。指向眼眶肿块。C. 低流量动静脉分流的患者。D. 左眼照片，显示球结膜水肿和巩膜上血管的扩张。E. 轴位 CT 扫描示眼上静脉明显扩张。F. 冠状位 CT 扫描显示眼外肌肥大。筛窦清晰，筛板和额筛缝之间有足够的空隙，但应注意筛板在患者体内的位置非常低

　　低流量动静脉分流会导致眼眶成像上所见的眼外肌弥漫性增大，并伴随结膜水肿（见图 20-19C 和 D），可能引起误诊。巩膜上血管扩张并不局限于水平直肌以上的血管，眼上静脉除非血栓形成，否则也会扩张。这在轴位 CT 上最为明显（图 20-19E）。

> **要　点**
>
> 甲状腺功能障碍的患者也可以发展为其他眼眶疾病。在诊断时应多思、多想、多质疑。

　　1. 治疗　甲状腺眼病患者治疗的目标包括：①解决或控制眼眶炎症；②防止视力丧失；③重建眼肌平衡；④提供美容康复。

　　为实现这些目标，应将患者并发症的风险降至最低。尽早发现和治疗有视力相关并发症风险的患者是很重要的。让内分泌学专家参与患者的管理和有效的沟通也是很重要的。必须控制好甲状腺功能，因为：①甲状腺功能亢进的严重程度与眼眶病变的严重程度有关；②患者的甲状腺疾病必须在任何手术前得到良好的控制。

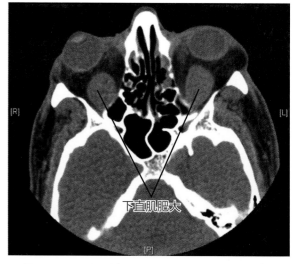

▲ 图 20-20　双侧眶尖"肿块"。轴位 CT 扫描所见与肥大的下直肌的轴位截面角度有关。扫描还可看出该患者眼眶浅及其双侧严重突眼的程度

　　轻度甲状腺眼病的许多眼科疾病可以保守地处理。例如，患者睡觉时应抬高头，开具局部润滑剂处方药，用墨镜改善畏光症状。患者应定期随访，以确保病情不会发展到更严重的阶段。医师应告诉患者吸烟的不利影响。大多数患者在 3～6 个月内会有自发的改善。

　　中重度疾病的治疗方案应与患者仔细讨论。

然而，威胁视力的疾病应该得到紧急治疗。在没有威胁视力疾病的情况下，治疗不是强制性的，但应仔细考虑，权衡利弊、风险和潜在并发症的治疗。治疗的决定和选择的方式取决于对疾病活动度的评估。在甲状腺性眼病的活动期，类固醇的免疫抑制加上可能的抗代谢药物（如硫唑嘌呤）治疗、眼眶放射治疗或两者的结合，可能是有益的。

如果疾病过程已进入非活动期，可能需要进行康复性的外科治疗。在更严重的病例中，可能需要经过一段时间的多次手术治疗。

内科治疗：内科治疗的目的是尽可能避免手术，或尽量减少眼眶炎症，以优化手术结果。治疗包括：①用皮质类固醇或抗代谢药物进行免疫抑制治疗；②放射治疗。

免疫抑制治疗用于以下2类患者：一是严重急性炎症性眼眶疾病患者；二是伴有压迫性视神经病变（CON）的患者。

静脉注射甲泼尼龙和高剂量口服泼尼松治疗活动性和中重度甲状腺眼病的益处已被证实，因此全身性类固醇治疗是有循证依据的。

急性炎症性眼病患者通常对类固醇反应很快，但维持剂量通常会导致类固醇并发症的发生。慢性非活动性疾病患者对皮质类固醇或其他药物治疗无反应。

CON的治疗阈值很高，有些患者每天需要皮质类固醇剂量超过100mg。静脉注射醋酸甲泼尼龙冲击治疗，每天1.0g，住院治疗3天，能更快地抑制充血性眼眶疾病的进程。一些患者眶部疾病会减轻，患者可以不需要进一步治疗就可以成功地停用类固醇。而另一些患者，类固醇无法控制视神经病变，需要眼眶减压手术来预防视力丧失。

然而需要记住，在静脉注射甲泼尼龙的冲击治疗过程中，可能会发生急性和严重的肝脏损伤。这将导致少量患者死亡。患者的治疗方案的制订应非常细致，并且在治疗期间和治疗结束后，都应由他们的内分泌学专家进行非常仔细的监测。应该在患者治疗开始前检查是否有肝脏基础疾病。静脉注射甲泼尼龙的总累积剂量不应该超过6g。

虽然球后注射类固醇不如全身性类固醇治疗有效，但一些临床医师使用它来治疗局部眼眶炎症，同时尽量减少全身不良反应。然而，这种治疗确实增加了眼眶出血或眼球直接损伤的风险。

抗代谢药物，如硫唑嘌呤，可以与类固醇结合使用，以减少类固醇的用量。这减少了类固醇的不良反应，但使患者暴露在进一步免疫抑制的危险中。患者必须有医师严密的监测。这些药物不应由患者自行使用。

放射治疗被证实可改善疾病活动期患者眼肌运动受损的情况。新的证据表明，对于早期活动性的甲状腺眼病患者，结合使用放射治疗及类固醇治疗的效果优于单独使用某一种治疗。这种结合可使类固醇起效更快，并使放射治疗的效果更持久。没有证据表明这些治疗对于减轻突眼或治疗CON有益。实际上，放射治疗会暂时性地加重眼眶炎症。

放射治疗聚焦于眶部后缘，保护眼球，并发症发生率低。但是，在伴有糖尿病或严重高血压的患者或者年龄小于35岁以下者（由于放射治疗诱发肿瘤具有较长潜伏期）不应该使用。接受放射治疗后，患者应处于严密监管之下。

要　点

了解使用皮质类固醇和抗代谢药物可能产生的严重全身不良反应非常重要，包括股骨头无菌性坏死、骨质疏松、病理性骨折、十二指肠溃疡伴消化道出血、继发性糖尿病、白内障、青光眼，以及机会致病菌感染的倾向。医师应详细告知患者这些风险。必须密切监视患者，并与内分泌学专家合作，他们可以监测和治疗骨质疏松症。还应警告患者注意与类固醇治疗相关的潜在肾上腺皮质功能不全，以及在发生创伤、手术或获得性感染等应激条件下类固醇的补充治疗。

接受类固醇治疗的患者应接受补充治疗，以防止骨质疏松和病理性骨折的发生。应密切监测体重、血糖和血压。

其他药物，如利妥昔单抗，一种抗CD20蛋白的嵌合单克隆抗体，首次发现于B细胞表面，正在研究其在治疗急性甲状腺眼病中的治疗效果。硒也可能在轻至中度疾病的治疗中发挥作用。

2. 外科治疗　应按特定顺序进行外科干预。减压手术可能改变眼部肌肉平衡，而眼部肌肉手术可能改变眼睑位置。因此，手术是序贯进行的，并非所有的患者每个阶段都需要手术，但也可能会忽略不同的阶段。手术干预的顺序如下：①眼眶减压术；②斜视手术；③眼睑复位术；④眼睑成形术。然而，在某些情况下，下睑成形术可与眼眶减压术同时进行，视手术入路而定。

一位眼眶顺应性降低的患者，如果表现出对单纯的眼球后退的抵抗倾向，相较于眼眶顺应性正常的眼球突出程度相同的患者，任何眼眶减压术的效果将大打折扣。

斜视和眼睑复位手术最好推迟到临床症状稳定阶段进行。然而，对于严重的角膜暴露或对 CON 药物治疗无反应的患者，可能需要紧急进行手术治疗。

患者必须了解可能需要进行多个手术，这可能需要相当长的时间才能完成。这类患者需要非常仔细地进行咨询，以确保他们的期望是切合实际的。

(1) 外科眼眶减压术：CON 仍然是外科减压术的最主要指征，但随着减压手术的不断发展，手术指征已经变得不那么保守。

①适应证包括以下方面。

- 对药物治疗无反应的 CON 者。
- 复发性眼球半脱位者。
- 严重眼球突出伴暴露性角膜病变者。
- 对不美观的眼球突出进行美容矫正者。
- 对药物治疗无反应的持续性眼眶痛者。
- 在眼外肌退缩术前减少眼球突出。

对于 CON，严重的暴露性角膜病变或者其他适应证的治疗，手术可能是急需进行的。一般情况下，CON 的手术治疗应在最初的药物干预后进行。

有些患者因眼眶组织瘀血而出现持续性眼眶疼痛。大多数这样的患者可以通过眼眶减压术来缓解。

在一些明显的眼球突出患者中，为了改善复视而行眼外肌手术后，可能加重了眼球突出

的程度。这一类患者中，眼球减压术最好在眼外肌手术前进行。

近年来，随着手术效果和手术安全性的不断提高，人们对以改善患者的眼球美观的减压手术的要求越来越高，这种手术应该被视为"康复"而不是"整容"（图 20-21）。毫无疑问，甲状腺眼病引起的外观变化会对患者的心理产生严重影响，而这样的手术可以获得显著的改善。手术的目的是恢复到发病前的外观。然而，这样的目标很少能完全实现，患者必须在术前得到非常仔细的咨询，以确保他们有切合实际的期望。还应提醒他们此类手术的风险和潜在的并发症。

②手术方法：眼眶可通过以下方法减压，即减少眼眶内容物（去除眼眶脂肪）、扩大眼眶容积（去除眼眶壁或抬高眼眶外侧壁）。这些减压手术可单独或联合进行。

(2) 眼眶脂肪去除术：对于没有明显眼外肌增大且对眼球回退无抵抗的患者，去除眼眶脂肪能达到令人满意的突眼改善效果。这项手术可以单独进行，也可以联合骨减压术获得额外的减压效果。脂肪去除可以与上睑和（或）下睑成形术联合进行。手术入路在上睑可以经皮进行，在下睑可以经皮或经结膜进行。如果联合经结膜入路、外眦切开术与外眦松解术（一个"摆动的下睑皮瓣"方法）可以获得更加清晰的手术视野显露，从而更好地手术去除下外侧眼眶脂肪。

去除眶内脂肪需要非常小心和耐心，以避免无意中损伤其他眶内结构。必须注意细致地止血。通过对眶隔的轻柔解剖，将脂肪轻柔地剥离下来。可安全去除的脂肪量为 2～6ml（图 20-22）。

使用 Colorado 针式电刀恒定混凝模式有助于止血。双极电凝处理适用于更大的血管和未出血前。助手应进行适当的牵引。在整个手术过程中应监测瞳孔，并每隔一段时间放松对眼球施加的压力。如果未进行骨性眼眶减压术，必须在术后密切监测患者视力，因为可能发生术后眶部出血，并引起球后血肿，进一步压迫视神经。

①优点。

- 这种方法避免了眼球下移的风险。
- 不损伤眶骨膜，不存在损伤硬脑膜、泪囊

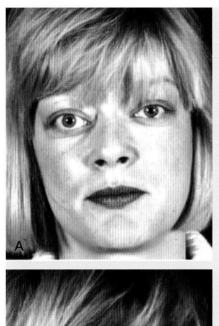
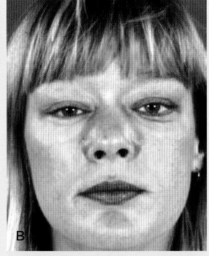
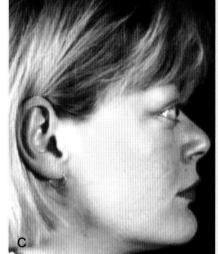
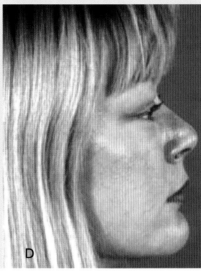

◀ 图 20-21　**A.** 1 例甲状腺眼病患者呈现不对称的眼球突出；**B.** 以美容修复为目的双侧三壁经眼睑眶减压术的术后外观；**C** 和 **D.** 术前、术后效果侧面观

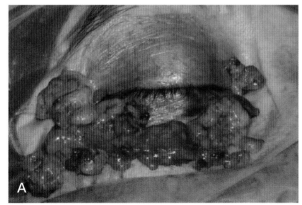
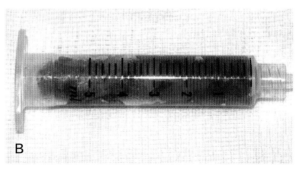

▲ 图 20-22　通过摆动下睑皮瓣入路去除眶内脂肪

及眶下神经等的风险。

- 手术切口极小。
- 术后恢复快。
- 可通过眶壁手术进一步改善眼球突出。

②缺点。

- 手术时间长。
- 有可能损伤精细的眶内结构。
- 单独去除脂肪术后出血可能危及视力。

(3) 眼眶容积扩大术：为了达到眶部减压的目的，多年来已经形成了眼眶四壁单独或联合切除的方法。已无任何在眶顶行手术操作的指征。患者不应该仅因为这是外科医师喜欢的手术而进行眼眶减压手术。减压手术的选择应根据患者的需要来制订，主要基于以下方面：①手术适应证；②患者的年龄和一般健康状况；③鼻旁窦的大小和状态；④眼眶的大小；⑤眼球的大小；⑥眼球突出的程度；⑦眼外肌扩大与眼眶脂肪肿胀对眼球突出的影响程度；⑧眼眶顺应性。

对于伴有压迫性视神经病变（CON）的中等程度眼球突出的患者，可进行内侧眶壁减压术。同样，对于需要适度改善眼球突出患者，可以单独进行眶外侧壁减压术。最好是平衡内侧壁减压术和外侧壁减压术。

除非严重眼球突出需要大的减压术，眶底应保持完整，以避免术后眼球下陷、上睑回缩和术后眶下神经分布区的麻木。如果眶底需要减压，应在眶内侧壁和眶底之间保留一个内侧骨支撑，以降低术后内斜视或单纯的眼球向内侧移位的风险。另外，如果需要移除眶底，应保守进行，且保持眶底中心部位骨性结构的完整，避免对眶下神经血管束造成任何损伤。

要　点

压迫性视神经病变（CON）的手术应当充分缓解眶顶压迫。

眶外侧壁可去除或用钛板和钛钉推进，或者外侧壁可以进行外翻旋转，并用钛钉固定。这种手术非常少见。

应该记住，眼球突出在眼眶减压术后12～18个月内会得到改善，特别是当患者在手术时有活跃炎症时。因此，在这些患者中应避免进行过度激进的眼眶减压。

骨壁可以有多种入路，包括：①通过鼻内镜入路；②通过下睑经结膜切口入路（"摆动眼睑皮瓣"入路）；③通过下睑睫毛下或皮肤皱褶切口入路；④通过经结膜下穹窿入路；⑤通过内眦（Lynch）皮肤切口入路；⑥通过外眦 – 外侧

眶切开 – 上睑皮肤皱褶切口入路；⑦通过双侧冠状皮瓣入路；⑧通过上颌窦（Caldwell Luc）入路。这些入路各有优缺点。

五、应用解剖学

对于任何希望进行骨性眼眶减压术的外科医师来说，了解鼻旁窦的完整解剖知识是十分必要的（第2章）。

1. 骨性眼眶减压手术入路

(1) 鼻内镜入路：该入路通常由具有鼻内镜手术专长的耳鼻喉科医师使用。该入路也可由眼眶外科医师与眼睑切口入路联合使用，以协助在拥挤的眼眶和严重眼球突出患者中安全地取出眶尖部的骨质。

①优点。
- 不需要皮肤或结膜切口。
- 有经验的医师可快速完成手术。
- 可以获得眶后内侧壁的良好视野。
- 避免了术中对眼球的牵拉。

②缺点。
- 术中可能需要牺牲中鼻甲以完成手术，会失去其重要的生理功能。
- 在切除眶底内侧部分时，眶下神经血管束不易得到保护。
- 单凭此入路而不经皮肤或结膜切口不能完成眶外侧壁减压术。如果需要进行平衡的减压来降低术后复视的风险，或达到更大程度的眼眶减压效果，那么内镜入路的许多优点都将不存在。
- 这种方法需要昂贵的设备。
- 这种方法无法保证眼眶脂肪的安全去除。

内镜入路避免了任何皮肤切口，对于手术需要进入眶顶部的有压迫性视神经病变的患者来说是非常合适的。它在以下患者群体中具有主要优势：①有严重眼球突出和"密实"眼眶的患者；②高度近视患者；③心血管疾病患者；④角膜周边变薄患者。

这些患者在手术进入眶内侧壁和眶顶时存在问题。视野显露可能比较困难。牵拉眼球时可能会暂时性靠近视网膜中央动脉，心血管疾病患者伴随相应的风险。对于慢性暴露性角膜病变引起的角膜周边变薄，或高度近视引起的

巩膜变薄，都有可能因助手过度牵拉眼球而导致眼球破裂。

(2) 下睑入路：眼睑入路仅遗留不影响美观的瘢痕（或经结膜切口则无可见瘢痕），且可以进入眶内外侧壁和眶底。如有必要，可与内镜一起使用，以获得眶内侧壁最后部的良好视野。通过这种入路可以安全地去除眼眶脂肪。根据患者的具体情况，可进行双侧或单侧手术。接受这种手术的患者通常只需在医院观察一夜。

(3) 下睑经结膜入路：这种方法不需要皮肤切口，被一些外科医师所使用，类似于经结膜入路眼睑成形术。

①优点。

- 无可见瘢痕。
- 手术入路与经结膜入路眼睑成形术的眼整形手术类似。
- 该手术入路可通过同一切口显露 3 个眶壁。
- 该手术入路可去除眼眶脂肪以增强减压效果。
- 该手术入路可与下睑成形术结合，同时去除眶外脂肪。

②缺点：手术入口非常有限，眶顶视野显露困难。

这种方法对伴有大量的眶外脂肪和明显的下睑脂肪垫脱垂，且仅需极少量骨性减压的患者十分理想。

(4) 下睑睫毛下或皮肤皱褶切口：在大多数患者这个切口入路通畅，无论是到眶内壁、眶顶还是到眶底，但不像眼睑摆动皮瓣入路那样可轻易进入眶外侧壁。

①优点。

- 手术入路对与经皮眼睑成形术的眼整形手术很相似。
- 该入路可通过同一切口显露 3 个眶壁。
- 该入路可去除眼眶脂肪，以增强骨减压术的效果。
- 该入路可与下睑成形术结合，去除多余的皮肤、肌肉及多余的脂肪。
- 对于不需要行下睑成形术的年轻女性患者，手术瘢痕不明显，且不延伸至外眦皮肤。

②缺点。

- 下睑可能在术后退缩，除非患者接受术后眼睑按摩。

- 如果眶骨膜意外地过早打开，眶顶的视野可能会被遮挡。
- 眼眶"密实"或高度轴性近视的患者很难显露眶顶处手术视野。

(5) 下睑经结膜切口联合下外眦切开术：这种"摆动眼睑皮瓣"入路是许多眼外科医师常用的手术入路。

①优点。

- 皮肤瘢痕仅限于外眦部位。
- 该入路可快速显露眶壁。
- 该入路可通过同一切口显露 3 个眶壁。
- 该入路可去除眼眶脂肪以增强骨减压术的效果。
- 该入路可与下睑成形术联合去除眶外多余脂肪。

②缺点。

- 手术入路与术后结膜水肿及不适有关，特别是在外眦处。
- 如果无意中过早打开眶骨膜，眶顶的手术视野显露可能是模糊的。
- 对于眼眶"密实"或高度近视的患者，眶顶显露可能比较困难。
- 若未进行细致的外眦修复可能出现外眦错位。

(6) 内眦（Lynch）皮肤切口：与其他方法相比，这种方法没有优势，并且有明显的缺点，如明显的"弓弦状"手术瘢痕。该方法需要移动内眦韧带，可能造成术后内眦错位和筛窦动脉撕裂。在其他替代方法中这些问题不会出现。

(7) 外眦 – 外侧眶切开术 – 上睑切口：这些切口允许进入眶外侧壁，特别是在需要进行标准的外侧眶切开术和外翻旋转眶外侧壁以治疗极重度眼球突出的情况下。上睑皱褶延长切口能很好地进入眶外侧壁，并可与经泪阜入路联合应用于眶内侧壁，对于中度眼球突出效果良好。

(8) 双侧冠状皮瓣入路：双侧冠状皮瓣入路是一种更具侵袭性的手术，在目前的小切口手术时代，该入路仅具有很少的适应证。

①优点。

- 该入路可以很好地显露眶内侧壁、外侧壁和眶底的外侧部分。
- 它可以减少甲状腺眼病患者因降眉间肌及

皱眉肌形成的明显眉间皱眉纹。

- 手术瘢痕隐藏在发际线后面。

②缺点。

- 必须与其他切口联合，才能很好地显露整个眶底。
- 需要更长的手术时间。
- 尽管可能性很小，但存在视觉丧失风险。
- 可能损伤面神经颞支造成眉下垂。
- 可能造成额头及头皮的大面积感觉丧失。
- 可能造成颞部凹陷，形成继发性影响美观的问题。
- 在男性脱发患者中，易遗留大面积可见瘢痕。

(9) 经上颌窦（Caldwell Luc）入路：与其他入路相比无优势，且有明显的缺点，如术后复视的风险远高于其他入路。可造成显著的术后不适。

(10) 经泪阜入路：该入路可快速、便捷地进入眶内侧壁和眶顶，经结膜切口可向下延伸进入眶底内侧部分。然而，该入路需要一个单独的切口才能进入眶外侧壁。这种方法需要特别注意，因为手术过程中眼球表面暴露在外。一些外科医师将此方法与上睑外侧皮肤皱褶入路相结合以达到眶外侧壁。这样上睑切口可以提供到眶外侧壁和上外侧壁的通道，可进行深部的磨钻，但这种方法不能提供像摆动眼睑皮瓣入路那样较大的手术视野。然而，它确实提供了极好的美容效果，避免了术后发生外眦错位的风险。

2. 手术方法　笔者将详细介绍在实践中最常用的方法，即摆动眼睑皮瓣入路。（在某些患者中仅经结膜入路就足够了，避免了对外眦的任何干扰，但对于更大程度眼眶减压需求的患者，则需要采用摆动眼睑皮瓣入路）。

3. 术前准备　患者应在入院前 2~3 周预诊评估。患者的甲状腺功能应得到良好的控制，甲状腺功能检查结果应提供给麻醉师。应检测全血计数和血小板计数。应排除过度出血的病史。应在手术前 2 周停用所有抗血小板药物。接受抗凝血治疗的患者必须在血液科医生的监督下入院并更改为静脉肝素治疗。术前轴位及冠状位 CT 扫描应准备好以术中备用。

麻醉诱导时给予乙酰唑胺 500mg 静脉注射，以降低眼压，使得骨膜下牵引及对内侧眶壁后部的显露都更加容易。此外，地塞米松 8mg 与广谱抗生素（如头孢呋辛），一同静脉注射给药。在没有任何禁忌证的情况下，麻醉师应设法诱导中等低血压。应放置棉垫并记录其存在。患者摆为头高足低体位，以降低静脉压力。将鼻腔填塞海绵放在鼻中，向内眦推进，然后用 5% 可卡因溶液湿润。外眦皮肤皱褶切口用甲紫标记。2ml 的 0.5% 布比卡因（含 1：200 000U 肾上腺素）紧贴皮肤注入下睑皮下，额外 5ml 注入颞窝。眼睑按压 5min。

手术过程中应戴上头灯和手术放大镜进行手术操作。

(1) 手术步骤。

- 1 根 4-0 丝线作为牵引线缝合于下睑灰线处（视频 20-1）。
- 用 Colorado 针式电刀沿着预先标记做外眦皮肤切口，向深部切开显露眶外侧缘骨膜。
- 然后用 Colorado 针式电刀或钝头 Westcott 剪行外眦切开术和下外眦松解术。
- 采用双极电凝止血。
- 使用小型 Desmarres 牵开器将下睑外翻。使用小弯动脉夹将牵引线固定在覆盖面部的手术单上。
- 结膜切口应位于下睑睑板下缘以下，用 Colorado 针式电刀从下泪点下方延伸至外眦。
- 必要时采用双极电凝止血。
- 眶隔前方形成一个剥离平面，使用 Colorado 针式电刀剥离出血较少，可以清楚地看到眼轮匝肌，并继续剥离，保持紧贴肌肉后方。
- 沿这个平面一直剥离至眶下缘。
- 将数根 4-0 丝线作为牵引线缝合于结膜 - 下睑复合体的内外侧，使用弯动脉夹将这些牵引线固定于覆盖前额的手术单上，以在后续的手术过程中保护角膜（图 20-23A 至 C）。注意确保缝合线本身不要擦伤角膜。
- 打开眶隔，去除任何内侧、中央和外侧脱垂的脂肪。这有助于下一步骨膜下剥离（图 20-23）。
- 注意识别内侧与中央腱膜前眼睑脂肪垫之间的下斜肌。一旦下斜肌被清楚地识别出来，即可轻柔地去除脂肪，要避免对肌肉造成任何损伤。用 Colorado 针式电刀剥离脂肪隔膜直至脂肪被充分松解，以便于在脂肪的基底部放置弯动脉夹，然后用 Colorado 针式电刀切除脂肪，在松开动脉夹之前沿着动脉夹长度电凝脂肪残端。

- 将分隔中央和外侧脂肪垫的睑板筋膜弓状扩张部保持完整，以相似的方式将外侧脂肪垫去脂修薄。将脂肪保存在湿纱布中待眼眶减压术完成时沿眶下缘重新植入。
- 使用 1 个或 2 个 Jaffe 眼睑牵开器置入手术切口，并用弯动脉夹固定在巾单等覆盖物上。
- 使用 Colorado 针式电刀在骨膜缘下 2mm 处切开，从内侧开始并将此切口向外侧略低的位置延伸（图 20-23D 和 E）。
- 使用 Freer 骨膜剥离子锐利末端将骨膜从下方骨组织剥离（图 20-23F）。
- 然后使用 Freer 骨膜剥离子从眶底中央至周围剥离骨膜，注意不要使骨膜撕裂。
- 使用中号 Sewall 牵开器细致地置于骨膜下间隙将眶内容物牵开。
- 1 根血管恒定地沿着眶底中心，从眶下神经血管束到达眼眶（图 20-23G 和 H）。当它进入眶周时，应电凝后用 Westcott 剪剪断。
- 剥离从眶内侧壁到筛前、筛后血管的眶骨膜，上述血管经眶周至筛前、筛后孔。这标志着眶内侧壁剥离的上界。
- 剥离继续向后进行，直至遇到蝶骨。这标志着眶内侧剥离的后界（图 20-23I 和 J）。

> **要 点**
>
> 在整个解剖过程中，应特别注意确保眶骨膜完整性。无意中损伤眶骨膜会导致即刻的眼眶脂肪脱垂，这将干扰进一步的剥离，并增加并发症的风险。

- 用 Freer 骨膜剥离子在眶内侧壁中央区域骨组织形成内陷性骨折（图 20-24A）。
- 然后，将筛骨纸板用小号 Kerrison 咬骨钳移除，前缘至泪后嵴，注意不要损伤泪道；后缘至蝶骨体，以 Wilde Blakesley 筛窦切除镊移除（图 20-24B）。蝶骨体是通过骨

的特征变化来区别的，即菲薄易碎转变为坚硬。此骨位于视神经管前方。

> **要 点**
>
> 关键是对患有压迫性视神经病变患者的眶内侧壁至蝶骨体进行减压。对于因任何其他原因而进行减压手术的患者，保守治疗更为安全，而且不应将剥离延长到后方如此远的位置。

- 用筛窦切除镊非常小心地剥离筛窦细胞和黏膜。剥离必须非常小心地位于筛骨血管下方。黏膜出血时，一旦黏膜和气室被清除干净，出血自行停止。任何使视野模糊的出血都可以通过轻轻地置入 1：1000U 肾上腺素浸润的小纱片几分钟来控制。
- 垂体窝呈拱形位于额筛缝上方，位于筛板的更中间处。应特别注意避免损坏这些结构，以免导致脑脊液漏。
- 在眶内侧壁的下方，若有意在眶内侧壁和眶底内侧半减压处之间保留内侧支撑，则应终止骨剥离。如果仅进行眶内侧壁减压术，或者与眶外侧壁减压术联合，则眶内侧壁减压术可扩展至包括眶底的最内侧。
- 如果要对眶底减压，使用 Freer 骨膜剥离子将眶底内侧至眶下管形成内陷性骨折，位置位于眶下神经内侧。然后使用 Kerrison 咬骨钳将眶底内侧半的骨组织移除（图 20-25A）。骨被移至上颌窦后壁处。从上颌窦顶去除上颌窦黏膜。
- 应避免损伤眶下血管，因其出血量大。
- 此时，使用弯曲锋利刀片沿眶内侧壁由后至前打开眶骨膜。注意避免损伤眶内侧肌肉。然后用钝头 Westcott 剪延长切口，剥离眶骨膜。
- 眶骨膜从眶底外侧和眶下裂前方周围直至眶底外侧部分完全剥离。
- 颧面和颧颞神经血管束被电凝和分离。眶骨膜向眶内深部剥离，沿眶外侧壁尽可能向上显露出蝶骨大翼（图 20-25B）。
- 将 Supramid 片切割成吉他拨片样形状，并置入骨膜下方。然后在下面置入一个中号 Sewall 牵开器。这有助于眶内容物的牵拉，

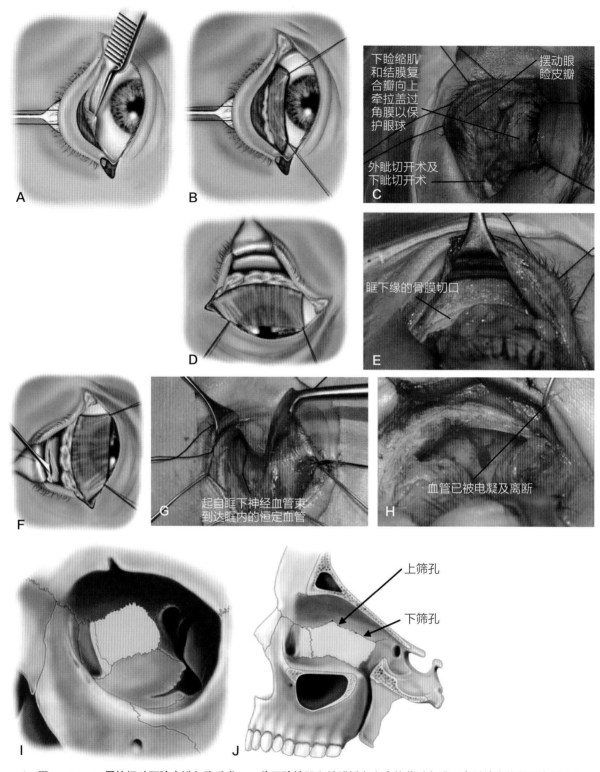

▲ 图 20-23　A. 开始摆动下睑皮瓣入路手术。B. 将下睑缩肌和结膜瓣向上牵拉盖过角膜。牵引缝合线置于内侧和外侧，避免与角膜接触。C. 摆动下睑皮瓣入路进行眶减压术。在这个阶段应该打开眶隔，去除多余脂肪，否则可能影响进入眶壁的途径。D. 术者角度看到的显露的眶下缘。E. 在眶缘下方做骨膜切开。F. 从眶下缘开始将骨膜剥离。G. 眶骨膜已经从眼眶底部抬起，用 Sewall 牵开器来牵拉眶内容物。从眶下孔可以看到 1 根血管起自眶下管并进入眶内。H. 眶底的术者视野。血管已被电凝并离断。I. 从眶内侧壁去除骨质的区域。去除骨质的范围在后方受视神经孔前蝶骨体的限制。J. 侧视图显示前部和后部的筛骨血管位于眶内壁去除部位的上方。泪后嵴标志着眶内壁去除部位的前界

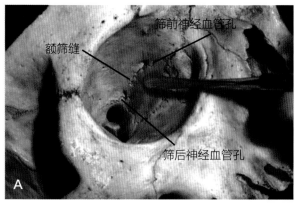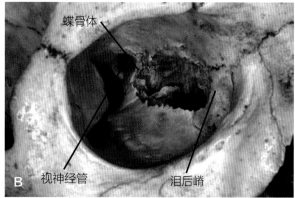

▲ 图 20-24　**A.** Freer 骨膜剥离子尖端的位置标志着筛骨纸板断裂的初始位置。**B.** 眶内侧壁在向后至蝶骨体、向前至泪后嵴的范围内被去除。筛前、筛后血管位于眶内侧壁去除部分的上方

尤其在眶骨膜过早打开造成眼眶脂肪脱垂的情况下。

- 眶底外侧壁和眶外侧壁的外露骨用 4mm 的圆头钻磨除（图 20-25C 和视频 20-1）。圆头钻尖部应使用钻头旁冲洗管不间断冲洗。助手应确保吸引器位于钻头下方。
- 眶深处骨凸面首先被磨至板障骨层，注意不要显露其下的硬脑膜。
- 颞下脂肪垫和颞深筋膜的深层逐渐在前方显露（图 20-25D）。
- 使用 Kerrison 咬骨钳进一步向前、下、上去骨。
- 以弯曲锋利刀片将眶外侧壁骨膜沿眶内侧壁方向从后向前打开。注意避免损伤外直肌。然后用钝头 Westcott 剪延长切口，去除眶骨膜。
- 眼眶脂肪可以根据需要从下外侧眶部去除，这取决于眼球突出的程度。
- 检查眼眶有无出血，必要时使用双极电凝。
- 用 Westcott 剪将去除的脂肪分成小颗粒状，然后沿着眶下缘置入，防止粘连。
- 结膜用 2~3 针 7-0 Vicryl 可吸收线间断闭合。
- 外眦用 5-0 Vicryl 可吸收线修复，将睑板外侧缝合至外侧眶缘骨膜上。皮肤用 7-0 Vicryl 可吸收线缝合。
- 将局部抗生素软膏滴入眼内，并使用敷料加压包扎。

(2) 术后注意事项：术后第 1 天换药去除加压敷料。术后 1 周内给予全身抗生素及逐渐减

量的甾体类药物。术后 2 周内，下睑伤口每天 3 次外用抗生素软膏。为了舒适可开具局部润滑剂处方药。术后 5 天开始对下睑轻轻向上按摩，持续 6 周。术后 6 周内，嘱患者不要擤鼻涕或打喷嚏时不要堵鼻子。

(3) 潜在并发症：应在患者咨询有关该手术的情况和取得患者的知情同意时明确告知患者眼眶减压术的术后潜在并发症。对于伴有糖尿病、肌无力、心血管疾病和呼吸系统疾病的患者，也应告知其全身麻醉的风险。

① 复视：斜视是眼眶减压术最常见的潜在并发症，但其发病率因不同医疗中心而异。术前眼球运动受限是患者常见的问题，其中大约 30% 的患者复视有一定程度的加重，大约 10% 的患者需要进行斜视手术。斜视手术的效果一般都较好，只有很小一部分患者出现永久性和致残性复视。如果手术谨慎细致，对于没有术前眼球运动受限的患者，术后复视是一个非常罕见的并发症。

术后眼球活动障碍的风险可以通过以下方法减少。

- 尝试在眶内侧壁和眶底之间保留 1 个骨性支撑。
- 避免去除眶底或过度去除眶底。
- 当打开眶骨膜时避免对眼外肌造成损伤。
- 避免损伤下斜肌的起始处。
- 在手术的各个阶段都要注意止血。
② 视力丧失。
眶减压术后视力丧失是一个极严重的并发

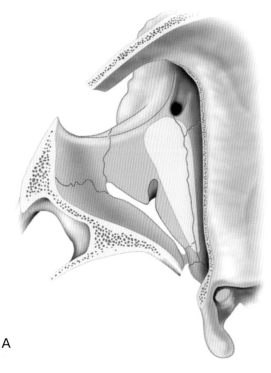

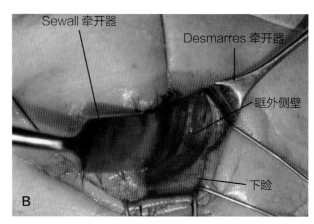

Sewall 牵开器

Desmarres 牵开器

眶外侧壁

下睑

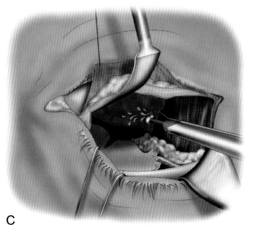

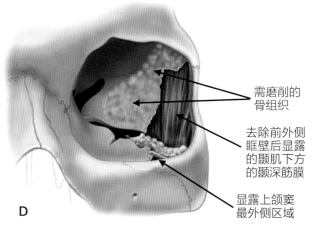

需磨削的骨组织

去除前外侧眶壁后显露的颞肌下方的颞深筋膜

显露上颌窦最外侧区域

▲ 图 20-25　**A.** 显示眶底内侧的骨去除区域；**B.** 显露眶外侧壁，注意保持眶骨膜完整，防止眶内脂肪过早脱垂进入手术野；**C.** 眶外侧壁的骨质被 1 个带冲洗套管的磨头小心地磨削；**D.** 可去除骨的区域，包括眶外侧壁和大部分的外侧眶底，以及可被磨削的区域

症，但幸运的是其非常罕见。风险可以通过以下方法最小化：

- 避免长时间牵拉眼球。
- 在手术的各个阶段都要注意止血。
- 每隔一段时间监测瞳孔。
- 在单独进行眼眶脂肪减压术时避免加压包扎。
- 术后 12h 内，每 30 分钟监测 1 次患者的疼痛、突发性眼球突出及视功能障碍等。
- 如果视野欠佳，避免眶顶部剥离。

- 避免在眼眶脂肪剥离期间过度牵拉眼眶脂肪。
③脑脊液漏和脑膜炎。

脑脊液漏是一种较少见的并发症，可通过以下方法避免：①在术前冠状位 CT 上确定筛板相对于额筛缝的位置；②通过良好的止血、良好的牵拉，确保筛窦气房的良好显露，避免损伤眶骨膜造成眼眶脂肪过早脱垂。如果眶内侧壁的视野因眼眶"紧"而变差，可以先行眶外侧壁减压术，使眼眶内容物向侧方移位。

④出血：眶减压术出血量应尽量减少（小于 5ml）。如术前准备充分，出血风险可降至最低。

此外，出血量可通过以下方法最小化。

- 确保眶内侧壁剥离保持在筛动脉下方。
- 显露上颌窦最外侧部分。
- 识别并电凝从眶下神经血管束到眶下部的恒定血管。
- 避免咬骨钳离眶下神经血管束太近。
- 识别并电凝颧骨血管。

⑤眶下感觉缺失：眶下神经分布的感觉缺损在数月后恢复。可以使用金刚砂钻对邻近眶下神经血管束周围的骨质仔细地磨除，以避免这种令患者不安的情况出现。在邻近神经处过度使用电凝也会导致术后神经感觉缺损。如果严重的眼球突出患者必须去除整个眶底，那么一定程度的神经感觉缺损是不可避免的。对于这样的患者，神经应该非常小心地剥离保护。

⑥眼眶蜂窝织炎：术后感染是一种潜在的严重并发症。术后使用抗生素和建议患者避免 6 周内擤鼻涕可将风险降到最低。

⑦眼球下移：术后眼球下移及继发性上睑退缩的风险可通过减轻眶底减压术的程度来降低。

⑧眼球内陷：如果在急性炎症期进行眶减压术是过于激进的，术后可能出现眼球内陷。随着眼眶水肿的消退和眼眶的重塑，在手术后长达 2 年的时间内，可能发生渐进性眼球内陷。在进行眶减压术时，必须考虑到疾病的阶段。

⑨溢泪：如果眶内侧壁剥离向前推进太远容易损伤泪囊。其他方法所特有的一些额外的并发症可能出现，如经上颌窦入路后的口腔上颌窦瘘。

虽然风险很小，但考虑到眶减压术造成视力丧失的风险代价，手术应分次，每次做一侧，除非患者提出不能接受分次手术的全身麻醉风险问题。术后水肿和瘀血可通过加压包扎最小化，这样包扎对于单眼耐受性好，但在双侧使用时会使患者感到不适。手术时间缩短，出血量也减少。看到手术效果后，如果需要，可调整对侧眶部手术方式。

保守的进行眶减压术是比较明智的。进行额外的减压术比试图纠正过度手术后遇到的问题（如眼球下移）容易得多。

(4) 眼肌手术：肌肉后缩术是甲状腺肌病的主要手术方式。可调缝合线的使用改善了手术效果，但在许多情况下，处理起来可能非常困难，特别是在眶减压手术后。在所有方向的凝视中获得单一视觉是少见的。

(5) 眼睑复位术：除非患者有明显的角膜暴露，缓解上下睑退缩的手术应在眼睑位置稳定和其他治疗方式完成之后进行。第 8 章详细讨论了甲状腺相关眼睑退缩的治疗细节。

在开始前，必须向患者强调甲状腺眼病的异常面容的恢复时间可能相当长。

(6) 眼睑成形术：上睑和（或）下睑成形术通常代表甲状腺眼病患者康复的最后阶段，尽管一些患者在经结膜下睑成形术中，去除多余脂肪可与眶减压术同时进行（图 20-26）。上睑

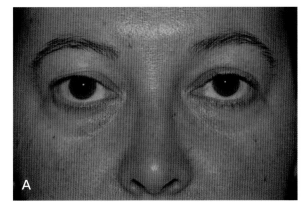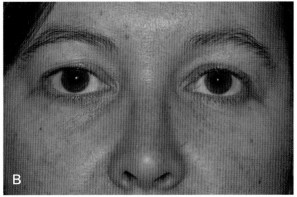

▲ 图 20-26　**A.** 表现为"精疲力竭"样的甲状腺眼病患者；**B.** 双侧眶外侧壁减压术术后 3 个月的外观，双侧下睑经结膜行下睑成形术，并进行脂肪复位以改善外观

成形术不应加重任何先前存在的睑裂闭合不全（兔眼综合征）。甲状腺眼病患者必须了解上睑成形术的局限性。手术对于眉下软组织增厚效果并不显著。第 8 章和第 15 章详细讨论了睑成形术。

推荐阅读

［1］ Adenis JP, Robert PY, Lasudry JG, Dalloul Z. Treatment of proptosis with fat removal orbital decompression in Graves' ophthalmopathy. Eur J Ophthalmol. 1998; 8(4):246–252

［2］ Bailey CC, Kabala J, Laitt R, et al. Magnetic resonance imaging in thyroid eye disease. Eye (Lond). 1996; 10(Pt 5):617–619

［3］ Char DH. Thyroid eye disease. Br J Ophthalmol. 1996; 80(10):922–926

［4］ Claridge KG, Ghabrial R, Davis G, et al. Combined radiotherapy and medical immunosuppression in the management of thyroid eye disease. Eye (Lond). 1997; 11(Pt 5):717–722

［5］ DuttonJJ, HaikBG, Eds. Thyroid Eye Disease. New York, NY: Marcel Dekker; 2002

［6］ DuttonJJ. Atlas of Clinical and Surgical Orbital Anatomy, Philadelphia: WB Saunders; 1994

［7］ WormaldPJ. Endoscopic Sinus Surgery: Anatomy, 3-Dimensional Reconstruction, and Surgical Technique. New York: Thieme; 2005

［8］ Goldberg RA, Kim AJ, Kerivan KM. The lacrimal keyhole, orbital door jamb, and basin of the inferior orbital fissure. Three areas of deep bone in the lateral orbit. Arch Ophthalmol. 1998; 116(12):1618–1624

［9］ Goldberg RA, Perry JD, Hortaleza V, Tong JT. Strabismus after balanced medial plus lateral wall versus lateral wall only orbital decompression for dysthyroid orbitopathy. Ophthal Plast Reconstr Surg. 2000; 16(4):271–277, 71–77

［10］ Goldberg RA. The evolving paradigm of orbital decompression surgery. Arch Ophthalmol. 1998; 116(1):95–96

［11］ Graham SM, Chee L, Alford MA, Carter KD. New techniques for surgical decompression of thyroid-related orbitopathy. Ann Acad Med Singapore. 1999; 28(4):494–497

［12］ WiersingaWM, KahalyGJ, eds. Graves' Orbitopathy: A Multidisciplinary Approach. Basel, Switzerland: S Karger; 2007

［13］ Khanna D, Chong KK, Afifiyan NF, et al. Rituximab treatment of patients with severe, corticosteroid-resistant thyroid-associated ophthalmopathy. Ophthalmology. 2010; 117(1):133–139.e2

［14］ Lazarus JH. Relation between thyroid eye disease and type of treatment of Graves' hyperthyroidism. Thyroid. 1998; 8(5):437

［15］ Mourits MP, Prummel MF, Wiersinga WM, Koornneef L. Clinical activity score as a guide in the management of patients with Graves' ophthalmopathy. Clin Endocrinol (Oxf). 1997; 47(1):9–14

［16］ Paridaens DA, Verhoeff K, Bouwens D, van Den Bosch WA. Transconjunctival orbital decompression in Graves' ophthalmopathy: lateral wall approach ab interno. Br J Ophthalmol. 2000; 84(7):775–781

［17］ Perros P, Kendall-Taylor P. Natural history of thyroid eye disease. Thyroid. 1998; 8(5):423–425

［18］ Scott IU, Siatkowski MR. Thyroid eye disease. Semin Ophthalmol. 1999; 14 (2):52–61

［19］ Shorr N, Baylis HI, Goldberg RA, Perry JD. Transcaruncular approach to the medial orbit and orbital apex. Ophthalmology. 2000; 107(8):1459–1463

［20］ WiersingaWM, Perros P, Kahaly GJ, et al. European Group on Graves' Orbitopathy (EUGOGO). Clinical assessment of patients with Graves' orbitopathy: the European Group on Graves' Orbitopathy recommendations to generalists, specialists and clinical researchers. Eur J Endocrinol. 2006; 155(3):387–389

［21］ Unal M, Ileri F, Konuk O, Hasanreisoglu B. Balanced orbital decompression combined with fat Removal in Graves ophthalmology. Ophthal Plast Reconstr Surg. 2003; 19(2):112–118

［22］ Van Ruyven RL, Van Den Bosch WA, Mulder PG, Eijkenboom WM, Paridaens AD. The effect of retrobulbar irradiation on exophthalmos, ductions and soft tissue signs in Graves' ophthalmopathy: a retrospective analysis of 90 cases. Eye (Lond). 2000; 14(Pt 5):761–764

［23］ Wright ED, Davidson J, Codere F, Desrosiers M. Endoscopic orbital decompression with preservation of an inferomedial bony strut: minimization of postoperative diplopia. J Otolaryngol. 1999; 28(5):252–256

第五篇

泪道探通术

Lacrimal Surgery

V

第21章
溢泪的诊断与治疗
The Diagnosis and Management of Epiphora

摘要 "溢泪的诊断与治疗"主要是处理溢泪这种非常常见的问题，该问题在任何年龄段都可能出现。确定患者主诉的真实情况很重要。溢泪是指眼泪过多流至面颊。患者主诉眼睛"流泪"或"眼泪汪汪"，可能并不真实地意味着眼泪确实从眼睛里溢出。有许多异常情况会导致患者以这样的主诉而寻求关注。重要的是通过获得准确的详细病史和进行恰当的临床检查，并在必要时进行补充检查，来确定溢泪的根本原因。不应想当然地认为此症状必然意味着泪道引流系统阻塞。本章详细介绍了治疗各种先天性和后天性泪道引流系统异常所需的手术方法。

关键词： 溢泪、泪道引流、泪小管切开术、泪囊造口术、泪囊鼻腔吻合术、泪管泪囊鼻腔吻合术、结膜泪囊鼻腔吻合术、Lester Jones 管、泪囊摘除术

一、概述

溢泪是很常见的症状，而且可能影响任何年龄段的患者。确定患者主诉的真实情况是很重要的。溢泪是指眼泪过多而溢到面颊。患者主诉眼睛"流泪"或"眼泪汪汪"，可能并不真实地意味着眼泪确实从眼睛里溢出。有许多异常情况会导致患者以这样的主诉而寻求关注。重要的是通过获得准确的详细病史和进行恰当的临床检查，并在必要时进行补充检查，来确定溢泪的根本原因。不应想当然地认为此症状必然意味着泪道引流系统阻塞。

二、应用解剖学

第2章详细介绍了泪道引流系统和鼻解剖。这些解剖结构应仔细回顾一下。

三、病史

刺激史、异物感或过敏史提醒临床医师应注意眼泪反应性分泌过多的可能性。干眼症患者可能会反常性出现与反应性泪液分泌增加有关的溢泪，排除这种潜在的病因是必要的，因为患者不会从任何形式的泪道引流手术中获益，无论手术做得如何好。使用局部药物，如青光眼滴剂，应注意与过敏反应相关的下睑皮炎，或结膜瘢痕合并泪点或泪小管阻塞。既往泪囊炎的病史表明存在鼻泪管阻塞。

既往鼻内手术或面部创伤的病史提醒临床医师患者有鼻泪管阻塞的可能性，并可能需要更详细的术前检查，如冠状位 CT，来确定是否有微型钛板、骨移植物的存在和位置，以及筛板的位置。有血泪、鼻塞或鼻衄病史的患者，应引起对鼻腔、鼻窦、泪囊恶性肿瘤或 Wegener 肉芽肿的怀疑（图 21-1）。这些患者应该在耳鼻咽喉科专家的协助下进行评估。既往面瘫病史提醒临床医师应注意"鳄鱼眼泪"、不完全瞬目或睑裂闭合不全的可能性。

病史记录应根据患者的年龄进行调整，各年龄组溢泪的常见原因如下所示。
- 婴幼儿。
  - 先天性鼻泪管阻塞。
  - 先天性泪道引流系统异常。

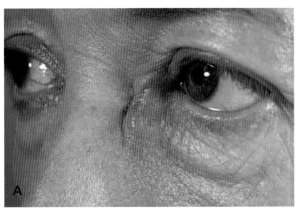
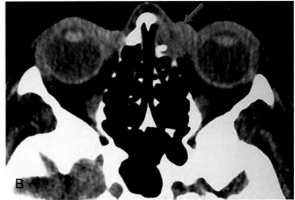

▲ 图 21-1　**A.** 1 例有无痛性溢泪病史的患者，诊断为鼻泪管阻塞伴继发性泪囊黏液囊肿。她在拟行外路泪囊鼻腔吻合术（DCR）时行局部活检。活检发现泪腺鳞状细胞癌。**B.** 患者轴位 CT 扫描显示泪囊区域包块（箭）

- 年轻人。
  - 外伤：泪小管或泪囊撕裂伤、鼻窦骨折。
  - 泪小管瘢痕：单纯疱疹性泪小管炎。
- 中年人。
  - 泪道结石：放线菌感染。
  - 下睑前板瘢痕性病变。
- 老年人。
  - 特发性原发性获得性鼻泪管阻塞。
  - 退化性眼睑异位。

2%～5% 的泪囊鼻腔吻合术（DCR）后出现泪道结石（泪囊结石）。泪囊结石由干黏液、脂质和炎症性碎片组成，多见于慢性泪囊炎患者。它们可呈小而软的片状物，可以由多个小结石组成，也可以形成完整的泪囊铸型（图 21-2 和视频 21-1）。有时在泪囊造影（dacryocystography，DCG）上可发现充盈缺损。

婴幼儿溢泪的检查应分别在鼻泪管探针和插管下进行。

四、外部检查

许多眼睑的异常可能导致溢泪，但可能因为粗略的检查而遗漏（图 21-3A 和 B），包括下睑外翻（图 21-3C），泪点狭窄、外翻或阻塞（图 21-3D），副泪点和（或）瘘管（图 21-3E 和 F），下睑或上睑内翻，倒睫，眼睑损伤（如传染性软疣），结膜松弛（图 21-3G），不完全的反射性眨眼，面神经异常再支配（鳄鱼泪），上下泪点吻合（图 21-3H 和 I）。

医师应仔细检查患者是否伴有结膜松弛症，结膜松弛的多余结膜皱褶，可阻止泪液进入下前房（图 21-3G）。下泪点狭窄通常与早期的泪点外翻有关。

下睑外翻应按照第 6 章所述仔细评估。重要的是要排除睑前板缩短或因瘢痕性挛缩造成的垂直方向眼睑紧绷（图 21-4）。细微的变化很容易被忽略，且可能会被归因于干燥、"饱经风霜"的皮肤或面中部下垂。

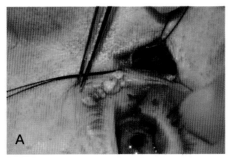
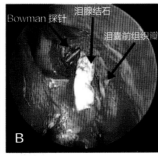
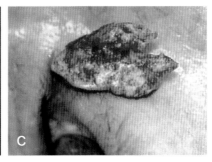

▲ 图 21-2　**A.** 外路泪囊鼻腔吻合术（DCR）中取出的多个小泪道结石；**B.** 经内镜 DCR 术中打开泪囊后可见 1 个较大的泪腺石；**C.** 经内镜 DCR 术中摘除的 1 个较大的呈分叶状的泪腺石

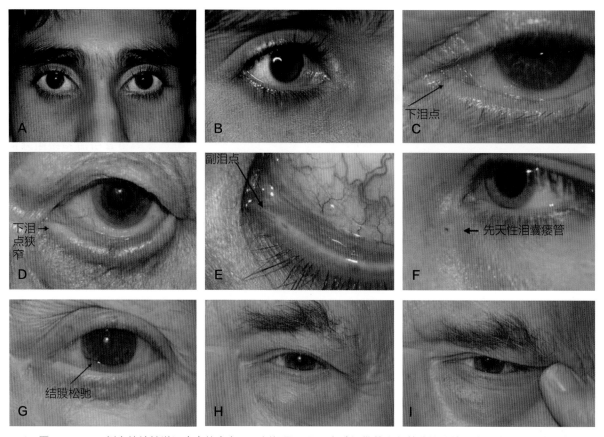

▲ 图 21-3　**A.** 1 例有持续性溢泪病史的患者。**B.** 侧视图，显示内眦韧带前脚向前移位致使泪点远离眼球，患者鼻梁突出，诊断为 Centurion 综合征。治疗使内眦韧带重新复位。溢泪的真正病因诊断不当可能导致不当手术操作。**C.** 下泪点外翻。**D.** 慢性下睑退化外翻致下泪点狭窄。**E.** 副泪点。**F.** 先天性泪瘘。**G.** 结膜松弛。**H.** "上下泪点吻合"。眼睑内侧对合，阻止眼泪进入泪点。**I.** 通过将眼睑向外侧牵拉来模拟外侧睑板剥离悬吊术的效果。泪点已经分离。外侧睑板剥离悬吊术是治疗此情况的首选方法

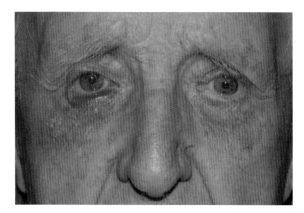

▲ 图 21-4　与左布诺洛尔滴剂慢性过敏相关的右侧下睑瘢痕性外翻

　　应评估下睑和内、外眦韧带的松弛程度。下睑的水平松弛程度可通过牵拉试验、掐捏试验和下睑复位试验来评估（第 6 章）。

　　下睑内翻可能是间歇性的。应要求患者向下看并强行闭上眼睛，以确定睑内翻是否会被触发。这也可以评估眼轮匝肌的功能。内眦部应触诊有无泪囊病变，如泪囊黏液囊肿或肿瘤（图 21-5A），或压迫泪囊的外部病变，如筛窦肿瘤（图 21-5B 和 C）。

　　裂隙灯检查　应使用活组织显微镜检查，排除泪液反射分泌过多和泪膜异常的原因，如眼睑炎或干眼症。滴入任何液滴前，应注意泪河高度。应仔细检查泪点，确保其位置正常，排除早期外翻、狭窄、异常医源性扩张（图 21-6A），或者被睫毛或其他病变阻塞（图 21-6B）。在裂隙灯检查中，如果没有对每个泪点进行手动外翻，则泪点通常是不可见的。泪点应轻微向后朝向泪阜。所有 4 个泪点均应仔细检查，以评估其位置和通畅性。泪囊的分泌功能应在有手指压力及无手指压力的情况下分别进

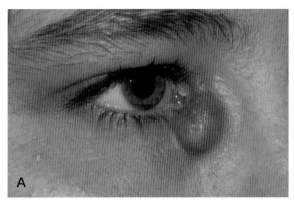

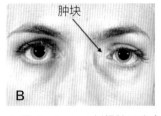

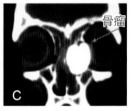

▲ 图 21-5　**A.** 1 例慢性泪囊炎伴 1 个较大泪囊黏液囊肿的患者；**B.** 1 例患者左侧溢泪，内眦处可触及硬块并延伸至内眦韧带上方；**C.** 图 B 患者冠状位 CT 扫描，显示此患者有 1 个较大的筛骨骨瘤

行检查。泪点内侧眼睑的慢性炎症性肿胀可能提示与放线菌感染有关的泪小管炎（图 21-6C 和 D）。这样的肿胀不应与睑板囊肿或睑板腺囊肿混淆，后者位于泪点外侧的睑板。对泪小管施加压力可能导致干酪样物质排出。

应按摩泪囊，并观察泪点是否有分泌物排除。黏液物质反流是下泪小管引流系统阻塞的病因。

五、泪道引流系统的临床评价

应进行以下简单的临床试验，即荧光素染色消失试验、泪道引流系统冲洗术、泪小管探通术及鼻内镜检查。

1. 荧光素染色消失试验　荧光素染色消失试验是一种非常简易的泪道引流系统的生理学评价方法，可用于儿童。每只眼下穹窿滴入 1 滴 2% 荧光素。荧光素在 4～5min 完全清除，则可排除任何明显的泪道引流系统阻塞。延迟

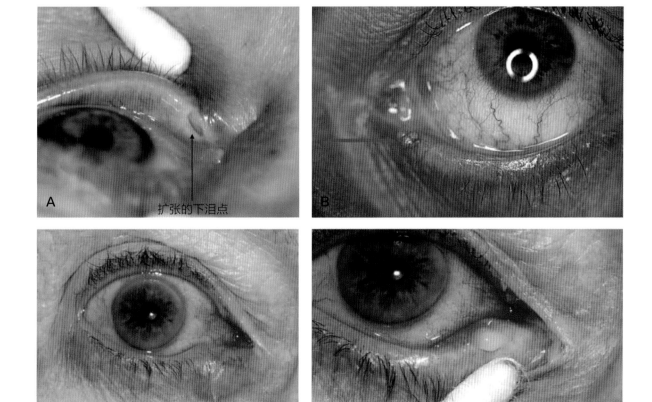

▲ 图 21-6　**A.** 既往三剪法泪点成形术后扩大的下泪点（术者上方视角）；**B.** 阻塞下泪点的乳头状瘤样病变（箭）；**C.** 下睑内侧肿胀伴慢性溢泪病史的患者；**D.** 按压病变处，下泪点黏液脓性分泌物流出

或不对称的染料消失是进一步对泪道引流系统进行临床检查的标志。（笔者不使用 Jones 染色试验，因为笔者觉得其在临床实践中不实用）。

> **要 点**
>
> 应告知患者泪道系统冲洗不是治疗而是诊断方法，尽管有时这样处理会改善症状。它应该由外科医师亲自评估，而不是委托给护士。应仔细记录检查结果的细节。

2. 泪道系统冲洗　将局部麻醉药滴入结膜囊，冲洗结膜上残留的荧光素染料。患者应在检查床上呈半卧位，并应使用照明放大镜进行检查。外科医师应该站在拟进行冲洗的一侧。只有当泪点狭窄时才需要扩张。如果这是必要的，应尽可能小心使用非常精细的 Nettleship 扩张器，以避免形成假性通道。将眼睑向侧面牵拉，用充有 2ml 无菌生理盐水的注射器，头部安装一个非常纤细的冲洗套管，通过下泪点、沿下泪小管轻轻操作。套管应沿着泪小管的正确解剖线向前推进，注意不要折叠泪小管，以免形成泪小管或泪总管阻塞的错误印象（常见错误）。

应在注射器上施加非常温和的压力。该系统若正常通畅，生理盐水很容易通过鼻咽部而无任何反流。然而应该注意的是，冲洗是在远高于正常泪液流出的静水压力下进行的。鼻泪管相对狭窄的溢泪患者在冲洗时可能表现为正常。这是使用泪液闪烁造影术的一个指征。在注射器上施加更大的压力后生理盐水进入鼻咽部，表明泪道引流系统有部分阻塞或存在泪囊结石。

荧光素染色的生理盐水通过相对的泪点反流，表明泪小管通畅但远端阻塞。这排除了由于泪泵衰竭导致的溢泪，因荧光素到达了泪囊。若下泪点不存在或下泪小管阻塞，则应通过上泪点重复该操作。黏液或黏液脓性物质反流提示鼻泪管阻塞。血液反流需排除泪囊恶性肿瘤可能。

3. 泪小管探查　如果泪道引流系统的冲洗提示泪小管阻塞，用 00 号 Bowman 探针仔细探查泪小管。探针不应强行通过任何阻塞。如果

有凝固物存在，如慢性放线菌感染后，外科医师可能会感觉到探针触及沙砾感。

如果探针进入泪囊，当探针接触到骨头时，会感觉到"硬止点"（图 21-7A）。"软止点"的出现提示泪小管或泪总管阻塞，但要注意探针没有被无意地推入泪小管的侧壁。如果出现上述情况，可能造成"软止点"的假象（图 21-7B 至 D）。

用镊子在紧贴泪点处夹持探针后将探针抽出，测量被抽出探针的长度，用此方法来确定阻塞物的位置。使用这种方法可以诊断出泪小管或泪总管阻塞。

> **要 点**
>
> 要注意避免"软止点"的假象，如果在探查过程中泪小管蜷缩，就可能出现软止点。这可以通过确保在检查期间眼睑向侧面横向拉伸来避免。在任何情况下都不应将鼻泪管探查作为成人的诊断性检查。

4. 鼻内镜检查　在开始泪道引流手术前必须进行鼻部检查。应使用硬鼻内镜进行检查，以排除鼻腔病变，如过敏性鼻炎、鼻息肉或可能导致泪道引流系统阻塞的肿瘤，并排除可能对泪道引流手术产生不利影响的解剖变异，如鼻中隔偏曲或泡状鼻甲。尽管可以用头灯和鼻窥镜检查鼻部，但内镜能提供鼻腔结构的远侧视图。

对于大多数患者来说，4mm 的 0- 硬度鼻内镜是理想的选择。临床常规鼻内镜检查不需要其他视角（如 30° 视角）。硬性 2.7mm 内镜的优点是，它可以常规用于成人鼻检查，而无须鼻部减轻充血，但它的缺点是相对易损坏的。在应用于下一位患者之前对内镜进行消毒是另一个需要特别注意的问题。

鼻腔准备：可使用减轻充血的喷雾剂（如羟甲唑啉）或联合减轻充血的药剂和局部麻醉喷雾剂（如复方苯卡因）来解除鼻黏膜的充血。如果使用局部麻醉药，应提醒患者在使用后 1h 内不要饮用任何热饮。对于能够配合的儿童患者，只应使用小儿减充血剂滴剂，如小儿羟甲唑啉。

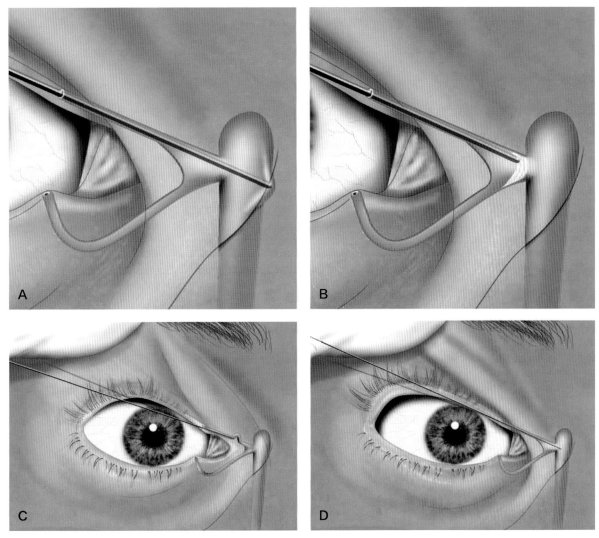

▲ 图21-7　**A.** 当泪小管探针进入泪囊并抵达泪囊内侧的骨组织时，会感到硬止点；**B.** 软止点是在泪小管或泪总管阻塞的情况下可感觉到的；**C.** 由于不小心将探针的末端推到了泪小管侧壁上，造成了软止点的假象；**D.** 应注意确保眼睑向外侧牵拉，并根据泪小管的解剖结构向前推进

5. 鼻内镜技术

(1) 患者准备：患者应倾斜45°，嘱其用口轻轻呼吸。如果检查者是右利手，他或她应该站在患者右侧检查左、右侧鼻腔。

(2) 患者检查：应该用浸泡在已消毒的温水中的棉球轻轻擦拭内镜的尖端。检查者应非常小心地将内镜尖端插入鼻前庭，注意不要触碰任何鼻内结构。只有在将镜尖插入鼻腔后，检查者才应通过内镜进行检查。内镜可轻轻地向前推进。

鼻底可以和鼻中隔下部一起检查，但用4mm内镜检查下鼻道比较困难，如有必要，应使用2.7mm内镜。内镜应直视下鼻甲上方，在鼻侧壁可见上颌线，一直延伸到中鼻甲根部、中鼻甲前部和中鼻道。内镜不应指向较高的位置，因为这可能会导致喷嚏。

六、中鼻甲的解剖变异

中鼻甲通常沿鼻侧壁弯曲，并且有轻微弯曲的侧表面（图21-8）。中鼻甲的解剖结构有许多变异，应加以认识，因为这些变异会干扰经验并不丰富的检查者。这些变异对泪道引流系统阻塞的外科治疗也有意义，变异包括反常凸出（向外凸出而不是向内凸出）、泡状鼻甲（与筛窦气房连续的中鼻甲前部有含气腔）、双裂、重复及单侧。

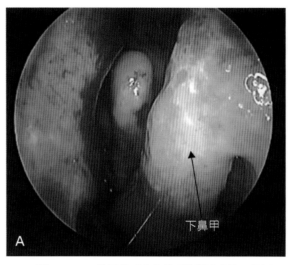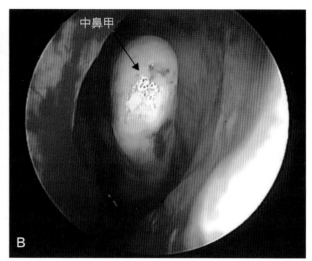

▲ 图 21-8　**A.** 使用鼻减充血药后的鼻腔内镜下视图。下鼻甲由箭指示。下鼻道和鼻泪管开口位于下鼻道下方。**B.** 中鼻甲由箭指示，中鼻道在其下方

在正确地放置 Lester Jones（LJ）管时，肥大的中鼻甲前伸可能会引起问题。可能需要进行部分中鼻甲切除术来解决这个问题。不过，要特别小心，牢记中鼻甲附着在颅底筛板水平。应避免扭转的动作。这种手术只有在认为确有必要时才应进行。

如果中鼻甲外侧表面非常接近或直接接触鼻侧壁，则在泪道引流系统手术后发生粘连的风险增加。DCR 术后引流管阻塞的原因可能与粘连有关。

下鼻甲也易发生解剖变异。经验不足的检查者必须小心，不要将肥大的下鼻甲误诊为鼻肿块或息肉。

鼻中隔　鼻中隔明显偏曲可能增加泪道引流手术难度，并可能对使用 LJ 管的泪道旁路手术的成功产生不利影响。在门诊鼻内镜检查后，可以决定是否需要进行鼻中隔黏膜下切除术（submucosal resection，SMR）。然后在手术前对患者进行恰当的咨询和知情同意，并预约安排手术时间。

七、影像

对于大多数溢泪患者，收集详细完整的病史再加上细致的临床评估就足以使外科医师做出正确的诊断，并为患者制订合适的治疗方案（例如，有长期溢泪史患者伴有泪囊黏液囊肿，既往无鼻手术或外伤史，且鼻内镜检查正常，无须进一步检查）。对于一小部分患者（取决于专科医师咨询和转诊），可能需要进一步检查。为了帮助患者确定溢泪的原因，可能需要进行下列检查中一项以上的检查，即泪囊造影术（DCG）、泪囊闪烁照相术、CT。

1. 泪囊造影术　DCG 包括在上、下泪小管内注射一种不透射线染料，然后拍摄放大后的放射影像，提供泪道引流系统的解剖学评估。

指征：①怀疑泪囊肿瘤。②异常解剖：既往外伤史、颅面手术史、先天性畸形。③泪道冲洗通畅而怀疑泪道结石的患者。④鼻泪管部分阻塞或功能性阻塞。

用计算机数字减影 DCG 获得泪道引流系统的高质量图像（图 21-9）。在注射染料后 10min 应获得额外的影像，以评估染料保留率。

2. 泪囊闪烁照相术　泪囊闪烁照相术提供了一种对泪道引流系统的生理学评估。这项评估包括在结膜囊内注入放射性核素示踪剂，然后用 γ- 线谱仪对泪腺系统成像。对于不完全性梗阻的诊断，尤其是近端系统的诊断更为敏感。该方法临床很少需要用到。

3. 计算机断层扫描　在下列情况下行计算机断层扫描（CT）检查必要的，即创伤后、疑似泪囊恶性肿瘤患者（图 21-1）及评估内眦肿块的婴儿。

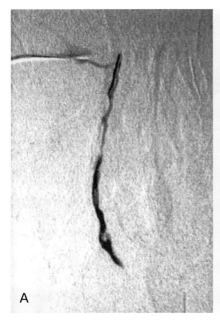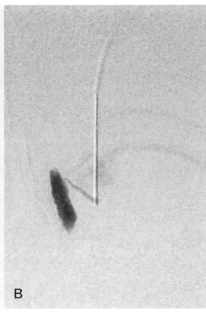

◀ 图 21-9　**A.** 计算机数字减影泪囊造影术（**DCG**）显示正常的右侧泪道引流系统；**B.** 计算机数字减影 **DCG** 显示完整的左侧鼻泪管阻塞和泪囊扩张影像

八、外科治疗：婴儿及儿童

1. 鼻泪管探查和插管术　3%～6% 的新生儿伴有先天性泪道引流系统阻塞，其中约 0.3% 为双侧。最常见的原因是鼻泪管远端的膜性阻塞，此外有多种罕见的解剖变异也可能导致鼻泪管阻塞，包括鼻泪管闭锁、完全的骨性阻塞、内鼻甲嵌塞，泪道止于下鼻甲内，鼻泪管憩室等。作为溢泪的病因，许多其他先天性异常必须排除，包括泪点闭锁、多个泪点、先天性泪小管缺失、双重泪小管及泪囊瘘（图 21-10）。也有与面裂有关的异常，如 Goldenhar 综合征。

其他可能导致溢泪的眼部或眼睑异常也必须排除，包括先天性青光眼和双行睫。

在存在溢泪和反复发作的黏液眼的婴儿中，其中大多数应用局部抗生素治疗是无效的。在泪囊上施加压力可能导致黏液脓性物质反流。可能存在明显的黏液囊肿，泪囊炎是不常见的。

新生儿的一个更罕见的情况是泪囊突出。这是一个出现在内眦韧带下方的质软、淡蓝色肿块。当对肿块施加较大的压力时如果有反应，可能是由于膜性阻塞的鼻泪管通畅了。区分病变是脑膜膨出还是毛细血管瘤是很重要的，因为它们有非常相似的外观。

（1）患者评估：在大多数情况下，患者的诊断可以从详细的病史和细致的临床检查中确定。染色消失试验较易进行，因其不造成患者的疼痛及不适。若通过眼睑皮肤渗漏表明是先天性瘘管。冲洗和探查应在全身麻醉下进行。对于

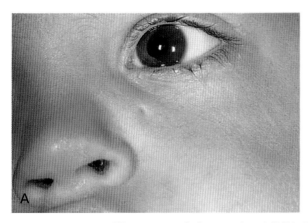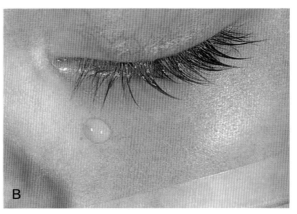

▲ 图 21-10　**A.** 内眦下可见小凹陷样的泪囊瘘；**B.** 荧光素注入结膜囊可见自瘘口渗出

颅面异常的患者，可能需要进行泪囊摄片和 CT 检查。对于大多数先天性鼻泪管阻塞的儿童患者，不需要进行泪囊造影，但在诊疗机构有检查条件时，对于一些需要在采取治疗措施之前进行检查的特定病例，可在手术室完成该检查。

(2) 先天性鼻泪管阻塞的治疗：先天性鼻泪管阻塞首先应保守治疗。应指导父母在喂食患儿后向下用力按摩泪囊。他们必须了解如何正确地操作，这会增加泪道引流系统的静水压，并可能增加鼻泪管下端的开放。可间断使用局部抗生素，90% 以上的先天性鼻泪管阻塞在第 1 年内自行改善，24 个月内上述比例进一步增加。因此，除非患者有反复发作的严重感染，或有泪囊突出或泪囊炎，手术干预应该推迟至 2 岁。但是，探查术不应该推迟至 2 岁以后，因为探查的有效性随着年龄的增长而降低。

要 点

90% 以上的先天性鼻泪管阻塞在第 1 年内自行改善，24 个月内上述比例进一步增加。因此，除非患者有反复发作的严重感染，或有泪囊突出或泪囊炎，手术干预应该推迟至 2 岁。

---

(3) 鼻泪管探查术：鼻泪管探查术是在全身麻醉下进行的，患者的气道用喉罩保护。麻醉

诱导后，羟甲唑啉立即喷入患者鼻腔。下鼻甲以下的鼻腔用羟甲唑啉湿润的小块神经外科纱片填塞。对上方泪小管进行扩张，注意避免形成假性通道。接下来，将导管插入中段泪小管，并用生理盐水进行温和的冲洗。如果有生理盐水反流，术者应注意反流来自哪部分泪小管，然后将导管轻轻地伸入泪囊，并进行进一步冲洗。接着同样检查下方泪小管的通畅性。

将上睑向外侧牵拉，以 00 号 Bowman 探针沿着泪小管通过，记住泪小管的解剖结构。一旦感觉到硬止点，探头就稍退回泪囊，旋转 90° 呈垂直方向，然后向下、向外、向后试探，注意遵循鼻泪管的解剖结构，不使用暴力。探针应置于婴儿的额部。通常将探针稍微弯曲，特别是在眉部隆起时（图 21-11）。

一般可依靠感觉将膜性阻塞探通。用小号内镜（2.7mm，0°）置于下鼻甲以下可看到探针。这就证实了鼻侧壁或下鼻甲的鼻黏膜并没有形成假性通道，这是失败的常见原因（图 21-12）。

然后用荧光素染色的生理盐水进行第 2 次冲洗。同时通过内镜检查确认通畅性。如果发现下鼻甲位置不正常或挤压，可以使用 Freer 骨膜剥离子的钝头置于鼻甲下将其形成轻微骨折（图 21-13）。将鼻甲推向鼻中隔方向。术后无须使用眼科药物。

(4) 鼻泪管探查术失败的处理：如果一次探

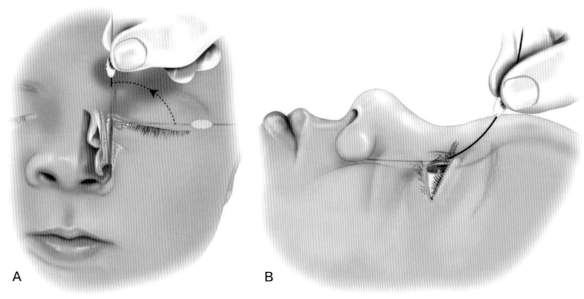

A   B

▲ 图 21-11　鼻泪管探查术

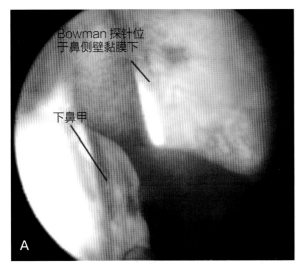
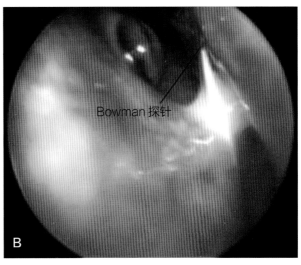

▲ 图 21-12　**A. Bowman** 探针位于鼻侧壁黏膜下位置的内镜下视图；**B.** 黏膜以鼓膜切开刀分开后的外观，可见黏液

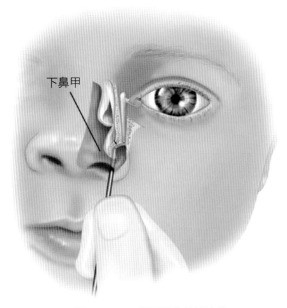

▲ 图 21-13　下鼻甲不全骨折技术

查术失败，下一步是重复探查并放置硅胶支架。使用浸泡羟甲唑啉的神经外科专用小纱片填塞下鼻甲下方的鼻腔，如有必要，鼻甲周围的鼻黏膜可注射 0.25% 布比卡因和 1 ∶ 200 000U 肾上腺素溶液。这些小纱片放置 5min 后取出。在探测鼻泪管后，放置 1 个 Crawford 硅胶支架，再次确认导丝已经通过下鼻甲下的正确解剖位置。Crawford 硅胶支架的椭圆头很容易与 Anderson–Hwang 有槽导引器末端接合，或与 Crawford 回收钩接合并从鼻子中取出（图 21-14）。这可以在盲视下通过金属间的触感完成，或在使用 2.7mm 的 0° 内镜的观察下完成。

通过沿着鼻底使用一个小钝钩勾住硅脂支架前面的尼龙线的方法，Ritleng 支架更容易移除（图 21-15）。笔者更喜欢质地不太坚硬的 Crawford 支架导入器。

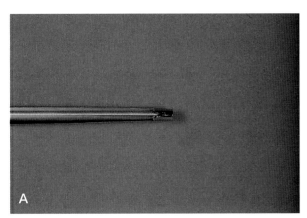
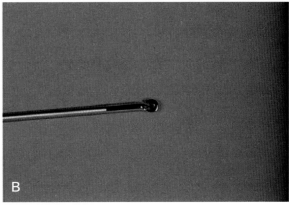

▲ 图 21-14　**A. Anderson-Hwang** 有槽导引器；**B. Crawford** 回收钩

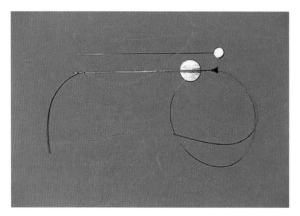

▲ 图 21-15　在导引探针内的 Ritleng 支架

在展开眼睑后，用一个锁定的 Castroviejo 持针器在下鼻甲尖部夹住支架，以确保支架不受张力。打紧 1 个外科结。松开支架，末端被修剪到结的下方，使得切断的末端刚刚在鼻甲下方可见为止（图 21-16）。无须使用任何其他设备固定支架。再次检查内眦处支架的位置。支架捆绑过紧会导致泪点被缝合线切割损伤。支架放置至少 6 个月，在非常短暂的全身麻醉下取出。如果患者只有一个通畅的泪小管，则使用单腔管 Crawford 支架。术后不需要眼科药物治疗。使用滴剂或软膏很可能导致支架脱出。

如果手术失败或患者出现泪囊炎，则表明是外路 DCR 的指征。手术方式与成人完全相同

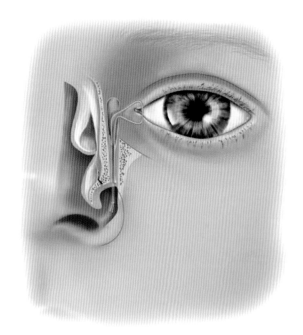

▲ 图 21-16　通过泪道引流系统放置支架，打结固定，支架末端位于下鼻道

（见下文），对于婴儿也比较容易。对于大多数婴儿，笔者倾向于避免使用内镜 DCR，因为鼻腔太窄，无法安全地操作器械。此外，因患者无法进行鼻内镜手术后所需的鼻腔冲洗。

如果患者出现上、下泪小管硅胶支架完全脱出，可在切断支架前通过下泪小管旋转线结将其取出。正是因为这个原因，将支架系在鼻腔内时需打单个外科结。父母应该被告知这种可能，并接受指导把支架贴在鼻子侧面。应告知父母不要切断或拔出支架。

2. 泪囊突出　泪囊突出是一种不常见的病变，在子宫内形成，是先天性鼻泪管阻塞和 Rosenmüller 瓣膜的结合。泪囊扩张是因为泪囊内产生的黏液不能流出。内眦肿块在出生时可见，如果不紧急治疗，可能会发生感染（图 21-17）。

泪囊突出一般在全身麻醉下通过简单的探查术处理。尝试在没有全身麻醉的情况下进行探查是不明智的，因为这是痛苦的，并且可能形成引起眼心反射的强烈刺激。

(1) 泪囊瘘：泪囊瘘是一种罕见的先天性异常，很容易被忽视，它通常与先天性鼻泪管阻塞相伴发。瘘管可与泪小管、泪囊或鼻泪管相连。可见泪液自内眦下方的小孔流出。用荧光素染料消失试验更容易证明这一点（图 21-10）。泪道阻塞的处理如前所述，置入硅胶支架，将瘘管完全切除。

(2) 泪点闭锁：泪点闭锁是一种罕见的先天性异常，其中 1 个或多个泪点缺如。在全身麻醉下，可以进行一项检查，以确定泪点是否仅

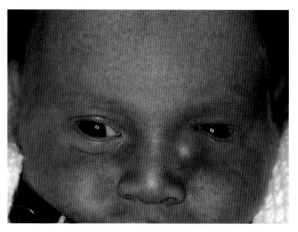

▲ 图 21-17　先天性泪囊突出

仅因表面膜与其下方完整的泪小管系统隔开。这可以通过使用一个锋利的 Nettleship 泪点扩张器简单地扩张来实现。泪点的位置一般可以通过泪乳头的位置来确定,这通常可以在手术显微镜下看到。如果单一泪点完全缺如,通常不需要治疗,因为患者只在寒冷和多风的条件下有症状。如果单一泪点发育不全且出现症状,则患者可能伴发相关的鼻泪管阻塞,可通过完整泪点进行探查。但是,如果发现完全性鼻泪管阻塞,DCR 确实必要,可以尝试非常仔细地使用猪尾探针对受影响的泪小管进行逆行探查,来确定缺失的泪点远端的泪小管系统是否完好。如果 2 个泪点及泪小管系统均缺失,剩下的唯一选择是等待患者年龄足够大、可以配合 LJ 管置管后的护理后(通常在 7 岁之后),再进行置管的结膜泪囊鼻腔吻合术。

九、外科治疗:成人

1. 眼睑手术 眼睑异位和倒睫的处理遵循第 3～6 章介绍的原则。

2. 泪点成形术 很少需要对下泪点进行手术。当伴随矫正下睑内侧外翻的手术时(如下睑梭形切除手术),使用 Nettleship 扩张器对泪点简单扩张一般是有效的。如果发现简单的泪点扩张只能达到暂时性效果,可以重复这一操作并放置硅胶支架几周。笔者倾向于放置 1 个双腔的 Crawford 硅胶支架,特别是在上方泪点也狭窄的情况下。采用打孔的泪点塞是一种选择,但此类塞易频繁脱落。如果伴发泪小管狭窄此方法非常有效。这可以避免泪点成形术,该手术可能会干扰正常的泪腺泵机制而且不可逆转。如有必要,对简单治疗无反应的严重泪点狭窄可采用三剪法泪点成形术。一剪法或两剪法泪点成形术并不是非常有效。如果有 Kelly 咬切器,对扩张泪点更有效。泪点首先被充分扩张,以允许咬切器的尖端插入,启动咬切器,根据需要进行 1 次或多次咬切。

3. 三剪法泪点成形术
- 在结膜囊滴入一滴丙美卡因。
- 2% 利多卡因 1ml 和 1:80 000U 肾上腺素在下泪点下方结膜下注射。
- 从上方进入下泪点,术者坐在患者头侧。

- 使用尖头的 Nettleship 扩张器扩张泪点。
- 使用尖头 Westcott 剪,在泪小管垂直部分做 1 个下方和后方的切口。
- 剪刀旋转 90°,沿眼睑后方并与睑缘平行做第 2 个切口。
- 用 0.12 号 Castroviejo 齿镊固定组织于切口后方,进行第 3 个切口,三角形切除部分泪小管。

4. Kelly 咬切器泪点成形术
- 在结膜囊滴入 1 滴丙美卡因。
- 2% 利多卡因 1ml 和 1:80 000U 肾上腺素在下泪点下方结膜下注射。
- 从上方进入下泪点,术者坐在患者头侧。
- 使用细头 Nettleship 扩张器扩张泪点。
- 使用 Kelly 咬切器尖端垂直插入下方泪点。
- 启动咬切器并根据需要进行 1 次或多次咬切。

十、泪小管切开术

通常用于治疗由放线菌(链丝菌属)引起的泪小管阻塞和感染。放线菌是一种兼性厌氧菌或严格厌氧的革兰阳性杆菌。如果患者表现为单侧上、下泪小管炎伴结膜炎,在施加或不施加压力时泪点均有分泌物流出,泪点内侧出现炎症,而泪道引流系统进行冲洗时完全通畅,应怀疑这种感染。

应使用一把尖头 Westcott 剪扩张泪点,并将受影响的泪小管切开 4～5mm 长度(图 21-18)。然后用小刮匙对泪小管进行彻底搔刮。术后应用局部青霉素滴眼液或 TobraDex 滴眼液 3～4 周。一般来说,切开的泪小管都能很好愈合且无继发性瘢痕产生。

十一、泪囊造口术

急性泪囊炎形成泪囊脓肿时行泪囊造口术来治疗。可在局部麻醉或全身麻醉下进行。但需要注意,受脓肿影响的组织 pH 有变化,可能会对局部麻醉的作用产生抵抗。

用 15 号 Bard-Parker 刀片切开脓肿,伤口用钝头 Stevens 肌腱剪剪开。吸引器吸出脓液。然后,应使用硫酸原黄素浸润的纱布或亲水性纤维敷料填充腔隙,敷料突出腔外 2cm。在接下来的几天内逐渐剪短和移除敷料。之后 2～3

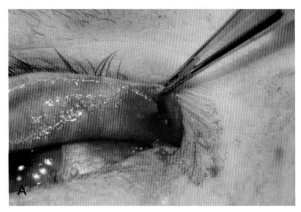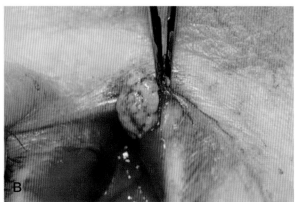

▲ 图 21-18　**A.** 行泪小管切开术；**B.** 从下泪小管刮出的乳酪状泪小管分泌物

周安排患者进行 DCR。在某些病例中，可以通过内镜 DCR 治疗急性泪囊炎（图 21-19），因为不应使患者暴露于感染扩散的危险中。

十二、泪囊鼻腔吻合术

　　泪囊鼻腔吻合术（DCR）是在泪囊和鼻腔之间造瘘以绕过阻塞鼻泪管的一种泪道引流术。鼻泪管阻塞可以是部分阻塞也可以是完全阻塞。手术可以通过外部皮肤切口（外部 DCR）或经鼻（内镜 DCR）进行，可以使用局部麻醉，联合或不联合静脉镇静，也可以使用全身麻醉。手术入路取决于患者的要求，但也取决于外科医师的相关技能和经验。

　　1. 适应证　DCR 的适应证为：①与鼻泪管阻塞相关的慢性溢泪；②复发性或慢性泪囊炎；③儿童的探查和硅胶管置管失败者；④鼻泪管阻塞建议眼内手术者。

　　2. 禁忌证　DCR 的禁忌证为急性泪囊炎及恶性泪囊肿瘤。

　　大多数急性泪囊炎患者不应进行手术，然而在一些患者中，进行内镜下 DCR 可能是合理的。术前应首先全身应用抗生素和通过泪囊表面皮肤上的小切口进行引流来清除感染。

　　泪囊炎可能是急性、亚急性或慢性的。这些患者应考虑的鉴别诊断包括急性皮肤感染、急性筛窦炎、感染的筛窦黏液囊肿、破裂的皮样囊肿或表皮样囊肿及泪囊肿瘤。

　　慢性泪囊炎的病因还应考虑 Wegener 肉芽肿和结节病。如果怀疑这些问题，应在 DCR 时进行活检。

> **要　点**
>
> 任何怀疑有泪囊恶性肿瘤的患者，如有血泪史，不应该进行 DCR 而应该行 CT 扫描和切取活检。

　　手术通常对上、下泪小管均通畅的患者进行，然而对仅单一泪小管通畅的患者，手术也可能成功。带有卵圆形头的导丝导引器的单腔 Crawford 硅胶支架可用于这类患者。

　　3. 手术的目的和风险　对于计划行 DCR 患者，外路 DCR 及内镜 DCR 手术的目的、风险及相关优点应告知患者。用图表的形式向患者展示需要矫正的解剖缺陷。讨论的相关要点应包括以下几个方面。

- 手术成功 / 失败的概率（95% 以上的患者应能获得手术成功）。
- 外路 DCR 术切口部位及大小（术后 2～3

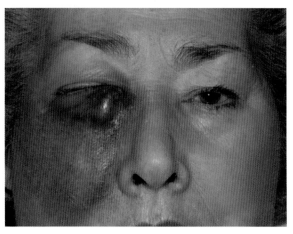

▲ 图 21-19　急性泪囊炎伴泪囊脓肿

周内可能影响佩戴眼镜的舒适）。

- 术后疼痛的可能性（通常疼痛很轻）。
- 术前 2 周应避免使用阿司匹林和抗炎药及其他抑制血小板功能的药物。
- 术后鼻出血的可能性。
- 术后不要擤鼻涕或揉捏眼睛。
- 支架脱落的可能性、预防及相应处理。
- 脑脊液（CSF）漏的风险（＜ 0.01%）。
- 推荐的麻醉类型。

许多患者，甚至是其他临床医师，认为这个手术是一个相对较小的外科手术。必须消除这种误解。对于伴有心血管疾病的老年患者，仅因单纯慢性溢泪而感到不便时，不宜进行此类手术。

> **要　点**
>
> 要确保患者没有未确诊、未治疗或控制不良的高血压。

4. **外路泪囊鼻腔吻合术**　对于合适的患者，外路 DCR 可采用局部麻醉，联合或不联合静脉镇静，或者采用全身麻醉进行。一般来说，可对青壮年患者采用全身麻醉，老年患者采用局部麻醉。

全身麻醉的优点是可以保护患者气道、控制患者血压。麻醉师应被要求放置 1 个棉垫，在手术结束时必须记录并取出。在使用任何局部或皮下注射的止血药物之前，必须通知麻醉师。由于术后 12h 内有一定的发生术后鼻出血的风险，患者通常在住院的基础上进行手术。

但是，如果患者住在离医院不远的地方，并且在术后出现任何问题时，可以不费力地返回，则可在门诊进行该手术。

如果患者选择局部麻醉，则应先通过鼻孔喷局部麻醉液，然后在滑车下神经分布区域，沿切口线皮下注射麻醉药，进行局部浸润麻醉。患者可以由麻醉师使用咪达唑仑和异丙酚的组合进行镇静，也可联合瑞芬太尼。然而，镇静必须是安全、有意识的镇静，因为术中出血可能会影响气道。要为患者做好手术准备。

(1) 患者准备：外科体表标志的正确辨认和对鼻黏膜完整性的保护是必要的。患者应处于 15°～20° 的头高足低位。成功进行 DCR 的第一步是正确的鼻腔填塞。必须识别中鼻甲，用涂有 Lacri-Lube 软膏的止血海绵填塞鼻部，然后用 5% 可卡因溶液湿润（对于心血管疾病患者使用羟甲唑啉）（图 21-20A）。将止血海绵轻轻塞入，其上端紧靠中鼻甲前缘。可卡因或羟甲唑啉溶液滴在止血海绵上，止血海绵逐渐膨胀填塞整个鼻腔。这确保了鼻腔黏膜上可卡因的均匀分布。止血海绵柔软、不磨损组织且易于取出。它能吸除黏膜切口的任何出血，便于后部组织瓣的缝合（图 21-20B）。

以甲紫画出一条斜线（图 21-21A）。在标记前用酒精擦拭皮肤以脱脂，使在注射时及在患者皮肤消毒铺单准备时切口标记线不消失。切口线在鼻梁和内眦之间的中间位置，起于内眦韧带水平，向下指向鼻翼，长 1～1.5cm（图 21-21B 和 C）。切口线位于鼻部皮肤而非眼睑皮肤。它不应该延伸至内眦韧带上方，以避免引起弓弦状瘢痕（图 21-21D）。将 0.5% 布比卡

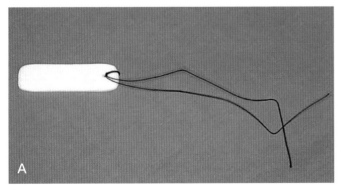
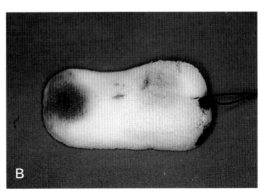

▲ 图 21-20　**A.** 鼻腔止血海绵；**B.** 泪囊鼻腔吻合术术后取出的鼻腔止血海绵

因 2ml 和 1 : 200 000U 肾上腺素混合，等比例与 2% 利多卡因和 1 : 80 000U 肾上腺素混合溶液注入皮肤切口下的皮下组织和骨膜（图 21-21C）。

要 点

成功完成 DCR 在很大程度上需要一个出血少的手术视野。手术开始前，外科医师应等待 10min 让肾上腺素发挥作用。

（2）手术步骤：外科医师应戴上头灯和手术放大镜。手术步骤包括 4 步，如下所示。

- 皮肤切开，伤口牵拉开，显露泪窝。
- 截骨。
- 黏膜瓣及支架置入。
- 闭合切口。
  ①切开、牵拉和术野显露。
- 外科医师坐在或站在患者一侧。
- 用 15 号 Bard-Parker 刀片切开皮肤。

- 钝头 Stevens 肌腱剪插入切口中心，并沿着切口线撑开。从眼轮匝肌至骨膜钝性分离，出血少。也可以选择 Colorado 针式电刀（图 21-22A）。
- 内眦血管容易显露，必要时为防止出血可以用双极电凝烧灼。
- 用 15 号 Bard-Parker 刀片或 Colorado 针式电刀将骨膜切开至骨面。
- 采用 Freer 骨膜剥离子钝性将骨膜自上颌骨额突剥离至鼻骨。
- 4-0 黑色丝线牵引缝合线用于切口边缘的牵拉。缝针自深面穿过眼轮匝肌，从皮下出针。一般用 4 条丝线牵拉显露视野（图 21-22B）。缝合线固定于手术巾单。这些牵引缝合线的使用大大开放了手术视野，减少了术中出血，特别是在手术助手不能一直拉钩的情况下。
- 将骨膜向泪前嵴剥离，血管沟位于泪前嵴前 1~2mm 处（图 21-22C 和 D），这是一个重要而恒定的标志，应该注意。通常可

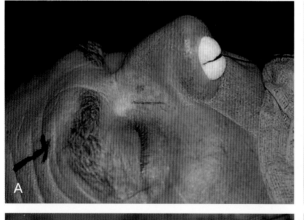
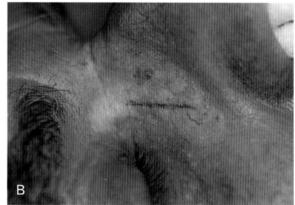
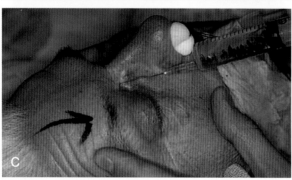
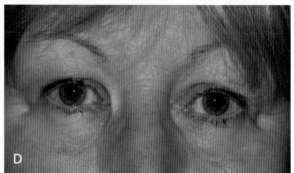

▲ 图 21-21　**A.** 确定并标记了正确的手术侧。斜线切口用酒精和甲紫做标记。放置鼻腔止血海绵并用可卡因溶液湿润。已经放置 1 个棉垫。**B.** 已标记泪囊鼻腔吻合术（DCR）切口。**C.** 沿切口线行皮下注射。**D.** 与手术切口位置不当有关的弓弦状瘢痕

见眶下动脉沿该血管沟走行的分支出血。

- 骨蜡应用于血管沟处的止血。

- 一旦遇到泪前嵴，泪囊的眶骨膜从泪囊窝底后方剥离（图 21-22E 和 F）。应注意细致地操作，避免泪囊窝的菲薄骨质或泪囊黏膜受到损伤。外科医师使用非利侧手持 Baron 吸引器，利侧手持 Freer 骨膜剥离子剥离。此时，骨面上的较薄区域或骨缝可分辨出来。泪囊窝的眶骨膜与鼻泪管的骨膜是连续的，可见骨膜延伸到骨性管道内。②截骨术。

- 用小弯动脉钳或 Freer 骨膜剥离子的钝头小心地穿透泪囊窝底（图 21-23A）。注意不要破坏其下的鼻黏膜。如果不能确定骨质薄的区域，通常可以从泪后嵴前方的泪腺和上颌骨之间的骨缝（泪上颌缝）进行突破。在骨质较厚的患者中，在继续治疗之前，需要用金刚石钻头将骨磨削变薄。

- 一旦动脉钳穿过骨，将钳口撑开，扩大入口（图 21-23B）。

- 然后用一个 90° 的 Hardy sella 咬切器或类似的打孔器扩大骨膜（图 21-23C 和 D），打孔器较小较适宜于骨膜打孔。有时，在截骨术的后部可能会遇到前筛窦气房。筛窦气房的黏膜较薄，相对血管较少，呈灰色，相较于厚而有血管、呈粉红色的鼻黏膜，对比明显。如果遇到筛前气房，则截骨位于气房前，气房可去除。

- 使用 Hardy sella 咬切器扩大截骨面，直到扩大到可使用小型 Kerrison 咬骨钳。接着用更大号的 Kerrison 咬骨钳扩大鼻部截骨。这些咬骨器械必须小心使用，以免损伤其下的鼻黏膜。此时对鼻黏膜的损伤将导致操作术区出血，影响后续手术操作，并使组织瓣形成困难。咬骨钳的钝头应紧贴鼻黏膜旋转 90°。这使得咬骨钳的尖端能够滑入鼻骨后截骨而不干扰鼻黏膜。

- 截骨向前进行，移除 3～4mm 的泪前嵴。其下方的截骨可用弯的 Belz 泪小管咬骨钳或金刚石钻头完成，去除鼻黏膜和鼻泪管之间的一条骨组织。

- 内眦韧带前脚横穿泪囊上 1/3。一些外科医

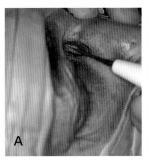
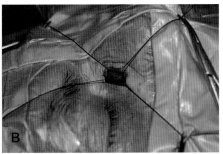
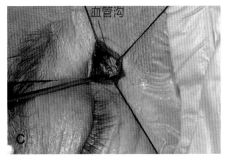
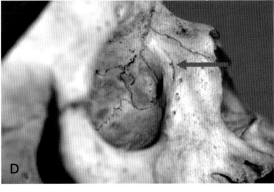
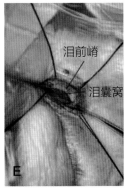
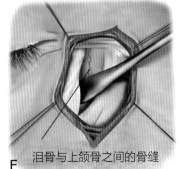

▲ 图 21-22 **A.** 可使用 Colorado 针式电刀从皮肤切口至骨膜进行切开、剥离。**B.** 4-0 黑色丝线牵引，以便于止血及显露术野。这样不需要助手，也不需要使用靠近眼球的拉钩。**C.** 血管沟被确认。**D.** 颅骨侧面观显示医师进行泪囊鼻腔吻合手术时的位置。箭示血管沟。**E.** 泪囊从泪囊底剥离。可见泪前嵴及泪骨与上颌骨之间的骨缝。**F.** 使用 Freer 骨膜剥离子剥离显露泪囊窝

师切开韧带以获得更好的泪囊显露。一般不必要，内眦韧带形成截骨术的上界。必须注意在这一区域截骨而非裂骨，需避免骨折的风险，否则可能伤及筛板和导致脑脊液漏。对于不同患者，截骨的界限略有不同。手术只需切除可供组织瓣形成所需的骨（图 21-23E）。

- 将额外的局部麻醉液注入鼻黏膜。局部麻醉液的静水压作用使黏膜变白和肿胀，有助于止血。稍后，肾上腺素的作用也会帮助控制出血。如果这些措施不起作用，可能有必要使用浸有凝血酶溶液的凝胶海绵或用止血纱布填塞伤口。任何截骨缘出血可通过使用 Freer 骨膜剥离子或棉签头涂抹骨蜡来控制。

③黏膜瓣。

- 从泪囊黏膜底部垂直切开泪囊黏膜，至鼻泪管起始处形成黏膜瓣。切口的位置最好是通过将 1 号 Bowman 探针穿过泪小管系统置入泪囊来确定。可以看到探针的尖端将泪囊顶向鼻黏膜。一般来说，泪总管内口的位置是在内眦韧带下方、切口的上方。用 66 号 Beaver 刀片切开泪囊（图 21-24A 和 B）。

- 应检查泪囊和鼻泪管的上方是否有泪道结石，如果有，则应小心取出。另一种方法是在泪囊和鼻泪管交界处做 1 个水平切口，然后用 Werb 角剪做 1 个垂直切口。泪囊上覆的眶骨膜和泪囊黏膜必须切开才能进入泪囊。在泪囊的上、下两侧做垂直于垂直切口的切口，使泪囊黏膜向前和向后开放，形成前、后泪囊黏膜瓣。泪囊的内部此时可以显露。泪腺探针可以通过泪总管内口进入泪囊内。

- 向内侧推动探针，接触鼻腔黏膜。一般情况下，鼻黏膜的切口选择探针接触鼻黏膜的点。在某些情况下，黏膜可能覆盖泪总管内口，阻碍探针的进入。这可以用尖的 Bowman 探针探通（小心使用）。

- 前、后鼻黏膜瓣的形成与泪囊瓣的形成相似。然而，鼻黏膜比泪囊厚得多。使用 66 号 Beaver 刀片，从截骨的最上端切至最下端（图 21-24C）。再次，做垂直切口使皮瓣前后打开。

- 如有必要，可向前额外切除一部分骨质以延长前部的鼻黏膜瓣。

- 中鼻甲的顶端形成阻塞是较罕见的。在这种情况下，鼻甲应注射布比卡因和肾上腺素溶液，并使用 Kerrison 咬骨钳咬除中鼻甲顶端。应非常小心操作以避免术后鼻腔

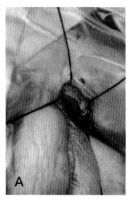
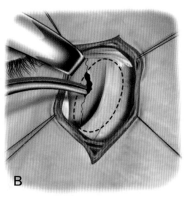
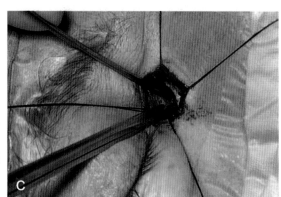

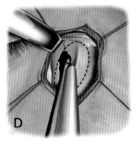
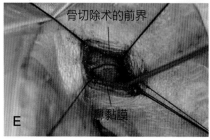

骨切除术的前界

鼻黏膜

▲ 图 21-23　A. 用弯动脉钳的尖端穿破泪囊窝底；B. 动脉钳的尖端轻轻打开，为咬骨钳的末端留出足够的空间；C. 用 Hardy sella 咬切器开始截骨术；D. 使用咬切器；E. 在鼻黏膜完整的情况下完成截骨术

粘连，并避免因损坏筛板而造成脑脊液漏。

- 将组织瓣进行缝合。以涂有骨蜡润滑的5-0 Vicryl缝合线进行缝合，润滑有助于缝合线穿过组织，并避免缝合线缝扎过紧的风险。短半圆针带5-0 Vicryl缝合线从后鼻黏膜瓣穿过后泪囊瓣（图21-24D）。这条缝合线应仔细打结。线结采用单结，因为其不承受张力。手术打结时应避免把缝合线提起。一般情况下，在后黏膜瓣上缝2条缝合线。
- 取出鼻腔止血海绵。
- Crawford硅胶支架通过泪小管系统进入鼻腔。支架进入泪小管系统，穿过泪囊，进入截骨区域。支架钢丝通过鼻孔置入的一个凹槽导引器（图21-24E至G）取出。引导支架穿过鼻。取出支架钢丝，并用1个打紧的单结系好支架。
- 采用相似的方法将前组织瓣与后组织瓣缝合（图21-24H和I）。

要　点

通过轻轻分开眼睑，以确保内眦处支架不过紧，避免泪点和泪小管缝扎过紧的情况（图21-24J和K）。

---

④关闭切口。

- 皮肤以7-0可吸收线间断垂直褥式缝合。这些缝合线可以在7～10天后取出，或者让它们自行降解。最好避免使用皮下缝合线，这样容易造成伤口增厚或感染.
- 将鼻腔止血海绵切成一半，并涂上抗生素软膏。将其轻轻插入鼻腔，置于组织瓣下方，用生理盐水浸泡至其膨胀。

(3) 术后护理：用生理盐水浸泡鼻腔止血海绵几小时后将其轻轻取出。局部抗生素软膏用于术后伤口，除非患者有既往泪囊炎史或有感染倾向，如糖尿病等，在这种情况下，患者应被开具为期1周的口服抗生素。患者应被指导在术后2周开始按摩伤口，按摩前使用Lacri-Lube润滑油软膏，每天至少进行3～4次沿伤口线的伤口按摩，每次不少于3min。按摩应持

续约6周。应指导患者在取出支架前不要用力擤鼻涕。

应指导患者打喷嚏时将2根手指放在支架上方的内眦处，以避免支架脱出，如果支架脱出，用胶布将其粘贴固定于鼻侧，在与医院取得联系之前不要将其牵拉或切开。借助内镜和鳄嘴钳，支架通常可以很容易地复位。术后6～8周，借助内镜取出支架，操作简单。支架用钝头剪在眼睑间切开，用鳄嘴钳经鼻取出。

术后1～2周对患者进行评估，鼻内镜检查鼻腔。发现鼻外侧壁与鼻中隔或中鼻甲之间的任何组织碎片或早期粘连，可借助小Blakesley-Wilde钳清除。

若患者有泪点阻塞，且其位置无法从外部识别，同样的手术可以通过大小合适的猪尾探针，经泪总管于泪囊的开口处进行泪小管的逆行探查。如果有足够的泪小管存在，可以经泪点切开，放置硅胶支架。将其放置至少6个月。

5. 再次外路泪囊鼻腔吻合术　再次DCR可能是治疗失败的DCR或"盲端综合征"所必须进行的。盲端综合征的特征是，未闭但高位吻合的残余扩张泪囊内充满不流动的泪液和黏液。在这种情况下，术前DCG有助于说明引起患者症状体征的原因，尤其是当患者的初次手术是在其他地方进行的情况下。

(1) 手术步骤。

- 按标准的DCR术做皮肤切口。
- 形成皮肤-肌肉复合组织瓣，4-0丝线做牵引。
- 用Freer骨膜剥离子钝性剥离，至前一次截骨术区域的前部。
- 将骨膜剥离骨面，扩大鼻骨造口。原有鼻骨造口大小不合适、位置不佳的情况并不少见。
- 垂直切开鼻腔黏膜和吻合口瘢痕（图21-25A）。
- 将Bowman探针置入泪小管，用Westcott剪将瘢痕组织切开，直到探针末端显露。
- 任何残余的泪囊应完全打开（图21-25B）。
- 如果任何组织瓣可以成形，就应该缝合成标准的DCR。前部组织瓣缝合前放置Crawford式泪道支架。

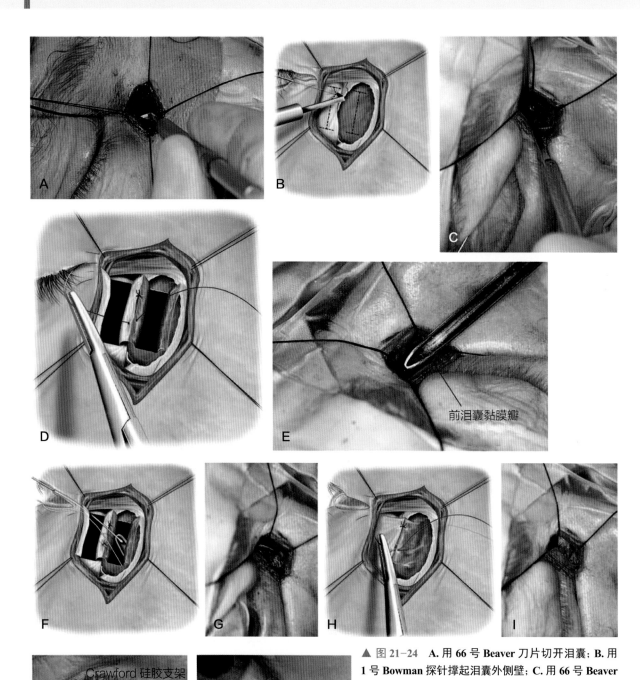

前泪囊黏膜瓣

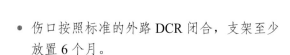

▲ 图 21-24　A. 用 66 号 Beaver 刀片切开泪囊；B. 用 1 号 Bowman 探针撑起泪囊外侧壁；C. 用 66 号 Beaver 刀片切开鼻黏膜；D. 缝合后组织瓣；E. Quickert 槽状导引器插入鼻孔之前；F. 将支架置入槽状导引器；G. 支架已插入导引器凹槽内；H. 缝合前组织瓣；I. 前组织瓣已缝合；J. 硅胶支架位置正确；K. 1 个过紧的硅胶支架导致下泪点和泪小管结扎过紧，嵌进组织

- 伤口按照标准的外路 DCR 闭合，支架至少放置 6 个月。

（2）术后护理：术后护理同外路泪囊鼻腔吻合术。

如果首诊术者谨慎地行外路泪囊鼻腔吻合术后仍然失败，通常建议使用锋利的弯刀、新月形刀片，或小型 Blakesley-Wilde 钳，在内镜下松解瘢痕组织。内镜入路对于外科医师和患者都更容易些。支架也可以在内镜下放置。在某些病例中，可使用丝裂霉素来预防造口的再狭窄。

6. 内镜下非激光辅助泪囊鼻腔吻合术　内

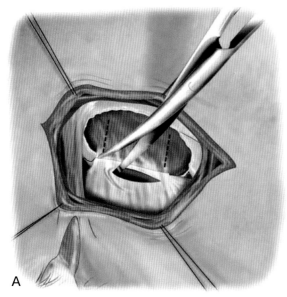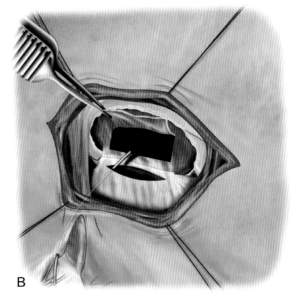

▲ 图 21-25　**A.** 切除鼻黏膜及吻合口处的瘢痕组织；**B.** 切除瘢痕组织，探针位于泪小管内

镜下非激光辅助泪囊鼻腔吻合术需要良好的内镜技能和术中止血。如果眼整形外科医师希望进行这项手术，并持续取得与标准的外路 DCR 相当的疗效，则需要他们的积极性和实践。该术式为患者提供了没有内眦伤口和皮肤瘢痕的优点。且与外路 DCR 相比，患者的眨眼反射是不受干扰的。

这是 DCR 术后持续性溢泪的一个通常被忽视的原因，特别是在寒冷和风中，除此之外，这是一个成功的外路 DCR 手术。然而，与瘢痕相关的美容方面的畸形往往被夸大了。在适当的切口位置和术后的伤口护理、按摩下，大多数患者，特别是 50 岁以上的患者，几乎看不到皮肤瘢痕。

年轻患者，特别是女性患者和有增生性瘢痕或瘢痕疙瘩风险的患者，可能更喜欢选择内镜手术。人们普遍认为，这种方法的成功率略低于长期被认为是"金标准"的标准外路 DCR，但随着器械和手术技术的改进，以及患者个体条件的选择，内镜非激光辅助 DCR 的成功率应与外路 DCR 的成功率无显著差异。

患者必须在诊室内接受内镜鼻腔检查，以确保手术在技术上可行。一些患者可能需要其他鼻手术才能使用这种方法，如鼻中隔严重偏曲的黏膜下切除术。对于患者的选择是很重要的；对于年老体弱、有鼻泪管阻塞且合并有急性泪囊炎的患者，应采用局部麻醉下的外路 DCR 而不是内镜下 DCR。

大多数患者喜欢在全身麻醉的情况下进行该手术，尽管可以使用局部麻醉，联合或不联合镇静。镇静不能干扰气道。手术包括 4 个部分：①鼻黏膜瓣的形成；②截骨术；③泪囊开放及前、后组织瓣的成形术；④鼻腔黏膜瓣的处理、摆放及硅胶支架的放置。

> **要　点**
>
> 术前需要先获得内镜下非创伤性地使用尖锐器械的练习经验，之后再进行手术。

（1）患者准备：全身麻醉诱导后，应将患者置于 15°～20° 的头高足低体位。成功进行内镜下 DCR 的第一步是正确地填塞鼻腔。辨认中鼻甲，鼻腔用涂有抗生素软膏的止血海绵填塞，然后用 5% 可卡因溶液湿润（心血管疾病患者用羟甲唑啉）（图 21-20A）。将止血海绵轻轻置入，其上端紧靠中鼻甲前部。可卡因或羟甲唑啉溶液滴在止血海绵上，逐渐膨胀至整个填塞的鼻腔。这样可以保证可卡因均匀地分布到鼻黏膜。患者做好准备，铺好手术巾，内镜设备准备完毕。外科医师消毒完毕并准备好进行手术，即可取出鼻腔填塞物。准备过程如下。

(2) 手术步骤。

- 用牙科注射器（视频 21-2）将 2% 利多卡因 1~2ml 和 1:80 000U 肾上腺素注射到中鼻甲尖部、下鼻甲上方鼻侧壁、中鼻甲根部正下方、鼻中隔处等部位。

- 然后用 1:1000U 肾上腺素溶液浸润的神经外科小纱片轻柔地再次进行鼻腔填塞至中鼻甲尖部。外科医师在开始手术前应等待 5min，以使肾上腺素发挥作用。

- 外科医师位于手术台的右侧（如果是左撇子，则位于左侧），以确保可以无障碍地看到显示器。

- 患者头部应该稍微向外科医师倾斜。

- 一般使用 4mm 的 0° 内镜，除非鼻腔很小（如儿童），在这种情况下使用 2.7mm 的 0° 内镜。

- 移出鼻腔填塞物。用左手的手指舒服地持握内镜光源连接处，从上方进入鼻腔。应小心避免用内镜接触任何黏膜表面。应在患者头部放置一个防雾装置（如 ELVIS 或 FRED），每次从鼻腔取出内镜时，将内镜镜头进行轻轻擦拭。

①鼻黏膜瓣的形成。

- 标准内镜下非激光辅助 DCR 不需要使用管状光管。用 Freer 骨膜剥离子钝头轻轻剥离鼻腔外侧壁鼻黏膜，也可用于中鼻甲的轻度内推。

- 然后，将新月形超声乳化刀片插入鼻内，并切开鼻黏膜，从中鼻甲根部前 7~10mm 处开始，沿泪前嵴前 7~10mm 的线向下延伸（图 21-26），并在下鼻甲上方几毫米处终止。

- 使用新月形刀片，在垂直切口的 90° 方向向后做上、下额外切口（图 21-26）。

- 鼻黏膜瓣用 Freer 骨膜剥离子剥离、后推。中鼻甲现在由鼻黏膜瓣覆盖和保护。黏膜瓣被推开，以避免影响截骨术器械的操作。

②截骨术。

- 从黏膜切口的中点开始，用一个长柄 45° 向上的咬合式椎板切除钳插入鼻腔，用于咬除前部骨质以进入上颌骨额突，起始位置位于黏膜切口的中部（图 21-27A）。切

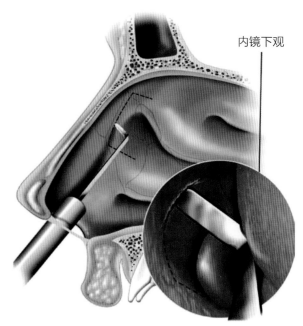

内镜下观

▲ 图 21-26　用新月形刀片切开鼻黏膜，使黏膜可向后翻转覆盖中鼻甲，使其远离手术器械和吸引器

除钳可以很容易地旋转，并插入泪前嵴下开始截骨，从而显露泪囊的下半部。当泪囊的这一部分被清楚地显露出来，截骨就可以继续进行，直到整个泪囊显露出来为止。注意不要在前部截除太多骨质，可能会显露眼轮匝肌。

- 用小 Blakesley-Wilde 钳取出位于泪囊后方的菲薄泪骨。偶尔会显露一些筛前气房，也可以用 Blakesley-Wilde 钳去除。

- 尽可能用切除钳向上去除骨质，直到骨质变厚无法咬除为止。此时，切除钳更换为 15° 的 2.9mm 粗金刚石钻（Medtronic Xomed），并与冲洗器和吸引器连接到一个吸切器上。钻头用来去除剩下的骨组织，直至鼻黏膜切口的最上方（图 21-27B 和 C）。也可以用于磨削截骨部位下缘前部，使断端平滑。

- 将 0 号 Bowman 探针插入上泪小管，撑起泪囊。截骨继续向上进行，直到探针水平插入时不再与骨组织接触。

③泪囊开口和前、后组织瓣成形。

- 用新月形刀片切开泪囊。首先用 Bowman 探针支撑泪囊。在泪囊被撑起部位最前面和最后面之间的中间位置做垂直切口（见

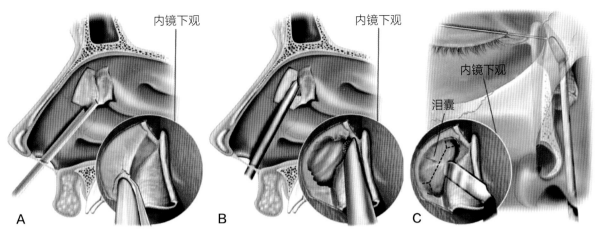

▲ 图21-27　**A.** 将45°椎板切除钳插入鼻腔，在咬除骨组织之前置于泪前嵴后方；**B.** 使用金刚石钻去除邻近泪囊基底部的骨组织，并使截骨边缘光滑；**C.** 用 **Bowman** 探针撑起泪囊外侧壁，用新月形刀片切开

图21-27C）。新月形刀片上下移动，切开泪囊的整个垂直范围。

- 用刀片在泪囊的最上方和最下方的前部做松弛切口，形成一前组织瓣。后组织瓣以内镜剪刀制作（图21-28）。
- 使用 Freer 骨膜剥离子，前部泪囊组织瓣向前移动，越过显露的骨面。若组织瓣太短，不能顺应地移至此位置，可以用儿童 Blakesley-Wilde 钳来移动前组织瓣。

④鼻部黏膜瓣的处理、摆放及硅胶支架的放置。

- 用咬合钳从原鼻黏膜瓣切除形成一个弯曲的窗口。在 C 形皮瓣成形后，使用 Freer 骨膜剥离子重定位，使 C 形皮瓣上、下方的鼻黏膜与后泪囊组织瓣接触（图21-29A）。
- 将 Crawford 硅胶支架通过带凹槽的导引器以与外路 DCR 同样的方法放置。以同样的方式进行结扎固定，并注意确保支架在内眦部位不承受张力（图21-29B）。
- 将鼻腔止血海绵切成两半，涂上抗生素软膏，将其轻轻插入皮瓣下方的鼻腔，用生理盐水浸泡至膨胀。

（3）术后护理：术后外观如图21-30所示。要求患者术后每天至少用鼻旁窦冲洗液冲洗鼻腔2次，以清除术后的血痂及分泌物等，并坚持冲洗至少2周。在术后5天内，使用类固醇鼻腔喷雾剂和减轻鼻腔充血喷雾剂。在术后1周随访时，对泪道引流系统进行温和冲洗。应行内镜检查，清除任何过多的鼻腔分泌物。术后6~8周，在内镜下取出支架。局部或全身抗生素只用于既往有泪囊炎、糖尿病或免疫功能受损的患者，一般不作为常规使用。

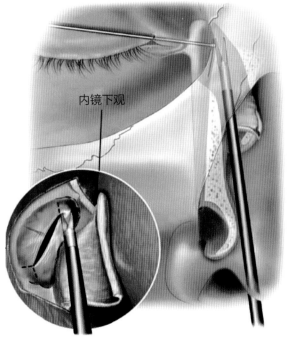

▲ 图21-28　用内镜剪刀制作泪囊后组织瓣

> **要　点**
>
> 术后鼻腔冲洗对内镜 DCR 的成功至关重要，内镜 DCR 会比外路 DCR 引起更多的鼻腔分泌物，应仔细指导患者如何正确地操作。

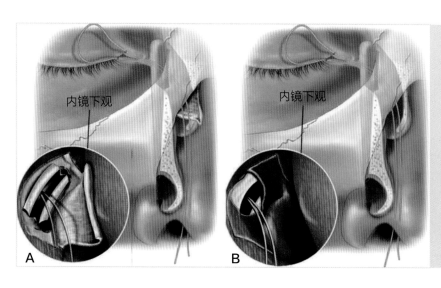

◀ 图 21-29 **A.** 硅胶支架穿过鼻腔；**B.** 对鼻黏膜进行 **C** 形切除术，并将鼻黏膜重新复位于鼻侧壁

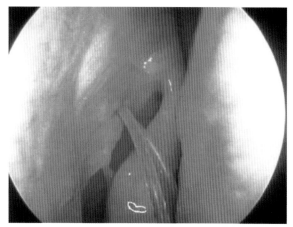

▲ 图 21-30 内镜下泪囊鼻腔吻合术放置硅胶支架的术后外观

内镜入路对 DCR 术后失败的情况也非常有利，因其常伴随吻合口狭窄或完全瘢痕化。可以用锋利的镰刀形刀片或新月形刀片重新切开，或者用 Blakesley-Wilde 钳切除瘢痕组织，在较短的手术时间重新置入支架也相对较容易。

7. 鼻内激光辅助泪囊鼻腔吻合术

(1) 优点：内镜下激光辅助 DCR 的倡导者指出了该技术许多潜在的优势，包括：①局部麻醉门诊手术；②手术时间短（15～30min）；③术后畸形的发生率最低；④邻近结构影响最小；⑤无皮肤瘢痕；⑥患者接受度高；⑦易于修复；⑧对具有出血体质者或使用抗凝血剂者是理想术式。

(2) 缺点：该手术也有许多缺点，包括：①远期成功率低（低于 60%）；②存在潜在激光并发症的风险；③设备成本高；④一些病例需要眼科

医师和耳鼻喉科医师技术的结合；⑤术中不能识别泪囊肿瘤的潜在可能。

(3) 手术步骤。

- 患者按照外路 DCR 准备。
- 1 个 20G 视网膜光管插入上泪小管，放置于泪囊下部，使得此区域在镜下可见（图 21-31）。
- 将 YAG 激光光纤引导至透光区域，直径约 7/8mm 的鼻黏膜被激光烧灼。
- 使用更高能量参数照射下方骨面。
- 对邻近截骨区域的泪囊黏膜进行消融，形成泪囊造口。
- 放置硅胶支架。

该术式与外路 DCR 情况不同，外路 DCR 对于经验丰富的眼科医师具有非常小的术后畸形发生率，且成功率极高。与所有的方法比较，外路 DCR 仍然是治疗的金标准。

(4) 术后护理：术后护理与非激光辅助内镜

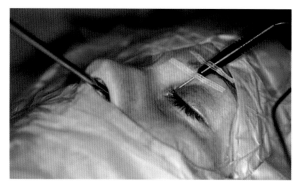

▲ 图 21-31 在关闭内镜的情况下，视网膜光管可以穿透泪囊窝透光

下 DCR 相同。

十三、泪小管泪囊鼻腔吻合术

泪小管 DCR 是一种泪小管引流术，在阻塞的泪小管外做一个小切口，开放的泪小管通过泪囊作为软组织桥与鼻黏膜连接。手术只能通过外路切口进行，可在局部麻醉下进行，联合或不联合镇静药，或者在全身麻醉下进行。不能用内镜进行手术。对于远端膜性阻塞泪小管的患者，可以用探针探通并置管，持续 3~6 个月。

1.适应证　泪小管 DCR 的适应证为泪总管阻塞，或阻塞位于泪囊外侧的同时至少有 8mm 通畅的泪小管。

2.手术步骤　患者按照标准 DCR 准备。

- 按照外路 DCR 做皮肤切口。
- 确定内眦韧带表浅部，并用 15 号刀片将其从鼻骨剥离。

- 韧带向侧面反折，显露泪囊底前表面（图 21-32A）。内眦韧带与泪小管的关系如图 21-32B 所示。
- 使用 1 号 Bowman 探针置入上、下泪小管，使用 Freer 骨膜剥离子剥离内眦韧带深部，进行外侧、上方、下方剥离，直至可见探针为止。
- 切开泪前嵴骨膜，并向外侧反折。
- 制作一个较大的鼻造瘘口。
- 从泪囊底到鼻泪管起始处，打开与 Bowman 探针相邻的泪囊前面（图 21-32C）。
- 切开泪小管，插入硅胶支架将泪小管向外侧牵引。整个泪囊后旋形成吻合口后组织瓣，较大的鼻黏膜瓣前旋形成吻合口前组织瓣。
- 用 8-0 Vicryl 缝合线吻合泪小管外侧缘与邻近泪囊黏膜（图 21-32D）。
- 缝合后瓣，待支架置入鼻腔后再缝合前组

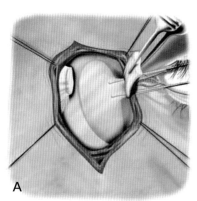
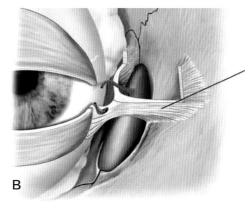

去除内眦韧带前脚的一部分，显示泪囊与泪小管的关系

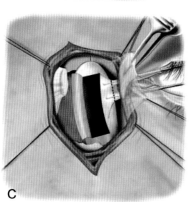
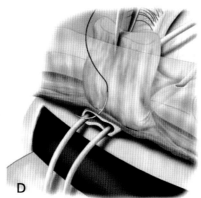
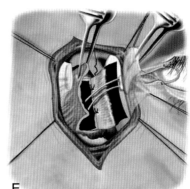

▲ 图 21-32　**A.** 内眦韧带前脚从鼻骨剥离并向外侧翻转，探针在泪小管中帮助确定泪小管位置；**B.** 泪囊和泪小管与内眦韧带的关系；**C.** 泪囊前面打开，形成一个大的后组织瓣，在完成大的鼻造口术后，由鼻黏膜形成前组织瓣；**D.** 泪小管外侧缘用 **8-0 Vicryl** 缝合线缝合至邻近的泪囊黏膜；**E.** 在缝合前组织瓣和修复内眦韧带前脚前，先缝合后组织瓣并置入支架

织瓣（图 21-32E）。

- 5-0 Vicryl 缝合线将内眦韧带与其切断的残端进行缝合。
- 伤口闭合同 DCR 术。

3. 术后护理　术后护理步骤与外路 DCR 相同。术后至少 6 个月才可去除支架。

十四、经结膜泪囊鼻腔吻合术

经结膜泪囊鼻腔吻合术（conjunctivo-DCR，CDCR）可被视为 DCR 的一种扩展，在放置 LJ 管时还需进行若干步骤。这项手术创造了一条从结膜到鼻腔的泪道，绕过泪小管和泪囊。管道近端位于眼睑内侧联合处，远端位于中鼻道。对于有经验的医师，手术成功率很高，但高成功率与患者术后良好配合有关。

1. 适应证　CDCR 的适应证包括：①继发于上、下泪小管广泛瘢痕的症状性溢泪；②先天性闭锁或完全性泪小管缺如造成的溢泪；③继发于泪泵衰竭（如慢性面瘫）的症状性溢泪；④失败的泪小管 DCR；⑤ DCR 再次手术失败者；⑥眼睑手术未能矫正或无法矫正的眼睑异位，与之相关的慢性溢泪者（如 Centurion 综合征、鱼鳞病、严重的慢性湿疹）。

2. 患者评估　必须告知每位患者该手术的优缺点、风险和潜在并发症。尤其是患者必须了解 LJ 管是一种永久性植入材料，使患者能够对该管进行长期的维护和随访。仔细筛选合适的患者。只有生活受到持续性溢泪的严重困扰，并且愿意接受长期护理的患者才可实施此项手术。

应该仔细检查患者，以确定是否需要额外的手术。任何明显的眼睑异位或内眦异位都需要解决。必须进行鼻内镜检查以排除鼻内异常，并确认有足够的空间放置 LJ 管。一些如中鼻甲过长或鼻中隔偏曲的异常，可以在 CDCR 时同期处理。有时这种异常可能需要耳鼻喉科医师在 CDCR 术前处理。若患者既往有颅面外科手术、外伤或植骨术病史，需行冠状位 CT 以评估内眦解剖。此类患者必须确定筛板的位置，或小型钛板、微型钛板的位置。手术可经外路或经内镜进行，可全身麻醉或局部麻醉。目前此类手术经内镜进行更为常见。

十五、结膜泪囊鼻腔吻合术及 Lester Jones 管置入术

外路 CDCR 入路放置 LJ 管现在很少进行。此手术大多经鼻内镜进行。

1. 外路结膜泪囊鼻腔吻合术及 Lester Jones 管置入术

（1）手术步骤：患者按照标准外路 DCR 准备。

按 DCR 术的步骤，进行到鼻腔和泪囊黏膜瓣成形时，注意不要影响内眦韧带。截骨位置不超过内眦韧带下缘以下 4～5mm，防止 LJ 管过于向下而扭曲成角。截骨术根据以泪总管位置为中心的大约 5mm 半径进行。缝合后部组织瓣。

- 用 Westcott 剪切除泪阜（图 21-33A）。
- 18G 尖头 Kirschner 针从泪阜基底推进至泪囊泪总管处，至中鼻甲尖部前方（图 21-33B 和 C）。如果中鼻甲影响 Kirschner 针放置的理想位置，可以使用 Blakesley-Wilde 钳小心地切除中鼻甲尖，但应避免扭转的动作，防止损伤筛板导致脑脊液漏（图 21-33D）。
- 用一系列标准扩张器，或如有必要时使用 1 个小型 Elliot 环钻，扩大 Kirschner 针所在的通道（图 21-33E 和 F）。注意不要过度扩大该通道，否则可能导致 LJ 管松动。通道应牢固环绕 LJ 管。
- 通过 Putterman 探针沿着所形成的通道，从距鼻中隔 2～3mm 处估计所需的 LJ 管长度。所需管子长度以探针上刻度测量（图 21-33G）。检查管子的长度和管径（通常为 3.5mm 或 4mm）。
- 将 LJ 管穿过 1 根细钝头导引丝上，外科医师用拇指指甲将其推到合适的位置，直至 LJ 管颈部位于泪阜位置（图 21-33H 和 I）。避免使用金属器械将管推进，因为它们很容易折断或划伤 LJ 管。
- 去除导引丝。
- 使用鼻窥器和头灯，或使用内镜来检查 LJ 管在鼻腔的位置。如果发现管子太长或太短，重新置入导丝并移除 LJ 管。更换另一尺寸 LJ 管并重新检查。偶尔，若中鼻甲或

鼻中隔的位置有影响，就需要换用1根有角度的LJ管。

- 缝合前部组织瓣，并冲洗导管，清除血块。

- 用7-0 Vicryl缝合线缠绕LJ管，穿过下睑在睑缘以下几毫米处穿出并打结（图21-33J）。这是为了防止LJ管在鼻内移位。

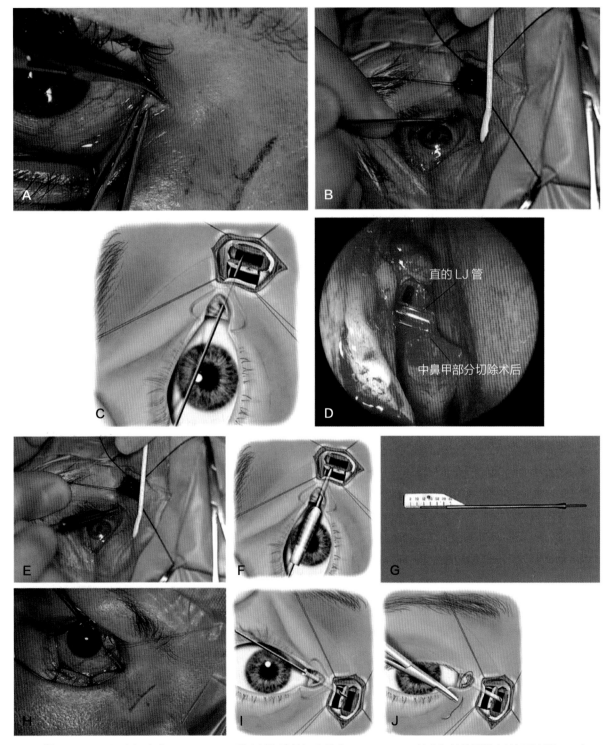

▲ 图 21-33 **A.** 泪阜切除术；**B. Kirschner** 针穿过切除的泪阜基底；**C. Kirschner** 针在泪总管区域穿过泪囊侧壁；**D.** 内镜下行中鼻甲部分切除术，并将一个直的 **LJ** 管放置于满意位置；**E.** 用 **Elliott** 环钻沿 **Kirschner** 针下滑；**F.** 环钻被推入泪囊的侧壁；**G. Putterman** 探针；**H. LJ** 导管穿过1根钝头导丝；**I. LJ** 管沿着钝头导丝进入鼻中；**J. 7-0 Vicryl** 缝合线缠绕导管颈部，缝合线穿过下睑全层，固定于皮肤，以防止术后水肿消退期导管在鼻内移位

- 以外路 DCR 的方法闭合伤口。

- 敷料牢固加压包扎过夜。

(2) 术后护理：伤口护理与外路 DCR 相同。无须局部抗生素或类固醇滴剂。除特殊情况，一般不全身使用抗生素。术后 10～14 天，在诊室取下位于 LJ 管颈部的 Vicryl 缝合线。

指导患者早晚将羟丙甲纤维素滴剂滴入眼内，同时用手指堵住对侧鼻孔，鼻部用力吸气。每天至少 2 次，长期进行。建议患者使用鼻旁窦冲洗液进行鼻腔冲洗，术后前 2 周，每天进行 2～3 次，然后每周 2 次，长期进行，以确保位于鼻部的 LJ 管内无任何干燥黏液。一旦患者感冒或鼻塞，增加使用频率。这种长期术后护理对手术成功至关重要。

应指导患者在打喷嚏时将 2 根手指放在 LJ 管上，并告知患者在擤鼻涕时会有气流吹过眼睛的感觉。应告知患者，需即刻报告 LJ 管的任何问题，因为相较于患者丢失导管一段时间之后出现通道纤维化时，此阶段 LJ 管的调整或更换要容易许多。偶尔，LJ 管阻塞可能需要在诊室使用注射器或泪小管导管以生理盐水冲洗。

2. 内镜下结膜泪囊鼻腔吻合术和 Lester Jones 管置入术　内镜下 CDCR 有许多优点，应与其缺点一起进行权衡。术前应仔细评估患者，以确定哪种方法最合适，并确定是否需要耳鼻喉科专家术中协助完成可能需要的任何额外鼻内手术。根据笔者的观察，这种方法比外路更为常用。

(1) 优点：内镜下 CDCR 的优点包括：①这种方法避免了皮肤瘢痕；②手术微创；③可以同期纠正常见的鼻内畸形；④再次手术会更容易、更快捷。

(2) 缺点：内镜下 CDCR 的缺点包括：①需要细致的术中止血以保持良好的视野；②设备昂贵；③不适合内眦部位严重骨性畸形的患者。

(3) 手术步骤：此手术为非激光辅助的内镜下 DCR 手术。所需的截骨范围要小很多，且不需要显露整个泪囊，截骨过大会导致 LJ 管稳定性差。一旦内鼻造瘘完成后，打开泪囊放置 LJ 管的方法同前所述，同时通过内镜观察其位置（视频 21-3）。如果患者既往 DCR 手术失败或 CDCR 的 LJ 管脱落，内镜手术相对简单。骨性鼻造口术已经完成，LJ 管的放置如前所述，于鼻内镜下观察管的位置（图 21-34A 至 C）。典型患者术后外观如图 21-34D 和 E 所示。

(4) 术后护理：术后护理与外路 CDCR 及 LJ

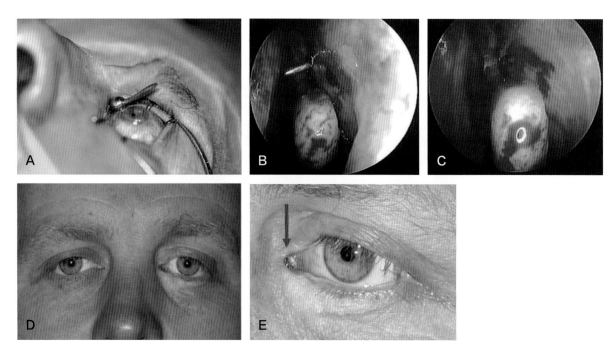

▲ 图 21-34　A. 1 个金色扩张器通过泪阜基底；B. 内镜下观察扩张器位置，在此患者中，扩张器正好在中鼻甲前进入鼻腔；C. 这个 Lester Jones（LJ）管的位置比正常情况下的高，但效果仍良好（箭）；D. 1 例患者因外伤导致下睑内侧瘢痕性外翻伴广泛泪小管瘢痕，下睑植皮以使眼睑复位，并经内镜放置 LJ 管；E. LJ 管位置的侧视图

管术后护理相同，另外，使用局部抗生素软膏。

3. 并发症　在放置 LJ 管后存在多种并发症，最常见的是 LJ 管移位。需要护理以避免额外继发性眼部并发症，如巩膜局部压痕和刺激引起的巩膜炎。LJ 管侧向偏移通常表明管太长，应将管取下更换尺寸更合适的 LJ 管。进行鼻内镜检查，以确定鼻内畸形是否也是导管移位的原因。

导管向内侧移位可导致导管在内眦处不可见。应通过内镜取出导管，并放置管径更大的 LJ 管。LJ 管周围肉芽组织应使用 Westcott 剪去除，底部用双极电凝烧灼。

大多数与使用 LJ 管相关的长期并发症，如管腔堵塞，可通过患者术后的良好依从性及长期随访来避免。

4. 鼻内镜下鼻中隔成形　伴有鼻中隔偏曲的患者，会影响内镜手术的空间，无法完成鼻骨截骨及满意的 LJ 管置管。这样的患者需要行鼻中隔黏膜下切除术（submucosal resection，SMR）。该手术可于内镜 CDCR 时同期进行。一位内镜泪道引流手术经验丰富的眼整形手术医师也应掌握相关的手术技术以完成内镜下的 SMR。

(1) 手术步骤。

- 使用牙科注射器在每侧鼻黏膜下注射 2% 利多卡因 2～3ml 和 1∶80 000U 肾上腺素溶液局部麻醉，准备 4mm 的 0° 鼻内镜。

- 使用 1∶1000U 肾上腺素润湿的神经外科小纱片轻轻地填充每侧鼻腔，等待几分钟，待肾上腺素发挥作用。

- 使用新月形刀片在拟行 CDCR 一侧的鼻小柱上方约 10mm 的鼻黏膜处做水平的直切口（视频 21-4）。

- 用 Freer 骨膜剥离子将鼻黏膜从鼻中隔软骨剥离。

- 用 Freer 骨膜剥离子的尖头在黏膜切口上方几毫米处切开鼻软骨，注意不要切开软骨另一侧的鼻黏膜。

- 用 Freer 骨膜剥离子从另一侧的软骨剥离鼻黏膜，剥离子在黏膜下的位置可通过对侧鼻内镜来观察。

- 用中号 Blakesley-Wilde 钳将偏曲的鼻中隔

软骨分块取出（图 21-35）。

- 也可使用金刚石钻来磨削软骨。重要的是需留下前部大约 8mm 的鼻中隔软骨以避免鼻小柱塌陷。

- 周期性检查中鼻道，一旦有足够的空间放置 LJ 管，则将鼻中隔黏膜恢复原位。通常不需要进行缝合。

(2) 术后护理：术后护理如外路 CDCR 术和 LJ 管置管术所述，并加用局部抗生素。术后 1 周内，每天 3 次沿鼻中隔黏膜伤口轻轻涂抹局部抗生素。黏膜伤口自然愈合。

十六、泪囊摘除术

泪囊摘除术适用于以下患者：①恶性上皮性泪囊肿瘤患者；②无溢泪症状泪囊炎的老年患者。

恶性上皮性泪囊肿瘤患者，整个泪囊伴泪小管、鼻泪管均应广泛切除。这通常与鼻侧造口术联合，术后也应考虑放射治疗。

在老年人中，泪囊切除术是一种耗时相对较短的手术，局部麻醉下可耐受，可联合或不联合镇静。恢复期短。不伴溢泪或干眼症的泪囊炎可首选 DCR。

(1) 手术步骤。

- 用甲紫标记标准的外路 DCR 切口。

- 将 2% 利多卡因 2～3ml 和 1∶80 000U 肾

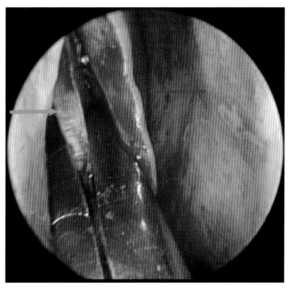

▲ 图 21-35　用 Blakesley-Wilde 钳取出鼻中隔软骨（绿箭），鼻中隔黏膜用蓝箭指示

上腺素皮下注射到泪囊周围和上、下睑内侧。也可采用滑车下神经阻滞。

- 外科医师坐或站在患者一侧。
- 15 号 Bard-Parker 刀片做皮肤切口。
- 使用钝头 Stevens 肌腱切开剪插入切口中心，并沿着切口线撑开。钝性剥离，减少出血，穿过眼轮匝肌剥离到其下骨膜层。
- 显露内眦韧带。
- 内眦血管可以很容易看到，必要时可以用双极电凝烧灼预防出血。
- 用 15 号 Bard-Parker 刀片将骨面的骨膜切开。
- 使用 Freer 骨膜剥离子钝性将上颌骨额突及鼻骨骨膜钝性剥离。
- 用 4-0 黑色丝线做牵引线牵拉伤口边缘，缝针穿过眼轮匝肌，自皮肤下穿出，一般用 4 根丝线。牵引线夹在手术巾上。
- 向泪前嵴方向剥离骨膜，血管沟位于内泪嵴前 1～2mm 处。常可见眶下动脉走行于该血管沟的一个分支出血。
- 血管沟处应用骨蜡止血。
- 一旦遇到泪前嵴，泪囊骨膜应从后部自泪囊窝底部剥离。应非常小心，不要损伤泪囊窝的菲薄骨质或泪囊黏膜。外科医师非利侧手使用 Baron 抽吸配合利侧手使用 Freer 骨膜剥离子剥离。通常，此时可辨认骨质菲薄区域或骨缝。泪囊骨膜与鼻泪管骨膜相连续，可见其向骨性管道内延伸。
- 切断附着在骨面上的内眦韧带前脚，向内反折露出泪囊底。
- 用钝头 Westcott 剪剥离与泪囊附着的皮下组织，包括邻近下斜肌起点的纤维，注意勿损伤肌肉。
- 剥离附着于上、下眶隔前眼轮匝肌的皮下组织，以移动整个泪囊体与泪囊底。
- 用 Westcott 剪切除泪囊，上方位于泪总管水平，下方位于鼻泪管黏膜与骨性鼻泪管管道交界处。这对老年泪囊炎患者的治疗已足够。
- 以 7-0 Vicryl 缝合线间断垂直褥式缝合皮肤。术后 10～14 天后拆线，或待其自行降解。避免皮下缝合，因为其易导致伤口增厚或感染。

(2) 术后护理：术后沿伤口局部外用抗生素软膏，给予患者 1 周抗生素口服。术后 2 周开始，指导患者涂抹 Lacri-Lube 软膏，沿伤口线按摩，每次至少 3min，每天 3～4 次。应持续约 6 周。

若怀疑有肿瘤，应行泪腺切取活检，在进行进一步手术之前，应在多学科小组查看福尔马林固定石蜡包埋组织的病理学结果。若诊断为恶性上皮性肿瘤，泪囊切除术应与耳鼻喉科医师进行的鼻侧造口术相结合，同时切除整个鼻泪管和部分下鼻甲。术后也可能需要放射治疗。术后应定期行鼻内镜检查及局部淋巴结检查。

推荐阅读

[1] Albert DM, Lucarelli MJ. 2004
[2] Caesar RH, McNab AA. A brief history of punctoplasty: the 3-snip revisited. Eye (Lond). 2005; 19(1):16–18
[3] Codère F, Gonnering R,Wobig JL, Dailey RA. 2004
[4] Collin JRO. 2006
[5] Olver J. 2002
[6] Dale DL. 1997
[7] Detorakis ET, Zissimopoulos A, Katernellis G, Drakonaki EE, Ganasouli DL, Kozobolis VP. Lower eyelid laxity in functional acquired epiphora: evaluation with quantitative scintigraphy. Ophthal Plast Reconstr Surg. 2006; 22(1):25–29
[8] Wormald PJ. 2005
[9] Kallman JE, Foster JA, Wulc AE, Yousem DM, Kennedy DW. Computed tomography in lacrimal outflow obstruction. Ophthalmology. 1997; 104(4):676–682
[10] Levine MR. 2003
[11] Linberg JV. 1988
[12] MacEwen CJ, Young JDH. Epiphora during the first year of life. Eye (Lond). 1991; 5(Pt 5):596–600
[13] Müllner K. Ritleng intubation set: a new system for lacrimal pathway intubation. Ophthalmologica. 2000; 214(4):237–239
[14] Nowinski TS. 1996
[15] Repka MX, Chandler DL, Beck RW, et al. Pediatric Eye Disease Investigator Group. Primary treatment of nasolacrimal duct obstruction with probing in children younger than 4 years. Ophthalmology. 2008; 115(3):577–584.e3
[16] Stefanyszyn MA, Hidayat AA, Pe'er JJ, Flanagan JC. Lacrimal sac tumors. Ophthal Plast Reconstr Surg. 1994; 10(3):169–184
[17] Watkins LM, Janfaza P, Rubin PAD. The evolution of endonasal dacryocystorhinostomy. Surv Ophthalmol. 2003; 48(1):73–84
[18] Weber AL, Rodriguez-DeVelasquez A, Lucarelli MJ,

Cheng HM. Normal anatomy and lesions of the lacrimal sac and duct: evaluated by dacryocystography, computed tomography, and MR imaging. Neuroimaging Clin N Am. 1996; 6 (1):199–217

［19］ Wearne MJ, Pitts J, Frank J, Rose GE. Comparison of dacryocystography and lacrimal scintigraphy in the diagnosis of functional nasolacrimal duct obstruction. Br J Ophthalmol. 1999; 83(9):1032–1035

［20］ Woog JJ, Kennedy RH, Custer PL, Kaltreider SA, Meyer DR, Camara JG. Endonasal dacryocystorhinostomy: a report by the American Academy of Ophthalmology. Ophthalmology. 2001; 108(12):2369–2377

［21］ Wormald PJ. Powered endoscopic dacryocystorhinostomy. Laryngoscope. 2002; 112(1):69–72

［22］ Yagci A, Karci B, Ergezen F. Probing and bicanalicular silicone tube intubation under nasal endoscopy in congenital nasolacrimal duct obstruction. Ophthal Plast Reconstr Surg. 2000; 16(1):58–61

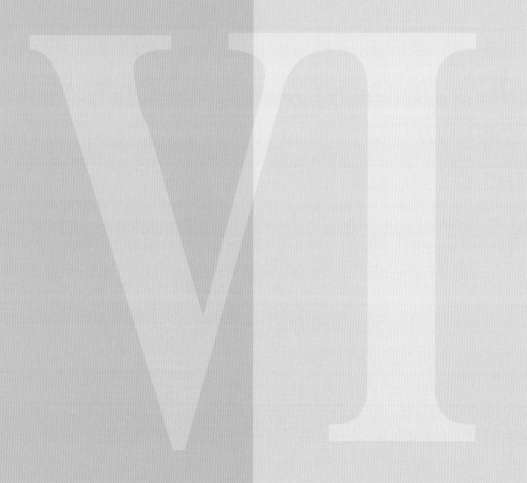

第六篇
眼窝手术

Socket Surgery

VI

第 22 章
眼球摘除术和眼内容摘除术
Enucleation and Evisceration

摘要

"眼球摘除术和眼内容摘除术"讨论的内容是眼球摘除（眼球摘除术）和眼内容摘除（眼内容摘除术）及眼窝重建技术，尽管目前眶内植入材料取得了很大进步，但这些技术对眼科医师仍然是挑战。想要获得持续满意的效果是很难的，而不好的后果可能会对患者造成持续终生的心理影响。在面对有眼球摘除术或者眼内容摘除术诉求的患者时，眼外科医师应耐心地进行术前沟通。术前，眼科医师和义眼技师之间的密切合作也是必不可少的。眼球摘除术或眼内容摘除术的目的是使患者眼窝有健康、舒适、无分泌物的环境，使植入的义眼维持稳定，并在外观性和运动方面与正常眼睛相似；双眼外形对称，无眼球内陷及上睑沟畸形；无上睑或下睑错位；义眼眼睑闭合正常。因此，义眼植入术应同其他眼内手术一样严格执行无菌操作及术中仔细止血。

关键词：摘除术、切除术、眶内植入物、活动钉

一、概述

尽管眶内植入材料取得了很大进步，但眼球摘除术和术后眼窝的重建仍然是眼科医师面临的挑战。想要获得持续满意的效果是很难的，而不好的后果可能会对患者造成持续终生的心理影响。在面对有眼球摘除术或眼内容摘除术诉求的患者时，眼外科医师应耐心地进行术前沟通。术前，眼科医师和义眼技师之间的密切合作也是必不可少的。

眼球摘除术或者眼内容摘除术是为了达到以下目的：①眼球摘除术或眼内容摘除术的目的是使患者眼窝有健康、舒适、无分泌物的环境，使植入的义眼维持稳定，并在外观和运动方面与正常眼睛相似；②双眼外形对称，无眼球内陷或上睑沟畸形；③无上睑或下睑对合错位；④义眼眼睑闭合正常。

为了达到这些目的，义眼植入术应同其他眼内手术一样严格执行无菌操作及术中仔细止血。

二、眼球摘除适应证

眼球摘除的适应证有：①视力丧失且伴疼痛症状，如视网膜复位术失败后或患有新生血管性青光眼；②视力完全丧失，无光感；③眼内肿瘤，如巨大脉络膜黑色素瘤；④严重的无法修复的眼外伤和高风险交感性眼炎。

摘除术的替代治疗也很重要。盲眼（或视力部分丧失）、小眼球和结核性眼内炎的眼球运动功能比植入物更自然，这类眼病可能更适合装饰性的外形材料或角膜接触镜。眼部疼痛症状也可通过简单手术缓解，如睫状体破坏性手术或结膜瓣手术，这类眼病可能也更适合使用装饰性的外形材料或角膜接触镜。

三、术前准备

眼球摘除术多为择期手术，仅少数为急诊手术。术前应告知患者如下事项。

- 眼球摘除术的优点、缺点、风险和潜在并发症。

- 眶内植入物的优点、缺点、风险和潜在并发症。
- 是否选择义眼植入。
- 植入物外包材料的选择。
- 麻醉方式的选择。
- 术后疼痛及其管理。
- 术后敷料的使用。
- 术后临时性眼睑缝合术。
- 术后复合材料的使用。
- 术后临时性上睑下垂的可能。
- 义眼技师的任务和义眼植入时机。

医师应在患者知情和充分考虑上述事项后，获得患者的知情同意。

在病情允许的条件下，患者应于术前 2 周停用阿司匹林和其他抗血小板药物。抗凝血药的停用或更换也需与血液科医师进行充分讨论。细菌性结膜炎需要在术前进行彻底治疗，类固醇类药膏可用于减轻结膜炎。

> **要　点**
>
> 如患者有眼外伤病史，术前应行眶周和鼻窦的计算机断层扫描（CT）来排除既往漏诊眶壁爆裂性骨折的可能。如果存在明显骨折，应在行眼球摘除术时、义眼植入术前予以修复。

四、眶内植入材料

眼球摘除或眼内容摘除会造成不同程度的眼眶内容物容积减少。这需要相同体积的球形物替代，一般所需容积为 6～7ml（具体取决于眼球大小）。眶内植入物可用于填充部分眼眶内容物容积不足。直径为 18mm 的球形植入物体积仅为 3.1ml，眼眶内假体（义眼）的体积平均需大于 2ml 才能弥补该差异。选择较大眶内植入物的优点是可使义眼重量尽可能轻，从而减少义眼受重力作用导致下睑退缩的发生。然而，这一优点必须与其缺点进行权衡。选择较大眶内植入物的缺点包括：①增加了对结膜伤口的压力，伤口裂开、植入物脱出和外露风险升高；②延长多孔种植体血管化时间；③多孔种植体较大时，缺乏足够空间进行活动性锚定术；④义眼技师缺乏足够空间调整能够充分模拟前房形态厚度的义眼。

如果未植入眶内植入物或植入物偏小，则需使用比预期体积更大的义眼来填补眶内容积缺失，因此会表现出眼球突出外观和上睑沟畸形。下睑会逐渐拉长，义眼向下后方移位，上睑提肌失去着力点，上睑沟畸形进一步加重。患者最终表现出眼球摘除后眼窝综合征（postenucleation socket syndrome，PESS）（图 22-1）。无眶内植入物时，上睑提肌、上直肌复合体和眶上脂肪会向后旋转，而下直肌和眶下部脂肪会向前旋转，从而可能导致某些患者上睑退缩，这也是义眼向后倾斜的原因。

1. 一期义眼台植入　当没有严重的眼及眼眶外伤或感染等植入禁忌证时，植入义眼台的理想时机是与眼球摘除或眼内容摘除同时进行。

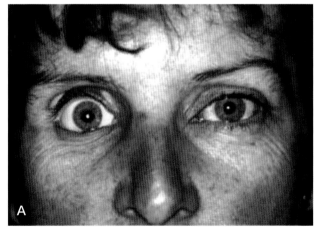
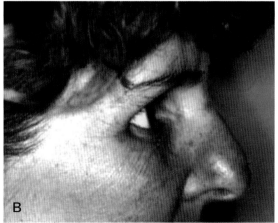

▲ 图 22-1　**A.** 年轻女性患者，表现出右侧眼球摘除后眼窝综合征（**PESS**）的典型特征。该患者术后未行义眼台植入。
B. 义眼后倾的典型表现

如果一期行眼球摘除术或眼内容摘除术的术后恢复非常好，则后期需要手术治疗的概率就会大大降低。

关于选择眼球摘除术还是眼内容摘除术仍有很大争议。一些眼科医师更偏向眼内容摘除术，在他们看来，眼内容摘除术相对于眼球摘除术，在术后的眼眶功能和形态上更具优势。眼内容摘除术对眶内组织和肌肉的生理力学功能破坏更小，眶内容积也可维持在接近正常水平状态。该术式的优点是能在局部麻醉情况下迅速完成操作，因此是患有眼睛视力丧失伴疼痛的老年患者的理想选择。然而，应该注意的是尽管眼内容摘除术更快速、更简单，它仍有以下潜在缺点：①既往漏诊的眼内肿瘤发生扩散的可能（当患者眼球透光度较差时，都应在术前行超声检查）；②可提供的病理标本不全面；③结核性眼病术后无法植入合适的植入物；④尽管可能性很小，但是仍存在发生交感性眼炎的可能。

要　点

当患者眼球透光度较差时，都应在眼内容摘除术前行超声检查。

---

2. 二期义眼台眶内植入术　义眼台也可选择于眼球摘除术或眼内容摘除术后二期植入眶内，但二期手术难度大且结果难以预测。行二期义眼台植入术的患者，可能需要额外的手术解决眶内容积缺失、结膜粘连或囊肿、眼睑错位等问题。同时，取出脱出、外露或移位的植入物进行更换时也十分困难。

3. 义眼台的选择　多年来，许多不同材料的植入物应用于临床，其中玻璃最先被使用。各种材料随后也纷纷出现，包括软骨、脂肪、骨、软木、铝、丝绸、象牙和石蜡等。其中很多都因各种问题已被淘汰。在羟基磷灰石、生物陶瓷和多孔聚乙烯问世之前，最常使用的材料是丙烯酸和硅胶，常见形态为球形。义眼台可分为非一体型和一体型。

(1) 非一体型义眼台：非一体型义眼台并非直接附着于眼外肌，而是将惰性（硅胶或丙烯酸）球形材料埋置于肌锥内的结膜和 Tenon 囊深层。直肌可包含或不包含于覆盖于义眼台前的软组织内。义眼台可置于肌锥内脂肪间隙中的 Tenon 囊后层。这类植入物在眶内可能移位，出现义眼适配度和稳定性的继发问题，甚至可能在若干年后从眼眶内脱出（图 22-2）。

(2) 一体型义眼台：一体型义眼台可进一步分为包埋式和外露式。

①包埋式一体型义眼台：包埋式一体型义眼台可分为球形或不规则形。球形义眼台可包埋于异体巩膜、自体阔筋膜或颞肌筋膜、牛心包补片、Vicryl 网片或 Mersilene 网片内，便于缝合固定在眼外肌。球形植入物也可不行包埋而是直接将肌肉与其缝合固定，如多孔聚乙烯（Medpor）义眼台。植入不规则形包埋式义眼台时，肌肉可通过义眼台内的隧道与义眼台进行固定（Allen 或 Castroviejo 义眼台，图 22-3A 和 B)，或通过义眼台表面凸起的沟槽进行固定

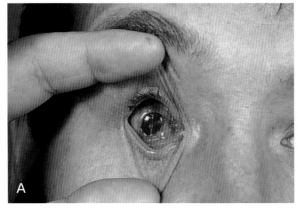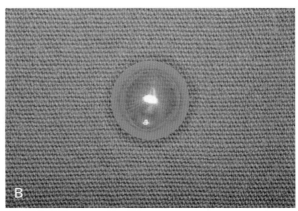

▲ 图 22-2　**A.** 1 例单纯球形丙烯酸义眼台脱出的患者；**B.** 摘除的义眼台

（Iowa and Universal 义眼台）。Roper Hall 义眼台中心位置有 1 个磁条，便于同义眼内的金属条产生磁耦合作用（图 22-3C 和 D）。尽管这种义眼台已停止使用，但是临床上仍可见到在 20 世纪 70—80 年代植入过这类义眼台的患者。

②外露式一体型义眼台：外露式一体型义眼台直接与肌肉进行固定并部分暴露于外环境（Arruga 义眼台）。外露部分具有突起或凹陷，可直接与义眼背侧的突起耦合连接（图 22-4）。

尽管这种义眼台具有良好的活动性，但慢性感染和脱出等缺点更为突出。这种类型的义眼台已经被淘汰。

(3) 常用义眼台：目前常用的义眼台有 8 种：①羟基磷灰石义眼台；②多孔聚乙烯义眼台（Medpor）；③生物陶瓷义眼台；④"棒球"式义眼台；⑤单纯丙烯酸球形义眼台；⑥单纯硅胶球形义眼台；⑦通用型义眼台；⑧真皮脂肪移植物。

当前最常使用的植入物为羟基磷灰石、多孔聚乙烯（Medpor）和氧化铝（生物陶瓷）等材料的义眼台。羟基磷灰石是一种磷酸钙无机盐，它与人类骨骼无机盐成分相似。羟基磷灰石义眼台在 20 世纪 90 年代一经推出便广受欢迎，并迅速成为众多知名眼整形外科医师的首选植入材料（图 22-5）。

一种合成形式的羟基磷灰石材料也可作为植入材料。随着人造生物陶瓷植入材料（氧化铝）的出现，Medpor 广受欢迎，据称这种材料与其他多孔材料相比具有更多优势及更好的生物相

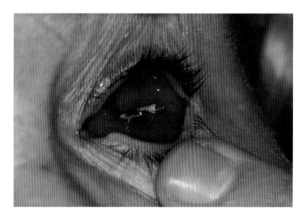

▲ 图 22-4　**Arruga 义眼台**

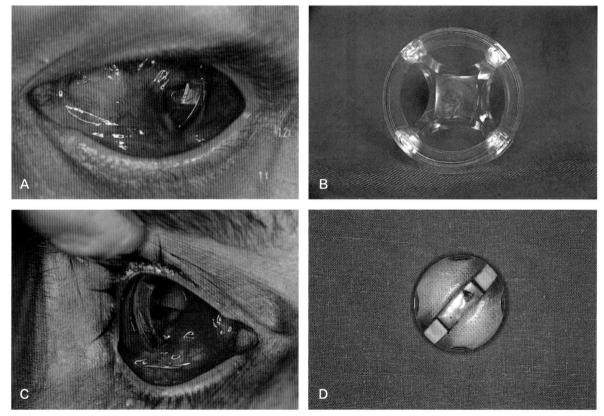

▲ 图 22-3　**A.** 1 例脱出的 **Castroviejo** 义眼台；**B.** 摘除的义眼台；**C.** 1 例脱出的磁性义眼台；**D.** 摘除的义眼台

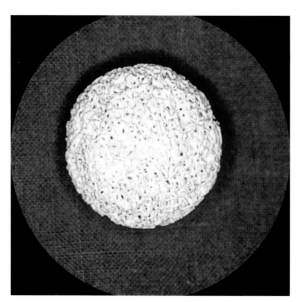

▲ 图 22-5　羟基磷灰石义眼台

容性。该义眼台的型号有 14～22mm 可供选择。

这些材料具有促进血管内生性生长功能。影响血管内生性生长时间的长短取决于下列因素：①植入物的大小；②植入物的使用情况，即一期植入、二期植入或替换植入；③所用的外包材料。

多孔羟基磷灰石和生物陶瓷义眼台上钻有小孔，可通过与孔径相适配的甲基丙烯酸甲酯钉直接与义眼连接来增加活动性。只有当义眼台完全血管化的情况下，结膜才会沿着钻孔侧面生长。或者，使用一系列规格由小到大的活动针在义眼台上做一个中央导孔，将钛袖钉拧入义眼台上。同样的，钛活动钉组件也适用于 Medpor 义眼台。但大多数眼科医师在使用活动钉过程中都曾遇到过异物肉芽肿、炎症反复发作和分泌物等一些问题，因此活动钉近年来的使用率已大幅减少。

义眼台完全血管化的时间为 4～12 个月。其血管化程度可通过增强 CT、钆造影磁共振造影或 $^{99}Tc-$ 骨扫描检查获得。然而这些检查也并非完全准确，因此在安装活动钉前，应观察一个最小安全等待期，即一期义眼台植入后 6 个月和二期义眼台植入后 12 个月。

由于据称该类型义眼台较其他类型更具优势，所以被大量使用。

①优点。

- 义眼台完成血管化后，其脱出的风险便会降低。

- 降低了义眼台在眶内移位的风险。

- 这类义眼台可提高义眼的活动性。

- 活动钉使义眼的重量由义眼台取代下睑来支撑，从而降低了义眼不稳定性和减少后期行下睑缩紧手术治疗的可能性。

- 临床经验丰富的眼科医师认为这种义眼台植入术简单、省时、并发症低。

然而，这些所宣传的优点在临床中并未得到完全证实。

②缺点：这类植入物也存在很多缺点，其中包括许多额外费用，即植入物的费用、二期活动钉固定费用，以及义眼调整的费用。影像学检查来确定植入物是否完成血管化及钻孔是否安全也会增加费用。个别患者需要处理一些小的并发症，如去除活动钉相关的异物肉芽肿。

4. 结果　一期植入术的效果较好，精细操作的手术后，义眼台外露率可降低到 1% 以下。二期植入术的结果则很难预测，因为眼眶解剖结构已被破坏，眶内肌肉已发生回缩、瘢痕形成且在术中定位困难。义眼台替换术的效果与被移除义眼台类型及其是否外露有密切关系。不管怎样，由经验丰富的医师治疗后，效果通常是不错的，但患者术后义眼的运动情况因人而异。

5. 义眼台使用的基本原理　羟基磷灰石是一种相对昂贵的植入物材料，大多数外科医师为了提高手术成功率，常联合一些外包材料使用（同时行眼内容摘除术时除外）。这种手术方式存在一些缺点，包括：①增加额外费用（Vicryl 网片）；②存在病毒性疾病传播的风险（供体巩膜）；③引起进一步外科并发症发生（自体筋膜）。

生物陶瓷植入物也适用上述情况。

羟基磷灰石植入物的早期并发症发生率高于其他材料植入物。该植入物外露的问题已被许多出版物关注，而它在后期并发症可能较低（移位和脱出）的优势仍有待进一步证实。它的主要优势表现在可安装活动钉进而提高义眼的活动性。然而，由于较高的并发症发生率，目前活动钉的应用已大幅减少。因此，我们的假设是大多数患者对未安装活动钉的义眼活动性是满意的。目前没有证据表明在使用相同技术时，无活动钉的羟基磷灰石义眼台较丙烯酸球形义眼台有更好的活动性。况且，也缺乏解剖学依据支持。尽管带活动钉的羟基磷灰石义眼台活动度的优点被不断提及，但目前还没有双盲研究可以证实这点，也没有证据支持希望省时、花费低，且需要安装活动钉的患者，必须使用这种更昂贵的义眼台。而希望通过活动钉增强义眼活动性的患者，使用羟基磷灰石义眼台或其他多孔材料义眼台似乎是很合理的，前提是患者充分了解术后疼痛风险增加的问题。

有人对增强活动性的羟基磷灰石义眼台组件的持久性提出了质疑，我们只能拭目以待，观察这种植入方式是否可以维持终生。

尽管 Medpor 义眼台可以与周围组织直接缝合固定，避免了对外包材料的需求，但类似的质疑在这种材料中也依然存在。尽管现在羟基磷灰石义眼台表面也有了一层光滑的表面涂层，但相较其粗糙易碎的表面，Medpor 更光滑。合成型羟基磷灰石义眼台已被研制出来，它具有光滑的前表面，还有预制的钻孔和可直接进行缝合的部件，也可将其预先包裹于 Vicryl 网片中。

Medpor 义眼台具有直接缝合固定在周围组织而不需借助外包材料的功能，无疑是一个很有吸引力的优势。然而，Medpor 义眼台安装活动钉的远期效果尚无从得知，并且该义眼台孔径的大小、多孔特性及疏水性也令人担忧。有研究指出义眼台外露后需要进一步手术治疗，这便引发了对使用无外包材料作为预防措施的义眼台是否合适的担忧。对义眼台形状进行适度修改以减少遗留上睑沟畸形的方法已经出现，一些外科医师在植入义眼台时便插入了一个活动钉。这显然是"一厢情愿"，说明没有意识到，义眼台在术后仍可能会发生移位，因此钉子的置入应该由义眼技师而不是外科医师来决定。

6. 其他类型义眼台　临床使用的还有其他类型义眼台，如下所示。

(1) "棒球"式义眼台：这是一种简单、廉价但是有效的一期植入物。球形丙烯酸义眼台包裹于异体巩膜（或自体筋膜，或 Mersilene 网片）内，然后置于 Tenon 囊后间隙（图 22-6）。对不希望在多孔材料义眼台上接受二次手术安装活动钉的患者来说，这是一个很好的选择。

(2) 单纯丙烯酸球状义眼台：虽然使用结膜下巩膜补片或自体筋膜会减少义眼台脱出、外露的风险，但是该义眼台操作简单，尤其适合于老年人在眼内容摘除术中进行植入。

(3) 单纯硅胶球形义眼台：硅胶义眼台在患者中的反响很差且已很少使用。主要使用方式与单纯丙烯酸球形义眼台相似。

(4) 通用型义眼台：该义眼台仍是许多美国治疗中心的首选植入物。它有许多成功的案例而几乎没有并发症，但它的植入过程不如球形多孔材料义眼台那样简单方便。

(5) Castroviejo 义眼台：英国的少数治疗中心至今仍在使用该类型义眼台，但是它会产生一些如义眼台后倾和脱出等远期并发症，因此不推荐使用此种义眼台。

(6) 真皮脂肪移植物：这种自体植入物在眶内容量不足合并结膜内层损伤的患者中仍发挥着作用，当一期手术使用其他类型义眼台会增加脱出、外露的风险时，如急性严重创伤，一些外科医师也会选择使用真皮脂肪移植物进行植入。该类型植入物最常被用作原有义眼台脱出后的替换治疗。

寻找理想义眼台材料和设计方法的追求不会停止。目前有多种类型义眼台可供使用，所以，外科医师面对需行眼球摘除术、眼内容摘除术的患者，或行二期植入术或义眼台替换术来重建眼眶的患者时，应选择进行个体化设计，选择适合患者的义眼台。该过程受到多方面因素影响，包括：①患者年龄和一般健康状况；②经济条件考虑；③患者是否愿意接受二期活动性锚定术；④外科医师的相关专业知识；⑤义眼台脱出的风险。

要　点

需要认识到的是，当下列情况存在时，义眼台脱出、外露的风险更高。

- 既往视网膜复位术失败。
- 既往青光眼手术治疗失败，服用或未服用抗代谢药物（图 22-7）。
- 急性创伤。
- 眼睑和结膜瘢痕形成。
- 既往眼眶放射治疗史。

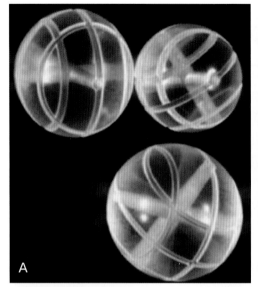

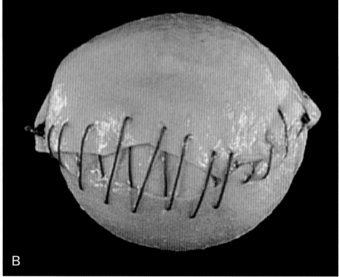

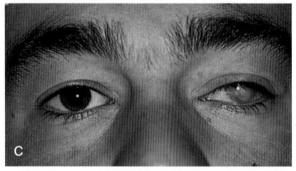

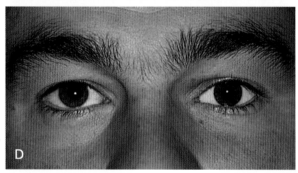

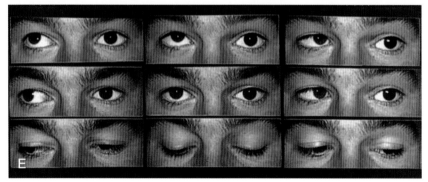

▲ 图 22-6　**A.** 丙烯酸球；**B.** "棒球" 式义眼台；**C.** 1 例失明伴眼疼痛且外观欠佳的病例；**D.** 眼球摘除术后一期植入 "棒球" 式义眼台；**E.** 患者义眼有活动性但活动范围有限

　　值得注意的是，义眼台植入术的成功与否不仅取决于选择合适的义眼台，还取决于熟练的手术技巧和术后护理与随访。其中包括合适的手术填充器及在合适的时间段熟练安全地安装义眼。长期随访是术后必须进行的，多数术后眶内问题仅通过随访即可进行管理和得到解决。尽管普通眼科医师可以完成义眼台植入术，但这些医师须充分了解术后需对患者进行管理，并预防继发性眶内及附属结构问题的发生。正因如此，眼窝手术已经成为眼整形外科医师的特有领域。进行此类手术的医师都应认识到，在管理这类患者时义眼技师所发挥的重要作用，最理想的情况是外科医师和义眼技师在治疗的全过程中密切配合。

要　点

外科医师应根据患者的不同情况，选择最适合患者的义眼台植入物。

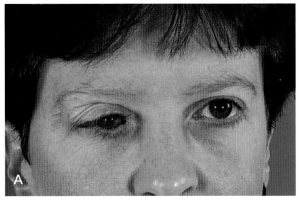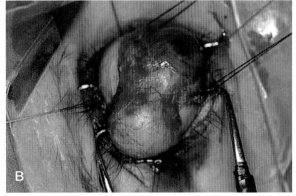

▲ 图22-7　**A.** 患者右眼视力丧失伴疼痛。既往曾有多次青光眼手术和单侧眼睑缝合术病史。**B.** 由于青光眼引流阀较大且巩膜与结膜粘连紧密，对该患者行眼球摘除术十分困难。该患者需要进行黏膜移植

五、麻醉

眼球摘除术多在全身麻醉下实施，但是，根据患者的要求、年龄和一般状况，也可选择使用静脉镇静联合局部麻醉进行手术。术前告知麻醉师术中可能涉及黏膜移植物的获取。行全身麻醉手术时，呼吸道可通过咽喉填塞进行保护，填塞物位置应明确标记，将气管插管偏向一侧口角，便于上下唇的操作。

患者行全身麻醉或静脉镇静联合局部麻醉时，球周注射5～7ml 0.5%布比卡因、1∶200 000U肾上腺素和透明质酸酶混合溶液来阻断眼心反射。眼轴超过26mm的近视眼，以及有视网膜外植体或青光眼阀植入术病史的患者，在进行局部麻醉药注射时应格外小心。

单纯眼内容摘除术操作简单迅速，老年人常在局部麻醉下进行此类手术。

> **要　点**
>
> 患者行全身麻醉或局部麻醉之前，外科医师必须正确识别并标记需移除的患眼。如果患者有眼内恶性肿瘤，术前1h必须对患眼进行散瞳，并在台上使用间接眼底镜检查患眼。手术医师应亲自为患者患眼进行包扎。还应对健侧眼使用不含防腐剂的软膏涂抹，同时用胶带覆盖，从而在术中充分保护健侧眼，避免意外损伤。

六、眼球摘除术

1. 手术过程

- 面部、眼睑和结膜囊应使用消毒剂进行彻

底消毒，如使用稀释的聚维酮碘溶液，并按白内障手术进行铺单。
- 麻醉师给予患者抗生素静脉给药预防感染。
- 使用Clarke眼睑扩张器将睫毛牵开以充分显露术区（图22-8A）。
- 使用Moorfield钳和钝头Westcott剪行360°结膜切开，小心操作尽量多保留结膜（图22-8B和视频22-1）。视网膜复位术失败的患者行该步骤难度较大。
- 用Stevens剪钝性剥离直肌之间的4个象限，并向周围扩大分离（图22-8C）。
- 用肌肉拉钩牵起直肌。
- 用Westcott剪分离周围的Tenon囊组织和肌间筋膜。
- 用5-0双针Vicryl缝合线在内直肌止点行锁边缝合。
- 缝针由下向上穿过肌腹，缝合线距肌肉止点留出3～5mm。
- 缝针向下穿过肌肉深处，穿出点距肌肉边缘2～3mm，注意不要伤到巩膜。
- 缝针穿过Vicryl线圈并打结拉紧锁定直肌。
- 另一根针以相同方法从肌缘下方穿过并标记（图22-8D）。
- 然后用公牛鼻钳将缝合线轻轻牵引固定于周围铺单上，使肌肉远离移除眼球使用的剪刀或勒除器。
- 用Westcott剪分离眼球周围内直肌，在止点保留肌肉残端。
- 4-0丝线牵引内直肌残端。

- 外直肌进行相同操作。
- 显露下直肌，同样使用 5-0 Vicryl 缝合线进行标记，但不留肌肉残端。
- 在下直肌和外直肌之间，拉钩勾住下斜肌，显露整个肌腹。使用 2 个肌肉拉钩牵拉肌肉，5-0 双针 Vicryl 缝合线在外直肌正下

方穿过肌肉并锁边缝合，后使用 Westcott 剪在接近眼球附着点处将其分离。
- 显露上直肌，同样使用 5-0 双针 Vicryl 缝合线锁定，不保留肌肉残端。
- 每条缝合线都用公牛鼻钳固定。下斜肌缝合线用较小的公牛鼻钳固定，便于在眼球

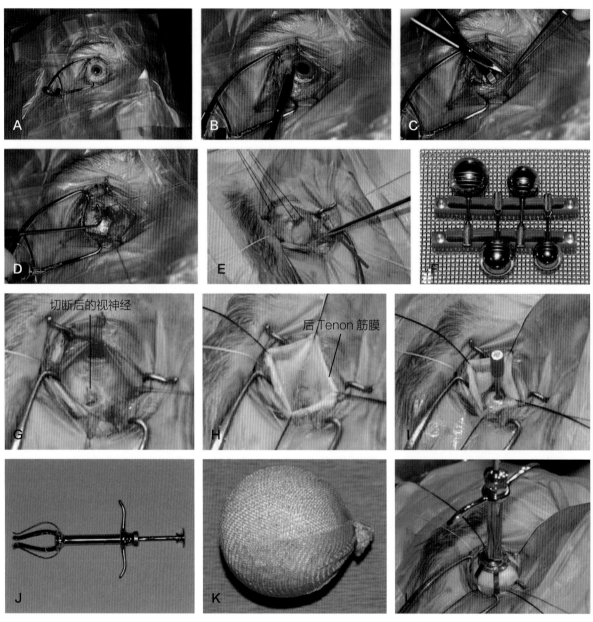

▲ 图 22-8 A. 眼球摘除术的准备工作。B. 沿角膜缘行 360° 结膜切开术，小心操作以避免切除结膜。C. 用 Stevens 剪钝性分离直肌。D. 5-0 双针 Vicryl 缝合线穿过内直肌，缝合线距肌肉止点 5mm。E. 即将用勒除器摘除眼球（箭）。4 条直肌和下斜肌都用 Vicryl 缝合线标记并使用牵引器适度牵引。通过固定在内直肌和外直肌的丝线给眼球一个向前牵引的力量。F. 眶内植入物测量球。G. 眼球摘除术后的眼窝外观。可见眼外肌位于前后 Tenon 筋膜之间。后 Tenon 囊处可见被切断的视神经穿出孔。H. 打开后 Tenon 囊，显露肌锥内脂肪间隙。I. 直径 20mm 的球形义眼台被置入眼眶内。后 Tenon 筋膜可在球体上方无张力地闭合。J. Carter 球形植入器。K. 包裹在 Vicryl 网片内的羟基磷灰石义眼台。L. 用 Carter 球形植入器将义眼台推入肌锥内脂肪间隙

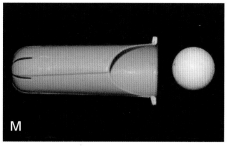
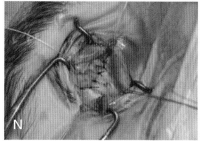
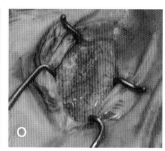
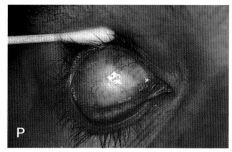
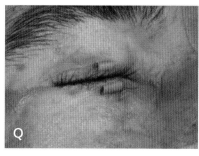

▲ 图 22-8（续） M. Medpor 义眼台及其植入器。N. 后 Tenon 筋膜在义眼台上方用 5-0 Vicryl 缝合线间断缝合。O. 患者行结膜下补片移植术后 3 年的照片。眶内移植补片清晰可见。P. 手术结束后的眼窝外观。Q. 上、下眼睑临时缝合

摘除后进行辨认。

- 识别上斜肌肌腱并用肌肉拉钩牵拉。用 Westcott 剪切断肌腱。无须缝合线标记，让肌肉自然回缩。
- 将丝线与向前牵引眼球的动脉夹相连。
- 用 Westcott 剪将眼球上附着的 Tenon 囊仔细分离。
- 使用眼球摘除剪切断视神经。将剪刀伸入眼球下方触及视神经确定其位置。在切断视神经前，可用动脉夹夹住神经，以减少出血。也可使用勒除器（图 22-8E）。但是有些情况下不宜使用勒除器，如当眼球过软（套索可能横断眼球）、既往行较大角膜切开或穿透性角膜移植术（眼球存在破裂可能），或需切除较多视神经（视网膜母细胞瘤摘除术）时。
- 摘除眼球时，手术医师应仔细切除仍附着在眼球上的 Tenon 囊组织。
- 用生理盐水浸湿 2 个棉球加压填塞眶内。
- 用力按压 5min。
- 摘取的眼球在送检前应再仔细检查一遍。在将眼球装入福尔马林标本袋前，应去除用于行结膜下补片移植术的自体巩膜。
- 取出棉球，观察切口是否仍有出血。
- 所有出血点都用双极电凝止血。
- 如果患者不适合行义眼台植入术，将水平和垂直的两组直肌行十字缝合。

- 结膜使用 7-0 Vicryl 缝合线间断闭合。
- 将大小和形状合适的无菌填充器置入结膜囊。结膜囊内涂抹抗生素软膏并使用敷料加压包扎，术后 2~3 天取下。
- 如果须同时行义眼台植入术，则使用测量球来确定义眼台的合适型号（图 22-8F）。最常用的是直径 20mm 的义眼台（使用较大的义眼台时应谨慎小心，避免其过大对眼眶造成损伤）。
- 辨认出后 Tenon 囊（图 22-8G），用 Stevens 剪钝性分离，显露肌锥内脂肪间隙。
- 将 4-0 牵引丝线固定于后 Tenon 囊边缘（图 22-8H）。如果后 Tenon 囊不能在无张力状态下包裹测量球，则应更换更小的测量球（图 22-8I）。
- 将大小合适的义眼台包裹于将要使用的外包材料中，如使用 Vicryl 网片包裹羟基磷灰石义眼台，或使用 Mersilene 网片或供体巩膜包裹"棒球"式义眼台。
- 使用 Carter 球形植入器在后 Tenon 囊后间隙的肌锥内脂肪间隙植入义眼台（图 22-8J 至 L）。植入过程中可使用 Wright 眼眶牵开器来减轻周围组织张力。如果选择 Medpor 义眼台，则使用其专用的植入器行义眼台植入（图 22-8M）。
- 使用 5-0 Vicryl 缝合线间断缝合以关闭后 Tenon 囊（图 22-8N）。

- 缝合线穿过直肌和下斜肌固定在后 Tenon 囊和义眼台外包材料尽可能靠前的位置，使直肌和下斜肌与义眼台连接。这比先处理肌肉组织，后关闭 Tenon 囊更可取。

- 既往视网膜复位术失败、青光眼术后或眼部严重创伤的患者结膜伤口裂开和义眼台外露风险较高，针对这类患者，术中应将自体颞肌筋膜或巩膜补片移植覆盖在缝合线表面，降低术后义眼台外露的风险（图 22-8O）。使用 7-0 Vicryl 缝合线间断缝合关闭前 Tenon 囊上的结膜（图 22-8P）。

- 将大小和形状合适的无菌填充器置入结膜囊，使眼睑在填充器上被动闭合，从而避免结膜缝合处张力过大。

- 眼睑临时缝合时，用 4-0 尼龙线穿过睑板缝合管进行关闭（图 22-8Q）。

- 球后注射 3～5ml 0.5% 布比卡因和 1 : 200 000U 肾上腺素混合溶液辅助术后镇痛。

- 麻醉师给予患者抗生素和阿片类镇痛药。

- 抗生素软膏涂抹于眼睑缝合的两侧的结膜囊内。

将 Jelonet 敷料、2 个护眼衬垫使用微孔胶带覆盖于眼睑，并在患者清醒前使用绷带加压包扎。

> **要 点**
>
> 严密闭合后 Tenon 囊是预防术后义眼台外露的关键环节。

2. 术后护理 恶心和疼痛是术后常见的不良症状，因此患者通常术后第 2 天出院。需要特别重视眼球摘除术或眼内容摘除术的术后疼痛，局部麻醉效果消退之后，应给予足量的镇痛药来缓解疼痛。此手术不应属于门诊手术范畴。

术后初期镇痛依靠的是术中静脉注射对乙酰氨基酚和非甾体抗炎药（NSAID），术前需获知患者对这 2 种药都无相关禁忌证（对乙酰氨基酚唯一禁忌证是过敏或不能耐受）。非甾体抗炎药的禁忌证包括：①哮喘患者使用阿司匹林后哮喘发作病史（占哮喘患者的 5%）；②已知的肾功能不全；③裂孔疝；④十二指肠溃疡；⑤其他出血性疾病；⑥不稳定性心绞痛。

NSAID 的另一个优势是具有抗炎作用。

眼窝义眼台植入术术后恶心、呕吐（postoperative nausea and vomiting，PONV）的发生率相对较高，这可能与眼胃反射有关。因此，尽管局部麻醉效果过去后可能会用到吗啡，但是术后也最好不要急于使用强阿片类药物镇痛。术中联合使用地塞米松（8mg）和恩丹西酮（4mg）预防 PONV。术后常规使用对乙酰氨基酚和非甾体抗炎药（禁忌证除外），疗程 2 周。非甾体抗炎药治疗期间可能需要质子泵抑制剂（奥美拉唑）来减轻消化不良。患者出院后应规律服用镇痛药，如对乙酰氨基酚和可待因联合治疗。

患者术后口服广谱抗生素 1 周。指导患者术后第 2 天取下绷带和敷料，同时使用棉球和无菌生理盐水或冷却的开水清洁眼睑和睑板缝合管。睑缘涂抹抗生素软膏 2 周。术后 2～3 周门诊拆除眼睑临时缝合线，并将抗生素软膏改为抗生素滴眼液，继续治疗 2 周。

> **要 点**
>
> 需要特别注意的是，应重视眼球摘除术或眼内容摘除术后同时植入义眼台的疼痛，局部麻醉效果消退之后，应给予足量的镇痛药来缓解疼痛。

检查并清洁患者的结膜囊填充器，根据需要更换大小和形状不同的填充器。术后 8 周，眶周软组织肿胀彻底消退及切口已完全愈合，方可安装义眼，如果术后过早安装义眼，义眼台外露风险会增加。此外，如果术后眶周软组织肿胀消退不彻底，则义眼无法完全贴合眼眶，术后眶内感染和分泌物渗出的风险也会增加。

义眼技师应对术后患者坚持随访，确保每年对义眼进行一次检查和抛光。如果患者出现不完全眨眼和眼睑闭合不全，应增加对义眼抛光的频率（图 22-9）。还应予患眼局部润滑剂润滑，特别是对于一些眨眼反射不完全的患者。检查眶内以排除植入性囊肿、乳头性结膜炎和义眼台外露的情况。如果不能保持义眼光滑完好，将有结膜炎、眼部分泌物、结膜破裂和义眼台外露的风险。

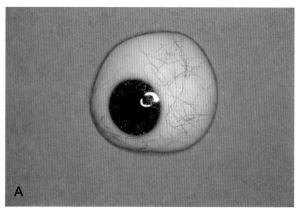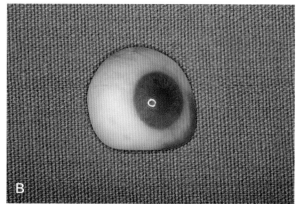

▲ 图 22-9　**A.** 近期抛光过的义眼。**B.** 未进行精心护理的义眼，外观较差且表面粗糙。患者有慢性眶内分泌物

> **要　点**
>
> 义眼技师术后对义眼的定期护理，是眼眶义眼植入术成功与否的关键环节。

3. 并发症

(1) 义眼台外露：在没有感染的情况下，小面积的义眼台外露一般处理后可获得良好的效果。处理时应打开结膜和前 Tenon 囊并植入移植补片（自体颞肌筋膜或真皮组织移植物）。如果义眼台大面积外露或有感染迹象，则应取出义眼台，代之以真皮脂肪移植（图 22-10）。义眼台外露的处理方法在第 23 章有更详细的描述。

(2) 义眼台型号过大：如果术中选择的义眼台大小合适，随着眼眶组织水肿消退，义眼台型号相对较大的情况会有所改善。如果眶内缺乏足够的空间放置大小、外观合适的义眼台，可以显露移植物前表面，用钻石样磨头将义眼台表面磨小，或者通过外眦皮肤切口用玫瑰样磨头对眶外侧壁进行减压。或者更换更小型号的义眼台。然而，这样对眼眶组织的损伤更大，恢复时间也更长。

(3) 眶内血肿：术后眶内血肿会影响眼球摘除术患者的预后（图 22-11）。血肿的出现易导致切口裂开、义眼台暴露、感染及眼眶组织挛缩。为防止血肿的发生，应严格注意细节的处理，包括：术前停用会导致出血倾向的药物；积极处理术前高血压；熟练的手术技巧和严格细致的止血措施；术后敷料加压包扎。

(4) 结膜脱垂：眼球摘除术后常规行眼睑临时缝合，可以降低结膜脱垂的发生概率。结膜脱垂一旦发生，可通过二次眼睑临时缝合术来进行治疗。

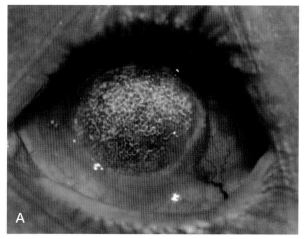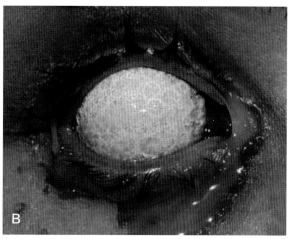

▲ 图 22-10　**A.** 出现大面积暴露的羟基磷灰石义眼台；**B.** 感染脱出的羟基磷灰石义眼台

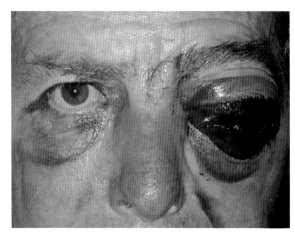

▲ 图 22-11　患者术前未停用抗凝血药，眼球摘除术后出现眶内大量血肿

七、安装活动钉（羟基磷灰石义眼台）

通常植入后的义眼台运动功能良好，但患者仍不满意时，可以安装一个活动钉。活动钉的安装需要在义眼技师的指导下进行，因为义眼技师能确定活动钉安装的最佳位置。眼眶内有炎症反应伴大量分泌物、乳头性结膜炎、眼睑闭合不全或义眼台偏位的患者，不适合安装活动钉。某些合成材料的义眼台在安装活动钉时也有裂开的可能性。

义眼技师在活动钉安装前需制作一个蜡制钻孔模型。患者取坐位，将钻孔模型放入眼眶内。透过模型上的孔隙用甲紫在结膜表面做记号，然后将模型取出（图 22-12）。

提前告知患者，需在 2 周后，技师方可给义眼台安装永久圆头钉并将义眼后表面挖空以

适配圆头钉，在此之间患者眼部会有不适感。

> **要　点**
>
> 眼眶内有炎症反应伴大量分泌物、乳头性结膜炎、眼睑闭合不全或义眼台偏位的患者，不适合安装活动钉。

1. 手术过程

- 患者义眼浸泡于碘附中。
- 义眼台周围组织注射 5～7ml 0.5% 布比卡因、1：200 000U 肾上腺素和透明质酸酶混合溶液。需要注意的是避免局部麻醉药注射过量导致结膜水肿。
- 稀释的聚维酮碘溶液消毒面部、眼睑和结膜囊，准备白内障手术包。
- 使用 Clarke 眼睑扩张器将睫毛分开以充分显露术区。
- 用电刀在甲紫标记位置切开结膜。
- 接着，使用一系列规格不等的插入针将钻孔调整至合适孔径（图 22-13A）。
- 将插入针安装在支架上（规格最大的插入针除外，它的操作柄可进行直接操作），垂直将其拧入义眼台，进针深度为 10mm（图 22-13B 和 C），方向朝向眶部顶点。
- 钻孔直径和深度合适后，使用螺丝刀将钛袖钉拧入义眼台，与结膜表面平齐。
- 将临时平头钛钉插入钛袖钉内。
- 术中仔细冲洗结膜囊中残留的羟基磷灰石

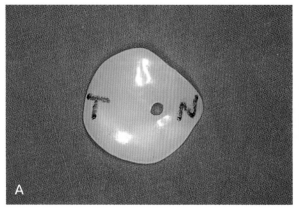

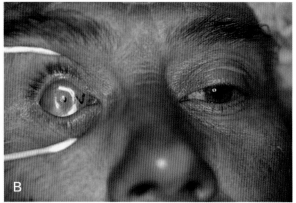

▲ 图 22-12　**A. 1 个蜡制钻孔模型，"N" 端为鼻侧，"T" 端为颞侧；B.** 模型已置入眼眶内并在结膜表面使用甲紫进行标记

粉末。

- 置入义眼，如果患者感到不适，可放置外科填充器进行替代。
- 敷料加压包扎。

如患者认为钛钉系统价格昂贵，也可选择在义眼台钻孔后置入丙烯酸钉。义眼台钻孔使用的是 2.5mm 金刚石钻头（图 22-14A 和 B）。钻孔前，确保钻头方向正确非常重要。然后使用 3mm 钻头扩大钻孔，钻孔深度为 10mm。放

置临时平头钉，2 周后，结膜在钻孔内面生长，此时使用永久性圆头钉替换平头钉（图 22-14）。

2. 术后护理　患者于术后第 2 天取下加压敷料。外用抗生素滴眼液连用 2 周，1 天 3 次。术后 2 周时，义眼技师对义眼后侧面进行调整使其与永久性活动钉相匹配（图 22-15）。

并发症：大多为轻微并发症，术前通过甄别患者病情和选择合适的手术方式，可避免并发症的发生（图 22-16）。义眼台植入物完成彻底血

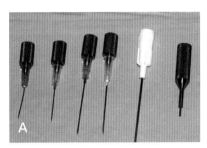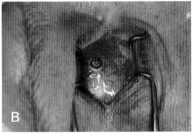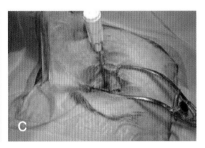

▲ 图 22-13　**A.** 安装在支架上的一系列规格不等的插入针及用来安装钛袖钉的螺丝刀；**B.** 用一次性电刀切开结膜上标记区域；**C.** 用插入针在羟基磷灰石义眼台上钻孔

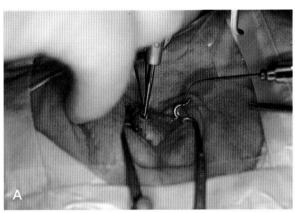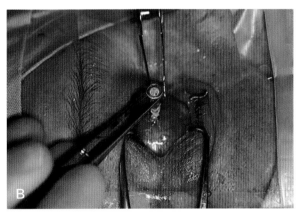

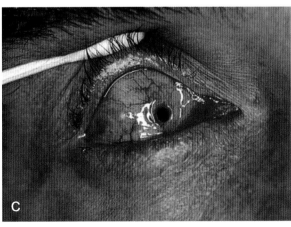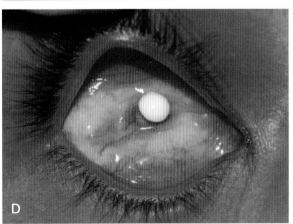

▲ 图 22-14　**A.** 使用金刚石钻头在羟基磷灰石义眼台上进行钻孔，确保钻头方向正确非常重要；**B.** 平头钉临时置入义眼台钻孔中；**C.** 2 周后的钻孔外观；**D.** 永久性圆头活动钉

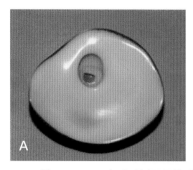
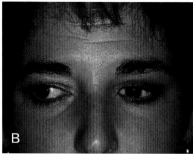
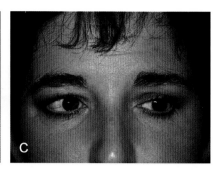

▲ 图 22-15　**A.** 义眼后侧面调整后的外观；**B** 和 **C.** 患者摘除脱出的 **Castroviejo** 义眼台后，植入羟基磷灰石义眼台并安装了活动钉。活动钉安装时间已超过 **20** 年且未出现任何问题

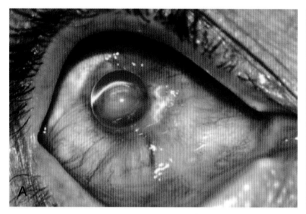
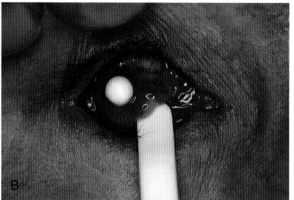

▲ 图 22-16　**A.** 羟基磷灰石义眼台在丙烯酸活动钉附近有部分外露伴慢性分泌物；**B.** 活动钉头下出现异物肉芽肿，义眼技师用摘除义眼的手柄托起肉芽肿

管化之前，不应行钉子的置入。影像学检查判断血管化程度并不完全可靠，最稳妥的选择是推迟活动钉安装的时间（一期义眼台植入术后最少 6 个月，二期义眼台植入术后最少 12 个月）。

义眼台外露附近易发生异物肉芽肿。发现异物肉芽肿后应予以切除，同时用钻石样磨头将外露的义眼台区域磨平。上述处理后，可能需要颞肌筋膜补片或真皮补片（去除脂肪组织的真皮移植物）进行移植覆盖（第 13 章）。

活动钉或钛袖钉表面可能会存在结膜过度增长的情况，此时需进行局部结膜切除。眼眶内出现慢性炎症和分泌物时，可能需要移除活动钉。

3. 真皮脂肪移植物

(1) 手术过程。

- 如前所述，进行标准的眼球摘除术。
- 真皮脂肪移植物取自臀部外上象限或腹壁左下外侧无毛区域，并将其修剪成合适大小（图 22-17A）。使用干棉签吸除移植物多余水分以减小体积，便于其置入眼眶内。

- 真皮移植物的内侧面置入肌锥内脂肪间隙，眼外肌与真皮前表面进行缝合（图 22-17B 至 D 和视频 22-2）。
- 如果患者存在结膜缺损，眼外肌与真皮移植物缝合位置应靠近真皮边缘，显露真皮移植物中间组织。这样缺损部位会逐渐上皮化。
- 缝合时将脂肪组织埋置于肌锥内脂肪间隙。
- 使用 7-0 Vicryl 缝合线间断缝合结膜于真皮移植物前表面，患者存在结膜囊狭窄时，可裸露部分真皮移植物区域。患者无结膜缺损时，结膜在真皮移植物上方进行闭合。
- 将大小形状适合的无菌填充器置入结膜囊，使得眼睑在填充器表面被动闭合而不会给结膜缝合线带来张力。
- 将 4-0 尼龙线穿过睑板缝合管行临时眼睑缝合术。
- 3～5ml 0.5% 布比卡因和 1 : 200 000U 肾上腺素混合溶液球后注射，缓解患者术后疼痛。
- 麻醉师给予患者抗生素和阿片类镇痛药。

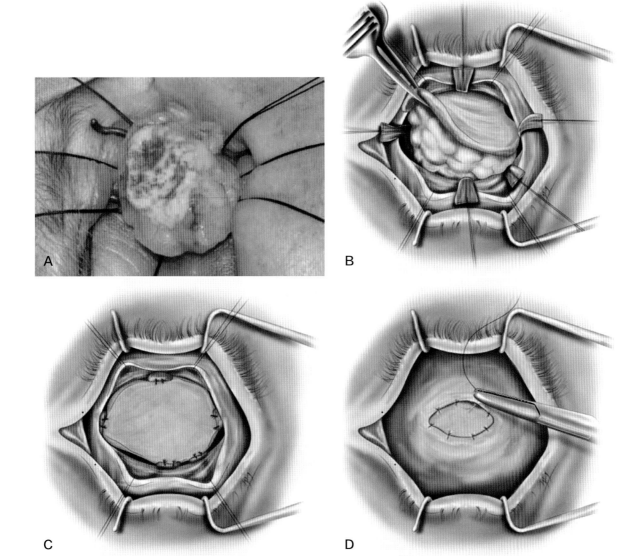

▲ 图22-17　**A.** 备好真皮脂肪移植物并即将植入；**B.** 真皮脂肪移植物已植入眼眶内；**C.** 与真皮缝合的眼外肌；**D.** 结膜边缘缝合于真皮前表面

- 抗生素软膏涂抹于眼睑缝合的两侧的结膜囊内。
- 将 Jelonet 敷料、2 个护眼衬垫使用微孔胶带覆盖眼睑，并在患者清醒前使用绷带加压包扎。

(2) 术后护理：术后护理如前球形义眼台植入所述。真皮移植物完全上皮化前，不适合安装义眼。义眼安装时间通常为术后 6～8 周，特殊情况时需延长间隔时间。

八、眼内容摘除术

根据患者年龄和手术适应证，选择不同的眼内容摘除方法。如果因感染需行摘除术，手术过程非常简单迅速，仅需几分钟即可完成手术。老年患者因视力丧失伴眼部疼痛而需行眼内容摘除术时，如视网膜中央静脉阻塞后的严重新生血管性青光眼，可在局部麻醉下植入单纯丙烯酸球形义眼台和结膜下补片移植。如果健康年轻患者需行眼内容摘除术，但其更希望行眼球摘除术，并植入多孔型义眼台时，需调整手术术式。术中在直肌间后巩膜处做十字切口，同时移除中央后巩膜和视神经，使得巩膜壳内可置入体积更大的义眼台。

(1) 手术过程。

- 稀释的聚维酮碘溶液消毒面部、眼睑和结膜囊，准备白内障手术包。

- 使用 Clarke 眼睑扩张器将睫毛分开以充分显露术野。
- 用 Moorfield 钳和钝头 Westcott 剪行 360° 结膜切开，小心操作以保留尽量多的结膜（图 22–18A）。如果患者既往视网膜复位失败，此时结膜环形切开难度较大。（如果患眼有感染症状，则省略此步操作。）
- 用 15 号 Bard-Parker 刀片在角膜缘做一小的全层切口（图 22–18B）。
- 将 Westcott 剪的一头刀刃插入前房去除角膜（图 22–18C）。
- 眼内容物用剜除勺取出（图 22–18D）。剜出的眼内容物和角膜送病理检查。
- 无水酒精棉签彻底消毒巩膜表面后反复盐水冲洗。
- 检查巩膜壳内侧，确保所有葡萄膜组织被清除干净。使用双极电凝对出血点进行彻底止血。
- 在巩膜内侧和外侧做水平减压切口（图 22–18E）。如患者不适合植入义眼台则无需行下一步手术操作。
- 置入形状大小合适的填充器并加压包扎。
- 敷料包扎 2 天。患者出院后口服和外用抗生素，待患者眼眶切口愈合后安装义眼。巩膜壳塌陷收缩后逐渐被结膜组织覆盖。
- 如需将单纯丙烯酸球形义眼台植入完整的巩膜壳内，应使用测量球确定义眼台的大小（图 22–18F）。
- 球形义眼台（通常直径为 15mm 或 16mm）植入巩膜壳内，确保巩膜边缘可在无张力情况下贴近、覆盖义眼台植入物。
- 用 5–0 Vicryl 缝合线缝合巩膜于义眼台上方，巩膜边缘彼此重叠。
- 切除巩膜边缘的"猫耳"形凸起以达到缝合效果，切除的巩膜组织作为补片在缝合口上方做补片移植。患者同意的情况下，也可选择异体巩膜或自体颞肌筋膜进行补片移植，从而减少移植物外露的风险。
- 7–0 Vicryl 缝合线缝合前 Tenon 囊和结膜。
- 大小形状合适的无菌填充器植入结膜囊，确保眼睑在填充器上方被动闭合而不使缝

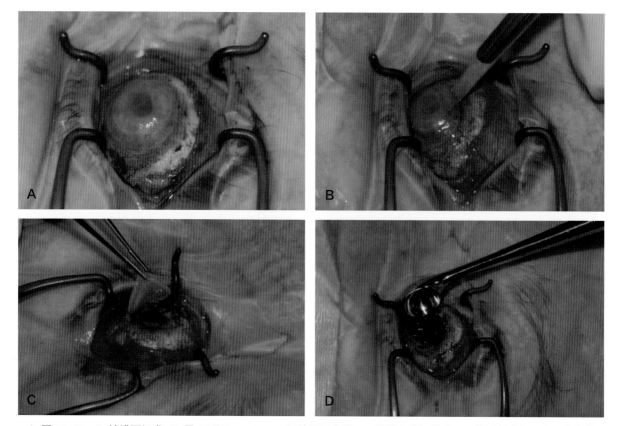

▲ 图 22–18　A. 结膜环切术；B. 用 15 号 Bard-Parker 刀片切开角膜；C. 进行角膜切除术；D. 使用剜除勺取出眼内容物

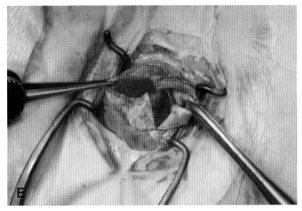
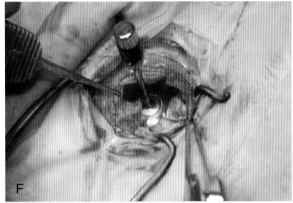

▲ 图 22-18（续）　**E.** 在巩膜内侧和外侧做水平减压切口；**F.** 使用测量球确保巩膜边缘可在义眼台上方进行无张力闭合

合线产生张力。

- 使用 4-0 尼龙线穿过眼睑缝合管行临时眼睑缝合术。
- 3～5ml 0.5% 布比卡因和 1：200 000U 肾上腺素混合溶液球后注射辅助术后镇痛。
- 麻醉师给予患者抗生素和阿片类镇痛药。
- 抗生素软膏涂抹于眼睑缝合的两侧的结膜囊内。
- 将 Jelonet 敷料、2 个护眼衬垫使用微孔胶带覆盖于眼睑，并在患者清醒前使用绷带加压包扎。
- 如需植入多孔材料义眼台，则需调整手术步骤。
- 用 15 号 Bard-Parker 刀片和虹膜剪刀在直肌间的巩膜上做切口（图 22-19A）。
- 用 15 号 Bard-Parker 刀片绕着视神经盘在

巩膜上做一环形切口。
- 用 Stevens 剪切除视神经盘及一段附近的视神经。
- 4-0 丝线穿过巩膜和结膜边缘，使用动脉夹进行牵拉（图 22-19）。
- 使用 Carter 球形植入器将多孔义眼台置入肌锥脂肪间隙（图 22-19B）。
- 其余手术过程如前所述。

(2) 术后护理：术后护理与眼球摘除术的术后护理相同。

> **要　点**
>
> 为使行眼球摘除术或眼内容摘除术的患者获得最好的预后结果，眼外科医师和义眼技师之间的密切合作至关重要。

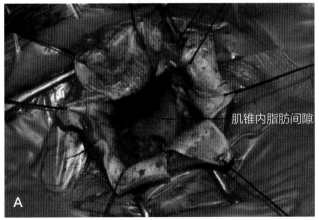
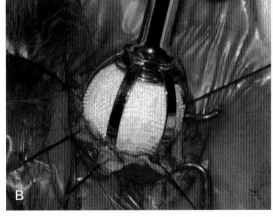

肌锥内脂肪间隙

▲ 图 22-19　**A.** 在巩膜上直肌间的区域做放射状切口，切除视神经盘，显露肌锥内脂肪间隙，在巩膜和结膜边缘放置牵引线为植入多孔义眼台做准备；**B.** 用 Carter 球形植入器将外包 Vicryl 网片的羟基磷灰石义眼台置入肌锥内脂肪间隙

推荐阅读

［1］ Cepela M, Teske S. Orbital implants. Curr Opin Ophthalmol. 1996; 7(5): 38–42

［2］ Edelstein C, Shields CL, De Potter P, Shields JA. Complications of motility peg placement for the hydroxyapatite orbital implant. Ophthalmology. 1997; 104 (10):1616–1621

［3］ Codère F. Hydroxyapatite implants: a rational approach. Can J Ophthalmol. 1995; 30(5):235–237

［4］ Rubin PA, Popham JK, Bilyk JR, Shore JW. Comparison of fibrovascular ingrowth into hydroxyapatite and porous polyethylene orbital implants. Ophthal Plast Reconstr Surg. 1994; 10(2):96–103

［5］ McNab A. Hydroxyapatite orbital implants. Experience with 100 cases. Aust N Z J Ophthalmol. 1995; 23(2):117–123

［6］ Shields CL, Shields JA, De Potter P, Singh AD. Lack of complications of the hydroxyapatite orbital implant in 250 consecutive cases. Trans Am Ophthalmol Soc. 1993; 91:177–189, discussion 189–195

［7］ Karesh JW, Dresner SC. High-density porous polyethylene (Medpor) as a successful anophthalmic socket implant. Ophthalmology. 1994; 101(10):1688–1695, discussion 1695–1696

［8］ Migliori ME, Putterman AM. The domed dermis-fat graft orbital implant. Ophthal Plast Reconstr Surg. 1991; 7(1):23–30

［9］ Jordan DR, Anderson RL. The universal implant for evisceration surgery. Ophthal Plast Reconstr Surg. 1997; 13(1):1–7

［10］ Levine MR, Pou CR, Lash RH. Evisceration: is sympathetic ophthalmia a concern in the new millenium? Ophthal Plast Reconstr Surg. 1999; 15:4–8

［11］ Dutton JJ. Coralline hydroxyapatite as an ocular implant. Ophthalmology. 1991; 98(3):370–377

［12］ Flanders AE, De Potter P, Rao VM, Tom BM, Shields CL, Shields JA. MRI of orbital hydroxyapatite implants. Neuroradiology. 1996; 38(3):273–277

［13］ Goldberg RA, Holds JB, Ebrahimpour J. Exposed hydroxyapatite orbital implants. Report of six cases. Ophthalmology. 1992; 99(5):831–836

［14］ Nunery WR, Heinz GW, Bonnin JM, Martin RT, Cepela MA. Exposure rate of hydroxyapatite spheres in the anophthalmic socket: histopathologic correlation and comparison with silicone sphere implants. Ophthal Plast Reconstr Surg. 1993; 9(2):96–104

［15］ Buettner H, Bartley GB. Tissue breakdown and exposure associated with orbital hydroxyapatite implants. Am J Ophthalmol. 1992; 113(6):669–673

［16］ Sires BS, Dortzbach RK, Holds JB. Theoretical considerations in the placement of hydroxyapatite orbital implants. Ophthal Plast Reconstr Surg. 1997; 13(2): 147–151

［17］ Ashworth JL, Rhatigan M, Brammar R, Sunderland S, Leatherbarrow B. A clinical study of the hydroxyapatite orbital implant. Eur J Ophthalmol. 1997; 7 (1):1–8

［18］ Ashworth J, Brammar R, Inkster C, Leatherbarrow B. A study of the hydroxyapatite orbital implant drilling procedure. Eye (Lond). 1998; 12(Pt 1):37–42

［19］ Smit TJ, Koornneef L, Zonneveld FW, Groet E, Otto AJ. Computed tomography in the assessment of the postenucleation socket syndrome. Ophthalmology. 1990; 97(10):1347–1351

［20］ Kim YD, Goldberg RA, Shorr N, Steinsapir KD. Management of exposed hydroxyapatite orbital implants. Ophthalmology. 1994; 101(10):1709–1715

［21］ Shields JA, Shields CL, De Potter P. Hydroxyapatite orbital implant after enucleation–experience with 200 cases. Mayo Clin Proc. 1993; 68(12):1191–1195

［22］ Wobig JL, Dailey RA. Enucleation and exenteration, In: Wobig JL, Dailey RA, eds. Oculofacial Plastic Surgery: Face, Lacrimal System, and Orbit. New York: Thieme; 2004:255–266

［23］ Kaltreider SA, Newman SA. Prevention and management of complications associated with the hydroxyapatite implant. Ophthal Plast Reconstr Surg. 1996; 12(1):18–31

［24］ Goldberg RA. Who should have hydroxyapatite orbital implants? Arch Ophthalmol. 1995; 113(5):566–567

［25］ Ashworth JL, Rhatigan M, Sampath R, Brammar R, Sunderland S, Leatherbarrow B. The hydroxyapatite orbital implant: a prospective study. Eye (Lond). 1996; 10(Pt 1):29–37

［26］ De Potter P, Shields CL, Shields JA, Flanders AE, Rao VM. Role of magnetic resonance imaging in the evaluation of the hydroxyapatite orbital implant. Ophthalmology. 1992; 99(5):824–830

［27］ Jordan DR, Allen LH, Ells A, et al. The use of Vicryl mesh (polyglactin 910) for implantation of hydroxyapatite orbital implants. Ophthal Plast Reconstr Surg. 1995; 11(2):95–99

［28］ American Academy of Ophthalmology. Basic and Clinical Science Course: Orbit, Eyelids, and Lacrimal System, section 7. San Francisco, CA: The American Academy of Ophthalmology; 2006/2007:119–129

［29］ Chalasani R, Poole-Warren L, Conway RM, Ben-Nissan B. Porous orbital implants in enucleation: a systematic review. Surv Ophthalmol. 2007; 52(2): 145–155

［30］ Chen TC, Ahn Yuen SJ, Sangalang MA, Fernando RE, Leuenberger EU. Retrobulbar chlorpromazine injections for the management of blind and seeing painful eyes. J Glaucoma. 2002; 11(3):209–213

［31］ Custer PL, Kennedy RH, Woog JJ, Kaltreider SA, Meyer DR. Orbital implants in enucleation surgery: a report by the American Academy of Ophthalmology. Ophthalmology. 2003; 110(10):2054–2061

［32］ Custer PL, Trinkaus KM. Porous implant exposure: Incidence, management, and morbidity. Ophthal Plast Reconstr Surg. 2007; 23(1):1–7

［33］ Griepentrog GJ, Lucarelli MJ, Albert DM, Nork TM. Sympathetic ophthalmia following evisceration: a rare case. Ophthal Plast Reconstr Surg. 2005; 21(4): 316–318

［34］ Nerad JA, Carter KD, Alford MA. Disorders of the orbit: anophthalmic socket. In: Rapid Diagnosis in Ophthalmology: Oculoplastic & Reconstructive Surgery. Philadelphia: Mosby Elsevier; 2008:260–267

［35］ Nunery WR, Hetzler KJ. Dermal-fat graft as a pri-mary enucleation technique. Ophthalmology. 1985; 92(9):1256–1261

［36］ O' Donnell BA, Kersten R, McNab A, Rose G, Rosser P. Enucleation versus evisceration. Clin Experiment Ophthalmol. 2005; 33(1):5–9

［37］ Sami D, Young S, Petersen R. Perspective on orbital enucleation implants. Surv Ophthalmol. 2007; 52(3):244–265

［38］ Tanenbaum M. Enucleation, evisceration and exenteration. In: Yanoff M, Duker J, eds. Ophthalmology. Philadelphia: Mosby; 2004:752–760

［39］ Tarantini A, Hintschich C. Primary dermis-fat grafting in children. Orbit. 2008; 27(5):363–369

第 23 章
延期无眼眼窝重建
Secondary Anophthalmic Socket Reconstruction

摘要	"延期无眼眼窝重建"解决眼球摘除或眼内容摘除后，一段时间内出现的问题。通常包括眼球丢失后容量不足，眼窝挛缩，义眼台外露、挤压和错位，还有额外的眼睑错位。对于无眼患者来说，获得最佳的功能和美容效果的手术时机是在进行眼球摘除或眼内容摘除时，这时细致的术前计划和手术方法可将并发症的风险降到最低，并减少延期手术重建的需要。延期眼窝手术对眼整形外科医师来说意味着巨大的工作量，并可能极具挑战。必须仔细评估患者，并向其充分告知任何拟行手术的性质、风险和潜在并发症，确保患者对手术有较切实际的期望非常重要。手术可能不得不分阶段进行，患者也可能不得不接受很长一段无义眼（人造眼）的时期。这种手术对患者的职业、社交和情感都会产生深远的影响。

关键词： 无眼眼眶、眼球摘除后眼窝综合征、眶内容量不足、眼眶挛缩、义眼台

一、概述

无眼患者获得最佳功能和最佳美容效果的合适手术时机是在进行眼球摘除或眼内容摘除的时候。术前计划和细致的手术入路将降低并发症的风险，减少延期手术重建的需求。然而，延期眼窝手术对眼整形外科医师来说意味着巨大的工作量，并可能极具挑战。

大多数眼窝重建手术必须解决以下问题：①失去眼球后的容量不足；②眼窝挛缩；③义眼台外露、挤压、错位。

许多患者伴有其他的眼睑畸形，也需要手术。必须仔细评估患者，并向其充分告知任何拟行手术的性质、风险和潜在并发症，确保患者对手术有较切实际的期望非常重要。手术可能不得不分阶段进行，患者也可能不得不接受很长一段无义眼（人造眼）的时期。这种手术对患者的职业、社交和情感都会产生深远的影响。

二、患者评价

1. 病史　必须记录患者的当前症状，包括

疼痛、不适、分泌物、义眼不稳定、义眼运动不良、美容外观差等。应记录以下细节：①眼球摘除或眼内容摘除的日期；②眼球摘除或眼内容摘除的指征；③所使用义眼台的类型和大小；④既往所行的任何眼窝或眼睑手术的性质；⑤既往放射治疗史；⑥既往外伤史。

2. 检查　患者应该在义眼就位的情况下接受初步检查，并记录所有眼球摘除后眼窝综合征（PESS）的表现，包括眼球内陷、上睑沟畸形、上睑下垂或眼睑回缩、下睑松弛、义眼后倾（图23-1A 和 B），以及任何眼睑错位或眼睑闭合不全（图 23-1C 至 E）。

确定了义眼的运动程度后将其取出，注意其有无任何的不稳定。

检查义眼是否有划痕、表面沉积物或其他瑕疵，并记录大小和形状，包括：①仔细检查眼窝和结膜穹窿。任何分泌物、出血、结膜炎症、植入物外露、肉芽肿、囊肿、窦道、粘连或穹窿挛缩都记录下来（图23-1C 至 E 和图 23-2A 至 D）。②翻开上睑以排除乳头状突起（图 23-2E）。

③戴手套的手指轻轻触摸眼窝，确认是否有眼眶植入物。在观察眼窝时，要求患者向各个方向看，以确定眼肌的位置和眼窝的运动程度，特别是确定下直肌的位置，并记录。如果患者有上睑下垂，应该对患者进行彻底检查，以确定潜在的原因。应检查诉有泪液和分泌物症状的患者，以排除相关的泪道引流系统阻塞的可能性。

三、矫正眶容量不足

出现典型 PESS 的患者可能会从延期眼眶植入手术中受益，但手术过程比一期眼眶植入更困难，结果也更难预测，接受延期无眼眼窝重建术的患者也更可能需要额外的手术治疗。虽然手术后容量不足有所改善，但术后眼眶水肿完全消退后，上睑沟缺损通常会在术后几个月出现不同程度的复发。

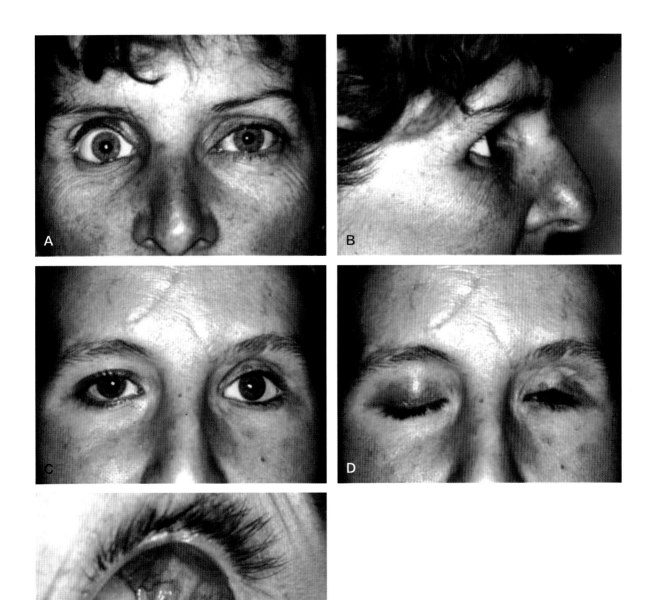

▲ 图 23-1　**A.** 1 例年轻女性患者，具有典型的右眼球摘除后眼窝综合征（PESS）特征。患者在眼球摘除后没有植入眼眶植入物。**B.** 患者侧面观，可见典型的假体向后倾斜。**C.** 合并左上睑退缩和上睑沟缺损的无眼症患者。**D.** 同一名表现为上睑闭合不全的患者。**E.** 对眼窝的检查显示，上穹窿挛缩是引起上睑闭合不全的原因

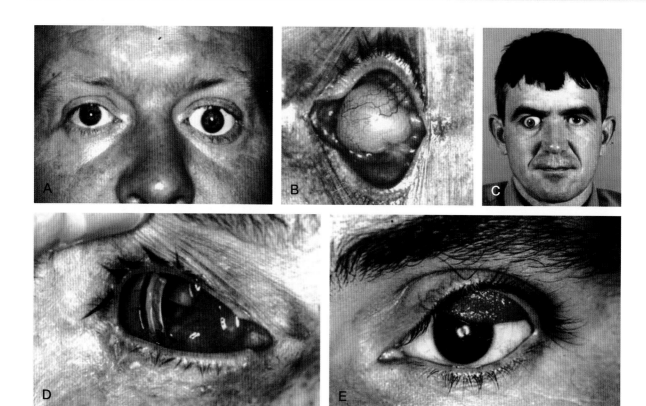

▲ 图 23-2　**A.** 该患者主诉其义眼不美观及义眼不稳定。**B.** 检查患者的眼窝发现 1 个巨大的结膜包涵体囊肿。**C.** 这位患者也主诉他的义眼不美观和义眼不稳定。**D.** 检查患者的眼窝发现了 1 个挤出的 **Castroviejo** 眼眶植入物。**E.** 这位患者主诉不适和黏液流出。其义眼已经几年未抛光。外翻上睑显示乳头状结膜炎

　　所使用义眼台的类型是由多种因素决定的：①患者年龄和一般健康状况；②眼窝状况；③任何已植入义眼台的大小、性质和并发症；④眼外肌的运动度；⑤眼附属器的状况；⑥成本。

　　有 5 种义眼台可供延期眼眶植入选择：①"棒球"式义眼台；②羟基磷灰石义眼台；③多孔聚乙烯（Medpor）义眼台；④生物陶瓷义眼台；⑤真皮脂肪移植物。

　　"棒球"式义眼台用于那些不愿采用第二阶段放置活动钉的患者。该义眼台可以改善容量不足，但运动效果不可预测。如果出现义眼台运动程度很好，而其上的义眼活动程度差，患者也只能接受这个结果，因为无法通过手术得到改善。

　　对于义眼台运动程度较好而义眼活动程度差，有一种更先进的多孔义眼台对于希望接受第二阶段植入活动钉的患者是很理想的选择。这种类型的义眼台对于有旧的受压或倾斜的义眼台的患者来说非常理想。更换义眼台需在没有任何感染的情况下进行。然而，在前期放射治疗后，在结膜发炎或眼窝挛缩的情况下，或用于重建严重紊乱的眼窝时，使用这种类型的义眼台是不明智的。

　　真皮脂肪移植是重建除容量不足外，还合并有轻度至中度挛缩眼窝患者的首选。重建严重紊乱的眼窝时，以及由于并发症需要移除多孔义眼台，或者合成义眼台感染或受挤压时，应选择真皮脂肪移植物。

　　1. 术前准备　应建议患者注意以下事项：①延期种植手术的优点、缺点、风险和潜在并发症；②义眼台的选择；③义眼台包裹材料的选择；④术后疼痛及处理；⑤术后使用加压敷料；⑥临时睑板缝合术的应用；⑦术后矫正器的使用；⑧术后暂时性上睑下垂的可能性；⑨义眼技师的作用和义眼的安装时机。

　　患者接受义眼技师的长期护理是极其重要的，技师要确保至少每年对义眼进行 1 次抛光。应使用局部润滑剂，特别是对于反射性眨眼不

完全的患者。义眼技师需检查眼窝以排除植入性囊肿、乳头状结膜炎和义眼台外露。如果不能维护好义眼，将会有结膜炎症、分泌物、结膜破裂和义眼台外露的风险。

此类手术相关的风险包括：①可能导致取出义眼台的感染；②可能导致义眼不稳定或义眼适配不良的义眼台位置不正；③需要进一步手术（如补片移植）的外露；④需要进一步手术的眼窝囊肿形成；⑤慢性炎症、疼痛或球结膜水肿。在患者有足够时间充分考虑选择后，应获得其知情同意。

如果医学上允许，患者应在术前至少2周停用阿司匹林和其他抗血小板药物。同样，抗凝血药物只有在与患者的血液科医师讨论后才能更换或停用。任何细菌性结膜炎都应在术前进行治疗，手术前2周每2小时使用1次局部类固醇滴剂，以减少任何结膜炎症。此外，患者最好在手术前至少2周内避免佩戴旧的义眼，并佩戴合适的外科矫正器。

> **要　点**
>
> 如果患者经历过眼眶外伤，应进行眼眶和鼻旁窦的CT扫描，以排除漏诊眶壁爆裂性骨折的可能性（图23-3）。如果发现明显骨折，应在进行延期眶内植入术前进行修复，以便选择理想的义眼台大小，并将其置在眼窝的正确解剖位置处。

2. 延期眶内植入手术　麻醉师应当注意，眶内剥离可能引起眼心反射，引起严重的心动过缓，偶尔还会出现心脏停搏。麻醉师可能希望在分离前静脉注射格隆溴铵或阿托品。在诱导全身麻醉前，外科医师应嘱患者向上下看，同时检查患者的眼窝，这一点非常重要。在结膜上用甲紫标出下直肌的位置，以减少意外将义眼台置于下直肌下的风险。

> **要　点**
>
> 外科医师还必须确保另一侧眼内注入不含防腐剂的润滑剂（如Lacri-Lube软膏），并用胶带黏合眼睑，在手术过程中充分保护其不受意外伤害。

四、手术方法

1. 球形义眼台

（1）手术步骤。

- 麻醉师给患者静脉注射广谱抗生素。
- 面部、眼睑和结膜囊要彻底消毒，并按白内障手术铺单，做好手术准备。
- 放置Clarke眼睑镜以将睫毛从术野中隔开。
- 将3～5ml 0.5%布比卡因与1∶200 000U肾上腺素和1500U透明质酸酶混合溶液注射到眼眶结膜下及更深处，以防止眼心反射。
- 用15号Bard-Parker刀片在下直肌上方的结膜作水平切口。
- 用钝头Westcott剪将结膜解剖至下穹隆，然后至上穹隆内8～10mm，注意不要损伤提肌腱膜。
- 然后用4-0丝线做牵引线穿过结膜上下缘，并用弯动脉夹固定在手术单上。
- 用锋利的直剪在正中切开Tenon囊，再用钝头直剪反复开合进行钝性分离，显露出肌锥内脂肪。
- 用1根手指插入眼窝确定是否存在眶内粘连（图23-4A）。发现的任何粘连都应钝性分离开，以最大限度减少对支配眼外肌的运动神经的损伤。
- 穿过Tenon囊放置4根4-0牵引丝线，并用动脉夹将其固定在手术单上（图23-4B）。
- 用1条双针5-0 Vicryl缝合线穿过所有4根直肌的大致靠前的位置，肌肉本身没有正式分离以避免进一步的创伤。
- 如果已存在义眼台，则必须非常仔细地将其与周围组织分开。Castroviejo/ Roper Hall类型的植入物相对容易移除，且由于直肌很容易识别和保存，所以更换义眼台的效果非常好。应仔细地将义眼台包囊从眼窝中分离出来（图23-4C）。
- 其他类型的义眼台则不那么容易移除。
- 采用测量球来确定合适的义眼台大小。如果Tenon囊不能在没有过度张力的情况下在测量球表面闭合，则应该替换一个较小的测量球。

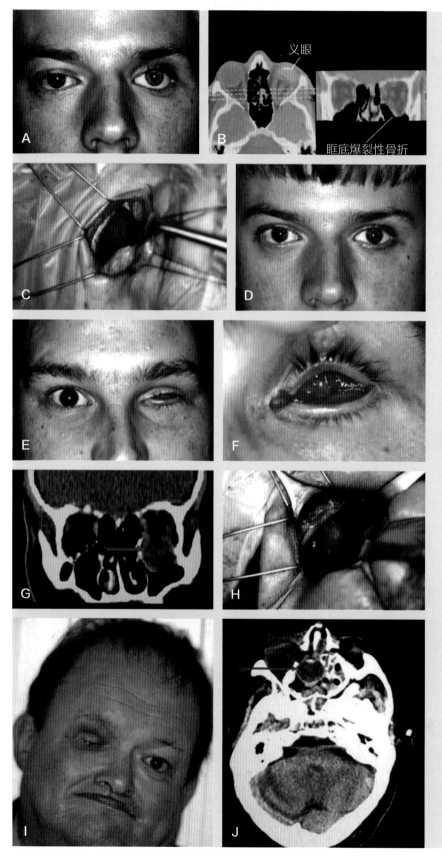

义眼

眶底爆裂性骨折

◀ 图 23-3　**A.** 1 例患有眼球摘除后眼窝综合征（**PESS**）的患者准备接受延期眼眶植入手术。在钝器伤后，对其严重破裂的眼球进行了摘除术，没有植入眼眶植入物。**B.** 术前 **CT** 扫描显示既往被忽视的眶底和轻微的前内侧壁爆裂性骨折。**C.** 术中可见眶底骨折的外观。眶底骨折是通过睑下皮肤切口，而不是通过摆动的眼睑皮瓣入路修复。**D.** 患者在修复眶底爆裂性骨折、植入眶底 **Medpor** 植入物、延期植入羟基磷灰石眼眶植入物和安装定制义眼后的外观。**E.** 1 例有钝器外伤史的患者被转诊来接受 PESS 的治疗。**F.** 患者缩小的无眼球眼窝的外观。**G.** 患者术前冠状位 **CT** 扫描显示眶底广泛爆裂性骨折，左眼球（箭）半脱位进入上颌窦。**H.** 术中在眶下缘下方见到的眼球外观。**I.** 严重学习困难的患者在右侧眼眶钝挫伤后有明显的无眼球畸形。**J.** 头颅轴位 **CT** 显示右侧眼球（红箭）完全脱位进入邻近的筛窦

- 接着将大小合适的义眼台包裹到在术前谈话中患者选择的材料内，无论是供体巩膜、Vicryl 补片，还是自体阔筋膜或异体膜。
- 使用 Carter 球体植入器将义眼台推入肌锥内脂肪间隙。
- 将 Vicryl 缝合线尽可能靠前地缝合到义眼台上，并根据需要用另一根 5-0 Vicryl 缝合线间断缝合加固，以确保后 Tenon 囊可在义眼台表面完全闭合。
- 再将供体巩膜或自体筋膜的移植补片置于缝合线上，以降低义眼台外露的风险。
- 用 7-0 Vicryl 缝合线间断缝合以关闭前 Tenon 囊，最后关闭结膜，要非常小心以确保下穹窿不会因缝合而意外变浅。
- 将大小和形状合适的无菌外科矫形器插入结膜囊，确保眼睑在矫形器上被动闭合时不会对结膜缝合线造成张力。
- 临时性眼睑缝合应使用 4-0 尼龙缝合线穿过睑缘橡胶管于正中处缝合眼睑（图 23-4D）。
- 球后注射 5ml 0.5% 布比卡因和 1：200 000U 肾上腺素混合溶液，以辅助术后镇痛。
- 麻醉师给予患者注射消炎药和阿片类镇痛药。静脉注射类固醇也可起到止吐和减轻术后肿胀的作用。
- 将局部抗生素软膏注入眼睑缝合的两侧的结膜囊内。
- 将 Jelonet 敷料连同 2 个眼垫一起放在眼睑上，用微孔胶带固定，在患者清醒前采用头部绷带加压包扎。

(2) 术后护理：患者通常会在术后出现恶心、疼痛，一般在术后第 2 天才能出院。一定要注意，不要低估眼球摘除或眼内容摘除并植入义眼台可能带来的疼痛程度，一旦局部麻醉的效果开始消失，就必须提供足够的镇痛。

患者出院后需口服 1 周广谱抗生素、2 周抗炎药和镇痛药（通常是对乙酰氨基酚和可待因联用）。指导患者在术后 3 天取下绷带及敷料，用棉球、无菌盐水或凉开水清洗眼睑及睑缘橡胶管。外用抗生素软膏涂抹在睑缘 2 周。术后 2~3 周复诊时拆除临时睑缘缝合线，将外用抗生素软

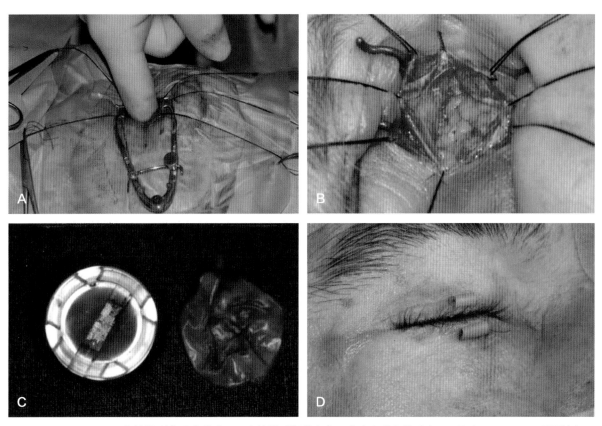

▲ 图 23-4　A. 用手指钝性剥离眼窝粘连；B. 为放置延期植入物而分离和准备的眼窝；C. 取出 Castroviejo 眼眶植入物及其纤维包膜；D. 临时睑板缝合

膏更换为抗生素滴眼液，并继续使用 2 周。

　　检查、清洁患者的矫形器，并根据需要更换或置换不同大小和形状的矫形器。患者至少要经过 8 周才能安装义眼，以使伤口充分愈合并完全消肿。如果术后过早安装义眼，义眼台外露的风险就会增加。而且如果安装太早，一旦眼眶水肿完全消退，义眼就不再与眼窝适配，这就增加了术后眼窝炎症和分泌物的可能性。

　　患者应继续接受义眼技师的护理，确保至少每年检查 1 次义眼并对其抛光处理。如果患者有眨眼不完全或眼睑闭合不全，应增加义眼抛光的频率。患者应使用局部润滑剂，特别是有眨眼不完全者。应检查眼窝以排除植入物囊肿、乳头状结膜炎和即将或已经发生的义眼台外露。如果不能维护好义眼，就会有结膜炎症、分泌物、结膜破裂和义眼台外露的风险。

　　义眼台的运动程度最初可能由于神经性麻痹或眼外肌直接损伤而不良，但通常会在接下来的几个月里得到改善。

　　图 23-5A 至 D 显示了延期眶内义眼台植入后 PESS 的表现得到改善，图 23-5E 至 H 显示

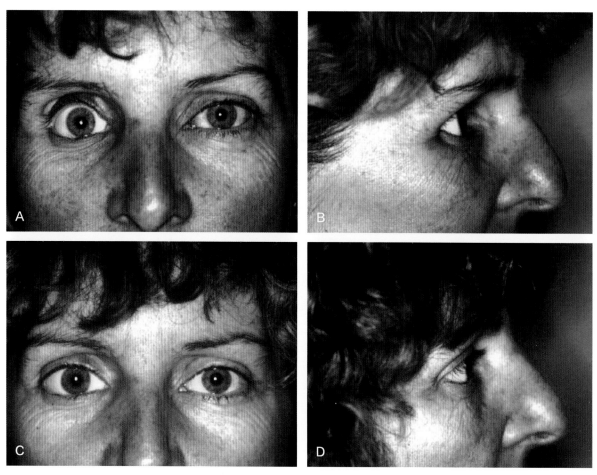

▲ 图 23-5　**A.** 1 例没有眼眶植入物的患者，具有典型的眼球摘除后眼窝综合征。**B.** 典型的义眼向后倾斜。**C.** 同一患者在放置延期眼眶植入物后。**D.** 同一患者的侧面观，义眼现在位于正确的平面上

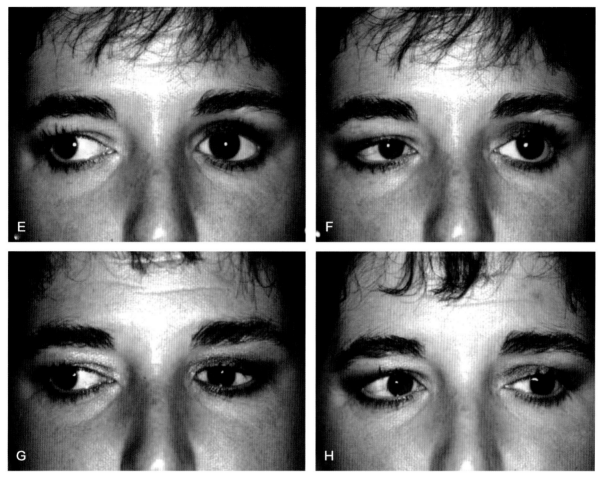

▲ 图 23-5（续）　**E 和 F.** 1 例接受 **Castroviejo** 眼眶植入物植入的患者，主诉为美容不佳、慢性眼窝疼痛和分泌物。**G 和 H.** 摘除 **Castroviejo** 眼眶植入物后，换成羟基磷灰石眼眶植入物。患者在植入 **12** 个月后放置动力钉。该患者已经 **20** 多年没有任何问题

了通过将 Cstroviejo 义眼台置换为羟基磷灰石义眼台而获得的改善。

　　2. 真皮脂肪移植

　　(1) 手术步骤。

- 在腹部下半象限或臀部外上象限标记 1 个直径 25mm 的圆。将该圆圈延伸成椭圆形，便于闭合伤口。

- 在眼窝结膜下注射 3ml 0.5% 布比卡因和 1 : 200 000U 肾上腺素混合溶液，并在前腹壁预切取的移植物部位行皮内注射该溶液 10ml，以形成"橘皮样的外观"（图 23-6A）。

- 接下来，沿着标记在皮肤上做切口，用 15 号 Bard-Parker 刀片小心地将表皮完整刮掉（图 23-6B）。苍白的真皮层应可见多个细微的出血点，理想情况下几乎看不到任何

脂肪（图 23-6C）。

- 切开真皮一侧边缘，用 Stevens 剪切取真皮脂肪移植物（图 23-6D）。

- 用 4-0 Vicryl 缝合线间断缝合皮下，4-0 尼龙线间断缝合伤口。

- 随后将移植物切割成眼窝植入物所需的形状（图 23-6E 和 F）。

- 按照延期球形义眼台植入术准备并分离眼窝。

- 将真皮脂肪植入物插入眼窝，用 Vicryl 缝合线连接到移植物的前表面（图 23-18）。

- 如果存在结膜保护层缺损，则将缝合线放置在更靠近植入物边缘的位置，使植入物的中央裸露区域显露，这一块会逐渐上皮化。缝合线打结时，脂肪被推入肌锥内脂肪间隙。用 7-0 Vicryl 缝合线将结膜与移植物前表面间断缝合，如果有眼窝挛缩，

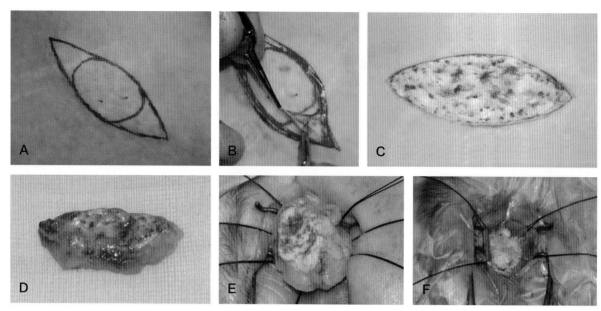

▲ 图 23-6　**A.** 待采集的真皮脂肪移植物的轮廓，通过皮内注射局部麻醉药溶液形成皮肤的 "橘皮" 外观；**B.** 用 15 号 Bard-Parker 刀片切除表皮；**C.** 去除表皮后真皮的外观；**D.** 真皮脂肪移植物；**E.** 真皮脂肪移植物已备好，可用于植入；**F.** 真皮脂肪移植物已经用 Vicryl 缝合线间断缝合到 Tenon 组织上

则留下裸露的移植物区域。在没有保护层缺损的情况下，将结膜在真皮脂肪移植物表面闭合。

- 放置适当大小和形状的外科矫形器，确保眼睑被动闭合。

该手术的其余步骤与球形义眼台植入手术过程相同。

(2) 术后护理：术后护理与球形义眼台植入手术的术后护理相同。直到真皮完全上皮化完成后，才能安装义眼，通常需要到术后 6～8 周，在某些情况下可能需要更长的时间。

3. 残余眼眶容量不足的矫正　如果患者在延期眼眶植入术中植入了足够大的义眼台后，仍有残余眼眶容量不足，以下是下一步的选择：①植入骨膜下植入物；②眶尖结构性脂肪移植；③眶尖间歇性注射透明质酸填充物；④眶尖注射小水凝胶植入物。

虽然有很多植入物可供选择，包括自体骨（如颅骨移植）、丙烯酸、同种异体软骨和硅胶块，但多孔聚乙烯（Medpor）是笔者的首选植入物。这种合成植入物是多孔的，纤维血管可向其内生长。它具有延展性，很容易变形，从而可通过 1 个小的外侧斜角皮肤切口沿着眼眶外侧壁和眶下壁插入。它的组织相容性很好，远期效果十分突出。骨膜下植入物的放置可以与下睑松弛需行的外侧睑板剥离悬吊术相结合。这一过程可以使用全身麻醉，也可以在局部麻醉情况下联合或不联合静脉镇静。只要给患者提供适当的术后镇痛，就可以在门诊进行。

结构性脂肪移植是增加眼眶容积的另一种方法，但也伴随着术后脂肪萎缩的程度不可预测，可能需要重复移植手术才能达到预期的结果。还必须考虑到在该部位实施该技术所带来的风险，包括无意中的脂肪栓塞和无意中穿透眶上裂。该手术可对已安装义眼台的眼窝提供容积增加。如果用于单纯的无眼眼窝，这种眼窝的旋转缺陷可能会加剧，脂肪迁移到前下方位置，下穹窿变浅，导致义眼不稳定。

如果要通过骨膜下植入物或结构性脂肪移植来解决眼眶容量不足的问题，必须让患者意识到可能需要新的义眼。

间歇性地将透明质酸真皮填充物（如 Restylane Sub-Q）注射到眶尖是一种快速而简单的方法。注射时应采取安全预防措施，以防刺激而发生眼心反射。该方法单纯沿眶后外侧壁注射真皮填充物，观察注射对上睑沟的影响。然而，这种治疗很昂贵，只能持续 9～12 个月，然后需要重复注射。因此对于大多数无眼患者来说，这不是一个切实可行的解决方案。

将小型自膨式水凝胶植入物注入眼眶或外侧壁骨膜下间隙，为部分符合条件的患者提供了另一种永久性增加眼窝容积的微创选择。植入物用特殊设计的套管针和套管注射，注射时应格外小心以确保套管不会插入眼眶太深，否则有颅内损伤的风险。然而，该操作也有一定风险，植入物可能会在眼窝内迁移，因此应在直视下将套管针插入眼眶外侧壁的骨膜下间隙。

可选或附加选项包括：①对侧眼模拟患眼眼睑成形术；②真皮脂肪植入上睑沟；③颗粒脂肪植入上睑沟内。

对于有上睑沟畸形，但不希望接受骨膜下植入术或 Coleman 脂肪注射的患者，可以在对侧上睑行眼睑成形术，以使双侧外观更对称。患者必须知晓在单眼手术中所涉及的小风险，在手术时必须非常小心。

小型真皮脂肪移植物可以通过上睑皱褶切口显露眶顶后插入上睑沟内。真皮缝合在眶顶骨膜上，脂肪放置在可使其模拟腱膜前脂肪的位置。这种方法往往会使上睑显得相当臃肿。真皮脂肪植入物可以大一些，以允许一定程度的术后萎缩。如果植入物持续过大，可以修薄。然而，移植物最好不要过大，因为可能会使植入物血供不足，从而导致其萎缩。

单个颗粒脂肪可以从脐周区域采集，并通过上睑皱褶切口直接放入腱膜前间隙（图 23-7）。这样做的效果很好，但术后脂肪萎缩的程度是不可预测的。

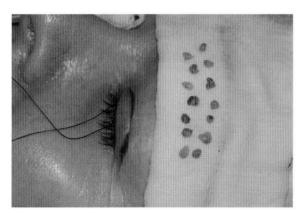

▲ 图 23-7　准备好的颗粒脂肪，通过上睑皱褶切口植入上睑腱膜前间隙（本例不是无眼症患者）

4. 骨膜下眼眶植入术

(1) 手术步骤。

• 麻醉师给予患者静脉注射广谱抗生素。

• 用甲紫沿上睑皱褶标记外眦切口。

• 皮下注射 3ml 0.5% 布比卡因和 1:200 000U 肾上腺素。（如果手术是在局部麻醉和静脉镇静情况下进行，则给予球周外侧注射相同的溶液。）

• 用 Colorado 针式电刀切开外眦皮肤，保持外侧上下睑连合处完整。

• 用 Colorado 针式电刀将软组织剥离至骨膜。

• 用 Freer 骨膜剥离子钝性剥离，显露眶外侧缘骨膜，用 Colorado 针式电刀沿眶外侧缘经骨膜作 2～3cm 垂直切口。

• 使用 Freer 骨膜剥离子掀起骨膜并从眶外侧壁广泛剥离，注意避开眶下裂隙。

• 用双极电凝对颧部血管进行电凝止血。

• 接下来，将 Medpor 薄片植入物切割成小圆盘（直径约 1cm）（图 23-8）。

• 在头灯照明和中号 Sewall 牵开器的辅助下，将小圆盘沿着眶下外侧壁逐一插入骨膜下间隙（图 23-8）。观察上睑沟和结膜囊的变化。重要的是不要矫枉过正。植入圆盘不应沿着眶底的前侧放置，否则会导致下穹窿变浅，应保持在眼眶外侧缘后方。应做到透过上睑或下睑的外侧不可触及植入物。如有必要，可将一个小 T 形微钛板固定在眶外侧缘，以固定植入物并防止其向前移动。

• 用 5-0 Vicryl 缝合线牢固地间断缝合骨膜。

• 用 5-0 Vicryl 缝合线间断缝合眼轮匝肌。

• 用 7-0 Vicryl 缝合线间断缝合皮肤。

• 在结膜囊中插入大小和形状合适的无菌外科适形器，确保眼睑在适形器上被动闭合。如果患者表现出明显的下睑松弛，此时可以进行外侧睑板剥离悬吊术。

• 外用抗生素软膏涂抹于皮肤伤口。

• 将 Jelonet 敷料与 2 个眼垫置于眼睑上，用微孔胶带固定，在患者麻醉复苏前用绷带包扎。

(2) 术后护理：患者出院后口服 1 周广谱抗生素、2 周抗炎药和止痛药。术后 3 天取下敷料，创面局部持续外用抗生素 2 周。至少 4 周后，

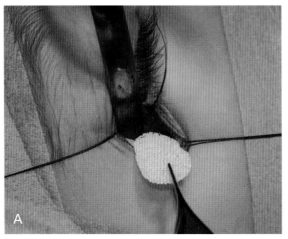
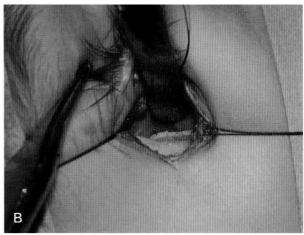

▲ 图 23-8　**A.** 1 块 Medpor 圆盘正通过外侧皮肤切口沿眼眶外侧壁植入骨膜下间隙。**B.** 显示 Medpor 植入物在骨膜下间隙。为了便于说明，植入物显示得过于前倾。在其上叠加更多 Medpor 圆盘后，植入物将更深入地置于眶内

直到伤口充分愈合且眼眶完全消肿，患者才能安装义眼（患者可能需要 1 个新的义眼，或者之前的义眼可能需要由义眼技师进行修改以确保精确匹配）（图 23-9）。

5. 结构性脂肪移植　结构性脂肪移植可采用全身麻醉或局部麻醉联合静脉镇静。只要患者有足够的术后镇痛药，就可以门诊进行。术前可以通过在义眼就位的情况下，向眼眶内试行注射生理盐水，观察上睑沟的改善情况，来估计容量损失的程度。

这一手术的长期成功率有限，因为在高比例的患者中，眼窝的血供往往相当差，且脂肪有萎缩的趋势。

(1) 手术步骤：脂肪获取方法在第 13 章中已做描述。

* 将 3ml 0.5% 布比卡因与 1 : 200 000U 肾上腺素和 1500U 透明质酸酶混合，注射到眼眶结膜下和更深处，以防止眼心反射。
* 在颞下结膜穹窿用 15 号 Bard-Parker 刀片做 1 个小切口。
* 在装有脂肪细胞的 1ml Luer-Lock 注射器上连接一个钝头 Coleman 注射套管。
* 注射套管小心地向眶尖推进，确保它不会推进太远而有穿透眶上裂的风险（图 23-10）。
* 缓慢注射脂肪，由外科医师观察对上沟和结膜穹窿的影响。通常注射量不超过 3ml。

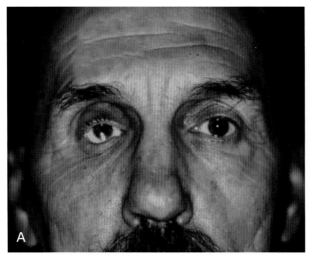
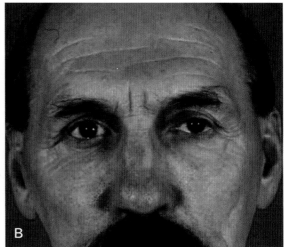

▲ 图 23-9　**A.** 1 例患有严重右侧眼球摘除后眼窝综合征的患者；**B.** 同一患者在放置延期棒球式眼眶植入物、骨膜下眼眶植入物联合外侧睑板剥离悬吊术后的外观

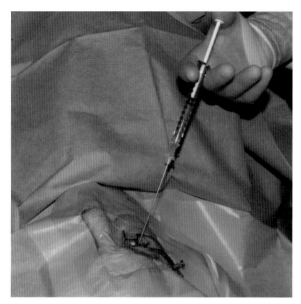

▲ 图 23-10 Coleman 脂肪经结膜穹窿下外侧小切口注入无眼眼窝的顶端

- 结膜小伤口用 1 根或 2 根 7-0 Vicryl 缝合线缝合。
- 在结膜囊中插入大小和形状合适的无菌外科适形器，确保眼睑在适形器上被动闭合。如果患者表现出明显的下睑松弛，手术可以结合外侧睑板剥离悬吊术。
- 局部抗生素软膏涂抹在眼窝上。
- 将 Jelonet 敷料与 2 个眼垫用微孔胶带放置在眼睑上，并在患者的麻醉复苏前使用头部绷带加压包扎。

> **要 点**
>
> 必须非常小心以确保注射套管不会在眼窝内推进太深，太深有穿透眶上裂的风险。

(2) 术后护理：术后 2～3 天，去除敷料和停用镇痛药后，患者出院并应用局部抗生素滴剂。如果需要，检查、清洁、更换适形器或改变患者适形器的大小和形状。患者至少要经过 4～6 周，伤口充分愈合且术后水肿完全消退，才能安装新的义眼。

6. 水凝胶膨胀颗粒

(1) 手术步骤。

- 将 2～3 ml 0.5% 布比卡因与 1∶200 000U 肾上腺素和 500U 透明质酸酶混合，在结膜下向眼眶深处注射，以防止眼心反射。
- 在颞下结膜穹窿上用 15 号 Bard-Parker 刀片做 1 个小切口。
- 将水凝胶颗粒装入钝头注射套管内。
- 套管尖经结膜切口插入，然后小心地向眶尖推进，确保不要推进太远，以防穿透眶上裂。
- 每个膨胀颗粒提供 0.25ml 的体积。套管可以留在原位，重新装入膨胀颗粒。但是 1 次注射的膨胀颗粒数目应在 6 个以下，因为眶尖的快速扩张会导致眶上裂综合征（或者膨胀颗粒可在直视下注入外侧骨膜下间隙）。
- 结膜小切口用 7-0 Vicryl 缝合线缝合 1 针或 2 针。
- 在结膜囊中插入大小和形状合适的无菌外科适形器，确保眼睑在适形器上能够闭合。如果患者表现出明显的下睑松弛，也可同期实施外侧睑板剥离悬吊术。
- 将抗生素软膏敷在眼窝上。
- 将 Jelonet 敷料贴在眼睑上，外加 2 个眼垫，用微孔胶带固定，并使用头部绷带加压包扎。

> **要 点**
>
> 必须非常小心以确保注射套管在眼窝内不能推进得太远，以免穿透眶上裂。一次注射不宜超过 6 个膨胀颗粒，因为眶尖的快速扩张会导致眶上裂综合征。

(2) 术后护理：患者出院时予以开具抗生素滴剂和止痛药处方，抗生素滴剂在术后 2 天拆除敷料后开始使用。检查、清洁患者矫形器，必要时更换适形器或改变适形器的形状和大小。患者在至少 4 周后才能安装新的义眼，以使伤口充分愈合并完全消肿。

7. 下睑松弛 在大多数情况下，无眼患者的下睑松弛可以通过外侧睑板剥离悬吊术来处理（第 6 章）。应放置适当大小和形状的手术适形器，手术后至少 4 周内不应戴义眼。如果内眦韧带较松弛，最好使用自体筋膜瓣进行下睑筋膜悬吊。

8. 下睑筋膜悬吊

(1) 手术步骤。

- 外眦切口用甲紫沿着皮肤皱褶标记（图23-11A）。

- 内眦韧带上也有1个小的水平切口，下睑有3个2mm的平行切口（图23-11A）。

- 2～3ml 0.5% 布比卡因加1：200 000U 肾上腺素溶液皮下注射，沿整个下睑和内、外眦注射。

- 使用 Colorado 针式电刀或15号 Bard-Parker 刀片做外眦皮肤切口。

- 软组织用 Colorado 针式电刀或 Westcott 剪分离至骨膜。眶外侧缘骨膜用 Freer 骨膜剥离子进行钝性剥离，用 Colorado 针式电刀或15号刀片在骨膜上作1个2～3cm 垂直切口。

- 骨膜从眶外侧壁的前部和眶外侧壁的内侧面剥离并反折几毫米。

- 在平齐外眦韧带位置的眶外侧缘钻1个2mm 的孔（图23-11B）。1个小的具有延展性的牵开器被放置在骨膜下间隙，在钻孔时保护眼眶内容物。

- 使用 Colorado 针式电刀或15号刀片在内眦处做1个小的水平切口，小心地显露内眦韧带。

- 1条2～3mm 的自体阔筋膜绕在内眦韧带的前支上，靠近内眦韧带与眶骨的连接处，此时注意不要损伤泪小管（图23-11C）。

- 筋膜用1根 5-0 Ethibond 缝合线牢固地缝合在内眦韧带上。

- 该筋膜通过一系列的皮肤小切口，使用儿科 Wright 筋膜针在睑板前接近下睑缘的部位沿着下睑穿入（图23-11D）。然后将筋膜从眶外侧缘的孔穿入，由内到外穿行，如果可能的话，可在骨膜上穿孔。然后用 5-0 Ethibond 缝合线将筋膜与自身缝合（图23-11E）。

- 外眦切口用 5-0 Vicryl 缝合线间断缝合皮下，7-0 Vicryl 缝合线间断缝合皮肤。其他皮肤切口用 7-0 Vicryl 缝合线间断缝合。

- 将具有适当大小和形状的无菌外科适形器插入结膜囊中，确保不会在下睑施加过大的压力。

- 外用抗生素软膏涂在皮肤伤口上。

- 将 Jelonet 敷料贴在眼睑上，外加2个眼垫，用微孔胶带固定，并使用头部绷带加压包扎。

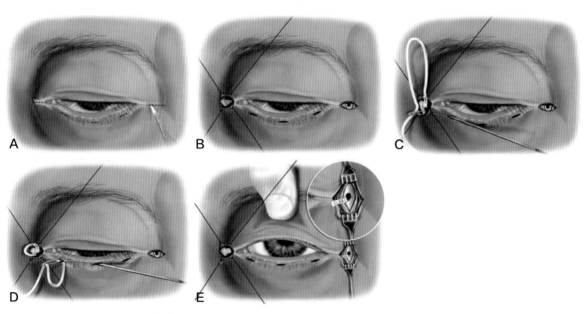

▲ 图 23-11　**A.** 通过 **1** 个小的水平皮肤切口显露内眦韧带，然后在下睑睫毛缘下方再做 **3** 个小的平行于下睑缘的切口。在外眦开 **1** 个稍微大一点的切口。**B.** 接下来用 **4-0** 丝线牵拉局部皮肤，以协助显露内眦韧带。在眶外侧缘钻 **1** 个小孔。**C.** 筋膜在止点处包绕内眦韧带打结，并与内眦韧带缝合。**D.** 筋膜是用儿科 **Wright** 筋膜针沿眼睑穿入的。**E.** 筋膜穿入眶外侧缘的 **1** 个小孔并缝合

(2) 术后护理：术后 4～5 天去除敷料，局部应用抗生素治疗 2 周。至少 6 周内不要更换义眼。

9. 上睑下垂 无眼患者的上睑下垂（上睑下垂症）应在眼眶容量不足得到矫正、各种下睑紧缩手术实施后，以及安装新的义眼后再进行评估。各种眼窝手术后都可能出现暂时性上睑下垂，需要一定时间才能自行恢复。眼科医师可以通过调整义眼来矫正轻度的上睑下垂，但应避免使用过大的义眼。

无眼患者的各种术后上睑下垂的评估和分类方法与非无眼患者上睑下垂的评估和分类方法相似（第 7 章）。然而，评估的某些方面会有所不同。例如，不能评估患者是否存在 Bell 现象。上睑下垂手术类型的选择在很大程度上取决于对患者上睑提肌功能的评估。对于上睑提肌功能不超过 4mm 的患者，需要进行额肌瓣悬吊术。如果没有每天频繁地用人工泪液润滑眼球表面，或者每 3 个月进行 1 次义眼抛光，这种方法所引起的眼睑闭合不全将会导致义眼表面的快速退化。

对于上睑提肌功能良好，上睑下垂 2～3mm 的患者，如果结膜健康且无炎症，后路 Müller 肌切除术比前路上睑提肌前徙术更可取（第 7 章）。该手术方法在不影响患者反射性眨眼的前提下，取得了非常好的美容效果（图 23-12）。手术前摘除患者的义眼。患者应佩戴合适的外科适形器，并至少在术后 4 周才能佩戴义眼，以便伤口充分愈合并完全消除术后水肿。义眼可能需要眼科医师的调整以达到最佳的美容效果。

更严重的上睑下垂患者，应该施行前路上睑提肌前徙术（第 7 章）。与 Müller 肌短缩术相比，术中应保留患者义眼，以便术中调整眼睑的高度和轮廓，同时应在手术时进行 1mm 的过度矫正。手术开始前，应先用稀释的碘消毒好眼窝和义眼。

以上方法可达到良好的美容效果，但任何的矫枉过正都很可能留下一个持续凝视的外观，这应尽可能避免（图 23-13）。患者必须认识到，前路上睑提肌前徙术将不可避免地影响患者的反射性眨眼，这就需要长期使用局部润滑剂，并需要更频繁地抛光义眼。

10. 下穹窿变浅 下穹窿可能变浅并造成义眼不稳定的原因有以下 3 点：①下穹窿悬韧带损伤；②下穹窿结膜挛缩；③眼眶或骨膜下植入物放置不正确或移位（图 23-14）。

11. 处理 如果悬韧带受损，但结膜衬里正常，下穹窿可以使用穹窿加深缝合结合硅胶植入物进行修补。通常联合外眦睑板剥离悬吊术。重要的是要确定有足够的结膜衬里存在，并保持眼睑位置。如果无结膜缺损，穹窿会自动复位（图 23-15）。

如果结膜挛缩，则需要黏膜移植。错误放置的植入物通常必须移除并重新定位，或者更换真皮脂肪移植物。

12. 穹窿加深缝合术

(1) 手术步骤：本手术可采用局部麻醉联合或不联合镇静，或者全身麻醉。

• 将 3ml 0.5% 布比卡因加 1：200 000U 肾上

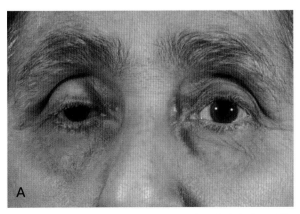
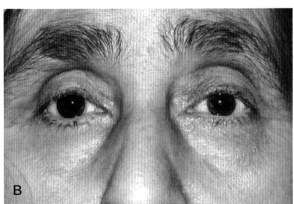

▲ 图 23-12 A. 右眼中度上睑下垂的无眼患者；B. 右侧后路 Müller 肌切除术后

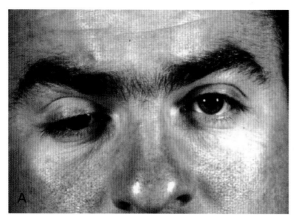 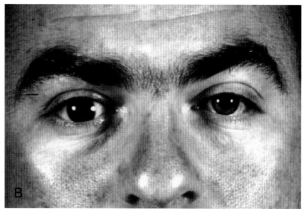

▲ 图 23-13　**A.** 右眼明显上睑下垂的无眼患者；**B.** 右侧前路上睑提肌腱膜前徙术后轻微过度矫正

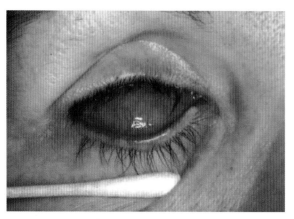

▲ 图 23-14　眼窝内植入物过低，导致下穹窿明显变浅

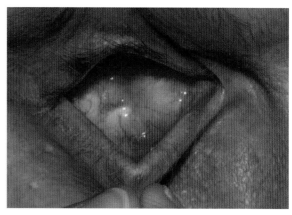

▲ 图 23-15　该患者失去了下穹窿悬韧带，眼睑前拉显示下穹窿

腺素注射于结膜下穹窿及眶下孔周围皮下。

- 如果要进行外眦睑板剥离悬吊术，在这个阶段要进行初步的分离，以便于放置加深穹窿的缝合线。
- 塑形硅胶植入物（如 240 视网膜硅胶块）使用 4-0 尼龙线缝合 2～3 针，使穹窿加深（图 23-16）。针尖通过下睑下方脸颊处的一个切口穿入，小心地穿过硅胶植入物，穿过下穹窿结膜，穿过眼睑全层，挂缝眶下缘骨膜。然后通过相同的针孔返回，再次挂缝骨膜，穿过眼睑，穿过下穹窿结膜和植入物，然后缝扎（图 23-16）。
- 外侧睑板剥离悬吊术此时完成。
- 放置无菌外科适形器。重要的是所选的适形器的大小和形状要合适。
- 眼窝处涂抹抗生素软膏。
- 加压敷料包扎伤口。

（2）术后护理：加深穹窿的缝合线至少要 6 周后才能拆去。局部抗生素滴剂每天使用 3 次，

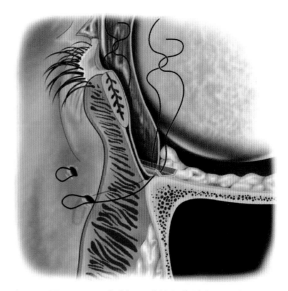

▲ 图 23-16　硅胶视网膜植入物缝合于下穹窿

持续4周。矫形器必须留在原处。在缝合线和硅胶植入物被移除后，即可安装义眼。

13.眶内植入物并发症的处理

(1) 眼眶植入物外露：将眼眶植入物外露的风险降低，应做到以下几点：①患者的仔细选择；②避免放置过大的植入物；③使用合适的植入物包裹材料；④在结膜下使用补充植入物；⑤细致的术中止血；⑥细致的手术技术；⑦严格的无菌意识；⑧放置适当大小和形状的手术适形器；⑨暂时睑缘缝合技术的使用；⑩术后加压敷料的使用；⑪确保在适当的时间给予高质量的眼部修复术后护理。

植入物外露应该是一个罕见的问题，它可以分为早期外露和晚期外露。

(2) 早期外露：如果眼窝植入物外露，必须尽快修补，以防止进一步外露和感染的发生。应将患者的义眼取下，并使用外科适形器进行替换，手术前应使其呈拱形，以确保不与外露区接触。同时局部使用抗生素类固醇滴剂。

①手术步骤。

- 面部、眼睑和结膜囊要彻底消毒，并按白内障手术铺单。
- 放置 Clarke 眼睑窥镜以将睫毛排除在手术视野之外。
- 2~3ml 0.5% 的布比卡因加 1∶200 000U 肾上腺素在眼窝结膜下进行麻醉。
- 结膜在植入物外露区周围被轻轻分离，边缘用 Westcott 剪修剪。
- 如果植入物是羟基磷灰石或生物陶瓷眼窝植入物，外露的植入物区域可以使用钻石样磨头轻轻打磨，并进行大量的冲洗，以防止局部过热。
- 切取颞筋膜补片（第13章），形成2个圆形片。这些移植物覆盖在外露的植入物上，植入物的边缘位于结膜下，一个在另一个之上（图23-17）。（也可以使用真皮移植物或较薄的真皮脂肪移植物。供体巩膜使用更方便，但由于存在传播疾病的风险，患者很少接受供体巩膜）。
- 然后用 8-0 Vicryl 缝合线将结膜边缘间断缝合到移植物上，移植物可自行形成上皮。
- 放置好合适的适形器，其呈拱形向前，以

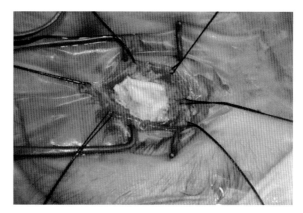

▲ 图 23-17 已将颞筋膜补片移植物置于植入物外露区域

确保适形器与移植物没有接触。

- 暂时的睑缘缝合应使用穿过睑缘橡胶管中心的 4-0 尼龙缝合线。
- 球后注射 0.5% 布比卡因加 1∶200 000U 肾上腺素 5ml，以辅助术后镇痛。
- 睑缘缝合的两侧的结膜囊填入抗生素软膏。
- 将 Jelonet 敷料贴在眼睑上，加上 2 个眼垫，并用微孔胶带固定，在麻醉作用消失前用绷带加压包扎头部。

②术后护理：术后护理如前所述的延期眼眶球形植入物手术。在植入物完全上皮化之前，不需要更换义眼。这通常需要持续至术后6~8周。

(3) 晚期外露：晚期植入物外露的处理取决于外露部位和相邻结膜的健康状况。较小的外露区域可用颞筋膜补片、一小块上腭黏膜移植物（图23-18A 和 B）或一小块真皮移植物来处理。羟基磷灰石植入物的外露表面应首先用钻石样磨头打磨，并在放置移植物前进行大量的冲洗（图23-18C）。

另一种解决方案是移除植入物，如果在最初植入时没有这样做，则将一个新的植入物更深地放入眼窝中。应避免使用局部睑板结膜瓣，因为它们可能导致继发性眼睑问题或眼窝挛缩。

如果有大面积的植入物外露、邻近结膜不健康、易碎或有慢性感染的证据，植入物应该被移除并更换真皮脂肪移植物。

(4) 植入位置不正：延期植入眼窝的植入物可能会因位置不正而导致穹窿变浅，使眼科医师安装义眼更加困难。CT 可以显示植入物与眼外肌的关系（图23-19）。植入物应被移除并重

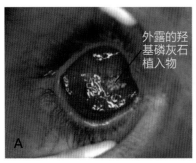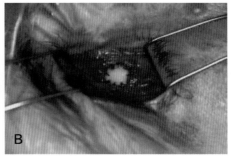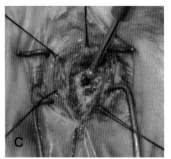

外露的羟基磷灰石植入物

▲ 图 23-18　A. 羟基磷灰石植入物小面积外露；B. 外露区域已覆盖一小块上腭黏膜移植物；C. 使用钻石样磨头将 1 个外露的羟基磷灰石植入物表面磨平整，牵拉缝合线穿过结膜和筋膜的边缘

新定位或替换为真皮脂肪移植物。

(5) 眼眶植入物过大：偶尔，眼科医师会发现，当他或她开始安装义眼时，眼眶容积会出现明显的矫枉过正。明智的做法是将义眼的安装推迟几周，以便进一步解决术后水肿。如果植入物的位置仍然过于靠前，没有足够的空间放置义眼，有 3 种选择：①取出植入物，用较小的植入物代替；②沿植入物表面进行打磨；③眶外侧壁减压。

在这些选择中，眶外侧减压术是首选。这能使眼窝受到最低程度的破坏，术后恢复得更快，也不会有植入物外露的风险。外侧眶壁的处理方法与骨膜下植入手术的方法相同。可用 3mm 玫瑰头样磨头将眶外侧壁内磨薄，为眼科

医师在结膜囊内创造更多的空间。对于没有足够的深度以容纳运动钉的义眼，该手术也可用来创造更多的空间。在进行这项手术之前，应先进行眼眶 CT 检查。

14. 眼窝挛缩的处理　眼窝挛缩可能是先天性的，也可能是后天造成的。先天性眼窝挛缩的处理是特别困难的，超出了本书的范围。通常情况下，从早期就需要眼科医师在门诊或手术室中使用全身麻醉放置丙烯酸适形器，或使用自膨胀适形器来对眼窝进行连续扩张。在极少数情况下，软组织扩张器必须通过双冠瓣入路置入眼窝，眼窝和眼睑逐渐扩张，每周向置放于耳后的软组织扩张器远端注射生理盐水。当扩张器取出后，用自体真皮脂肪移植物重

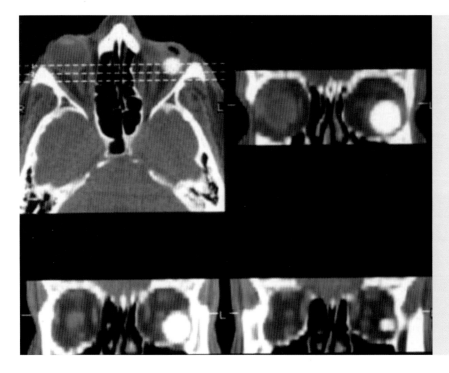

◀ 图 23-19　CT 扫描显示位于眶内下方的羟基磷灰石义眼位置不正确

建眼窝，对于婴儿，移植物可以逐渐生长，与适形器一起提供眼窝和眼睑结膜的额外、定期扩张。

获得性眼窝挛缩可分为轻度、中度、重度。如果可能的话，在进行外科重建之前，尝试纠正潜在的原因是很重要的。有许多因素可能导致眼窝挛缩的发展：①烧伤，如化学、热、辐射。②创伤；③慢性感染；④曾行眼窝手术（如植入物突出）；⑤眼窝炎症或感染；⑥义眼保养欠佳；⑦结膜瘢痕性疾病（如类天疱疮）。

(1) 轻度眼窝挛缩：轻度眼窝挛缩者可伴有眼球内陷不适和眼窝分泌物。应鼓励患者定期润滑义眼。义眼应每6个月抛光1次。任何相关的乳头状结膜炎都应使用局部类固醇治疗。轻度上睑内翻可以通过眼睑前层错位术来处理（第4章）。小的线性结膜瘢痕可以通过Z成形术或小的唇黏膜移植来处理。

(2) 中度眼窝挛缩：更严重的眼窝挛缩需要使用黏膜移植（图23-20）。这些黏膜组织都取自下唇和上唇。如果这些部位没有足够的黏膜，可以使用颊黏膜，注意不要损伤腮腺导管，腮腺导管刚好在上颌第二磨牙的外侧。

如果挛缩的眼窝同时存在容量缺陷，可以放置真皮脂肪移植物，并显露真皮。其可逐渐上皮化，从而填充容量，并形成结膜衬里。

这些患者往往会有瘢痕性睑内翻，可能需要同时进行额外的眼睑手术。如果上睑睑板明显缩短，可能需要在放置黏膜移植物的同时放置耳郭软骨移植物（第4章）。上睑牵开器必须

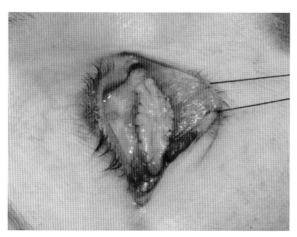

▲ 图 23-20　唇黏膜移植物已植入下穹窿，此外，还剥离出外侧睑板条

放入。一些患者的上睑前层将会长期缩短，这可能需要皮肤移植或局部皮肤肌肉易位皮瓣来延长。

(3) 穹窿加深缝合和黏膜移植：利用加深穹窿缝合技术和黏膜移植物重建下穹窿的方法同样适用于上穹窿，但必须小心不要损伤上睑提肌腱膜或上睑提肌。手术通常与外侧睑板剥离悬吊术结合。

手术通常使用全身麻醉，但也可以在静脉镇静的情况下使用局部麻醉。

①手术步骤。

- 放置喉部填塞物，要求麻醉师将气管导管置于嘴角。
- 将3～5ml 0.5%布比卡因加1∶200 000U肾上腺素溶液皮下注射到下睑和结膜下穹窿。
- 用4-0丝线通过下睑灰线，作为牵引线，将眼睑翻转到Desmarres牵开器上。
- 在睑板下缘下方3～4mm处，通过结膜沿下睑的全长做水平切口。此时使用15号Bard-Parker刀片。
- 将结膜边缘与眼睑牵开器、眶隔和任何相关的瘢痕组织分离。
- 接下来，用一块手术薄膜和一支无菌的甲紫标记笔标记结膜缺损范围。
- 无创伤肠钳放在唇缘上方的湿纱布上，用于翻动下唇。
- 下唇用拭子擦干。
- 将模板转移到下唇黏膜处，避开红唇边界，并用甲紫勾勒轮廓。
- 用15号刀片切开下唇，然后用钝头Westcott剪切取移植物。轻柔地在下唇黏膜下方浅浅地剪切组织，使剪刀尖端清晰可见。这样可以防止不慎将剪刀穿入移植物，并防止过深的分离，否则会导致术后感觉丧失。
- 移除肠钳，移植物供区用局部1∶10 000肾上腺素涂抹。双极烧灼止血。下唇黏膜不需要缝合，可自行愈合。如果用颊部而不是唇部，则应以6-0 Vicryl缝合线间断缝合。
- 将移植物塑形，并用Westcott剪小心切除所有黏膜下组织。然后用7-0 Vicryl缝合

线将移植物间断缝合到位。

- 将硅胶块（如 240 视网膜硅胶块）塑形，尼龙线缝合 2～3 针加深穹窿（图 23–21）。将针小心地穿过硅胶植入物的中心，穿过眼睑的全层，挂缝眶下缘骨膜，从下睑下方的面颊处穿出。然后通过针孔返回针头，再次挂缝骨膜，穿过眼睑，穿过黏膜移植物和植入物，打结缝扎（图 23–21）。
- 放置无菌外科适形器。重要的是所选的适形器的大小和形状要合适。
- 将外用抗生素软膏敷在眼窝处。
- 敷料加压包扎 3～4 天。

②术后护理：加深穹窿的缝合线至少要 8 周后才能拆线。局部抗生素滴剂使用 8 周。适形器必须留在原处。缝合线和硅胶植入物被移除后，就可以安装义眼。患者需要在 2 周内保持低热量饮食，并避免饮用任何热饮。医师建议术后 5 天，每天使用 3 次抗菌漱口水。

15. 重度眼窝挛缩 应认真告知患者重度眼窝挛缩所造成的手术困难，尤其是既往碱烧伤后（图 23–22）。使用黏膜移植物可能无法达到令患者满意的结果。应避免将皮肤移植和黏膜移植混合在一个眼窝内。这种结合会产生一种恶臭的慢性分泌物。我们可以移除所有残留的黏膜，用皮肤移植物来替代，但取得的美观效果往往欠佳。

考虑到患者的年龄、健康状况、职业、社会兴趣、动机和手术费用，应选择其他手术方式。比较合适的选择可能是使用义眼进行保守的次全摘除术。图 23–23 中的患者也可能是骨结合眼眶植入物的合适人选，这可能会产生更好的美容效果，但对患者来说，经济成本和其他不便会较多。

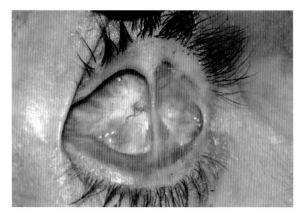

▲ 图 23–22　氢氧化钠损伤后的重度眼窝挛缩。该患者预后较差，无法通过使用黏膜移植物获得满意的结果

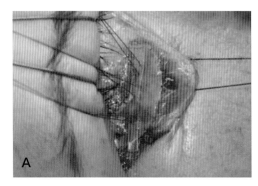 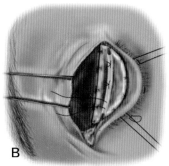 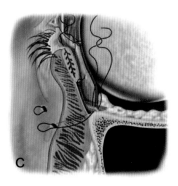

▲ 图 23–21　A. 放置硅胶视网膜植入物，加深穹窿的缝合线穿过植入物和黏膜移植物；B. 植入物和缝合线的位置；C. 将缝合线穿过眼睑和弓状缘处的骨膜

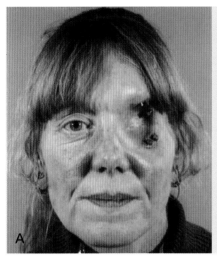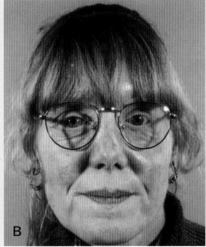

◀ 图 23-23　**A.** 患者行次全眶摘除术后，植入骨结合植入物，表现为严重的眼窝挛缩；**B.** 患者佩戴义眼

推荐阅读

［1］　Ataullah S, Whitehouse RW, Stelmach M, Shah S, Leatherbarrow B. Missed orbital wall blow-out fracture as a cause of post-enucleation socket syndrome. Eye (Lond). 1999; 13(Pt 4):541–544

［2］　Beaver HA, Patrinely JR, Holds JB, Soper MP. Periocular autografts in socket reconstruction. Ophthalmology. 1996; 103(9):1498–1502

［3］　Hintschich C, Zonneveld F, Baldeschi L, Bunce C, Koornneef L. Bony orbital development after early enucleation in humans. Br J Ophthalmol. 2001; 85(2): 205–208

［4］　Mazzoli RA, Raymond WR, IV, Ainbinder DJ, Hansen EA. Use of self-expanding, hydrophilic osmotic expanders (hydrogel) in the reconstruction of congenital clinical anophthalmos. Curr Opin Ophthalmol. 2004; 15(5):426–431

［5］　Nerad JA, Carter KD, Alford MA. Disorders of the orbit: anophthalmic socket. In: Rapid Diagnosis in Ophthalmology-Oculoplastic & Reconstructive Surgery. Philadelphia: Mosby Elsevier; 2008:260–267

［6］　Nerad JA, Carter KD, LaVelle WE, Fyler A, Brånemark PI. The osseointegration technique for the rehabilitation of the exenterated orbit. Arch Ophthalmol. 1991; 109(7):1032–1038

［7］　Quaranta-Leoni FM. Treatment of the anophthalmic socket. Curr Opin Ophthalmol. 2008; 19(5):422–427

［8］　Ragge NK, Subak-Sharpe ID, Collin JRO. A practical guide to the management of anophthalmia and microphthalmia. Eye (Lond). 2007; 21(10):1290–1300

［9］　Smit TJ, Koornneef L, Zonneveld FW, Groet E, Otto AJ. Computed tomography in the assessment of the postenucleation socket syndrome. Ophthalmology. 1990; 97(10): 1347–1351

［10］　Tanenbaum M. Enucleation, evisceration and exenteration. In: Yanoff M, Duker J, eds. Ophthalmology. London: Mosby; 2004:752–760

［11］　Wobig JL, Dailey RA. Enucleation and exenteration. In: Wobig JL, Dailey RA, eds. Oculofacial Plastic Surgery: Face, Lacrimal System and Orbit. New York: Thieme; 2004:255–26

第24章
眶内容摘除术
Orbital Exenteration

摘要	"眶内容摘除术"指的是手术切除眼眶内所有软组织（与眼球摘除术不同，眼球摘除术只切除眼球，不切除眶内的眼外肌和其他组织）。眶内容摘除术分为全摘除、次全摘除和扩大摘除。全眶摘除术要切除包括眼眶和眼周附件的所有软组织。次全眶摘除术保留眼睑皮肤。扩大眶摘除术还将切除邻近结构，包括鼻旁窦，通常是为了治疗鼻眶部恶性肿瘤。手术切除的范围取决于疾病的进展程度。这种破坏性手术用于在无其他合适的治疗方法情况下的良性、恶性疾病，如危及生命的感染，合并难治性疼痛、失明的严重非特异性眼眶炎症性疾病，或由神经纤维瘤病等引起的严重眼眶变形。

关键词： 眶内容摘除术、恶性肿瘤、癌症、神经纤维瘤病

一、概述

眶内容摘除术是指切除眼眶内所有软组织的手术，可分为以下几种，即全眶摘除术、次全眶摘除术和扩大眶摘除术。

全眶摘除术要切除包括眼眶和眼周附件的所有软组织。次全眶摘除术保留眼睑皮肤。扩大眶摘除术还将切除邻近结构，包括鼻旁窦，通常是为了治疗鼻眶部恶性肿瘤。手术切除的范围取决于疾病的进展程度。

这种破坏性手术用于在无其他合适的治疗方法情况下的良性、恶性疾病的治疗。

二、分类

1. 恶性疾病　眶内容摘除术适合的恶性疾病包括以下几种：①眼睑恶性肿瘤侵犯眼眶（如基底细胞癌或鳞状细胞癌）；②简单手术切除不能治疗的眼睑恶性肿瘤（如广泛累及结膜的皮脂腺癌）；③恶性结膜病变（如广泛性结膜黑色素瘤）；④恶性鼻旁窦肿瘤侵犯眼眶；⑤原发性眼眶恶性肿瘤（如泪腺癌）。

2. 非恶性疾病　眶内容摘除术适合的非恶性疾病包括以下几种：①良性的眼眶肿瘤（如侵袭性眼眶脑膜瘤）；②危及生命的感染（如鼻眶部毛霉菌病）；③合并难治性疼痛和失明的严重非特异性眼眶炎症性疾病；④严重的眼眶畸形（如神经纤维瘤病）（图24-1）；⑤终末期眼窝挛缩。

因恶性疾病需要进行眶内容摘除术的患者应由多学科协作治疗，可能包括以下专家，即眼眶外科医师、耳鼻喉科医师、整形外科医师、神经外科医师、放射科医师、放射治疗科医师、肿瘤科医师、麻醉医师、Mohs显微检查外科医师、病理科医师、义眼制造商、心理科医师、眼整形执业护士。

三、术前评估

术前评估包括以下内容：石蜡组织切片观察；完善双眼的眼科检查；患者的全身检查；放射影像观察。

Mohs显微检查手术有助于保证基底细胞癌（basal cell carcinomas，BCC）和鳞状细胞癌（squamous cell carcinomas，SCC）在治疗中切

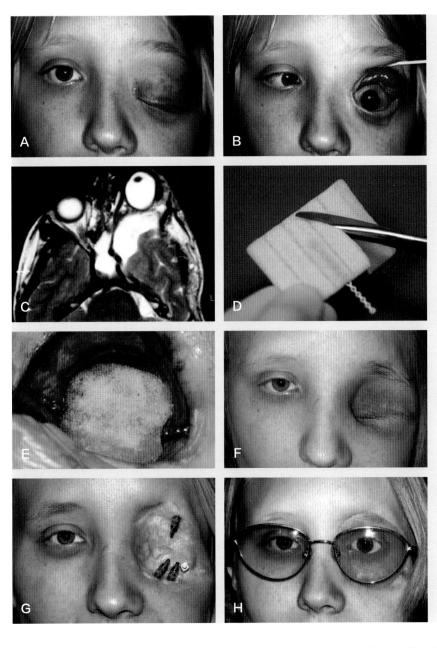

图 24-1　A. 患有 1 型神经纤维瘤病的年轻女性患者，完全性上睑下垂，眼眶异位。患者有搏动性突眼。B. 同一患者，因丛状神经纤维瘤表现为先天性青光眼、眼球突出、眼球下移和上睑严重变形。C. 磁共振成像证实蝶骨翼缺失，大片脑膜脑膨出延伸至眶内。D. 修剪 1 个有凹槽的 Medpor 植入物以填充眶内容摘除术后的眼眶。E. 患者行眶次全摘除术。将脑膜脑膨出轻轻放回颅腔内，用钛钉将有凹槽的 Medpor 植入物固定于眶内、外侧缘。F. 眼睑皮肤直接拉拢缝合。图示患者术后 1 周。G. 患者术后 6 个月进行了一期骨整合手术，再 6 个月后又进行了二期手术。可见引导针和印模帽连接到位，准备开始其眶假体印模阶段。H. 患者戴着眼眶假体

缘无瘤。

　　因为手术可能会导致大量失血，应确保准备合适血型且完成交叉配血的血液制品。术前应进行全血计数、血小板计数和凝血功能检查。所有抗血小板药物应在手术前 2 周停用。对于任何服用抗凝血药物的患者，都应请血液科医师会诊。

四、术前患者准备

　　大多数眶内容摘除术可作为择期手术进行。应该由资深的、经验丰富的眼整形小组成员为患者提供关于疾病的诊断、预后、手术性质及治疗目标、风险和潜在并发症等方面的咨询。应该告知患者，术后会出现不可避免的永久性的额部、颞部和外眦区麻木。应根据患者的意愿、年龄和全身健康状况，讨论和确定如何选择摘除术后的眼窝重建手术。在确定恶性肿瘤患者的眼眶重建方法时，必须考虑肿瘤复发的可能性。

　　必须让患者做好面对术后畸形的准备。可以给患者看其他接受过类似切除手术患者的照片，以及典型的眼眶假体样本或美容掩饰方法。

　　眼整形执业护士应在场解释其在术后伤口护理和出院后社区护理中的作用。术前应咨询

病理医师，讨论进行组织冰冻切片检查确定切除范围的可能性，并做好安排。

五、麻醉

虽然静脉镇静辅助的局部麻醉可以用于那些不适合全身麻醉的患者，但全身麻醉仍是最好的选择。对于局部麻醉，用 5ml 0.5% 布比卡因加 1 : 200 000U 肾上腺素与透明质酸酶一起进行球后注射。此外，可加用 10～12ml 0.5% 布比卡因加 1 : 20 000U 肾上腺素进行眶缘皮下注射、滑车上、眶上、滑车下、筛前、眶下、颧面、颧颞神经阻滞（图 24-2）。在全身麻醉下，在眶缘周围皮下注射 10～12ml 0.5% 布比卡因和 1 : 200 000U 肾上腺素和透明质酸酶，以及用同样的方法进行球后注射，以阻断眼心反射。

麻醉师应注意，在眼窝进行剥离可能引起眼心反射，导致严重的心动过缓，有时甚至出现停搏。麻醉师应在剥离前使用氯吡格雷或阿托品。

六、手术应用解剖

手术医师必须对眼眶解剖有全面的了解，以便于迅速精准地行眶摘除术，同时避免出血过多及其他潜在的严重并发症。手术医师应特

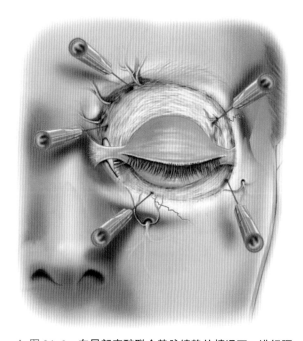

▲ 图 24-2 在局部麻醉联合静脉镇静的情况下，进行眶内容摘除术之前用于局部阻滞麻醉的部位

别注意以下几点：①所有主要眼眶血管的解剖位置（图 24-3A 和 B）；②眶内骨膜附着紧密的点；③骨性眶壁薄弱区（如老年人眶顶）（图 24-3C）；④眶上裂和眶下裂的位置。详情请参阅第 2 章。

七、摘除手术

患者的 CT 和（或）MRI 影像应显示于手术室的显示屏上，以便术中必要时参阅。

要　点

在全身麻醉诱导前，手术医师必须正确辨认要切除的一侧。医师应当对要切除的一侧进行标记，并亲自负责患者的消毒和铺单等准备工作。医师还必须确保为另一只眼滴入不含防腐剂的眼膏（如 Lacri-Lube 软膏或 Xailin 夜间软膏），用胶带封好，并在手术过程中充分保护其不受意外损伤。

---

1. 全眶摘除术

(1) 手术步骤。

- 用甲紫标记眶缘拟行切口。除非有恶性肿瘤侵犯，眉毛通常可以保留。
- 用 2 根 2-0 丝线缝合眼睑，动脉夹固定缝合线。
- 接下来，用 Colorado 针式电刀切开皮肤和浅层皮下组织。
- 牢固地牵拉开皮缘，然后用 Colorado 针式电刀向下剥离至眶缘骨膜，注意止血，可使用双极电凝止血。
- 用 Colorado 针式电刀在眶缘切开骨膜。
- 用 Freer 骨膜剥离子从眶缘掀起骨膜进入眶内。
- 在眼眶周围用 Jaffe 牵开器拉开软组织（图 24-4A）。
- 从颞侧上部开始将骨膜从眶壁剥离，小心地保持骨膜完整以避免眼眶脂肪脱出。
- 老年人眶顶的骨缝很常见，所以在沿着眶顶使用 Freer 骨膜剥离子时要非常小心。此时不可盲视操作，因为可能损伤硬脑膜组织，引起脑脊液漏。要避免在眶顶使用单极电凝，因为在任何有骨缺损的情况下使用单极电凝可能会导致脑脊液漏。

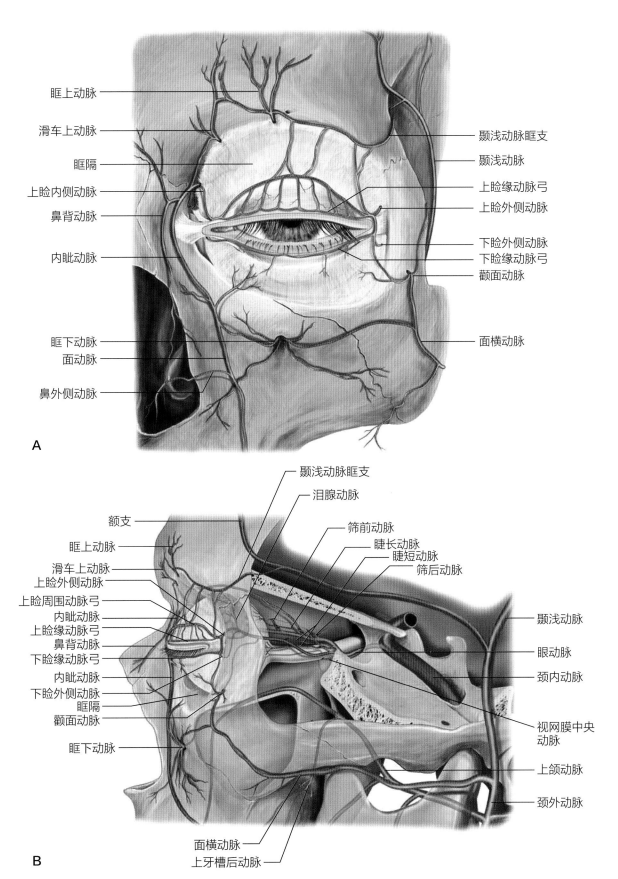

眶上动脉
滑车上动脉
眶隔
上睑内侧动脉
鼻背动脉
内眦动脉
眶下动脉
面动脉
鼻外侧动脉

颞浅动脉眶支
颞浅动脉
上睑缘动脉弓
上睑外侧动脉
下睑外侧动脉
下睑缘动脉弓
颧面动脉
面横动脉

A

颞浅动脉眶支
泪腺动脉
额支
眶上动脉
筛前动脉
滑车上动脉
上睑外侧动脉
睫长动脉
上睑周围动脉弓
睫短动脉
内眦动脉
筛后动脉
上睑缘动脉弓
鼻背动脉
颞浅动脉
下睑缘动脉弓
内眦动脉
眼动脉
下睑外侧动脉
颈内动脉
眶隔
颧面动脉
视网膜中央动脉
眶下动脉
上颌动脉
面横动脉
颈外动脉
上牙槽后动脉

B

▲ 图 24-3　**A.** 眼睑和眶周冠状面的血管解剖；**B.** 眼睑和眶周矢状面的血管解剖

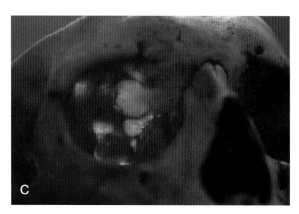

▲ 图 24-3（续）C. 颅骨透照显示了部分患者眼眶顶部（颅前窝底）有多薄

- 继续向颞下部分离。
- 外眦韧带用 Colorado 针式电刀切断。
- 遇到额颞、额面血管，用双极电凝烧灼止血，用骨蜡处理任何骨面出血。
- 继续向眶底分离，在眶下缘后方约 8mm 可见一恒定的血管，将其电凝。
- 需注意勿损伤眶下血管神经束，眶下神经可能就显露在眶底。
- 用 Colorado 针式电刀分离眶下裂前部组织。
- 然后继续从上外侧眶缘向上内侧眶缘分离，用双极电凝烧灼眶上、滑车上血管并横断。
- 当分离接近内眦时，用双极电凝烧灼内眦血管。
- 用 Colorado 针式电刀切断内眦韧带前支，然后用 Freer 骨膜剥离子将其自下方的骨面反折向上掀起。
- 将泪囊向外侧后方翻转，内眦韧带后支用 Freer 骨膜剥离子的尖部切断。
- 用 Colorado 针式电刀切断鼻泪管。
- 用 Freer 骨膜剥离子从眶内侧壁掀起眶骨膜，注意勿造成筛骨纸板骨折。
- 可见筛前、筛后血管经骨膜进入各自的孔，将其电凝。
- 在内上方，将滑车与骨膜一并掀起。
- 分离至眶尖时，在内侧及外侧用 Colorado 针式电刀切开骨膜。
- 用 2 个大动脉夹从内侧、外侧夹住眶尖组织。
- 用牵引线向前拉出组织，用弯的眼球摘除剪从动脉夹前剪开。也可使用圈套器（图 24-4B）。
- 根据临床实际决定切除的范围，可做不太

广泛的切除或更彻底的切除，这包括切除眼眶壁和鼻旁窦。
- 用双极电凝处理眶尖组织残端（图 24-4C 和 D）。
- 可用骨蜡处理眶壁出血的血管。
- 将凝血酶浸透的吸收性明胶海绵填塞眼窝，再用 1 : 1000U 肾上腺素浸湿的棉签置于其上。加压 5min。如果出血过多，可用一种非常有效的止血密封剂 Floseal 涂于眶尖，但对于已知对牛源性材料过敏的患者应避免使用。
- 对于恶性肿瘤的切除，要仔细检查眼窝是否有残留的肿瘤组织。可通过冰冻切片辅助判断切除是否充分。必要时需继续切除额外的眶尖组织。
- 如果可能的话，用 5-0 Vicryl 缝合线间断缝合鼻泪管残端。或者将其彻底电凝。
- 如果眼窝留待二期处理或者进行断层皮片移植（见下文），将抗生素软膏点入眼窝，并填入 Aquacel 敷料或 Allevyn Cavity 敷料，再用由无菌眼垫组成的辅助敷料覆盖，用 Opsite Flexifix 胶带和压力绷带固定。

要 点
沿眶顶进行的骨膜下剥离不能盲目进行，因为这有损伤硬脑膜的风险，并可能导致脑脊液漏。重要的是要避免沿眶顶使用单极电凝，因为这也有可能在存在骨缺损的情况下导致脑脊液漏。

(2) 术后护理：市面上出售的许多创面敷料产品都是为其他类型的创面制造的，在实际工作中，很少适合眶内容摘除术后的眼窝。在腔隙性创面中使用的敷料，如 Aquacel 和 Allevyn Cavity，需要用辅助敷料固定，Opsite Flexifix 适合于此目的。

Aquacel 是一种柔软、无菌、亲水、非编织性敷料，完全由水胶体纤维（羧甲基纤维素钠）组成。这些纤维的特性是可吸收与它们接触的液体，即使在压缩的情况下，被吸收的液体也会保留在其纤维结构中。敷料在使用时是干燥的，吸收渗出液后，很快转变为柔软的黏性凝胶。

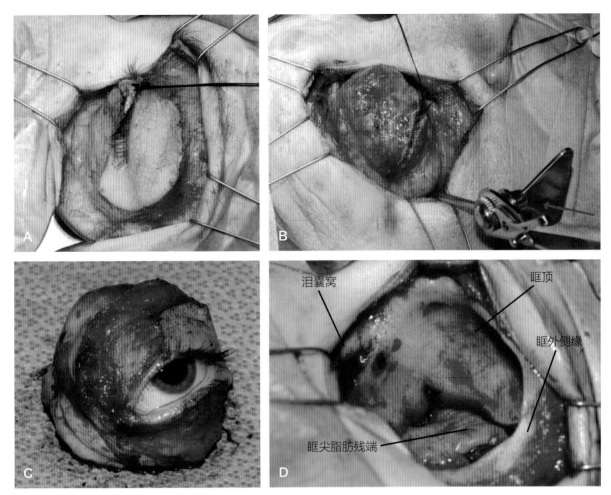

▲ 图 24-4　**A.** 正在进行中的全眶内容摘除术；**B.** 使用圈套器（箭）完成眶内容摘除术（在本例中为次全摘除）；**C.** 摘除的标本；**D.** 摘除手术完成时的眼眶

它为伤口创造一个最佳的愈合环境，保持湿润，帮助自溶清创。敷料很容易去除，对新形成组织的损害很轻或无损害。因此，对于有渗出的创面，Aquacel 是一种极佳的敷料。它可以覆盖伤口长达 7 天，但最好是在术后 3~4 天去除，因为它会变成过饱的凝胶状物质，这时难以移除。该敷料也可加用银（Aquacel Ag），有抗菌性能，可用于感染的眼窝。

Allevyn Cavity 是一种无黏性的水细胞腔隙敷料。它的直径为 5mm，是一个双凸面亲水聚氨酯泡沫敷料，表面有非黏性聚合物包裹。其柔性结构使其很容易塞入眼窝，并能够吸收一定量的渗出液。它可以很好地适应眼窝形状，可以作为支撑，使移植的断层皮片或保留的眼睑皮肤更好地与眶壁贴合（图 24-5A 和 B）。特别推荐在眶内容摘除术后创面愈合的初期阶

段（前 2~3 周）使用该产品。

术后 5~6 天移除敷料（图 24-5C）。每天清洁眼窝，持续 2 周，然后再使用 Allevyn Cavity® 敷料。在接下来的 1 个月内，逐渐降低伤口护理的频率。患者出院后，伤口可以暴露，当伤口不再有分泌物时，可以用 Cartella 眼部保护片掩饰。如果可能的话，笔者鼓励患者及其护理者在专业的眼整形医师或伤口护理护士的帮助和指导下积极参与眼窝的护理。创面完全愈合可能需要几个月时间。在眼窝完全愈合之前，不应安装眼窝假体。

Medihoney 是一种抗菌伤口凝胶，含有 80% 的抗菌蜂蜜（800mg/g）。它由来自麦卢卡树（和其他几种植物）的蜂蜜组成，有强大的抗菌作用。此外，Medihoney 具有很高的渗透压，可清洁伤口，祛除伤口的臭味，促进自溶清创，

613

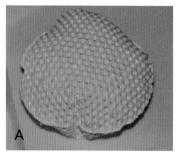 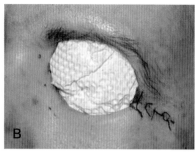 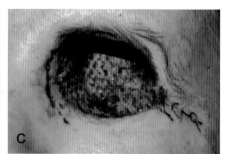

▲ 图 24-5　**A. Allevyn Cavity** 敷料；**B.** 敷料放置于行眶内容摘除术术后的眼窝；**C.** 使用网状断层皮片移植术后 5 天的眼窝外观

并提供一个使敷料容易去除的保护层，可以用来辅助治疗难愈的眼窝。

2. 次全眶摘除术　在次全眶内容摘除术中，眼睑皮肤得以保留。皮肤切口线设计在距离睫毛缘 2mm 处，眼轮匝肌皮瓣潜行剥离至眼眶弓状缘（图 24-6）。切除过程同全眶内容摘除术。切除完成后，皮肤拉拢覆盖眼窝。如果有足够的皮肤可用，用 7-0 Vicryl 缝合线间断缝合。眼窝注入抗生素软膏，填充 Allevyn Cavity 敷料，用 Opsite Flexifix 和压力绷带固定。

术后护理：术后 5～7 天去除敷料。然后用无菌纱布拭子和无菌生理盐水清洁眼窝。通常在 3～6 周即可快速愈合（图 24-7）。

3. 扩大眶摘除术　在扩大眶摘除术中，可能切除邻近的结构，如鼻旁窦、眼眶骨和颅内结构。这取决于患者疾病进展的程度。该手术需多学科协作完成，超出了本文的范围。

4. 眼眶重建　眼眶重建的方法有很多种。

应根据不同的患者个性化选择。

5. 自行愈合　二期愈合也可能获得良好的结果，特别是那些不能耐受长时间手术的老年患者（图 24-8）。

(1) 优点：此法简便易行，如果肿瘤有复发可能，可以很容易检查。此法缩短了手术时间，避免了皮瓣、皮片移植的并发症。一旦完全愈合，不会出现眼眶植皮可能出现的皮肤剥脱问题。之后眼窝可覆盖补片或定制的硅胶假体。可以用组织黏合剂或眼镜架固定在位。

(2) 缺点：愈合时间会非常长，需经常换药。可发生与筛窦相通的自发性瘘管。眉毛可因伤口挛缩而下拉。

八、断层皮片移植

对于外露且健康的眶骨，采用断层皮片移植效果良好。皮片取自大腿，取皮机设置为 1/16 英寸。确定好所需的皮片宽度，选择合

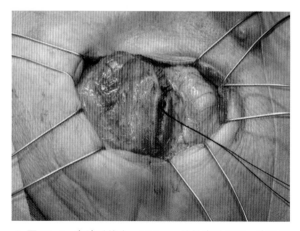

▲ 图 24-6　在睫毛线上、下 2mm 处做皮肤切口。皮肤和眼轮匝肌已从眶隔剥离。已经放置了多个 Jaffe 眼睑牵开器来辅助显露眶缘

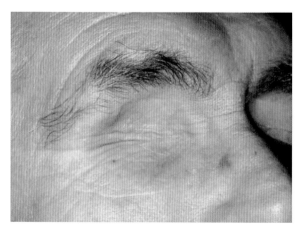

▲ 图 24-7　患者接受了次全摘除手术，完全由皮肤覆盖的眼窝，无瘘管

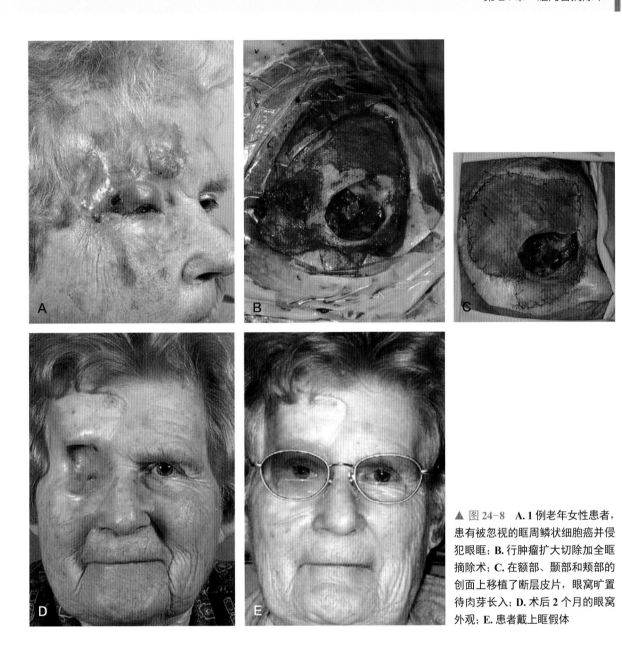

▲ 图 24-8　**A.** 1 例老年女性患者，患有被忽视的眶周鳞状细胞癌并侵犯眼眶；**B.** 行肿瘤扩大切除加全眶摘除术；**C.** 在额部、颞部和颊部的创面上移植了断层皮片，眼窝旷置待肉芽长入；**D.** 术后 **2** 个月的眼窝外观；**E.** 患者戴上眶假体

适的取皮刀片。大腿消毒铺单后，用甘油润滑皮肤，用压板将取皮机前的皮肤压平（图 24-9），取下皮肤移植物。取皮完成后，腿部创面用 Allevyn 非黏性泡沫敷料覆盖，再用透明的黏性 Opsite Flexifix 膜覆盖。可以使用 1 块 Gamgee（一种有无纺布覆盖的高吸水性棉卷衬垫）和绷带加压止血、减少渗出。如果敷料被渗出液浸湿，就要及时更换。随着创面持续愈合，可以考虑使用吸水性略差的敷料，也可以使用 Allevyn 薄敷料或加压敷料来保护创面，与衣物隔开，使伤口完全愈合。一旦创面愈合，应用凡士林按摩。

　　取下的皮片用网状轧皮机制成网状皮，一方面增大皮片面积，另一方面也利于血清性液

体的排出（第 13 章）。将皮片塞入眼窝，皮片边缘和眼窝周围的皮缘缝合（图 24-10）。修剪

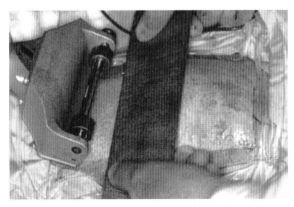

▲ 图 24-9　助手帮助展平取皮机前面的大腿皮肤

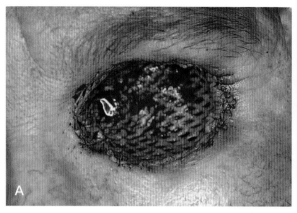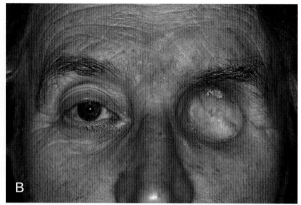

▲ 图 24-10　A. 网状的断层皮片塞入眼窝，与眶缘皮肤缝合；B. 术后 1 个月眼窝愈合

多余的皮片，剩余的皮片可放回供皮区，以加速创面愈合。眼窝用 Allevyn 腔隙敷料填塞包扎。

术后护理已在前文全眶内容摘除术及术后护理中讲述。任何附着的污垢可用过氧化氢溶液去除。

① 优点：植皮缩短了愈合时间。它可以防止伤口过度挛缩，并有助于保持眼窝的深度，有利于眶假体的安装。当肿瘤有复发可能时，也可以方便地检查眼窝。

② 缺点：这种方法需要一个独立的供区，增加了疼痛和潜在的并发症发生率（图 24-11）。对于有愈合不良风险的患者，如糖尿病患者或以前接受过放射治疗的患者，皮片移植可能会失败。

1. 局部皮瓣　局部皮瓣（如易位颞肌皮瓣）可用于没有肿瘤复发风险的患者。用断层皮片

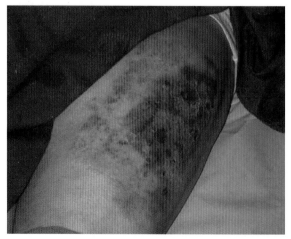

▲ 图 24-11　1 例老年患者的供皮区创面愈合不良，创面 3 个月痊愈

覆盖。

（1）优点：对于不想佩戴假体的患者，该皮瓣可以使眼窝畸形浅一些。可以结合断层皮片移植。

（2）缺点：该手术会在颞部遗留继发性凹陷，可能损伤面神经颞支，导致眉下垂。

其他局部皮瓣，如颅骨骨膜瓣加全厚皮片移植可用于覆盖鼻眶瘘管。

2. 游离皮瓣　游离皮瓣（如前臂桡侧游离皮瓣）对于修复扩大切除术后的缺损非常有用。

（1）优点：游离皮瓣可以防止有窦腔显露的扩大切除术导致的严重畸形。

（2）缺点：此法操作难度大，耗时长。有皮瓣移植失败和供区畸形的风险。如果皮瓣过于臃肿，则会影响眶假体的佩戴（图 24-12）。

3. 骨整合技术　骨整合钛植入物使得眶面假体与骨性眶缘直接连接。该手术需分 2 阶段进行。第一阶段，将钛钉植入上、外和下骨性眶缘。它们被软组织覆盖，并待其与骨骼融合。大约 6 个月后进行第二阶段，将植入物显露，并将钛柱（基台）连接到植入物上。一系列的杆或磁性装置附着在基台上。这些使得假体牢固固定（图 24-1）。眼镜提供额外的掩饰，同时保护另一只眼睛。

（1）优点：该技术可以使假体准确且牢固地固定。取出和重新安装假体对于患者来说相对容易。假体可以做得更轻，其边缘也可做得更容易与周围的皮肤融合。对于合适的患者来说，美容效果是非常好的。理想的患者是相对年轻、积极性高、有良好的卫生习惯、遵守植入物的长期护理，并愿意参与长期随访预约的患者。

患者通常需要使用有色眼镜作为装饰。

(2) 缺点：该技术费时且价格高昂。植入物必须保持非常清洁的状态，以避免炎症或感染以至最终失去植入物。可放置额外的植入物作为"枕木"，如果植入物丧失就可以使用。

九、假体的选择

许多患者放弃眼眶和眶面假体的原因如下：

①外观不自然，没有眨眼和眼部运动；②无法耐受局部组织黏合剂；③假体的边缘难以掩饰；④假体快速老化；⑤费用。

比较简单的选择是使用一个通用的黑色眼罩。如果患者需要，也有个性定制的眼罩可用（图 24-12B）。一些患者也可首选带有不透明镜片和侧翼的眼镜。

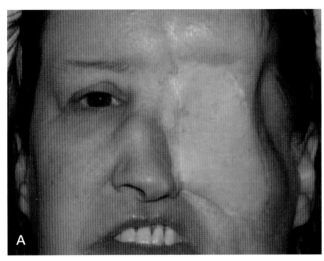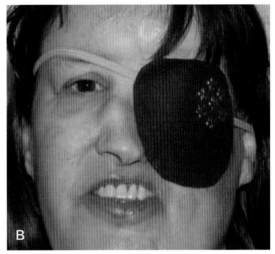

▲ 图 24-12　**A.** 患者行扩大眶摘除术，游离皮瓣修复，患者没有放置眶假体的空间；**B.** 患者转而使用定制的眼罩

推荐阅读

［1］ Cooper J. Wound management following orbital exenteration surgery. Br J Nurs. 2009; 18(6):S4–, S6, S8 passim

［2］ Dutton JJ. Atlas of clinical and surgical orbital anatomy. Philadelphia: WB Saunders; 1994

［3］ Nerad JA. Techniques in Ophthalmic Plastic Surgery: a Personal Tutorial. Philadelphia: Saunders Elsevier; 2010:479–484

［4］ Melicher Larson JS, Nerad JA. The use of osseointegration and rare earth magnetic coupling for oculofacial prosthesis retention in the exenterated orbit. Curr Opin Ophthalmol. 2009; 20(5):412–416

［5］ Nerad JA, Carter KD, LaVelle WE, Fyler A, Brånemark PI. The osseointegration technique for the rehabilitation of the exenterated orbit. Arch Ophthalmol. 1991; 109(7):1032–1038

［6］ Nerad JA. Osseointegration for the exenterated orbit. In: Bosniak S, ed. Principles and Practice of Ophthalmic Plastic and Reconstructive Surgery. Philadelphia: WB Saunders; 1996:1150–1160

［7］ Rahman I, Maino A, Cook AE, Leatherbarrow B. Mortality following exenteration for malignant tumours of the orbit. Br J Ophthalmol. 2005; 89(11):1445–1448

［8］ Tanenbaum M. Enucleation, evisceration and exenteration. In: Yanoff M, Duker J, eds. Ophthalmology. Philadelphia: Mosby; 2004:752–760

［9］ Wobig JL, Dailey RA. Enucleation and exenteration. In: Wobig JL, Dailey RA, eds. Oculofacial Plastic Surgery: Face, Lacrimal System and Orbit. New York: Thieme; 2004

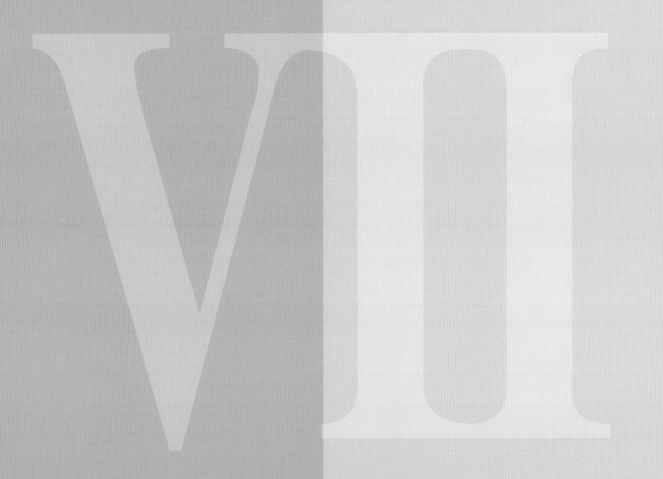

VII

第 25 章
眼睑、眼眶、泪腺创伤的治疗
The Management of Eyelid, Orbital, and Lacrimal Trauma

摘要

"眼睑、眼眶、泪腺创伤的治疗"主要讨论常规眼科医师都可能遇到的急性眼睑、眼眶、泪腺创伤的主题。眼科医师初次接诊患者时，系统评估和治疗对于取得良好预后至关重要；应降低二次手术修复的可能；尽可能避免影响视力及危及生命的风险；减少眼科医师被投诉的概率。主要原则是检查和治疗患者的所有损伤部位；保持对未发现损伤的高度警觉性；决定优先处理的损伤部位；如果缺乏治疗相关的专业知识，那么就需要延迟手术；延迟修复手术，直到手术条件及环境允许；详细记录所有损伤；清除伤口污物及坏死组织；将组织按正常解剖结构复位；不要随意丢弃和切除组织。大部分眼睑、泪腺、眼眶损伤的患者往往到普通急诊就诊。看似不严重的眼睑损伤可能伴有严重影响视力甚至生命的病情而未被察觉。例如，眼睑撕裂伤必须考虑到有潜在眼球穿孔甚至累及颅内的损伤。

关键词：创伤、眼睑损伤、泪腺损伤、眼眶创伤、急诊用药、眼球穿孔、颅脑贯通伤

一、概述

眼科医师（不论从事何种眼科亚专业）有可能参与急性眼睑、眼眶、泪腺相关损伤的治疗。由眼科医师对这类患者进行系统的评估和管理，完成以下工作是必不可少的：①最大限度地发挥首次治疗的效果；②将二次重建手术的可能降至最低；③避免遗漏严重危及视力或生命的损伤；④减少眼科医师面临投诉的风险。

当被要求处理遭受急性眼睑、泪腺或眼眶创伤的患者时，应遵循基本原则（框 25-1）。

大多数遭受急性眼睑、泪腺或眼眶创伤的患者都会去普通急诊科就诊，开始最初诊断和生命基本维持。虽然相关创伤的诊断应由眼科医师查体完成，但为了得到适当和及时的治疗，一定的重复评估是必要的。

框 25-1　基本原则

- 检查并治疗患者的所有损伤
- 对未发现的损伤保持较高的警觉
- 明确治疗的优先顺序
- 首次修复效果优于二次修复效果
- 如果缺乏必要的专业知识，则延迟大的重建手术
- 推迟修复手术，应在条件最佳的情况下开展
- 详细地记录所有受伤的情况
- 清除坏死组织和异物
- 将组织按正常解剖结构复位
- 不要随意丢弃和切除组织

要　点

必须对患者进行彻底检查，这样才不会遗漏损伤。眼科医师应协助其他专家来确定治疗患者创伤救治的优先顺序。

检查、治疗患者的所有创伤（图 25-1 和图 25-2）。

二、病史

1. 损伤机制 在看患者之前，眼科医师应根据损伤原因来预测最有可能遇到的损伤类型。准确获取病史很重要，但在许多情况下，病史可能不准确（如无其他人在场的儿童及成人受伤）。

> **要 点**
>
> 轻微的眼睑创伤可能与威胁视力甚至危及生命的损伤有关，除非在病情评估期间保持高度警惕，否则难以被发现。

眼睑和（或）眼眶外伤患者的检查应非常细致，以排除与眼球相关的创伤（图 25-1）。

> **要 点**
>
> 眼睑撕裂伤有潜在的眼球穿孔损伤风险，甚至存在颅脑贯通伤，应予以排除（图 25-2）。

> **要 点**
>
> 内眦附近的撕裂伤常累及泪小管，应予以排除（图 25-3）。

对未发现的创伤保持较高的警觉。

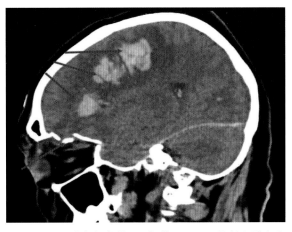

▲ 图 25-2 头部矢状位 CT 扫描显示眶顶骨折和脑出血（蓝箭）。患者有跌倒在花园里竹竿上的病史。伤后出现上睑撕裂，但没有眼部异常。患者撕裂伤已缝合，并在没有进行其他检查的情况下出院。几小时后，患者在家中晕倒，其眼眶穿透性创伤、眶顶骨折（红箭）和脑穿透性损伤在他晕倒之前未被发现和诊治

眼睑和眼眶损伤可发生在接触锐利或钝的物体、有毒物质、热能或电磁能之后。可能会合并复合伤，如交通事故导致的损伤。

2. 锐器创伤 锐器往往会造成眼睑较为清洁和整齐的伤口，不会导致组织的缺损。锐器创伤可导致眼外肌或其他眼眶结构损伤，贯通伤与眶壁、颅脑或上呼吸道损伤有关。

> **要 点**
>
> 眼科医师必须对未发现的损伤和存留异物保持高度警觉，特别是幼儿患者（图 25-4）。

3. 钝性创伤 擦伤、不规则和部分撕脱伤

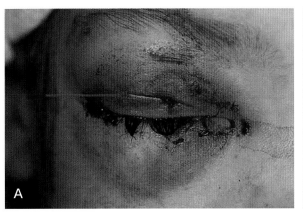

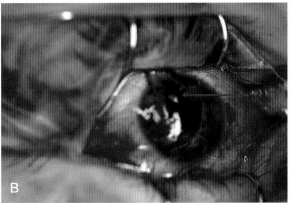

▲ 图 25-1 A. 上睑撕裂伤患者（箭）；B. 仔细检查眼球，发现眼球有穿透性损伤，虹膜脱垂（箭）

在钝性创伤中比锐器伤更常见。须排除相关神经损伤（颅内或颈部）、面部骨折、眶壁爆裂性骨折、眼震荡损伤或眼球破裂。

> **要 点**
>
> 只要有眼眶外伤或怀疑眶内异物的临床证据，就应该进行 CT 扫描。

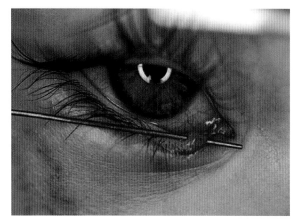

▲ 图 25-3 右下睑撕裂伤累及下泪小管，**Bowman** 探针通过下泪点放置，以显示泪小管撕裂伤

4.咬伤 咬伤造成的眼睑损伤是较为特殊的。损伤本身是锐性和钝性创伤组合导致的撕裂型损伤，很少会造成组织丢失。大多数眼眶周围咬伤是由家犬引起的（图 25-5）。面部和眼睑组织被其他动物咬伤是极其罕见的。眼眶周围的人类咬伤也很罕见，但会很严重。

> **要 点**
>
> 所有咬伤伤口都是污染伤口，必须采取预防措施，以防感染。

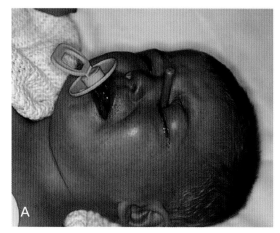
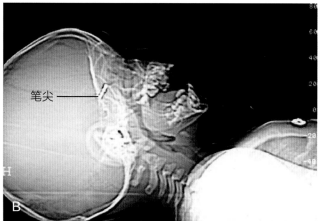

笔尖

▲ 图 25-4 患儿在无人看管时玩钢笔摔倒。笔尖嵌入蝶骨体内，无其他颅内或眼部损伤。笔尖取出后，婴儿完全康复。如果婴儿把笔拔出来，唯一可见的受伤迹象就是 1 个微小的内眦伤口

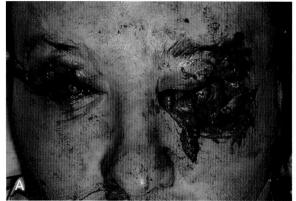
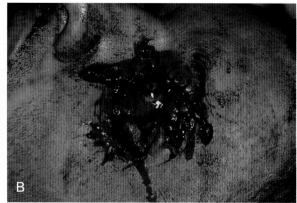

▲ 图 25-5 严重犬咬伤伴眼周组织缺损

三、患者评估

眼睑创伤是非常明显的，大多数情况下，在外观上对患者来说是无法接受的。患者对存在失明和毁容的可能性深感焦虑，必须巧妙地予以疏导。受药物或酒精影响的患者常无法正常询问病史，治疗时应采取措施防止二次伤害。

1. 系统性诊治 对于眼睑撕裂和眼球穿透伤的患者，眼科医师可能是单独治疗，也可能是救治严重创伤患者多学科团队的一部分，例如在交通事故后，排除危及生命的相关损伤，需评估危及视力的紧急情况。

确定优先处理的创伤。患者的创伤必须按照其重要性和严重程度进行处理。对于眼科医师来说，穿透伤优先于眼睑裂伤的修复。活动性出血止血成功后，眼眶血肿的处理要优先于视觉上夸张的面部撕裂伤，其重要性常被其他学科医师忽略（图 25-6）。对昏迷患者的评估非常困难。在这种情况下，眼科医师扮演着非常重要的角色，因为对相对传入性瞳孔缺损的正确评估不能委托给其他专科医师。

如果需要，复苏和稳定生命体征是任何创伤患者治疗的首要目标。必须记住，任何遭受创伤的患者都有可能在评估过程中，因隐匿性、严重或危及生命的伤害而发生休克。因此，在检查过程中，定期监测生命体征是强制性的。一旦患者稳定下来，必须排除危及生命的相关损伤。了解损伤机制非常重要［例如，儿童因螺丝刀造成的眼睑损伤或老年人跌倒在花园里的竹竿上，可能与严重的中枢神经系统（CNS）损伤有关（图 25-2）。］

所有严重眼睑外伤的患者都应该接受全面的眼科检查，但检查的顺序和地点（在急诊科或手术室）取决于眼外伤的严重程度。要确保在患者麻醉之前，通过 CT 检查等辅助手段排除可能的相关损伤（如上睑穿刺伤患者的中枢神经系统损伤）。一旦患者被麻醉后，发现需要其他专科医师会诊，或需要位于其他地方的手术设施时，会非常地被动。

在被动物咬伤的患者中，要确定患者是否有免疫功能缺陷，特别是之前是否进行过脾切除术，这样就可以评估创伤后感染罕见微生物的风险。在这种情况下，任何继发感染的治疗都应在微生物学家的协助下进行。应调查患者的破伤风免疫状况，并在适当的情况下给予破伤风类毒素。在英国感染狂犬病的风险极低，但在其他国家处理此类损伤时必须予以考虑。

2. 眼睑损伤的评估 将眼睑损伤分为以下几类比较方便，即睑缘损伤、睑缘外损伤、撕脱伤及组织缺损。

(1) 睑缘损伤：大多数全层皮肤裂伤很容易

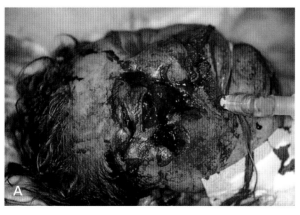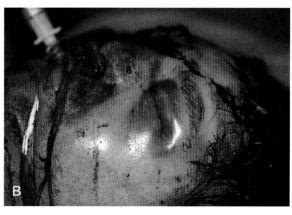

▲ 图 25-6 **严重面部钝性损伤的患者**

A. 右眼球已毁损，无法修复；B. 左眼眶有一个不断扩大的眶内血肿，一旦止住活动性出血和完成气道保护，对其处理应该优先于面部的其他损伤

辨认。然而内眦损伤易被忽略，特别是当干燥的凝固物使儿童的内眦区域变得模糊时。相对轻微的创伤，即使是眼睑外侧，也可能导致内眦韧带与睑板的附着处断裂，这是一个解剖学上的薄弱区域，从而导致泪小管系统的破坏。尤其是犬咬伤、钩伤，甚至手指戳伤。

> **要 点**
>
> 应假定所有内眦区的睑缘性损伤都伤及泪小管系统（图 25-3）。

评估泪道系统可能很困难，对于内眦受伤的儿童来说，在某些情况下，必须对患者进行麻醉才能进行检查。未能识别和修复泪小管断裂将对患者造成长期影响（图 25-7）。

(2) 睑缘外损伤：大多数情况下，睑缘外的眼睑裂伤倾向于沿着松弛的皮肤张力线（RSTL），其方向平行于睑缘（图 25-1）。所有这些撕裂伤都应该被认为与眼、眼眶或邻近结构（如颅腔）可能的潜在损伤有关。根据损伤机制和临床表现，应进行适当的影像学检查，以评估相关眼眶损伤的程度，并排除异物残留。应轻柔探查伤口以测量其深度。伤口内脂肪组织的出现表明深度至少已经突破了眶隔（图 25-8）。

上睑损伤中，重要的是不要把脂肪和泪腺混淆。脂肪可以清洗干净，然后轻轻地放回原处。没有必要尝试修复眶隔。如果脂肪暴露了很长一段时间，可能很难将其重新回植。如需去除脂肪，应非常小心地用弯钳夹住，注意不要对脂肪施加任何牵引，用 Westcott 剪将脂肪修剪除，并仔细烧灼残端，然后再轻轻松开弯钳，一旦出血应立即重新夹住。一般来说，剪除的脂肪应放在一边进行对比，以防止术后眼睑不对称。

组织缺损有时见于睑缘外的撕裂伤，特别是破碎的挡风玻璃造成的撕裂伤，这会产生一系列特征性表现，如全层皮肤的线状划痕并伴有不规则的撕裂和擦伤。这种情况也可以在一些动物咬伤中看到（图 25-5）。

一期修复效果优于二期手术。上睑缘外撕裂可累及上睑提肌腱膜或上睑提肌。这些结构

的裂痕都应尽快探查和修复。成人尽可能在局部麻醉下进行手术，以便适当地调整眼睑的高度和轮廓。

(3) 撕脱伤：内眦的全层睑缘撕裂伤也可能与眼睑皱褶和眼睑远端边缘水平的撕裂伤的切向延伸有关（图 25-9）。眼轮匝肌的断裂会使切割的边缘回缩，从而造成组织缺损，然而组织并未丢失。

(4) 涉及组织缺损的创伤：虽然眼周组织缺损少见，但规范的重建手术治疗非常重要。这需要眼整形专业知识（图 25-5）。试图由没有经验的医师来做这样的工作可能会导致严重后果。如果没有必需的专业知识，就推迟修复手术。

在对伤害的性质和程度进行适当评估后，可以制订治疗方案。如果手术条件不理想，眼睑损伤的修复可推迟长达 72h。然而，由于以下原

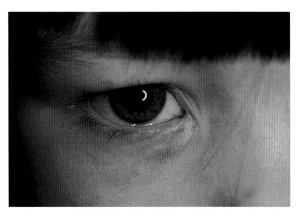

▲ 图 25-7　下睑内侧边缘撕裂伤，累及下泪小管。泪小管损伤未被发现。小撕裂伤仅用钢丝条固定。患者现在有持续性溢泪，需要结膜泪囊鼻腔吻合术（CDCR）并放置 **Lester Jones** 管

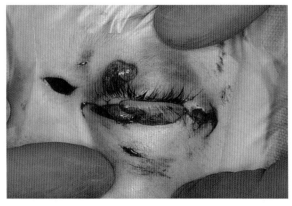

▲ 图 25-8　犬咬伤，有多处眼睑刺伤，伴有脂肪脱垂和下睑缘撕裂

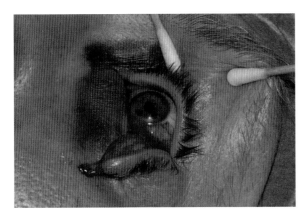

▲ 图 25-9 下睑撕脱伤，典型的眼睑皱褶水平撕裂伤切向延伸

因，最好在创伤后尽快完成修复手术：①伤口清创越早效果越好；②创伤后组织水肿在伤后 24h 内增加；③在最初的 24h 之后，手术治疗变得更加困难。

推迟修复直到手术条件达到要求。如果眼科医师对急诊科的设施是否合适或患者的配合度存有疑虑，应在手术室进行手术修复。如果考虑对泪道引流系统损伤进行规范的修复，最好在全身麻醉下进行。如果手术必须延迟，如因为潜在的麻醉问题，应该对伤口进行清创，并应用适当的防护敷料，直到可以进行手术为止。对于咬伤来说，这一点尤其重要。

应详细地记录受伤情况。必须记录并签署一份准确、详细、易读的病史记录。特别重要的是记录目击者的陈述，并记录实施过急救的人名。在道路交通事故中，重要的是记录谁在驾驶车辆。除非无法测量，否则必须记录患者的视力。眼和全身检查结果的详细描述和图纸

也应记录下来。

损伤性质和程度的照片必须存档（图 25-10）。与图纸相比，摄影文档具有显著的优势：①照片提供了患者术前外貌的客观记录；②客观文件可能有助于支持向律师、保险公司或政府机构提出索赔；③必要时照片更有利于向眼科医师说明病情。

> **要 点**
>
> 准确和详细的文档是必不可少的。许多损伤可引起民事或刑事法律诉讼。

四、外科治疗

清除异物和坏死组织。在进行外科修复手术之前，必须彻底清创并取出所有异物。应仔细检查伤口，并高度怀疑异物残留的可能性，是否存留异物与受伤的情况有关（图 25-11）。

交通事故发生时，在爆炸或接触路面后，如果不能及时清除颗粒物，就会导致创伤性文身，此类文身在二次手术中极难去除。

预防性使用抗生素在治疗眼睑创伤和面部创伤中的作用仍然存在争议，并且不能替代细致的伤口清创。中毒污染的伤口、伴有严重组织坏死的伤口、涉及眼眶的伤口，以及动物或人咬伤的伤口必须使用抗生素治疗，同时应尽快请病原微生物学家会诊（图 25-12）。

所有患者均需预防性注射破伤风。在过去10 年内接种过疫苗，并且伤口干净的患者无须注射破伤风类毒素。对于组织失活的伤口或被

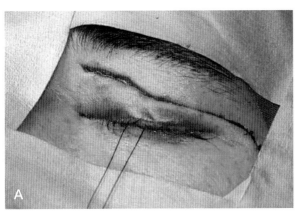

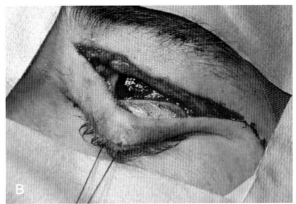

▲ 图 25-10 **A.** 刀砍伤导致的大面积上睑撕裂伤；**B.** 角膜穿透伤合并眼睑全层撕裂伤。这些照片被用于法律诉讼

污染的伤口，这一标准减少到 5 年。未接种过疫苗的清洁创面患者应使用破伤风类毒素治疗。污染伤口或伴有组织坏死的患者也应接种破伤风免疫球蛋白。

将组织重新复原到其正确的解剖位置。虽然有些伤情看起来比实际情况严重得多，但在没有发生组织缺损的情况下，正确的解剖复位可以恢复良好的功能和外观（图 25-11A 至 D）。

1. 眼周撕裂伤修复的顺序　系统地处理和修复眼周损伤是非常重要的，一部分眼周伤口修复起来较为简单，但也有一些复杂的撕脱伤，同时可能伴有泪道系统、眼球和骨性眶壁的损伤（图 25-13）。

2. 泪道系统的创伤　伤口清创后，应按顺序进行修复。泪小管撕裂应仔细检查并修复，既往许多外科医师主张对泪小管撕裂伤采取非

常保守的处理方法，因为担心会对受影响的泪小管造成医源性损伤，也有可能对未受影响的泪小管造成医源性损伤。这种医源性创伤应当避免，这也是猪尾探针不再被广泛使用的原因。使用双管状硅胶支架比猪尾探针简单得多，经验丰富的医师使用双管硅胶插管几乎不会造成医源性创伤，并且与单管插管相比具有显著的优势，如下所示。

- 当收紧时，硅胶环有助于眼睑的初步解剖调整，一旦缝合到位，硅胶环必须松开，以避免任何点状和管形豁口。
- 与单管支架相比，患者更能耐受硅胶环在内眼角的长时间留置，因为单管支架阻塞了泪点并导致继发性溢泪。

因此，熟练并有经验的外科医师在下泪小管完好无损的情况下，尝试修复撕裂的上位泪

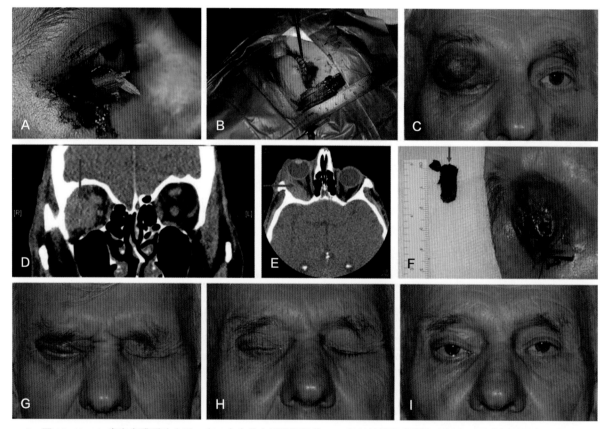

▲ 图 25-11　A. 患者在遭受攻击后，有 1 个大的木质眼眶异物。B. 仔细地进行眼眶伤口探查对于确保眼眶内没有残留异物至关重要。患者感觉完全康复了。C. 患者此前跌到花园的灌木丛中，1 个月后出现右上睑脓肿。他的右上睑有 1 处小裂伤，但他没有报告。D. 冠状位 CT 扫描显示 1 个较大的外侧眶内脓肿（箭）。E. 轴位 CT 扫描显示 1 个较大的外侧眶内脓肿延伸至眶尖，并有明显的突起。扫描上看不到异物。F. 患者在眶内深层木质异物（箭）取出和脓肿引流后的外观，放置的引流管已到位。G. 患者在取出眼眶异物并引流眼眶和眼睑脓肿 2 周后的外观，患者试图强行闭上眼睑。H. 患者接受定期眼睑按摩后 3 个月的外观，在被动闭合眼睑方面有明显改善。I. 手术后 4 个月的结果。不需要进一步手术

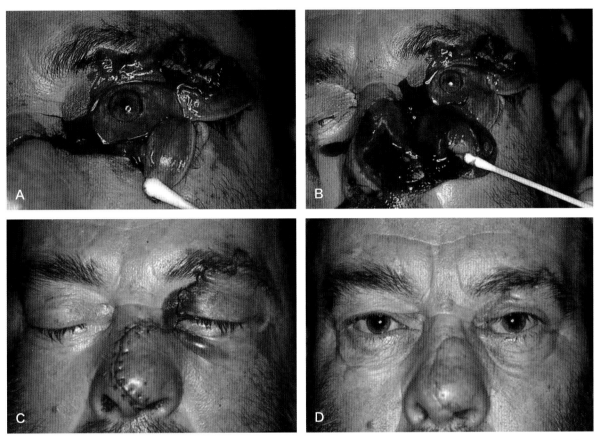

▲ 图 25-12　**A** 和 **B. 1** 例被攻击后面部严重撕裂的患者；**C.** 患者撕裂伤初步治疗后的情况；**D.** 患者手术后 **2** 个月的情况

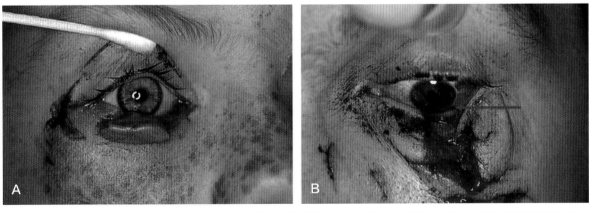

▲ 图 25-13　**A.** 该患者除有外侧缘撕裂伤外，还有下睑撕脱伤。在修复外侧缘撕裂伤之前，最好先修复撕脱伤和下泪小管撕裂伤。**B.** 该患者有严重的下睑缘撕裂伤和眼球穿透伤伴虹膜脱垂（蓝箭）。必须先修复眼球损伤，然后再修复眼睑皮肤，避免给眼球带来不必要的压力

小管是合理的。然而，如果缺乏相关经验，优先考虑的是避免医源性创伤并尽可能实现良好的眼睑解剖复位。在这种情况下，应使用单管支架，最好是 Crawford 型单管状支架。当 2 个小管都被切断后，有必要尝试修复。

目前已经描述了许多方法来辅助探查撕裂的泪小管近端，这些方法并不常用，因为使用手术显微镜能很容易地辨认出撕裂小管的近端。撕脱伤后定位困难，可以使用棉签压迫使周围的水肿组织回缩，浅色的泪小管与周围的眼轮

匝肌形成对比（图 25-14）。

在麻醉诱导时，鼻腔应该填满用血管收缩药浸湿的神经外科棉垫，如 5% 可卡因溶液，应该放在下鼻甲下及周围。下鼻甲黏膜的收缩将使硅胶支架更容易从鼻腔取出，而不会出血。下鼻甲黏膜也可以注射 2% 利多卡因和 1 : 80 000U 肾上腺素。

无创插入高质量的硅胶支架是非常必要的。笔者的首选是 Crawford 硅胶支架。硅胶内部有

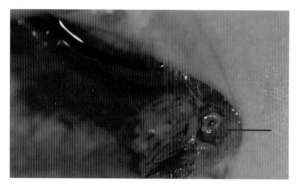

▲ 图 25-14　下睑内侧撕裂伤患者，撕裂的下泪小管（箭）的较浅颜色与周围的眼轮匝肌形成对比

一条白线加强，并且有一个细小橄榄形尖端的柔性导线导入器（图 25-15）。须检查硅胶与导入器的连接情况，应是圆形和平滑的，以便于顺利通过泪小管。一些支架有扁平的附着物，会对泪小管造成创伤，这样的支架应该避免使用。

通过使用鼻内镜和钩取回器，或者通过放置在下鼻甲下面的 Tse-Anderson 凹槽导引器，根据"感觉"使用，可以很容易地从下鼻甲下取出柔性钢丝导入器。这是一个改进的 Quickert 凹槽导引器，其尖端设计为橄榄尖形状，以用于抓住导线导入器（图 25-16）。此外还有一种类似的设备，即 Anderson-Hwang 凹槽导引器，可以从 Altomed Limited 买到。如果放置了单管支架，用剪刀剪短支架，使支架缩回到下鼻甲下方。如果放置了双管支架，则向下拉支架的末端，并将 Castroviejo 持针器放在管子上。另一个针头夹用来打一个简单的结，这个结是拧紧的。在结下方 4～5mm 处切开支架，使得支架在下鼻甲下方缩回。然后在内眼角处松开支架，使其处于无张力状态。

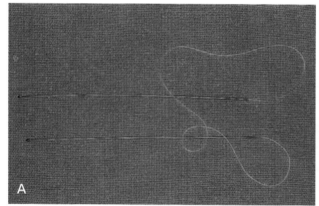
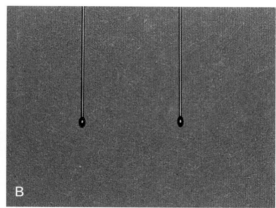

▲ 图 25-15　A. Crawford 硅胶支架；B. 支架导入器的橄榄样尖端

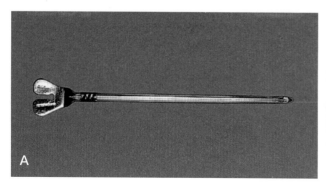
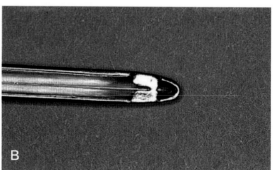

▲ 图 25-16　A.Tse-Anderson 凹槽导引器；B. 凹槽导引器的改装尖端

首先尝试将支架穿过撕裂的泪小管，此操作完成后，支架才能通过未受累的泪小管。支架留在原位，9～12个月后，在没有任何问题的情况下拔除。

如果支架不能成功地进入鼻腔，例如有相关的鼻部骨折，可以使用猪尾探针。与双管插管相比，这需要更多的技巧和护理，并且不能为眼睑恢复解剖复位提供帮助。猪尾探针通过未受累的泪小管，可进行一次尝试，将探头轻轻旋转到位。如果通过困难，或者遇到阻力，就应该放弃尝试。

选择合适大小的猪尾探针是很重要的，一种常见的错误是假设一种尺寸适用于所有情况，因为只有一种尺寸可用。探头应该是平滑的，尖端有一小孔，6-0尼龙缝合线可以穿过。不应使用尖端有倒钩的探头。这会对泪小管造成严重损伤，这也是猪尾探针不被推广的主要原因（图25-17）。

当尼龙线被取回、探针被移走时，细小的硅胶管就会穿过缝隙。Crawford支架是理想的选择，去掉其中间的线，留下一个中空的管子。然后将管子修剪成合适的大小，再用缝合线捆绑，同时将线结旋转到泪囊中（图25-18）。这种方法非常适合于轻微撕裂伤（图25-19）。

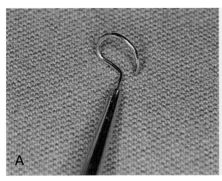
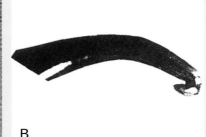

◀ 图25-17　**A.** 带有带刺尖端的猪尾探针；**B.** 带有带刺尖端的猪尾探针的示意图

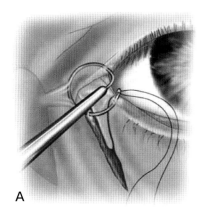
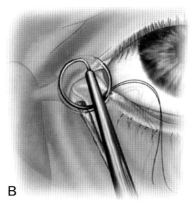
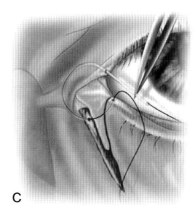

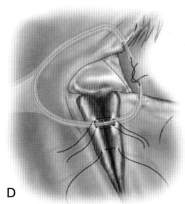
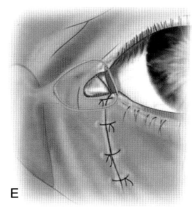

▲ 图25-18　**A.** 猪尾探针已经通过上泪小管和1根6-0尼龙缝合线穿过探针的孔；**B.** 将探针向后旋转，并通过上泪小管拔出缝合线；**C.** 硅胶管穿在缝合线上；**D.** 接下来8-0 Vicryl缝合线缝合泪小管周围组织；**E.** 将管子修剪成一定尺寸，中心尼龙缝合线打结，并将线结旋转到泪囊中

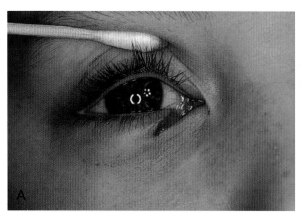 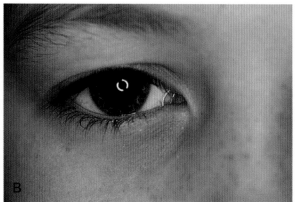

▲ 图 25-19　A. 累及下泪小管的轻度下睑缘撕裂伤；B. 泪小管撕裂已使用猪尾探针修复，在硅胶支架中可以看到尼龙缝合线

下睑有严重撕裂或撕脱伤时，在放置硅胶管但尚未打结时，应使用永久性缝合线（如半圆针 5-0 Ethiond 线）重建内斜肌肌腱。确保缝合线通过后泪嵴至关重要。这需要良好的辅助和组织回缩。泪后嵴可通过在泪阜和半月皱襞之间分离来达到。用 Freer 骨膜剥离子可以感觉到冠状突起，半圆针的使用有利于良好地固定泪嵴和取针。如果未将撕脱的眼睑组织固定到此位置，将导致下睑外翻、影响美观和溢液（图 25-20）。

Ethiond 缝合线穿过睑板，注意不要损伤泪小管，用活结绑住缝合线，以确保眼睑解剖复位，但随后它会松开，这样泪小管本身的显微外科修复就可以进行了。在可能的情况下，应用 8-0 Vicryl 缝合线等间距缝合泪小管管壁进行修补。将 3 根缝合线都穿过管壁后再打结，此前应保持松弛状态。

轻轻拧紧硅胶管，并将 Ethiond 后路固定

缝合线打结。这个动作可解除 8-0 缝合线的张力，然后可以进行捆绑和切割。用剩余的 Vicryl 缝合线修复眼轮匝肌。睑缘用 2 根间断的 6-0 Vicryl 缝合线以垂直褥式的方式缝合，同样要注意不损伤泪小管或支架。最后，将支架绑在鼻部并松开，使其表面没有张力（图 25-21）。

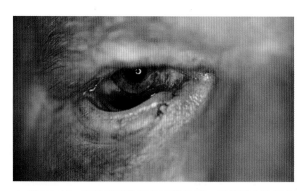

▲ 图 25-20　下睑撕脱伤后的下睑外翻，目前尚未修复内眦韧带

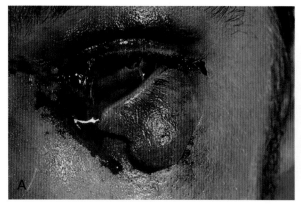 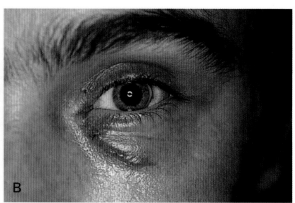

▲ 图 25-21　A. 左下睑严重撕脱伤，继发眼睑水肿和瘀青；B. 修补后 1 周用双管硅胶插管

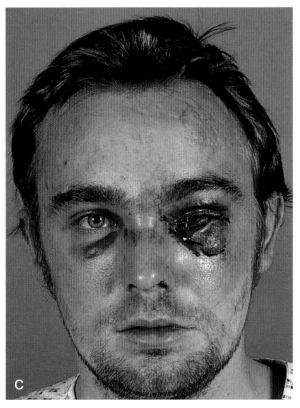
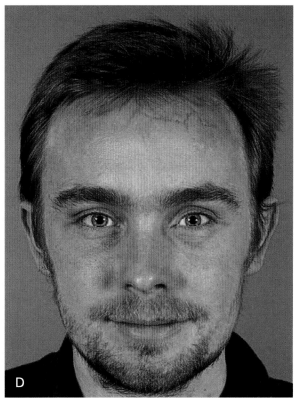

▲ 图 25-21（续） **C.** 同一名左下睑撕脱伤患者；**D.** 修补后 **8** 周用双管硅胶插管

3. 睑缘损伤 睑缘损伤很难修复，因为常伴随眼睑瘀青和肿胀，伤口常为不规则形状（图 25-22）。

不要随意丢弃或切除组织。虽然清除被碎裂的失活组织是合理的，但应控制在最低限度。眶周区的血供很好，看起来不能存活的组织，即使作为游离移植物通常也会存活下来。

修复睑缘裂伤的目标包括：①精确的睑缘解剖复位；②避免继发性倒睫和眼睑凹陷；③恢复睑板结构的完整性；④避免眼睑退缩或眼球迟缓；⑤抑制皮肤和深部的瘢痕形成。

如果不遵守眼睑修复和术后伤口处理的基本原则，将导致这些目标无法实现和修复效果不佳（图 25-23）。二次手术也不会有特别好的效果。图 25-23B 说明了由于一期修复不佳而导致的重建问题。一期修复手术效果优于二次修复。

修复睑缘裂伤的原理与修复楔形眼睑缺损的原理非常相似。眼睑组织缺失的情况较少见。根据患者年龄的不同，通过对受累区域进行节段性切除，可以将伤口转变为标准的楔形切除。

然而，如果组织缺损严重，将需要进行眼

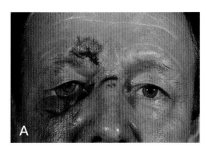
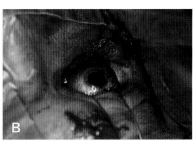
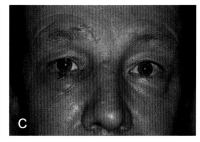

▲ 图 25-22 **A.** 严重的右下睑撕脱伤合并睑缘撕裂伤；**B.** 撕脱的眼睑组织上有 **1** 个小的附着蒂，外观黯淡；**C.** 拆线前 **2** 周可以看出术后有良好的解剖复位

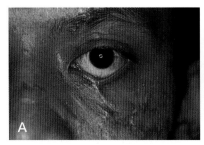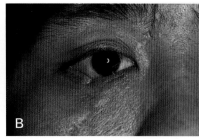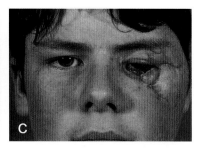

▲ 图 25-23　A. 下睑退缩，皮肤严重瘢痕形成；B. 下睑中央凹陷，下睑退缩；C. 严重的眼周瘢痕和左下睑伤口裂开

睑重建手术。修复了睑缘和睑板后，在眼轮匝肌和皮肤裂口闭合前，上睑提肌相关的任一平面的缺陷都应进行修复（图 25-24A）。如果不能修复上睑提肌相关组织的缺陷，可能会导致严重的上睑下垂，这是很难二次矫正的（图 25-24B）。车祸导致的挡风玻璃刺伤，可能会形成多个皮瓣和裂伤，要确定这些组织的正确解剖位置是一项非常困难的工作，特别是当存在组织缺损时，修复手术更加困难。

4. 睑缘外眼睑损伤　需再次强调睑缘外眼睑撕裂与更严重的隐匿损伤有关。修复睑缘外撕裂伤的目标如下：①眼睑组织精确的解剖复位；②避免眼睑退缩或眼球迟缓出现（图 25-25）；③抑制皮肤和深部的瘢痕形成。

上睑损伤中，如裂口延伸至眉毛，应先调整和对合眉毛。用 5-0 Vicryl 缝合眼轮匝肌有助于不规则皮瓣的复位，消除皮肤张力。应尽可能减少缝合线残留，以减轻深部瘢痕的形成。缝合线不应勒紧组织。如同在所有的修复中一样，皮缘的轻微外翻可以最大限度地减少凹陷

性瘢痕的形成。皮肤伤口用 7-0Vicryl 缝合线间断缝合。

5. 眼睑损伤合并严重眼球贯通伤　对于眼睑损伤合并严重眼球贯通伤的治疗，首要任务是仔细修复眼球损伤，尽可能保护视力。然而，当眼球失去视力时，如果同时合并严重的眼睑撕裂伤或眶壁骨折，应对后者进行一期修复，以避免影响患者预后（图 25-26A 至 C）。这可使患者免于后期多次手术和全身麻醉（图 25-26D 至 J）。但这种抉择是极其困难的，任何眼球摘除的决定都必须在认真权衡利弊后做出。当眼科医师作为多学科团队的一员进行手术时，这一点尤其重要。与团队其他成员的良好沟通至关重要。详细的术前和术后记录也是必不可少的。

要　点

当眼球失去视力时，如果同时合并严重的眼睑撕裂伤或眶壁骨折，应对后者进行一期修复，以避免影响患者的预后。

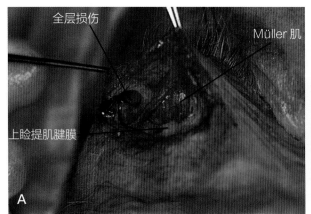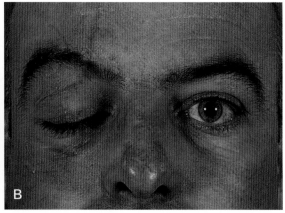

全层损伤

Müller 肌

上睑提肌腱膜

▲ 图 25-24　A. 上睑缘外侧撕裂伤，外侧有皮肤全层穿孔，提肌腱膜撕裂。将皮肤伤口延长以修复提肌腱膜。B. 右侧外伤性上睑下垂，与初次未能探查和修复离断的上睑提肌有关

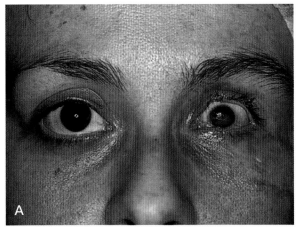

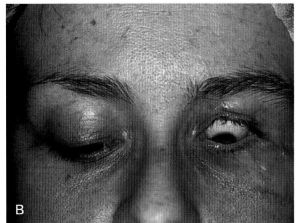

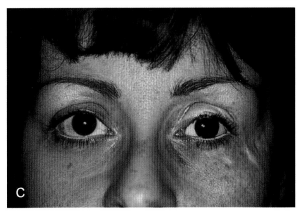

▲ 图 25-25 **A.** 交通事故后严重的左上睑退缩、眼球痨、眼眶周围严重的皮肤瘢痕和深部瘢痕形成；**B.** 过度修剪上睑组织导致眼球迟滞；**C.** 患者左上睑行全层耳后皮片移植结合眼轮匝肌前移后的外观

6. 术后护理 应该采取措施防止术后眼睑过度水肿，因为这可能会对术后疗效产生不利影响，措施包括患者头部抬高、适当的加压敷料包扎及使用冰袋冰敷。

对于大多数患者来说，加压包扎可以在第2天拆除。应避免在幼儿中长时间使用加压敷料，以避免遮盖性弱视，可以使用透明的 Cartella 罩进行保护。

对于严重的眼睑撕脱伤伤口伴有张力（图25-21），睑板缝合后应该用加压敷料固定，用微孔胶带固定在颊部，然后拉至前额。事先在面颊和额头的皮肤涂抹安息香酊有助固定。这种敷料可有效减少张力，有利于伤口愈合，也降低了术后水肿进一步发展的可能，水肿可能导致缝合线处软组织豁口及伤口开裂（图25-23B）。同时可用头部绷带进一步加压，可在术后保持适当的位置长达1周。

术后2周，睑缘缝合线应与皮肤缝合线一并拆除。

应建议患者使用不含防腐剂的软膏（如 Lacri-Lube 软膏或 Xailin 夜间软膏）定期、多次进行术后伤口按摩。使用硅胶制剂（如 Kelocote 或 Dermatx）也有助于防止伤口挛缩并软化由此产生的瘢痕。

7. 二次修复 虽然良好的眼睑损伤一期修复的目的是避免二次重建手术，但由于各种原因，二期手术也是必要的，原因包括：①严重的继发畸形（图25-23C 及图25-25A 和 B）；③眼睑闭合不全伴有暴露性角膜病变（图25-25）；④由眼睑错位或倒睫引起的机械性角膜炎；⑤下睑退缩或外翻（图25-23A）；⑥异物残留；⑦外伤性文身；⑧遗漏的泪小管系统损伤（图25-7）；⑨内眦或外眦畸形（图25-23B）；⑩上睑下垂（图25-24B）；⑪结膜瘢痕伴眼球运动受限。

二次干预的时机取决于问题的紧迫性，并可分为早期、中期或晚期（例如，不能保守治疗的、由于眼睑闭合不全导致的暴露性角膜病变需早期二次干预）。

如果在未能采用前述基本原则的情况下，

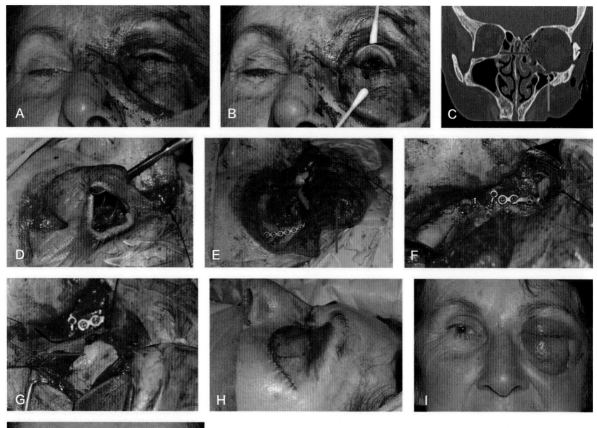

▲ 图 25-26　A. 患者被发现昏迷在田野中，被马踢了面部。恢复意识后，没有其他头部严重损伤的迹象。B. 她的左眼球严重破裂，眼内容物挤压，下睑大面积撕脱伤，下睑和面颊脱套撕裂。C. 冠状位 CT 扫描显示眶壁内侧（红箭）和外侧（蓝箭）及眶底（绿箭）骨折。D. 患者接受了 1 次眼球摘除术。眼眶被严重损坏。E. 眶外侧壁骨折采用微型钛板修复。箭示撕裂的下睑－面颊皮瓣。F. 筛骨骨折用钢板固定，眶底骨折用 Supramid 钛网修复（箭）。G. 腹部真皮脂肪瓣移植重建眼窝（箭）。H. 泪后嵴缝合，裂伤缝合后复位眼睑。I. 患者术后出现明显的淋巴水肿。J. 患者术后 6 个月装配义眼后

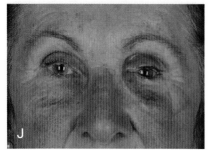

出现早期二次干预的机会，则可以重新切开伤口，并采用更为适当的修复手段。然而，对于因组织丢失或瘢痕形成而缩短的眼睑，可能需要使用另一种策略。通过全层皮肤结合眼轮匝肌推进重建可以取得更好的效果（图 25-27A 和 B），或使用脂肪移植来防止深层组织粘连（图 25-27C 和 D）。如果仅局部用润滑剂就可以非常有效地控制角膜暴露，最好等待伤口完全恢复，在皮肤上涂上不含防腐剂的润滑剂眼膏并定期按摩。

创伤后上睑下垂的治疗可能是一个挑战。与眼睑肿胀和血肿相关的机械性上睑下垂很难与神经源性上睑下垂、直接撕裂提肌或其腱膜后的肌源性或腱膜性上睑下垂相鉴别。事实上，

上睑下垂可能由多种病因导致。如果确定提肌或其腱膜被切断，应在局部麻醉下尽快修复，同时修复撕裂伤。然而，眼睑肿胀和血肿的存在可能会使早期修复难以实现。因此，排除婴幼儿弱视风险后，将干预时间推迟几个月也是合理的。在此期间，上睑下垂和提肌功能可能改善，然后可以重新评估上睑下垂的程度，并根据基本原则治疗上睑下垂（第 7 章）。

如果错过了修复泪小管断裂早期干预的机会，二次重建可能会非常困难，如果不进行结膜泪囊鼻腔吻合术（CDCR）和放置 Lester Jones 管，可能无法治愈溢泪。

瘢痕成熟后，同时对伤口进行有效的按摩，就可以对瘢痕进行修复治疗。

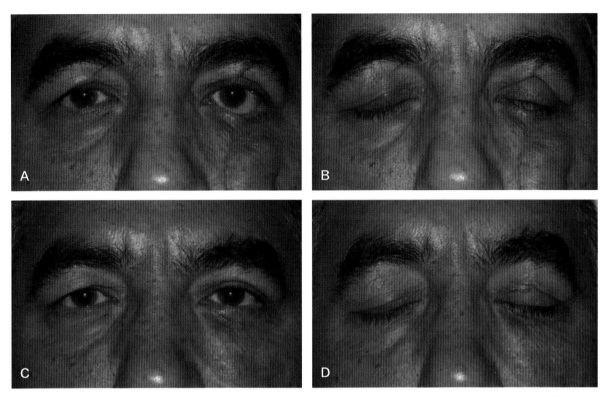

▲ 图 25-27 **A.** 患者左下睑退缩，面部凹陷，下睑长而深，面部有刀伤后的瘢痕；**B.** 患者表现为上睑沟缺损、上睑凹陷、上睑深部瘢痕，导致向下凝视时眼睑迟缓；**C.** 患者上、下睑植入真皮脂肪移植物，并在面中部注射脂肪后 **6** 个月；**D.** 患者眼睑闭合不全明显改善

五、烧伤

烧伤可分为热烧伤、化学品烧伤、电烧伤及辐射性烧伤几类。本节仅介绍热烧伤。

眼睑持续热烧伤的患者通常病情危重。大多数此类患者都是在烧伤科治疗。严重烧伤很少局限于眼睑和眼周区域（图 25-28）。

幸运的是，由于反射性眼睑闭合和 Bell 征提供的保护机制，眼球很少受到面部烧伤的严重影响。

烧伤按程度进一步分类为 I 度烧伤、II 度烧伤及 III 度烧伤。

I 度烧伤只涉及表皮，特点是出现类似轻度晒伤的红斑。II 度（部分皮肤）烧伤累及表皮和邻近真皮的浅层。皮肤的再生可发生在残留的上皮细胞中。这种程度烧伤的特点是疼痛、红斑、水泡和渗液，这是 CO_2 激光处理皮肤后的典型表现（图 25-29）。III 度烧伤（全层）是包括表皮和真皮的完全、不可逆转的损伤。这样的烧伤是无痛的，特点是没有水肿，受烧伤影响的区域看起来坚硬而无弹性（图 25-28）。

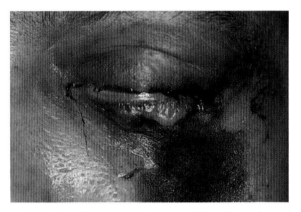

▲ 图 25-28 精神分裂症患者由于直接接触打火机火焰而造成的下睑、上睑外侧和面颊的 III 度烧伤

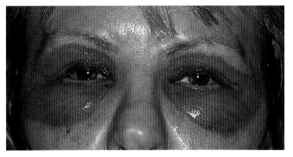

▲ 图 25-29 **CO_2 激光磨削烧伤**

治疗：眼睑热烧伤的直接治疗是保守的，目标如下：①预防感染；②预防角膜的继发性并发症。

Ⅰ度烧伤通常不需要进一步治疗。Ⅱ度和Ⅲ度烧伤应予以清创，清除异物。如果烧伤的组织广泛且造成角膜外露时，必须联合使用局部润滑剂和抗生素来保护眼球。如果角膜保护不能达到令人满意的效果，临时缝合眼睑是必要的。

一旦眼睑开始发生瘢痕改变，常伴随着眼睑外翻和眼球拉伤，眼球表面情况通常会迅速恶化。因此积极的治疗以防止不可逆转的眼部损害是必要的（图25-30）。虽然植皮术通常会延迟到瘢痕稳定后进行，但早期全层皮片移植可能是必要的，可以减少眼部疾病的发生率。

眼睑烧伤的后期治疗包括瘢痕切除后使用全厚皮片移植。受者的眼睑应处于最大限度复位，睑缘可用丝线固定，进而增加拟行移植手术的面积。这样可以缓解术后移植皮片的收缩。术后应按摩、使用乳胶软膏和使用硅胶制剂，如 Kelocote 或 Dermatix 来减轻瘢痕。

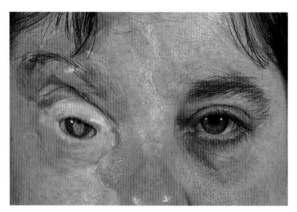

▲ 图 25-30 严重眼周烧伤患者接受广泛的眼周皮肤移植联合外侧睑板缝合和内眦成形术，术后角膜瘢痕形成

推荐阅读

［1］ American Academy of Ophthalmology. Basic and Clinical Science Course: Orbit, Eyelids and Lacrimal System, section 7. San Francisco, CA: American Academy of Ophthalmology; 2015-2016

［2］ Gonnering RS. Eyelid trauma. In: Bosniak S, ed. Principles and Practice of Ophthalmic Plastic and Reconstructive Surgery, vol. 1. Philadelphia: WB Saunders; 1996:452–464

［3］ Green J, Charonis GC, Goldberg RA. Eyelid trauma and reconstructive techniques. In: Yanoff M, Duker J, eds. Ophthalmology. Philadelphia: Mosby; 2004:720–727

［4］ Grossman MD, Berlin AJ. Management of acute adnexal trauma. In: Stewart WB, ed. Surgery of the Eyelids, Orbit and Lacrimal System, vol. 1. Ophthalmology Monographs 8. San Francisco, CA: American Academy of Ophthalmology; 1993:170–185

［5］ Jordan DR, Nerad JA, Tse DT. The pigtail probe, revisited. Ophthalmology. 1990; 97(4):512–519

［6］ Kulwin DR. Thermal, chemical and radiation burns. In: Stewart WB, ed. Surgery of the Eyelids, Orbit and Lacrimal System, vol. 1, Ophthalmology Monographs 8. San Francisco, CA: American Academy of Ophthalmology; 1993:186–197

［7］ Mustarde JC. Repair and Reconstruction in the Orbital Region. Edinburgh: Livingstone; 1966

［8］ Nerad JA, Carter KD, Alford MA. Disorders of the eyelid: eyelid trauma. In: Rapid Diagnosis in Ophthalmology-Oculoplastic & Reconstructive Surgery. Philadelphia: Mosby Elsevier; 2008:62–65

［9］ Nerad JA, Carter KD, Alford MA. Disorders of the orbit: trauma. In: Rapid Diagnosis in Ophthalmology-Oculoplastic & Reconstructive Surgery. Philadelphia: Mosby Elsevier; 2008:242–257

［10］ Shore JW, Rubin PA, Bilyk JR. Repair of telecanthus by anterior fixation of cantilevered miniplates. Ophthalmology. 1992; 99(7):1133–1138

第26章
眶壁爆裂性骨折
Orbital Wall Blowout Fractures

摘要

"眶壁爆裂性骨折"讨论眶底薄骨骨折、眶内侧壁骨折或两者兼有。当骨性眶缘完整时,这种骨折被称为"单纯骨折";当眶壁骨折伴眶缘骨折时,这种骨折被称为"非单纯骨折",如作为颧骨复合体骨折的一部分的时候。单纯眶壁爆裂性骨折是由于钝性非穿透性物体使眼球向后移位,导致眶内压充分升高而导致眶内壁或眶底骨折,也可能是由于眶缘的短暂变形将损伤的力量直接传递到眶壁,这些骨折可能发生在任何钝挫伤后,如用拳头击打后。眶壁薄弱区域的破裂释放了压力,使眼眶组织能够进入上颌窦或筛窦的气房,而不是被压碎。如果眼球破裂,患者也会有眶壁爆裂性骨折,除非证明并非如此。

关键词:眶壁爆裂性骨折、眶底、上颌骨、眶内侧壁、筛骨、筛骨纸板、眼球内陷

一、概述

术语"单纯眼眶爆裂性骨折"用于描述眶底、眶内侧壁或两者兼有的骨折,其眶缘骨质完整。术语"非单纯眼眶爆裂性骨折"用于上述骨折与眶缘骨折同时发生时,如作为颧骨复合体骨折的一部分。爆裂性骨折最常见的部位是眶下神经血管束内侧的眶底后内侧,那里的上颌骨非常薄。因为纸板也很薄,眼眶内侧壁也容易骨折,其或者是孤立的,或者是与眶底或其他面骨骨折相关的。

二、病因

单纯眶壁爆裂性骨折有两种机制:①由钝性非穿透性物体(如网球)引起眼球后移,使眶内压力升高,足以使眶后内侧壁和(或)筛骨纸板骨折;②眶缘的短暂性变形将损伤的力量直接传递至眶壁。

这些骨折可能发生在眶周区域的任何钝挫伤后,如用拳头击打后(图26-1)。眶壁的薄弱区域对眼球和眼眶组织提供了一些保护手段,使它们能够疝入上颌窦和(或)筛窦,而不是被压迫到眼眶上其他更坚硬的区域。覆盖在骨折部位的眶周骨膜通常是破裂的,使邻近的眶脂脱垂到骨折部位。

偶尔,邻近的眼外肌群的一部分也会脱垂到骨折部位。相反,任何遭受钝挫伤到足以导致眼球破裂的患者都会发生眶壁爆裂性骨折,除非被证明是另一种情况。

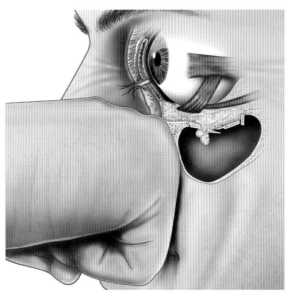

▲ 图 26-1 由于眶下缘受到击打造成眶底爆裂性骨折,眶内脂肪脱垂进入上颌窦

三、诊断

对于所有眶周钝器伤的患者，应高度怀疑爆裂性骨折的存在。患者的临床体征取决于创伤后的检查时间。外伤发生数月后，眼球内陷可能是患者唯一的体征。

1. 临床症状和体征　下列临床症状和体征可能与眶壁爆裂性骨折有关：①眼睑瘀斑或血肿；②皮下气肿；③眶下神经分布区域的神经感觉丧失；④眼球运动受限并伴有复视；⑤眼球内陷、突出或下移；⑥上睑沟畸形；⑦假性上睑下垂；⑧头痛；⑨恶心或呕吐；⑩心动过缓。

(1) 眼睑瘀斑或血肿：眼睑瘀斑、血肿或水肿通常在创伤发生后不久出现，这些症状也可能不存在，如儿科患者所谓的"白眼"爆裂性骨折所见。这些患者眶底的软骨骨折并受力下压，眶周破裂导致眶下脂肪脱垂，下直肌的一部分也可能被迫进入骨折部位。然后眶底的弹性骨弹回原位，导致脱垂的组织严重卡压。

(2) 皮下气肿：爆裂性骨折与充满空气的鼻旁窦相通。当患者擤鼻涕或打喷嚏时，空气可能会被迫进入眼眶和（或）眼睑，特别是眼眶内侧壁爆裂性骨折。皮下气肿可导致明显的捻发音。应告诫患者打喷嚏时不要擤鼻涕或捂住鼻部，否则皮下气肿可能会大大加重。极少数情况下，被迫进入眼眶的空气会导致严重的眼球突出和眼眶间隔综合征，并损害视神经或眼球的血供（图 26-2）。

(3) 眶下神经分布区域的神经感觉丧失：眶下神经功能障碍几乎是眶底爆裂性骨折的病理学特征。患者通常察觉到同侧面颊、上牙和上唇的感觉改变。这是因为骨折沿眶下沟或眶下管延伸，损伤了眶下神经。然而，并非所有眶底爆裂性骨折的患者都有这种感觉障碍。这些恼人的感觉障碍往往会随着时间自发消退，但骨折手术治疗可能会加重这种症状。极少数情况下，眶下神经分布区域的疼痛可作为神经被碎骨片压迫需要手术减压的指征。

(4) 眼球运动受限：眶底爆裂性骨折患者可能有垂直复视，这与多种不同的机制有关。眶内侧壁爆裂性骨折引起的水平复视不太常见。以下机制可能是限制眼球运动的原因：①结缔

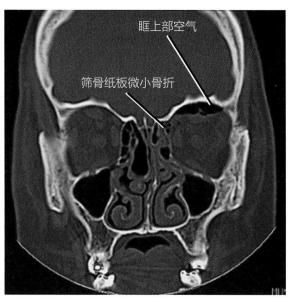

▲ 图 26-2　患者打喷嚏时，空气在压力下被强行压入眼眶，导致眼眶内侧壁爆裂性骨折

组织隔或眼外肌被骨折卡压；②邻近骨折部位的眶脂内有血肿和（或）水肿；③眼外肌血肿或挫伤；④与神经损伤相关的眼外肌麻痹；⑤眼外肌被卡压导致的 Volkmann 缺血挛缩。

(5) 眼球内陷、突出或下移：眼球内陷是由扩大的眼眶容积引起的，根据眼眶骨性扩张程度的不同，眼球内陷可表现为不明显到毁容等不同程度。脂肪萎缩通常对眼球内陷的影响甚微。眼球内陷可能被眼眶血肿、水肿或气肿所掩盖，甚至可能在外伤后的头几天出现眼球突出。然而，如果眶底碎骨片移位到眶内的话，眼球突出症可能与"爆裂性"骨折有关。这在涉及眶顶的骨折中更为常见。眼球内陷在眶底骨折合并眶内侧壁骨折时比较明显。在广泛的眶底爆裂性骨折时，可出现眼球下移。一些患者的上颌窦会越过眶下神经血管束，向外侧延伸一段距离，随之而来的眶底缺损几乎占据整个眶底。极少数情况下，眼球可能会位于上颌窦内甚至筛窦内（图 26-3）。

(6) 上睑沟畸形或假性上睑下垂：眼球内陷导致上睑支撑力下降，进而导致继发性假性上睑下垂和上睑沟畸形（图 26-4）

(7) 头痛、恶心、呕吐和心动过缓：在"白眼"爆裂性骨折的儿童患者中，与心动过缓相关的头痛、恶心和呕吐症状可能被误认为是需要入

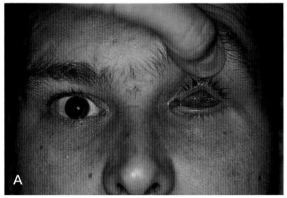
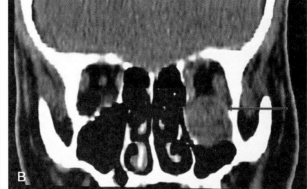
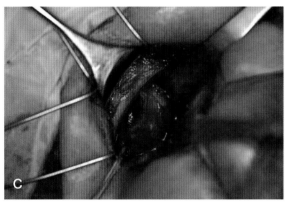
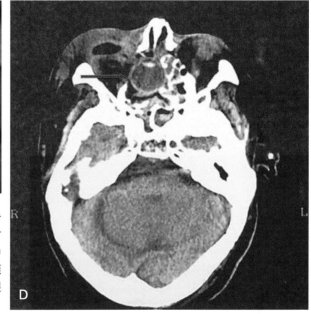

▲ 图 26-3　**A.** 该患者因眼窝无眼，为治疗而转诊，患者既往有眶周钝挫伤病史；**B.** 患者的冠状位 CT 扫描显示广泛的眶底爆裂性骨折，眼球脱垂到上颌窦（箭）；**C.** 术中见眼球位于眶下缘以下的位置；**D.** 另一名患者的轴位头颅 CT 扫描显示钝性眼眶外伤后广泛的眶内侧壁和眶底爆裂性骨折，眼球脱垂到筛窦和鼻腔（箭）

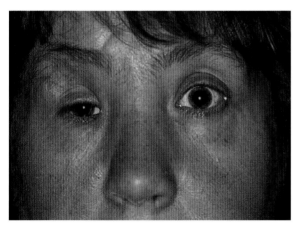

▲ 图 26-4　**1 例患者在广泛的眶底和眶内侧壁爆裂性骨折后出现右眼球内陷、上睑下垂和上睑沟缺损**

院观察头部损伤的钝性创伤症状。这种骨折所表现的症状和体征是由眼心反射引起的。

　　2. 临床评估　任何遭受钝性眼眶损伤的患者应接受完整的眼科检查以排除相关的眼外伤（框 26-1 和图 26-5）。据报道，眼外伤的发生率为 14%～30%。在进行被动牵拉试验之前，必须考虑并排除眼球破裂的可能性。

　　任何眼球突出或眼球内陷都应该用眼球 Hertel 突度计测量。眼球的任何垂直位移也应测量和记录。眼睑和眶周组织应触诊是否有皮下气肿和眶缘骨折。应触诊颧骨隆起，并注意任何凹陷或移位（图 26-6）。

　　医师应要求患者张口、闭口以确保没有相关的疼痛或牙关紧闭症。这些症状和体征提示颧骨复合体骨折。应记录眶下感觉丧失的程度。

　　全面的直视评估应使用 9 个凝视位置的棱镜测量、Hess 表，以及单眼和双眼视野评估。应进行被动牵拉试验和主动牵拉试验。在被动牵拉试验之前，用局部麻醉药浸湿棉签，并将

其置于角膜缘上几分钟。患者应该卧位。然后用细齿镊夹住角膜缘后方的结膜和筋膜囊。要

框 26-1 爆裂性骨折合并的眼外伤
• 眼球破裂
• 视网膜撕裂
• 视网膜脱离
• 玻璃体积血
• 房角后退
• 前房积血
• 晶状体半脱位
• 外伤性白内障
• 脉络膜破裂
• 视网膜震荡
• 黄斑瘢痕
• 外伤性瞳孔扩大

求患者在检查者将眼球向同一方向移动时，朝限制眼球运动的方向看（图 26-7）。有组织卡压的患者在尝试眼球向受限方向运动时通常会感到疼痛。这个测试的结果需要谨慎解释。如果检查者不能正常移动眼球，这就意味着眼眶下间隔被卡压，但眼外肌或眼眶血肿和水肿也可能导致被动牵拉试验阳性。在 CT 显示有爆裂性骨折的患者中，被动牵拉试验强阳性明确提示组织卡压是眼球运动受限的原因。

在主动牵拉试验中，再次用细齿镊夹住眼球，要求患者尽可能使眼睛朝向被观察肌肉的作用方向转动。检查者能通过镊子感觉到肌肉收缩的拉力。主动牵拉试验有助于鉴别眼外肌麻痹和组织卡压。

如果患者存在眶壁爆裂性骨折的症状和体征，CT 应在轴面、冠状面和矢状面进行重建（图

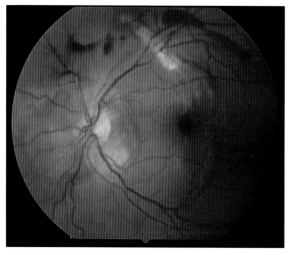

▲ 图 26-5　1 例患者钝挫伤后脉络膜破裂、黄斑出血和广泛视网膜出血

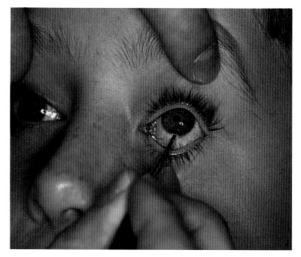

▲ 图 26-7　被动牵拉试验

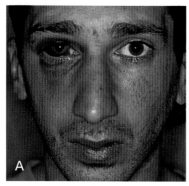 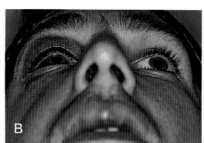 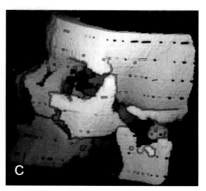

▲ 图 26-6　A. 右颧骨复合体骨折患者右颧骨隆起处出现凹陷；B. 畸形从下方观察较明显；C. 此三维 CT 扫描重建显示患者出现牙关紧闭症的原因

26-8）。用现代 CT 扫描仪，这项检查可以很快进行。3 个平面上的图像对于评估损伤的整体程度非常有价值。普通头颅 X 线片在评估爆裂性骨折中用处不大。CT 显示软组织与骨折部位的关系，允许评估外伤的任何继发性影响（如球后出血、视神经鞘内血肿或骨膜下血肿），并有助于显示外伤的并发症（如眼眶蜂窝织炎、眼眶骨膜下脓肿及残留的眼眶异物）。

> **要　点**
>
> 对于"白眼"爆裂性骨折的儿童患者，CT 上可能很少有骨折的迹象，放射科医师可能报告扫描未显示骨折。

3. 治疗　应叮嘱患者打喷嚏时不要擤鼻涕或捂住鼻部。抗生素预防性应用是有争议的。如果 CT 显示有慢性鼻窦炎，应使用抗生素预防继发性眼眶蜂窝织炎（图 26-9）。

眶壁爆裂性骨折的治疗可能涉及许多不同的外科专业，在手术适应证、手术时机、手术入路和眼眶植入材料的使用等方面存在不同意见。一般来说，以下是爆裂性骨折外科修复的适应证：①软组织卡压伴致残性复视，无法消退；②眼球内陷大于 2mm；③ CT 显示为大范围骨折。

然而，这些是相对适应证，而不是绝对适应证。对于不同患者，应考虑到患者的意愿、手术的风险和潜在的并发症，慎重做出手术决定。

复视患者的观察期为 2～3 周。如果复视消失且在 CT 上表现为小骨折，则无须手术治疗。

这里有一个重要的例外。有明显的组织卡压、CT 上显示线性骨折（一种"活板门"骨折）的儿童患者，除非组织卡压很早就被释放，否则有可能发展成缺血性挛缩（图 26-10 和视频 26-1）。这是紧急手术的适应证。

> **要　点**
>
> 儿童眼眶壁爆裂性骨折应立即进行评估，在眼球运动受限的情况下，可能需要立即进行手术治疗。

根据眼球内陷的程度将手术决定推迟 2～3

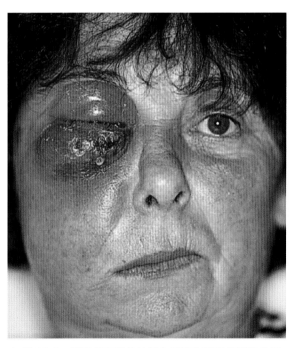

▲ 图 26-9　该患者在意外钝器伤后发生眶底爆裂性骨折。2 天后，她因严重的眼眶蜂窝织炎和失明而被送到急诊科

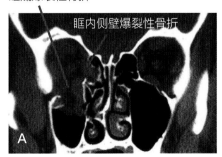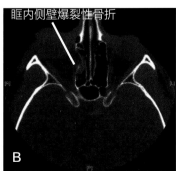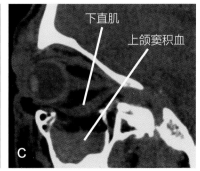

▲ 图 26-8　**A.** 冠状位 CT 扫描显示眶底和眶内侧壁爆裂性骨折；**B.** 轴位 CT 扫描显示眶内侧壁爆裂性骨折；**C.** 矢状位 CT 扫描显示广泛的眶底爆裂性骨折延伸至上颌窦后缘

周是合理的，以便与患者一起确定眼球内陷是否具有美观意义，这使得眼眶水肿和血肿得以消退，反过来又使手术更容易进行。广泛性缺损，特别是累及眶底和眶内侧壁的缺损，提示进行性难看的眼球内陷可能性很高，建议手术干预。患者必须充分了解此类手术的风险和潜在并发症，包括失明风险（稍后讨论）。

4. 手术治疗　无论是早期手术（创伤后 2～3 周内）还是延迟手术，手术入路都是一样的。

使用手术头灯和放大镜是必要的。手术在全身麻醉下进行。

要　点

在手术开始前，应在全身麻醉下进行被动牵拉试验，并在所有被卡压的组织释放后重复进行，在植入眼眶植入物后再次重复，以确保植入物的放置不会导致任何组织卡压。

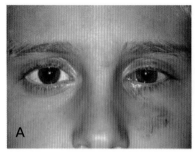
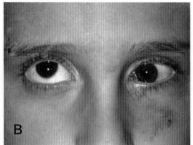
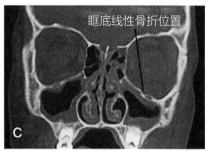

眶内容物卡压释放后的眶底线性"活板门"骨折

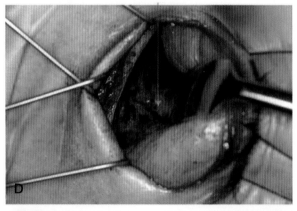
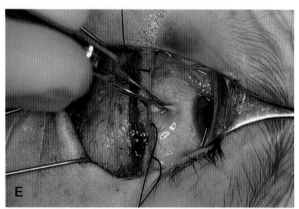

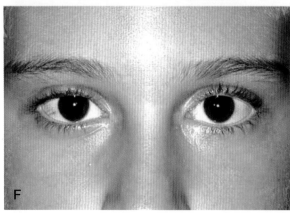
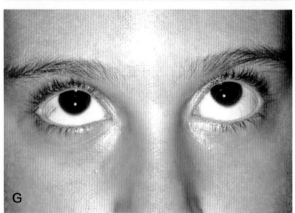

▲ 图 26-10　**A.** 1 名男孩在左眶遭受钝器伤后 2 天出现仰视复视。**B.** 左眼仰视明显受限。被动牵拉试验呈显著阳性，需早期手术释放卡压组织。**C.** 同一患者的冠状位 CT 扫描。在没有明显骨移位的情况下，影像学检查可能有误导性。**D.** 眶底线性骨折，眶内组织被卡压。组织释放后，眼球运动完全恢复。无须眶底植入物。该患者通过下睑缘皮肤切口进入眶底。**E.** 在眼眶组织释放后，重复进行被动牵拉试验。**F.** 眼眶卡压组织释放 12 个月后患者的外观。**G.** 仰视受限已经完全解决

眶底爆裂性骨折通常通过下睑切口显露。很少有 Caldwell-Luc 入路的指征，即在上牙龈区域向上颌窦开一个口。内侧壁骨折也可通过同样的下睑切口修复。或者可采用经泪阜入路，如果患者已经有与骨折相关的明显眼睑裂伤，则可使用该伤口显露骨折。

下睑切口可通过皮肤或结膜进行（图 26-11A）。首选的切口是通过摆动式下睑皮瓣入路经结膜切开（图 26-11B）。这为整个眶底和眶内侧壁提供了良好的入路。对于小的"活板门"眶底骨折的治疗，经结膜入路不需要外眦切开术和下眦切开术即可。如果愿意的话，经皮入路治疗相对较小的骨折是合适的，而且外眦不受干扰。如果伤口修复、闭合和术后按摩护理得当，所形成的睑下瘢痕几乎不可见（图 26-14）。

大多数眶底骨折累及眶底后内侧，邻近眶下沟和眶下管。眶下神经和眶下动静脉在分离过程中有损伤的危险。分离时必须非常小心，以免损伤这些血管结构。为了避免损伤眶下神经，应谨慎使用电刀。所有骨折边缘应显露，脱垂结构应在眶内复位。过度积极的剥离有可能损伤视神经和其他眶尖结构。

> **要 点**
>
> 在眼眶分离过程中，使用 Supramid 和 Sewall 牵开器可以防止眶脂脱垂到手术区。

四、经结膜入路

该入路是通过下睑结膜切开，通常结合外眦切开术和下眦切开术。因此，眼睑从外侧眶缘分离，向下摆动（摆动式眼睑皮瓣入路）。

1. 手术方法
- 进行被动牵拉试验并记录结果。
- 沿着皮肤皱褶用甲紫标记长 5～8mm 的外眦部位切口。
- 将含 1 : 200 000U 肾上腺素的 0.5% 布比卡因溶液与含 1 : 80 000U 肾上腺素的 2% 利多卡因溶液按 1 : 1 混合后，用 1.5～2ml 溶液皮下注射到下睑和外眦。避免任何结膜下注射非常重要，因为它们会影响瞳孔。
- 为患者铺单，露出健侧眼以比较眼球位置的对称性，必要时还可以评估瞳孔对光反射，应涂 Lacri-Lube 软膏保护健侧眼。
- 4-0 丝线穿过下睑灰线作为牵引线。
- 使用 Colorado 针式电刀沿着先前标记的皱褶做外眦皮肤切口。切口深至能显露眶外侧缘骨膜。
- 接下来，用 Colorado 针式电刀或钝头 Westcott 剪行外眦切开术。
- 然后，用小睑板牵开器牵开下睑，用小弯动脉夹将丝线固定于面部手术单。
- 在睑板下缘做结膜切口，使用 Colorado 针式电刀从下泪点的正下方延伸至外眦。
- 必要时用双极电凝止血。

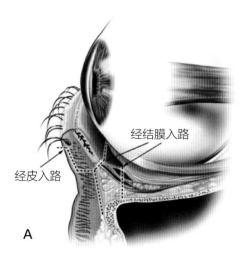
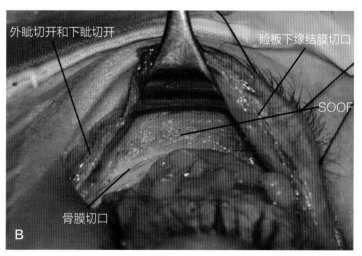

▲ 图 26-11 **A.** 经皮或经结膜入路显露眶下缘时的解剖平面；**B.** 摆动式下睑皮瓣入路至眶下缘的手术视图；**SOOF.** 眼轮匝肌下脂肪

- 在眶隔浅层进行剥离（图 26-11A）。通过此出血少的入路用 Colorado 针式电刀剥离至清楚地看到眼轮匝肌后，保持剥离层次，在眼轮匝肌后方继续剥离。
- 沿该层次一直剥离至眶下缘。
- 用 4-0 牵引缝合线穿过结膜 - 下睑缩肌复合体的内侧和外侧。然后，用弯动脉夹将牵引线固定在前额部手术巾上，从而在随后的手术中起到保护角膜的作用。注意确保缝合线从眼球两侧向上拉起，不要损伤角膜。
- Jaffe 眼睑牵开器拉开切口，并用弯动脉夹固定于面部手术巾。
- 使用 Colorado 针式电刀在眶下缘下方 2mm 处切开骨膜，从内侧开始，将切口延伸至外侧稍低的位置（图 26-11B）。
- 使用 Freer 骨膜剥离子的尖头将骨膜从骨表面剥离。
- 使用 Freer 骨膜剥离子从眶底内侧剥离骨膜。
- 将 Sewall 牵开器小心地放入骨膜下间隙，将眶内容物牵开（图 26-12A）。
- 沿着眶底中心剥离会遇到一条恒定的血管，其从眶下神经血管束到达眼眶。当它进入眶周时应烧灼，并用 Westcott 剪剪断。
- 使用 Freer 骨膜剥离子仔细显露骨折边缘，注意定期释放牵开器上的压力并观察患者瞳孔。
- 脱垂的眼眶内容物自骨折部位抬起后需要重复进行被动牵拉试验。此时应当看到眼球运动不受限制。
- 将 Supramid 薄片裁剪成合适的大小和形状。
- 植入物放置在骨折部位，确保所有骨折边缘都被覆盖，并且不允许任何组织再次从

眼眶中疝出。植入物的大小和形状应该适当，以实现这一目标。骨折后缘应充分显露，这有助于支撑植入物，防止其脱出进入上颌窦或筛窦（图 26-12B）。
- 取出 Supramid 薄片并用作模板，对照该模板，将最终要使用的眼眶植入物切割成同样尺寸。
- 植入物通常不必固定。为防止植入物向前移位，可在植入物前缘开 2 个小的减压切口，并将部分植入物向下折叠，使其位于骨折的前方。
- 如果骨折非常大以至于植入物后部没有支撑物，那么植入物应用微型板悬吊于骨折上方，用螺钉固定在眶下缘下方（图 26-12C）。
- 在眶下缘找到骨膜的边缘，用 5-0 Vicryl 缝合线间断缝合，缝合时注意避免卷入眶隔，这会导致下睑退缩。
- 结膜和下睑缩肌用间断的 7-0 Vicryl 缝合线重新固定于睑板下缘，确保线结被埋没。
- 睑板的外侧部分用 1 根 5-0 Vicryl 缝合线固定于眶外侧缘的骨膜。
- 去除 4-0 牵引线，并将抗生素软膏涂入眼内。
- 敷料加压包扎。

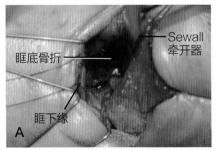
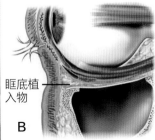
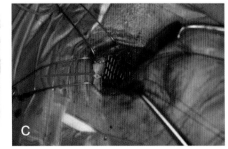

▲ 图 26-12 **A.** 眶底骨折通过摆动式下睑皮瓣入路显露；**B.** 眼眶植入物置于眶底爆裂性骨折边缘，通常情况下植入物无须固定；**C.** 用螺钉将钛网植入物固定到眶下缘，悬于骨折后缘上方（箭）

2.术后护理 患者一旦清醒并能配合治疗后，就在恢复室去除加压敷料。检查患者的视力和瞳孔反应。术后的前 12h 每小时检查 1 次，以确保在球后突然出血的情况下视力不会下降。患者还应定期监测眼眶疼痛或眼球突出的发展情况。间歇使用冰袋，并保持患者的头部抬高。术后 5 天开始下睑按摩以防止伤口挛缩和眼睑退缩。应将 Lacri-Lube 软膏涂抹于眼睑皮肤后进行按摩，每天 3 次，每次约 3min，为期 6 周。术后预防性应用广谱抗生素，疗程 7 天。必须指导患者在术后 6 周内打喷嚏时不要擤鼻涕或捂住鼻部。

五、经皮入路

尽管在某些患者中，下睑皮肤皱褶切口可提供快速显露和良好的术后瘢痕，但睫下皮肤切口是首选的经皮入路。应避免直接在眶下缘上方做切口，因为这在美观上是不令人满意的，而且会导致术后眼睑淋巴水肿时间延长。

1.手术方法
- 将含 1∶200 000U 肾上腺素的 0.5% 布比卡因溶液与含 1∶80 000U 肾上腺素的 2% 利多卡因溶液按 1∶1 混合，取 1.5～2ml 溶液皮下注射到下睑。
- 4-0 丝线作为牵引线穿过下睑灰线，用弯动脉夹固定在头部手术巾上。这会使下睑组织处于紧张状态，有利于剥离组织平面，也可以保护眼球免受手术器械的伤害。
- 用 Colorado 针式电刀行睫下皮肤切口。
- 用钝头 Westcott 剪将皮肤与睑前眼轮匝肌分离。
- 然后用 Colorado 针式电刀在睑板下方切开眼轮匝肌，露出深面眶隔。
- 其余流程按照前面描述的步骤进行。
- 皮肤用 7-0 Vicryl 缝合线间断缝合。

2.术后护理 术后护理与前述经结膜入路相同。

六、眼眶植入材料

各种自体和合成材料已被用来修复眶壁爆裂性骨折，包括硅胶、Teflon、Supramid、Gelfilm、羟基磷灰石、甲基丙烯酸甲酯、钛、自体软骨和自体骨。自体骨可取自髂骨或颅骨外板。这需要较长的手术时间和较长的住院时间，并增加供区发病率和并发症的风险。笔者更喜欢多孔聚乙烯（Medpor），它很容易切割和成形到所需的精确尺寸。它能很好地支持大多数骨折，且纤维血管组织可长入。对于较大的骨折，有槽 Medpor 或 Medpor-Titan 植入物更适合支持眶内容物，特别是有较大的眶底骨折合并较大的内侧壁骨折时（图 26-13）。

复视的延迟治疗 长期的眼球运动问题在所有类型的眶壁爆裂性骨折中都很少见，除了年轻人的线性"活板门"骨折。无论是否进行骨折的手术修复，随着复视的消退，自发的运动改善在数周至数月内较为常见。如果有眼外肌或神经损伤，即使骨折修复成功，也可能残留复视。复视可发生在眼外肌正常，但伴有广泛骨折和眼球明显移位的情况下。这与肌肉拉力线的变化有关。这类患者在临床上有明显的眼球内陷，在此基础上决定进行骨折的修复。

应当允许 4～6 个月的时间让复视消退或稳定。当眼球运动缺陷发生改变时，Fresnel 棱镜可提供暂时的缓解。如果患者不因复视而处于不利情况的话，则不需要进行任何治疗（如仅在极端凝视位置出现的复视）。或者，可以考虑使用永久性棱镜眼镜或进行斜视手术。

一般说来，眶壁爆裂性骨折后斜视手术的目的是增强功能不足的肌肉功能，或者是削弱继发性功能亢进的肌肉功能。逆行 Knapp 手术包括将内、外直肌移位到下直肌附着点，以增加患眼的凹陷程度。这可与下直肌回缩术相结合，下直肌表现为挛缩。在决定使肌肉回缩之前，必须进行一次被动牵拉试验。还必须考虑到前段缺血的风险。为了改善双眼单视视野，可能还需要对其他眼外肌进行手术。手术前必须对患者进行仔细的咨询，以确保他们切合实际期望。此类手术应由精通眼球运动障碍处理的外科医师进行。

七、眼眶爆裂性骨折的手术并发症

1.失明 手术失明是一种罕见的并发症。然而，这种并发症的风险应该在术前与患者沟

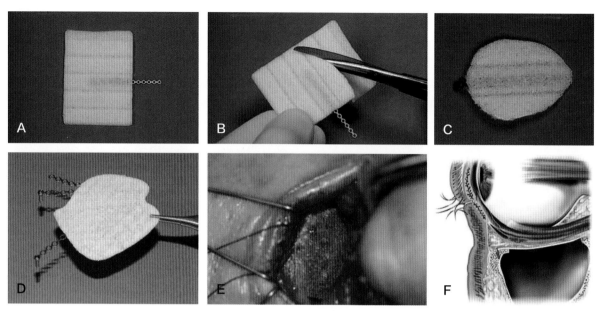

▲ 图 26-13　**A.** 有槽 Medpor 植入物。**B.** 使用模板（通常是 1 片 Supramid）将植入物切割成适当的大小和形状。**C.** 植入物准备覆盖大的眶底骨折。**D.** 如图所示，带有钛钉的 Medpor Titan 眶底植入物。**E.**Medpor Titan 眶底植入物被放置在眶底爆裂性骨折处，并用钛钉将植入物固定在眶下缘。在本病例中，突出的钛板是多余的，已经被去除。**F.** 在植入物不能固定到骨折后缘的情况下，将眶底植入物固定到眶下缘。植入物已在此位置被悬臂式支撑

通，并权衡风险与手术修复的潜在获益。其可能由下列原因引起：①术中眼球或视神经损伤；②术后眼眶出血；③眼眶植入物错位压迫视神经。

应采取一切预防措施防止失明的发生。术中任何瞳孔放大的情况应引起关注并应进行检查。可进行摆动手电筒试验以排除瞳孔相关的传入缺陷的存在，并应检查眼底。

2. 复视　因为从手术分离到释放卡压的眶内容物都可能会造成医源性损伤，故提醒患者在术后前几周内，复视恶化并不少见，这点非常重要。确保不会由于眼眶植入物位置放置不当无意中造成进一步的组织卡压也很重要。因此，在植入眼眶植入物后，必须重复进行被动牵拉试验。

3. 下睑退缩　下睑退缩可能是由以下原因引起的：①眶下缘骨膜闭合不当，无意中将眶隔带入缝合口；②眶隔与眶下缘粘连（图 26-14）。

仔细辨认骨膜边缘可以防止错误的伤口闭合。眼轮匝肌与眶隔间剥离要清晰，要防止血肿，术后早期、长期的眼睑按摩可避免粘连。

术后下睑退缩的手术矫治较为困难。它是通过睑板下缘结膜切口进行处理的，包括结膜和下睑缩肌的回退术及剥离眶下缘的组织粘连。然后，将硬腭移植物或真皮移植物等间隔物插

要　点

- 在患者进行眶壁爆裂性骨折修复之前，必须排除眼球破裂。
- 必须定期释放施加在眼眶牵开器上的压力。
- 应在术中每隔一段时间监测患者瞳孔。
- 在伤口闭合之前，必须进行细致的止血。
- 在全身麻醉恢复时必须监测患者的视力，并在术后至少 12h 内定期进行监测。
- 必须非常小心，确保眶内植入物的大小和形状合适，不会被强行送入超过骨折后界的眼眶内。

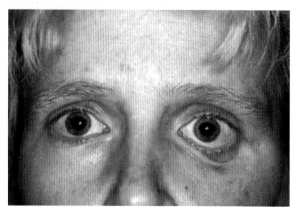

▲ 图 26-14　通过睑下经皮入路修复眶底爆裂性骨折术后左下睑退缩和凹陷

入下睑缩肌和睑板下缘之间。对于眼眶下缘广泛粘连并伴有腱膜前脂肪丢失的病例，则在眶下缘前放置真皮脂肪移植物以防止进一步粘连。

4. 下睑内翻　经结膜入路治疗眶底骨折后，偶尔会因伤口挛缩导致下睑内翻（图 26-15）。其处理方式类似于下睑退缩。

5. 植入物膨出　眼眶植入物膨出可发生在爆裂性骨折术后早期或晚期。其可于术后多年后才见到（图 26-16）。它的发生可能有很多原因，包括感染、使用了过大的植入物及眶下缘骨膜闭合不充分。

如果出现感染，必须取出植入物。待感染消除后，可行进一步手术。过大的植入物可取出并换成适当大小的植入物。晚期膨出需要取出植入物，但通常不需要更换，因为骨折部位已经愈合，取出后发生明显眼球内陷的风险很小。

6. 感染　虽然感染必须用全身性抗菌药物治疗，但植入物通常需要去除。

7. 眶下感觉丧失　应告知患者眶下神经分布的区域存在感觉丧失的可能。术中应非常小心，不要对神经造成不必要的损伤，并要取出任何压迫神经的骨碎片。在广泛的眶底骨折的

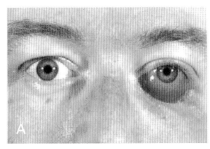
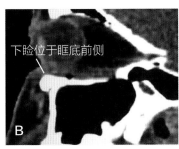
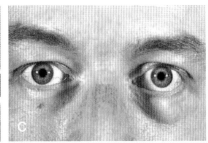

▲ 图 26-15　A. 眶底硅胶植入物感染后出现严重的下睑挛缩和水肿；B. 矢状位 CT 扫描显示下睑位置；C. 去除植入物并植入真皮脂肪移植物以防止下睑与眶下缘粘连后的效果

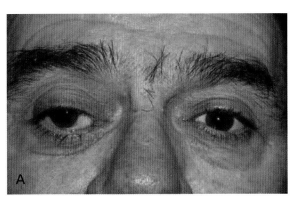
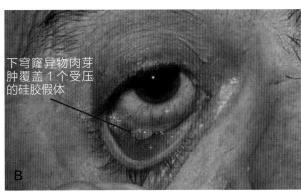
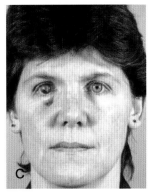
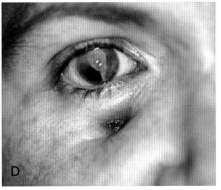
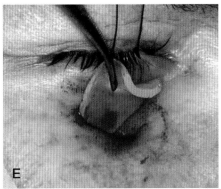

▲ 图 26-16　A. 1 例患者抱怨眼睛酸痛流泪。他在 15 年前接受了眶底爆裂性骨折的修复手术。B. 检查患者的下穹窿发现 1 个异物肉芽肿和 1 个膨出的硅胶眶底植入物。C. 1 例患者出现下睑窦道。15 年前，她接受了眶底爆裂性骨折的修复。D. 下睑窦道特写，她以前也曾遭受过穿透性眼损伤。E. 在探查下睑窦道的过程中取出了 1 个硅胶眶底植入物

后期治疗中，神经的识别可能很困难。

八、眼球内陷矫正不足

残余眼球内陷通常是以下原因造成的：①未能还纳所有脱垂的眼眶组织；②未能将眼眶植入物覆盖在整个骨折面上（图 26-17）；③未能治疗任何其他内侧壁骨折。

虽然外伤后眶脂萎缩可能会发生，但通常被夸大，而残留眼球内陷的真正原因被忽视。

九、眼球突出或眼球上移

使用了过大的眼眶植入物，如自体骨移植，可能会导致眼球突出或眼球上移（图 26-18）。在单侧病例中，应将眼球的术中位置与健侧眼球的位置进行比较，从而在手术过程中尽量避免这种并发症。

1. 囊肿形成 人工合成的植入物可能与导致眼球移位和复视的囊肿的发展有关（图 26-19）。这样的囊肿很少与能危及视力的自发性眼眶出血相关。

2. 下睑淋巴水肿 下睑淋巴水肿通常发生于在眶下缘直接做皮肤切口的情况下。这样的切口会留下难看的瘢痕，且易挤压植入物，除非该部位已有皮肤裂伤，否则应当避免。

3. 水肿 经结膜入路修复眶壁爆裂性骨折后，术后水肿更为常见。水肿一般不严重，通常应用局部润滑剂后会消退。

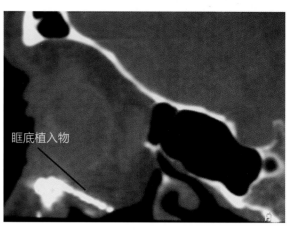

▲ 图 26-17 矢状位 CT 扫描显示眶底植入物错位且大小不足

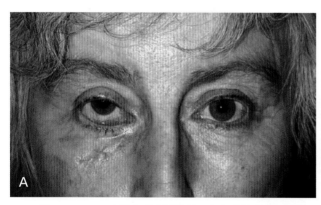

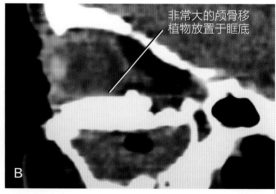

▲ 图 26-18 A. 1 例颌面外科医师使用颅骨移植修复眶底爆裂性骨折术后 6 周的患者。她存在右眼球上移和下睑退缩。B. 同一患者的矢状位 CT 扫描显示，大小不适当的植骨是引起眼球上移的原因

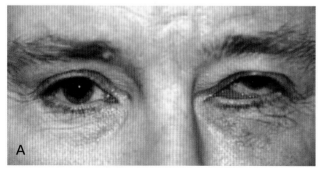

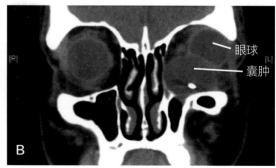

▲ 图 26-19 A. 1 例患者在先前使用有槽 Medpor 植入物修复眶底骨折后出现急性左眼球上移和复视；B. 冠状位 CT 扫描显示 1 个大的眶内囊肿

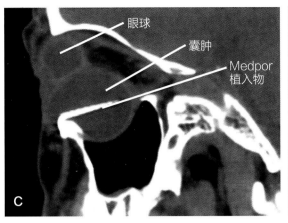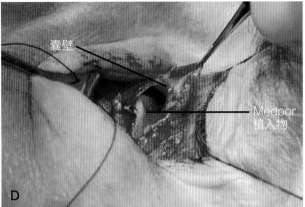

▲ 图 26-19（续）　**C.** 矢状位 **CT** 扫描显示囊肿的大小和后伸度；**D.** 术中囊肿被打开的照片，在取出前将有槽 **Medpor** 植入物显露出来

推荐阅读

［1］ Albert DM, Lucarelli MJ. Orbital fractures: diagnosis and management. In: Clinical Atlas of Procedures in Ophthalmic Surgery. Chicago, IL: AMA Press; 2004:347–359

［2］ American Academy of Ophthalmology. Basic and clinical science course: orbit, eyelids, and lacrimal system, section 7. San Francisco, CA: The American Academy of Ophthalmology; 2006/2007:97–108, 184–187

［3］ Belli E, Matteini C, Mazzone N. Evolution in diagnosis and repairing of orbital medial wall fractures. J Craniofac Surg. 2009; 20(1):191–193

［4］ Berkowitz RA, Putterman AM, Patel DB. Prolapse of the globe into the maxillary sinus after orbital floor fracture. Am J Ophthalmol. 1981; 91(2):253–257

［5］ Cole P, Kaufman Y, Hollier L. Principles of facial trauma: orbital fracture management. J Craniofac Surg. 2009; 20(1):101–104

［6］ Dutton GN, al-Qurainy I, Stassen LFA, Titterington DM, Moos KF, el-Attar A. Ophthalmic consequences of mid-facial trauma. Eye (Lond). 1992; 6(Pt 1): 86–89

［7］ Dutton JJ. Atlas of Clinical and Surgical Orbital Anatomy. Philadelphia: WB Saunders; 1994

［8］ Holck DE, Ng JD. Evaluation and Treatment of Orbital Fractures. Philadelphia: Saunders; 2005

［9］ Jordan DR, Allen LH, White J, Harvey J, Pashby R, Esmaeli B. Intervention within days for some orbital floor fractures: the white-eyed blowout. Ophthal Plast Reconstr Surg. 1998; 14(6):379–390

［10］ Jordan DR, St Onge P, Anderson RL, Patrinely JR, Nerad JA. Complications associated with alloplastic implants used in orbital fracture repair. Ophthalmology. 1992; 99(10):1600–1608

［11］ Jordan DR, White GL, Jr, Anderson RL, Thiese SM. Orbital emphysema: a potentially blinding complication following orbital fractures. Ann Emerg Med. 1988; 17(8):853–855

［12］ Koornneef L. Orbital septa: anatomy and function. Ophthalmology. 1979; 86 (5):876–880

［13］ Lyon DB, Newman SA. Evidence of direct damage to extraocular muscles as a cause of diplopia following orbital trauma. Ophthal Plast Reconstr Surg. 1989; 5(2):81–91

［14］ McGurk M, Whitehouse RW, Taylor PM, Swinson B. Orbital volume measured by a low-dose CT scanning technique. Dentomaxillofac Radiol. 1992; 21(2): 70–72

［15］ Putterman AM, Stevens T, Urist MJ. Nonsurgical management of blow-out fractures of the orbital floor. Am J Ophthalmol. 1974; 77(2):232–239

［16］ Putterman AM. Management of orbital fractures: the conservative approach. Surv Ophthalmol. 1991; 92:523–528

［17］ Rubin PA, Bilyk JR, Shore JW. Orbital reconstruction using porous polyethylene sheets. Ophthalmology. 1994; 101(10):1697–1708

［18］ Smith B, Lisman RD, Simonton J, Della Rocca R. Volkmann's contracture of the extraocular muscles following blowout fracture. Plast Reconstr Surg. 1984; 74(2):200–216

［19］ Smith B, Regan WF, Jr. Blow-out fracture of the orbit; mechanism and correction of internal orbital fracture. Am J Ophthalmol. 1957; 44(6):733–739

［20］ Nerad JA. Techniques in Ophthalmic Plastic Surgery—A Personal Tutorial. Philadelphia: Elsevier; 2010:113–126, 355–387

［21］ Westfall CT, Shore JW. Isolated fractures of the orbital floor: risk of infection and the role of antibiotic prophylaxis. Ophthalmic Surg. 1991; 22(7):409–411

第 27 章
颧骨复合体骨折
Zygomatic Complex Fractures

摘要	"颧骨复合体骨折"描述的是颧骨外伤性移位，通常被称为三脚骨折或三叉形骨折，因为它通常涉及3个区域的异位，即额颧缝区域、颧上颌缝区域和颧弓区域。颧骨骨折通常发生在面颊受到直接钝性外伤之后。颧骨骨折的一个标志是颧骨隆起变平，但它可能被水肿所掩盖。移位的颧骨可能会撞击到下颌骨的冠状突和颞肌，导致患者试图张嘴时出现张口受限。如果骨折轻微，颧骨移位小，可以保守治疗。除此之外，手术入路有2种，即 Gillies 颞部入路和直接开放入路。

关键词： 颧骨复合体骨折、三脚骨折、三叉形骨折、额颧缝、颧上颌缝、颧弓、颧骨变平、张口受限、Gillies 颞部入路

一、概述

颧骨复合体骨折是指颧骨外伤性移位，常被称为三脚骨折或三叉形骨折。这通常涉及3个位置的错位，即额颧缝区域、颧上颌缝区域和颧弓区域（图 27-1）。

二、病因

颧骨骨折通常发生在面颊受到直接钝性外伤后。

三、诊断

任何面颊部遭受钝性损伤的患者都应怀疑颧骨复合体骨折的存在。应该从下面观察患者，查看颧骨是否变平。然而，水肿可能会掩盖这一点。应要求患者张嘴以观察是否存在张口受限。张口受限的原因如图 27-2 所示。应仔细触诊眶缘，看有无间隙、台阶和压痛区域。应该对该区域进行神经感觉检查，因为可能存在下睑和面颊部感觉减退或麻木。如果临床怀疑有

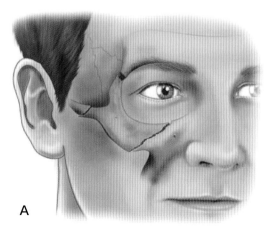

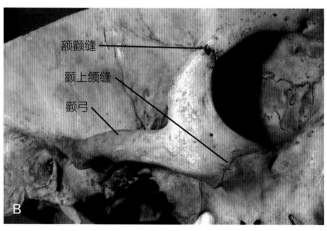

▲ 图 27-1　**A.** 显示了右侧颧骨复合体骨折的颧骨错位区域；**B.** 颅骨侧位图显示颧骨的潜在薄弱区域

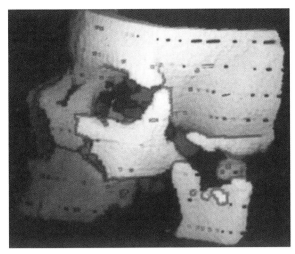

▲ 图 27-2　三维 CT 重建显示颧弓凹陷。这会影响到下颌骨的冠状突和邻近的颞肌，导致张口受限和疼痛（牙关紧闭）

此类骨折，应进行影像学检查。

四、临床症状

应该从下方检查患者。通常可观察到面颊部变平（图 27-3）。

触诊眶下缘可发现间隙或台阶。这种骨折的症状和体征取决于颧骨移位的程度和移位的方向。下睑可被牵拉向下，外眦可向下移位，或外侧颊区隆起（图 27-4）。

通常伴有眶底骨折合并眼球内陷，但很少有软组织卡压的征象。骨折可能与其他骨折有关，如眶下缘骨折。

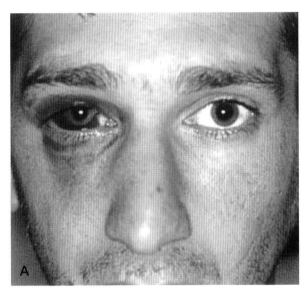
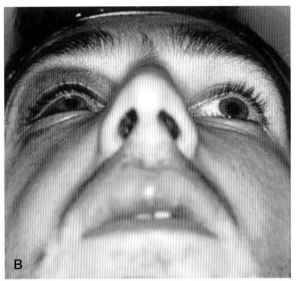

▲ 图 27-3　A. 1 例右颧骨复合体骨折的患者显示右颧骨隆起变平；B. 从下方看最明显

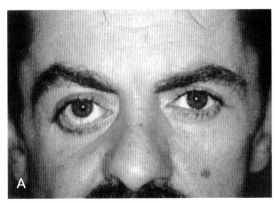
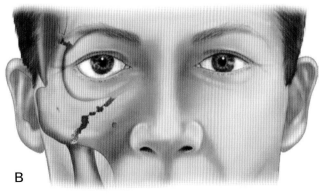

▲ 图 27-4　A. 右颧骨复合体骨折伴下睑退缩、颧骨扁平和外眦下移的患者；B. 颧骨在额颧缝处铰接，眶隔附着在眶下缘引起下睑退缩

五、治疗

如果骨折轻微，没有明显的颧骨移位，则无手术指征，应保守治疗。如果患者的面颊随后变得平坦，可以通过自体脂肪注射或植入面颊植入物（如 Medpor）来治疗。

颧骨复合体骨折有 2 种基本的手术入路，即 Gillies 颞部入路和直接开放入路。

1. Gillies 颞部入路　此入路适用于规则的新发骨折，移位的骨碎片影响到邻近的骨。在发际线后 2～3cm 颞窝上方处切开 5cm 的切口，避开颞浅血管。定位并切开颞深筋膜，显露深面的颞肌（图 27-5）。

钝性剥离是在颞肌筋膜和颞肌之间的平面上进行的（图 27-6）。将 Kilner 剥离子插入颧骨下方（图 27-6）。该器械用来消除骨碎片的影响。这种方法的优点是相对简单和快速，但它无法进行任何相关的眶底骨折检查。

2. 直接入路　如果颧骨有明显的移位或骨折碎片呈粉碎性，则采用直接入路。它也被用于治疗需要进行常规截骨的已愈合骨折。加压钛板常被用于额颧缝区域和颧上颌缝区域的骨折，用来获得稳定性。额颧缝区域在眉外侧做直接切口进行显露（图 27-7A）。颧上颌缝区域通过睫毛下方经皮入路（图 27-7B）或摆动式下睑瓣经结膜入路（图 27-9A 至 D）。当有皮肤裂伤时，通常采用皮肤入路（图 27-7B 和 C）。

通过眉毛切口插入剥离子，将骨碎片复位到正确的位置。可以同时检查眶底，复位疝出的眶内容物，放置眶底植入物。

使用这些手术入路后的 2 个结果示例如图 27-8 所示。

图 27-9 显示了 1 例患者，其颧骨复合体骨折由颌面外科医师直接修复，但由于担心患者相关的眼球损伤，并未修复其眶底骨折。

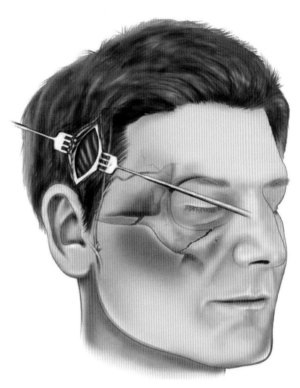

▲ 图 27-5　用于治疗颧骨复合体骨折的 Gillies 颞部入路切口

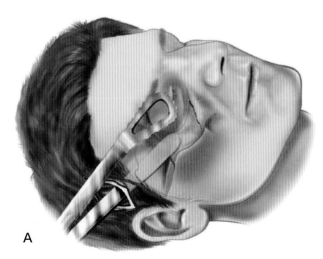
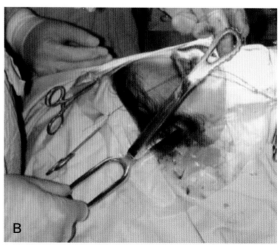

▲ 图 27-6　A. 颧骨下插入 Kilner 剥离子的刃部；B.1 例接受颧骨复合体骨折 Gillies 颞部入路修复的患者

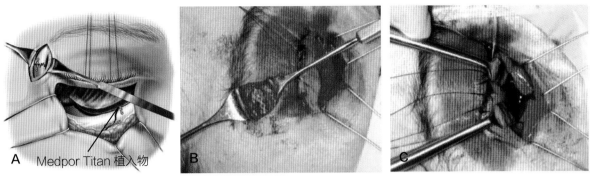

▲ 图 27-7 **A.** 直接入路治疗颧骨复合体骨折的皮肤切口。**B.** 用微型钛板固定了额颧骨骨折。因为眼睑大面积撕裂故应该用经皮入路进入眶下缘。外眦切开和下眦切开术用于眼眶血肿合并压迫性视神经病变的紧急救治。**C.** 眶下缘粉碎性骨折通过小型钛板固定。可以看到有较大的眶底骨折。使用 1 个有槽 Medpor 植入物进行修复

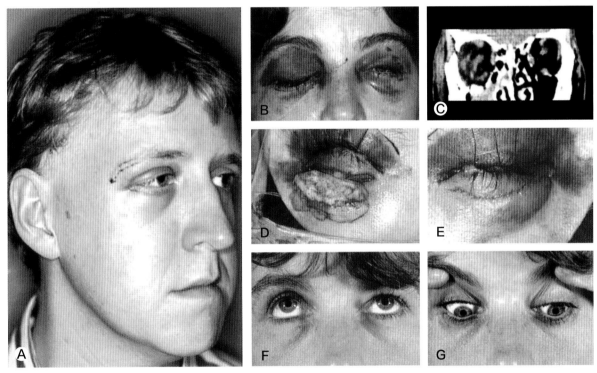

▲ 图 27-8 **A.** 1 例同时接受了直接入路和 **Gillies** 颞部入路修复右颧骨复合体骨折伴较大的眶底骨折的患者。可见颞部、眉毛外侧和下睑切口。**B.** 1 例被锤子击打后的女性患者。**C.** 冠状位 **CT** 扫描显示右颧骨复合体骨折和眶底爆裂性骨折。患者也有眶下缘粉碎性骨折。**D.** 在眶缘放置真皮脂肪移植物以防止粘连和眼睑退缩或凹陷。**E.** 手术完成时的样子。**F** 和 **G.** 术后 3 个月的情况。真皮脂肪移植物已萎缩，但已防止粘连和相关的眼睑牵拉和退缩

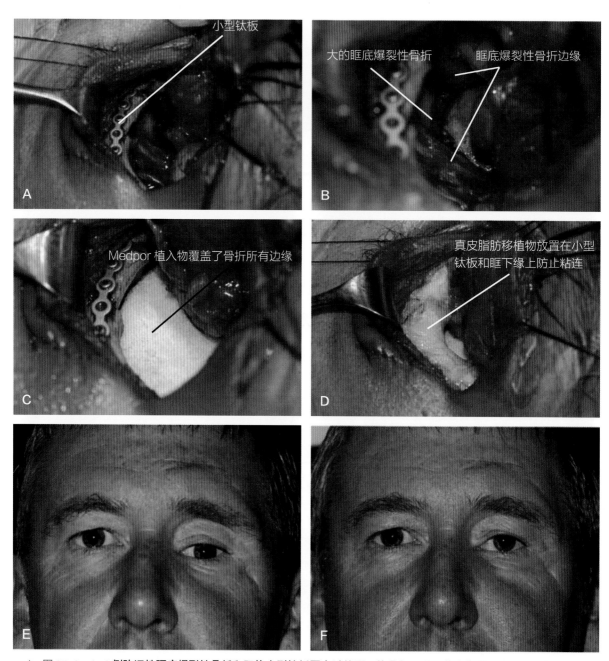

▲ 图 27-9　A. 1 例陈旧性眶底爆裂性骨折和既往小型钛板固定过的眶下缘骨折，共同作为颧骨复合体骨折修复的一部分。眶底爆裂性骨折未修复。B. 骨折的水平范围及其内外缘。C. 在骨折缘放置了 1 个 Medpor 眶植入物。植入物无须固定。D. 腹部真皮脂肪移植物放置在微型钛板和显露的眶下缘之上，以防止粘连。真皮靠着骨面和骨膜。移植物通常无须缝合固定。E. 同一患者，有未经治疗的广泛的陈旧性眶底爆裂性骨折。F. 植入 Medpor 片和下睑真皮脂肪移植物修复眶底爆裂性骨折 6 个月后的情况

推荐阅读

［1］ Aguilar EA, III. A reevaluation of the indications for orbital rim fixation and orbital floor exploration in zygomatic complex fractures. Arch Otolaryngol Head Neck Surg. 1989; 115(9):1025

［2］ Holck DE, Ng JD. Evaluation and Treatment of Orbital Fractures. Philadelphia: Saunders; 2005

［3］ Ellis E, III, Kittidumkerng W. Analysis of treatment for isolated zygomaticomaxillary complex fractures. J Oral Maxillofac Surg. 1996; 54(4):386–400, discussion 400–401

［4］ Murphy ML, Nerad JA. Complex orbital fractures. Ophthalmol Clin North Am. 1996; 9(4):607–627

| 摘要 | "其他眼眶骨折"讨论的是涉及眼眶的骨折，而不是眶壁爆裂性骨折或颧骨复合体骨折。Le Fort Ⅱ型骨折面中部骨折线穿过上颌骨额突、泪骨和眶底，可伴有眶壁爆裂性骨折，并可累及泪道引流系统。Le Fort Ⅲ型骨折使整个面部骨骼从颅底分离，涉及眼眶内侧壁、外侧壁和眶底。鼻眶骨折是影响面部骨骼的最常见的骨折类型之一，通常是由于严重鼻梁撞击造成的。眶顶骨折也可能累及大脑、筛板和额窦，通常由严重的钝挫伤引起，偶尔也由穿透伤引起，如坠落至尖锐物体上。患者可能只出现轻微的眼周裂伤。这种损伤会导致严重的神经系统后果。 |

关键词： Le Fort 骨折、鼻眶骨折、眶顶骨折

一、面中部骨折

面中部骨折的位置和程度取决于撞击的类型、方向和严重程度。了解这些骨折的 Le Fort 分类是有帮助的，在临床实践中很少遇到单纯 Le Fort 骨折，它们通常相当不对称。

二、Le Fort 分型

1. LeFort Ⅰ 型骨折是一种穿过牙齿上方的上颌骨下部的横向骨折。不涉及眼眶（图 28-1A）。

2. Le Fort Ⅱ型骨折呈金字塔形，累及鼻骨、泪骨和上颌骨。骨折线穿过上颌骨额突、泪骨、眶底和颧上颌缝区域，并累及翼板（图 28-1B）。可能出现眶壁爆裂性骨折，也可能累及泪道引流系统。

3. Le Fort Ⅲ 型骨折是一种真正的颅面分离，整个面部骨骼从颅底分离，仅由软组织悬吊。骨折累及眼眶内侧壁、外侧壁和眶底。骨折线穿过鼻骨上缘，穿过额颧缝区域，穿过筛窦和眶内侧壁，在视神经管下方到达眶下裂，穿过额颧缝区域（图 28-1C）。

三、鼻眶骨折

鼻眶骨折是影响面部骨骼最常见的骨折类型之一。其中绝大多数情况是鼻梁受到严重撞击的结果，例如在机动车事故中，一名未系安全带的乘客的脸撞上了仪表盘。鼻骨骨折并凹陷。内眦韧带向外侧移位，导致内眦间距增宽。通常伴有眶内侧壁爆裂性骨折。筛板损伤可导致脑脊液（CSF）鼻漏。严重的鼻出血可由筛前动脉撕裂或撕脱引起。临床上，患者通常表现为鼻梁扁平、内眦区域肿胀（图 28-2）。泪道狭窄是一种常见的并发症，需要行泪囊鼻腔吻合术（DCR）。这些损伤的处理包括使用小型板和微型板进行骨折的早期手术复位。这些骨折，连同面中部骨折，最好由多学科的外科医师团队来处理。

四、眶顶骨折

眶顶骨折（图 28-2）可能涉及大脑、筛板和额窦。它们通常由严重的钝挫伤或偶尔由穿透性损伤引起。记住这种伤害发生在儿童的可能性是非常重要的，他们可能在跌倒在一个尖

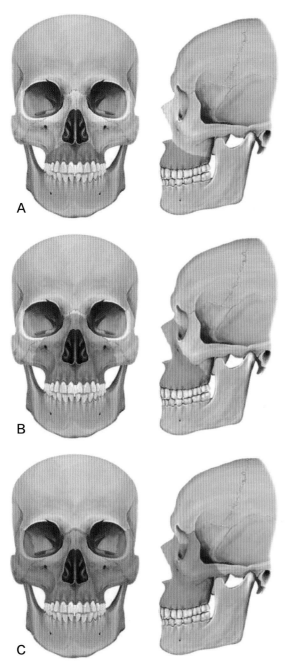

▲ 图 28-1　A.Le Fort Ⅰ型骨折；B.Le Fort Ⅱ型骨折；C.Le Fort Ⅲ型骨折

锐物体上，但仅出现轻微的眼周裂伤。这些骨折可导致严重的并发症，包括颅内出血、脑挫裂伤、感染、脑脊液鼻漏、颈动脉海绵窦瘘、颅腔积气（图 28-3）及外伤性视神经病变。滑车神经损伤可导致复视。患者也可能因骨碎片下移而出现疼痛，导致向上看时受限。上睑下垂可能是直接损伤上睑提肌或动眼神经所致。大脑常承受脑震荡损伤，如果是粉碎性骨折，甚至可能会出现脑撕裂伤。眶上缘可能凹陷，伴有明显的台阶状畸形。偶尔，眶顶向下移位，形成一个"向内爆裂"的骨折，造成眼球下移（图 28-3）。这些骨折的处理应与神经外科医师密切合作。

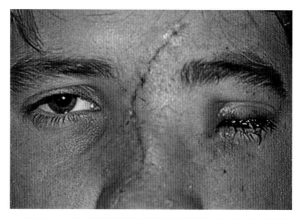

▲ 图 28-2　患者出现严重的鼻旁窦粉碎性骨折。严重的眼球破裂导致需要摘除眼球。初次手术修复时未能充分复位骨折，将不可避免地导致严重的继发性面部畸形

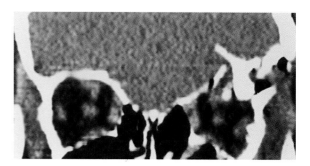

▲ 图 28-3　冠状位 CT 扫描显示 1 例从 15 英尺高的梯子上摔下的患者的左眶顶粉碎性骨折

推荐阅读

［1］　Albert DM, Lucarelli MJ. Orbital fractures: diagnosis and management. In: Clinical Atlas of Procedures in Ophthalmic Surgery. Chicago, IL: AMA Press; 2004:347–359

［2］　American Academy of Ophthalmology. Orbit, eyelids, and lacrimal system (Section 7). In: Basic and Clinical Science Course. San Francisco: The American Academy of Ophthalmology; 2006/2007;97–108, 184–187

［3］　Fulcher TP, Sullivan TJ. Orbital roof fractures: management of ophthalmic complications. Ophthal Plast Reconstr Surg. 2003; 19(5):359–363

［4］　Greenwald MJ, Boston D, Pensler JM, Radkowski MA. Orbital roof fractures in childhood. Ophthalmology. 1989; 96(4):491–496, discussion 496–497

［5］　Holck DE, Ng JD. Evaluation and Treatment of Orbital Fractures. Philadelphia: Saunders; 2005

［6］　Markowitz BL, Manson PN. Panfacial fractures: organization of treatment. Clin Plast Surg. 1989; 16(1):105–114

［7］　Markowitz BL, Manson PN, Sargent L, et al. Management of the medial canthal tendon in nasoethmoid orbital fractures: the importance of the central fragment in classification and treatment. Plast Reconstr Surg. 1991; 87(5): 843–853

［8］　Nerad JA. Techniques in Ophthalmic Plastic Surgery: A Personal Tutorial. Philadelphia: Elsevier; 2010:113–126, 355–187

第 29 章
创伤性视神经病变
Traumatic Optic Neuropathy

摘要

"创伤性视神经病变"讨论了视神经的损伤,这种损伤是罕见的,可能由多种机制引起。眼眶穿透性损伤、部分或完全性撕脱伤、视神经鞘内血肿可直接损伤视神经。视神经管骨折伴视神经挫伤,或眶上区受撞击后视神经管内水肿,或眶内血肿扩大,均可导致视神经间接损伤。对患者的评估可能很困难,尤其是在患者昏迷的情况下。排除其他导致视力丧失的原因是极其重要的。如果有指征(如与球后血肿发展相关的急性眼眶间隔综合征),需立即行外眦切开和下睑松解进行眼眶减压,不能等待影像学检查。后部间接创伤性视神经病变的治疗取决于个体情况。

关键词: 创伤性视神经病变、眼眶减压、外眦切开、下睑切开

一、概述

视神经损伤是罕见的,可能由多种机制引起,包括:①视神经直接损伤,如穿透性眼眶损伤(图 29-1A)、部分或完全撕脱(图 29-1B)、视神经鞘内血肿(图 29-1C 和 D);②视神经间接损伤,如视神经管骨折伴视神经挫伤、眶上区受撞击后视神经管内水肿,眶内血肿扩大(图 29-1E 至 H)。

二、应用解剖学

参见第 2 章。

三、患者评估

对患者的评估可能很困难,特别是当患者处于昏迷状态时。监测视神经功能和瞳孔反应是必要的。确定视力丧失的发病时间很重要。外伤后即刻视力丧失一般预后很差。这通常与严重的直接穿透伤、严重的神经管内挫伤或视神经撕脱有关。继发性视力丧失通常是初始创伤后引起循环障碍的结果。这可能是由于持续出血,血液进入眼眶内、眼眶外或骨膜下间隙造成。

排除其他导致视力丧失的原因是极其重要的,包括眼球后部破裂。应进行眼眶、鼻旁窦、视神经管和脑的高分辨率 CT 检查。颅骨 X 线片对创伤性视神经病变患者的评估没有作用。如果有指征需立即行外眦切开和下睑松解以进行眼眶减压(如与球后血肿发展相关的急性眼眶间隔综合征的患者),不能被任何影像学检查延误。

四、治疗

后部间接外伤性视神经病变的治疗方法视个人情况而定。过去曾建议立即使用大剂量静脉注射甲泼尼龙治疗,但这仍然存在争议,没有确凿的证据支持其使用。内镜视神经管减压术可以视个体情况酌情应用,但总体效果不佳,同样没有确凿的证据支持其使用。

外伤后眼眶出血和水肿会导致眼眶内压力增加,导致眶间隙综合征,并有血管阻断的风险。眶内压的急剧上升可压迫眶尖处的视神经,或者可导致视网膜中央动脉闭合。在这种情况下,应立即行外眦切开和下睑松解术,对眼眶

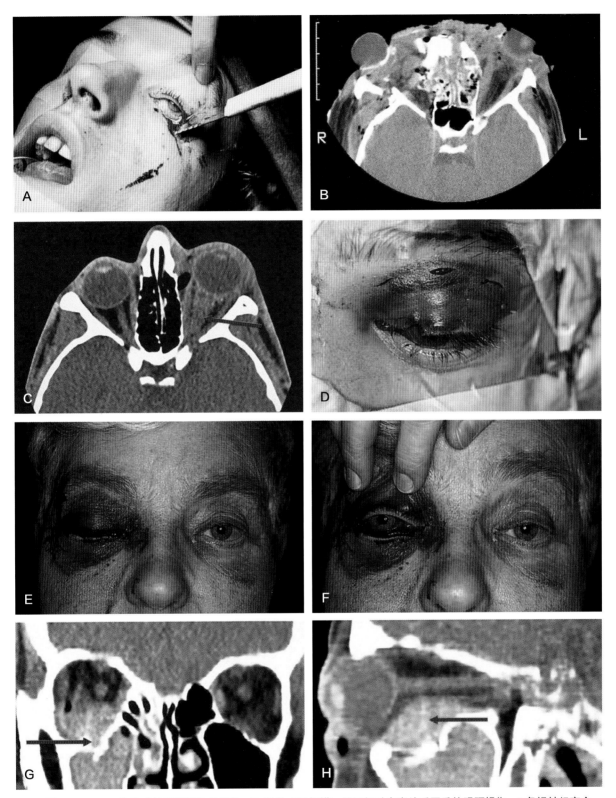

▲ 图 29-1　**A.** 刀伤造成的直接视神经损伤。**B.** 轴位 CT 扫描，显示机动车事故后严重的眼眶损伤，2 条视神经完全撕裂。**C.** 轴位 CT 扫描，显示 1 例眼眶被桌球杆意外击中的患者左侧视神经鞘内血肿。**D.** 同一患者在上睑做了不适当的盲穿，试图抽出血肿，但没有成功。由于视神经鞘内血肿进展，这例患者出现了完全的视力丧失。**E.** 1 例患者跌倒后出现眶周血肿。**F.** 提起下垂的上睑显示患者有眼球突出、眼球上移及广泛的结膜下出血。**G.** 冠状位 CT 扫描显示眶底爆裂性骨折（蓝箭）和眶下血肿，血液充满上颌窦。**H.** 矢状位 CT 扫描显示眼球突出，眶底骨折，巨大的骨膜下血肿（红箭）延伸至眶尖

前部进行减压并缓解继发性高眼压（图 29-2）。在局部治疗降低眼压的基础上，应静脉注射乙酰唑胺。

某些病例可能必须进行常规的骨性眼眶减压术。眼眶出血不能通过针头吸出，盲目地刺入眼眶而徒劳地希望排出积血是不应该考虑的。相反，如果视觉功能受损，在影像学引导下，可以极其小心地对眶内的积气进行针刺抽吸。

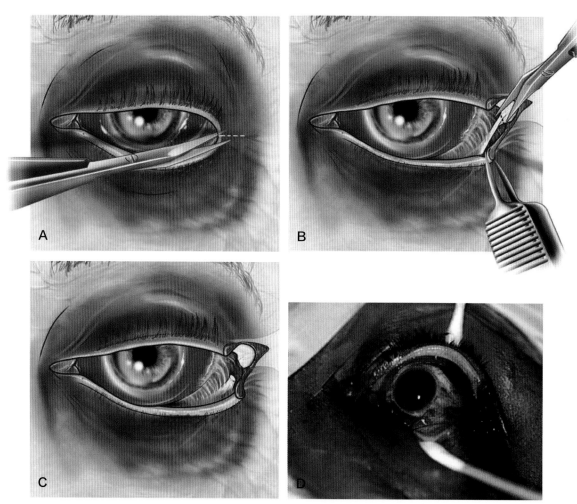

▲ 图 29-2　**A.** 进行外眦切开术；**B.** 用 1 对 Paufique 镊抓住眼睑，并向上外侧牵拉，同时用剪刀将所有附着在皮肤和结膜之间的眶外侧缘上的眼睑分开；**C.** 下眼睑脱离了与眶外侧缘的连接；**D.** 在对移位的眶外侧壁骨折进行正式探查和修复之前，在床旁对该患者进行了外眦切开术和下眦松解术

推荐阅读

[1] Alford MA, Nerad JA, Carter KD. Predictive value of the initial quantified relative afferent pupillary defect in 19 consecutive patients with traumatic optic neuropathy. Ophthal Plast Reconstr Surg. 2001; 17(5):323–327

[2] Bilyk JR, Joseph MP. Traumatic optic neuropathy. Semin Ophthalmol. 1994; 9 (3):200–211

[3] Goodall KL, Brahma A, Bates A, Leatherbarrow B. Lateral canthotomy and inferior cantholysis: an effective method of urgent orbital decompression for sight threatening acute retrobulbar haemorrhage. Injury. 1999; 30(7):485–490

[4] Levin LA, Beck RW, Joseph MP, Seiff S, Kraker R. The treatment of traumatic optic neuropathy: the International Optic Nerve Trauma Study. Ophthalmology. 1999; 106(7):1268–1277

[5] Lima V, Burt B, Leibovitch I, Prabhakaran V, Goldberg RA, Selva D. Orbital compartment syndrome: the ophthalmic surgical emergency. Surv Ophthalmol. 2009; 54(4):441–449

[6] Miller NR. The management of traumatic optic neuropathy. Arch Ophthalmol. 1990; 108(8):1086–1087

[7] Newton TH, Bilaniuk LT. Radiology of the Eye and Orbit. New York, NY: Raven Press; 1990

[8] Steinsapir KD, Goldberg RA. Traumatic optic neuropathy. Surv Ophthalmol. 1994; 38(6):487–518

索 引
Index

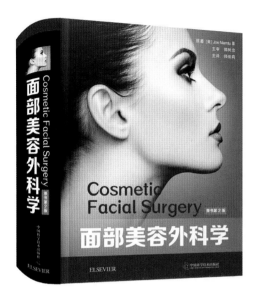

原著　[美] Joe Niamtu Ⅲ

主审　郭树忠

主译　师俊莉

定价　498.00元

本书引进自 ELSEVIER 出版集团，是一部全面介绍当代面部美容外科学的经典教科书。本书为全新第 2 版，共 15 章。书中所述均基于真实病例及术者经验，并配有 3000 余张手术前后高清照片及手绘插图，生动描述了面部美容手术过程中的各项操作，同时阐明了重要概念及技巧，使手术步骤阐释浅显易懂。著者在面颈部提升、眶周年轻化、假体移植、脂肪移植、微创美容等方面有独特的观点与技术，在很多手术方面的一些小技巧也非常实用，特别是有关年轻化的内容，是著者在大量实践与创新基础上的理论总结，对国内从事医疗美容工作的医生很有帮助。本书内容翔实、阐释简明、图表丰富，既可作为住院医生和低年资外科医生的指导书，又可作为中、高级外科医生了解新技术的参考书。

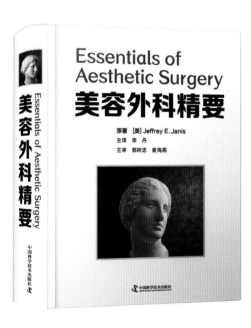

原著　[美] Jeffrey E. Janis

主审　郭树忠　崔海燕

主译　李　丹

定价　398.00元

本书引进自 Thieme 出版社，是一部新颖、独特、全面的实用医疗美容指南。全书共九部分，涵盖了美容外科从皮肤护理到无创治疗、外科手术方法的全部内容，采用简洁的文字条目 + 清晰的图表形式编写，各章基本均由一位年轻的整形外科医生和一位临床经验丰富的整形医生共同撰写，前者的观点与后者的经验紧密结合，为读者带来宝贵的阅读视角，同时还给出专家提示、小贴士、注意、专家评论等多维信息帮助读者加深理解。本书观点明确，贴近临床，信息全面，既可作为医疗美容相关从业人员的培训教材，又可作为美容外科医师的案头必备参考书。

中 国 科 学 技 术 出 版 社

相 关 图 书 推 荐

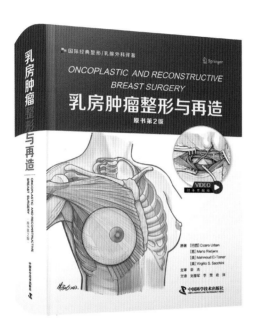

原著 [巴西] Cicero Urban [意] Mario Rietjens 等
主审 栾 杰
主译 刘春军 李 赞 俞 洋
定价 498.00元

本书引进自 Springer 出版社，由国际权威专家 Cicero Urban、Mario Rietjens、Mahmoud El-Tamer 和 Virgilio S. Sacchini 教授组织来自巴西、意大利、美国等临床一线的乳房肿瘤整形医生共同编写。本书主要阐述了乳房肿瘤整形与乳房再造手术中的热点争议话题，不仅涵盖了乳房肿瘤手术、部分乳房再造、假体及自体组织乳房再造、乳房再造并发症处理等话题，还涵盖了特殊人群乳房再造的相关内容。书中所述均从临床实际应用出发，紧贴医患共同关心的乳腺癌、乳房再造的手术方式及适应证，对现存争议话题试图探索出较优结论，启发读者进一步理解及思考，非常适合乳房整形外科、乳腺外科相关医生参考阅读。

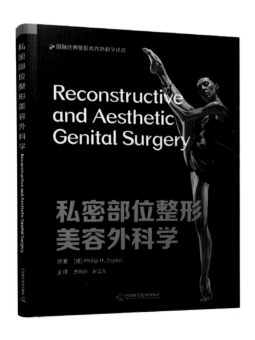

原著 [德] Philip H. Zeplin
主译 王明刚 赵卫东
定价 180.00元

本书由欧洲生殖器外科专家团队撰写，国内私密整形外科与妇科学知名专家领衔主译。首次成功地将整形外科、妇科、泌尿外科和皮肤科联系起来，融合多学科专家的重要见解和经验；全面覆盖先天性和后天性异常或缺陷的重建（包括功能性和审美性），其中儿童生殖器官手术囊括所有的畸形，如异位睾丸、包茎、尿道下裂、阴道畸形、直肠阴道瘘等；大量的案例研究，分享手术技术与病例心得；300 余幅高质量的彩色照片，让手术技巧直观可视；客观评估手术风险并提前预防处理。本书可作为生殖器外科领域的高度专业化培训教材。